Aktivitätsindex (nach Karnofsky und Zubrod)

Nach Zubrod (WHO, SAKK)		Nach Karnofsky	
0	normale körperliche Aktivität, keine besondere Pflege erforderlich	100%	normale Aktivität, keine Beschwerden, kein Hinweis für Tumorleiden
1	Gering eingeschränkte körperliche Aktivität und Arbeitsfähigkeit, leichte Arbeit möglich, nicht bettlägerig	90%	normale Leistungsfähigkeit, minimale Krankheitssymptome
		80%	normale Aktivität nur mit Anstrengung, deutlich verringerte Aktivität
2	Arbeitsunfähig, meist selbständige Lebensführung, Pflege und Unterstützung notwendig, weniger als 50% bettlägerig	70%	unfähig zu normaler Aktivität oder Arbeit, versorgt sich selbständig
		60%	gelegentliche Hilfe, versorgt sich noch weitgehend selbst
3	Keine Selbstversorgung möglich, kontinuierliche Pflege oder Hospitalisierung notwendig, rasche Progredienz des Leidens, mehr als 50% bettlägerig	50%	ständige Unterstützung und Pflege, häufig ärztliche Hilfe erforderlich
		40%	überwiegend bettlägerig, spezielle Hilfe erforderlich
4	100% krankheitsbedingt bettlägrig	30%	dauernd bettlägerig, geschulte Pflegekraft notwendig
		20%	schwerkrank, Hospitalisierung notwendig, aktive supportive Therapie
		10%	moribund

Remissionskriterien bei antineoplastischer Chemotherapie (WHO-Definitionen)

Kategorie	Meßbarer Tumor	Nichtmeßbarer Tumor	Skelettmetastasierung
Komplette Remission (C. R.)	Vollständiger Rückgang sämtlicher Tumorbefunde für mindestens 4 Wochen	Vollständiger Rückgang sämtlicher Tumorsymptome für mindestens 4 Wochen	Vollständiger Rückgang sämtlicher ossärer Tumorbefunde (röntgenologisch und/oder szintigraphisch) für mindestens 4 Wochen
Partielle Remission (P. R.)	≥ 50%ige Verkleinerung der Tumordimensionen für mindestens 4 Wochen, keine neuen Metastasen, keine Zunahme der Tumorsymptome in irgendeiner Lokalisation	≥ 50%ige Abnahme der Tumorsymptome für mindestens 4 Wochen, keine neuen Metastasen, keine Zunahme der Tumorsymptome in irgendeiner Lokalisation	Größenreduktion osteolytischer Läsionen, Rekalzifizierung osteolytischer Läsionen, röntgenolog. Dichteabnahme osteoblastischer Läsionen für mindestens 4 Wochen
No change, Stillstand (N. C.)	< 50%ige Verkleinerung der Tumordimensionen ≤ 25%ige Vergrößerung der Tumordimensionen in einem oder mehreren Herden für mindestens 4 Wochen	< 50%ige Abnahme der Tumorsymptome ≤ 25%ige Zunahme der Tumorsymptome, unveränderter Befund (S. D. = stable disease) für mindestens 4 Wochen	Unveränderter Befund (S.D. = stable disease) für mindestens 4 Wochen, frühestens feststellbar 8 Wochen nach Therapiebeginn oder -änderung
Tumorprogression (P. D.)	> 25%ige Vergrößerung der Tumordimensionen in einem oder mehreren Herden, Auftreten neuer Herde	> 25%ige Zunahme der Tumorsymptome, Auftreten neuer Herde	Größenzunahme der ossären Tumorbefunde (röntgenologisch), Auftreten neuer Läsionen

[1] Diagnostische Erfassung von Skelettmetastasen allein durch Szintigraphie nicht ausreichend. Abheilung einer pathologischen Fraktur als Bewertungsgrundlage allein nicht ausreichend

Praxis der Frauenheilkunde
Band III

Praxis der Frauenheilkunde

in 3 Bänden

Band I

Keck/Neulen/Breckwoldt
Endokrinologie, Reproduktionsmedizin, Andrologie

Band II

Martius/Rath
Geburtshilfe und Perinatologie

1999
Georg Thieme Verlag
Stuttgart · New York

Band III

Praxis der gynäkologischen Onkologie

Konzepte für das differenzierte Vorgehen in Diagnostik, Therapie und Nachsorge

Herausgegeben von
Jörg Baltzer, Hans-Gerd Meerpohl und Jens Bahnsen

Mit Beiträgen von Hermann Delbrück, Walter Schuth und Klaus Ulsenheimer

83 Abbildungen in 113 Einzeldarstellungen
199 Tabellen

1999
Georg Thieme Verlag
Stuttgart · New York

Zeichnungen: Adrian Cornford,
64354 Reinheim-Zeilhard
Umschlaggrafik: Martina Berge, Erbach-Ernsbach

Die Deutsche Bibliothek – CIP-Einheitsaufnahme

Praxis der Frauenheilkunde : in 3 Bänden. – Stuttgart ; New York : Thieme
Bd. 3. Praxis der gynäkologischen Onkologie : 199 Tabellen / Jörg Baltzer ... Mit Beitr. von Hermann Delbrück ... – 1999

Wichtiger Hinweis: Wie jede Wissenschaft ist die Medizin ständigen Entwicklungen unterworfen. Forschung und klinische Erfahrung erweitern unsere Erkenntnisse, insbesondere was Behandlung und medikamentöse Therapie anbelangt. Soweit in diesem Werk eine Dosierung oder eine Applikation erwähnt wird, darf der Leser zwar darauf vertrauen, daß Autoren, Herausgeber und Verlag große Sorgfalt darauf verwandt haben, daß diese Angabe dem **Wissensstand bei Fertigstellung des Werkes** entspricht.

Für Angaben über Dosierungsanweisungen und Applikationsformen kann vom Verlag jedoch keine Gewähr übernommen werden. **Jeder Benutzer ist angehalten,** durch sorgfältige Prüfung der Beipackzettel der verwendeten Präparate und gegebenenfalls nach Konsultation eines Spezialisten festzustellen, ob die dort gegebene Empfehlung für Dosierungen oder die Beachtung von Kontraindikationen gegenüber der Angabe in diesem Buch abweicht. Eine solche Prüfung ist besonders wichtig bei selten verwendeten Präparaten oder solchen, die neu auf den Markt gebracht worden sind. **Jede Dosierung oder Applikation erfolgt auf eigene Gefahr des Benutzers.** Autoren und Verlag appellieren an jeden Benutzer, ihm etwa auffallende Ungenauigkeiten dem Verlag mitzuteilen.

Rüdigerstraße 14
D-70469 Stuttgart
Unsere Homepage: http://www.thieme.de

Printed in Germany

Satz: Dr. Ulrich Mihr GmbH, Tübingen
System: 3B2 (5.20)
Druck und Verarbeitung: Universitätsdruckerei H. Stürtz, 97080 Würzburg

ISBN 3-13-109921-6 (Gesamtausgabe)
ISBN 3-13-107161-3 (Band 1)
ISBN 3-13-109681-0 (Band 2)
ISBN 3-13-109911-9 (Band 3) 1 2 3 4 5 6

Vorwort

In der Behandlung maligner Tumoren der Frau sind in den letzten 25 Jahren bemerkenswerte Fortschritte zu verzeichnen. Dies gilt sowohl für die operativen Maßnahmen als auch für die Strahlen- und Chemotherapie. Neue Behandlungskonzepte wurden entwickelt und etablierte Therapiemaßnahmen einer kritischen Überprüfung unterzogen. Mit der Gründung nationaler Arbeitsgruppen und internationaler Gesellschaften, die sich intensiv und interdisziplinär mit Themen der gynäkologischen Onkologie beschäftigen, hat diese erfreuliche Entwicklung für die Zukunft eine tragfähige Struktur erhalten. Die zunehmende Bedeutung sowie das offensichtliche Interesse an diesem wichtigen Teilbereich unseres Fachs ist unübersehbar. Wie für die klinische Onkologie allgemein, besteht auch für Ärztinnen und Ärzte in der gynäkologischen Onkologie zunehmend die Notwendigkeit, verfügbare Informationen zu bündeln, strukturiert aufzubereiten und zu bewerten. Eine beinahe unüberschaubare Anzahl epidemiologischer und klinischer Studien zur Verbesserung der Therapieresultate führt sonst zu einer verwirrenden Fülle an Therapieprotokollen und Behandlungsempfehlungen, deren praktischer Nutzen eher fragwürdig ist.

In dieser Situation bietet sich das vorliegende Buch als praktische Nachschlagehilfe (auch für Sonderfälle) und als solide Basis für eine differenzierte Therapieentscheidung an. Es berücksichtigt die Inhalte der fakultativen Weiterbildung im Bereich der Frauenheilkunde ebenso wie die Bedürfnisse des Facharztes in Klinik und Praxis. Der medizinische Alltag ist heute durch zunehmende Zeitnot gekennzeichnet. Um auch diesem Aspekt Rechnung zu tragen, wurde bei der Buchkonzeption besonderer Wert darauf gelegt, daß alle Informationen rasch aufgefunden und direkt in konkretes Handeln umgesetzt werden können. Der für alle Organkapital immer gleiche Kapitelaufbau soll hierzu ebenso beitragen wie die konkreten Behandlungsanleitungen und Dosierungsschemata. Eine bewußte Begrenzung der Themen und Auswahl von Therapieempfehlungen war hierzu erforderlich.

Im *allgemeinen Teil* werden die nach unserer Vorstellung für die praktische Arbeit in der gynäkologischen Onkologie unverzichtbaren Basisinformationen aus den Bereichen Epidemiologie, Biostatistik, Pharmakologie sowie Molekularbiologie und Genetik vermittelt. Sie sollen Verständnis und Interesse wecken und den Einstieg in die notwendige interdisziplinäre Diskussion fördern. Die Prinzipien einer gynäkologisch-onkologischen Diagnostik werden unter praxisbezogenen Aspekten dargestellt. Dies gilt sowohl für die klinische Untersuchung, die bildgebenden Verfahren, die endoskopischen Untersuchungsmethoden als auch für die Labordiagnostik. Besonderer Wert wird auf die Aspekte einer histopathologischen Befundung gelegt, um die Diskussion zwischen Klinikern und Pathologen zu intensivieren.

Die Mehrzahl der gynäkologischen Malignome macht ein multimodales Therapiekonzept erforderlich. Voraussetzung ist die umfassende Kenntnis der jeweiligen therapeutischen Möglichkeiten. Es darf als eine erwähnenswerte Besonderheit dieses Buchs angesehen werden, daß jedes Kapitel in der lebhaften Diskussion eines Autorenteams entstanden ist, bei dem jeder Herausgeber seine besonderen Erfahrungsschwerpunkte eingebracht hat. Wir hoffen, daß es uns gelungen ist, hierdurch eine besonders nützliche und aktuelle Zusammenschau therapeutischer Möglichkeiten vorzulegen. Aspekte von Machbarkeit und Finanzierbarkeit blieben hierbei nicht unberücksichtigt. Die Kenntnis einer sorgfältigen Patientenaufklärung, z. B. auch unter Berücksichtigung einer differenzierten Schmerztherapie, sind für den effektiven Einsatz multimodaler Therapiekonzepte von zunehmender Bedeutung.

Im *speziellen Teil* werden die einzelnen Tumorerkrankungen organspezifisch strukturiert nach Epidemiologie, Histopathologie, Diagnostik und Therapie abgehandelt. Die dargestellten Therapiemaßnahmen stellen sicherlich eine Selektion seitens der Autoren dar und erheben nicht den Anspruch auf Vollständigkeit. Sie sind in ihrer Anwendung bewährt und durch eigene klinische Erfahrungen geprägt. Auch dies stellt eine bewußte Entscheidung dar, um dem Leser die Orientierung zu erleichtern.

Besondere Erwähnung finden Sondersituationen wie Karzinom und Schwangerschaft sowie die Therapie onkologischer Erkrankungen im Alter.

Erfahrungen in der Tumornachsorge haben gezeigt, welche Bedeutung der onkologischen Rehabilitation zukommt. Auch bei der Darstellung dieser Aspekte wurde auf die Vermittlung einer in der Praxis bewährten Vorgehensweise geachtet. Eine anwendungsorientierte Darstellung des Umgangs mit Chemotherapeutika sowie die Vermittlung praxisrelevanter Kenntnisse beim Einsatz der Strahlentherapie lagen uns ebenso am Herzen wie eine differenzierte Darstellung supportiver Therapiemaßnahmen.

Im *Anhang* finden sich aktuelle Übersichten, Definitionen, Normogramme und Klassifikationen, die im täglichen Umgang mit onkologischen Patientinnen unerläßlich sind. Diese Zusammenstellung wird durch Adressen von Institutionen ergänzt, bei denen Informationen sowohl für den behandelnden Arzt als auch für die Patientin abgefragt werden können. Die Übersicht schließt auch Informationen über den Einsatz elektronischer Medien und aktuelle Internetadressen ein.

Nur durch eine intensive Zusammenarbeit und Diskussion aller beteiligten Autoren war es möglich, dem Konzept einer praxisorientierten gynäkologischen Onkologie gerecht zu werden. Unter diesem Aspekt gilt unser Dank auch den Mitautoren Herrn Prof. Dr. Dr. K. Ulsenheimer, Herrn Prof. Dr. H. Delbrück sowie Herrn PD Dr. med. Dipl.-Psych. W. Schuth.

Herrn Dr. Markus Becker vom Thieme Verlag gebührt unser besonderer Dank, da er die Entstehung dieses Buchs mit großem persönlichen Engagement begleitet hat. Ihm und seinen Mitarbeitern im Thieme Verlag ist die Gestaltung und die hervorragende Aufmachung des Buchs zu verdanken.

Krefeld, Hamburg, Karlsruhe,
im Herbst 1998

Jörg Baltzer
Hans-Gerd Meerpohl
Jens Bahnsen

Anschriften

Bahnsen, J., Prof. Dr. med.
Universitäts-Krankenhaus Eppendorf
Radiologische Klinik
Abt. für Strahlentherapie
Martinistraße 52
D-20246 Hamburg

Baltzer, J., Prof. Dr. med.
Direktor der Frauenklinik
Klinikum Krefeld
Lutherplatz 40
D-47805 Krefeld

Delbrück, H., Prof. Dr. med.
Chefarzt der Tumornachsorgeklinik Bergisch-Land
Im Saalscheid 5
D-42396 Wuppertal-Ronsdorf

Meerpohl, H.-G., Prof. Dr. med.
Direktor der Frauenklinik mit Hebammenlehranstalt
St. Vincentius-Krankenhäuser Karlsruhe
Südendstraße 32
D-76137 Karlsruhe

Schuth, W., Priv.-Doz. Dr. med., Dipl.-Psych.
Universitäts-Frauenklinik
Hugstetter Straße 55
D-79106 Freiburg

Ulsenheimer, K., Prof. Dr. Dr.
Rechtsanwalt
Maximiliansplatz 12/IV
D-80333 München

Inhaltsverzeichnis

Allgemeiner Teil

Spezieller Teil

Anhang

Abkürzungen

A., Aa.	Arteria, Arteriae
AC	Adriamycin-Cyclophosphamid-Chemotherapie
ACTH	adrenokortikotropes Hormon
ADCC	antikörpervermittelte zelluläre Zytotoxizität
ADM	Adriamycin
AF2	Gewebeextrakt zur unspezifischen Abwehrsteigerung
AFP	α_1-Fetoprotein
AG	Aminoglutetimid (Aromatasehemmer)
AGO	Arbeitsgemeinschaft Gynäkologische Onkologie (der DGGG)
AHB	Anschlußheilbehandlung
AJCC	American Joint Committee on Cancer
AMG	Arzneimittelgesetz
AML	akute myeloische Leukämie
AOCTG	Advanced Ovarian Cancer Trialist Group
AP	alkalische Phosphatase/Adriamycin-Cisplatin-Chemotherapie
ASA	American Society of Anaesthesiologists
ASCO	American Society of Clinical Oncology
ASI	aktive, spezifische Immuntherapie
AT	Ataxia teleangiectatica/Adriamycin-Taxol-Chemotherapie
ATL	Aktivitäten des täglichen Lebens
AUC	Area under the curve (Dosierungshilfe)
BÄO	Bundes-Ärzte-Ordnung
BCDDP	Breast Cancer Detection Demonstrating Project
BCG	Bacille-Calmette-Guerin (Tuberkulose-impfstoff)
BEO	brusterhaltende Operation (= BET)
BEP	Bleomycin-Etoposid-Cisplatin-Chemotherapie
BET	brusterhaltende Therapie (= BEO)
BFD	bioelektrische Funktionsdiagnostik
BIP	Bleomycin-Ifosfamid-Cisplatin-Chemotherapie
BMI	Bodymass-Index
BOC-Syndrom	Breast-ovary-Cancer-Syndrom
BRCA1	Brustkrebsgen 1
BrdU	Bromdesoxyuridin
BSO	Buthioninsulfoximin
CAC	Cyclophosphamid-Adriamycin-Carboplatin-Chemotherapie
CAP	Cyclophosphamid-Adriamycin-Cisplatin-Chemotherapie
CC	Cyclophosphamid-Carboplatin-Chemotherapie
cCR	klinisch komplette Remission
CEA	karzinoembryonales Antigen
CEP	Cyclophosphamid-Epirubicin-Cisplatin-Chemotherapie
CHAP	Cyclophosphamid-Hexamethylmelanin-Adriamycin-Cisplatin-Chemotherapie
CI	Konfidenzintervall
CIN	zervikale intraepitheliale Neoplasie (Grad I–III)
CIS	Carcinoma in situ
CMF	Cyclophosphamid-Methotrexat-5-Fluorouracil-Chemotherapie
CMFP	Cyclophosphamid-Methotrexat-5-Fluorouracil-Prednison-Chemotherapie
CP	Cyclophosphamid-Cisplatin-Chemotherapie
CR	komplette Remission
CT	Computertomographie
CTL	zytotoxische T-Zellen
CUSA	Cavitational ultrasonic surgical aspirator
CYC	Cyclophosphamid
DCIS	duktales Carcinoma in situ
DDP	chemischer Name für Cisplatin (cis-Diamminedichloroplatinum)
DES	Diethylstilbestrol
DFS	krankheitsfreies Intervall
DGGG	Deutsche Gesellschaft für Gynäkologie und Geburtshilfe
DHEAS	Dehydroepiandrosteronsulfat
DKG	Deutsche Krebsgesellschaft
DLT	dosislimitierende Nebenwirkungen bzw. Toxizität
DTIC	Dacarbacin
EBCTCG	Early Breast Cancer Trialist Collaborative Group
EGF	epidermaler Wachstumsfaktor
EGF-R	Epithelial growth factor receptor
EIC	extensive intraduktale Komponente (bei duktalem Mammakarzinom)
EMA	Etoposid-Methotrexat-Actinomycin D-Chemotherapie
EORTC	European Organization for Research and Treatment Cancer
EP	Etoposid-Cisplatin-Chemotherapie
EPO	Erythropoetin
ER	Estrogen receptor
ERT	Estrogen replacement therapy
ET	errechneter (Geburts-)Termin
EVM	Epirubicin-Vincristin-Methotrexat-Chemotherapie
FAC	5-Fluorouracil-Adriamycin-Cyclophosphamid-Chemotherapie
FIGO	Federation Internationale de Gynecologie et Obstetrique
FLAC	5-Fluorouracil-Leukovorin-Adriamycin-Cyclophosphamid Chemotherapie
fmol	Femto-Mol
FSH	follikelstimulierendes Hormon
GABG	German Adjuvant Breast Cancer Group
GCP	Good clinical practice
G-CSF	Granulocyte colony stimulating factor

GdB	Grad der Behinderung
GFR	glomeruläre Filtrationsrate
GM-CSF	Granulocyte macrophage colony stimulating factor
GnRH	Gonadotropin-releasing-Hormon
GOCA	German Ovarian Cancer Study Group
GOG	Gynecologic Oncology Group (US-Studiengruppe)
GOT	Glutamat-Oxalacetat-Transaminase, s. SGOT
GT	Glucosetoleranz
HAMA	humane Antimausantikörper
Hb	Hämoglobin
HCG	humanes Choriongonadotropin
HD	Herddosis (bei Strahlentherapie)
HDR	High dose rate (Afterloading)
HGSIL	High grade squamous intraepithelial lesion
HKT	Hämatokrit
HMM	Hexamethylenmelanin
HNPCC	hereditäres nonpolypöses kolorektales Karzinom
HPF	High power field (Mikroskopvergrößerung)
HPV	humanes Papillomvirus
HRT	hormonelle Substitutionstherapie
HSV	Herpes-simplex-Virus
5-HT_3	5-Hydroxy-Tryptophan
IARC	International Association for Research on Cancer
ICRU	International Commission on Radiation Units and Measurements
IDC	International Classification of Diseases/ invasiv duktales Karzinom
IFN	Interferon
Ig	Immunglobulin
IL	Interleukin
ILC	invasiv lobuläres Karzinom
IORP/IORT	intraoperative Strahlentherapie
IRS	Intergroup-Rhabdomyosarkom
ISSVD	International Society for the Study of Vulvo-Vaginal Disease
IUP/IUD	Intrauterinpessar
KID	Krebsinformationsdienst
KMT	Knochenmarktransplantation
LAK-Zellen	lymphokinaktivierende Killerzellen
LAT	Musculus-latissimus-dorsi-Flap
LCIS	lobuläres Carcinoma in situ
LDH	Lactatdehydrogenase
LDR	Low dose rate (Bestrahlung)
LET	linearer Energietransfer
LGSIL	Low grade squamous intraepithelial lesion
LH	luteinisierendes Hormon
LHRH	luteinisierendes Hormon-Releasinghormon
LLETZ	Large loop excision of the transformation zone
LMP-Tumor	Low-malignant-potential-Tumor
LSA	Lichen sclerosus et atrophicans
M., Mm.	Musculus, Musculi
MA	Megestrolacetat
mAB	monoklonaler Antikörper
MAC	Methotrexat-Actinomycin D-Cyclophosphamid-Chemotherapie
MAG	Megestracetat
MDK	Medizinischer Dienst der Krankenkasse
MDR	Medium dose rate (Afterloading)
MHC	Main histocompatibility complex, Gewebegruppenantigen
MMM	Methotrexat-Mitomycin-Mitoxantron-Chemotherapie
MmTVd	Miotomycin-Thiotepa-Vindesin-Chemotherapie
MPA	Medroxyprogesteronacetat
MRD	Minimal residual disease
MRT	Magnetresonanztomographie
MTD	maximal tolerable Dosierung
NATO	Nolvadex Adjuvant Trialist Organization
NC	No change
NCI	National Cancer Institute
NED	No evidence of disease
NES	synthetisches Gestagen (17α-Ethynyl-19-nor-testosteron)
NIH	National Institute of Health (USA)
NK-Zellen	natürliche Killerzellen
NOS	Not otherwise specified
NPV	negativer Vorhersagewert
NSABP	National Surgical Adjuvant Breast Cancer Project
NSD	Nominal standard dose
OER	Oxygen enhancement ratio
4-OHA	4-Hydroxyandrostendion (Lentaron)
OR	Odds ratio/Overall response, Gesamtansprechrate
OS	Gesamtüberleben (Overall survival)
OV-9	Europäisch-Kanadische Ovarialkarzinom-studie
P	Phosphor/Cisplatin
PAC	Cisplatin-Adriamycin-Cyclophosphamid-Chemotherapie, s. CAP
PAI-1	Plasminogen-Aktivator-Inhibitor
PAP	nach Papanicolaou gefärbter Abstrich
PB	Cisplatin-Bleomycin-Chemotherapie
PBPC	Peripheral blood progenitor cells
PC	Cisplatin/Cyclophosphamid
PCNA	Proliferationsantigen
pCR	postoperativ komplette Remission
PCR	Polymerase chain reaction
PD	Phenylendiamine/Progressive disease (Progression)
PE	Cisplatin-Epirubicin-Chemotherapie
PEB	siehe BEP
PET	Positronenemissionstomographie
PF	Cisplatin-5-Fluorouracil-Chemotherapie
PFS	Progression free intervall
PGR	Progesteronrezeptor
PI	Cisplatin/Ifosfamid/Prognostic index
PPV	positiver Vorhersagewert
PR	partielle Remission/Progesteronrezeptor
PT	Cisplatin-Paclitaxel-Chemotherapie
PTT	partielle Thromboplastinzeit
PVB	Cisplatin-Vinblastin-Bleomycin-Chemotherapie
QUART	Quadrantektomie – Axilladissektion – Strahlentherapie
R., Rr.	Ramus, Rami
RDS	Respiratory distress syndrom
RR	relatives Risiko/Resektionsrand
RT	Strahlentherapie

S	Sensitivität
SCC	Squamous cell carcinoma (Tumormarker)
SEER	Surveillance, Epidemiology, and End Results (US-Statistiken)
SGO	Society of Gynecologic Oncologists
SGOT	Serum-Glutamat-Oxalacetat-Transaminase
SGPT	Serum-Glutamat-Pyruvat-Transaminase
SKT	subjektive Krankheitstheorie
SLO	Second-look-Operation
SP	Spezifität
SPECT	Single-Photon-Emissions-Computer-tomographie
SS	Schnellschnitt
SWOG	South Western Oncology Group (US-Studiengruppe)
TAA	tumorassoziierte Antigene
TAF	Tumor-Angiogenese-Faktor
TAM	Tamoxifen
TART	Tumorektomie – Axilladissektion – Strahlentherapie
TDF-Faktor	Time-dose-fractionating-Faktor
TENS	transkutane elektrische Nervenstimulation
TGF	Transforming growth factor
TIL	tumorinfiltrierende Lymphozyten
TKI	Thymidinkinasegen
TLI	Thymidinlabeling index
TNF	Tumor-Nekrose-Faktor
TNM	Stadieneinteilung: T = Tumor, N = Noduli, M = Metastasen
TPA	Tissue plasminogen activator/Tissue polypeptide antigen
TRAM	Musculus-rectus-abdominis-Verschiebelappen
TSH	thyroideastimulierendes Hormon
TSTA	tumorspezifische Antigene
UPA	Urokinase-Plasminogen-Aktivator
UICC	Union Internationale Contre Cancer
uPA	Urokinase-Plasminogen-Aktivator
V., Vv.	Vena, Venae
VA	Vinorelbin-Adriamycin-Chemotherapie
VAC	Vincristin-Adriamycin D-Cyclophosphamid-Chemotherapie/Vincristin-Actinomycin D-Cyclophosphamid-Chemotherapie
VAIN	vaginale intraepitheliale Neoplasie
VBMP	Vincristin-Bleomycin-Methotrexat-Cisplatin-Chemotherapie
VIN	vulväre intraepitheliale Neoplasie
VOD	venookklusive Erkrankung
WAR	Whole abdominal radiotherapy
WHO	World Health Organization
ZEBRA	Zoladex-Studiengruppe (GnRH)

Allgemeiner Teil

1 Vorbemerkungen

Epidemiologische Entwicklung

Anhand epidemiologischer Untersuchungen zur Häufigkeit gynäkologischer Malignome lassen sich weltweit ganz unterschiedliche Häufigkeitsangaben ermitteln. Bezogen auf die einzelnen Bevölkerungsgruppen und Organlokalisationen bestehen typische Verteilungsraten maligner Tumoren (Abb. 1.**1**). Für das Zervixkarzinom liegt z. B. in den Ländern der dritten Welt eine besonders hohe Rate mit 72,8 pro 100 000 Frauen (Kolumbien) vor. Demgegenüber beträgt die Rate der Zervixkarzinome in den industrialisierten Ländern (USA) 10,1 pro 100 000 Frauen (Abb. 1.**1 a**). Ähnlich unterschiedliche Verteilungsmuster wurden für das Endometrium- und Ovarialkarzinom ermittelt. Besonders niedrig ist die Inzidenzrate für das Endometriumkarzinom in Indien (Abb. 1.**1 b**), verglichen mit der besonders hohen Rate dieses Karzinoms in USA.

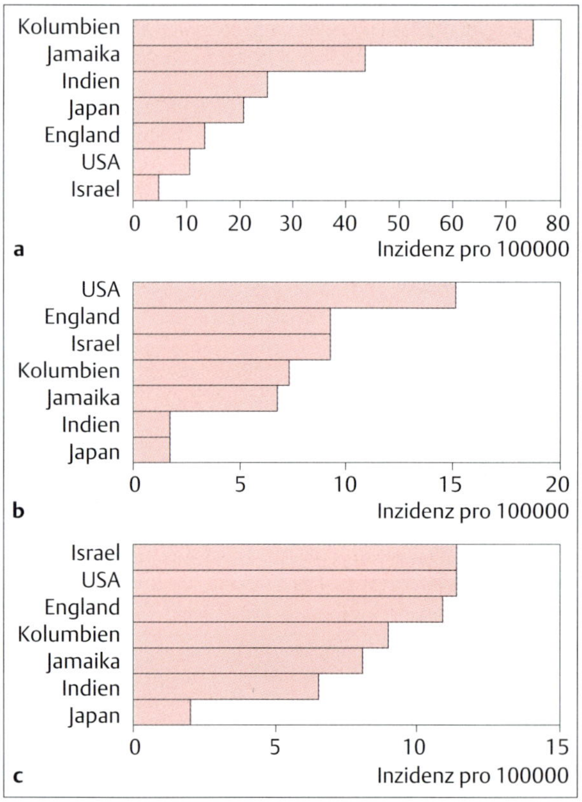

Abb. 1.**1 a – c** **Weltweite Inzidenz gynäkologischer Karzinome** (nach Griffiths u. Mitarb.):
a Zervixkarzinom.
b Endometriumkarzinom.
c Ovarialkarzinom.

Von Interesse und Bedeutung ist der beobachtete Rückgang der Inzidenzraten für das invasive Zervixkarzinom in den nordischen Ländern, wie den altersstandardisierten jährlichen Inzidenzraten dieser Länder seit 1945 (Dänemark, Norwegen, Island, Schweden, Finnland) zu entnehmen ist (Abb. 1.**2**). Für diese Entwicklung wird u. a. die Auswirkung von Screeningprogrammen verantwortlich gemacht. Auch für Deutschland besteht für die Häufigkeit des Zervixkarzinoms eine abfallende, für das Endometriumkarzinom eine ansteigende Tendenz. Die Relation zwischen Zervix- und Endometriumkarzinom, die früher 4 : 1 (4 Zervixkarzinome auf 1 Endometriumkarzinom) betrug, liegt heute bei etwa 1 : 1. Es folgen in der Häufigkeit die Malignome von Ovarien und Vulva. Bezogen auf alle Karzinomerkrankungen der Frau liegt jedoch das Mammakarzinom an der Spitze der Häufigkeit. Die Inzidenzrate steigt weiterhin an. So betrug in den USA 1980 die Inzidenzrate 85 pro 100 000 Frauen und stieg im Jahr 1987 auf 112,3 pro 100 000 Frauen an, d. h. ein Anstieg pro Jahr von 3 % (Smith u. Giusti 1996). Seit 1990 wird in den USA ein Plateau in der Häufigkeit und seit 1995 ein leichter Rückgang der Erkrankungshäufigkeit registriert.

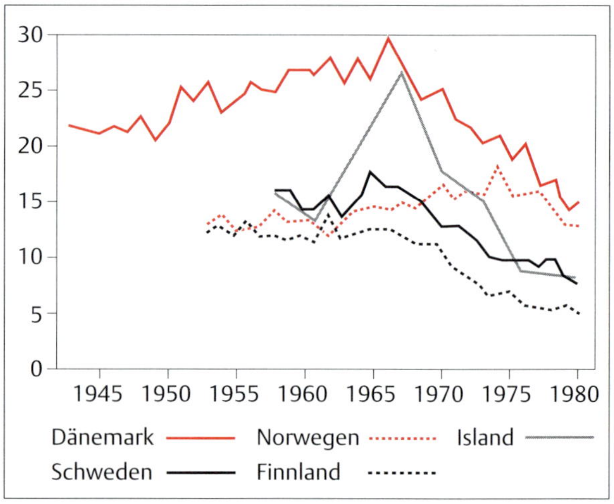

Abb. 1.**2** **Altersstandardisierte Inzidenzrate für das Zervixkarzinom.** Deutlicher Rückgang der Inzidenz (nach Griffiths u. Mitarb.).

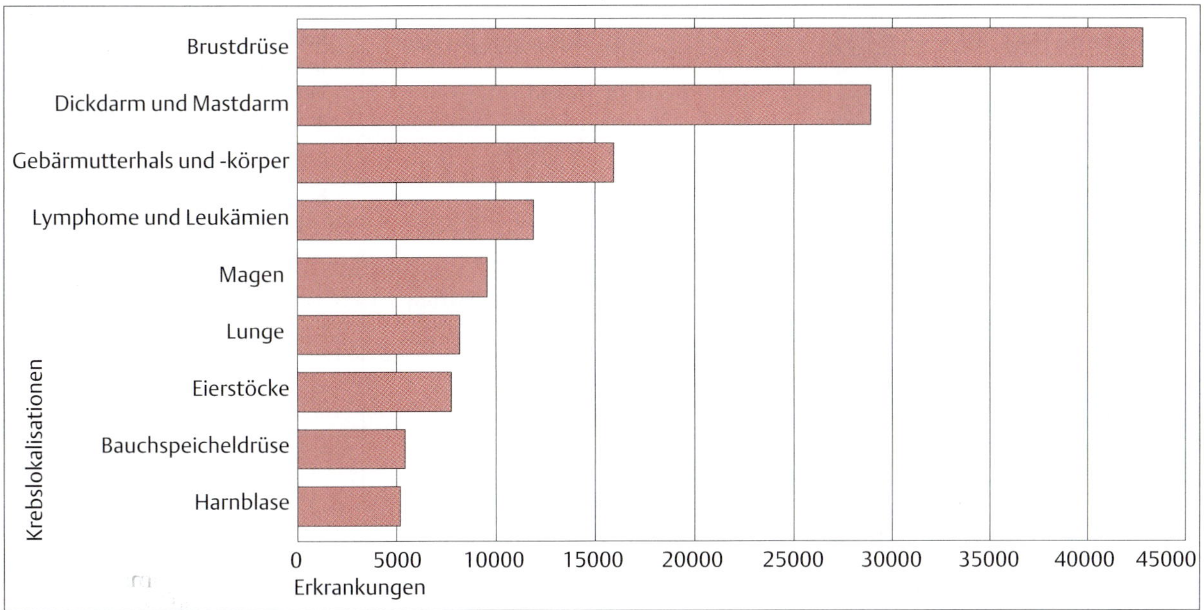

Abb. 1.**3** **Geschätzte Anzahl an Krebsneuerkrankungen bei Frauen in Deutschland 1995 entsprechend der häufigsten Krebslokalisationen** (nach Robert-Koch-Institut 1997).

In Deutschland erkrankten im Jahr 1996 etwa 46 000 Frauen an einem Mammakarzinom. Neueste Berechnungen gehen davon aus, daß jede 10. Frau im Laufe ihres Lebens in Deutschland an einem Mammakarzinom erkrankt (Abb. 1.**3**).

Einen interessanten epidemiologischen Aspekt stellen Migrantenstudien dar. Japannerinnen, die nach Hawaii ausgewandert waren, erkrankten 4mal häufiger an einem Mammakarzinom als in Japan lebende Frauen gleichen Alters (Tab. 1.**1**).

Neben den genannten Erkrankungsraten für gynäkologische Karzinome sind die organspezifischen Sterberaten von Bedeutung, da sich anhand dieser Sterberaten u. a. auch die Effektivität von Vorsorgeuntersuchungen bzw. Therapiemaßnahmen evaluieren läßt (Abb. 1.**4**). Diese Zusammenstellung macht deutlich, daß z. B. für das Mammakarzinom eine relative Häufigkeit unter den gesamten Karzinomen von 32% registriert wurde. Die Sterberate liegt bei 19%. Für das Uteruskarzinom beträgt die relative Häufigkeit 8%, die Sterberate 4%. Für das Ovarialkarzinom beträgt die relative Häufigkeit 4%, die Rate der am Karzinom Verstorbenen 5%. Noch größer wird der Unterschied bei Patientinnen mit extragenitalem Karzinom, z. B. der Lunge. Hier betrug die relative Häufigkeit 12%, die Rate der am Karzinom Verstorbenen hingegen 22%. Diese Unterschiede in relativer Häufigkeit und Rate der am Karzinom Verstorbenen verdeutlicht die Problematik von Möglichkeiten der Früherkennung und Behandlung unterschiedlicher Karzinomerkrankungen.

Tab. 1.**1** Karzinome unterschiedlicher Lokalisation pro 100 000 bei Japanerinnen, die nach Hawaii ausgewandert sind (nach Griffiths u. Mitarb.)

Lokalisation	**Karzinome bei Japanerinnen**	
	In Japan lebend	**In die USA ausgewandert**
Magen	130	40
Mamma	31	120
Kolon	8,4	37
Eierstöcke	5,2	17

Besonders günstige Voraussetzungen einer Früherkennung liegen für das Zervixkarzinom vor. Diese Aspekte wurden anläßlich einer soeben stattgefundenen Konsensuskonferenz neuerlich deutlich gemacht (National Institute of Health Consensus Development Conference – Statement on Cervical Cancer 1997). Um so bedauerlicher ist es, daß die Beteiligungsrate am Zervixkarzinomscreening in Deutschland mit 30% unverändert niedrig ist (Schrage 1993).

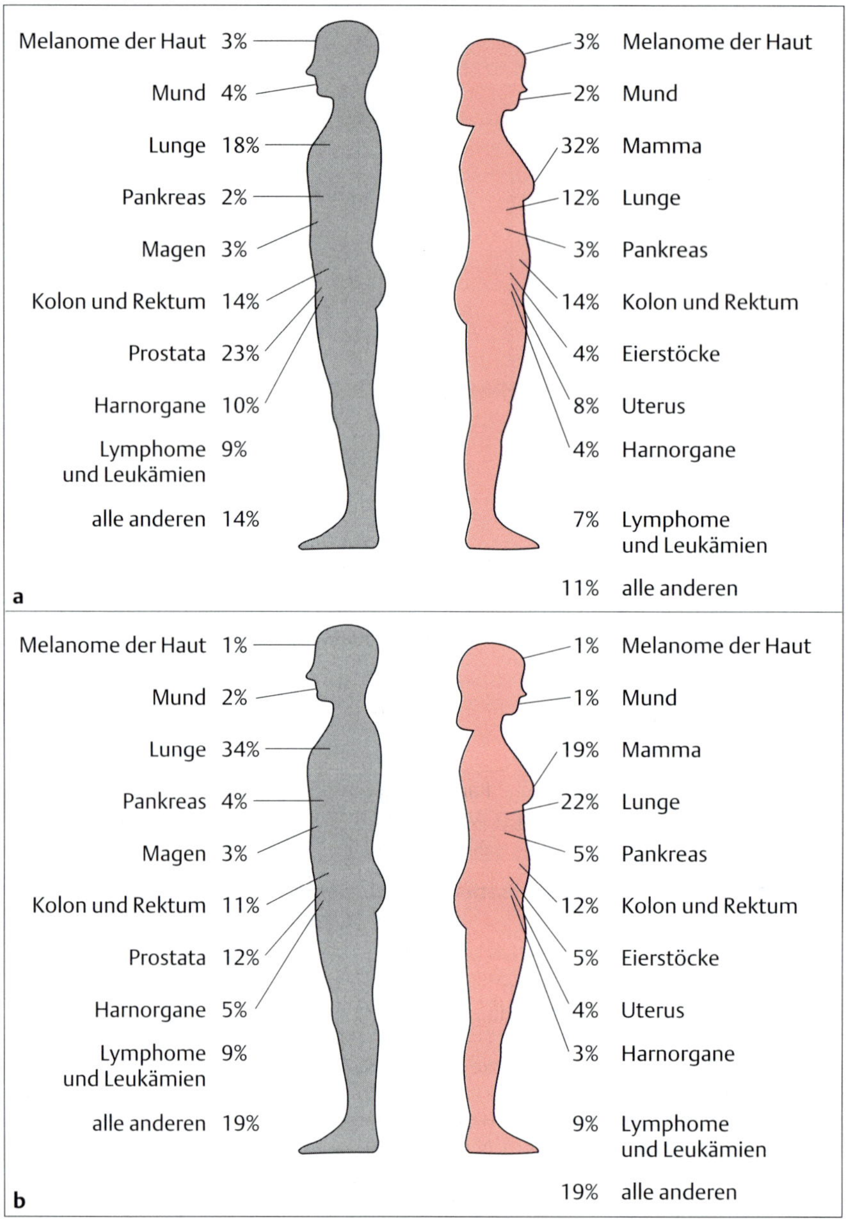

Abb. 1.**4a, b** **Relative Häufigkeit von Krebserkrankungen und Rate der am Karzinom Verstorbenen:**
a Relative Häufigkeit von Krebserkrankungen nach Organlokalisation und Geschlecht.
b Rate der am Karzinom Verstorbenen nach Organlokalisation und Geschlecht (USA 1992).

Literatur

Griffiths, C. T., A. Silverstone, J. Tobias, E. Benjamin: Gynecologic Oncology. Mosby-Wolfe, London 1997

National Institute of Health Consensus Development Conference – Statement on Cervical Cancer. Gynecol. Oncol. 66 (1997) 351–361

Schrage, H.: Hinweise für den Zellabstrich an der Zervix und für die Bewertung der Befunde. Frauenarzt 34 (1993) 187–191

Smith, B. A., R. M. Giusti: Pathogenesis and epidemiology of breast cancer. In Shingelton, A. M., W. C. Fowler, J. A. Jordan, W. D. Lawrence: Gynecologic Oncology. Saunders, Philadelphia 1996

2 Prinzipien gynäkologisch-onkologischer Diagnostik

Epidemiologie und Biostatistik

Epidemiologie und Biostatistik leisten wichtige Beiträge zur Erforschung, Bekämpfung und Kontrolle von Krebserkrankungen. Die Krebsepidemiologie erfaßt die Verbreitung bösartiger Tumoren in der Bevölkerung. Ihr wichtigstes Arbeitsinstrument ist die Statistik. Spezielle Aufgaben der epidemiologischen Forschung sind die Erstellung von Inzidenz- und Mortalitätsraten, die Charakterisierung unabhängiger Risikofaktoren, die Quantifizierung des Erkrankungsrisikos, die Entwicklung von Strategien der Prävention und Früherkennung sowie die Überprüfung von deren Wirksamkeit (Rothman 1986, Wagner 1997).

Wichtige Aspekte für die gynäkologische Onkologie

- Die Erstellung und der Vergleich *regionaler, nationaler* und *internationaler Inzidenz- und Mortalitätsstatistiken* tragen dazu bei, bessere Voraussetzungen für die Prüfung und Etablierung spezieller Screeningtests zu schaffen.
- Die Charakterisierung *karzinogener Faktoren* in Umwelt, Ernährung und Lebensstil stellt die Basis für eine allgemeine Risikoabschätzung, für die Entwicklung von Präventionsstrategien sowie für die Gesundheits- und Sexualberatung von Frauen dar.
- Die Erfassung und Charakterisierung *ererbter* oder *erworbener DNA-Veränderungen* schafft Möglichkeiten zur Überprüfung neuartiger molekularer Testmethoden (BRCA1, p53 u.a.). Methoden der individuellen Risikoabschätzung und prophylaktische Therapiemaßnahmen können besser geprüft und abgesichert werden.
- Ein besseres Verständnis *statistischer Methoden* erleichtert das Nachvollziehen und die Bewertung von Studienergebnissen.

■ Epidemiologie

Allgemeine Karzinomhäufigkeit

In Westeuropa und den USA ist Krebs nach den Herz-Kreislauf-Erkrankungen die zweithäufigste Diagnose überhaupt.

Etwa 40% aller Menschen müssen im Verlauf ihres Lebens mit dem Auftreten einer Krebserkrankung rechnen, bei etwa 20% ist Krebs auch die Todesursache (Cancer Facts and Figures 1995).

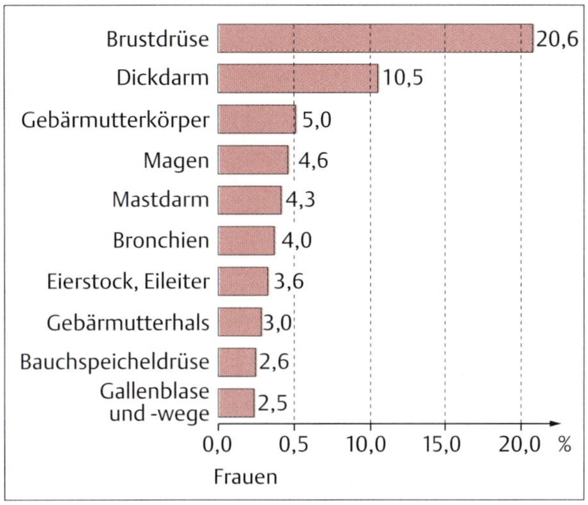

Abb. 2.1 **Verteilung der häufigsten Krebsformen nach Lokalisationen in v. H. der gesamten Neuzugänge 1993** (Daten des Saarländischen Krebsregisters).

An der Gesamtheit der jährlichen Krebsneuerkrankungen ist das Mammakarzinom mit einem Anteil von ca. 21% und die Karzinome des inneren und äußeren Genitales mit ca. 15% beteiligt (Krebsregister Saarland 1996) (Abb. 2.**1**). Zur karzinombedingten Mortalität trägt das Mammakarzinom mit 20% und die Genitalkarzinome mit ca. 10% bei. Bezogen auf alle Malignome der Frau hat die Neuerkrankungsrate in den letzten 20 Jahren jährlich um etwa 1% zugenommen, die Mortalitätsrate ist dagegen nur um 0,4% angestiegen. Durch den relativ geringeren Anstieg der Mortalitätsrate haben heute mehr Patientinnen mit einer Karzinomerkrankung die Chance, diese mehr als 5 Jahre zu überleben (ca. 53%).

Inzidenz, Mortalität, Altersstandardisierung und kumulatives Risiko

Grundlage für die Berechnung epidemiologischer Maßzahlen in der Onkologie sind geschlechts- und altersgegliederte absolute Erkrankungs- und Mortalitätszahlen für jede Tumorentität in einer geographisch oder durch andere Parameter definierten Population. Die absoluten Zahlen werden aus Gründen der besseren Übersicht und Vergleichbarkeit üblicherweise in Inzidenz- und Mortalitätsraten konvertiert, die dann die Neuerkrankungen/Sterbefälle in einer Population in einem definierten Zeitraum angeben (z.B. betrug die Inzidenz an Mammakarzinomen in Hamburg in den Jahren 1992 und 1993

Tab. 2.1 Rohe Inzidenz- (I) und Mortalitätsraten (M) sowie MI-Index (Verhältnis von Mortalität zu Inzidenz) für die häufigsten gynäkologischen Karzinome 1992 und 1993 (Daten: Hamburgisches Krebsregister, Krebsregister Saarland und EUROCIM)

Lokalisation	Rohe Inzidenz Dänemark	Hamburg	Saarland	Rohe Mortalitätsraten Hamburg	Saarland	MI-Index Hamburg	Saarland
Mamma	110,3	96,4	82,4	36,3	32,5	37,7	39,4
Corpus uteri	18,2	14,1	19,2	3,7	4,7	26,0	24,5
Cervix uteri	21,6	11,6	13,2	5,0	5,0	42,9	37,6
Ovar	19,7	18,2	13,5	12,4	9,0	68,3	66,3
Vulva, Vagina	2,0	2,8	3,2	1,6	1,6	57,1	49,2

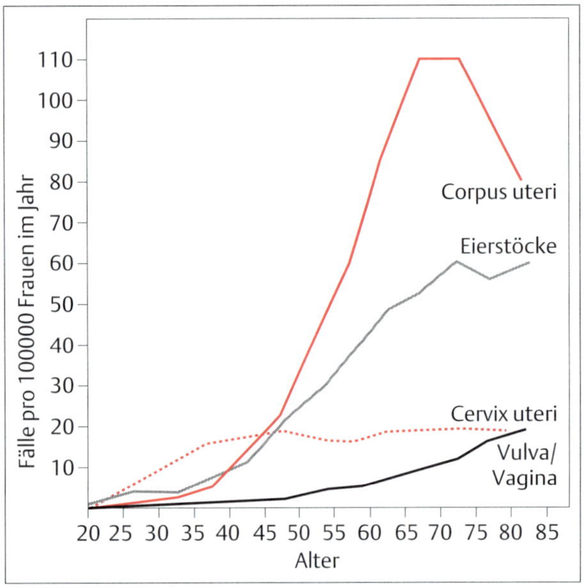

Abb. 2.2 **Altersspezifische Inzidenzraten für gynäkologische Karzinome in den USA 1984–1988** (Daten aus Surveillance, Epidemiology and End Results Survey = SEER).

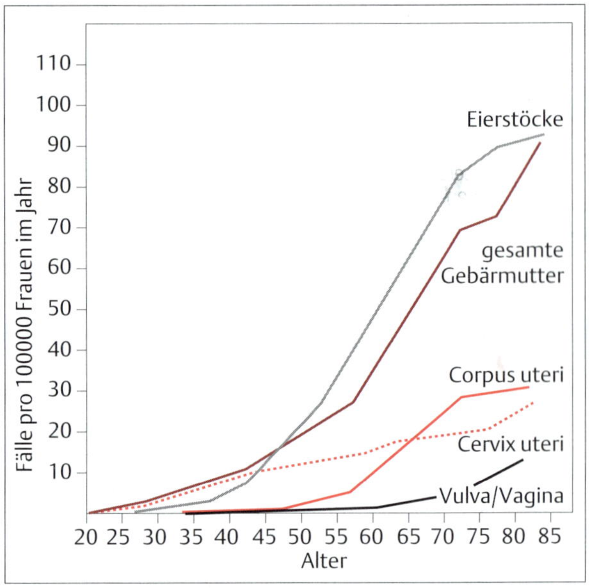

Abb. 2.3 **Altersspezifische Mortalitätsraten für gynäkologische Karzinome in den USA 1984–1988** (Daten aus Surveillance, Epidemiology and End Results Survey = SEER).

im Durchschnitt 96,4 Neuerkrankungen pro 100000 Einwohner [Tab. 2.**1**]).

> Die Inzidenz- und Mortalitätsraten variieren bei der Mehrzahl der gynäkologischen Karzinome deutlich in Abhängigkeit vom Alter.

Unter bestimmten Bedingungen ist es daher zweckmäßig, altersspezifische Inzidenzen zu berechnen (Abb. 2.**2** u. 2.**3**). Für eine vergleichende Betrachtung von Inzidenz- und Mortalitätsraten verschiedener Register sind aber altersspezifische Raten zu aufwendig und zu unübersichtlich. Zu beachten ist außerdem, daß sich die beschriebenen Populationen in der Altersstruktur voneinander unterscheiden können oder bei Betrachtung verschiedener Zeiträume in ihrer Alterszusammensetzung verändern können. Von der WHO wurden aus diesem Grunde verschiedene Modellbevölkerungen entwickelt (z. B. Europa- oder Weltbevölkerung), mit der die Struktureffekte des Altersaufbaus einer Population herausgerechnet werden können (Altersstandardisierung). Nach einer entsprechenden Anpassung an eine dieser Standardbevölkerungen können altersstandardisierte Raten unterschiedlicher Regionen oder Zeiträume direkt miteinander verglichen werden (Tab. 2.**2** u. 2.**3**).

Zunehmend verbreitet sind heute epidemiologische Angaben in Prozent zum kumulativen Risiko (kumulative Rate), d. h. dem Risiko eines Menschen, bis zu einem definierten Lebensalter an einem bestimmten Malignom zu erkranken oder zu sterben (Tab. 2.**4**). Bei der Berechnung dieser Rate geht man von einer hypothetischen Standardbevölkerung mit gleichgroßen Altersgruppen aus.

Quellen der Datenerfassung

Inzidenz- und Mortalitätsstatistiken maligner Erkrankungen tragen zur Optimierung von Prophylaxe und Therapie bei. Die Daten sind am besten über bevölkerungsbezogene epidemiologische Krebsregister zu erstellen.

Tab. 2.2 Altersstandardisierte Inzidenzraten der häufigsten gynäkologischen Karzinome getrennt für 2 Zeiträume (1978–1980 und 1990–1993) (Daten des Saarländischen Krebsregisters beispielhaft berechnet für 3 unterschiedliche Modellbevölkerungen)

Lokalisation	1978–1980 Weltbevölkerung	Europabevölkerung	Bevölkerung der Bundesrepublik Deutschland 1987	1990–1993 Weltbevölkerung	Europabevölkerung	Bevölkerung der Bundesrepublik Deutschland 1987
Mamma	52,9	72,2	82,3	61,2	83,4	95,4
Cervix uteri	13,8	18,1	20,1	10,8	13,7	14,6
Corpus uteri	13,9	19,5	22,5	12,9	18,4	21,8
Ovar und Tube	8,0	11,1	13,2	8,8	12,4	14,5
Vulva, Vagina	2,4	3,7	5,1	4,4	6,6	8,8

Tab. 2.3 Altersstandardisierte Mortalitätsraten der häufigsten gynäkologischen Karzinome getrennt für 2 Zeiträume (1978–1980 und 1990–1993) (Daten des Saarländischen Krebsregisters beispielhaft berechnet für 3 unterschiedliche Modellbevölkerungen)

Lokalisation	1978–1980 Weltbevölkerung	Europabevölkerung	Bevölkerung der Bundesrepublik Deutschland 1987	1990–1993 Weltbevölkerung	Europabevölkerung	Bevölkerung der Bundesrepublik Deutschland 1987
Mamma	21,4	30,2	35,7	22,7	32,4	38,6
Cervix uteri	4,6	6,4	7,5	3,7	4,8	5,4
Corpus uteri	2,7	3,9	4,9	1,4	2,1	2,8
Ovar und Tube	7,3	10,4	12,3	6,0	8,9	11,1
Vulva, Vagina	3,5	5,3	6,9	1,0	1,7	2,3

Rechtliche Grundlage für die Erfassung und Registrierung von Krebserkrankungen

Die rechtliche Grundlage für die Erfassung und Registrierung von Krebserkrankungen wird in Deutschland durch die Ländergesetzgebung geregelt. Das Bewußtsein über Zweckdienlichkeit und Einsatzmöglichkeiten epidemiologischer Methoden und Analysen hat sich nur langsam durchgesetzt. Im Unterschied zu unseren skandinavischen Nachbarn oder Ländern im angloamerikanischen Raum wurde die Krebsregistrierung in Deutschland aus Angst vor Datenmißbrauch bedeutend erschwert. Seit dem 1. Januar 1995 ist ein Bundesgesetz in Kraft getreten, das den Aufbau eines flächendeckenden Netzes regionaler Krebsregister in Deutschland vorsieht. Den Bundesländern, die dem komplizierten Verschlüsselungsmodell des Bundes nicht folgen wollen, wird dabei die Möglichkeit eingeräumt, eine eigene gesetzliche Grundlage zu schaffen. Zu den bereits etablierten Krebsregistern in den alten Bundesländern gehören die Krebsregister des Saarlandes, Hamburgs und des Regierungsbezirks Münster, die bereits seit geraumer Zeit auf der Grundlage eigener Landesgesetze arbeiten. International anerkannt ist bisher vor allem das Krebsregister des Saarlandes.

Tab. 2.4 Kumulative Inzidenz- und Mortalitätsraten der häufigsten gynäkologischen Malignome (Altersklasse 0–74 Jahre) (Daten des Saarländischen Krebsregisters 1993)

Lokalisation	Kumulative Inzidenzraten Altersklasse 0–74 Jahre	Kumulative Mortalitätsraten Altersklasse 0–74 Jahre
Mamma	6,58%	2,63%
Cervix uteri	0,97%	0,40%
Corpus uteri	1,64%	0,08%
Ovar und Tube	1,09%	0,76%
Vulva, Vagina	0,24%	0,11%

Grundlage für die Erfassung der Mortalitätsdaten sind die von Ärzten ausgestellten Leichenschauscheine, die von den Standesämtern erfaßt werden. Diese Daten werden anschließend bei den statistischen Landesämtern zusammengefaßt und an das Statistische Bundesamt in Wiesbaden weitergeleitet. Die Qualität der Mortalitätsstatistik kann aber nur so gut sein wie die jeweilige Erfassung der Todesursachen. In Deutschland gilt die Validität der Todesursache „Krebs" auf Todesbescheinigungen nachgewiesenermaßen als zuverlässig (Modelmog u. Mitarb. 1992).

Epidemiologische Studien

Die Mehrzahl der publizierten epidemiologischen Untersuchungen zur Erfassung und Evaluation von Risikofaktoren sind *retrospektiv* angelegt, was ihre Aussagekraft grundsätzlich einschränkt. *Prospektiv* angelegte Studien sind aufgrund der schwierigen Planung und der zumeist langen Laufzeit immer noch die Ausnahme.

Häufig findet man Kohortenstudien, in denen 2 Gruppen, eine exponierte und eine nichtexponierte Gruppe, über einen definierten Zeitraum beobachtet worden sind. Die Daten werden zumeist retrospektiv aus bereits vorliegenden Unterlagen erfaßt. Schwierig und teuer sind Studien, bei denen der Zeitraum zwischen möglicher Exposition und Krankheitsbeginn sehr lang ist. Fallkontrollstudien gehen von erkrankten Fällen aus, die retrospektiv mit einer nichterkrankten Kontrollgruppe bzgl. bestimmter Expositionsbedingungen (Risikofaktoren) miteinander verglichen werden. Von zunehmender Bedeutung sind Interventionsstudien, bei denen mit bestimmten Interventionsprogrammen nach einem Beobachtungszeitraum die Effekte in der Expositions- und der Kontrollgruppe gemessen werden können.

> Wichtige Voraussetzung für aussagekräftige Daten ist die Definition möglichst unabhängiger Risikofaktoren. Mangelhafte Kenntnisse ätiologischer Zusammenhänge bei der Genese der meisten gynäkologischen Malignome machen es derzeit schwierig, unabhängige Risikofaktoren für die einzelnen Tumorentitäten zu beschreiben und damit adäquate Expositions- und Kontrollgruppen zu definieren.

Analyse von Risikofaktoren

Von hohem Interesse sind Untersuchungen, die Veränderungen der Erkrankungswahrscheinlichkeit unter Einfluß oder bei Bestehen eines Risikofaktors erfassen und validieren. Die praktische Bedeutung epidemiologischer Risikofaktoren wird an 2 Beispielen deutlich:

- Die Effektivität der Vorsorgeuntersuchung an der Cervix uteri gründet sich neben der Qualität bei der Abnahmetechnik und der zytologischen Beurteilung ganz wesentlich auch auf die Erfassung einer genauen Anamnese (Rotkin 1967). Zeitpunkt der Kohabitarche, der Zeitraum von Menarche zu Kohabitarche, die Anzahl der Sexualpartner vor dem 20. Lebensjahr oder die individuellen Rauchgewohnheiten sind epidemiologisch evaluierte Risikofaktoren, die heute unmittelbaren Einfluß auf individuelle Vorsorgeempfehlungen und Beratung einer Patientin haben.
- Ein weiteres Beispiel ist der iatrogen induzierte Anstieg der Endometriumkarzinome nach langjähriger Verschreibung von Östrogenen in der Peri- und Postmenopause ohne opponierende Gestagene in den 70er und frühen 80er Jahren. Der kausale Zusammenhang zwischen Östrogensubstitution und einer erhöhten Inzidenz von Endometriumkarzinomen wurde u. a. durch die Erfassung und Aufarbeitung epidemiologischer Daten evident (Smith u. Mitarb. 1975, Ziel u. Mitarb. 1975).

Definitionen und Methoden

Morbidität. Unter Morbidität versteht man die Anzahl der Erkrankten in einem bestimmten Zeitraum bezogen auf die jeweils betrachtete Population (z. B. 100 000 Einwohner/Jahr).

Inzidenz. Die Inzidenz stellt die zahlenmäßige Angabe einer Rate dar, mit der die Zahl der Neuerkrankungen einer oder aller Tumorlokalisationen bezogen auf die betrachtete Population in einem bestimmten Zeitraum beschrieben wird. Die einfachste Rate ist die „rohe Inzidenz". Sie ist der Quotient aus der Anzahl der Neuerkrankungen innerhalb eines Zeitraums und der zugehörigen Basispopulation. Die rohe Inzidenz stellt ein Maß für die Neuerkrankungen in der Population dar und spielt besonders für gesundheitspolitische Entscheidungen eine Rolle. Inzidenzraten werden üblicherweise pro 100 000 Einwohner angegeben; als Zeitraum wird das Kalenderjahr verwendet.

$$\text{Inzidenz im Zeitraum} = \frac{\text{Neuerkrankungen im Zeitraum}}{\text{Wohnbevölkerung im Zeitraum}} \times 10^5$$

Altersspezifische Inzidenz. Das Auftreten der meisten Krebserkrankungen variiert mit dem Geschlecht und Lebensalter. Es ist daher zweckmäßig, geschlechts- und altersspezifische Inzidenzen zu berechnen (Cramer 1993) (Abb. 2.**2** u. 2.**4**). In der Regel werden 5-Jahres-Altersgruppen gebildet, wobei die über 85jährigen zusammengefaßt werden. Es wird ein Quotient aus den Neuerkrankungen und der Population der jeweiligen Altersgruppe gebildet.

Altersstandardisierte Inzidenz. Hierbei handelt es sich um einen gewichteten Mittelwert der altersspezifischen Inzidenzen. Als Wichtungsfaktor wird der Anteil der jeweiligen Altersgruppe an der Standardbevölkerung verwendet. Für die Erfassung zeitlicher Trends und regionaler Unterschiede wurden verschiedene Modellbevölkerungen definiert, die den Berechnungen einzelner Register zugrunde gelegt werden und einen intertemporären oder interregionalen Vergleich ermöglichen. 3 sog. Standardpopulationen werden unterschieden (Tab. 2.**2**):

- eine *Weltbevölkerung*, die auf der Basis eines gemittelten Altersaufbaus der Bevölkerung in insgesamt 46 Ländern im Jahre 1950 ermittelt worden ist,
- eine *europäische Standardbevölkerung* mit starker Besetzung der mittleren und höheren Altersklassen,
- eine *afrikanische Standardbevölkerung* mit einer breiten Basis bis in die mittleren Altersgruppen und einer raschen Abnahme in den höheren Altersklassen.

Prävalenz. Mit der Prävalenz wird der Bestand der Erkrankten in der Bevölkerung zu einem bestimmten Stichtag angegeben. Die Prävalenz ist von folgenden Faktoren abhängig:

- der Zahl der in der Vergangenheit erkrankten Personen (Inzidenz),
- der Krankheitsdauer.

Diese Angaben werden z. B. von der Gesundheitspolitik für die Bereitstellung und Sicherung von Behandlungskapazitäten genutzt.

Mortalität. Mortalität bedeutet die Anzahl der Verstorbenen in bezug auf die jeweils zugrundeliegende Gesamtheit (in der Regel 100 000 Einwohner).

Letalität. Die Letalität gibt die Zahl der Verstorbenen im Verhältnis zur Zahl der Erkrankten an. Mortalität ist somit das Produkt von Morbidität und Letalität.

Altersstandardisierte Mortalitätsrate. Diese Rate gibt die Zahl der zu erwartenden Todesfälle mit dem Altersaufbau der jeweils benutzten Standardbevölkerung pro 100 000 Einwohner an. Um den Anteil einzelner Krebserkrankungen (in %) an der Gesamtkrebssterblichkeit einer jeweiligen Altersklasse darzustellen, werden *altersspezifische proportionale Mortalitätsraten* angegeben. Diese Darstellung erlaubt es, die Bedeutung einzelner Krebstodesursachen im Vergleich zur Gesamtkrebsmortalität darzustellen

Risikofaktoren. Bei den Risikofaktoren werden 2 Typen unterschieden:

- *ätiologische* Risikofaktoren (z. B. Zigarettenrauchen → Bronchialkarzinom),
- *deskriptive* Risikofaktoren, die für Personen mit einem erhöhten Erkrankungsrisiko charakteristisch sind (z. B. Promiskuität → Zervixkarzinom).

Die Aufdeckung deskriptiver Risikofaktoren kann Hinweise auf die Ätiologie geben.

Kumulatives (Erkrankungs-)Risiko. Es handelt sich um einen angegebenen Schätzwert für das Risiko oder die Wahrscheintlichkeit eines Individuums, bis zu einem bestimmten Lebensalter an Krebs zu erkranken oder zu versterben *(life time risk)*, unter der Voraussetzung, von keiner anderen Erkrankung betroffen zu werden *(Prinzip der konkurrierenden Risiken)*. Bei der Berechnung dieser Raten geht man von einer hypothetischen Standardbevölkerung aus. Da Wahrscheinlichkeiten in Prozent ausgedrückt werden, bezieht sich die kumulative Rate auf 100 Personen und nicht auf 100 000 Einwohner der Bevölkerung. Für die verschiedenen gynäkologischen Tumoren können erhebliche geographische Unterschiede bei der kumulativen Risikorate beobachtet werden (Tab. 2.**5**).

Tab. 2.5 Kumulatives Erkrankungsrisiko (Altersklasse 0–74 Jahre) für die häufigsten gynäkologischen Karzinome im Vergleich verschiedener geographischer Regionen (modifiziert nach Muir und Daten des Saarländischen Krebsregisters 1993)

Land/Kontinent	Zervixkarzinom	Endometriumkarzinom	Ovarialkarzinom
Schweden	1,01	1,58	1,73
Südafrika	5,31	0,67	0,87
USA	0,83	3,05	1,53
Israel	0,43	1,22	1,37
Japan (Osaka)	1,83	0,27	0,47
Italien	1,09	1,50	1,11
Indien	2,22	0,24	0,75
Australien	1,21	1,30	0,97
Deutschland (Saarland)	0,97	1,64	1,09

Relatives Risiko. Die epidemiologische Forschung unterscheidet demographische oder andere Faktoren und assoziiert diese mit dem Inzidenzrisiko bestimmter Malignome bzw. dem Mortalitätsrisiko. Diese Assoziation wird als relatives Risiko (RR) für eine exponierte Population im Vergleich zu einer Standardpopulation ohne den genannten Risikofaktor definiert. Ein relatives Risiko von 2,0 bedeutet für eine definierte Population ein 2fach erhöhtes Risiko für das Auftreten eines bestimmten Karzinoms im Vergleich zu einer Kontrollpopulation ohne diesen Risikofaktor. Ein relatives Risiko von 0,5 halbiert das Erkrankungsrisiko.

Zur Beurteilung der statistischen „Power" eines definierten relativen Risikos wird in epidemiologischen Untersuchungen häufig zusätzlich das 95%-Konfidenzintervall angegeben. Je enger das Konfidenzintervall bei einem adäquaten Stichprobenumfang ist, um so höher ist die Aussagekraft.

Überlebensraten. Zur Einschätzung der Effektivität der Behandlung werden Überlebensraten und davon abgeleitete Kennzahlen herangezogen. Die beobachtete 5-Jahres-Überlebensrate ist der in Prozent angegebene Anteil Überlebender an den zu Lebzeiten Diagnostizierten, der nach dem Diagnosedatum noch mindestens 5 Jahre gelebt hat. Um z. B. den Einfluß unterschiedlicher Altersstrukturen in den einzelnen Patientengruppen und damit das Wirken konkurrierender Todesursachen auf die Überlebensraten auszuschalten, werden die relativen Überlebensraten nach 5 Jahren (5-Jahres-Überlebenszeit) vergleichend berechnet. Es handelt sich um den Quotienten zwischen der *beobachteten* und der *erwarteten Überlebensrate*. Die erwartete Überlebensrate wird aus der allgemeinen Sterbetafel ermittelt. Bei einzelnen gynäkologischen Tumoren (z.B. Mammakarzinom) sind 5-Jahres-Überlebenszeiträume allerdings nur wenig aussagekräftig, da das zu beobachtende Ereignis (Tod) in vielen Fällen erst sehr viel später eintritt.

Prävention und Screening

Prävention

Primäre Prävention

Die ätiologischen Zusammenhänge bei der Entstehung der meisten Karzinome sind noch weitgehend ungeklärt. Übereinstimmung besteht darin, daß eine Vielzahl von Krebserkrankungen durch die Exposition gegenüber *exogenen Risikofaktoren* (z.B. Tabakrauch, chemische Karzinogene im Wasser, in der Luft, in der Nahrung, in Medikamenten, Strahlen, Viren) induziert werden. Nach Ansicht der International Association for Research on Cancer (IARC) könnte durch die Ausschaltung aller exogenen Risikofaktoren das Auftreten von 30% aller Krebserkrankungen verhindert werden. Die allgemeine Präventionsberatung berücksichtigt die jeweils bekannten exogenen Risikofaktoren für ein bestimmtes Karzinom (NIH Consensus Statement 1997). Zur Prävention eines *Zervixkarzinoms* z.B. wird jungen Frauen die Benutzung von Barrieremethoden beim Geschlechtsverkehr vor dem 20. Lebensjahr oder die Einschränkung von Tabakgenuß angeraten. Zur Verhinderung eines *Endometriumkarzinoms* ist die Vermeidung von Übergewicht und fettreicher Ernährung wichtig, eine ausschließliche Östrogensubstitution nach der Menopause ist aufgrund des erhöhten Risikos zu vermeiden. Beim *epithelialen Ovarialkarzinom* ist die Benutzung von Ovulationshemmern ein wichtiger protektiver Faktor im Sinne der primären Prävention.

In den letzten Jahren ist zunehmend deutlich geworden, daß der Potenz exogener Karzinogene ein unterschiedliches Erkrankungsrisiko ganzer Populationen oder auch Familien gegenübersteht, welches letztlich auf der DNA-Ebene reguliert wird. So ist z.B. bei schwarzen US-Amerikanern die Inzidenz und Mortalität von Ösophagus- und Bronchialkarzinomen 2- bis 3fach höher als bei weißen US-Amerikanern. Allgemeine Faktoren, die das Empfänglichkeitsrisiko für Karzinome bestimmen, sind:

- Alter,
- Geschlecht,
- ethnische Zugehörigkeit,
- Allgemeinzustand und Immunstatus
- Lebensstilfaktoren (Rauchen, Sexual- und Reproduktionsverhalten oder genetische Prädisposition).

Unter epidemiologischen Aspekten wird der Aufklärung genetischer Polymorphismen, die für ganze ethnische Gruppen oder regionale Populationen ein erhöhtes Erkrankungsrisiko darstellen, verständlicherweise größere Bedeutung zugemessen als dem zahlenmäßig weit unbedeutenderen Problem des familiären Risikos z.B. beim Mamma- und Ovarialkarzinom.

Chemoprävention

Therapeutische Ansätze zur Senkung der Neuerkrankungsrate werden unter dem Begriff der Chemoprävention zusammengefaßt.

Ziele der Chemoprävention

Ziele einer erfolgreichen Chemoprävention sind, bei verbessertem Verständnis der Karzinogenese, durch definierte Pharmaka das karzinogene Initiationsereignis in einer Zelle zu verhindern und die Wirkung von möglichen Promotoren (Kokarzinogene) in der Promotionsphase aufzuheben.

Derzeit werden bei verschiedenen Malignomen Substanzen wie z.B. Tamoxifen, Beta-Carotin oder Vitamin-A-Säure-Derivate unter dem Aspekt der Chemoprävention untersucht. Erst wenn die Ergebnisse laufender Studien vorliegen, kann eine abschließende Bewertung erfolgen und ggf. in Empfehlungen für die Anwendung einzelner Substanzen münden (z.B. Tamoxifen beim Mammakarzinom).

Screening (sekundäre Prävention)

Krebsfrüherkennungsprogramme

Gesetzliche Krebsfrüherkennungsprogramme wurden in der Bundesrepublik Deutschland zum 1. Juli 1971 eingeführt. Seither übernehmen die Krankenkassen:

- ab dem 20. Lebensjahr die Finanzierung einer gezielten Anamnese, die Untersuchung des äußeren und inneren Genitales und den zytologischen Abstrich der Zervix,
- ab dem 30. Lebensjahr zusätzlich die Inspektion und Palpation der Brust und die Anamnese zu Hautveränderungen,
- ab dem 45. Lebensjahr zusätzlich die Austastung des Rektums und den Test auf okkultes Blut im Stuhl.

Bei bisher unzureichender Dokumentation sind belegbare Aussagen zur Effizienz dieser Screeningprogramme nur in sehr begrenztem Umfang möglich. Die Beteiligungsraten an den Vorsorgeprogrammen sind bei Frauen zwar besser als bei Männern, erreichten aber im Jahr 1990 in Deutschland nur 34% mit einem Maximum von etwa 40% in der Altersgruppe der 30- bis 50jährigen Frauen. Zunehmendes Alter läßt die Bereitschaft zur Vorsorge deutlich zurückgehen. Mit einem Anteil von nur 17% sind Frauen über 60 Jahre deutlich unterrepräsentiert, ein Trend, der den altersabhängigen Inzidenzraten für das Mamma- und Endometriumkarzinom entgegenläuft.

Tab. 2.6 Effektivität von Screeninguntersuchungen: 2 Beispiele für die Berechnung des positiven prädiktiven Werts (PPV) in Abhängigkeit von der Prävalenz eines Tumors

Population	Zahl der Untersuchten	Prävalenz des Karzinoms	Entdeckte Fälle	Falsch positive Fälle	Positiver prädiktiver Wert
A	100 000	0,1%	100	1 000	9%
B	100 000	1,0%	1 000	1 000	50%

Ein erfolgreiches Screening setzt eine „geeignete" Erkrankung und einen „geeigneten" Screeningtest voraus. Folgende allgemeinen Punkte sind zu bedenken:

- die Erkrankung muß häufig sein, d.h. sie muß eine signifikante Prävalenz aufweisen,
- die Erkrankung muß eine bedeutsame Mortalität haben, d.h. die Prognose des Karzinoms muß hinreichend schlecht sein,
- die invasive Tumorkrankheit sollte erst nach einer erkennbaren präklinischen Phase (Carcinoma in situ bzw. Präkanzerose) auftreten,
- in der präklinischen Phase muß eine Therapie möglich sein, so daß die Mortalität an einem Karzinom gesenkt werden kann,
- es muß ein Screeningtest vorhanden sein, der sensitiv und spezifisch ist, d.h. es muß ein positiver Vorhersagewert der Untersuchungen gegeben sein,
- die Screeninguntersuchung sollte kosteneffektiv sein.

Die Problematik der Tumorprävalenz wird durch folgendes Rechenbeispiel deutlich:

Angenommen, es stünde ein Screeningtest mit einer Sensitivität von 100% (d.h. der Test entdeckt jedes Karzinom, das in der untersuchten Population vorhanden ist) und einer Spezifität von 99% (d.h. nur 1% aller Untersuchungsfälle ist falsch positiv), dann werden bei einer Prävalenz einer Tumorerkrankung von 0,1% und 100 000 untersuchten Personen 100 Tumorfälle entdeckt und 1000 falsch positive Fälle einer weitergehenden, unnötigen Diagnostik unterzogen. Der positive Vorhersagewert wäre in diesem Fall 9%. Ist die Prävalenz dagegen 1%, d.h. untersucht man z.B. ein Risikokollektiv, in dem der gesuchte Tumor 10mal häufiger auftritt, so würde man 1000 Tumorfälle entdecken und 1000 Fälle wären falsch positiv. Der positive Vorhersagewert würde in diesem Fall 50% betragen (Tab. 2.**6**). Mit Ausnahme des Mammakarzinoms liegen die Neuerkrankungsraten der gynäkologischen Malignome unter 0,1%.

In der Praxis ist bei den gynäkologischen Tumoren ein erfolgreiches Screening nur für das Zervixkarzinom etabliert. Bei der Früherkennung des Mammakarzinoms hält die Diskussion mit den Krankenkassen über die Finanzierbarkeit eines Mammographiescreenings immer noch an, obwohl die Effektivität in zahlreichen prospektiv randomisierten Studien durch eine Steigerung der Tumorerkennungsrate, zumindest für Frauen > 50 Jahre, gegenüber Kontrollpopulationen gezeigt werden konnte (Shapiro u. Mitarb. 1988, Kopens u. Feig 1993, Rosenquist u. Lindfors 1994).

Für die Zukunft bleibt zu hoffen, daß neue serologische oder sonograpische Screeningverfahren auch für andere Tumorerkrankungen, wie z.B. das Ovarialkarzinom, entwickelt werden können.

Molekularbiologisches/genetisches Screening

In der aktuellen Diskussion ist das molekularbiologische oder genetische Screening wie z.B. die Sequenzierung des BRCA1-Gens als Risikogen für das Ovarial- und Mammakarzinom. Trotz der in Kürze zu erwartenden Etablierung kommerzieller Testkits können diese Untersuchungen auch für Frauen aus sog. Risikofamilien außerhalb klinischer Studien nicht empfohlen werden. Eine Einschätzung des individuellen Risikos ist derzeit nur begrenzt möglich. Weitergehende präventive Therapiestrategien für entsprechende Genträgerinnen müssen erst noch entwickelt und auf ihre Effektivität hin geprüft werden. Auf die ethischen Probleme einer humangenetischen Beratung ist hinzuweisen.

Klinische Studien und Biostatistik

Klinische Studien

Studienarten

Praxis und klinische Forschung stehen in der Onkologie in einem besonders engen Zusammenhang. Die Durchführung klinischer Studien mit dem Ziel, evtl. Therapieverbesserungen wissenschaftlich abzusichern, ist heute weit verbreitet. Methodische Grundkenntnisse in diesem Bereich sind für Gynäkologen unverzichtbar, um publizierte Ergebnisse klinischer Studien kritisch zu bewerten und ggf. angemessen in der Praxis umsetzen zu können. Nach ihrer Hauptzielrichtung werden verschiedene Kategorien klinischer Studien unterschieden:

Studien zur Arzneimittelprüfung. Die klinische Arzneimittelprüfung unterliegt in Deutschland dem Arzneimittelgesetz (AMG 1994). Ergänzend hierzu haben Prinzipien der Studiendurchführung und der Qualitätssicherung unter dem Begriff der Good clinical practice (GCP) in den letzten Jahren erhebliche Bedeutung erlangt (DKG 1993). Hauptfragestellungen bei Arzneimittelstudien sind die nach Wirksamkeit und Verträglichkeit des jeweiligen Arzneimittels.

Phasen der Arzneimittelprüfung

- *Präklinische Studien:* Präklinische Studien haben das Ziel, vor der Erstanwendung beim Menschen ausreichend chemopharmazeutische, pharmakologische, pharmakokinetische und toxikologische Erkenntnisse vorzulegen.

- *Phase-I-Studien:* Diese Studien sollen durch Erstanwendung beim Patienten ein geeignetes (tolerables) Dosierungsschema erarbeiten, das für eine weitergehende Anwendung geeignet ist (Berdel u. Mitarb. 1994). Ausgehend von einer wahrscheinlich untoxischen Dosierung wird schrittweise eine definierte Dosissteigerung vorgenommen. Art und Schweregrad erwünschter Wirkungen und unerwünschter Nebenwirkungen werden genau dokumentiert. Bei der Prüfung eines Zytostatikums werden dosislimitierende Nebenwirkungen definiert (DLT), die dann die maximal tolerable Dosierung (MTD) für die zu prüfende Substanz anzeigen. Die Erfassung therapeutischer Effekte hat in Phase-I-Studien nur untergeordnete Bedeutung.

- *Phase-II-Studien:* In diesen Studien wird zunächst geprüft, bei welchen Tumorarten ein neuer Wirkstoff therapeutische Aktivität besitzt. Läßt sich eine therapeutische Aktivität bei bestimmten Tumoren nachweisen, werden weitere Phase-II-Studien zur Charakterisierung der Toxizität bei Patientinnen mit definierten Vorbehandlungen, zur Überprüfung und ggf. Differenzierung der Dosisempfehlungen sowie evtl. zur Festlegung und Optimierung von Supportivmaßnahmen durchgeführt. Typischerweise liegt die Fallzahl für Phase-II-Studien zwischen 15 – 40 Patientinnen.

- *Phase-III-Studien:* Phase-III-Studien sind prospektiv randomisierte, kontrollierte Studien mit dem Hauptziel, neue Arzneimittel gegen eine in dieser Indikation etablierte Therapie oder Therapiekombination vergleichend zu prüfen. Die Zuordnung zu einem oder mehreren Therapiearmen erfolgt nach dem Zufallsprinzip (Randomisation). Mit einer stratifizierten Randomisation wird gewährleistet, daß bestimmte Patientencharakteristika oder Prognosefaktoren in den verschiedenen Therapiearmen gleichmäßig verteilt sind. Neben der Ansprechrate sind die Dauer bis zur Tumorprogression und die Überlebenszeit wichtige Zielpartner von Phase-III-Studien. Aufgrund der oft nur geringen Unterschiede in der Effektivität der zu vergleichenden Therapiearme sind in der Regel große Patientenzahlen zur Absicherung der Arbeitshypothesen erforderlich.

- *Phase-IV-Studien:* Phase-IV-Studien sind Beobachtungsstudien nach der Arzneimittelzulassung, in denen die breite Anwendung einer Substanz unter „Feldbedingungen“ dokumentiert wird.

Klinische Studien. Von Arzneimittelstudien mit ihren speziellen Regularien können klinische Studien mit anderer Zielrichtung wie *Studien zur Therapieoptimierung,* zur *Lebensqualität* oder zur *Gesundheitsökonomie* unterschieden werden. Nicht selten sind heute Fragestellungen dieser Studien bereits in Arzneimittelstudien integriert.

Schutz des Patienten/Ethikkommission

Jeder Arzt ist verpflichtet, eine strenge Abwägung des Risikos vorzunehmen, welchem ein Patient bei der Teilnahme an einer Studie ausgesetzt sein könnte. Im Zweifelsfall ist der Schutz des Patienten und sein Anspruch auf eine optimale individuelle Behandlung höher zu bewerten als das wissenschaftliche Interesse (Deklaration von Helsinki).

Zur Begutachtung werden daher heute alle Unterlagen einer klinischen Studie vor Behandlungsbeginn einem unabhängigen Gremium (Ethikkommission) zur Beurteilungvorgelegt. Weitere Einzelheiten einer GCP-gerechten Studiendurchführung sind der Zusammenstellung in Tab. 2.**7** zu entnehmen.

Tab. 2.7 Wesentliche Elemente einer GCP-gemäßen Studiendurchführung

Vor Studienbeginn
➤ Prüfarztinformation ➤ Prüfplan mit schriftlicher Patienteninformation ➤ Auswahl geeigneter Prüfzentren ➤ schriftliche Vereinbarung über Verantwortlichkeiten ➤ Begutachtung der Studie durch Ethikkommission
Im Studienverlauf
➤ kontinuierliche Überwachung und Dokumentation des Studienablaufs: – Einhaltung der Ein-/Ausschlußkriterien – Einverständniserklärung der Patienten – Abgleich der Prüfbogen mit den Originaldaten – Nachweis der korrekten Prüfmusterverwendung
Nach Studienende
➤ Erstellung eines vom Prüfer zu erarbeitenden Studienberichts ➤ Archivierung der Studienunterlagen

GCP Good clinical practice

Bewertungskriterien

Nachvollziehbare Studienergebnisse setzen definierte Beurteilungskriterien voraus (Tab. 2.**8**). Das Ansprechen eines Tumors auf eine Therapie wird z. B. bei soliden Tumoren über die Rückbildung meßbarer oder objektiv auswertbarer Indikatorläsionen bestimmt. Hierzu sind die direkte Vermessung (Hauptmetastasen) oder bildgebende Verfahren am besten geeignet. Die gynäkologische Palpation ist zur Remissionsbeurteilung nicht ausreichend. Wichtige Kenngrößen zur Beurteilung der Effektivität diagnostischer Methoden sind:

Tab. 2.8	Bewertungskriterien zur Beurteilung der Wirksamkeit von Therapiemaßnahmen (WHO)
➤ Komplette Remission (CR)	vollständiger Rückgang sämtlicher Tumorbefunde für mindestens 4 Wochen
➤ No evidence of disease (NED)	klinische Tumorfreiheit nach Abschluß der Chemotherapie bei initial nicht meßbarer Tumorläsion
➤ Partielle Remission (PR)	> 50% Verkleinerung der Tumorläsionen für mindestens 4 Wochen; keine neuen Metastasen
➤ No change (NC)	< 50% Verkleinerung der Tumorläsionen oder < 25% Vergrößerung der Tumorläsionen
➤ Progression (PD)	> 25% Vergrößerung der Tumorläsionen oder Auftreten neuer Herde

- Sensitivität,
- Spezifität,
- positiver und negativer Vorhersagewert (Tab. 2.**9**).

Tab. 2.9 Kenngrößen z. B. zur Beurteilung der Effektivität diagnostischer Methoden (Beispiel vaginaler Ultraschall)

Sensitivität

- *Definition:* Eignung einer Labor-Untersuchungsmethode, bei Patienten einen pathologischen Befund richtig zu erkennen
- *Beispiel:* Bei der vaginalen Ultraschalluntersuchung wird ein Ovarialtumor als maligne klassifiziert und erweist sich auch histologisch als maligne

$$\text{Sensitivität (S)} = \frac{\text{richtig testpositive Befunde}}{\text{richtig positive + falsch negative Befunde}} \rightarrow$$

Spezifität

- *Definition:* Eignung einer Labor-Untersuchungsmethode, bei Gesunden keine falsch positiven Befunde zu erhalten
- *Beispiel:* Bei der vaginalen Ultraschalluntersuchung wird der Ovarialtumor als benigne klassifiziert und erweist sich auch histologisch als benigne

$$\text{Spezifität (SP)} = \frac{\text{richtig testnegative Befunde}}{\text{richtig negative + falsch positive Befunde}} \rightarrow$$

Positiver Vorhersagewert

- *Definition:* Vorhersagewahrscheinlichkeit einer Erkrankung durch einen positiven Test

$$\text{PPV} = \frac{\text{Prozentsatz der richtig testpositiven Befunde}}{\text{alle testpositiven + alle testnegativen Befunde}} \rightarrow$$

Negativer Vorhersagewert

- *Definition:* Ausschlußwahrscheinlichkeit durch einen negativen Test

$$\text{NPV} = \frac{\text{Prozentsatz der richtig testnegativen Befunde}}{\text{alle testnegativen + testpositiven Befunde}} \rightarrow$$

Biostatistik

Systematische Fehler (Bias)

Im Gegensatz zu epidemiologischen Untersuchungen, wo retrospektive und seltener prospektive Kohortenstudien oder sog. Fallkontrollstudien überwiegen, werden klinische Therapiestudien, wenn immer möglich, prospektiv angelegt. Die Tatsache, daß eine Studie prospektiv vergleichend geplant wurde, ist aber allein noch kein relevantes Qualitätskriterium. Für die Einschätzung der Qualität von Studienergebnissen ist es hilfreich, evtl. *systematische Fehler (Bias)* bei der Patienten- oder Probandenauswahl zu erkennen bzw. auszuschließen. Zu überprüfen ist, ob die Einschlußkriterien in eine Beobachtungs-/Therapiegruppe bzw. Kontrollgruppe klar definiert sind, die Dokumentation oder die jeweilige Datenquelle den erforderlichen Qualitätsstandards entspricht und auch, ob die zu erfassenden Daten vollständig vorliegen *(Beobachtungsbias)*. Ein weiterer Fehler, der zu Fehleinschätzungen führen kann, ist der sog. *Selektionsbias*. Bei Patientinnen, die für eine Studie nur aus einer Institution (z.B. Universitätsklinik oder Privatklinik) rekrutiert wurden, kann je nach Fragestellung ein Selektionsbias vorliegen. Bei klinischen Therapiestudien erfolgt die Selektion häufig über das Alter oder den Allgemeinzustand der Patientinnen, was zu Fehlinterpretationen der Behandlungsergebnisse führen kann. Für die Einschätzung von Rezidiv- oder Überlebensdaten ist es erforderlich, Angaben zum Follow up von Patientinnen in der Therapie- und Kontrollgruppe zur Verfügung zu haben *(lost of follow up)*.

Lange Zeit war es bei der Auswertung klinischer Studien üblich, nur solche Patientinnen zuzulassen, bei denen alle Studienkriterien exakt erfüllt und eine vollständige Dokumentation vorlag *(treatment per protocol)*. Patientinnen mit vorzeitigem Therapieabbruch wurden z.B. von der Auswertung ausgeschlossen. Um hier eine Selektion auszuschließen, ist man dazu übergegangen, eine Auswertung gemäß Therapieabsicht vorzunehmen *(intention to treat)*.

Neben systematischen Fehlern gibt es *Zufallsfehler (random error)*, die bei der Planung einer Studie nicht bedacht oder auch nicht bekannt gewesen sind. Der Einfluß von Zufallsfehlern auf die Ergebnisse oder Schlußfolgerungen einer Studie kann z.T. durch die Anzahl der untersuchten/therapierten Patientinnen und durch statistische Techniken (z.B. multivariate Analysen) gemindert werden.

Literaturübersicht und Metaanalyse

Wurden zu einer klinischen Fragestellung mehrere klinische Studien durchgeführt, möglicherweise mit teilweise unzulänglicher Fallzahl in Einzelstudien, liegt eine studienübergreifende Auswertung nahe. Eine allein auf publizierten Studienergebnissen basierende Literaturübersicht birgt die Gefahr, daß Studien mit „positivem" und Studien mit „negativem" Ergebnis nicht im gleichen Umfang publiziert wurden, woraus sich Verzerrungen in den Schlußfolgerungen ergeben können *(Publikationsbias)*. Günstiger sind sog. Metaanalysen zu bewerten, bei denen Originaldaten mehrerer im Design und in der Datenqualität möglichst vergleichbarer Studien für eine studienübergreifende Analyse herangezogen werden (z. B. AOCTG 1991).

Randomisation

Beim Vergleich zweier Therapiearme im Rahmen einer klinischen Studie ist die Patientenzuteilung zu den Therapiearmen nach dem Zufallsprinzip (Randomisation) die effektivste Form, unsystematische Fehler zu vermeiden. Die Randomisation verhindert, daß eine Zuteilung zu den Behandlungsarmen nach bestimmten Selektionskriterien (z. B. nach Prognoseparametern) erfolgt. Nur nach erfolgter Randomisation sind die beobachteten Behandlungseffekte allein der jeweils stattgehabten Therapie plus einer Zufallsvariabilität zuzuschreiben. Ein häufig gegen die Randomisation vorgetragenes Argument ist, daß eine nachträgliche statistische Adjustierung das Risiko einer Fehlinterpretation durch Selektionsbias vermindern könne. Diese Argumentation setzt allerdings folgende Annahmen voraus:

- daß das Ausmaß des Selektionsbias bekannt ist,
- daß der korrigierende Effekt der statistischen Methoden bei der jeweiligen Analyse als real gegeben angenommen werden kann.

Verblindungsstudien

Verblindungsstudien (einfach-doppelblind) stellen eine andere Möglichkeit dar, das Biasrisiko zu vermindern. Bei onkologischen Therapiestudien ist diese Methode allerdings nur selten anwendbar.

Odds ratio

Die Odds ratio (OR) ist zur Quantifizierung eines möglichen Therapievorteils einer Therapie A gegenüber einer Kontrollgruppe B im Rahmen einer vergleichenden Therapiestudie geeignet. Bei der Odds ratio wird der Anteil der Responder der Therapiegruppe mit dem Anteil der Responder in der Kontrollgruppe ins Verhältnis gesetzt. Die Odds ratio wird bei Studien angewendet, bei denen die Erfolgswahrscheinlichkeit nicht direkt abgeschätzt werden kann.

$$OR_{AB} = \frac{\text{Responder (A)} \times \text{Nonresponder (B)}}{\text{Responder (B)} \times \text{Nonresponder (A)}}$$

Hazard ratio

Die Hazard ratio dient zur Quantifizierung eines möglichen Überlebensvorteils einer Therapie A gegenüber einer Therapie B. Erforderliche Parameter für eine Berechnung sind:

- Anzahl der Patientinnen,
- Anzahl der Ereignisse (Rezidiv, Tod),
- totale Beobachtungszeit.

Die geschätzte Hazard ratio für das Versterben unter Therapie A beträgt:

$$\lambda_A = \frac{\text{beobachtete Ereignisse (Tod)}}{\text{Gesamtbeobachtungszeit (Jahre)}}$$

Ein entsprechender Vergleich der Hazard ratio einzelner Therapiearme ist möglich.

Konfidenzintervall

Das Konfidenzintervall (CI) beschreibt als Schätzung den Vertrauensbereich, innerhalb dessen ein bestimmter Parameter oder Effekt plaziert ist. Das 95%-Konfidenzintervall gibt für einen Parameter den Vertrauensbereich an, der bei entsprechender Wiederholung mit 95% Wahrscheinlichkeit erneut erreicht werden würde. In die Angabe des Konfidenzintervalls gehen sowohl der quantitative Effekt eines Ereignisses (Therapie) als auch eine Abschätzung der Sicherheit ein, mit dem das Ereignis so und nicht anders zu erwarten ist.

$$95\%\text{-CI (Response)} =$$
$$\text{Responder (\%)} \pm 1{,}96 \times \frac{\text{Responder (\%) (1} - \text{Responder [\%])}}{\text{Gesamtzahl Patienten}}$$

Signifikanztests

Bei einem Signifikanztest wird eine a priori festgelegte Hypothese, die einen bestimmten Zusammenhang postuliert, gegen die sog. Nullhypothese, die die gefundenen Unterschiede als zufallsbedingt interpretiert, getestet. Bei der p-Wert-Berechnung werden berücksichtigt:

- das Ausmaß der Differenz zwischen der Nullhypothese und dem in einer Studienpopulation erhaltenen Therapieergebnis,
- das Ausmaß der Variabilität (was in sich Ausdruck der untersuchten Fallzahl ist).

Der p-Wert zeigt also die Wahrscheinlichkeit an, mit der man auf der Basis der in der Studie erhaltenen Resultate die Nullhypothese als falsch zurückweist, in Wirklichkeit aber die Nullhypothese weiterhin für die Gesamtheit der definierten Population Bestand hat *(Typ-I-error = α-Fehler)*. p-Werte < 5% gelten allgemein als „signifikant". Je kleiner der p-Wert, um so größer ist das Vertrauen, das die erhaltenen Resultate kein Zufallsprodukt sind.

Als *Typ-II-error* (*β-Fehler*) wird die Wahrscheinlichkeit bezeichnet, daß die Nullhypothese auf der Basis der in der Studie erhaltenen Resultate zutrifft, in Wirklichkeit die Nullhypothese für die Gesamtheit der definierten Population aber nicht zutrifft. Wenn bei Therapiestudien mit kleinen Fallzahlen kein Therapieunterschied beobachtet werden kann, ist möglicherweise die Patientenzahl inadäquat, um entsprechende, auch geringe Therapieunterschiede aufzuzeigen.

Literatur

Advanced Ovarian Cancer Trial Group (AOCTG): Chemotherapy in advanced ovarian cancer: an overview of randomized clinical trials. BJM 303 (1991) 884–893

American Cancer Society: Cancer Facts and Figures, 1995. American Cancer Society, Atlanta 1995 (p. 6)

AMG: Arzneimittelgesetz vom 24.8.1976, zuletzt geändert durch das 5. Gesetz zur Änderung des AMG vom 9. August 1994. BGBl Nr. 54 (16.6.1994) 2071–2087

Berdel, W. E., R. Becher, L. Edler, A. R. Hanauske et al.: Standardanweisungen der Phase-I/II-Studiengruppe der Arbeitsgemeinschaft Internistische Onkologie (AIO) in der Deutschen Krebsgesellschaft (DKG). Onkologie 17 (1994) 311–338

Cramer, D. W.: Epidemiologic and statistical aspects of gynecologic oncology. In Knapp, R. C., R. S. Berkowitz: Gynecologic Oncology, 2nd ed., MacMillan, New York 1993 (pp. 139–150)

DKG: Qualitätssicherung bei der klinischen Arzneimittelprüfung in der Onkologie – Checkliste Good Clinical Practice (GCP). Karger, Basel 1993

Kopens, D. B., S. A. Feig: The Canadian National Breast Screening Study: a critical review. Amer. J. Roentgenol. 16 (1993) 755

Modelmog, D., S. Rahlenbeck, D. Trichopoulos: Accuracy of death-certificates: a population-based, complete covarage, one year autopsy study in East Germany. Cancer Causes and Control 3 (1992) 541–546

Muir, C., J. Waterhouse, T. Mack, J. Powell, S. Whealan: Cancer incidence in five continents. Lyon IARC Scientific Publication 5 (1987) 88

National Institutes of Health Consensus Development Conference Statement on Cervical Cancer. Gynecol. Oncol. 66 (1997) 351–361

Rosenquist, C. J., K. K. Lindfors: Screening mammography in women aged 40–49 years analysis of costeffectiveness. Radiology 191 (1994) 647–650

Rothman, K. J.: Modern Epidemiology. Little Brown & Co., Boston 1986

Rotkin, I. D. The epidemiology of cancer of the cervix: sexual characteristics of a cervical cancer population. Amer. J. Publ. Hlth 57 (1967) 815–820

Shapiro, S., W. Venet, P. Strax, L. Venet: Periodic Screening for Breast Cancer. The Health Insurance Plan Project and its Sequelae, 1963–1986. The John Hopkins University Press, Baltimore 1988

Smith, D. C., R. Prentice, D.J. Thompson, W. L. Herrmann: Association of exogeneous estrogens and endometrial carcinoma. New Engl. J. Med. 293 (1975) 1164–1167

Statistisches Bundesamt Saarland: Morbidität und Mortalität an bösartigen Neubildungen im Saarland 1993. Sonderheft 186 (1996)

Wagner, G.: Deskriptive Epidemiologie. In Schmoll, H. J., K. Höffken, K. Possinger: Kompendium Internistische Onkologie Teil I. Springer, Berlin 1997 (S. 88–100)

WHO: WHO Handbook for Reporting Results of Cancer Treatment. WHO, Genf 1979

Ziel, H. K., W. D. Finkle: Increased risk of endometrial carcinoma among users of conjugated estrogens. New Engl. J. Med. 293 (1975) 1167–1170

Klinische Untersuchung

Anamnese

Eine sorgfältige Erhebung der Familien- und Eigenanamnese stellt die Basis für die Diagnostik gynäkologischer Malignome dar:

Familienanamnese

Aus der Befragung einer Patientin ergeben sich Hinweise auf eine familiäre Stoffwechsel- bzw. Tumorbelastung sowie die mögliche Zuordnung zu Risikogruppen bzw. für eine genetische Prädisposition, z. B. Ovarial-, Mamma-, Kolonkarzinom. Das Ausmaß des individuellen Risikos hängt vom Verwandtschaftsgrad (Mutter, Schwester), der Anzahl der erkrankten Verwandten sowie deren Alter beim Auftreten der Erkrankung ab. So besteht für eine Frau, deren Großmutter in der Postmenopause an einem Mammakarzinom erkrankte, keine nennenswerte Risikoerhöhung; für eine Frau, deren Mutter bzw. Schwester in der Prämenopause ein Mammakarzinom entwickelt hatte, liegt ein deutlich höheres kumulatives Erkrankungsrisiko von bis zu 50% vor. Eine exakte Risikoabschätzung ist derzeit noch nicht möglich.

Eigenanamnese

Die Eigenanamnese geht auf durchgemachte nichtgynäkologische Erkrankungen ein, z. B. Leber-, Nieren-, Lungen- oder Stoffwechselerkrankungen, und berücksichtigt die Erfassung nichtgynäkologischer Operationen.

Regelanamnese

Bei der Anamneseerhebung wird das Alter bei Einsetzen der ersten Periode, die zeitliche Wiederkehr der Blutungen, Dauer und Stärke der Menstruation, das Datum der letzten Periode bzw. der Menopause eruiert. Geburten, Fehlgeburten und durchgemachte Unterleibserkrankungen sowie gynäkologische Operationen werden so genau als möglich erfragt. Von besonderer Bedeutung sind Angaben zu Zwischenblutungen, Dauerblutungen, Blutungen beim Stuhlgang oder Verkehr (Kontaktblutungen) bzw. Blutungen in der Postmenopause.

Angaben zu vaginalem Ausfluß sollten durch weitere Beschreibung (Stärke, Farbe, Geruch, Dauer, Juckreiz, Schmerzen, Brennen) ergänzt werden. Ein sehr heftiger, fadenziehender, in Schüben auftretender klarer Sekretabfluß kann ein Hinweis auf das Vorliegen eines Tubenkarzinoms sein (S. 246), eitrige Sekretion aus dem Uterus kann für eine Pyometra im Zusammenhang mit einem Endometriumkarzinom sprechen (S. 195).

Weitere Fragen beziehen sich auf das Vorliegen von Schmerzen, sei es in Abhängigkeit von der Periode, beim Wasserlassen oder bei der Defäkation. Stuhlverstopfung, Blähbauch bzw. Zunahme des Leibesumfangs können Hinweise für das Vorliegen eines Ovarialkarzinoms sein (S. 215).

Gezielt sollte auch nach Auffälligkeiten oder Beschwerden der Mamma gefragt werden, z. B. eine neu aufgetretene Knotenbildung, Hautverziehung oder Sekretion aus der Mamille, wobei die Farbe des abgesonderten Sekrets von untergeordneter Bedeutung ist. Harmlose Papillombildungen können eine blutige Sekretion verursachen; bei intraduktalem Karzinom ist eine klare Sekretabsonderung ohne Blutbeimengung möglich.

Inspektion und Palpation

Jede gynäkologische Untersuchung beginnt mit der Inspektion und Palpation des Abdomens, wobei auf Besonderheiten von Fettverteilung und Art der Behaarung (weiblicher Behaarungstyp mit horizontal verlaufender Schambehaarung, männlicher Behaarungstyp mit zum Nabel aufsteigender Schambehaarung) als mögliche Folge besonderer hormoneller Stimulation (z. B. testosteronproduzierender Ovarialtumor) geachtet wird.

Bei der anschließenden Palpation des Abdomens ergeben sich Hinweise auf das Vorliegen eines Blähbauchs bzw. einer Aszitesbildung, pathologische Resistenzen bzw. schmerzhafte Veränderungen lassen sich palpieren. Im Rahmen der Tumornachsorge wird auf die Größe der Leber bzw. auf vergrößerte Lymphknoten, inguinal oder axillar, geachtet. Klopfschmerzhaftigkeit der Wirbelsäule kann Hinweis für das Vorliegen einer ossären Metastasierung sein.

Die Inspektion der Vulva läßt Besonderheiten von Vulvahaut und Damm erkennen. Eine Klitorishypertrophie in Verbindung mit auffälliger Behaarung kann typisch für das Vorliegen eines testosteronproduzierenden Tumors (z. B. Ovarialtumor, S. 242) sein. Ein hartnäckiger Pruritus der Vulva mit sekundären Kratzeffekten geht nicht selten mit Veränderungen eines Lichen sclerosus et atrophicus einher (S. 136).

Spekulumuntersuchung

Für die Inspektion der Scheide sind getrennte Scheidenspekula besonders geeignet, um die gesamte Scheidenhaut systematisch zu entfalten und mit bloßem Auge bzw. kolposkopisch (s. unten) zu betrachten. Nachteil des häufig benutzten „Entenschnabelspekulums" kann sein, daß insbesondere Veränderungen im Bereich der Scheidenhinterwand durch dieses Spekulum verdeckt werden, so daß sie der Beurteilung entgehen.

Bei Verdacht auf das Vorliegen eines Zervixkarzinoms ist bei dieser Untersuchung darauf zu achten, ob das Karzinom auf die Scheide übergegangen ist.

Liegt ein Endometriumkarzinom vor, so ist es notwendig, den Scheidenbereich, insbesondere den suburethralen Anteil, sorgfältig zu inspizieren, um die hier typische retrograde lymphogene Metastasierung auszuschließen bzw. bioptisch zu sichern.

Bei der Inspektion der gesamten Scheide ist auf Ulzeration oder Tumorbildung zu achten. Metastatische Absiedlungen anderer Karzinome (Hypernephrom, Chorionkarzinom, Magen-Darm-Trakt-Karzinom) finden sich zumeist im hinteren Scheidengewölbe. Tumorbildungen im seitlichen Scheidengewölbe können von Neubildungen des Gartner-Gangs ausgehen (Gartner-Gang-Karzinom); Auch die HPV-(humanes Papillomvirus)assoziierten Veränderungen kommen im Vaginalbereich vor. Sie finden sich dann zumeist im oberen Drittel der Vagina und treten entsprechend ihrem Vorkommen an der Vulva auch im Vaginalbereich multifokal auf.

Nach der Inspektion der Scheide wird die Portiooberfläche bzw. die gesamte Zirkumferenz beurteilt. Für die kinder- und jugendgynäkologische Untersuchung stehen kleine Scheidenspekula bzw. das Vaginoskop zur Verfügung.

Kolposkopie

Unter optimaler Beleuchtung wird die Portiooberfläche mit einer 10–40fachen Vergrößerung betrachtet. Zumeist ist die Portiooberfläche mit Schleim bedeckt. Nach Entnahme der zytologischen Abstriche von der Portiooberfläche und von endozervikal ist es zweckmäßig, die Portiooberfläche mit einer 3%igen Essiglösung zu betupfen. Diese Essigprobe führt zur Eiweißausfällung von Schleim, so daß eine Darstellung von Gefäßveränderungen ermöglicht wird und sich atypische Bezirke demarkieren. Eine verbesserte Bewertung des Gefäßmusters gelingt durch die zusätzliche Zwischenschaltung eines Grünfilters.

Die kolposkopischen Befunde werden entsprechend den Empfehlungen der auf dem Weltkongreß für Zervixpathologie und Kolposkopie von 1991 getroffenen Richtlinien zusammengefaßt (Stafel u. Wilbanks 1991) (Tab. 2.**10**).

Eine exakte Dokumentation kolposkopischer Befunde wird durch die *Kolpophotographie* möglich. Diese Befunddokumentation ist für die Verlaufskontrolle von Veränderungen besonders wertvoll.

Die erweiterte Kolposkopie schließt die zusätzliche *Schiller-Jodprobe* ein. Das in den Intermediärzellen des reifen Plattenepithels gespeicherte Glykogen läßt sich mit 1%iger wäßriger Jod-Kali-Lösung braun anfärben. Epithelien, die wenig oder kein Glykogen enthalten, färben sich nicht oder bleiben als hellbraune oder ockerfarbene Flecken zurück.

> Jodnegative Areale sind nicht spezifisch, aber pathognomonisch für atypische Plattenepithelveränderungen; als Folge des erhöhten Zellumsatzes wird das gespeicherte Glykogen verbraucht und steht für die Farbstoffreaktion nicht mehr zur Verfügung. Eine jodpositive Portiooberfläche schließt mit hoher Zuverlässigkeit die Existenz hier lokalisierter atypischer Epithelveränderungen aus.

Endozervikal lokalisierte Veränderungen setzen der kolposkopischen Untersuchung Grenzen. Die *Tracheloskopie* ermöglicht bei dieser Lokalisation mit einer kleinen Spreizzange auch den unteren Anteil des endozervikalen Bereichs der Betrachtung zugänglich zu machen.

Tab. 2.10 Kolposkopische Terminologie (nach Stafl u. Wilbanks)

Normale kolposkopische Befunde:
- originäres Plattenepithel
- Ektopie (Zylinderepithel)
- Umwandlungszone

Abnorme kolposkopische Befunde:
- innerhalb der Umwandlungszone:
  - essigweißes Epithel [1]
    - im Niveau
    - feinpapillär oder feinhöckrig
  - Punktierung [1]
  - Mosaik [1]
  - Leukoplakie
  - jodnegative Bezirke
  - atypische Gefäße
- außerhalb der Umwandlungszone:
  - essigweißes Epitel [1]
    - im Niveau
    - feinpapillär oder feinhöckrig
  - Punktierung [1]
  - Mosaik [1]
  - Leukoplakie
  - jodnegative Bezirke
  - atypische Gefäße

Verdacht auf invasives Karzinom
Ungenügende kolposkopische Beurteilung:
- Plattenepithel – Zylinderepithel-Grenze nicht sichtbar
- schwere Entzündung oder Atrophie
- Portio nicht einstellbar

Verschiedene kolposkopische Befunde:
- Kondylom
- Entzündung
- Atrophie
- Ulkus
- Andere

[1] *Grad der Veränderung:*
- zarte Veränderungen:
  - essigweißes Epithel
  - zartes Mosaik
  - zarte Punktierung
  - dünne Leukoplakie
- grobe Veränderungen:
  - intensives essigweißes Epithel
  - grobes Mosaik
  - grobe Punktierung
  - dicke Leukoplakie
  - atypische Gefäße
  - Erosion

Der *kombinierte Einsatz von Kolposkopie und Zytologie* erhöht die Treffsicherheit einer Frühdiagnostik des Zervixkarzinoms, so daß eine sichere prätherapeutische Diagnose bei über 95% der kolposkopisch einsehbaren Läsionen gestellt werden kann (Hochuli 1996).

Abstrichentnahme getrennt von Portio und endozervikal mit Watteträger, Spatel oder Bürstchen.

Palpation

Bei der *gynäkologischen bimanuellen Untersuchung* wird zunächst von der Scheide aus die Uterusgröße, -konsistenz und -mobilität beurteilt und der beidseitige Adnexbereich zur Frage von Tumor- bzw. Zystenbildungen bewertet. Die *rektale* bzw. *kombiniert rektovaginale Untersuchung* ermöglicht die Beurteilung von Douglas-Raum, parametranem Gewebe und Beckenwand. Läßt sich eine verspannte bzw. adipöse Patientin nur schwer untersuchen und ist keine eindeutige Befunderhebung möglich, empfiehlt sich die Untersuchung in Narkose, um eine exakte Befundermittlung sicherzustellen. In gleicher Narkose lassen sich evtl. notwendige bioptische Maßnahmen vornehmen.

Untersuchung der Mamma

Die klinische Untersuchung der Mammae beginnt mit einer sorgfältigen Inspektion des entblößten Oberkörpers. Bei der Betrachtung der Mammae wird auf Seitendifferenz in Form und Größe geachtet. Anläßlich der Inspektion von Mamille und Warzenhof festgestellte Einziehungen der Mamille sind ein alarmierendes Symptom eines Mammakarzinoms. Ekzematöse Veränderungen im Bereich des Warzenhofes mit Borkenbildung und kleiner Blutabsonderung können auf das Vorliegen eines Morbus Paget hinweisen.

Einziehungen von Haut und Mamille bzw. Plateaubildung über einem Tumor lassen sich besser erkennen, wenn die Patientin die Arme über die Horizontale anhebt und langsam absenkt. Bei anschließendem Einstemmen der Arme in die Hüften wird der M. pectoralis major angespannt. Durch diese Muskelanspannung können Verziehungen von Haut und Mamille ebenfalls deutlich erkennbar werden.

Die Palpation des Drüsenkörpers wird mit beiden Händen systematisch vorgenommen. Die Lokalisation verdächtiger Veränderungen bzw. Knotenbildungen erfolgt nach Aufteilung der Mamma in die üblichen Quadranten:
- oben außen,
- oben innen,
- unten außen,
- unten innen,
- zentral.

Bei getasteter Knotenbildung werden Lokalisation in bezug zu Quadranten, Tumorgröße und Verschieblichkeit zu Haut oder Unterlage dokumentiert.

Zu beachten ist auch, daß ein umschriebener lokalisierter Druckschmerz, der unabhängig von der Periode von der Patientin angegeben wird, gelegentlich als Hinweis auf das Vorliegen eines malignitätsverdächtigen Befunds gewertet werden muß.

Bei der Austastung der Achselhöhlen, die am günstigsten bei herabhängenden oder aufgestützten Armen der Patientin erfolgt, wird auf vergrößerte, verschiebliche bzw. miteinander verbackene Lymphknoten geachtet. Derbe, vergrößerte Lymphknoten sind immer suspekt und müssen der weiteren histologischen Klärung zugeführt werden, auch wenn sämtliche Zusatzuntersuchungen der Mammae (S. 36) unauffällig waren. An das okkulte Mammakarzinom bzw. die metastatische Absiedlung eines an anderer Stelle lokalisierten Primärtumors mit metastatischer Absiedlung in die Axilla ist in diesem Fall zu denken. Auch die supra- und infraklavikulären Lymphabflußregionen werden in gleicher Weise palpiert.

Eine Untersuchung der Mammae sollte sowohl an der sitzenden als auch an der liegenden Patientin durchgeführt werden, da insbesondere brustwandnahe Veränderungen besser in liegender als in sitzender Position palpabel sind, abgesehen davon, daß die Lokalisation abgrenzbarer Knoten sich bei der liegenden bzw. sitzenden Patienten verändern kann. Da der zur Klärung notwendige operative Eingriff an der liegenden Patientin erfolgt, ist diese Lokalisationskontrolle unabdingbar, um sicherzustellen, daß der Befund auch bei der in Narkose liegenden Patientin identifiziert und entfernt werden kann.

Die Palpationsuntersuchung der einzelnen Mamma wird durch die vergleichende Palpation beider Mammae ergänzt, um seitendifferente Veränderungen erfassen zu können.

> Die Palpationsuntersuchung sollte immer dazu genutzt werden, der Frau die Notwendigkeit einer regelmäßigen Eigenuntersuchung der Mamma zu erläutern.

Sekretprovokation

Ergeben sich anamnestisch Hinweise auf eine Sekretion aus der Mamma, wird die Palpationsuntersuchung durch die Sekretprovokation abgeschlossen, wobei durch Druck im Warzenhofbereich versucht wird, Sekret zu exprimieren. Der Abgang von milchigem Sekret (Galaktorrhö) beidseits kann außerhalb der Schwangerschaft Hinweis für eine Hyperprolaktinämie sein und bedarf der weiteren endokrinologischen Diagnostik. Zur diagnostischen Klärung einer einseitigen pathologischen Mamillensekretion sind weitere diagnostische Maßnahmen wie zytologischer Kontaktabstrich, Galaktographie, Mammasonographie u. a. (S. 37) notwendig. Die alleinige zytologische Untersuchung zum Ausschluß zugrundeliegender maligner Veränderungen bei pathologischer Mamillensekretion reicht nicht aus. Größeren diagnostischen Wert hat der zytologische Kontaktabstrich bei ekzemähnlichen Veränderungen von Mamille oder Warzenhof, z. B. bei Verdacht auf Vorliegen eines Morbus Paget (S. 273). Nach Entfernung von Hautschüppchen aus diesem Bereich können im Abstrich die typischen richtungweisenden Paget-Zellen nachgewiesen werden.

Spezielle diagnostische Maßnahmen zur Erkennung von Präkanzerosen bzw. gynäkologischen Karzinomen

Vulva

- Inspektion,
- kolposkopische Untersuchung.
- Die zusätzliche Essigprobe (Aufbringen von 3%iger Essiglösung mit einem Wattebausch auf die Vulva) läßt kleinste Kondylombildungen besser erkennen.

Zytologischer Abstrich

Im Hinblick auf eine nur geringe Abschilferung von Zellen der Vulvahaut ist eine spezielle Abstrichtechnik erforderlich:

- entweder Abschaben von Zellen mit einem Holzspatel,
- oder Abstreichen der Vulvahaut mit einem kochsalzgetränkten Watteträger.

Beide Verfahren ermöglichen eine bessere Zellausbeute.

Toluidinblauprobe (Collins-Test)

- Betupfen der Vulvahaut mit 2%iger Toluidinblaulösung,
- nach dem Eintrocknen abwaschen mit 3%iger Essigsäurelösung.

Es kommt zur bläulichen Verfärbung atypischer Hautveränderungen der Vulva. Der Wert dieser Toluidinblauprobe ist allerdings aufgrund einer hohen Rate falsch positiver bzw. falsch negativer Befunde umstritten, z. B. werden bei ausgeprägten entzündlichen Veränderungen oberflächliche Ulzerationen ebenfalls angefärbt.

Bioptische Klärung

Tumorverdächtige Befunde, auch wenn sie klinisch eindeutig sind, sowie jede verdächtige zytologische und/oder kolposkopische Diagnose bedarf der eindeutigen histologischen Klärung, um eine adäquate Behandlung einleiten zu können.

> Als geeignete diagnostische Maßnahme gilt die Anwendung derjenigen Gewebeentnahme, die ein Höchstmaß an klinisch-histologischer Information vermittelt.

> Eine ungeeignete Biopsiemethode, sei sie zu groß, sei sie zu klein und nicht sachgerecht entnommen (zu oberflächliche Gewebeentnahme, Artefaktbildung durch Quetschen, elektrokaustische Veränderungen u. a.), gefährdet die korrekte Diagnosestellung und tumoradaptierte Behandlung.

Stanzbiopsie

Die Stanzbiopsie kommt bei großflächigen bzw. multifokalen Veränderungen der Vulva in Frage. Mit einem Einmalgerät wird eine Hautstanze entfernt, die alle Schichten der Haut bis zum darunter gelegenen Stroma erfaßt, so daß im Gegensatz zur Knipsbiopsie, die zumeist nur oberflächliche Anteile erfaßt, auch das darunter gelegene Stroma zur Frage invasiver Prozesse beurteilt werden kann (Abb. 2.**4**).

Zur Verfügung stehen Einmalgeräte mit einem Durchmesser von 0,2 – 0,8 cm. Für die Stanzbiopsie reicht zumeist Lokalanästhesie aus. Eine Nahtversorgung ist nicht erforderlich. Der Eingriff kann ambulant durchgeführt werden. Vorteil dieser Stanzbiopsie ist, daß bei großen Läsionen mehrere Stanzen durchgeführt

a
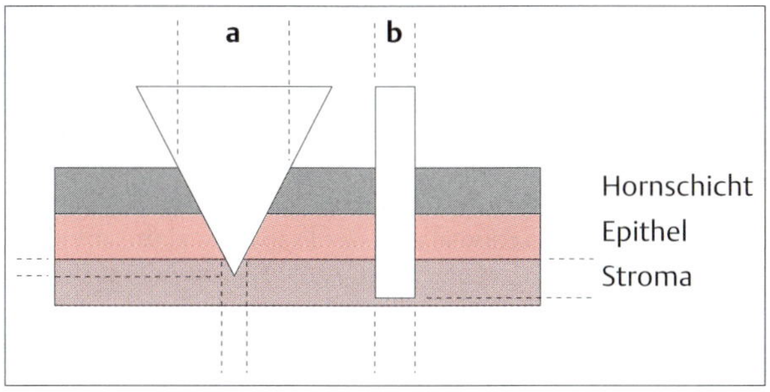

b
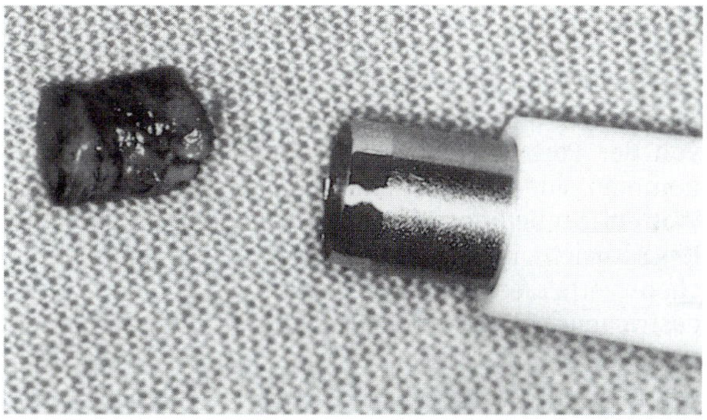

Abb. 2.**4 a – c** **Biopsien an der Vulva:**
a Knipsbiopsie.
b Stanzbiopsie mit Gewebestanze.
c Einmalgerät zur Stanzbiopsie.

c
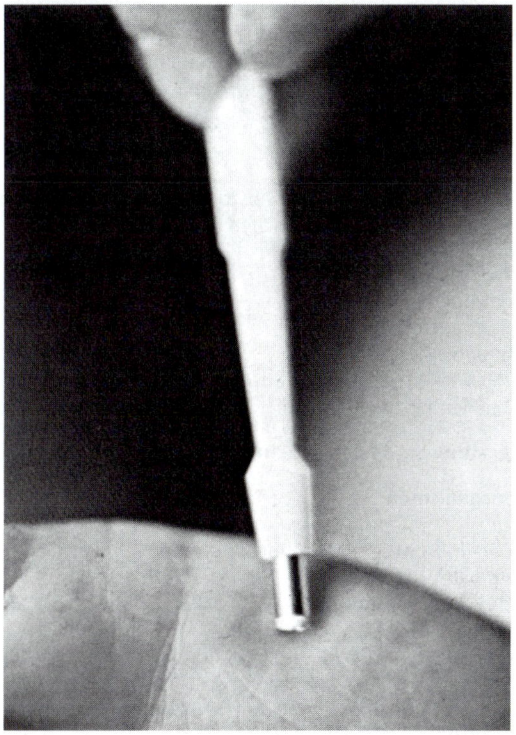

werden können, um auf diese Weise das Maximum der Veränderungen erfassen zu können.

Die weitere Wundpflege erfolgt mit Rivanolvorlagen bzw. Vorlagen, die mit Bepanthen-Salbe bestrichen sind.

Gewebeentnahme mit dem Skalpell

Umschriebene Läsionen werden mit dem Skalpell im gesunden Gewebe ausgeschnitten. Das gesamte Gewebe wird zur feingeweblichen Untersuchung gegeben, wobei darauf zu achten ist, daß das Gewebe nicht mit Instrumenten gequetscht wird, um eine sichere histologische Beurteilung der Exzisionsränder zu ermöglichen. Aus dem gleichen Grund sollten Gewebeentnahmen nicht mit dem elektrischen Messer vorgenommen werden, da typische elektrokaustische Veränderungen die Bewertung der Schnittränder erschweren bzw. unmöglich machen. Die Gewebeentnahme mit dem Skalpell macht zumeist eine Nahtversorgung notwendig.

Bröckelentnahme

Bei einem klinischen Karzinom reicht die Bröckelentnahme z. B. mit dem scharfen Löffel zur histologischen Sicherung des Karzinoms aus. Im Hinblick auf das erhöhte Blutungsrisiko sollte auf größere Gewebeentnahmen verzichtet werden.

Bei Vorliegen eines gesicherten Vulvakarzinoms erfolgt die weitere Diagnostik (S. 141).

Vagina

- Inspektion,
- kolposkopische Beurteilung der gesamten Vaginalhaut,
- Entnahme von Abstrichen zur zytologischen Diagnostik.

Bioptische Klärung

Bei der bioptischen Klärung von Vaginalveränderungen ist bei der engen Nachbarschaft von Blase und Darm die erhöhte Verletzungsgefahr dieser Nachbarorgane bei ausgedehnter Gewebeentnahme zu berücksichtigen. Eine digitale Austastung der Scheide bzw. die rektovaginale Untersuchung ermöglicht eine Aussage zur Ausdehnung eines Tumorprozesses bzw. auch zur Frage der Beteiligung der Nachbarorgane. Die Gewebeentnahme erfolgt mit dem Skalpell oder der Biopsiezange. Bei klinischem Karzinom reicht die Bröckelentnahme mit dem scharfen Löffel aus.

Verdacht auf einen Tumorbefall von Nachbarorganen macht die Zystoskopie, Rektoskopie bzw. MRT-(Magnetresonanztomographie-)Untersuchung notwendig, um exaktere Angaben zur Tumorausdehnung zu ermöglichen. Eine CT-(Computertomographie-)Untersuchung ist zur Klärung dieser Fragestellung im kleinen Becken weniger aussagekräftig (S. 33).

Die weitere Staginguntersuchung bei primärem Vaginalkarzinom oder einem metastatischen Befall der Vagina erfolgt durch Zusatzuntersuchungen.

Zervix

Die Einstellung der Portio wird mit Spekula vorgenommen. Unter Sicht werden die zytologischen Abstriche von der Portiooberfläche und von endozervikal entnommen. Für die Abstrichentnahme wird zumeist ein Watteträger benutzt. Die Zellausbeute des endozervikalen Abstrichs kann durch die Benutzung eines Bürstchens verbessert werden (Cytobrush-Technik). Das abgestrichene Zellmaterial wird unter rollender Bewegung dünn und gleichmäßig auf die mit dem Namen der Patientin versehenen Objektträger aufgebracht, wobei darauf geachtet wird, daß zuvor die Kennzeichnung der Objektträger nach Portio bzw. Endozervix erfolgt ist. Die Beschriftung der Objektträger wird mit Bleistift vorgenommen, Kugelschreibermarkierungen werden durch die unten genannte Fixationslösung ausgelöscht.

> Von Bedeutung ist, daß die Objektträger umgehend in die Fixationslösung eingetaucht werden, um ein vorzeitiges Austrocknen und damit eine ungenügende Beurteilbarkeit der Abstriche zu verhindern. Die Fixationslösung besteht aus einer Mischung von entwässertem vergälltem Ethylalkohol und Ether im Verhältnis 50:50. Die Fixationsdauer der Präparate sollte mindestens 20 Minuten betragen. Auch Fixationssprays sind zur Fixierung zytologischer Präparate geeignet.

Für die zytologische Bewertung ist es notwendig, daß nicht nur Angaben zur Person auf dem Begleitzettel ausgefüllt werden, sondern auch Hinweise zu Zyklus bzw. Hormonmedikation und klinischem Befund gegeben werden. Makroskopische bzw. kolposkopische Befunde sind für eine differenzierte Beurteilung des

Tab. 2.11 Münchner Schema zur Abstrichbewertung nach dem modifizierten Papanicolaou-Schema und die sich hieraus ergebenden diagnostischen Maßnahmen

Qualität des Abstrichs:
- ausreichend
- bedingt ausreichend
- nicht ausreichend
- ➤ Bei Abstrichen mit bedingt ausreichender oder nicht ausreichender Qualität ist die Ursache dafür anzugeben.

Proliferationsgrad nach A. Schmitt (östrogenbhängig)

Mikroorganismen:
Beispiele:
- Döderlein-Flora mit oder ohne Zytolyse
- bakterielle Mischflora
- Kokkenflora/Gardnerella
- Pilze
- Trichomonaden
- Sonstige

Klassifikation zytologischer Befunde:
Gruppe:

I	Normales Zellbild, dem Alter entsprechend, einschließlich leichter entzündlicher und degenerativer Veränderung sowie bakterieller Zytolyse. ➤ *Empfehlung:* Kontrolle jährlich, nach 3 negativen Abstrichen evtl. 2jährlich.
II	Deutlich entzündliche Veränderungen an Zellen des Platten- und zervikalen Zylinderepithels. Zellen aus Regenerationsepithel, unreife metaplastische Zellen, stärkere degenerative Zellveränderungen, Para- und Hyperkeratosezellen. Normale Endometriumzellen, auch nach der Menopause. Ferner spezielle Zellbilder wie follikuläre Zervizitis, Zellveränderungen bei IUP, Zeichen einer HPV-Infektion, wesentliche Kernveränderungen, Zeichen einer Herpes- oder Zytomegalievirusinfektion. ➤ *Empfehlung:* nur ggf. zytologische Kontrolle, Zeitabstand je nach klinischem Befund – evtl. nach vorheriger Entzündungsbehandlung oder Aufhellung durch Hormongabe.
III d	Zellen einer Dysplasie leichten bis mäßigen Grades (Zeichen einer HPV-Infektion sollten besonders erwähnt werden). ➤ *Empfehlung:* Kontrolle in 3 Monaten.
III	Unklarer Befund: – schwere entzündliche, degenerative oder iatrogene Zellveränderungen, die eine sichere Beurteilung zwischen gut- und bösartig nicht zulassen, – auffällige Zellen eines Drüsenepithels, deren Herkunft aus einem Karzinom nicht sicher auszuschließen ist (möglichst mit Hinweis, ob die Zellen endometrialen, endozervikalen oder extrauterinen Ursprungs sind). ➤ *Empfehlung:* Je nach klinischem Befund kurzfristige zytologische Kontrollen oder sofortige histologische Abklärung.
IV a	Zellen einer schweren Dysplasie oder eines Carcinoma in situ (Zeichen einer HPV-Infektion sollten besonders erwähnt werden). ➤ *Empfehlung:* histologische Klärung, ausnahmsweise zytologische Kontrollen.
IV b	Zellen einer schweren Dysplasie oder eines Carcinoma in situ, Zellen eines invasiven Karzinoms nicht auszuschließen. ➤ *Empfehlung:* histologische Klärung
V	Zellen eines malignen Tumors: – Zellen eines Plattenepithelkarzinoms, – Zellen eines Adenokarzinoms (möglichst mit Hinweis, ob endometrialen, endozervikalen, extrauterinen Ursprungs). ➤ *Empfehlung:* histologische Klärung

IUP Intrauterinpessar
HPV humanes Papillomvirus

zytologischen Abstrichbefunds von besonderer Bedeutung.

Präparatfärbung und Befundwiedergabe basieren auf dem bewährten Schema von Papanicolaou. Die Färbung besteht aus einer gut differenzierenden Kernfärbung mit Hämatoxylin und einer trichromen Plasmafärbung, bei der eosinophile und basophile Plasmabestandteile besonders gut zu unterscheiden sind. Das modifizierte Münchner Schema (Tab. 2.**11**) zur Bewertung zytologischer Portiobefunde ist im deutschen Sprachraum am meisten verbreitet (Soost u. Baur 1990).

Die Bethesda-Terminologie und -Klassifikation wurde in den USA vom National Cancer Institute 1988 vorgeschlagen. Sie basiert mehr auf einer Beschreibung als auf einer numerischen Klassifikation (Kurman u. Solomon 1994).

Die Treffsicherheit für die zytologische Erfassung des Zervixkarzinoms und seiner Vorstufen wird heute mit 80–90% angegeben. Hierbei müssen die falsch negativen Quoten schwerwiegender bewertet werden als die falsch positiven Befunde. Als Ursachen ungenügender Übereinstimmung kommen in ⅔ der Fälle mangelhafte Entnahmetechnik und schlechte Präparation des Abstrichs in Frage. Bei ⅓ der Fälle liegt der Fehler beim untersuchenden Zytologen (Tab. 2.**12**).

Stimmen klinischer und kolposkopischer Befund bzw. zytologische Diagnose nicht überein, ist nicht nur die Wiederholung der Abstrichentnahme, sondern die Diagnostik durch zusätzliche Untersuchungsverfahren (Biopsie u. a.) indiziert.

> Zum Ausschluß entzündlicher Begleitveränderungen ist die Infektionsdiagnostik durch Nativzytologie möglich (phasenkontrastmikroskopische Untersuchung: 1 Tropfen NaCl auf einem Objektträger mit Scheidensekret vermischt, mit einem Deckglas versehen, wird im phasenkontrastmikroskopischen Bild beurteilt). Eine differenzierte Keimidentifikation bzw. Resistenzbestimmung gestattet die bakteriologische Untersuchung auf Nährmedien.

Bei Vorliegen einer Papillomvirusinfektion ist eine Abstrichentnahme zur DNA-Hybridisierung möglich, zumeist besteht hierfür jedoch keine Indikation, da sich aus allen Informationen derzeit keine relevanten therapeutischen Konsequenzen ergeben. Bei rezidivierenden Veränderungen kann sich die Notwendigkeit einer derartigen Untersuchung ergeben. Sensitivität und Spezifität dieser neuen Untersuchungsmöglichkeiten bedürfen noch einer weiteren sorgfältigen Evaluation (Schneider u. Schlunck 1990).

Kolposkopie

Eine differenzierte Beurteilung der Portio ist durch die Kolposkopie bzw. erweiterte Kolposkopie möglich. Unter kolposkopischer Kontrolle können die zytologischen Abstriche gezielt entnommen werden. Zu beachten ist, daß die zytologische Abstrichentnahme vor der Essigprobe erfolgt. Die 3%ige Essiglösung führt zu einer erheblichen Veränderung des Zellmaterials und hierdurch zu einer eingeschränkten Beurteilbarkeit.

Tab. 2.12 Ursachen für die fehlende Übereinstimmung von zytologischem Befund und histologischer Diagnose sowie die daraus resultierenden Verbesserungsmöglichkeiten

Ursachen für fehlende Übereinstimmung von zytologischem Befund und histologischer Diagnose	Verbesserungsmöglichkeiten
➤ Mangelhafte Abstrichtechnik	Kontaktabstrich endozervikal, evtl. Bürstchen
➤ Verunreinigung mit Mikroorganismen	Wiederholung des Abstrichs nach lokaler antibiotischer Behandlung (z. B. Mysteclin, Fluomycin)
➤ Atrophische Abstriche alter Frauen in der Postmenopause	Zellaufbau mit lokaler Östrogenbehandlung (z. B. Ovestin Ovula, Orthogynest Creme)
➤ Zu starke Blutbeimengung	Abstrichwiederholung wenn Blutung gestillt ist bzw. nach Ende der Menstruation
➤ Autolytischer Zerfall von Tumorzellen	zumeist klinisch erkennbare Karzinome, Zytologie am falschen Objekt angewandt
➤ Seltene Tumoren mit geringer Abschilferungstendenz oder mit primär stromawärts gerichtetem Wachstum, so daß die epithelbedeckende Oberfläche wenig verändert wird	echte Versager der Zytodiagnostik
➤ Gewebeentnahme für die histologische Untersuchung zu spärlich	ausreichend große Gewebebiopsie
➤ Gewebeentnahme ungezielt, Lokalisation des Maximums der Veränderung in der Biopsie nicht enthalten	gezielte Gewebebiopsie nach Lokalisation der Veränderung (Portio: unter kolposkopischer Sicht Biopsie, Endozervix: scharfe Kürettage)

Bioptische Klärung

Tumorverdächtige Befunde, auch wenn sie klinisch eindeutig sind, sowie jede verdächtige zytologische und/ oder kolposkopische Diagnose bedarf der eindeutigen histologischen Klärung, um eine adäquate Behandlung einleiten zu können. Zu beachten ist, daß ein kolposkopisch suspekter Befund auch dann einer histologischen Klärung bedarf, wenn der zytologische Abstrich nicht malignomtypisch war. Wie bereits dargestellt, gilt als geeignete diagnostische Maßnahme die korrekte Anwendung derjenigen Gewebeentnahme, die ein Höchstmaß an klinisch-histologischer Information vermittelt.

Knipsbiopsie

Die Knipsbiopsie wird mit einer zierlichen Biopsiezange unter kolposkopischer Sicht durchgeführt. Bei größeren Arealen können unter kolposkopischer Kontrolle an mehreren Stellen Biopsien durchgeführt werden *(multiple point biopsy)*. Von Vorteil ist, daß der Eingriff ambulant ohne Narkose durchgeführt werden kann. Als Nachteil ist zu bedenken, daß bei der Kleinheit der Biopsie das Maximum der Gewebeveränderung nicht enthalten sein kann. Eine evtl. notwendige Blutstillung erfolgt durch Betupfen der Portio mit Eisenchloridlösung bzw. Albothylkonzentrat.

Probeexzision

Bei der Probeexzision wird ein apfelsinenschnitzähnliches Gewebestück mit dem Skalpell entnommen bzw. die gesamte Läsion ausgeschnitten. Es ist darauf zu achten, daß das für die histologische Untersuchung vorgesehene Gewebe nicht mit Pinzetten gefaßt wird bzw. elektrokaustisch entnommen wird. Durch diese Entnahmetechnik bedingte Gewebsartefakte erschweren die histologische Beurteilung. Der Eingriff kann ohne Narkose erfolgen, dies gilt auch für eine evtl. notwendige Naht zur Blutstillung.

Bröckelentnahme

Für das mit bloßem Auge erkennbare Karzinom reicht die Bröckelentnahme mit der Bröckelzange oder mit dem scharfen Löffel aus (Abb. 2.**5**), um die Karzinomdiagnose zu sichern. Der Eingriff macht keine Narkose notwendig, eine gelegentlich auftretende Blutung im Anschluß an die Gewebeentnahme läßt sich durch eine mit Clauden (Eisenchlorid) getränkte lockere Scheidentamponade stillen.

Schiller-Portioabschabung und Zervixkürettage

Bei der Portioabschabung wird im Anschluß an die Schiller-Jodprobe (S. 16) das gesamte jodnegative Epithel mit dem Skalpell abgeschabt. Anschließend wird der Zervikalkanal mit einer kleinen scharfen Kürette abradiert. Jedes auch noch so kleine Gewebsstückchen muß zur histologischen Untersuchung gesammelt werden. Die diagnostische Sicherheit der Portioabschabung für die weitere Therapieentscheidung ist der Konisation gleichwertig (Kindermann 1993). Bei diesem Vorgehen ist zu berücksichtigen, daß eine metrische Bestimmung des sog. Frühfalls, z. B. zur Definition des Mikrokarzinoms, unmöglich ist. Die Anwendung der Portioabschabung hat sich bei Patientinnen mit vermuteten Frühveränderungen bewährt, bei denen die Uterusexstirpation aus anderer Indikation (Descensus uteri mit Beschwerden, Uterus myomatosus mit Blutungsstörungen u. a.) angezeigt ist. Mit großer Sicherheit läßt die Schiller-Portioabschabung eine Unterscheidung zwischen dem ausgedehnt operativ zu behandelnden Zervixkarzinom und einem sog. Frühfall, bei dem eine eingeschränkte Operation ausreichend ist, zu. Im Gegensatz zu einer vorausgegangen Konisation kann nach der Schiller-Portioabschabung der geplante operative Eingriff ohne erhöhte entzündungsbedingte Morbidität unmittelbar nach Sicherung der histologischen Diagnose vorgenommen werden. Nach vorausgegangener Konisation sollte hingegen zur Reparation des Gewebes ein Intervall von mindestens 6 Wochen eingehalten werden, um die typische entzündungsbedingte erhöhte Morbidität bei nachfolgender Operation zu umgehen. Ausnahme von diesem Vorgehen ist das am Konus entdeckte Karzinom, das trotz vorausgegangener Konisation unmittelbar nach Bekanntwerden der Diagnose operiert werden muß (Lohe u. Mitarb. 1971).

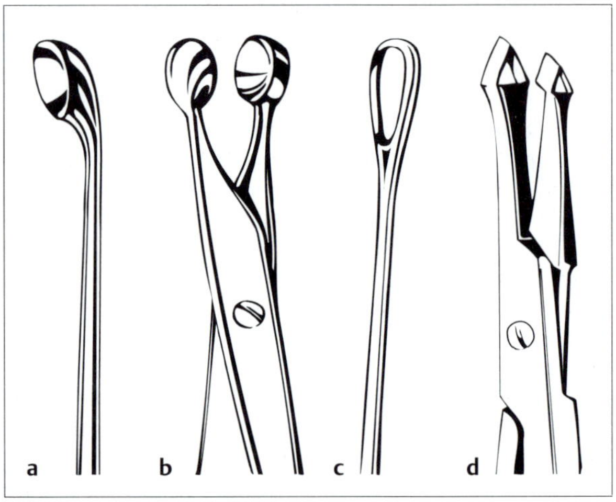

Abb. 2.**5 a–d** **Instrumentarium für Gewebeentnahmen aus der Portio:**
a Scharfer Löffel.
b Bröckelzange.
c Kleine scharfe Kürette.
d Knipsbiopsiezange.

> Für die Durchführung einer Schiller-Portioabschabung ist eine enge Zusammenarbeit zwischen Klinikarzt und Histopathologen erforderlich, da eine sehr aufwendige histologische Untersuchung des gesamten Gewebematerials unerläßlich ist. Der Eingriff kann ambulant und zumeist ohne Allgemeinnarkose durchgeführt werden.

Konisation

Unter den angewandten diagnostischen Maßnahmen gewährleistet die korrekt durchgeführte Messerkonisation die größte diagnostische Sicherheit bei der Klärung kolposkopisch und/oder zytologisch vermuteter Krebsrisikoveränderungen bzw. eines beginnenden Karzinoms.

Die Größe des Konus richtet sich nach der Größe und Gestalt der betreffenden Zervix sowie dem Alter der Patientin und der zu erwartenden Lokalisation der Veränderung.

Einen Größenvergleich der unterschiedlichen Gewebeentnahmen von der Portio ermöglicht Abb. 2.**6**.

Bei jungen Frauen sind die typischen Krebsrisikoveränderungen an der Portiooberfläche zu erwarten. Das Ausschneiden eines breitbasigen Konus, der diese Lokalisation erfaßt, ist indiziert. Für die ältere Frau ist charakteristisch, daß die atypischen Veränderungen, bedingt durch die Retraktion der Umwandlungszone nach endozervikal, im Bereich des Gebärmutterhalses zu erwarten sind. Bei diesen Patientinnen wird ein spitzer, nach endozervikal reichender Konus geschnitten, um auch höher sitzende Veränderungen nicht zu verfehlen.

Die Ausschneidung des Gewebekegels erfolgt mit dem Skalpell und nicht mit dem elektrischen Messer, da die Konusränder, durch elektrokaustische Veränderungen bedingt, histologisch nur schwer beurteilbar sind. Dies hat zur Folge, daß der Pathologe die entscheidende Frage der Entfernung im gesunden Gewebe nicht eindeutig beantworten kann.

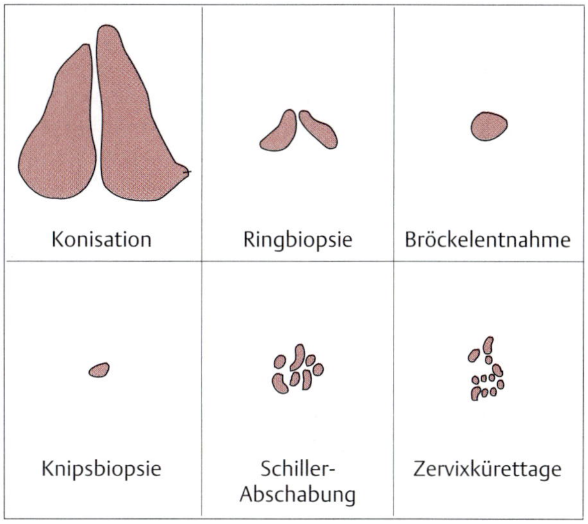

Abb. 2.**6** **Größenvergleich unterschiedlicher zu diagnostischen Zwecken entnommener Gewebematerialien von der Portio** (nach Kern).

Wurde die Läsion in toto entfernt und bestand kein Hinweis für das Vorliegen eines invasiven Prozesses, kann diese diagnostische Maßnahme zugleich als Therapie angesehen werden.

Technik der Konisation

Zu Beginn des Eingriffs wird die Portio mit Lugol-Lösung betupft und im jodpositiven Bereich bei 3.00 Uhr und 9.00 Uhr angehakt. Es hat sich bewährt, die absteigenden Äste der A. uterina zur Blutstillung beidseits zu umstechen. Um eine weitgehende Bluttrockenheit zu erreichen, kann die Portio mit POR-8-(Ornithin-Vasopressin-)Lösung in einer Verdünnung von 1 : 20 infiltriert werden. Anschließend wird der Konus mit dem Skalpell über einem Hegar-Stift ausgeschnitten, wobei die Schnittführung außerhalb des jodhellen bzw. -negativen Bezirks erfolgen muß. Ein speziell konzipierter Konisationsstift, der in den Zervikalkanal eingeführt und arretiert wird, kann das Schneiden des Konus erleichtern. Eine Gewebstraumatisierung durch den Hegar- oder Führungsstift sollte vermieden werden, um eine optimale histopathologische Beurteilung sicherzustellen. Zur topographischen Orientierung für die anschließende feingewebliche Untersuchung wird der Konus unmittelbar nach seiner Entfernung mit einem Faden bei 12.00 Uhr markiert (Abb. 2.**7**).

Zum sicheren Ausschluß höher endozervikal sitzender Veränderungen wird im Anschluß an die Konisation die Kürettage des Restzervikalkanals durchgeführt. Blutungen im Bereich des Wundbetts lassen sich mit dem Elektrokauter oder Argon-Beamer stillen. Auf sog. Sturmdorf-Nähte zur Blutstillung sollte nach Möglichkeit verzichtet werden. Diese Nähte führen zum Einstülpen des Gewebes, so daß eine adäquate zytologische Nachkontrolle der Portio erschwert bzw. unmöglich gemacht wird.

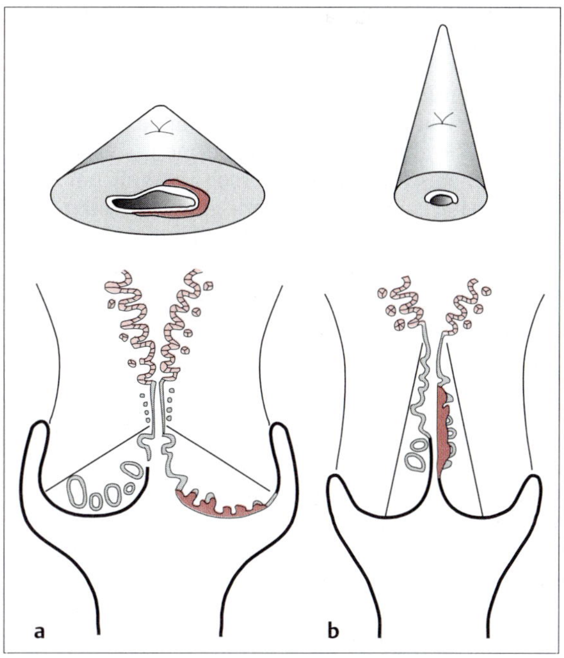

Abb. 2.**7 a, b** **Schnittfigur des Konus entsprechend dem Lebensalter der Frau und der zu erwartenden Lokalisation der Veränderung** (nach Kern):
a Junge Frau.
b Ältere Frau.

Bei einem mit bloßem Auge erkennbaren Karzinom muß die Konisation unterbleiben. Das Risiko von nachfolgenden Blutungen und einer prognostisch ungünstig zu bewertenden Tumorzellverschleppung ist gegeben. Zu berücksichtigen ist auch, daß der notwendige ausgedehnte operative Eingriff zur Behandlung eines Zervixkarzinoms, bedingt durch reaktive entzündliche Veränderungen im Gefolge der Konisation, erschwert und mit einer erhöhten Morbidität belastet wird.

Der Eingriff sollte unter klinischer Beobachtung in Vollnarkose durchgeführt werden, da Komplikationen wie Blutungen oder entzündliche Veränderungen eintreten können, die ein sofortiges Eingreifen erforderlich machen. Die Häufigkeit einer intra- oder postoperativen Blutung bei Messerkonisation wird mit etwa 9,4% angegeben. Mit postoperativen entzündlichen Komplikationen ist in etwa 1% der Fälle zu rechnen (Kürzl u. Mitarb. 1982).

Laserkonisation

Im Vergleich zur Messerkonisation ist bei der Laserkonisation die Nachblutungsgefahr deutlich geringer (Steiner 1993). Gegenüber der Elektroschlinge (s. unten) ist die histologische Beurteilung der Schnittränder des Konus mit größerer Sicherheit möglich.

Elektroschlingenexzision (large loop excision of the transformation zone [LLETZ])

Als Modifikation der Elektrokonisation wird mit einer Schlingenelektrode (loop) die Transformationszone reseziert; mit Drahtschlingen unterschiedlicher Größe kann ein entsprechender Konus entfernt werden (Prendville u. Mitarb. 1989, Prendville 1993). Das Risiko von Nachblutungen soll vermindert sein. Bei sorgfältiger Analyse von 600 Schlingenoperationen hat sich gezeigt, daß die typischen Komplikationen wie Blutung, vermehrter Ausfluß und Schmerzen in ähnlicher Häufigkeit wie nach einer Messerkonisation auftraten (Monaghan 1992). Nachteilig ist, daß die histologische Beurteilung der Exzisionsränder mitunter nicht mit gleicher Sicherheit möglich ist wie bei der Messerkonisation.

■ Fazit

Bei allen diagnostischen Maßnahmen an der Portio ist zu berücksichtigen, daß im Hinblick auf die virale Genese ein Rezidiv möglich ist, auch wenn CIN I bis CIN III (zervikale intraepitheliale Neoplasie Grad I bis Grad III) im gesunden Gewebe entfernt wurde. Auch an die Möglichkeit des Weiterwachsens zum Karzinom muß gedacht werden (Shafi u. Mitarb. 1992). Deshalb ist eine sorgfältige zytologisch-kolposkopische Nachkontrolle der Patientinnen auch in der Folgezeit unerläßlich.

Bei histologisch gesichertem Zervixkarzinom erfolgen die zusätzlichen Staginguntersuchungen (S. 172).

■ Corpus uteri

Fraktionierte Kürettage

Zur Klärung von Blutungsstörungen und zum Ausschluß bzw. Beweis maligner Endometriumveränderungen ist die fraktionierte Kürettage (Abb. 2.**8**) von Cervix und Corpus uteri die Methode der Wahl. Vor jeder fraktionierten Abrasio soll eine bimanuelle Untersuchung erfolgt sein (Lage, Größe, Konsistenz des Uterus, Beurteilung der Adnexe, Parametrium, Beckenwand und Douglas-Raum).

> „Siebspekula", die zugleich Blut und Gewebematerial auffangen, sollten nicht zur Anwendung kommen. Die bei diesem Auffangverfahren typischen großen Blutbeimengungen zum Abradat erschweren eine eindeutige histopathologische Beurteilung erheblich.

Trotz aller Vorsicht bei der fraktionierten Kürettage kann eine *Perforation* des Uterus erfolgen. Diese wird am Tiefereindringen der Kürette bemerkt. Die Häufigkeit einer Perforation liegt bei 0,2–0,5%. Bei einer kleinen oder fraglichen Perforation mit der Sonde kann der Eingriff vorsichtig zu Ende geführt werden, im Zweifelsfall unter laparoskopischer Kontrolle. Von der Möglichkeit einer laparoskopischen Sicherung sollte man großzügig Gebrauch machen (Hirsch u. Mitarb. 1995). Eine Laparotomie ist nicht in jedem Fall erforderlich, da ein kleiner Defekt der Uteruswand verkleben und symptomlos abheilen kann. Eine antibiotische Behandlung (z.B. Spizef 1,0 g) hat sich bewährt. Die sorgfältige klinische Beobachtung ist unerläßlich. Das weitere Vorgehen richtet sich nach dem klinischen Verlauf (Temperaturanstieg, Leukozytenanstieg, Hämoglobinabfall) und nach dem Ergebnis der feingeweblichen Untersuchung.

Saugkürettage

Bei nicht narkosefähigen Patientinnen kann für den diagnostischen Eingriff eine Parazervikalblockade ausreichend sein. Ist eine Zervixdilatation nicht möglich, kann die Kürettage auch als Saugkürettage (Vabra-Aspirator) ohne Narkose durchgeführt werden (Baltzer u. Mitarb. 1974). Das hierfür benutzte Instrument entspricht in der Dicke einer Knopfsonde und läßt sich gewöhnlich ohne Zervixdilatation in Cervix und Corpus uteri einführen.

■ Hysteroskopie

Auch bei sorgfältig durchgeführter fraktionierter Kürettage können dem diagnostischen Eingriff Polypen oder ein in den Tubenwinkeln lokalisiertes kleines Karzinom entgehen und unerkannt bleiben. Mit der Hysteroskopie gelingt es, gezielt unter Sicht Gewebeentnahmen aus dem Corpus uteri durchzuführen. Sie kommt auch bei der Abklärung unklarer vaginalsonographischer Befunde in Frage und ermöglicht bei Vorliegen eines Endometriumkarzinoms eine exaktere Beurteilung eines Mitbe-

Technik der fraktionierten Kürettage

Nach Anhaken der Portio wird zunächst die Zervix scharf kürettiert. Das Gewebematerial wird getrennt zur histologischen Untersuchung gegeben. Anschließend erfolgt die Sondierung des Uterus. Diese sollte nicht vor der Zervixkürettage erfolgen, da bei der Sondierung Gewebematerial aus dem Corpus uteri in die Zervixfraktion verschleppt werden kann. Nach der Dilatation der Zervix mit Hegar-Stiften erfolgt die scharfe Kürettage des Cavum uteri im Uhrzeigersinn, wobei Strich neben Strich gelegt wird. Auf Unebenheiten des Kavums bzw. ein Einbrechen der Kürette in die Wandung wird geachtet. Aus diesen Befunden lassen sich mögliche Schlüsse z. B. auf Uterusfehlbildungen, submukös gelegene Myome oder auf die Ausdehnung eines Tumors ziehen.

Das aus dem Cavum uteri gewonnene Gewebematerial geht getrennt zur histologischen Untersuchung.

Um sowohl das Gewebematerial aus der Cervix uteri als auch aus dem Corpus uteri möglichst ohne größere Blutbeimengungen für die histologische Untersuchung zu asservieren, wird das Operationsmaterial mit Formalinlösung übergossen. Hierbei färben sich die Gewebsstückchen weiß-grau an und können leicht mit dem Skalpell vom Blut isoliert werden und in die entsprechend vorbereiteten Gefäße mit Formalinlösung gegeben werden (Abb. 2.**8**).

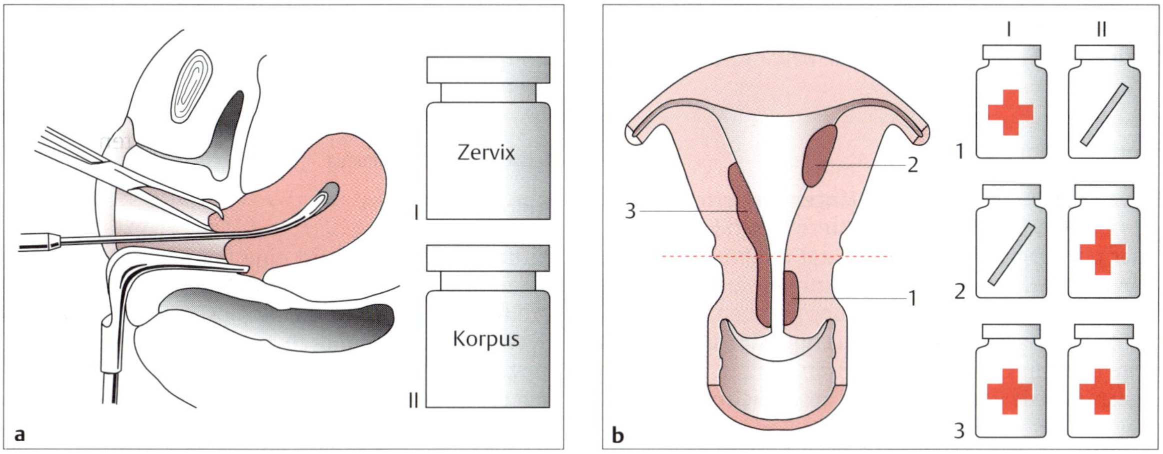

Abb. 2.**8 a, b** **Fraktionierte Kürettage:**
a Technik.
b Aussage der Untersuchung.
1 Tumornachweis allein in der Zervix – Zervixkarzinom
2 Tumornachweis allein im Corpus uteri – Korpuskarzinom Stadium I
3 Tumornachweis in Zervix und Corpus uteri – Korpuskarzinom Stadium II

falls der Cervix uteri. Das Vorgehen bei der diagnostischen Hysteroskopie entspricht dem bei der operativen Hysteroskopie (S. 41).

Bei nachgewiesenem Endometriumkarzinom kommen die zusätzlichen Staginguntersuchungen (S. 200) in Frage.

Ovar

Für die malignen Tumoren des Ovars stehen keine spezifischen nichtinvasiven diagnostischen Möglichkeiten zur Verfügung. Eine verbesserte Beurteilung wurde durch die vaginalsonographische Untersuchung ermöglicht (Granberg u. Mitarb. 1990, de Priest u. Mitarb. 1997). Bei sonographisch verdächtigem Befund ist von der zusätzlichen MRT- bzw. CT-Untersuchung keine für die operative Behandlung relevante Information zu erwarten. Neuere Ergebnisse zusätzlicher dopplersonographischer Untersuchungen lassen sich derzeit noch nicht einheitlich bewerten, z. T. liegen widersprüchliche Befunde vor.

Eine sonographisch gesteuerte transvaginale Punktion von zystischen Ovarialtumoren sollte unterbleiben, da im Falle des Ovarialkarzinoms mit einer vermeidbaren Tumorzellverschleppung zu rechnen ist.

Die weitere Diagnostik erfolgt durch die Laparoskopie (S. 42). Bei nicht eindeutigem Befund sollte auf das laparoskopische „Anoperieren" von ovariellen Malignomen verzichtet werden (Kindermann u. Mitarb. 1995). Bei zweifelhaftem Befund erfolgt die intraoperative Schnellschnittuntersuchung und, falls erforderlich, die notwendige tumorangepaßte Operation in gleicher Narkose.

Liegt Aszites vor, unterbleibt die Laparoskopie, um die für diesen Eingriff typische Abklatschmetastasierung zu verhindern, zumal die laparoskopische Untersuchung keine zusätzlichen operationsrelevanten Informationen liefert und der operative Eingriff in jedem Fall erforderlich wird.

Besteht der dringende Verdacht auf das Vorliegen eines Ovarialkarzinoms, werden die zusätzlichen Staginguntersuchungen entsprechend den Symptomen und Befunden indiziert (S. 223).

Liegen anamnestisch Hinweise für ein vom Magen-Darm-Trakt ausgehendes Karzinom mit möglicher metastatischer Absiedlung in die Ovarien vor (Krukenberg-Tumoren), ist die Indikation zur präoperativen Gastroskopie, evtl. mit Gewebeentnahme, gegeben. Gleiches gilt für die Rektosigmoidoskopie.

Diagnostik des Rezidivs im Bereich des kleinen Beckens

Die geschilderten diagnostischen Maßnahmen kommen bei der Primärdiagnostik in Frage. In gleicher Weise werden sie auch bei der Diagnostik des Karzinomrezidivs eingesetzt. Bei Verdacht auf das Vorliegen eines parametranen bzw. Beckenwandrezidivs besteht die Möglichkeit einer zytologischen bzw. histologischen Klärung.

Silverman-Biopsie

Mit der durch einen Ring am Finger armierten langen Silverman-Nadel kann die getastete Veränderung entweder transvaginal oder transrektal punktiert werden. Das Aspirat wird auf einen Objektträger ausgestrichen und zur *zytologischen* Untersuchung gegeben. Mit dieser komplikationsarmen Punktionstechnik läßt sich der klinische bzw. durch apparative Untersuchungsmethoden ausgesprochene Rezidivverdacht zusätzlich erhärten.

Tru-cut-Biopsie

Dieses Einmalgerät ermöglicht von der Scheide aus einen gut zugänglichen Prozeß zu punktieren. Hierbei wird ein schmaler Gewebszylinder entfernt, der zur *histologischen* Untersuchung zur Verfügung steht. Von Bedeutung ist, daß die histologische Rezidivdiagnostik durch die vorangegangenen therapeutischen Maßnahmen und die hierdurch bedingten Gewebsveränderungen, z.B. ausgeprägte Fibrosierung mit nur gelegentlich spärlich eingelagerten Tumorzellen, erschwert sein kann.

Punktion

Bei nichtpalpablen Veränderungen kommt die ultraschall- bzw. CT-gesteuerte Punktion in Frage.

Mamma

Bei der Diagnostik von suspekten Veränderungen der Mamma stehen folgende diagnostische Maßnahmen zur Verfügung, die nie ohne vorherige Mammographie durchgeführt werden sollten (S. 36):

Feinnadelpunktion

Die Punktion wird mit einer dünnen Nadel vorgenommen, die einer 10-ml-Einwegspritze mit einem entsprechenden Handgriff (z.B. Cameco) aufgesetzt ist. Die Aspiration von Zellgruppen oder auch Zellverbänden gelingt, indem mit der Nadel der getastete Knoten fächerförmig punktiert wird (*Cave:* Hämatom). Das Aspirat läßt sich auf einem Objektträger ausstreichen, es wird gefärbt und zytologisch untersucht. Die Fehlerquote verhält sich umgekehrt zur Größe des Tumors. Bei einem Tumordurchmesser bis zu 1 cm wurden in 15,8%, bei einer Größe von 1–2 cm in 9,4% und bei über 2 cm messenden Tumoren in 4% der Fälle falsch negative Diagnosen gestellt (Kreuzer u. Boquoi 1981). Auch von erfahrenen Untersuchern wird eine Rate von 14% falsch negativer Befundergebnisse mitgeteilt, so daß ein negativer zytologischer Befund bei tastbarem Knoten immer zur operativen Entfernung der palpatorisch nachweisbaren Veränderung führen sollte. Bei klinischem bzw. mammographisch-sonographischem Karzinomverdacht wird von der Punktion Abstand genommen, da die Gefahr einer Tumorzellverschleppung gegeben ist.

Bioptische Klärung

Drillbiopsie

Bei der Drillbiopsie wird eine Bohrkanüle mit 2,3 mm Außen- und 1,6 mm Innendurchmesser verwendet, die an eine Bohrmaschine angeschlossen ist. Die Drillbiopsie wird bei einer Umdrehungszahl von 16000 Umdrehungen/Minute in den Tumor eingeführt. Hierbei gelingt es, einen Gewebszylinder zu gewinnen, der sowohl für die Schnellschnitt- als auch für die Rezeptordiagnostik geeignet ist. Die Ausbildung eines Hämatoms (10–20%) (Hessler 1997) kann für eine nachfolgende brusterhaltende Operation nachteilig sein.

Stanzbiopsien

Stanzzylinderbiopsie (Tru-cut-Stanze). Mit diesem Einmalgerät wird eine histologisch bewertbare Gewebsstanze entnommen. Allerdings ist für diese Form der Stanzbiopsie eine Lokalanästhesie notwendig, während Feinnadel- und Drillbiopsie ohne Lokalanästhesie möglich sind.

Hochgeschwindigkeitsstanzbiopsie. Bei dieser Form der Stanzbiopsie wird eine Cure-cut-Nadel von 2,1 mm Durchmesser mit einer automatischen Hochgeschwindigkeitspistole (ca. 100 km/Stunde) in den Tumor hineingeschossen (Junkermann u. Mitarb. 1993). Von Vorteil ist, daß diese stereotaktisch gelenkte Hochgeschwindigkeitsstanzbiopsie auch bei Veränderungen anwendbar ist, die palpatorisch nicht zu erfassen sind. Gegenüber der Drillbiopsie kommen Hämatome seltener vor.

> Bei allen Feinnadel- oder Stanzbiopsien ist zu berücksichtigen, daß im Bohrkanal Tumorzellgruppen nachweisbar sind (Lee u. Mitarb. 1994, Youngson u. Mitarb. 1994).

Technik der Exstirpationsbiopsie

Ein der Palpation gut zugänglicher isolierter Knoten sollte möglichst bald entfernt werden. Es ist darauf zu achten, daß nur die vollständige Exstirpation der Veränderung gewährleisten kann, daß das Gewebe auch in toto histologisch untersucht wird. Aus kosmetischen Gründen werden Gewebeentnahmen aus der Mamma vom periareolären Randbogenschnitt aus vorgenommen. Bei Karzinomverdacht wird jedoch der Einschnitt direkt über dem Knoten erforderlich, um den Tumor ohne Zellverschleppung auf kürzestem Wege entfernen zu können. Der Schnitt erfolgt in den Langer-Spaltlinien der Haut. Früher geübte Radiärschnitte hinterlassen ungünstige narbige Verziehungen. Sie sollten nach Möglichkeit unterbleiben.

Um eine unnötige Traumatisierung des Karzinomgewebes zu vermeiden, darf der Tumor nicht mit scharfen Instrumenten gefaßt werden. Durch das Emporziehen des umgebenden Gewebemantels läßt sich die Präparation des Tumorknotens zumeist so gestalten, daß das Karzinom mit einer ausreichenden Gewebsmanschette gesunden Gewebes entfernt werden kann (Baltzer u. Mitarb. 1991) (Abb. 2.**9**).

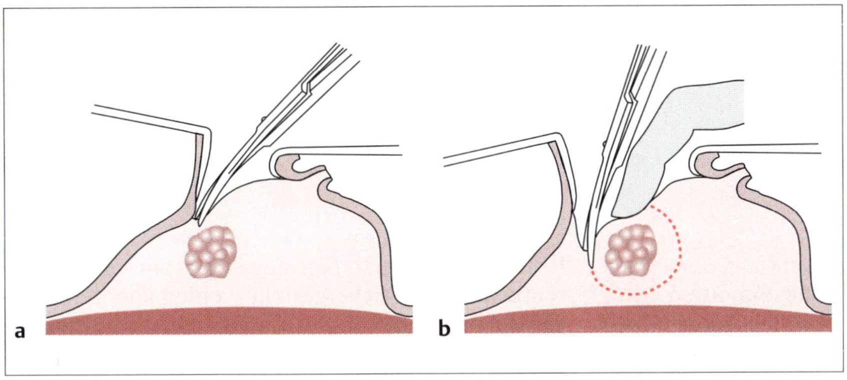

Abb. 2.**9 a, b** **Entfernung eines karzinomverdächtigen Knotens aus der Mamma:**
a Der Knoten selbst wird nicht mit scharfen Instrumenten gefaßt.
b Es wird eine breite Gewebsmanschette intakten Drüsengewebes mitentfernt, anschließend wird die Wundhöhle zur Frage weiterer Knotenbildungen bzw. möglicherweise belassener Tumoranteile mit dem Finger ausgetastet.

Hauptindikation für die unterschiedlichen Formen der Stanzbiopsien ist die histologische Sicherung der Diagnose „inflammatorisches Mammakarzinom". Auch bei der Planung einer neoadjuvanten Chemotherapie (S. 83) kommen Stanzbiopsien in Frage. Bei diesen Karzinomen, die den Drüsenkörper diffus durchsetzen, ist vor der Durchführung einer operativen Maßnahme die Durchführung einer neoadjuvanten Chemotherapie notwendig. Voraussetzung hierfür ist die histologisch gesicherte Karzinomdiagnose.

Exstirpationsbiopsie

Siehe Technik der Exstirpationsbiopsie (Box).

■ Präoperative Herdmarkierung

Klinisch nichtpalpable mammographisch bzw. sonographisch abklärungsbedürftige Befunde machen eine präoperative Markierung erforderlich, um eine zuverlässige Entfernung des inkriminierten Bezirks sicherzustellen. Folgende Methoden sind hierfür geeignet:

Nadelmarkierung

Unter sonographischer bzw. mammographischer Kontrolle wird eine Frank-Nadel mit Markierungsdraht verwendet. Nach der Kontrolle der Kanülenlokalisation wird ein feiner Stahldrahtmandrin mit geknicktem spitzen Pfeil, einem Angelhaken vergleichbar, in gestrecktem Zustand durch die Kanüle eingeführt. Beim Austritt des Mandrins aus dem Kanülenende verhakt sich der Mandrin im abklärungsbedürftigen Gewebe der Mamma. Die Kanüle wird zurückgezogen, der Mandrin auf der Haut fixiert (Abb. 2.**10**).

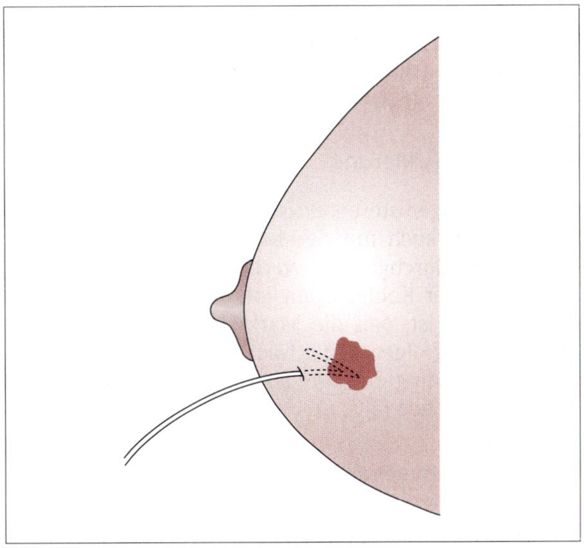

Abb. 2.**10** **Kanülen-Angelhaken-Markierung eines mammographisch suspekten, nicht zu tastenden Befunds im Bereich der Mamma.**

Tab. 2.13 Möglichkeiten der Diagnostik gynäkologischer Karzinome

	Inspektion	Kolposkopie	Zytologie	Knipsbiopsie	Stanzbiopsie	Exzisionsbiopsie/ Konisation	Fraktionierte Kürettage	Hysteroskopie	Ultraschall	CT	MRT	Tumormarker
Vulva	+	+	(+)	–	+	+	–	–	–	–	–	(CEA, SCC)
Vagina	+	+	+	+	–	+	–	–	–	–	–	(CEA, SCC)
Portio/ Zervix	+	+	+	+	–	+	+	+	(+)	–	(+)	(CEA, SCC)
Korpus	–	–	(+)	–	–	–	+	+	+	–	(+)	(CEA)
Ovar	–	–	–	–	–	–	–	–	+	(+)	(+)	(CEA, CA 125)

\+ geeignet
(+) weniger geeignet
– ungeeignet

Nachteil dieser Methode ist, daß entlang dem Mandrin auf den verdächtigen Tumor zugeschnitten wird, d. h., daß der Tumor angeschnitten werden kann.

Farbstoffmarkierung

Hierbei wird nach röntgenologischer Kanülenlokalisation unmittelbar intraoperativ ein Farbstoff über die fixierte Kanüle gespritzt (1–2 ml Methylenblau). Der gesamte gefärbte Bezirk wird entfernt und intraoperativ zur Präparatradiographie gegeben, um sicherzustellen, daß der inkriminierte Gewebebezirk in der Exzisionsbiopsie enthalten ist. Von Vorteil ist, daß auf diese Weise ein Karzinom unberührt, mit einem intakten Gewebemantel, reseziert werden kann. Nachteilig ist, daß der Farbstoff erst unmittelbar intraoperativ gespritzt werden kann, da sonst eine Blauverfärbung zu weitreichender Areale der Mamma erfolgt, die dann eine gezielte Gewebeentnahme unmöglich macht.

Kohlestaubmarkierung

Mit aufwendigen stereotaktischen Markierungsvorrichtungen, aber auch mit der Nadelmethode kann diese Markierung durchgeführt werden. Sie erfolgt mit der Injektion einer Kohlesuspension (1,5 ml Kohlesuspension). Vorteil ist, daß die Markierung zeitunabhängig präoperativ erfolgen kann. Nachteil ist, daß das Risiko einer kohlebedingten Tätowierung besteht, die sich nur schwer beseitigen läßt.

Intraoperative Präparatradiographie

> Unabhängig vom gewählten Markierungsverfahren ist zum sicheren Nachweis des zu entfernenden Herdbefunds eine intraoperative Präparatradiographie unabdingbar.

Der Eingriff darf erst dann abgeschlossen werden, wenn röntgenologisch sichergestellt werden konnte, daß der verdächtige Bezirk in der Gewebeentnahme enthalten ist. Sollte der Bezirk nicht getroffen sein, ist eine Nachresektion unerläßlich.

Ebenfalls unabhängig vom gewählten Markierungsverfahren sollte das Gewebe immer so behandelt werden, daß bei Bedarf eine Schnellschnittuntersuchung bzw. Hormonrezeptoranalyse möglich ist. Der Transport auf Eis ist sicherzustellen Es sollte heute selbstverständlich sein, daß jedes operativ entfernte Mammakarzinomgewebe auf seinen Hormonrezeptorgehalt untersucht wird (Sauer 1996).

Bei benignen Veränderungen ist der Eingriff als diagnostische Maßnahme abgeschlossen. Wurde bei der histologischen Schnellschnittuntersuchung die Diagnose eines Mammakarzinoms gestellt, kann in gleicher Narkose die mit der Patientin zuvor abgesprochene tumorangepaßte Operation vorgenommen werden. Bei den Angaben zur Treffsicherheit der Schnellschnittuntersuchung ist besonders zu berücksichtigen, daß die Diagnostik intraduktaler Karzinome mit einem beträchtlichen Unsicherheitsfaktor am Schnellschnitt belastet ist, insbesondere wenn es sich um hochdifferenzierte intraduktale Karzinome ohne Nekrosen, ohne bemerkenswerte Atypien oder Mitosen handelt. Diese lassen sich von intraduktalen oder intraduktulären Hyperplasien im Schnellschnitt nur schwer unterscheiden, insbesondere wenn weitere histopathologische Kriterien eines malignen Tumors fehlen. In allen Fällen ohne diagnostische Evidenz ist das Einbettungsverfahren in Paraffin abzuwarten, dessen Zeitaufwand von 1–2 Tagen ohne nachteilige Folgen für die Patientin ist (Bässler 1997).

Technik der Milchgangexzision

Bei Vorliegen einer pathologischen Sekretion aus der Mamille erfolgt nach präoperativer Galaktographie zur Lokalisation der auffälligen Milchgangveränderungen (Gangabbruch, Aussparung in einem ausgeweiteten Milchgang u. a.) die Milchgangexzision nach Urban. Anstelle der Galaktographie kann die Sonographie der Milchgänge durch einen in der Ultraschalldiagnostik besonders erfahrenen Arzt vorgenommen werden. Die Ausdehnung dieses Gewebekegels richtet sich nach der Lokalisation der galaktographisch bzw. sonographisch beschriebenen Veränderung. Der Eingriff wird mit der intraoperativen Sondierung des sezernierenden Milchgangs mit einer Tränengangkanüle begonnen. Über diese Kanüle wird eine Methylenblaulösung (1 – 2 ml) gespritzt, so daß das betroffene Milchgangsegment farbstoffmarkiert ist. Vom perimamillären Randbogenschnitt aus erfolgt die pyramidenförmige Milchgangexzision, wobei dicht unterhalb der Mamille der betroffene Milchgang freipräpariert und mit einer Overholt-Klemme gefaßt wird. Anschließend wird ein diesem betroffenen Milchgangsegment entsprechender Gewebekegel ausgeschnitten, wobei darauf geachtet werden muß, daß das gesamte blau tingierte Gewebe reseziert wird. Für die nachfolgende histologische Untersuchung ist von Bedeutung, daß der Gewebekegel mit 2 Fäden unterschiedlicher Länge zur Orientierung gekennzeichnet wird. Der eine Faden markiert den unmittelbaren retromamillären Bereich, der andere Faden den thoraxwandnahen Gewebeabschnitt. Auf diese Weise ist eine optimale Lokalisation und Bewertung der Veränderung möglich (Baltzer u. Mitarb. 1991) (Abb. 2.**11**).

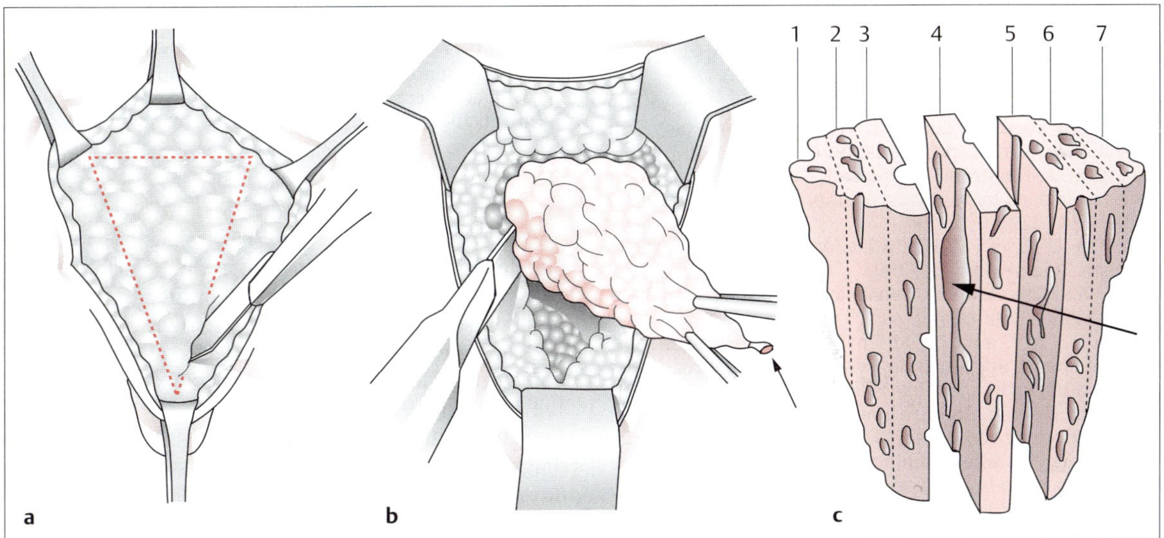

Abb. 2.**11 a – c** **Milchgangsexzision nach Urban und histologische Aufarbeitung des entfernten Gewebes:**
a Pyramidenförmige Schnittfigur entsprechend dem Segment des sezernierenden Milchgangs.
b Der Milchgang wird submamillär mit einem Faden angeschlungen und unterbunden (Pfeil), das dazugehörige Gangsegment wird keilförmig exzidiert. Verschluß der Hautwunde nach Einlage einer Saugdrainage.
c Histologische Aufarbeitung des entfernten Gangsegments. Man erkennt zentral den erweiterten, sezernierenden Milchgang (Pfeil).

Milchgangexzision nach Urban (s. Box)

Bei größeren Gewebsdefekten ist eine plastische Dekkung durch einen Lappen gestielten Drüsengewebes erforderlich, um ein Einsinken der Mamille zu verhindern. Hierbei wird ein zungenförmiger 2 – 3 cm breiter und 3 – 4 cm langer Lappen aus der Mitte des Drüsenkörpers geschnitten und unter die Brustwarze hochgeschlagen. Die Schnittränder werden mit 2 – 3 Nähten hinter dem gestielten Lappen vereinigt. Hierdurch wird das Zurückgleiten des gestielten Drüsenlappens unmöglich gemacht. Die kosmetischen Ergebnisse sind günstig.

Bei einem histologisch gesicherten Mammakarzinom erfolgt die zusätzliche Staginguntersuchung (S. 281).

Vorgehen bei Schwangerschaft

Auch bei Vorliegen einer Schwangerschaft sollte von dem genannten diagnostischen Vorgehen nicht abgewichen werden. Dies gilt sowohl für die Veränderungen an Vulva, Vagina, Zervix und Ovar als auch für verdächtige Befunde im Bereich der Mamma. Leider ist für das Zusammentreffen von Karzinom und Schwangerschaft typisch, daß die zutreffende Karzinomdiagnose erst verspätet gestellt wird, da man nicht mit einem Karzinom gerechnet hatte bzw. befürchtete, genannte diagnostische Eingriffe könnten die Schwangerschaft gefährden.

Insbesondere für das Mammakarzinom in graviditate gilt, daß bei den typischen schwangerschaftsbedingten Veränderungen des Drüsenkörpers längere Verschleppungszeiten charakteristisch sind, da von dem betreuenden Arzt erst verspätet die bioptische Klärung vorgenommen wird.

Fazit

Die Erkennung von Krebsrisikoveränderungen bzw. die Diagnostik der unterschiedlichen gynäkologischen Karzinome macht ein differenziertes Vorgehen notwendig. In Tab. 2.**13** sind organbezogen die Möglichkeiten zusammengestellt.

Literatur

Bässler, R.: Mamma. In Remmele, W.: Pathologie. Springer, Berlin 1997

Baltzer, J., W. Wolf, K. J. Lohe: Die diagnostische Saugkürettage des Uterus. Frauenarzt 15 (1974) 194 – 203

Baltzer, J., R. Kürzl, J. de Wal: Diagnostische Eingriffe an der weiblichen Brust. In Zander, J., H. Graeff: Gynäkologische Operationen, 3. Aufl. Springer, Berlin 1991

Granberg, S., A. Norström, N. Wikland: Tumores in the lower pelvis as imaged by vaginal sonography. Gynecol. Oncol. 37 (1990) 224 – 229

Hirsch, H. A., O. Käser, F. A. Ikle: Atlas der gynäkologischen Operationen. Thieme, Stuttgart 1995

Hochuli, E.: Geburtshilfe, Gynäkologie und Grenzgebiete, 3. Aufl. Huber, Bern 1996

Youngson, B .J., M. Cranor, P.P. Rosen: Epithelial displacement in surgical breast specimen following needling procedures. Amer. J. surg. Pathol. 18 (1994) 896 – 903

Junkermann, H., A. W. Anton, E. Krapfel, A. Harcos, D. von Fournier: Abklärung von Mammaläsionen durch Stanz-, Drill- und Feinnadelbiopsie. Radiologie 33 (1993) 267 – 270

Kern, G.: Carcinoma in situ. Springer, Berlin 1964

Kindermann, G.: Ectocervical scraping with endocervical curettage. In Burghardt, E., M. J. Webb, J. M. Monaghan, G. Kindermann: Surgical Gynecologic Oncology. Thieme, Stuttgart 1993

Kindermann, G., V. Maaßen, W. Kuhn: Laparoskopisches „Anoperieren" von ovariellen Malignomen – Erfahrungen aus 127 deutschen Frauenkliniken. Geburtsh. u. Frauenheilk. 55 (1995) 687 – 694

Kreuzer, G., E. Boqoui: Zytologie der weiblichen Brustdrüse – Grundriß und Atlas. Thieme, Stuttgart 1981

Kürzl, R., J. Baltzer, K. J. Lohe: Die diagnostische Konisation der Cervix uteri. Gynäkol. Prax. 6 (1982) 489 – 495

Kurman, R. J., D. Solomon: The Bethesda-System for Reporting Cervical/Vaginal Cytologic Diagnosis: Definitions Criteria and Explanatory Notes for Terminology and Specimen Adequacy. Springer, Berlin 1994

Lee, K. C., J. K. C. Chan, L. C. Ho: Histologic changes in the breast after fineneedle aspiration. Amer. J. surg. Pathol. 18 (1994) 1039 – 1047

Lohe, K. J., G. Bräunig, R. Herboth, H. Immich: Zur Frage des günstigsten Zeitpunktes der Uterusexstirpation nach vorausgegangener Konisation. Geburtsh. u. Frauenheilk. 31 (1971) 138 – 146

Monaghan, J. M.: Cervical cancer – surgical technique. In Burghardt, E., M. J. Webb, J. M. Monaghan, G. Kindermann: Surgical Gynecologic Oncology. Thieme, Stuttgart 1993

Nauth, H. F.: Vulva Zytologie Makroskopie, Histologie und Zytologie der normalen und erkrankten Vulva. Thieme, Stuttgart 1986

Prendville, W.: Large Loop Excision of the Transformation Zone. Chapman & Hall, London 1993

Prendville, W., J. Cullimore, S. Norman: Large loop excision of the transformation zone: a new methode of management for women with cervical intraepithelial neoplasia. Irish J. Obstet. Gynecol. 96 (1989) 1054 – 1059

de Priest, P. D., H. H. Gallion, E. J. Pavlik, R. J. Kryscio, J. R. von Nagell: Transvaginal sonography as a screening method for the detection of early ovarian cancer. Gynecol. Oncol. 65 (1997) 408 – 414

Sauer, H.: Empfehlungen zur Diagnostik, Therapie und Nachsorge – Mammakarzinome, 6. Aufl. Tumorzentrum München 1996

Schneider, A., G. Schlunck: Detection and typing of genital papilloma viruses: nucleic acid hybridisation and type specific antigen. In Gross, G., S. Jablonska, H. Pfister, H. E. Stegner: Genital Papilloma Virus Infections – Modern Diagnosis and Treatment. Springer, Berlin 1990

Shafi, M. I., R. Chenoy, E. J. Buxton, G. M. Luesley: Invasive cervical disease following large loop excision of the transformation zone. Irish J. Obstet. Gynecol. 99 (1992) 614 – 620

Soost, H. J., S. Baur: Gynäkologische Zytodiagnostik, 5. Aufl. Thieme, Stuttgart 1991

Steiner, R.: Gynäkologische Laseroperationen. In Hochuli, E.: Perioperative Gynäkologie. Springer, Berlin 1993

Stafl, A., P. D. Wilbanks: An international terminology of colposcopy: report of the Nomenclatur Committee of the International Federation of Cervical Pathology and Colposcopy. Obstet. and Gynecol. 77 (1991) 313 – 314

Bildgebende Verfahren

Bei den bildgebenden diagnostischen Verfahren muß zwischen den konventionellen Röntgen- und nuklearmedizinischen Untersuchungen sowie den Schnittbildverfahren unterschieden werden. Die wichtigsten konventionellen Methoden in der Onkologie sind in Tab. 2.**14** aufgelistet.

Schnittbildverfahren (Wegener 1992) sind in ihrer diagnostischen Aussagekraft grundsätzlich überlegen, da sie im Gegensatz zur konventionellen Diagnostik anatomische Strukturen überlagerungsfrei abbilden können. Mit Ausnahme der Sonographie ist der Aufwand von Schnittbildverfahren grundsätzlich größer als der bei konventionellen Aufnahmen. Während Röntgenuntersuchungen Abbilder von menschlichen Strukturen liefern, sind nuklearmedizinische Untersuchungen Darstellungen des Stoffwechsels oder der Stoffverteilung. Struktur und Funktion ergänzen sich gegenseitig im Verständnis normaler und pathologischer Vorgänge im menschlichen Körper.

In der Onkologie sind häufig Verlaufskontrollen bekannter Tumormanifestationen erforderlich. Aufgrund des Wiederholungscharakters ist dabei Wert auf eine Minimierung des Aufwands und der Strahlenbelastung sowie eine Maximierung der Vergleichbarkeit zu legen. Bei Verlaufskontrollen sollten immer zunächst die Möglichkeiten der konventionellen Diagnostik genutzt werden, da der Aufwand geringer, die Übersicht besser ist und ein zeitlicher Vergleich leichter möglich wird. Dies gilt nur für Metastasen, die in der konventionellen Röntgenaufnahme darstellbar sind. In allen anderen Fällen sollte immer die Methode unter möglichst identischen Bedingungen angewendet werden, die die Metastase zuvor optimal abgebildet hat (z. B. CT, MRT, Sonographie).

Tab. 2.14	Konventionelle, Schnittbild- und nuklearmedizinische Untersuchungsverfahren in der Onkologie

Konventionelle Untersuchungsverfahren

- Röntgenaufnahme des Thorax
- Harnwegsdarstellung, Infusionsurogramm
- Gastrointestinaldarstellung:
  - Magen-Darm-Passage
  - Dünndarmdarstellung (z. B. Sellink-Technik)
  - Kolondoppelkontrastuntersuchung
- Mammographie, Galaktographie
- Gefäßdarstellung:
  - Arteriographie
  - Phlebographie
  - Lymphographie

Schnittbildverfahren

- Sonographie, Doppler-Sonographie
- Röntgentomographie
- CT
- MRT

Nuklearmedizinische Untersuchungsverfahren

- Knochenszintigramm
- Isotopennephrogramm
- Positronenemissionstomographie (PET, nuklearmedizinische Schnittbildverfahren)
- Immunszintigraphie

Bei der Anwendung diagnostischer Verfahren müssen folgende Situationen unterschieden werden:

- Diagnostik im Rahmen des Stagings bei Primärbehandlung,
- Diagnostik zur Abklärung spezieller symptomatischer Metastasen,
- Diagnostik zur Verlaufskontrolle asymptomatischer Tumorpatienten,
- Diagnostik zum Therapiemonitoring bekannter Metastasen.

Diagnostik im Rahmen des Stagings bei Primärbehandlung

Im folgenden werden nur die allgemeinen Gesichtspunkte des Tumorstagings beschrieben. Stagingprozeduren spezieller Tumoren werden in den Tumorkapiteln angesprochen. Im Rahmen des Stagings kommen folgende bildgebende Verfahren zur Anwendung:

Röntgenaufnahme des Thorax

Aufnahmen der Lunge und des Herzens liegen vor einer primären Tumoroperation fast immer vor, da eine Allgemeinanästhesie nur mit entsprechender Vordiagnostik durchgeführt wird. Es sollte darauf geachtet werden, daß dem Befunder (Röntgendiagnostiker) die Tumordiagnose bekannt ist, um eine gezielte Metastasensuche zu ermöglichen. Es muß auch sichergestellt werden, daß beide Ebenen des Thorax angefertig wurden. Vor Narkosen ist es üblich, nur eine *dorsoventrale Projektion* zu erstellen, da diese ausreicht, um die Herz-Lungen-Funktion grob zu beurteilen. In der Onkologie ist die *seitliche Aufnahme* obligatorisch. Kleine Ergüsse sammeln sich im Stehen im dorsalen kostodiaphragmalen Winkel, der nur im Seitbild dargestellt ist. Weiterhin werden im Seitbild Metastasen erkannt, die in der dorsoventralen Projektion von Zwerchfell, Herzschatten oder Wirbelsäule verdeckt werden. Ein CT des Thorax ist bei asymptomatischen Patientinnen erforderlich, wenn unklare intrapulmonale Herde bestehen (Lee 1989). Bei Sarkomen ist eine primäre pulmonale Metastasierung häufig. In diesen Fällen sollte eine CT des Thorax auch bei asymptomatischen Patientinnen durchgeführt werden.

Im normalen Thoraxbild werden Knochenveränderungen der Rippen oder der Brustwirbelsäule nur mangelhaft dargestellt, da zur optimalen Abbildung der Lunge eine hohe Röhrenspannung verwendet wird. Knöcherne Veränderungen erfordern zusätzlich einen „knöchernen Thorax", der mit anderen Einstellungen angefertigt wird.

Infusionsurogramm

Eine Darstellung der Harnwege nach Kontrastmittelgabe ist bei allen gynäkologischen Unterbauchtumoren mit Ausnahme des Vulvakarzinoms sinnvoll. Es ist eine einfache Methode, um die Ausscheidung beider Nieren, den freien oder gestörten Abfluß durch die Ureteren, den Verlauf des Ureters und die Blase in Form und Lage zu beurteilen. Für den Operateur ist insbesondere die Kenntnis von Fehlbildungen (z. B. Ureter duplex) und eines atypischen Ureterverlaufs von Bedeutung. Ein Infusionsurogramm ist unnötig, wenn die genannten Aussagen bereits aufgrund einer vorhandenen CT-Untersuchung vorliegen. Will man sich auf die Beurteilung des freien Abflusses beschränken, so ist eine Sonographie der Nieren und des Nierenbeckens ausreichend. Das Ausmaß einer Stauung wird durch die Sonographie eher überschätzt. Ein extrarenales Nierenbecken kann so balloniert erscheinen, daß der unerfahrene Untersucher eine Abflußbehinderung vermutet. Die Sonographie ist jedoch nur begrenzt in der Lage, den Ort einer Stenose im kleinen Becken oder eine Verlagerung durch einen Tumor oder eine anatomische Variante zu erkennen. Im Falle eines Zervixkarzinoms führt der Nachweis einer prävesikalen Ureterstenose zu einer Stadieneingruppierung in FIGO III b, da davon ausgegangen wird, daß nur eine ausgedehnte parametrane Tumorinfiltration den Ureter an typischer Stelle komprimiert. Bei Endometriumkarzinomen ohne zervikale Infiltration erscheint ein Infusionsurogramm entbehrlich. Beim Ovarialkarzinom ist sein Wert umstritten.

Ist eine tumorbedingte Ureterstenose diagnostiziert, so ist es sinnvoll, den Ureter zu schienen. Durch die Schienung läßt sich die Funktion der betroffenen Niere erhalten. Bei Operationen wird das Aufsuchen des Ureters und die operative Korrektur erleichert. Im Falle einer Strahlentherapie wird das Ureterlumen bis zum Einsetzen der Tumorschrumpfung offengehalten.

Im Falle einer Seitendifferenz bei der renalen Ausscheidung sollte zusätzlich ein Isotopennephrogramm mit seitengetrennter Clearance durchgeführt werden. Dadurch kann die Restleistung der gestauten Niere und die Kompensation durch die intakte Niere vor der Therapie abgeschätzt werden. Ist die Leistung der gestauten Niere unbedeutend, so wird man auf eine operative Korrektur der Stenose verzichten und muß bei einer Strahlentherapie die gestaute Niere nicht schonen.

Magen-Darm-Diagnostik

Das Ausmaß der erforderlichen Magen-Darm-Diagnostik hängt von Tumor, dem Stadium und der geplanten Therapie ab. Bei operablen Tumoren des weiblichen Genitale geht es überwiegend um den Ausschluß einer Tumorinfiltration im rektosigmoiden Bereich. Diese Region ist durch eine Rektosigmoidoskopie gut einsehbar. Eine Kolondoppelkontrastaufnahme ist lediglich bei Ovarialkarzinomen sinnvoll, um auch einen höher gelegenen infiltrativen oder stenosierenden Prozeß auszuschließen. Vor einer primären Strahlentherapie sollte bei allen Tumoren des weiblichen Genitale eine Dickdarmuntersuchung durchgeführt werden (Meyer 1981). Die Kolondoppelkontrastuntersuchung hat nicht nur die Aufgabe, neoplastische Veränderungen zu erkennen, sondern auch Dickdarmerkrankungen darzustellen, die das Nebenwirkungsrisiko der Strahlentherapie erhöhen. Zu solchen Erkrankungen zählen:

- Divertikulose,
- Colitis ulcerosa,
- Morbus Crohn.

Bei Adenokarzinomen des weiblichen Genitale muß auch an einen primären gastrointestinalen Tumor gedacht werden. So kann ein Rektumkarzinom z. B. die Cervix uteri infiltrieren, ein Sigmakarzinom kann das Ovar metastatisch befallen. Bei schleimbildenden Tumoren (Siegelringzellen) sollte eine ausgiebige Magen-Darm-Untersuchung unter Einschluß einer Gastroskopie durchgeführt werden, um ein Magenkarzinom als Primärtumor auszuschließen (Krukenberg-Tumor).

Skelettdiagnostik

Bei asymptomatischen Patientinnen werden lediglich bei Frauen mit einem Mammakarzinom Skelettuntersuchungen empfohlen. Die Ansichten über das notwendige Ausmaß der prätherapeutischen Skelettdiagnostik gehen weit auseinander. Das sensitivste Verfahren zur Erkennung von Knochenmetastasen stellt die Knochenszintigraphie mit ^{99m}Technetium in Form von Diphosphonat dar. Die genannte Verbindung wird vor Osteoblasten stark angereichert. So wird ein Bild von der Verteilung aktiver Osteoblasten gewonnen. Es werden neben osteoblastischen Metastasen alle traumatischen und degenerativen Knochenumbauprozesse dargestellt. Nach einem Knochenszintigramm sind daher häufig weitere konventionelle Röntgenaufnahmen oder CT-Untersuchungen erforderlich, um eine Metastasierung auszuschließen. Bei der Primärdiagnose eines Mammakarzinoms sind Knochenmetastasen mit einer Frequenz von etwa 1% relativ selten. Diese geringe Frequenz rechtfertigt eine ausgedehnte Skelettdiagnostik allein nicht. Bei Kontrollen im Verlauf sind Stagingaufnahmen jedoch außerordentlich hilfreich, um neoplastische Prozesse von degenerativen oder traumatischen unterscheiden zu können. Besonders wichtig für die Verlaufsbeurteilung sind Röntgenbilder der tragenden Skelettabschnitte Wirbelsäule, Becken und Femur, da pathologische Frakturen in diesem Bereich die Lebensqualität in besonderem Maße beeinträchtigen. Die beste Darstellung von Knochen- bzw. Knochenmarkmetastasen gelingt mit der MRT. Der ungezielte Einsatz der MRT bei asymptomatischen Patientinnen erscheint jedoch nicht sinnvoll.

Manche Kliniken (z. B. die Universitäts-Frauenklinik Heidelberg) führen im Rahmen der Primärtherapie eine Knochenmarkpunktion zum immunhistochemischen Nachweis von Tumorzellen durch.

Ultraschalluntersuchung

Die Sonographie stellt eine vielseitige, schnell anwendbare und risikolose Untersuchungsmethode dar. Bei gynäkologischen Tumoren sind folgende Methoden bedeutsam:

- Oberbauchsonographie,
- transvaginale Sonographie,
- Mammasonographie,
- Lymphknotensonographie der Axilla und der Leiste.

Oberbauchsonographie. Die Oberbauchsonographie ist in der Diagnostik von Lebermetastasen der aufwendigeren CT nahezu gleichwertig. Beide Verfahren, CT und Sonographie, haben Probleme bei der Erkennung einer diffusen Lebermetastasierung. Letztere erzeugt lediglich schwer deutbare allgemeine Strukturveränderungen. Wenn also eine ausgeprägte Diskrepanz zwischen hochpathologischen Leberwerten und normalem sonographischem und CT-Bild besteht, so muß ggf. eine morphologische Klärung durch eine Leberpunktion herbeigeführt werden. Die CT-Untersuchung ist der Sonographie in der Beurteilung dorsal gelegener Leberabschnitte, der Differentialdiagnose von Hämangiomen, kleinen Zysten und der Quantifizierung einer Fettleber überlegen.

Die Oberbauchsonographie gestattet neben der Leberdiagnostik die Beurteilung der Nieren, des Harnabflusses, der Nebennieren, der Milz und der paraaortalen Lymphknoten. Durch die gute Darstellung des Nierenparenchyms ist es möglich, die Nierenrindendicke, primäre Nierenzellkarzinome, Metastasen und Zysten zu erkennen, die im Infusionsurogramm meist unerkannt bleiben. Die Darstellung paraaortaler Lymphknoten ist durch die Dicke der Bauchdecke und Darmgasüberlagerung häufig erschwert. Die besten Bedingungen für eine Oberbauchsonographie bestehen bei einer nüchternen Patientin, einem entleerten Darm und Vorbehandlung mit einem Carminativum. Beim Staging des Mammakarzinoms ist die Oberbauchsonographie obligatorisch, beim Ovarial- und Endometriumkarzinom wünschenswert. Die übrigen Tumoren des weiblichen Genitale bilden so selten Lebermetastasen, daß eine gezielte Suche bei asymptomatischen Patientinnen entbehrlich erscheint.

Transvaginale Sonographie. Die transvaginale Sonographie eignet sich gut zur Darstellung tumoröser Prozesse von Uterus, Scheide und Adnexe. Beim Endometriumkarzinom läßt sich die Ausbreitung des Tumors in der Uterushöhle, die Invasion in das Myometrium und der Befall der Zervix erkennen. Das erleichtert vor einer Operation die Planung der notwendigen Radikalität. Vor einer primären Bestrahlung ist diese Information über die Tumorausbreitung für die Planung der Brachytherapie unerläßlich. Beim Zervixkarzinom gestattet die transvaginale Sonographie die Bestimmung des Primärtumorvolumens, die Erkennung einer Invasion der Harnblase und die Darstellung des Übergangs auf die Vagina. Bei kleineren Ovarialtumoren ist die transvaginale Sonographie der transabdominalen überlegen, insbesondere in der Beurteilung solider Tumoranteile.

Lymphknotensonographie. Die Sonographie der Lymphknoten ist immer dann der CT und der MRT gleichwertig oder überlegen, wenn sich der Schallkopf dem Lymphknoten auf etwa 5 cm nähern läßt. Während CT und MRT nur die Lymphknotengröße diagnostisch auswerten, kann die Sonographie in der Hand des Geübten auch Veränderungen der Binnenstruktur, die Elastizität, die Beweglichkeit und einen Lymphknotenkapseldurchbruch diagnostisch ausnutzen. Die Lymphknotensonographie ist besonders erfolgreich in der Inguinalregion, der axillaren und supraklavikularen Lymphbahn und am Hals. Ein wesentlicher Vorteil der sonographischen Lymphknotendarstellung besteht in der Möglichkeit einer palpatorischen Kontrolle des erfaßten Lymphknotens und der Sicherung der Dignität durch sonographisch gezielte Punktion.

Computertomographie/ Magnetresonanztomographie

CT oder MRT sind bei asymptomatischen Patientinnen im Rahmen des präoperativen Stagings gynäkologischer Tumoren meistens entbehrlich. Eine peritoneale Aussaat z. B. beim Ovarialkarzinom wird nur selten erkannt. Im Bauch- und Thoraxraum werden die CT und MRT eingesetzt, um Lymphknotenmetastasen zu erkennen. Beide Methoden können jedoch einen Metastasenbefall nicht direkt darstellen, sondern orientieren sich an der Größe der Lymphknoten. Es läßt sich zeigen, daß mit zunehmender Größe und Zahl der dargestellten Lymphknoten die Wahrscheinlichkeit steigt, daß diese metastatisch befallen sind. Eine in der CT- oder MRT-Untersuchung nachgewiesene Lymphknotenvergrößerung ist relativ unspezifisch und muß im Zweifelsfall bioptisch geklärt werden. Eine fehlende Darstellung vergrößerter Lymphknoten in der CT oder MRT schließt andererseits kleine Metastasen nicht mit hinreichender Sicherheit aus. Die Radikalität der Primäroperation wird daher durch das Ergebnis der CT oder MRT selten beeinflußt. Zur Bestimmung der Ausdehnung des Primärtumors sind die Palpation und die Sonographie meistens ausreichend. Einige Autoren (Einspieler 1990) weisen darauf hin, daß z.B. beim Zervixkarzinom ein MRT-Staging präoperativ dem klinischen Staging überlegen ist. Mit der MRT-Untersuchung gelingt nicht nur eine verbesserte Aussage zu Tumorausbreitung und -wachstum, sondern auch eine Volumenbestimmung des Zervixtumors. Diese zusätzlichen Angaben ermöglichen eine verbesserte reproduzierbare Stadieneinteilung beim Zervixkarzinom (Burghardt u. Mitarb. 1989, 1992).

Im Falle einer primären Radiatio oder medikamentösen Therapie (z. B. Downstaging fortgeschrittener Tumoren) sind mehr apparative Untersuchungen als bei primärer Radikaloperation erforderlich, da die Tumorausdehnung nicht durch eine Operation verifiziert werden kann. In der Strahlentherapie gynäkologischer Unterbauchtumoren wird die Größe des Bestrahlungsvolumens wesentlich vom Ergebnis von der CT und MRT beeinflußt. Vor einer Brachytherapie ist die Bestimmung der lokalen Tumorausdehnung und die individuelle Geometrie des Tumors eine entscheidende Voraussetzung für eine exakte Planung.

Lymphographie

Die Lymphographie ist die sensitivste Methode zur Diagnose kleiner Lymphknotenmetastasen im Becken- und Paraaortalbereich (Lüning 1983). Aufgrund der invasiven Natur des Verfahrens, der geringen Spezifität und des hohen personellen und zeitlichen Aufwands wird die Lymphographie nur noch selten von radiologischen Abteilungen angeboten. Bedingt durch die geringe Spezifität metastasenverdächtiger Befunde hat die Lymphographie nur geringen Einfluß auf die Entscheidung zur Radikaloperation.

Die Entwicklung von immunlymphographischen Verfahren zur spezifischen Darstellung von Tumorgewebe in Lymphknoten wird seit vielen Jahren versucht, ist aber außerhalb von Studien bisher nicht erfolgreich angewendet worden.

Diagnostik zur Abklärung spezieller symptomatischer Metastasen

Während beim Staging asymptomatischer Patientinnen die Zahl der diagnostischen Verfahren sehr restriktiv gehandhabt wird, muß bei symptomatischen Patientinnen ein weites Spektrum an Methoden genutzt werden. Folgende Lokalisationen von symptomatischen Metastasen oder Rezidiven sind bei gynäkologischen Tumoren relevant:

Rezidive von Uterus und Scheidenstumpf

Rezidive des Scheidenstumpfs nach Hysterektomie werden überwiegend durch die Tastuntersuchung erkannt. Die Ausdehnung zur Tiefe hin läßt sich durch die vaginale Sonographie gut darstellen. Auch die Infiltration von Harnblase oder Rektum sowie ein Harnaufstau durch Ummauerung eines Ureters läßt sich mit geringem Aufwand sonographisch diagnostizieren. Besteht der Verdacht eines intrauterinen Rezidivs nach primärer Strahlentherapie, stellt die Kontrollabrasio die wichtigste diagnostische Maßnahme dar. Die vaginale Sonographie und die MRT können den intrauterinen Rezidivtumor ebenfalls abbilden, ersetzen jedoch nicht die Gewebegewinnung zur eindeutigen histologischen Diagnostik. Bei narbigen Prozessen am Scheidenstumpf ist die Beurteilung der Dignität gelegentlich schwer. Da Tumorgewebe aufgrund der starken Vaskularisation Gadolinium stärker aufnimmt als eine Narbe, können beide Veränderungen unterschieden werden. Frisches Granulationsgewebe nach einer Operation ist problematisch. Durch die starke Vaskularisation der neu gebildeten Gewebe erfolgt eine starke Anreicherung von Gadoliniumverbindungen, die eine sichere Unterscheidung von Tumorgewebe in der MRT unmöglich macht. Daher kann die MRT erst nach mindestens 6 Monaten postoperativ eine sichere Aussage zur Dignität von Prozessen am Scheidenstumpf machen.

Beckenwandrezidive

Beckenwandrezidive werden meistens so spät erkannt, daß eine kurative Therapie selten möglich ist. Die meisten Rezidive werden erst diagnostiziert, wenn sie durch die Plexusinfiltration oder eine Stauung der Venen oder des Lymphabflusses des Beins symptomatisch geworden sind oder bei einer gynäkologischen Untersuchung auffallen. Sie haben dann eine beträchtliche Größe, welche die Therapie schwierig macht. Die Prognose des Beckenwandrezidivs ließe sich möglicherweise verbessern, wenn es früher erkannt würde. CT und MRT sind der Palpation und der Sonographie bei der Erkennung von Beckenwandrezidiven überlegen (Ebner 1985). In der CT ist allerdings gelegentlich eine nichtkontrastmittelgefüllte Darmschlinge Anlaß für die Fehldiagnose „Rezidiv“. In der postoperativen Situation läßt sich die narbige Verdichtung an der Beckenwand schwer von einem Rezidiv unterscheiden. Die MRT kann durch die Darstellung einer schnellen Gadoliniumanreicherung Rezidive besser von Narben unterscheiden. Gelegentlich stellt sich das Problem eines gefäßarmen Rezidivs im Narbengebiet. In dieser Situation kann weder die CT noch die MRT eine sichere Differentialdiagnose bieten. Künftig wird man bei Beckenwandprozessen unklarer Dignität auch die Positronenemissionstomographie (PET) einbeziehen müssen (Biersack 1997). Die PET-Untersuchung stellt den Glucoseverbrauch in dem Gewebe fraglicher Dignität dar. Die hohe Stoffwechselaktivität von Tumorgewebe im Vergleich zu normalen Lymphknoten oder Narben ermöglicht künftig eine bessere Differentialdiagnose. Gegenwärtig läßt die geringe Verfügbarkeit und die begrenzten Erfahrungen mit der PET-Untersuchung den routinemäßigen Einsatz noch nicht zu. Klare Empfehlungen zur apparativen Früherkennung von Beckenwandrezidiven durch den Einsatz von CT, MRT und PET lassen sich gegenwärtig nicht formulieren.

Paraaortale Lymphknotenrezidive

Paraaortale und parakavale Lymphknotenmetastasen werden zuerst durch eine CT diagnostiziert. Klinische Symptome treten erst spät auf. Die CT ist im Aortalbereich wesentlich aussagekräftiger als im Iliakalbereich. Die Oberbauchsonographie gilt in dieser Region als unsicher, da Gasüberlagerungen oder Fettschichten die Beurteilung erschweren. Paraaortale Metastasen werden sehr spät symptomatisch, wenn die Knoten bei schlanken Frauen durch die Bauchdecken tastbar werden, oder eine Wirbelarrosion oder Spinalnerveninfiltration Schmerzen verursacht. Paraaortale Metastasen sind Ausdruck einer fortgeschrittenen Tumorausbreitung mit infauster Prognose.

Inguinale, axillare, supraklavikulare und zervikale Lymphknotenrezidive

Die genannten Lymphknoten sind so gut zugänglich, daß die klinische Untersuchung bereits die Rezidivdiagnose ermöglicht. Die Sonographie sollte auch in klinisch eindeutigen Fällen eingesetzt werden, um die Größe, die Zahl und die Lage darzustellen. Der Durchbruch der Lymphknotenkapsel, die Fixierung oder die Infiltration von angrenzenden anatomischen Strukturen ist sonographisch erkennbar. Das Kriterium der Konsistenz (Metastasen sind meistens hart!) ist klinisch am besten erfaßbar. In postoperativen Narbengebieten und strahlenbedingten Fibrosebezirken ist die Sonographie der Palpation überlegen. Zusätzlich bestimmt die Lage zur Körperoberfläche die Wertigkeit der Untersuchungsmethoden: bis etwa 2 cm ist die Palpation überlegen, wenn sie nicht durch Narbenveränderungen behindert wird, bis etwa 5 cm ist die Sonographie überlegen, über 5 cm CT und MRT.

Lebermetastasen

Lebermetastasen werden spät symptomatisch. Pathologisch veränderte Leberwerte können bei Metastasen völlig fehlen und spiegeln das Ausmaß des Befalls nicht wieder. Schmerzen und Cholestase sind Ausdruck eines ausgedehnten Befalls. Lebermetastasen sind in der Oberbauchsonographie leicht diagnostizierbar. Ein CT ist in tiefer gelegenen Abschnitten überlegen. Aufgrund der besseren Bilddokumentation ist die Verlaufsbeurteilung durch die CT besser als durch die stark untersucherabhängige Sonographie. Bei unklaren Herdbefunden der Leber, z. B. Hämangiome, kann eine MRT zusätzliche Informationen liefern.

Peritoneale Metastasen und Aszites

Aszites läßt sich klinisch und sonographisch gut erkennen. Bei einer Aszitespunktion hilft die Sonographie, Darmverletzungen zu vermeiden, indem Bauchwandabschnitte aufgesucht werden, die genügend freie Flüssigkeit im Abdomen aufweisen. Eine peritoneale Aussaat bleibt oft allen bildgebenden Verfahren verborgen. Bei einem klinischen Verdacht besteht oft nur die Laparotomie oder Laparoskopie als Mittel zur Sicherung des Befunds.

Intrapulmonale Metastasen

Intrapulmonale Metastasen sind initial asymptomatisch. Eine deutliche Dyspnoe tritt erst bei sehr ausgedehnten Metastasen auf. Eine Pleuritis carcinomatosa bewirkt Pleuraergüsse, die die Atmung erheblich einschränken können. Eine Lymphangiosis carcinomatosa ist häufig mit Dyspnoe verbunden. Bei respiratorischer Insuffizienz ist ferner an eine Lungenembolie zu denken, die auf dem Boden einer tumorbedingten Beckenvenenthrombose entstehen kann.

Intrapulmonale Metastasen werden im Dünnschicht-CT des Thorax eindeutig früher erkannt als auf konventionellen Thoraxbildern (Lee 1993). Fraglich bleibt, ob der erhebliche Mehraufwand für die frühere Diagnose irgendeinen Einfluß auf die Prognose hat (Scarantio 1993). Lungenmetastasen bedeuten bei gynäkologischen Tumoren auch im Frühstadium fast immer eine nicht heilbare Manifestation. Nur solitäre intrapulmonale Metastasen mit langem metastasenfreien Intervall können durch eine Resektion geheilt werden.

Vor der operativen Entfernung von Lungenmetastasen sollte immer eine CT des Thorax gemacht werden, um multiple Herde auszuschließen.

Pleurale Metastasen und Ergüsse

Pleurale Veränderungen und Flüssigkeitsansammlungen sind im konventionellen Thoraxbild mit hinreichender Sicherheit diagnostizierbar. Das Thoraxbild sollte im Stehen in Exspiration durchgeführt werden. In Rückenlage (Bett-Thorax) ist ein Pleuraerguß erkennbar, da sich die pleurale Flüssigkeit dorsal flach verteilt. In Seitenlage prüft man, ob der Erguß frei ausläuft. Viele Pleuraergüsse sind gekammert und laufen nicht oder nur teilweise frei aus. Nach einer Pleurapunktion sollte am gleichen Tag eine Röntgenkontrolle zum Ausschluß eines Pneumothorax erfolgen.

Mediastinale und hiläre Metastasen

Im Zentrum des Thorax ist die Aussagekraft konventioneller Röntgenbilder sehr limitiert. Bei dem Verdacht auf einen Prozeß im Mediastinum oder am Hilus ist eine CT-Untersuchung des Thorax unentbehrlich (Lee 1989, Wegener 1992). Retrosternale und parasternale Metastasen treten typischerweise bei Mammakarzinomen der medialen Quadranten auf. Unterbauchtumoren breiten sich über die iliakale und paraaortale Lymphbahn aus. Nach der Einmündung in die Cisterna chyli erreichen sie den linken Venenwinkel über den Ductus thoracicus und metastasieren selten ins Mediastinum. Bei mediastinalen und hilären Raumforderungen muß differentialdiagnostisch z.B. ein Bronchialkarzinom oder ein Lymphom ausgeschlossen werden. Bronchoskopie und Mediastinoskopie ermöglichen die Gewinnung von Gewebeproben zur Differentialdiagnose.

Rezidive der Thoraxwand

Rezidive der Thoraxwand lassen sich zwar klinisch leicht diagnostizieren, vor einer Therapie sollte dennoch eine CT-Untersuchung des Thorax durchgeführt werden. Interpektorale Lymphknotenmetastasen werden klinisch sehr spät erkannt. Ferner muß die Beziehung der Metastasen zur Brustwand (Infiltration von Muskulatur, Arrosion von Rippen, Eindringen in den Interkostalraum) geprüft werden. Medial gelegene Thoraxwandmetastasen können auch eine intrathorakale Komponente haben, die dem klinischen Blick verborgen bleibt.

Intramammäre Rezidive und Metastasen

Die Standardmethode zur Erkennung von intramammären Prozessen ist die Mammographie. Die Mammographie der operierten und bestrahlten Mamma erfordert viel Erfahrung, da neben einem Rezidiv auch postoperative Veränderungen (Hämatom, Serom, Fettgewebsnekrosen, Ölzysten, Fadenreste, Verkalkungen) und Strahlenveränderungen (Kutisödem, interstitielle Zeichnungsvermehrung, Boostfibrose) in die Differentialdiagnose einbezogen werden müssen. Sie sollte durch eine hochauflösende Sonographie ergänzt werden. Die Sonographie ist in Narbengebieten der Mammographie überlegen. In Spezialfällen ist die MRT indiziert. Zu diesen Spezialfällen gehören narbige Verdichtungen unklarer Dignität sowie Fälle mit röntgenschattengebenden Siliconprothesen. Da die MRT die starke Durchblutung von Tumorrezidiven zur Diagnose nutzt, ist sie erst nach Konsolidierung der Operationsnarbe und Rückgang der radiogenen Hyperämie von nutzen. Innerhalb des ersten Jahres kann gefäßreiches Granulationsgewebe ein Rezidiv vortäuschen.

Knochenmetastasen

Da die meisten Tumoren überwiegend Knochenmarkmetastasen setzen, bevor sie den Knochen selbst angreifen, sind Verfahren mit guten Knochenmarkdarstellung aussagekräftiger. Eine MRT zeigt am besten die Ausdehnung des Markbefalls und eines extraossären Befalls, z.B. den Einbruch in den Spinalkanal. Die CT bietet eine bessere räumliche Auflösung als die MRT, stellt die kalkhaltigen Knochenstrukturen besser dar und gestattet eine Aussage über die Einengung von Spinalnerven und Myelon. Konventionelle Bilder stellen eine ökonomische Maßnahme zur Verlaufskontrolle nach medikamentöser Therapie und Bestrahlung dar. Zur Einschätzung der Frakturgefährdung bekannter Metastasen sind konventionelle Bilder meistens ausreichend, in Zweifelsfällen sollte eine CT durchgeführt werden. Für kritische Läsionen (z.B. Halswirbelsäule) und vor Operationen wird zusätzlich eine Dünschicht-CT empfohlen. Bei vorliegenden Transversalsymptomen ist eine MRT notwendig, um die Dringlichkeit einer neurochirurgischen Intervention zu prüfen.

Hirnmetastasen

Hirnmetastasen sind in der konventionellen Röntgenaufnahme nicht erkennbar. Die Basisdiagnostik bildet die Kontrastmittel-CT. Metastasen und hirneigene Tumoren lassen sich durch ihre Kontrastmittelanreicherung gut von anderen Herdbildungen des Gehirns unterscheiden. Bei nachgewiesenen Metastasen kann die CT darüber hinaus eine Liquorabflußstörung feststellen. Vor intrakraniellen Eingriffen zur Entfernung von Metastasen sollte immer eine MRT durchgeführt werden. Die MRT ist bei der Erkennung einer meningealen Aussaat dem CT überlegen. Bei solitären intrakraniellen Prozessen ist auch durch die CT und MRT eine Unterscheidung von Metastase und hirneigenem Tumor nicht mit Sicherheit möglich. Eine histologische Klärung (stereotaktische Biopsie, offene Resektion) ist daher anzustreben.

Diagnostik zur Verlaufskontrolle asymptomatischer Tumorpatienten

Die Verlaufskontrolle asymptomatischer Tumorpatienten wurde bis vor kurzem von einem festen Schema apparativer Untersuchungsmethoden begleitet. Frühere Krebsnachsorgehefte hatten ein Schema apparativer Nachsorgeuntersuchungen festgeschrieben. Umfangreiche Untersuchungen haben aber gezeigt, daß die apparative Nachsorge zwar den Zeitpunkt der Diagnose von Metastasen vorverlegt, an dem fatalen Ausgang der Metastasierung jedoch wenig ändert (Dewar 1985, Holli 1989). Der positive Effekt einer apparativen Nachsorge, die Beruhigung der Krebspatientinnen, wird durch die Angst bei der Abklärung unklarer Befunde (z.B. Knochenszintigramm) zunichte gemacht. Lediglich lokoregionäre Rezidive zeigen einen günstigeren Verlauf bei früher Diagnose. Dieses ist bei intramammären Rezidiven besonders deutlich. Kleine intramammäre Rezidive haben eine hohe kurative Chance. Hat sich das intramammäre Rezidiv auf die seitliche und kontralaterale Brustwand ausgedehnt, so ist eine Tumorkontrolle nicht mehr zu erzielen. Lokoregionäre Rezidive werden aber nur ausnahmsweise durch apparative Maßnahmen erkannt (Ausnahme: brusterhaltende Therapie des Mammakarzinoms). Daher hat sich der Schwerpunkt der Nachsorge von den apparativen Verfahren zu mehr klinischen Untersuchungsverfahren verlagert.

Die klinische Nachsorge hat die Aufgabe, lokoregionäre Rezidive frühzeitig einer kurativen Therapie zuzuführen, symptomatische Patientinnen unter Einsatz apparativer Methoden abzuklären, Tumor- und Therapiefolgestörungen zu dokumentieren und zu behandeln sowie eine psychosoziale Betreuung zu gewährleisten.

Diagnostik zum Therapiemonitoring bekannter Metastasen

Die medikamentöse Therapie von Metastasen ist aufwendig und reich an Nebenwirkungen und sollte daher nur solange angewendet werden, wie eine Wirkung auf den Tumor festgestellt werden kann. Eine komplette Röntgendiagnostik in kurzen Zeitintervallen ist andererseits zu aufwendig und belastend. Deshalb ist ein Kompromiß nötig, um die Untersuchungen auf die Metastasenlokalisationen zu beschränken, die überlebenszeitbestimmend oder symptomatisch sind. Für die Überlebenszeit sind z.B. viszerale Metastasen bestimmend. Bei Skelettmetastasen müssen die Lokalisationen besonders beachtet werden, die zu Invalidität und Bettlägerigkeit führen können. Dazu zählen insbesondere die tragenden Teile der Wirbelsäule, das Hüftgelenk und der Oberschenkelhals. Die apparative Diagnostik sollte stark eingeschränkt werden, wenn keine kausalen Therapieoptionen mehr angeboten werden können.

Diagnostik der Mamma

Aufgrund der Bedeutung bildgebender Verfahren für die Mammadiagnostik werden nachfolgend die verfügbaren Verfahren zusammenfassend abgehandelt. Dabei sind zunächst die relevanten diagnostischen Verfahren, dann deren Einsatz zur Lösung spezifischer Probleme dargestellt.

Verfahren zur bildgebenden Diagnostik der Mamma

- Mammographie mit folgenden Spezialverfahren:
  - Vergrößerungsmammographie,
  - digitale Mammographie,
  - Galaktographie,
- Sonographie:
  - Hochfrequenzsonographie,
  - Doppler-Sonographie,
- MRT,
- Positronenemissionstomographie (PET).

Verfahren ohne klinische Bedeutung in der Mammadiagnostik wie die CT und die Thermographie sowie Verfahren von zweifelhaftem Wert wie die Diaphanoskopie werden nicht behandelt.

Mammographie

Die Mamma ist ein Weichteilorgan, welches im Röntgenbild nur einen geringen Kontrast liefert. Die Steigerung des Kontrasts wird durch den Einsatz besonders weicher Röntgenstrahlen und die Beseitigung von Streustrahlung durch ein Raster erreicht (Küchler u. Friedrich 1993). Aufgrund der zentralen Rolle der Mikroverkalkungen ist zusätzlich höchste Auflösung erforderlich. Für die Auflösung des Röntgenbilds ist vor allem die Größe des Anodenbrennflecks ausschlaggebend. Gleichzeitig soll die Strahlenbelastung bei der Mammographie auf ein Minimum reduziert werden. Die Reduzierung der Strahlenbelastung konnte mit Verstärkerfolien erzielt werden. Die Maximierung von Kontrast, Auflösung und Strahlenschutz charakterisiert die hohen Anforderungen an das bildgebende System in der radiologischen Mammadiagnostik (Heywang-Köbrunner u. Schreer 1996).

Die Mammographie ist trotz Einführung neuerer Schnittbildverfahren (Sonographie, MRT) das wichtigste bildgebende Verfahren zur Mammadiagnostik. Insbesondere vermag sie Präkanzerosen der Mamma in größerer Zahl zu erkennen, was mit der Sonographie und der MRT bisher nur ausnahmsweise möglich ist (Bauer 1996). Die Mammographie bietet im Vergleich zu Sonographie und MRT folgende Vorteile:

- reproduzierbare Abbildung:
  - insbesondere von Mikroverkalkungen, Herdbefunden und Strukturveränderungen,
- arztunabhängiges Bilddokument, daher:
  - Fremdbefundung gut möglich (wichtig für Doppelbefundung),
  - Vergleich mit Voraufnahmen unproblematisch, dadurch Verlauf gut beurteilbar.

> Die Mammographie ist immer indiziert, wenn ein unklarer klinischer Befund besteht. Eine Biopsie ohne vorherige Mammographie ist als Kunstfehler anzusehen. Da in der Nachbarschaft der getasteten Veränderung bzw. in der kontralateralen Mamma palpatorisch nicht zu erfassende, aber mammographisch suspekte Veränderungen vorliegen können, die gleichfalls bioptisch geklärt werden müssen.

Die Bedeutung der Mammographie im Rahmen der Brustkrebsfrüherkennung wird auf S. 281 f. besprochen.

Vergrößerungsmammographie

Durch die Steigerung der Abbildungseigenschaften moderner Mammographiegeräte ist die apparative Bildgüte vom Röntgenfilm nicht mehr abbildbar. Es geht durch die Körnigkeit des Films also Information verloren. Wählt man einen größeren Abstand zwischen Mamma und Filmkassette, so erscheint ein vergrößertes Bild mit mehr Details. Diese Vergrößerungsmammographie wird in den Fällen zusätzlich eingesetzt, in denen ein verdächtiges Brustdrüsenareal stärker aufgelöst werden soll. Die Vergrößerungsmammographie ersetzt nicht die normale Mammographie, da immer nur ein Teilbereich abgebildet wird.

Digitale Mammographie

Die Entwicklung der Film-Folien-Kombinationen stößt allmählich an die physikalisch gesetzten Grenzen. Das Vordringen der digitalen Bilderfassung ist bei der Mamma schwieriger als bei anderen Organen, da eine maximale Auflösung bei minimaler Strahlenbelastung gefordert wird. Dennoch ist mit der Einführung der digitalen Mammographie ein erneuter Leistungsschub zu erwarten, da die Abbildungsgüte in sehr dichten Arealen besser ist und eine Bildnachbearbeitung den Kontrast verbessern kann.

Galaktographie

Die Galaktographie, ein Röntgenverfahren zur Kontrastmitteldarstellung von Milchgängen, ist dann indiziert, wenn eine einseitige oder blutige Sekretion der Mamma festgestellt wird. Ziel der Galaktographie ist die Aufdeckung von Gangabbrüchen und Kontrastmittelaussparungen in Milchgängen als Hinweis auf ein neoplastisches Geschehen (Kindermann 1985), das eine weitere Diagnostik erforderlich macht.

Sonographie

Die Sonographie ist die wichtigste ergänzende Untersuchung zur Mammographie. Als Schnittbildverfahren kann sie überlagernde Strukturen auflösen (Leucht u. Madjar 1995). Bei der Abklärung von Zysten hat die Sonographie die mammographische Pneumozystographie verdrängt. Die Beurteilung von Herdbefunden liefert zusätzliche Kriterien zur Beurteilung der Dignität. Die Darstellung von Mikrokalzifikationen beschränkt sich auf die räumliche Zuordnung, ist für die Differentialdiagnose der Kalzifikationen jedoch nicht ergiebig. Die Überwachung der Risikopatientinnen mit dichtem Brustdrüsenkörper ist eine Domäne der Ultraschalluntersuchung.

An apparativen Voraussetzungen ist ein Real-time-Gerät mit einem hochauflösenden Schallkopf von mindestens 5 MHz erforderlich.

Ihre Durchführung ist allerdings direkt an einen Arzt gebunden. Bei dichtem Drüsengewebe ist die Sonographie der Mammographie überlegen, bei fettreicher, atrophischer Mamma ist die Mammographie besser. Weitere Aussagemöglichkeiten bieten neuere Verfahren wie die Hochfrequenzsonographie und die Doppler-Sonographie.

Hochfrequenzsonographie

Die Sonographie der Mamma wird üblicherweise mit Frequenzen von 5–7 MHz durchgeführt. Geräte mit über 10 MHz erlauben eine noch höhere Auflösung. Allerdings konnte bisher nicht nachgewiesen werden, daß die erwartete bessere Diskrimination von Befunden zweifelhafter Dignität mit der höheren Frequenz möglich ist.

Doppler-Sonographie

Mit der Doppler-Sonographie läßt sich die Gefäßversorgung von Herdbefunden zweifelhafter Dignität beurteilen. Ein maligner Prozeß hat in der Regel eine ausgeprägte Hypervaskularisation (Dock u. Mitarb. 1993, Madjar 1992, Sohn u. Mitarb. 1992, Sohn u. Holzgreve 1995). Die Quantifizierung der Vaskularisation mittels Doppler-Sonographie ist jedoch schwer möglich, so daß der diagnostische Gewinn sehr untersucherabhängig ist. Auch mastopathische und entzündliche Prozesse können eine Mehrdurchblutung bewirken und die Differentialdiagnose erschweren. Daneben gibt es Tumoren mit geringerer Stoffwechselaktivität oder diffusem

Wachstum, bei denen Gefäßkriterien nicht zur Dignitätsdiagnose beitragen können.

Magnetresonanztomographie

Die MRT leistet in der Erkennung kleiner invasiver Herde in dichten, mammographisch schwierigen Mammae sehr viel. Bei der Differentialdiagnose von Herdbefunden unklarter Dignität ist die MRT allen anderen Verfahren überlegen. Der Malignitätsnachweis beruht auf der frühen und kräftigen Anreicherung des MRT-Kontrastmittels Gadolinium (Fischer u. Mitarb. 1993). Die Quantifizierung und die dynamische Erfassung der Gadoliniumanreicherung in Herdbefunden zweifelhafter Dignität ist die wichtigste Voraussetzung für eine erfolgreiche Mammadiagnostik (Heywang-Köbrunner 1996). Obwohl die Doppler-Sonographie auch die veränderte Vaskularisation beurteilt, ist die MRT das überlegene Verfahren. Als bisher gesicherte Indikationen für eine MRT können angesehen werden:

- Differenzierung zwischen narbiger und karzinomatöser Läsion, insbesondere bei brusterhaltend operierten Patientinnen.
- Abklärung von verdächtigen Bezirken nach einer Prothesenimplantation.

Als relative Indikation gilt:

- Überwachung der dichten Mamma.

Die MRT sollte bei prämenopausalen Patientinnen in der 1. Zyklushälfte durchgeführt werden, da in der 2. Zyklushälfte falsche positive Anreicherungen beobachtet werden.

Der Aufwand der MRT ist durch die Gerätekosten und die Notwendigkeit einer Gadoliniuminjektion wesentlich größer und begrenzt ihren Einsatz auf Spezialfälle.

Positronenemissionstomographie (PET)

Durch dieses neuartige nuklearmedizinische Verfahren können stoffwechselaktive Tumorareale in der Mamma und den Lymphknotenstationen abgebildet werden. Aufgrund der geringen Verfügbarkeit dieses neuen Verfahrens sollte es vorerst in kontrollierten Studien eingesetzt werden.

Phasen der Mammadiagnostik

Phasen der Mammadiagnostik

- Screening,
- Differentialdiagnose,
- präoperative Lokalisation,
- Ausbreitungsdiagnose (Staging).

Screening

Die Anwendung bildgebender Verfahren im Brustkrebsscreening wurde bereits beschrieben.

Differentialdiagnose

In folgenden klinischen Situationen ist eine Differentialdiagnose erforderlich:

- Verdachtsfall nach Screeningmammographie,
- Tastbefund,
- Traktionsphänomen,
- Galaktorrhö,
- Veränderung der Mamille,
- Veränderung der Brusthaut.

Die klinische Wertigkeit bildgebender Verfahren ist in Tab. 2.**15** zusammengefaßt.

Verdachtsfall nach Screeningmammographie

Im Screening werden zahlreiche auffällige Befunde entdeckt, von denen nur ein Teil nach eingehender Diagnostik einer Gewebeentnahme zugeführt werden muß. Herdbefunde und Verkalkungen sind die wichtigsten Frühsymptome von Mammakarzinomen (Sickles 1986). Die Differentialdiagnose der Herdbefunde erfolgt nach den gleichen Kriterien wie die der Tastbefunde (s. un-

Tab. 2.**15** Untersuchungsmethoden der Mamma

Verfahren	Herdbefund	Mikrokalk	Zyste	Galaktorrhö	Entzündung
Klinische Untersuchung	**	–	*	**	***
Selbstuntersuchung	*	–	–	*	*
Mammographie	***	***	*	–	*
Galaktographhie	–	–	–	***	–
Sonographie	**	–	***	–	–
MRT	***	–	*	–	–

* geeignet
** gut geeignet
*** sehr gut geeignet
– ungeeignet

ten). Die Unterscheidung von verdächtigen und unverdächtigen Verkalkungen ist eine Hauptaufgabe bei der Beurteilung von Mammographien. Zur Differentialdiagnose muß die Größe, die Form, die Gruppierung und die Anordnung herangezogen werden (Lanyi 1986). Die Größe ist das wichtigste Kriterium: grobe Verkalkungen entstammen meistens Fibroadenomen, verkalkten Zysten, Gefäßen oder Fettgewebsnekrosen. Verdächtig sind Mikroverkalkungen von der Größe kanzerisierter Milchgänge. Feinere sog. staubförmige Mikroverkalkungen sind in der Regel harmlos. Der wichtigste maligne Verkalkungstyp befindet sich im Lumen duktaler Karzinome. Das erklärt die typischen Formen (länglich, bizarr, Verzweigungsfiguren) und die Anordnung in Gruppen. Ein vollständiger Kalkausguß eines tumorös veränderten Milchgangs ist die Ausnahme. Meistens sind unregelmäßige Teilstücke kalzifiziert. In invasiven Tumoren kommen auch außerhalb von Milchgängen Mikroverkalkungen vor, die ebenfalls unregelmäßig und bizarr sind. Diffus verteilte Verkalkungen, runde, grobe oder schalige Formen sind eher harmlos.

Die systematische Exzision verdächtiger Gruppen von Mikroverkalkungen ist die einzige Möglichkeit, auch präinvasive duktale Karzinome (duktales Carcinoma in situ [DCIS]) in größerer Zahl zu finden. Dabei muß in Kauf genommen werden, daß eine gewisse Zahl von Operationen bei benignen Veränderungen erfolgt (Moskowitz 1981).

Tastbarer Knoten

Ein tastbarer Knoten ist der wichtigste Grund für eine Mammographie.

> Es gilt heute als Kunstfehler, einen Knoten ohne vorherige Mammographie zu exzidieren.

Die Mammographie soll die Dignität und die Ausdehnung näher bestimmen und zusätzliche Befunde aufdecken. Das Mammogramm kann ferner die Beziehung des Tumors zur Haut, zur Mamille und zur Brustwand darstellen. Ein typisches Mammakarzinom ist am Kernschatten, den Spikulä und den Mikroverkalkungen erkennbar. Der Kernschatten ist bei fibrosierenden Karzinomen besonders ausgeprägt und besteht aus einer sehr dichten, unregelmäßig begrenzten Verschattung. Um diesen Kern herum findet man strahlige Ausläufer (Spikulä), die dem Karzinom das Aussehen eines Sterns oder einer Sonne geben. Das dritte Hauptzeichen ist die Mikroverkalkung im Kernschatten oder der Umgebung. Ein klinisch suspekter Knoten muß unabhängig von der Beurteilung durch bildgebende Verfahren exzidiert werden. Eine Ausnahme bilden nur sonographisch eindeutig zystische Prozesse und eine Mastopathie bei Zustand nach multiplen Biopsien.

Alle typischen Fälle mit Kernschatten und radiären Ausläufern müssen exzidiert werden. Schwieriger ist die Differentialdiagnose von runden Herden ohne strahlige Ausläufer. Eine Zyste läßt sich durch die Sonographie erkennen und weiter abklären. Ergibt die Sonographie jedoch einen soliden Herd, so muß eine histologische Klärung diskutiert werden, da auch Karzinome, insbesondere medulläre Karzinome, als runde Herde erscheinen können. Das Beobachten einer künftigen Größenzunahme (Probewachsen!) ist nicht ungefährlich und nur bei kleinen, wenig verdächtigen Herden zulässig.

Die Sonographie von Tastbefunden deckt zusätzliche Malignitätskriterien auf. Tumoren erscheinen im Sonogramm typischerweise als echoarme Herde mit ausgeprägtem dorsalen Schallschatten. An der dem Schallkopf zugewandten Fläche kann eine Hyperreflexie beobachtet werden. Weitere Malignitätskriterien sind unregelmäßige Begrenzung, Verdickung angrenzender Ligamente und das Durchwachsen von Faszien.

Traktionsphänomene

Vom Tumorkern ausgehend erfolgt häufig eine Verdikkung und Anspannung von Cooper-Ligamenten. Je nach Lage können sie zu einer Einziehung der Haut, einer Einstülpung oder Verziehung der Mamille führen. Bei neu aufgetretenen Traktionsphänomenen ist eine intensive bildgebende Diagnostik mit Mammographie, Sonographie und ggf. auch MRT gerechtfertigt, da mit hoher Wahrscheinlichkeit ein klinisch okkultes Neoplasma vorliegt.

Galaktorrhö

Eine Galaktorrhö ist nur dann durch Zytologie und Galaktographie abzuklären, wenn sie einseitig oder blutig ist.

Veränderung der Mamille

Auf Traktionsphänomene im Mamillenbereich wurde bereits eingegangen. Wurde aufgrund ekzemartiger Veränderungen ein Morbus Paget der Mamille nachgewiesen, so ist eine zusätzliche bildgebende Diagnostik notwendig, um ein submamillär liegendes invasives Paget-Karzinom nachzuweisen. Die Diagnostik im Retromamillärbereich ist durch die Sinus lactiferi und die Bündelung der Segmentausführungsgänge erschwert.

Veränderung der Brusthaut

Entzündliche Veränderungen der Brusthaut erfordern die Differentialdiagnose zwischen einer Mastitis und einem inflammatorischen Karzinom. Dabei können Mammographie, Sonographie und MRT zwar die Kutisverdickung darstellen, die differentialdiagnostische Bewertung ist jedoch nicht möglich. Die Bildgebung hat vielmehr die Aufgabe, den zugrundeliegenden Tumorherd zu lokalisieren.

Präoperative Lokalisation

Die Röntgenlokalisation ist eine notwendige Voraussetzung zur Exzision nicht tastbarer Befunde. Die fehlerhafte Durchführung ist gefährlich, weil der Tumorbefund möglicherweise nicht exzidiert wird. Arzt und Patientin wähnen sich durch eine benigne Histologie fälschlicherweise in Sicherheit und die Tumordiagnose wird verzögert. Die Röntgenlokalisation besteht aus Nadelmarkierung, Farbmarkierung des Gewebes, Operation, Präparateradiographie und pathohistologischer Untersuchung. Das verwendete System muß dem Operateur bekannt gemacht werden, um die Entfernung des Systems bei der Operation zu ermöglichen und zu verhindern, daß Metallteile nach einer Biopsie unbemerkt zurückbleiben.

Stereotaxie

Bei der offenen Biopsie ist die Anwendung der Stereotaxie oft entbehrlich, da eine Lokalisationsgenauigkeit von 10 mm ausreicht. Zur Abklärung von mammographischen Herden durch Feinnadelbiopsie oder Hochgeschwindigkeitsstanze ist dagegen höchste Präzision erforderlich, die nur mit einem Stereotaxiegerät erzielt werden kann.

Moderne Mammographiegeräte verfügen über die Möglichkeit, den verdächtigen Herd mit einem Koordinatenraster in 2 unterschiedlichen Strahlrichtungen abzubilden. Aus beiden Bildern läßt sich die Position und die Tiefe der Läsion berechnen und eine Nadel computergesteuert einbringen (Bauer u. Schultz-Wendtland 1992).

Ausbreitungsdiagnose

Nach dem Malignitätsnachweis sollte die Tumorausbreitung innerhalb und außerhalb der Mamma abgeklärt werden. Die extramammäre Ausbreitungsdiagnostik wurde bereits beschrieben. Die intramammäre Ausbreitungsdiagnostik entscheidet über die Möglichkeit und das Risiko einer brusterhaltenden Therapie. Die Mammographie deckt über den Nachweis von extratumoralem verdächtigem Mikrokalk ein begleitendes DCIS auf. Satellitenherde in der Umgebung des Tumors werden mit der MRT am sichersten erkannt.

Literatur

Bauer, M.: Bildgebende Verfahren in der Tumordiagnostik, Ultraschalldiagnostik der Mamma. Dtsch. Ärztebl. 93 (1996) 604

Bauer, M., R. Schultz-Wendlandt: Stereotaktische Lokalisation kleinster Mammaläsionen für Diagnostik und praeoperative Markierung – Methodik, experimentelle Untersuchungen und klinische Ergebnisse bei 217 Patientinnen. Fortschr. Röntgenstr. 156 (1992) 286–290

Burghardt, E., H. M. H. Hofmann, F. Ebner et al.: Magnetic resonance imaging in cervical cancer: a basis for objective classification. Gynecol. Oncol. 33 (1989) 61–67

Burghardt, P., J. Baltzer, H. Tulusan et al.: Results of surgical treatment of 1028 cervical cancers studied with volumetry. Cancer 10 (1992) 648–655

Biersack, H. J.: Leitlinie der Deutschen Krebsgesellschaft e.V.: Nuklearmedizinische Diagnostik in der Onkologie. Forum Dtsch. Krebsges. 12 (1997) 394–395

Dewar, J. A., G. R. Kerr: Value of routine follow-up of women treated for early carcinoma of the breast. BMJ 291 (1985) 1464–1467

Dock, W.: Duplex sonography of the mammary tumors. Prospective study of 75 patients. J. Ultrasound Med. 12 (1993) 79–82

Ebner, F.: Differenzierung von Narbenfibrosen und Rezidiven gynäkologischer Tumoren durch MRI. Fortschr. Röntgenstr. 148 (1988) 642–647

Einspieler, R., F. Ebner, H. M. H. Hofmann et al.: Staging des Kollumkarzinoms mit MRT. Fortsch. Röntgenstr. 152 (1990) 67–70

Fischer, U., D. von Heyden, R. Vosshenrich et al.: Signalverhalten maligner und benigner Läsionen in der dynamischen 2D-MRT der Mamma. Fortschr. Röntgenstr. 158 (1993) 287

Fischer, U., R. Vosshenrich, D. Keating et al.: MR-guided biopsy of suspect breast lesions with a simple stereotaxic add-on device for surface coils. Radiology 192 (1994) 272–273

Heywang-Köbrunner, S. H., R. Beck: Contrast-enhanced MRI of the breast. Springer, Berlin 1996

Heywang-Köbrunner, S. H., I. Schreer: Bildgebende Mammadiagnostik. Thieme, Stuttgart 1996

Heywang-Köbrunner, S. H.: Vakuumstanzbiopsie unter digitaler Stereotaxie – ein neues Verfahren zur percutanen diagnostischen Inzisions- und Exzisionsbiopsie. Fortschr. Röntgenstr. 162 (1997) 279–287

Holli, K., M. Hakama: Effectiveness of routine and spontaneous follow-up visites for breast cancer. Europ. J. Cancer Clin. Oncol. 25 (1989) 251–254

Homer, M. J., T. J. Smith, H. Safarii: Prebiopsy needle localization: methods, problems, and expected results. Radiol. Clin. N. Amer. 30 (1992) 139–153

Kindermann, G.: Diagnostic value of galactography in the detection of breast cancer. In Zander, J., J. Baltzer: Early Breast Cancer. Springer, Berlin 1985 (pp. 136–139)

Küchler, A., M. Friedrich: Fortschritte in der Mammographietechnik – Bimetall-Anodenröhre und selektive Filtertechnik. Fortschr. Röntgenstr. 159 (1993) 91

Lanyi, M.: Diagnostik und Differentialdiagnostik der Mammaverkalkungen. Springer, Berlin 1986

Lee, J. K. T., S. Sagel, R. J. Stanley: Computed Body Tomography With MRI Correlation. Raven, New York 1989

Leucht, D., H. Madjar: Lehratlas der Mammasonographie. Thieme, Stuttgart 1995

Liberman, L.: Stereotactic core biopsy of calcifications highly suggestive of malignancy. Radiology 203 (1997) 673–677

Lüning, M., M. Wiljasalo, H. Weissleder: Lymphographie bei malignen Tumoren. Thieme, Stuttgart 1983

Madjar, H. I.: Breast examination with continuous wave and color doppler. Ultrasound Obstet. Gynecol. 2 (1992) 215–220

Markisz, J. A., R. B. Rafal, E. Kazam: MRI Atlas of the Belvis. Williams & Wilkins, Baltimore 1993

Meyer, J. E.: Radiography of the distal colon and rectum after irradiation of carcinoma of the cervix. Amer. J. Roentgenol. 136 (1981) 691–699

Moskowitz, M.: Mammographic screening: significance of minimal breast cancers. Amer. J. Roentgenol. 136 (1981) 735–738

Sautter, T.: Transvaginalsonographie. Hippokrates, Stuttgart 1990

Scarantino, C. W., L. G. Hoffman, R. D. Ornitz et al.: Metastases and disseminated disease. In: Rubin, Ph.: Clinical Oncology. Saunders, Philadelphia 1993 (pp. 677–689)

Sickles, E. A.: Mammographic features of 300 consecutive nonpalpable breast cancers. Amer. J. Roentgenol. 146 (1986) 661–663

Sohn, C., D. Grischke, M. Wallwiener: Die sonographische Durchblutungsdiagnostik gut- und bösartiger Brusttumoren. Geburtsh. u. Frauenheilk. 52 (1992) 397–403

Sohn, C., W. Holzgreve: Dopplersonographie in der Diagnostik von Mammatumoren. In Ultraschall in der Gynäkologie. Thieme, Stuttgart 1995 (S. 700–718)

Wegener, O. H.: Ganzkörpercomputertomographie. Blackwell Wissenschaft, Berlin 1992

Endoskopische Untersuchungsverfahren

Fortschritte in der Medizintechnik ermöglichen eine weitgehend sichere Anwendung endoskopischer Eingriffe im Bereich des Abdomens (Pelviskopie/Laparoskopie) und des Uterus (Hysteroskopie). Die endoskopische Untersuchung von Blase und Rektum/Sigma sind in der Gynäkologie seit langem etablierte Diagnosemethoden.

Hysteroskopie

Die Endoskopie der Gebärmutterhöhle ermöglicht eine exakte Visualisierung intrauteriner Strukturen und evtl. pathologischer Veränderungen. Die *diagnostische Hysteroskopie* erweitert die Möglichkeiten der fraktionierten Kürettage.

Indikationen. Eine diagnostische Hysteroskopie ist in folgenden Situationen zu erwägen:

- Abklärung unklarer vaginalsonographischer Befunde,
- Abklärung atypischer uteriner Blutungsstörungen,
- Staging des Endometriumkarzinoms,
- Abklärung unklarer zytologischer Befunde,
- Follow up bei Endometriumhyperplasie mit und ohne Hormontherapie.

Bei *uterinen Blutungsstörungen* können Endometriumpolypen und submuköse Myome als Blutungsursachen identifziert und ggf. in gleicher Narkose auch hysteroskopisch reseziert werden. Kleine *Endometriumkarzinome,* die aufgrund ihrer ungünstigen Lokalisation (Tubenwinkel) auch einer sorgfältigen Abrasio entgehen können, werden hysteroskopisch erkannt und können histologisch gesichert werden. Zur Klärung eines *Zervixbefalls beim Endometriumkarzinom* bringt die fraktionierte Kürettage in 50–70% der Fälle falsch positive und in 5–13% der Fälle falsch negative Resultate (Neis u. Schöndorf 1983, Cowles u. Mitarb. 1985, Schrage u. Rückmann 1988, Schild u. Kutta 1992). Die Hysteroskopie ist hier die überlegene diagnostische Methode, wenngleich auch mit der Hysteroskopie falsch negative Befunde nicht sicher ausgeschlossen sind. Bei der Abklärung *unklarer zytologischer Befunde* (Papanicolaou-Färbung: Pap III – Pap V) ohne kolposkopisches Korrelat kann die diagnostische Hysteroskopie gelegentlich hilfreich sein, wenngleich eine Biopsie zur histologischen Abklärung nicht ausreicht, sondern in jedem Fall eine Zervixabrasio zu empfehlen ist. Bei *sonographischen Auffälligkeiten des Endometriums,* wie sie fast täglich im Rahmen von Vorsorgeuntersuchungen beobachtet werden, wird gelegentlich eine weitergehende Diagnostik zur sicheren Abklärung erforderlich. Die diagnostische Hysteroskopie ist hier häufig der fraktionierten Abrasio überlegen. Bei Patientinnen unter langdauernder Tamoxifentherapie findet sich besonders häufig eine Diskrepanz zwischen sonographischem Bild (hochaufgebautes Endometrium) und histologischem Befund des Abradats (atrophisches Endometrium). Zur eindeutigen Klärung tamoxifenbedingter Endometriumveränderung kann die hysteroskopische Untersuchung beitragen.

Technik der Hysteroskopie

Für die hysteroskopische Untersuchung stehen Instrumente mit unterschiedlichem Schaftdurchmesser zur Verfügung. Ein guter Kompromiß zwischen optimaler hysteroskopischer Übersicht und problemloser Passage des Zervikalkanals stellt das 5-mm-Schafthysteroskop dar, das bei der Mehrzahl der Patientinnen auch ambulant eingesetzt werden kann. Allerdings sollte der Eingriff in Allgemeinanästhesie durchgeführt werden, da bei der Distension des Kavums Schmerzen ausgelöst werden (Hucke u. de Bruyne 1996). Die Distension des Cavum uteri kann mit CO_2-Gas erfolgen, wobei der intrauterine Druck sowie der Gasfluß mittels eines *Hysteroflators* entsprechend der Manometereinstellung gesteuert wird. Zur Vermeidung einer CO_2-Einschwemmung muß der intrauterine Druck auf 200 mm Hg, der Gasfluß auf maximal 100 ml/Minute begrenzt werden. Bewährt hat sich die *Distension* mit physiologischer Kochsalz- bzw. Ringer-Lösung. Die Flüssigkeit wird über eine Druckpumpe appliziert. Durch den zusätzlichen Spüleffekt wird auch bei Blutungen eine gute Übersicht ermöglicht. Elektrolythaltige Distensionsmedien sollten bei hysteroskopisch-operativen Eingriffen nicht eingesetzt werden. Bei elektrochirurgischen Resektionen ist eine Distension mit Purisolelösung erforderlich. Typische Nebenwirkungen bei der Verwendung von Purisole SM (Mannit-Sorbit-Lösung) sind Hyperhydratation und Hyponatriämie mit sekundärem Lungenödem. Glucose-Dextran-Lösungen sind aufgrund der möglichen Nebenwirkungen nicht zu empfehlen.

Kontraindikationen. Eine absolute Kontraindikation für die Hysteroskopie stellt die *akute Entzündung des inneren Genitales* dar, die vor einem Eingriff konsequent behandelt werden muß. Bei *massiver uteriner Blutung* sollte aufgrund der zu erwartenden schlechten Übersicht ebenfalls auf eine Hysteroskopie verzichtet werden.

Komplikationen. Die Komplikationsrate der diagnostischen Hysteroskopie ist gering. *Uterusperforationen* werden mit einer Rate von 1‰, das Risiko *aszendierender Entzündungen* mit 1–2‰ angegeben (Salat-Baroux u. Mitarb. 1984, de Bruyne u. Mitarb. 1993). *CO_2-Einschwemmungen* werden bei Einsatz des Hysteroflators und Beachtung von Druck und Volumenbegrenzung praktisch nicht mehr beobachtet. Eine mögliche *retrograde Tumorzellverschleppung* durch das Distensionsmedium über die Tuben in die Abdominalhöhle im Rahmen der Hysteroskopie ist vorstellbar und auch beschrieben (Bartosik u. Mitarb. 1986). Die klinische Relevanz dieses Ereignisses ist als gering einzuschätzen, so daß auch bei Verdacht auf das Vorliegen eines Endometriumkarzinoms keine Kontraindikation gegen die diagnostische Hysteroskopie besteht (Johnson 1973, Neis u. Mitarb. 1994). Gerade bei Verdacht auf das Vorliegen eines Endometriumkarzinoms kann die Hysteroskopie in allen Zweifelsfällen großzügig eingesetzt werden (Kimmig u. Mitarb. 1993).

Beurteilung der diagnostischen Hysteroskopie

Die diagnostische Hysteroskopie in Verbindung mit einer gezielten Histologieentnahme führt zu einer Verbesserung der diagnostischen Sicherheit bei der Abklärung intrauteriner pathologischer Befunde. Eine geringe Komplikationsrate sowie die ambulante Durchführbarkeit bei guter Patientencompliance sind die positiven Aspekte dieser Methode.

Laparoskopie

Die Laparoskopie anstelle der Laparotomie kann einen Gewinn an postoperativer Lebensqualität bedeuten.

In der Onkologie ist bei Einsatz der Laparoskopie die strenge Einhaltung etablierter chirurgischer Prinzipien zu fordern, um evtl. Nachteile für die betroffene Patientin zu vermeiden.

Das entscheidende Kriterium für den verantwortlichen Einsatz der Laparoskopie ist die individuelle, differenzierte Indikationsstellung (Tab. 2.**16**).

Unklarer Adnextumor. Fortschritte im Bereich der Sonographie, der Markerdiagnostik und der Endoskopie haben das Vorgehen bei der Abklärung unklarer Adnextumoren in den letzten Jahren deutlich verändert. Die *organerhaltend durchgeführte Exstirpation* einer funktionellen Ovarialzyste oder die Adnexexstirpation eines Ovarialkystoms *per laparoscopiam* sind Eingriffe, die unzweifelhaft zur Reduktion von Morbidität, Verkürzung des stationären Aufenthalts und wahrscheinlich auch zur Kostenreduktion beitragen. Unter onkologischen Aspekten beginnen die Probleme mit der Laparoskopie bei der Manipulation an muzinösen Ovarialkystomen, bei der laparoskopischen Operation von LMP-Tumoren (low malignant potential tumors oder Borderline-Tumoren) und insbesondere bei der Manipulation an invasiven Ovarialkarzinomen. Das Risiko bei der *Tumorzellverschleppung* ist die Hauptkomplikation der endoskopisch operativen Therapie. Die Laparoskopie dieser Indikationen muß so lange als experimentell klassifiziert werden, bis bzgl. Verlauf und Prognose gesicherte Daten über die Gleichwertigkeit von laparoskopischem Management und offener chirurgischer Behandlung per laparotomiam vorliegen. Jede Patientin muß daher in dieser Situation genau über die verschiedenen Möglichkeiten des Zugangs aufgeklärt werden. Ergibt sich bei einer diagnostischen Laparoskopie der Verdacht auf ein Ovarialmalignom, ist der Eingriff abzubrechen und eine Laparotomie mit histologischer Sicherung der Diagnose durch Schnellschnitt, ein adäquates intra- und retroperitoneales Staging sowie die stadien- und tumorangepaßte chirurgische Therapie möglichst unmittelbar vorzunehmen. Ein zweizeitiges Vorgehen ist nur dann ohne Risiko, wenn Laparotomie und operative Therapie innerhalb der nächsten 8 – 10 Tage erfolgen kann (Kindermann 1995). Bei längerem Zuwarten muß mit der Ausbildung einer peritonealen Karzinose sowie einer Tumorimplantation im laparoskopischen Stichkanal gerechnet werden. Um das Risiko einer Manipulation an einem malignen Adnextumor möglichst klein zu halten, sollte bei jedem endoskopischen Eingriff an den Adnexe grundsätzlich folgendes *diagnostisches Vorgehen* erfolgen:

- Entnahme von Aszites oder Lavageflüssigkeit für die peritoneale Zytologie,
- sorgfältige Inspektion des zystisch veränderten Ovars (papilläre Oberflächenstrukturen, Verwachsungen),
- Inspektion des kontralateralen Ovars, des kleinen Beckens der parakolischen Rinnen, des Diaphragmas, der Leber, des Omentum majus, des gesamten einsehbaren Dünn- und Dickdarms.

Bei insgesamt unauffälligem Befund kann die weitere endoskopische Exploration und ggf. die Therapie mit Entfernung des Tumors im Bergesack (Endobag) erfolgen. Die einzelnen Schritte der klinischen Entscheidungsfindung bei der Abklärung von unklaren Adnextumoren in der Prä- und Postmenopause sind in Abb. 2.**12** dargestellt.

Tab. 2.16 Indikationen für die endoskopische Diagnostik (und Therapie) von Adnextumoren

- Diagnostik (und Therapie) bei persistierenden zystischen Ovarialtumoren in der Prä- und Postmenopause ohne klinischen, sonographischen oder laborchemischen Hinweis auf ein Malignom
- Unklare Unterbauchschmerzen
- Diagnostik und Therapie bei klinischem Verdacht auf Endometriose
- Diagnostik und Therapie bei klinischem Verdacht auf Tuboovarialabszeß
- Diagnostik (und Therapie) bei unklaren Adnextumoren in der Schwangerschaft (< 24. Schwangerschaftswoche)

Ovarialkarzinom. Rosenoff u. Mitarb. haben 1975 erstmals über den Einsatz der Laparoskopie bei der Primärdiagnostik fortgeschrittener Ovarialkarzinome berichtet (Rosenoff u Mitarb. 1975). Als Vorteile wurden herausgestellt, daß durch die Laparoskopie leicht eine Tumorsicherung erfolgen und eine explorative Laparotomie ausschließlich zur Tumorsicherung vermieden werden könne. Die Entwicklung der chirurgischen Primärbehandlung ging in den vergangenen 20 Jahren dann aber in eine andere Richtung, und heute ist klar, daß der primären maximalen Tumorreduktion für die Prognose des epithelialen Ovarialkarzinoms eine entscheidende prognostische Bedeutung zukommt. Es verwundert daher nicht, daß das von Rosenoff u. Mitarb. vorgeschlagene Prozedere bis heute nicht durch Ergebnisse klinischer Studien abgesichert worden ist. Neuerdings wird im Zusammenhang mit einer *neoadjuvanten*

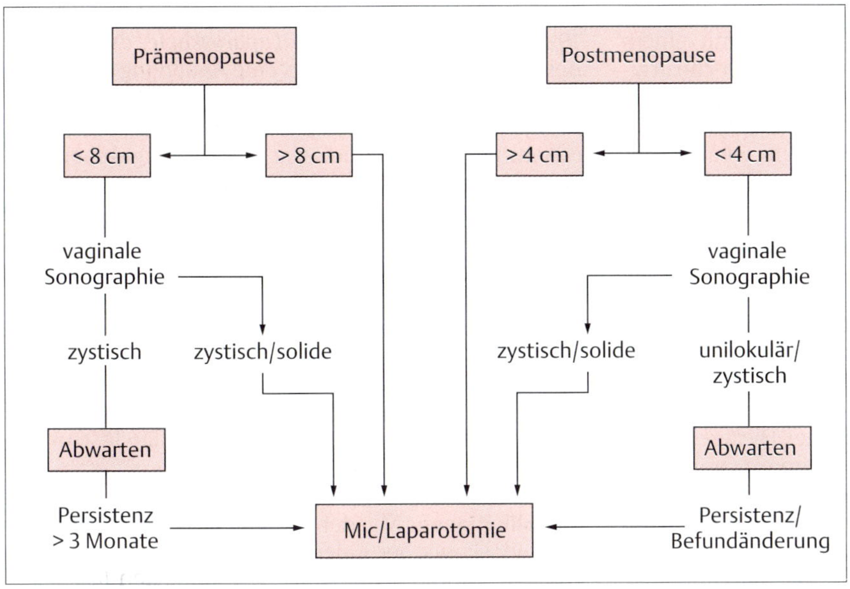

Abb. 2.12 **Unklare Adnextumoren.** Klinisches Management.
Mic mikroinvasive Chirurgie

(primären) Chemotherapie die laparoskopische Inspektion des Abdomens mit Tumorsicherung bei Patientinnen mit primär fortgeschrittener, wahrscheinlich nicht optimal resezierbarer Erkrankung diskutiert (Schwartz 1994). Dieses Konzept ist experimentell und durch entsprechende klinische Studien noch nicht gesichert.

Die *Laparoskopie als Stagingoperation* kann vor weiterer Therapieplanung bei Patientinnen, bei denen im Rahmen der Primäroperation eine Tumorresektion durchgeführt, ein systematisches Staging in Unkenntnis des Vorliegens eines Ovarialkarzinoms aber nicht erfolgt ist, gelegentlich hilfreich sein. Dieses Vorgehen ist allerdings nur dann indiziert, wenn eine therapierelevante Entscheidung von der erneuten Operation abhängig ist.

Die Sicherheit der diagnostischen Laparoskopie zur Beurteilung des abdominalen Situs im Rahmen einer *Second-look-Laparoskopie* nach Abschluß der Primärbehandlung bei Patientinnen mit invasivem Ovarialkarzinom wurde von verschiedenen Arbeitsgruppen überprüft (Piver u. Mitarb. 1980, Ozols u. Mitarb. 1981, Pomel u. Mitarb. 1995). Einzelne Autoren fanden bei der nachfolgenden Laparotomie bei 50% der Patientinnen noch einen residuellen Tumor, der der laparoskopischen Diagnostik entgangen war. Trotz deutlich verbesserter Technik und größerer Erfahrung mit der laparoskopischen Diagnostik (künstlicher Aszites) und bei der laparoskopischen Chirurgie des Retroperitoneums in den letzten 10 Jahren, muß der Anteil der falsch negativen Befunde bei der Laparoskopie nach wie vor in einer Größenordnung zwischen 10–20% eingestuft werden (Fiorentino u. Mitarb. 1994). Vergleichende Untersuchungen zur Sicherheit und Effektivität des Second-look-Laparoskopie im Vergleich zur Second-look-Laparotomie sind derzeit von verschiedenen Arbeitsgruppen geplant (z.B. GOG). Die Ergebnisse dieser Studien bleiben abzuwarten, bevor die diagnostische Sicherheit der Second-look-Laparoskopie eingeschätzt werden kann.

> Außerhalb klinischer Studien ist derzeit die Indikation für eine Second-look-Laparoskopie zur Befundüberprüfung nicht mehr gegeben bzw. streng zu stellen.

Wird eine Laparoskopie durchgeführt und ist diese negativ, ist zur Absicherung der Diagnose eine Laparotomie zu empfehlen.

Zervixkarzinom. Die laparoskopische pelvine und paraaortale *Lymphonodektomie* wird derzeit in einigen Zentren im Rahmen von Studien als Stagingmaßnahme oder auch mit therapeutischer Intention durchgeführt. Die Laparoskopie als diagnostischer Eingriff vor einer *primären Strahlentherapie* oder einer *kombinierten Radio-Chemo-Therapie* unter Einschluß/Ausschluß des Paraaortalfelds könnte sich in Zukunft als vorteilhaft erweisen, da die *transabdominale Staginglaparotomie* den Beginn der Strahlentherapie gelegentlich verzögert und bei postoperativen Adhäsionen die Morbidität erhöhen kann. Erste Berichte zeigen, daß bei entsprechender Erfahrung des Operationsteams vergrößerte Lymphknoten entlang der Becken- und Bauchgefäße ohne größere intraoperative Komplikationen und ohne wesentlichen Blutverlust entfernt werden können.

Kurativ intentionierte Lymphonodektomien per laparoscopiam in Verbindung mit radikaler abdominaler oder vaginaler Hysterektomie sind derzeit noch in einer initialen Experimentier- und Trainingsphase und müssen sehr sorgfältig mit den etablierten Methoden verglichen werden. Anstelle der Radikaloperation nach Wertheim und Meigs wird in diesen Fällen bevorzugt die laparoskopische Lymphonodektomie zusammen mit der vaginalen Modifikation der radikalen Hysterektomie nach Schauta durchgeführt. Nach Einschätzung der Operateure kann die Radikalität des operativen Vorgehens in gleicher Weise wie bei der Standardoperation nach Wertheim und Meigs sichergestellt werden (Dargent 1987, Dargent u. Mitarb. 1988, Schneider u. Mitarb. 1997). Zu bedenken ist, daß Patientinnen mit einem operablen Zervixkarzinom bei konventioneller chirurgischer Therapie eine hohe kurative Chance haben, die nicht ohne entsprechende wissenschaftliche Absicherung vernachlässigt werden darf. Nur sehr wenige Zentren werden in absehbarer Zeit einen adäquaten Trainings- und Ausbildungsstandard erreichen, um prospektiv randomisierte Untersuchungen durchführen zu können.

Endometriumkarzinom. Die Indikationen für die laparoskopische Lymphonodektomie beim Endometriumkarzinom sind derzeit ähnlich zu beurteilen wie beim Zervixkarzinom. Bei primär untertherapierten Patientinnen im Stadium I und II nach einfacher Hysterektomie mit Adnexe und ungünstigen Prognoseparametern (G3-Tumor, Myometriuminfiltration > 50%) ist die *sekundäre pelvine Lymphonodektomie per laparoscopiam* eine Alternative zur Laparotomie. Die Indikation zu einem chirurgischen Eingriff ist in dieser Situation aber unabhängig von der Methode streng zu stellen, da der therapeutische Nutzen nicht eindeutig gezeigt ist.

Alle laparoskopischen Eingriffe im Rahmen der Primärtherapie gynäkologischer Karzinome sind experimentell und haben außerhalb klinischer Studien keine Indikation.

Aus vielerlei Motiven werden in zunehmendem Umfang laparoskopische Eingriffe zur Einstufung und Behandlung maligner gynäkologischer Erkrankungen in den Kliniken durchgeführt werden. Vor dem Abweichen von etablierten Therapieverfahren außerhalb gut geplanter klinischer Studien ist aber eindringlich zu warnen, da sich hierdurch die individuelle Prognose der betroffenen Patientin, für den einzelnen Operateur unbemerkt, verschlechtern kann.

Neue Techniken. Für die meisten Operateure ist die *2dimensionale (2-D-)Darstellung* des Monitorbilds bei der Laparoskopie gewöhnungsbedürftig. Durch die *3dimensionale (3-D-)Darstellung* des endoskopischen Bilds auf dem Monitor erhofft man sich verbesserte Sichtverhältnisse gerade in schwierigen Situationen wie z. B. bei der endoskopischen Lymphadenektomie. Bisher konnte aber nicht nachgewiesen werden, daß die 3-D-Laparoskopie in der Praxis einen Vorteil bietet. Im Vergleich zur konventionellen Darstellung tritt nach unserer Erfahrung nach wie vor ein deutlicher Verlust an Bildqualität auf. Üblicherweise wird beim endoskopischen Operieren ein *Pneumoperitoneum mit CO_2-Gas* angelegt und ein konstanter intraabdominaler Überdruck von 12–14 mm Hg aufgebaut. Nachteil dieser Technik ist, daß alle Zugangstrokare abgedichtet werden müssen und Instrumentenwechsel oder Spül-Saug-Vorgänge häufig zur Reduktion der Gasfüllung führen. Im Anfangsstadium sind Untersuchungen über den möglicherweise ungünstigen Einfluß des sauren CO_2-Milieus auf die Kompetenz der Immunzellen der Abdominalhöhle (Makrophagen-Lymphozyten-Populationen) (Volz u. Mitarb. 1996). Hier soll die *gaslose Laparoskopie*, die über die Anwendung eines Retraktors eine Anhebung der Bauchdecke erreicht, Vorteile bringen (Dércole u. Mitarb. 1996). Mögliche Vorteile dieser Methode könnten bei Patientinnen mit kardiologischem Risiko gegeben sein. Bei den *Koagulations- und Schneidetechniken* scheint die *bipolare Koagulation* insgesamt die meisten Vorteile für eine generelle Anwendung zu bieten. Die Komplikationsrate für Nachblutungen bzw. Verletzungen anderer Organe ist bei korrekter Anwendung gering. Weitere Vorteile sind die geringere Rauchentwicklung im Vergleich zum monopolaren Strom sowie die weniger stark ausgebildeten Nekrosezonen (Baggish u. Tucker 1995). Zu begrüßen ist auch die Entwicklung von *multifunktionellen Instrumenten*, da hierbei der häufige Instrumentenwechsel entfällt.

Komplikationen. Mit der zahlenmäßig starken Zunahme endoskopischer Eingriffe in den letzten Jahren hat auch die Komplikationsrate zugenommen (Riedel u. Mitarb. 1995). Die Statistiken zeigen, daß vor allem die Zunahme der operativ endoskopischen Eingriffe mit dem Wiederanstieg der Komplikationen einhergeht.

Wesentliche Komplikationsgruppen bei endoskopischen Eingriffen

- Darmverletzungen durch Insufflationsnadeln oder Trokare beim Zugang zur Bauchhöhle,
- strombedingte Schädigungen des Darms,
- Blutungen in die Bauchdecke und intraabdominale oder retroperitoneale Blutungen nach Verletzung von Gefäßen,
- Blasen- und Ureterverletzungen durch Laser oder Strom zumeist nach endoskopischer Adnexexstirpation.

In letzter Zeit haben auch Berichte über *Bauchdeckenhernien* mit Netz- und Dünndarminkarzerationen zugenommen (Montz u. Mitarb. 1994). Die Häufigkeiten wurden von Montz u. Mitarb. bei einer Gesamtzahl von 4385000 Laparoskopien mit 399 angegeben (0,02%). Beim Einsatz von Trokargrößen von 12 mm und vor allem bei zusätzlicher Dehnung der Bauchdecke bei der Herausnahme von Operationspräparaten mit dem Endobag werden über Hernienraten bis zu 3% berichtet (Kadar u. Mitarb. 1993).

Ein wesentliches Problem bei laparoskopischen Komplikationen ist, daß sie nicht selten erst spät erkannt bzw. behandelt werden.

Nach Infektionen, hervorgerufen durch protrahiert verlaufende, vorwiegend *strombedingte Darm-, Blasen- oder Ureterverletzungen*, können schwerste, lebensbedrohliche Krankheitsverläufe auftreten. Zur Vermeidung schwerwiegender Komplikationen ist bereits bei der Planung endoskopischer Eingriffe besondere Sorgfalt erforderlich. Diese schließt die ausführliche präoperative Aufklärung der Patientin über evtl. Risiken und die Möglichkeit, die Operation im Sinne einer Laparotomie zu erweitern, ein. Bei der Durchführung der Laparoskopie können Risiken durch folgende Maßnahmen vermindert werden:

Maßnahmen zur Verhinderung von Laparoskopierisiken

- Einlegen einer Magensonde,
- Verwendung speziell gesicherter Verres-Nadeln und kegelförmiger Trokare an Stelle dreikantig scharfgeschliffener Trokare,
- besondere Sorgfalt und gute Übersicht bei der Präparation von Blase und Ureter,
- bei Schwierigkeiten, insbesondere nach Voroperationen rechtzeitiger Umstieg auf eine Laparotomie,
- Einlage einer intraabdominalen Drainage am Ende der Operation,
- schichtweiser oder durchgreifender Wundverschluß insbesondere bei Verwendung großer Trokare oder des Endobags.

Zystoskopie

Indikationen. Die Zystoskopie ist Teil der präoperativen Staginguntersuchungen bei Patientinnen mit einem *Zervix-* bzw. *Vaginalkarzinom* sowohl im Rahmen der Primär- als auch der Rezidivdiagnostik. Weitere Indikationen sind die Abklärung von *Blasen-Scheiden-Fisteln* oder bei Auftreten einer *Makrohämaturie.* Bei der Zystoskopie können eine Kompression der Blase von außen (z.B. durch einen Tumor), ein reaktives bullöses Ödem der Blasenwand oder eine Infiltration der Blasenmukosa diagnostiziert werden. Bei Verdacht auf Mukosabefall sollte immer eine histologische Sicherung des Befunds erfolgen. Werden eine Teilresektion oder die vollständige Entfernung der Blase im Rahmen der chirurgischen Therapieplanung erwogen, ist auch ohne Befall der Mukosa eine präoperative Gewebeentnahme aus den tieferen Schichten der Blasenwand zu empfehlen. Das histologische Befundergebnis dieser Gewebeentnahme aus der Blasenwand ermöglicht eine verbesserte präoperative Therapieplanung und eine adäquate Aufklärung der Patientin über das mögliche Ausmaß des operativen Eingriffs.

Technik der Zystoskopie

Die Patientin wird zur Untersuchung auf dem gynäkologischen Stuhl gelagert. Nach entsprechender Desinfektion wird das Zystoskop (± Arbeitskanal und Spülvorrichtung) vorsichtig eingeführt. Der Mandrin wird anschließend entfernt und durch die Optik ersetzt. Die Instillation von 250–400 ml leicht angewärmter Kochsalzlösung ermöglicht in aller Regel eine gute Übersicht. Eine räumliche Orientierung gelingt leicht durch Aufsuchen der ventral kranial gelegenen Luftblase. Von hier aus kann eine vollständige Inspektion der Blasenmukosa erfolgen. Die Ureterostien sind im Bereich der Hinterwand meist als kleine Erhebungen auszumachen. Die Freigabe von Urin in die Blase kann meist auch ohne „Blauprobe" gut verfolgt werden. Eine Visualisierung über eine Videokamera verbessert die Untersuchungsbedingungen deutlich (Petri u. Mitarb. 1996).

Rektoskopie

Indikationen. Eine endoskopische Untersuchung von Rektum und Sigma ist im Rahmen der präoperativen Diagnostik dann zu erwägen, wenn sich aufgrund der *Lokalisation* und *Ausdehnung des Tumors im kleinen Becken* eine Mitbeteiligung von Rektum oder Sigmamukosa nicht ausschließen läßt. Dabei kann mit der bimanuellen Palpation eine sichere Beurteilung durch Palpation bis etwa 7 cm ab ano erreicht werden. Die rektoskopische Beurteilung ermöglicht in der Regel einen Zugang bis etwa 15 cm ab ano. Die Indikation für eine Rektoskopie ist bei Patientinnen mit einem *primären Vaginal-, Zervix-* oder *Endometriumkarzinom* dann gegeben, wenn der begründete Verdacht auf ein organübergreifendes Wachstum besteht oder funktionelle Beschwerden bzw. Symptome angegeben werden. Dieses kann z.B. auch für Patientinnen mit Ovarialkarzinom zutreffen. Eine routinemäßige Rektoskopie vor jedem gynäkologisch-onkologischen Eingriff ist nicht zu empfehlen. Weitere Indikationen für die Rektoskopie sind die präoperative Abklärung bei *Rezidiven im kleinen Becken* nach Zervix- und Endometriumkarzinom sowie die *Abklärung postradiogener Morbidität.*

Technik der Rektoskopie

Nach der Darmvorbereitung mit einem Klysma oder Einlauf wird das starre Rektoskop unter vorsichtiger Insufflation von Luft bis ca. 15 cm ab ano vorgeschoben und anschließend unter Sicht langsam zurückgezogen. Mit einer Videokamera können die Untersuchungsbedingungen verbessert werden. Bei suspekten Befunden ist eine histologische Sicherung durch eine Biopsie anzustreben. Sind möglicherweise auch höhere Darmanteile mitbetroffen, ist die endoskopische Untersuchung primär als Kolosigmoidoskopie zu planen, um unnötige Doppeluntersuchungen zu vermeiden.

Literatur

Baggish, M. S., R. D. Tucker: Tissue actions of bipolar scissors compared with monopolar devices. Fertil. and Steril. 63 (1995) 422–426

Bartosik, D., S. L. Jacobs, L. J. Kelly: Endometrial tissue in peritoneal fluid. Fertil. and Steril. 46: (1986) 796–800

Berek, J. S.: Second-look versus second nature. Gynecol. and Oncol. 44 (1992) 1–2

de Brune, F., Th. Somville, J. Hucke: Komplikationen bei der Hysteroskopie. Gynäkologe 26 (1993) 385–388

Cowles, T. A., J. F. Magrina, B. J. Masterson, C. V. Capen: Comparison of clinical and surgical staging in patients with endometrial carcinoma. Obstet. and Gynecol. 66 (1985) 413–416

Dargent, D.: A new future for Schauta operation through presurgical retroperitoneal pelviscopy. Europ. J. gynecol. Oncol. 8 (1987) 292–296

Dargent, D., L. Falqui, F. Borutto: Panoramic retroperitoneal pelviscopy. In Belfort, P., J. A. Pinotti, T. K. Eskes: Gynecolocical cancer. Proceedings of the XIIth World Congress of Gynecology and Obstetrics. Rio de Janeiro 1988 (pp. 161 – 165)

Dércole, C., L. Cravello, F. Guyon, R. DeMontgolfier, L. Boubli, B. Blanc: Gasless laparoscopic gynecologic surgery. Europ. J. Obstet. Gynecol. 66 (1996) 137 – 139

Dreßler, F., B. Ramsauer, D. Raatz, R. Zöckler, P. Börner: Der Einfluß der operativen Laparoskopie auf die Prognose früher und begrenzter Ovarialmalignome. Geburtsh. u. Frauenheilk. 56 (1996) 368 – 379

Fiorentino, M. V., M. O. Nicoletto, S. Tumolo et al.: Uselessness of surgical second look in epithelial ovarian cancer: a randomized study. Proc. Amer. Soc. clin. Oncol. 13 (1994) 259 (Abstract)

Friedman, J. B., N. S. Weiss: Second thoughts about second-look-laparotomy in advanced ovarian cancer. New Engl. J. Med. 322 (1991) 1079 – 1082

Gücer, F., D. Pieber, M. G. Arikan, P. Lang, K. Tamussino, R. Winter: Peritonealzytologie nach Flüssigkeitshysteroskopie bei Patientinnen mit Endometriumkarzinom. Geburtsh. u. Frauenheilk. 57 (1997) 435 – 439

Hucke, J., F. de Bryne: Komplikationen bei endouterinen Eingriffen (Abrasio, IUD-Einlage, diagnostische und operative Hysteroskopie. In Beck, L., H. G. Bender: Intra- und postoperative Komplikationen in der Gynäkologie und Geburtshilfe. Thieme, Stuttgart 1996

Hucke, J.: Operative Hysteroskopie. Gynäkologe 30 (1997) 392 – 409

Johnsen, J. E.: Hysterography and diagnostic curettage in carcinoma of the uterine body. Acta radiol. 326 (1973) 1 – 4

Kadar, N., H. Reich, C. Y. Lin, G. F. Manko, R. Gimpelson: Incisional hernias after major laparoscopic gynecologic procedures. Amer. J. Obstet. Gynecol. 168 (1993) 1493 – 1497

Kelling, G.: Über Oesophagoskopie, Gastroskopie und Coelioskopie. Münch. med. Wschr. 49 (1902) 22 – 24

Kimmig, R., U. Hasbergen, H. Hepp: Hysteroskopisches Staging des Endometriumkarzinoms. Geburtsh. u. Frauenheilk. 53 (1993) 433 – 434

Kindermann, G.: Laparotomie versus Pelviskopie bei Ovarialtumoren. Gynäkol. Rdsch. 33 (1993) 34 – 36

Kindermann, G.: Aufklärung vor laparoskopischen Operationen. Gynäkol. Prax. 18 (1994) 7 – 9

Kindermann, G., V. Maaßen, W. Kuhn: Laparoskopisches „Anoperieren" von ovariellen Malignomen. Erfahrungen aus 127 deutschen Frauenkliniken. Geburtsh. u. Frauenheilk. 55 (1995) 687 – 694

Kindermann, G., E. M. Jung, V. Maaßen, K. Bise: Die Häufigkeit primär maligner Herde in klinisch gutartigen Teratomen: Zur Frage eines adäquaten chirurgischen Vorgehens. Geburtsh. u. Frauenheilk. 56 (1996) 438 – 440

Meyer, W., M. Römisch, A. Hepp: Stellenwert der tumorreduktiven Sekundäroperation (Interventionslaparotomie) beim Ovarialkarzinom. Geburtsh. u. Frauenheilk. 53 (1993) 860 – 865

Montz, F. J., C. H. Holzschneider, M. G. Munroe: Incisional hernias following laparoscopy: a survey of the American Association of Gynecologic laparoscopists. Obstet. and Gynecol. 84 (1994) 881 – 884

Neis, K. S., N. K. Schöndorf: Zur Problematik der präoperativen Diagnostik des Zervixbefalls beim Endometriumkarzinom. Geburtsh. u. Frauenheilk. 43 (1983) 616 – 619

Neis, K. J., P. Randner, U. Keppeler: Tumorzellverschleppung durch Hysteroskopie? Geburtsh. u. Frauenheilk. 54 (1994) 651 – 655

Ozols, R. F., R. I. Fisher, T. Anderson et al.: Peritoneoscopy in the management of ovarian cancer. Amer. J. Obstet. Gynecol. 140 (1981) 611 – 619

Petri, E., H. Kölbl, P. Bub: Gynäkologisch-urologische Diagnostik. In Petri, E.: Gynäkologische Urologie – Lösungen für die interdisziplinäre Diagnostik und Therapie, 2. Aufl. Thieme, Stuttgart 1996

Piver, M. S., S. B. Lele, U. Barlow et al.: Second look laparoskopy prior to proposed second look laparotomy. Obstet. and Gynecol. 55 (1980) 571 – 573

Pomel, C., D. Provencher, J. Dauplat et al.: Laparoscopic staging of early ovarian cancer. Gynecol. and Oncol. 58 (1995) 301 – 306

Raatz, D.: Die Second-Look Laparoskopie in künstlichem Aszites. Geburtsh. u. Frauenheilk. 49 (1989) 992 – 993

Riedel, H. H., P. Brosche, J. Fielitz, E. Lehmann-Willenbrock, K. Semm: Die Entwicklung der gynäkologischen Endoskopie in Deutschland – Eine statistische Erhebung der Jahre 1989 – 1993. Zbl. Gynäkol. 117 (1995) 402 – 406

Rosenoff, S. H., V. T. de Vita, S. Hubarrd, R. C. Young: Peritoneoscopy in the staging of follow up of ovarian cancer. Semin. Oncol. 2 (1975) 223 – 228

Salat-Baroux, J., J. E. Hamon, G. Maillard et al.: Complications from microhysteroscopy. In Siegler, A. M., H. J. Lindemann: Hysteroscopy Principles and Practice. Lippincott, Philadelphia 1984 (p. 112)

Schild, R., T. H. Kutta: Stellenwert der fraktionierten Abrasio und der Portio-Endozervikalzytologie in der Diagnostik des Endometriumkarzinoms. Geburtsh. u. Frauenheilk. 52 (1992) 467 – 470

Schneider, A., M. Possover, J. P. Reiher, R. Kühne-Heid, H. Nöschel, N. Krause: Vergleich von peri- und postoperativen Parametern bei laparoskopisch-vaginalem Vorgehen zur Behandlung des Zervixkarzinoms Stadium I und II. Geburtsh. u. Frauenheilk. 57 (1997) 31 – 36

Schrage, R., A. Brückmann: Die Abrasio in der Anamnese von Corpuskarzinompatientinnen. Zur diagnostischen Zuverlässigkeit des Eingriffs. Frauenarzt 4 (1988) 459

Schwartz, P. E., J. T. Chambers, R. Makuch: Neoadjuvant chemotherapy for advanced ovarian cancer. Gynecol. Oncol. 37 (1994) 33 – 37

Semm, K.: Operationslehre für endoskopische Abdominalchirurgie – Operative Pelviskopie. Schattauer, Stuttgart 1984

Volz, J., S. Köster, F. Melcher: Tierexperimentelle Untersuchungen zur intraabdominalen Tumorimplantation: Laparotomie und Laparoskopie im Vergleich. Arch. gynecol. Obstet 258, Suppl. 1 (1996) 4 – 10

Wallwiener, D., B. Aydeniz, S. Rimmbach, A. Fischer, R. Conradi, G. Bastert: Äthanolbeimengung im Distensionsmedium bei der operativen Hysteroskopie als Screening zur Vermeidung eines fluid overloads – Eine prospektiv randomisierte Vergleichsstudie von ablativer versus nicht ablativer operativer Hysteroskopie und unterschiedliche Äthanolkonzentrationen. Geburtsh. u. Frauenheilk. 56 (1996) 462 – 469

Anforderungen an die histopathologische Befundung

Aus der intensiven Zusammenarbeit zwischen Gynäkologen und Histopathologen konnten ideale Voraussetzungen für eine differenziertere und mehr tumorangepaßte individualisierte Behandlung von Frauen mit einem Genitalkarzinom erarbeitet werden. Die Verantwortung, die sich aus einer Individualisierung einer Krebsbehandlung ergibt, fordert u. a., daß die histologische Tumordiagnose neben der Charakterisierung des Tumors eine zuverlässige Aussage über die Ausdehnung des Tumors im entfernten Gewebe bzw. auch zur Frage der Tumorentfernung im gesunden Gewebe enthält (RR-Status). Falls die Resektion nicht im Gesunden erfolgte, ist die Angabe, wo nicht in sano operiert wurde, für die weitere Behandlung unerläßlich.

Tab. 2.17 Empfehlung zur Berichterstattung des Pathologiebefunds beim Mammakarzinom

Makroskopie

Präparatbeschreibung:
- mit oder ohne Hautspindel
- mit oder ohne Mamille
- Präparatgröße in mm
- Markierung zur Präparatorientierung

Tumor:
- Anzahl der Tumorknoten, ggf. Lokalisation
- Tumorgröße in mm, als Mindestangabe größter Durchmesser, besser 3dimensional
- Tumorbeschreibung:
  - Farbe
  - Konsistenz
  - Sonstiges
- Beschreibung der Tumorränder:
  - glatt
  - unregelmäßig
  - Sonstiges

RR-Status:
- Mindestabstand des Tumors zum Resektionsrand in mm

Lymphknotenstatus:
- Anzahl
- Größe
- Erscheinung der Lymphknoten (z. B. verbacken)

Mikroskopie

Tumor:
- Beschreibung des histologischen Tumortyps
- histologische Klassifikation invasiver Karzinome (nach AFIP, nach Rosen u. Oberman 1993)
- intraduktale Komponente (Angabe in %)

Histologischer Grad:
- invasive Karzinome: Grading (Bässler u. Mitarb. 1992), modif. nach Bloom u. Richardson)
- DCIS: Kerngrading (gering, intermediär, hoch)
- komedoartige Nekrosen (vorhanden, nicht vorhanden)
- fakultativ: Van-Nuys-Klassifikation (Gruppe I, II, III) (Silverstein u. Mitarb. 1995), Van-Nuys-Prognoseindex 3–9 (Silverstein u. Mitarb. 1996)

Multifokalität/Multizentrizität (Tulusan 1996):
- Mindestabstand des Tumors zum Resektionsrand in mm:
  - für intraduktale Komponente gesondert angeben (Lagios 1990)
  - Entfernung im gesunden Gewebe
  - Entfernung im gesunden Gewebe zweifelhaft
  - Entfernung nicht im gesunden Gewebe
  - auch „nicht beurteilbar" anführen

Peritumoraler Gefäßeinbruch:
- Lymphangiose
- Hämangiose

Mikrokalzifikationen (Präsenz und Lokalisation):
- weitere Veränderungen in der Umgebung (z. B. atypische Hyperplasie von Drüsenläppchen, Papillombildung, u. a.)

Lymphknotenstatus:
- Zahl der untersuchten Lymphknoten
- Zahl der befallenen Lymphknoten
- besonders zu beachten:
  - Metastasengröße in mm
  - Infiltration des perinodalen Fettgewebes
  - Fixation untereinander oder mit der Umgebung

Zusammengefaßtes pTNM-Stadium

Rezeptoranalyse:
- Angabe der Methode: biochemisch oder immunhistochemisch

Angaben zur immunhistochemischen Analyse:
- Mindestangabe: Prozentsatz der positiv angeförbten Kerne
- fakultativ: Angabe des immunreaktiven Scores nach Remmele u. Stegner (1987)

Neuere Prognosefaktoren mit fraglicher klinischer Relevanz: z. B. S-Phase, Ki67, Proteasen

DCIS duktales Carcinoma in situ

Voraussetzungen für eine therapiebestimmende histologische Diagnose

- Vornahme des für den Individualfall am besten geeigneten diagnostischen Eingriffs,
- adäquate, nach den oben genannten Gesichtspunkten ausgerichtete feingewebliche Aufarbeitung des Operationspräparats,
- geeignete histologische Diagnostik unter Einbeziehung therapierelevanter Prognosefaktoren (Lohe u. Mitarb. 1976).

In den kürzlich erschienenen Empfehlungen zu Inhalten eines Pathologiebefunds beim Mammakarzinom (Engel u. Mitarb. 1997) wird festgehalten, daß der Pathologiebefund grundsätzlich 2 Ziele verfolgt:

- es wird ein Dokument erstellt, das die durchgeführte Beurteilung und zusammengefaßte Diagnostik auch zu jedem späteren Zeitpunkt nachvollziehbar macht,
- die zusammengefaßte histopathologische Diagnose gibt dem Kliniker die grundlegende Information, die er für eine weitere Therapieentscheidung benötigt (Schmidt-Matthiesen 1988, Dallenbach-Hellweg 1991).

Ähnliche Empfehlungen liegen z. B. auch für das Ovarialkarzinom vor (Scully u. Mitarb. 1996).

Am Beispiel des Mammakarzinoms wird deutlich, daß neben den konventionellen Daten wie histologische Klassifikation, Tumorstadium, Lymphknotenstatus, Grading und intraduktale Komponente für die weiterführende Therapie auch der Rezeptorstatus und weitere prognostische Faktoren eine Rolle spielen. Unterschiede

Tab. 2.18 Empfehlung zur Berichterstattung des Pathologiebefunds beim Vulvakarzinom

Makroskopie	Mikroskopie
Präparatbeschreibung: ➤ Hemivulvektomie rechts/links ➤ totale Vulvektomie ➤ Präparatgröße in cm, 3dimensional ➤ Markierung zur Präparatorientierung	Tumor: ➤ Beschreibung des histologischen Tumortyps ➤ Tumorgröße (2dimensional): – größte Invasionstiefe in mm (Messung nach ISSVD, Wilkinson u. Mitarb. 1986)
Tumor: ➤ Anzahl der Tumorherde ➤ Lokalisation des Tumors ➤ Tumorgröße in mm ➤ Tumorbeschreibung: – Exophyt – Endophyt – Exulzeration – Farbe – Konsistenz ➤ Beschreibung der Tumorränder: – glatt – unregelmäßig	Tumorgrading: ➤ reif, mittel, unreif (Hopkins u. Mitarb. 1991) ➤ Beurteilung: – Entfernung im gesunden Gewebe – Entfernung im gesunden Gewebe zweifelhaft – Entfernung nicht im gesunden Gewebe – auch „nicht beurteilbar" anführen ➤ Berücksichtigung nichtinvasiver Präneoplasien der Tumorumgebung RR-Status: ➤ Mindestabstand des Tumors zum Resektionsrand in mm
RR-Status: ➤ Mindestabstand des Tumors zum Resektionsrand in mm	Peritumoraler Gefäßeinbruch: ➤ Lymphangiose ➤ Hämangiose Weitere wesentliche Hautveränderungen in der Umgebung (VIN I – III)
Lymphknotenstatus: ➤ inguinal/pelvin ➤ Anzahl ➤ Größe ➤ Erscheinung der Lymphknoten (z. B. verbacken)	Lymphknotenstatus: ➤ Zahl der untersuchten Lymphknoten ➤ Zahl der befallenen Lymphknoten ➤ besonders aufzuführen: – Infiltration des perinodulären Fettgewebes – Fixation untereinander oder mit der Umgebung Zusammengefaßtes pTNM-Stadium Mögliche Prognosefaktoren: Ploidie, S-Phase

in der Festlegung der Cut-off-Werte bei der immunhistochemischen Rezeptoranalyse können jedoch zu einer abweichenden Bewertung (positiv/negativ) mit entscheidenden Auswirkungen auf die Therapie führen. Als „Kommunikationsstandard" wurde daher eine Empfehlung zur Berichterstattung des Pathologiebefunds zusammengestellt, die in Tab. 2.**17** gekürzt wiedergegeben wird.

> Für alle Prognosefaktoren gilt, daß sie zu einer möglichst frühzeitigen Unterscheidung von Patientinnen mit niedrigem bzw. hohem Rezidivrisiko beitragen sollen.

Diese Erfassung von Prognosefaktoren ermöglicht eine risikoadaptierte Zusatzbehandlung bzw. Nachsorge der Patientinnen. So würden z. B. bei einer unausgelesenen adjuvanten Behandlung aller nodal negativen Patientinnen 70% unnötig und 22% erfolglos behandelt werden. Nur 8% der Patientinnen würden von der Therapie profitieren (Graeff u. Mitarb. 1997).

In gleicher Weise lassen sich auch für die häufigsten gynäkologischen Karzinome bzw. ihre Vorstadien Inhalte eines Pathologiebefundes beschreiben, die wegweisend für eine weitere tumorangepaßte Behandlung sein können (Tab. 2.**18** – 2.**22**).

Die Angaben zum Operationspräparat beim Vaginalkarzinom unterscheiden sich nicht wesentlich von den Befundangaben beim Vulvakarzinom (Tab. 2.**18**). Die histologische Aufarbeitung des Operationspräparats bei Frauen mit Tubenkarzinom entspricht weitgehend der Befundwiedergabe beim Ovarialkarzinom (Tab. 2.**22**).

Sarkome unterschiedlicher Lokalisation

Die Befundwiedergabe entspricht der Befundung der Operationspräparate bei Tumoren von Vulva, Vagina, Zervix bzw. Corpus uteri und Ovar. Auch bei Sarkomen ist eine entsprechende makroskopische Beschreibung von Tumorlokalisation und Ausdehnung für die weitere Behandlung von entscheidender Bedeutung. Bei der mikroskopischen Beurteilung wird neben der Tumorlokalisation und -ausdehnung der Differenzierungsgrad,

Tab. 2.19 Empfehlung zur Berichterstattung des Pathologiebefunds bei zervikaler intraepithelialer Neoplasie (frühe Stromainvasion)

Makroskopie	RR-Status:
➤ Konus mit Fadenmarkierung ➤ Präparatgröße (Breite/Höhe des Konus in mm) ➤ Präparatbeschreibung (offener/geschlossener Konus) ➤ Kürettage Restzervix ➤ Kürettage Corpus uteri	➤ nichtinvasiver bzw. invasiver Anteil ➤ Beurteilung: – Entfernung im gesunden Gewebe – Entfernung im gesunden Gewebe zweifelhaft – Entfernung nicht im gesunden Gewebe – auch „nicht beurteilbar" anführen – bei Entfernung nicht im gesunden Gewebe, Angabe wo (Portiooberfläche/endozervikal)
Mikroskopie	Bei Mikrokarzinom peritumoraler Gefäßeinbruch vorhanden/nicht vorhanden
Ausmaß und Schweregrad der zervikalen intraepithelialen Neoplasie (CIN I – III) Ausbreitung: ➤ Portiooberfläche/endozervikal ➤ unifokal/multifokal ➤ frühe Stromainvasion ➤ Mikrokarzinom (definierte Messung 3dimensional in mm)	Beurteilung des Abradats der Restzervix Beurteilung Korpusabradat Zusammengefaßtes pTNM-Stadium Zusätzliche Prognosefaktoren: HPV-Typisierung, nur bei spezieller Fragestellung, nicht obligat

HPV humanes Papillomavirus

Tab. 2.20 Empfehlung zur Berichterstattung des Pathologiebefunds beim Zervixkarzinom

Makroskopie	**Mikroskopie**
Präparatbeschreibung: ➤ Uterus mit Parametrangewebe und Scheidenmanschette ➤ Adnexe ja/nein bzw. rechts/links ➤ Länge und Breite parametranes Gewebe in cm ➤ Länge Scheidenmanschette in cm	Tumor: ➤ Histologischer Tumortyp (Fu u. Reagan 1989) ➤ Tumorgröße in mm ➤ Uni-/Multifokalität ➤ Grading
Tumor: ➤ Tumorlokalisation ➤ Tumorgröße in mm, als Mindestangabe größter Durchmesser, besser 3dimensional ➤ Tumorbeschreibung: – Exophyt – Endophyt – Farbe – Konsistenz ➤ Beschreibung der Tumorränder im Verhältnis zu Scheide, Corpus uteri und parametranem Gewebe	RR-Status: ➤ Mindestabstand des Tumors zum Resektionsrand in mm ➤ Beurteilung: – Entfernung im gesunden Gewebe – Entfernung im gesunden Gewebe zweifelhaft – Entfernung nicht im gesunden Gewebe – auch „nicht beurteilbar" anführen – bei Entfernung nicht im gesunden Gewebe, Angabe wo (scheidenwärts, parametranwärts)
RR-Status: ➤ Mindestabstand des Tumors zum Resektionsrand in mm	Peritumoraler Gefäßeinbruch: ➤ Lymphangiose ➤ Hämangiose Beschreibung weiterer atypischer Veränderungen
Lymphknotenstatus: ➤ Anzahl ➤ Größe ➤ Erscheinungsbild der Lymphknoten (z. B. verbacken)	Lymphknotenstatus: ➤ pelvin/paraaortal ➤ Zahl der untersuchten Lymphknoten ➤ Zahl der befallenen Lymphknoten ➤ besonders aufzuführen: – Größe der Metastasen – Infiltration des perinodalen Fettgewebes – Fixation untereinander oder mit der Umgebung Zusammengefaßtes pTNM-Stadium Mögliche Prognosefaktoren: Ploidie, S-Phase, Bestimmung HER-2/9

Tab. 2.21 Empfehlungen zur Berichterstattung des Pathologiebefunds beim Endometriumkarzinom

Makroskopie

Präparatbeschreibung:
- Uterus ohne bzw. mit parametranem Gewebe (cm) und Scheidenmanschette
- Adnexe beidseits
- Scheidenmanschette (cm)

Tumor:
- Tumorlokalisation
- Tumorgröße in mm, als Mindestangabe größter Tumordurchmesser, besser 3dimensional bzw. Bestimmung größter Infiltrationstiefe im Vergleich zur gemessenen Myometriumdicke

RR-Status:
- Mindestabstand des Tumors zum Resektionsrand scheidenwärts (mm)

Lymphknotenstatus:
- Anzahl
- Größe
- Erscheinungsbild der Lymphknoten (z. B. verbacken)

Mikroskopie
(International Society of Gynecological Pathologists)

Tumor:
- histologischer Tumortyp
- Tumorbeschreibung:
  - Exophyt
  - Endophyt
- Grading
- Uni/Multifokalität
- größte Invasionstiefe in mm im Vergleich zur gemessenen Myometriumdicke in mm
- Infiltrationstiefe des Myometriums ($\frac{1}{3}$, $\frac{2}{3}$, $\frac{3}{3}$)
- Tumorübergang auf die Zervix (Drüsen/Stroma)

RR-Status:
- Beurteilung:
  - Entfernung im gesunden Gewebe
  - Entfernung im gesunden Gewebe zweifelhaft
  - Entfernung nicht im gesunden Gewebe
  - auch „nicht beurteilbar" anführen
  - bei Entfernung nicht im gesunden Gewebe, Angabe wo (scheidenwärts, parametranwärts)

Peritumoraler Gefäßeinbruch:
- Lymphangiose
- Hämangiose

Beschreibung weiterer Schleimhautveränderungen in der Tumorumgebung (Ausmaß und Schweregrad einer bestehenden Endometriumhyperplasie)
Metastatische Absiedlung (Ovarien, evtl. großes Netz)

Lymphknotenstatus:
- Zahl der untersuchten Lymphknoten
- Zahl der befallenen Lymphknoten
- Besonders aufzuführen:
  - Metastasengröße
  - Infiltration des perinodulären Fettgewebes
  - Fixation untereinander oder mit der Umgebung

Zusammengefaßtes pTNM-Stadium
Mögliche weitere Prognosefaktoren: Peritonealzytologie, Rezeptoranalyse, Ploidie, Überexpression von HER-2/9, P53

die Zell- und Kernpleomorphie berücksichtigt. Die Mitoserate sowie der Nachweis eines Tumoreinbruchs in Lymph- und Blutgefäße ist von prognostische Bedeutung. Gleiches gilt für den RR-(Resektionsrand-)Status, d. h., die Angabe im Befund, ob der Tumor in sano bzw. nicht im gesunden Gewebe entfernt wurde. Falls er nicht im gesunden Gewebe reseziert wurde, ist für die Nachbehandlung von Bedeutung, wo Reste des Sarkoms belassen wurden. Auch „nicht beurteilbar" wird angeführt. Als Prognosefaktor gilt neben den genannten morphologischen Kriterien beim endometrialen Stromasarkom der Rezeptorstatus als mitbestimmend für die weitere Therapieplanung.

Trophoblasttumoren

Bei Trophoblasttumoren erfolgt die Diagnosestellung zumeist nur am Abradat bzw. am Exzidat einer Metastase. Nur selten erfolgt die Diagnosestellung am Uteruspräparat, da die primäre Chemotherapie im Vordergrund der Behandlung steht. Als Indikation für eine chirurgische Intervention mit Entfernung des Uterus gelten folgende Aspekte:

- nichtmetastasierte, chemotherapieresistente, destruierende Mole,
- nichtmetastasiertes chemotherapierefraktäres Chorionkarzinom,
- lebensbedrohliche Blutung.

Der histopathologische Befund des Operationspräparats wird entsprechend dem entfernten Gewebe beurteilt. Von besonderer Bedeutung ist bei der makroskopischen Bewertung der Befall von Nachbarorganen, z. B. Adnexmetastasen, metastatische Absiedlung am Darm.

Bei der Anwesenheit von Zottengewebe sollte die Diagnose eines Chorionkarzinoms primär nicht gestellt werden (Vogel 1997). Neben den genannten morphologischen Prognosefaktoren wurde ein modifizierter Prognoseindexscore formuliert (Soper u. Mitarb. 1992).

Fazit

Die genannten Inhalte eines pathohistologischen Befunds ergeben sich aus einer umfassenden histomorphologischen Untersuchung des gesamten Operationspräparats. Sie stellen für den Kliniker eine wesentliche Entscheidungshilfe für die weitere Behandlung einer Patientin dar. Voraussetzung ist allerdings, daß dem

Tab. 2.22 Empfehlungen zur Berichterstattung des Pathologiebefunds beim Ovarialkarzinom

Makroskopie	Peritumoraler Gefäßeinbruch: ➤ Lymphangiose ➤ Hämangiose Weitere wesentliche Veränderungen in der Tumorumgebung (Endometriose mit sekundärer Verkrebsung u. a.)
Präparatbeschreibung: ➤ Uterus ➤ Adnexe bzw. Ovarialtumoren ➤ großes Netz ➤ Appendix ➤ weitere Tumoranteile ➤ Peritonealresektat ➤ Resektate von Darmabschnitten	RR-Status: ➤ soweit beurteilbar ➤ besonders zu berücksichtigen: – Resektate von Darmabschnitten bzw. großem Netz ➤ Beurteilung: – Entfernung im gesunden Gewebe – Entfernung im gesunden Gewebe zweifelhaft – Entfernung nicht im gesunden Gewebe – auch „nicht beurteilbar" anführen – bei Entfernung nicht im gesunden Gewebe, Angabe wo
Tumor: ➤ Tumorgröße in cm ➤ Oberfläche glatt/Tumorauflagerungen/rupturiert ➤ Ovarialtumor überwiegend zystisch/solid ➤ Zysteninhalt wäßrig/fadenziehend-schleimig ➤ Beschreibung weiterer Tumorherde am Darm in Beziehung zum Darmlumen bzw. Peritoneum	Lymphknotenstatus: ➤ pelvin/paraaortal ➤ Zahl der untersuchten Lymphknoten ➤ Zahl der befallenen Lymphknoten ➤ besonders aufzuführen: – Größe der Metastasen – Infiltration des perinodalen Fettgewebes – Fixation untereinander oder mit der Umgebung
RR-Status: ➤ Wenn möglich Messung Mindestabstand des Tumors zum Resektionsrand, z. B. im Bereich resezierter Darmabschnitte	Zusammengefaßtes pTNM-Stadium Mögliche Prognosefaktoren: Ploidiestatus, S-Phasen-Fraktion, Mitoseindex, Onkogenamplifikation HER-2/9, Wachstumsfaktoren Rezeptoranalyse
Lymphknotenstatus: ➤ pelvin/paraaortal ➤ Anzahl ➤ Größe ➤ Erscheinungsbild der Lymphknoten (z. B. verbacken)	
Mikroskopie	
Tumor: ➤ histologischer Tumortyp (Fox 1993) ➤ Uni-/Multifokalität ➤ Grading	

zur histologischen Untersuchung eingesandten Gewebematerial die relevanten klinischen Angaben beigefügt werden, wie dies z. B. in den Empfehlungen für das Begleitschreiben zum Operationspräparat festgehalten wurde (Engel u. Mitarb. 1997).

Darüber hinaus kann die persönliche Diskussion zwischen Kliniker und Histopathologe im Einzelfall eine individuelle Entscheidungshilfe vermitteln.

Am Beispiel des Mammakarzinoms wurde festgehalten, daß in der histopathologischen Diagnose Teilbefunde unter Berücksichtigung der wichtigsten Prognosekriterien zusammengefaßt und transformiert werden zu klaren kurzen Aussagen über:

- die histopathologische Klassifikation (WHO),
- das Tumorgrading,
- den Lymphknotenstatus,
- den Hormonrezeptorstatus,
- die pTNM-Klassifikation (Bässler 1997).

Ähnliches gilt auch für die einzelnen aufgeführten malignen Genitaltumoren.

Zu beachten ist, daß Prognosefaktoren und therapierelevante Faktoren nicht immer deckungsgleich sind.

Literatur

Bässler, R.: Untersuchungstechnik und Diagnostik an Operationspräparaten. In Remmele, W.: Pathologie. Springer, Berlin 1997

Bässler, R., W. Böcker, P. Hermanek, H. Pickartz et al.: Die gegenwärtige Situation des Gradings beim Mammakarzinom. Pathologe 13 (1992) 130 – 134

Bloom, H. J. G., W. W. Richardson: Histological grading and prognosis in breast cancer: a study of 1049 cases of which 359 have been followed 15 years. Europ. J. Cancer 11 (1957) 359 – 372

Dallenbach-Hellweg, G.: Histopathologische und immunhistochemische Diagnostik – Voraussetzung zur Optimierung der Aussage. In Schmidt-Matthiesen, H.: Allgemeine gynäkologische Onkologie, 3. Aufl. Urban & Schwarzenberg, München 1991

Engel, J., A. Lebeau, H. Arnholdt, D. Hölzel, H. Sauer, U. Löhrs: Empfehlungen zu Inhalten eines Pathologiebefundes beim Mammakarzinom. Geburtsh. u. Frauenheilk. 57 (1997) M62 – M66

Engel, J., A. Lebeau, H. Arnholdt, D. Hölzel, H. Sauer, U. Löhrs: Empfehlungen für das Begleitschreiben zum Operationspräparat. Geburtsh. u. Frauenheilk. 57 (1997) M62 – M66

FIGO: FIGO stages – 1988 – revision. Gynecol. Oncol. 35 (1989) 125 – 127

Fox, H.: Histopathology. In Burghardt, E., M. J. Webb, J. M. Monaghan, G. Kindermann: Surgical Gynecologic Oncology. Thieme, Stuttgart 1993
Fu, Y. S., J. W. Reagan: Benign and malignant epithelial lesions of the uterine cervix. In Bennington, J. L.: Pathology of the Uterine Cervix, Vagina and Vulva. Saunders, Philadelphia 1989
Graeff, H., W. Willmanns, F. Jänicke, A. Sauer, S. Classen: Prognostische und therapierelevante Faktoren beim Mammakarzinom – Ergebnisse einer Konsensuskonferenz. Onkologie 20 (1997) 426 – 429
Hopkins, M. P., G. C. Reid, I. P. Vettrano, G. W. Morley: Squamous cell carcinoma of the vulva: prognostic factors influencing survival. Gynecol. Oncol. 43 (1991) 113 – 117
Lagios, M. D.: Ductal carcinoma in situ: pathology and treatment. Surg. Clin. N. Amer. 70 (1990) 853 – 871
Lohe, K. J., J. Baltzer, J. Zander: Histologische Diagnose und individuelle Krebsbehandlung in der Gynäkologie. Münch. med. Wschr. 118 (1976) 1373 – 1378
Remmele, W. H., H. E. Stegner: Vorschlag zur einheitlichen Definition eines immunreaktiven Scores (IRS) für den immunhistochemischen Östrogenrezeptornachweis (ER-ICA) im Mammakarzinomgewebe. Pathologe 8 (1987) 138 – 140
Rosen, W., H. A. Oberman: Tumors of the mammary gland. In Atlas of Tumorpathology, 3rd ed. Armed Forces Institute of Pathology, Washington 1993
Schmidt-Matthiesen, H.: Differenziertes diagnostisches Vorgehen und histopathologische Basisinformationen als Voraussetzung für individuelle onkologische Therapie. Pathologe 9 (1988) 251 – 260
Scully, R. E., D. E. Henson, M. N. Nielsen, St. G. Ruby: Practice protocoll for the examination of specimen removed from patients with ovarian tumores. Cancer 78 (1996) 927 – 940
Serov, S. F., R. E. Scully, L. H. Sorin: International Histological Classification of Tumors. Histological typing of ovarian Tumors. WHO, Genf 1973 (Nr. 9)
Silverstein, M. J., D. N. Poller, J. R. Waisman: Prognostic classification of breast ductal carcinoma in situ. Lancet 354 (1995) 1154 – 1157
Silverstein, M. J., M. D. Lagios, Ph. Craig: A prognostic index for ductal carcinoma in situ of the breast. Cancer 77 (1996) 2267 – 2274
Soper, J. T., C. B. Hammond, J. L. Lewis: Gestational Trophoblastic Disease. Cancer Principals and Practice of Gynecologic Oncology. Lippincott, Philadelphia 1992
Tulusan, A. H.: Multifokalität – Multizentrizität und Bilateralität des Carcinoma in situ. 1. Internationales Symposium Bayreuth, 1996: Zur Problematik des Carcinoma in situ und des lokal fortgeschrittenen Karzinoms der Mamma (U. T. Devita, S. Hellman, St. A. Rosenberg, Hrsg.). 1996
Vogel, M.: Pathologie der Schwangerschaft, der Plazenta und des Neugeborenen. In Remmele, W.: Pathologie, Band 4, 2. Aufl. Springer, Berlin 1997
Wilkinson, E. J., B. Kneale, P. J. Lynch: Report of the ISSVD terminology committee. J. reprod. Med. 31 (1986) 973 – 974

Labordiagnostik

■ Präoperative Laboruntersuchungen

Präoperative Laboruntersuchungen orientieren sich am Krankheitsbild, an Symptomen, an Begleiterkrankungen und an der Ausdehnung des geplanten chirurgischen Eingriffs in Abhängigkeit vom Tumorstadium. Neben der Beurteilung wichtiger Organfunktionen kann die Bestimmung einzelner Laborparameter zur präoperativen Beurteilung der Tumorausdehnung beitragen bzw. auf die Art des Primärtumors oder seine Metastasierung hindeuten. Bei Laboruntersuchungen ist aber eine kontinuierliche, kritische Analyse von Kosten und Nutzen erforderlich, um unsinnige Routineuntersuchungen möglichst zu vermeiden. Ein Orientierungsrahmen für die wichtigsten präoperativen Laboruntersuchungen ist in Tab. 2.**23** zusammengestellt. Je nach klinischer Situation und in Absprache mit den Anästhesisten können jederzeit weitergehende Untersuchungen indiziert sein.

Blutbild

Für alle Patientinnen sollte präoperativ ein Blutbild unter Einschluß von Thrombozyten und Differentialblutbild vorliegen.

Hämoglobin (Hb)/Hämatokrit (HKT). Hb und HKT geben einen Eindruck über den allgemeinen Gesundheitszustand. Bei Frauen vor der Menopause ist bei Vorliegen einer Anämie an Blutungsstörungen mit einer Menometrorrhagie zu denken. Eine *Eisenmangelanämie* kann durch die Bestimmung von Serumeisen und Ferritin festgestellt werden. Wird ein Eisenmangel diagnostiziert, ist aus onkologischer Sicht vor allem nach Malignomen im Gastrointestinaltrakt sowie nach Karzinomen des Uterus zu suchen.

> Patientinnen nach vorangegangener Chemo- oder Strahlentherapie sind häufig anämisch und sollten vor einer Operation unabhängig von der Art und Dauer des operativen Eingriffs transfundiert werden, wenn der Ausgangs-Hb-Wert unter 8 g% liegt.

Bei Patientinnen mit *chronisch pulmonaler Erkrankung* kann ein erhöhter Hb-Wert mit begleitend erhöhtem HKT-Wert vorliegen. Dieser Befund ist nicht nur Ausdruck einer schweren pulmonalen Veränderung, sondern bedeutet auch ein deutlich erhöhtes Risiko für perioperative thromboembolische Komplikationen. Eine entsprechende Antikoagulationsbehandlung sollte bereits präoperativ eingeleitet werden.

Leukozyten. Ein weißes Blutbild, möglichst unter Einschluß eines Differentialblutbilds, sollte ebenfalls vor jedem operativen Eingriff vorliegen. Während einer laufenden Chemotherapie oder nach deren Abschluß sollte ein elektiver chirurgischer Eingriff nur dann durchgeführt werden, wenn die Leukozytenzahl $> 3000 \times 10^3/mm^2$ und der Neutrophilenanteil > 50% beträgt.

Thrombozyten. Patientinnen mit einer Eisenmangelanämie weisen gelegentlich eine *Thrombozytose* auf. Nicht selten ist auch bei Tumorpatientinnen eine Thrombozytose zu beobachten, die durch das von Tumorzellen sezernierte Interleukin-6 (IL-6) induziert wird. Ein präoperativ erhöhter CA-125-Wert und eine gleichzeitige Thrombozytose erhärten die Verdachtsdiagnose eines malignen Ovarialtumors (Chalas u. Mitarb. 1992). Während einer zytostatischen Therapie wird eine *Thrombozytopenie* seltener als eine *Leukozytopenie* beobachtet. Vor elektiven Eingriffen (z.B. Second-look-Operation) sollte aber durch mehrfache Bestimmungen

Tab. 2.23 Laboruntersuchungen vor onkologisch-chirurgischen Eingriffen

	Hb/HKT	Differentialblutbild				Quick-Wert/PTT	Leberfunktionstests
		Thrombozyten	Elektrolyte	Blutzucker	Harnstoff/Kreatinin		
Alle Patienten	×						
Alter < 40							
40–49							
50–64							
65				×	×		
Verdacht auf Karzinom		×	×			×	
Vorangehende CT		×	×	×	×	×	×
Vorangehende Strahlentherapie		×		×	×	×	
Kardiovaskuläre Erkrankung					×		
Pulmonale Erkrankung							
Hepatische Erkrankung						×	×
Renale Vorerkrankung			×		×		
Diabetes			×	×	×		
Rauchen							
Blutungsanamnese		×				×	

CT Chemotherapie

sichergestellt sein, daß der Nadir für Thrombozyten und Leukozyten durchschritten wurde und eine volle Erholung vorliegt (Thrombozyten > 100 000 × 10^3/mm^2). Ist ein chirurgischer Eingriff bei Thrombozytopenie erforderlich, muß vor der Operation zunächst die Möglichkeit einer Thrombozytentransfusion abgeklärt werden. Ist diese grundsätzlich möglich, kann der operative Eingriff geplant werden. Absolute Untergrenzen der Thrombozytenzahl, die eine sichere Operation noch zulassen, gibt es nicht, da die Thrombozytenzahl kein Maß für die *Thrombozytenfunktion* ist. Bei kleineren Eingriffen ist wahrscheinlich eine Thrombozytenzahl von ca. 50 000 ausreichend, während bei größeren Operationen mit erwartetem Blutverlust Werte von 75 000 – 100 000 vorliegen sollten. Wird in dieser Situation operiert, müssen vor der Operation Thrombozytenkonserven im Operationssaal bereitgestellt sein. Von zunehmender klinischer Bedeutung ist die heparininduzierte Thrombozytopenie (HIT), die besonders in der postoperativen Phase rechtzeitig erkannt werden muß (Thrombozytenkontrolle!).

Elektrolyte

Elektrolytverschiebungen weisen im allgemeinen auf eine *renale Funktionsstörung* hin. Verschiebungen im Na-/Ka-Haushalt können auf eine *Dehydratation*, eine vorangehende *Emesis* während der Chemotherapie oder auf eine *saluretische Medikation (Hypokaliämie)* hinweisen. An Elektrolytverschiebungen *im Rahmen der Darmvorbereitung für Darmeingriffe* (forciertes Abführen, Golightly, orthograde Darmspülung) muß gedacht werden. Diese leichten Verschiebungen im Elektrolythaushalt sind kein Anlaß, einen operativen Eingriff zu verschieben. Schwerere Elektrolytverschiebungen im Na-/K-Haushalt deuten immer zuerst auf eine renale Schädigung hin. Serumkreatininwerte > 2,5 mg/ml müssen vor einer elektiven Operation umfassend abgeklärt werden. Ebenso sollten Na^+-Werte < 120 mEq/ml vor einer Operation korrigiert werden. Bei Ka^+-Werten < 3,3 mEq/ml und > 5,0 mEq/ml ist ein operativer Eingriff aufgrund des Arrythmierisikos nach Möglichkeit zu verschieben, bis eine Abklärung bzw. eine Rekompensation erfolgt ist.

Serumglucose

Die Bestimmung der Serumglucose zeigt präoperativ nur selten ausgeprägt pathologische Befunde, die eine Verschiebung geplanter operativer Eingriffe erforderlich machen würde. Mäßige Verschiebungen sind bei älteren Patientinnen durch einen veränderten Glucosemetabolismus häufig. Blutzuckerwerte zwischen 140 – 200 mg/dl sollten den Operateur dazu veranlassen, postoperative Kontrolle einzuleiten. Patientinnen mit bekanntem Diabetes bedürfen wegen einer streßbedingten relativen Insulinresistenz perioperativ häufig höherer Insulindosierungen.

Gerinnungsstatus

Manifeste Koagulopathien werden bei einer routinemäßigen Bestimmung von Quick-Wert und PTT (partielle Thromboplastinzeit) nur bei 1,9% der Fälle in einer Population von Patientinnen mit elektiven gynäkologischen Eingriffen und in 3,4% der Fälle bei Patientinnen mit gynäkologisch-onkologischen Eingriffen gefunden (Myers u. Mitarb. 1994). Nicht selten sind Abnahme- oder Laborfehler die Erklärung für pathologische Befunde. Bei Patientinnen mit einer auffälligen Anamnese (Familienanamnese, leichtes Auftreten „blauer Flecken" oder Petechien bei der allgemeinen körperlichen Untersuchung) ist eine präoperative Abklärung weiterhin obligat.

Leberfunktionstests

Leicht erhöhte Werte der Transaminasen (Serum-Glutamatoxalacetat-Transaminase [SGOT], Serum-Glutamatpyruvat-Transaminase [SGPT]), oder der AP (alkalische Phosphatase) gehören zu den häufigeren Befunden im Rahmen einer präoperativen Labordiagnostik. Übersteigen die Transaminasenwerte das 2fache der Normwerte, ist eine weitergehende Abklärung erforderlich, wobei entzündliche Ursachen oder eine tumorbedingte intrahepatische Metastasierung differentialdiagnostisch zu erwägen sind. Beim serologischen Nachweis einer floriden Hepatitis oder bei ethyltoxischer Genese sollte eine Operation in der akuten Phase der Erkrankung möglicht nicht erfolgen. Liegt der Verdacht auf eine intra- oder perihepatische Metastasierung vor, erfolgt die weitere Abklärung durch bildgebende Verfahren (Ultraschall, CT).

Schilddrüsenfunktionstests

Bei folgenden klinischen Symptomen ist eine weitergehende Klärung der Schilddrüsenfunktion erforderlich:

- Struma,
- Exophthalmus,
- Tachykardie,
- Schwitzen,
- Tremor,
- Schlaflosigkeit.

Laborchemische Zeichen einer mäßigen Hyperthyreose sind erniedrigte Serum-TSH-(thyroidea-stimulierendes Hormon)Werte und erhöhte T_3- und T_4-Werte. Operationen sollten, wenn möglich, aufgrund des Risikos einer intraoperativen Thyreotoxikose erst nach der Normalisierung der Laborbefunde erfolgen (*Cave:* jodhaltige Kontrastmittel). Patientinnen mit einer bereits medikamentös eingestellten Hyperthyreose können ihre Medikation bis unmittelbar vor der Operation beibehalten und postoperativ frühzeitig nach 24–48 Stunden wieder aufnehmen.

Urinanalyse

Die routinemäßige Urinanalyse ist nur bei symptomatischen Patientinnen indiziert. Wird eine massive Bakterienbesiedelung im Mittelstrahlurin nachgewiesen, ist eine weitergehende Keimdifferenzierung im Katheterurin mit Erstellung eines Antibiogramms notwendig. In diesen Fällen sollte eine präoperative Antibiotikatherapie begonnen werden. Eine Verschiebung der geplanten Operation ist in aller Regel nicht erforderlich. Mikrohämaturie und Proteinurie sind Indikationen für eine weitergehende Abklärung.

Tumormarker

Es handelt sich um nachweisbare oder meßbare Substanzen, die in besonderer Weise auf einen oder mehrere Tumoren hinweisen können, ohne ausschließlich mit ihnen verknüpft zu sein.

Chemisch handelt es sich bei den zirkulierenden Tumormarkern um Substanzen mit Protein-, Kohlehydrat- oder Lipidcharakter bzw. um Verbindungen, die entweder in Tumorzellen vorkommen oder in deren Umgebung induziert werden. *Immunologisch* gesehen sind Tumormarker nicht tumor- und nur selten organspezifisch und daher besser als tumorassoziierte Substanzen zu bezeichnen. Es handelt sich z. B. um Vorstufen normaler Antigene (CA 19-9), um Hormone (humanes Choriongonadotropin [HCG]) oder onkofetale Antigene (karzinoembryonales Antigen [CEA], α_1-Fetoprotein [AFP]). Der Nachweis zirkulierender Tumormarker wird mit Radio-, Enzym- oder auch mit Fluoreszenz- und Lumineszenzimmunoassays durchgeführt (Lamerz 1992). In letzter Zeit haben die zellständigen Tumormarker Bedeutung für die immunszintigraphische Diagnostik und als Zielantigen für eine Immuntherapie erlangt (von Kleist 1997).

Die Indikationen für die Tumormarkerbestimmung sind einer kontinuierlichen wissenschaftlichen Diskussion unterworfen. Nicht zuletzt ökonomische Aspekte legen einen zunehmend restriktiven Einsatz nahe.

Klinische Einsatzmöglichkeiten für die Bestimmung von Tumormarkern

- Im Rahmen des Screenings und der Früherkennung,
- zum Metastasennachweis mit Organlokalisation,
- im Rahmen von Staginguntersuchungen,
- zur Prognoseabschätzung
- zur Therapie- und Verlaufskontrolle.

Für ein *allgemeines Screening* bei einer asymptomatischen Population sind alle etablierten Tumormarker nicht geeignet. Gründe hierfür sind:

- die geringe Prävalenz der gynäkologischen Tumorerkrankung in der Gesamtbevölkerung,
- die geringe Sensitivität der vorhandenen Screeningtests in Frühstadien (zwischen 10–30%, in Spätstadien > 50%),

- die geringe Spezifität (95% gegenüber Gesunden und 70–85% gegenüber benignen Erkrankungen) (Lamerz 1996).

Im Rahmen des *prätherapeutischen Stagings* oder zur Abschätzung der Prognose werden Tumormarker nur in begrenztem Umfang eingesetzt. In der gynäkologischen Onkologie kann die präoperative Bestimmung folgender Tumormarker unter bestimmten Bedingungen sinnvoll sein:

AFP (Normgrenze 0–10 IE/ml). Das AFP ist der wichtigste Tumormarker bei den weiblichen Keimzelltumoren (Sensitivität bei endodermalen Sinustumoren: 60–80%). Differentialdiagnostisch sind transitorische AFP-Erhöhungen im Serum bei Schwangeren sowie bei benignen Lebererkrankungen zu beachten. Aufgrund der sehr effektiven Therapiemöglichkeiten ist für die Einschätzung des weiteren Krankheitsverlaufs die Bestimmung des AFP-Werts ein zuverlässiger Parameter. Ein negativer AFP-Wert nach Abschluß der Therapie bedeutet Tumorfreiheit.

HCG (Normgrenze bis 5 E/l). Bei invasiven Blasenmolen, Chorionkarzinomen oder Keimzelltumoren mit Trophoblastzellanteilen ist die möglichst frühzeitige Bestimmung des HCG-Werts wichtig. Nach der instrumentellen Beseitigung einer Blasenmole fällt der HCG-Spiegel über einen unterschiedlich langen Zeitraum ab und spiegelt den postoperativen Verbleib von Trophoblastzellen im Myometrium wider. Nach 3–6 Monaten sind in der Regel Normwerte erreicht. Bei persistierend erhöhtem HCG-Wert auch ohne klinische Nachweismöglichkeit eines persistierenden oder metastasierten Tumors ist nach dieser Zeit eine Chemotherapie indiziert, da von einer okkulten metastatischen Absiedlung ausgegangen werden muß.

CEA (Normgrenze 3–5 ng/ml). Eine prätherapeutische Bestimmung des CEA-Werts zur Prognoseabschätzung bei Patientinnen mit Verdacht auf Mammakarzinom kann nicht länger empfohlen werden. Die wichtigste Indikation für die Bestimmung des CEA-Werts ist das Kolonkarzinom. Ist eine solche Tumorlokalisation differentialdiagnostisch nicht auszuschließen, sollte eine CEA-Bestimmung neben dem CA 125 präoperativ erfolgen. Bei Verdacht auf ein Zervix- oder Endometriumkarzinom ist die präoperative Bestimmung des CEA-Werts wahrscheinlich ohne klinischen Nutzen und sollte daher nicht routinemäßg erfolgen.

CA 125 (Normgrenze 35 IE/ml). Beim serös papillären Ovarialkarzinom und beim serös papillären Endometriumkarzinom hat sich CA 125 als Tumormarker bewährt. Beim Ovarialkarzinom werden im Stadium I/II (nach FIGO) in 44–60%, im Stadium III in 68% der Fälle und im Stadium IV in 78–100% der Fälle präoperativ positive Werte gefunden (Thomas 1992). Tumormarkererhöhungen finden sich auch bei einer Reihe anderer Diagnosen, z.B. bei:

- benigne Ovarialtumoren,
- Endometriose,
- entzündlichen Erkrankungen der Adnexe oder des Peritoneums,
- hepatogenem Azites
- Herzinsuffizienz mit begleitendem Perikard- und/oder Pleuraerguß.

SCC-Antigen. Das SCC-(Squamous-cell-carcinoma-)Antigen stellte ursprünglich den ersten Tumormarker für Plattenepithelkarzinome dar. Eine Bestimmung bei Zervix- und Vulvakarzinomen wurde daher vorgeschlagen. Die Bestimmung im Rahmen des Stagings oder als prätherapeutische Risikoabschätzung ist bei keinem der genannten Tumoren gerechtfertigt.

Andere Tumormarker. Die in der Vergangenheit z.T. häufig durchgeführten prätherapeutischen Tumormarkerbestimmungen von CA 15-3, CA 19-9, Tag 72, Sialyltransferase, TPA, Cyfra 21-1 u.a. haben heute zur Diagnosestellung, Prognoseabschätzung oder zur Kontrolle der Radikalität einer Primäroperation keine Indikation mehr und sollten daher auch nicht mehr routinemäßig präoperativ bestimmt werden. Der Einsatz dieser Tumormarker im Rahmen der Therapie- und Verlaufskontrolle wird bei der Besprechung der einzelnen Tumorerkrankungen diskutiert.

Peri- und postoperatives Management

Patientinnen mit einem erhöhten Narkoserisiko werden in der Regel bereits präoperativ als solche erkannt. Neben einer sorgfältigen Vorbereitung auf die Operation, der Einleitung prophylaktischer Maßnahmen zur Verminderung von Komplikationen bedarf die Mehrzahl dieser Patientinnen nach einem chirurgischen Eingriff einer intensiven postoperativen Überwachung. Wo Intensivstationen zur Verfügung stehen, sollten diese postoperativ auch für gynäkologisch-onkologische Patientinnen zur Verfügung stehen. Eine Risikoabschätzung kann z.B. an Hand der Klassifikation der American Society of Anestesiologists (ASA) vorgenommen werden (Tab. 2.**24**).

Tab. 2.**24** Risikoklassifikation der American Society of Anestesiologists (ASA) (nach Miller)

Gruppe	Charakteristik
I	normale gesunde Patientin
II	Patientin mit einer leichten Allgemeinerkrankung
III	Patientin mit einer schweren Allgemeinerkrankung und Leistungsminderung
IV	Patientin mit einer inaktivierenden Allgemeinerkrankung, die eine ständige Lebensbedrohung darstellt
V	moribunde Patientin, von der nicht erwartet wird, daß sie mit oder ohne Operation die nächsten 24 Stunden überlebt

> In der Regel überschreiten narkoserelevante Zusatzrisiken die fachbezogene Kompetenz. Konsiliarische Untersuchungen und eine interdisziplinäre Beratung sollten bei der Betreuung von Patientinnen mit einem Tumor die Regel und nicht die Ausnahme sein.

Maßnahmen zur Komplikationsprophylaxe

Darmvorbereitung. Die Intensität der präoperativen Darmvorbereitung wird an den geplanten Eingriff angepaßt. Ist ein Laxanzienabusus, ein Nikotinabusus oder die Einnahme von Medikamenten mit anticholinerger Wirkkomponente bekannt, ist das für das postoperative Management entsprechend zu vermerken, um einer verlängerten Darmatonie entgegenzuwirken. Orale Laxanzien (z. B. Laxoberal, Prepacol) sollten am Vorabend des Operationstags eingenommen werden, ein Reinigungseinlauf oder Klysma kann 12 Stunden vor der Operation durchgeführt werden. Sind darmchirurgische Eingriffe mit Eröffnung des Lumens im Rahmen der Operation eingeplant oder können diese zumindest nicht ausgeschlossen werden, ist die orthograde Darmspülung in den meisten Abteilungen heute eine Standardmaßnahme geworden. Trotz der kurzfristig stärkeren Belastung für die Patientin ist die Wirkung dieser Maßnahme überzeugend und vermindert das postoperative Ileusrisiko deutlich.

Thromboembolieprophylaxe.

> Die Verabreichung von Antikoagulanzien bei gynäkologischen Operationen vermindert das letale Embolierisiko deutlich.

Eine generelle Thromboseprophylaxe ist bei allen Patientinnen vor onkologischen Operationen anzuraten. Die Standardtherapie ist die Gabe von 5000 IE Na-Heparin alle 8 – 12 Stunden subkutan. Für eine längerfristige postoperative Steuerung der Thromboseprophylaxe hat sich die intravenöse Applikation von Heparin über einen Perfusor in einer Dosierung von 100 – 125 E/kg Körpergewicht pro 24 Stunden bewährt. Eine Kontrolle der PTT 6 – 12 Stunden postoperativ zur Anpassung an den aktuellen Gerinnungsstatus und zur Vermeidung eines erhöhten postoperativen Blutungsrisikos ist zu empfehlen. Die Gabe von niedermolekularem Heparin ist in gleicher Weise möglich. Kontraindikationen gegen eine medikamentöse Antikoagulanzientherapie sind zu beachten (u. a. manifeste Blutungsquellen, Operation an parenchymatösen Organen, Schwangerschaft, kurzfristig zurückliegender Apoplex).

Infektionsprophylaxe. Postoperative Infektionen können durch geeignete Maßnahmen deutlich reduziert werden. Wichtig ist es, Risikokonstellationen zu erkennen und bei elektiven Eingriffen geeignete Maßnahmen möglichst prophylaktisch zu ergreifen. Folgende Risikofaktoren sind von seiten der Patientin zu beachten:

- Adipositas,
- chronische Erkrankungen (z. B. Diabetes),
- wiederholende Infektionen in der Anamnese,
- pathologische Vaginalflora,
- längere Krankenhausaufenthalte.

Weitere Punkte, die das Infektionsrisiko vermindern können, sind:

- chirurgische Desinfektion des Operationsgebietes,
- Technik der Händedesinfektion (Bürsten),
- chirurgische Operationstechnik.

Die häufigste Maßnahme zur Infektionsprophylaxe in der Klinik ist die Gabe einer *perioperativen Antibiotikaprophylaxe*. Bei allen vaginalen Operationen, allen Eingriffen an der Mamma sowie bei allen abdominalen onkologischen Operationen von > 1 Stunde Dauer sollte eine perioperative Antibiotikaprophylaxe erfolgen. Um hinreichende Gewebsspiegel zu erreichen, wird die einmalige Gabe eines Antibiotikums unmittelbar vor dem Operationsbeginn, spätestens mit Schnittbeginn verabreicht. Eine Weiterführung der Antibiotikagaben wird dann erwogen, wenn die Operationsdauer 3 Stunden übersteigt oder der Blutverlust > 1500 ml beträgt. Geeignet für die Prophylaxe sind Cephalosporine der zweiten Generation (z. B. Cefotiam u. Mezlocillin). Bei geplanten Darmoperationen sollte zusätzlich Metronidazol gegeben werden.

Postoperative Komplikationen

Fieber. Fieber (> 38 °C) ist eine häufig zu beobachtende Reaktion des Organismus auf ein chirurgisches Trauma. Differentialdiagnostisch muß immer an eine Infektion, eine Dehydratation, Streß, Medikamentenfieber sowie die onkologische Grunderkrankung als Ursache gedacht werden. Zur Abklärung stehen neben der Überprüfung der Vitalzeichen und der klinischen Untersuchung die Kontrolle der Urinausscheidung, Laborkontrollen und bildgebende Untersuchungen (Röntgenaufnahme des Thorax, Abdomenübersichtsaufnahme, Sonographie) zur Verfügung. Die Berücksichtigung der Zeitspanne bis zum Auftreten des Fiebers kann für die Diagnose wegweisend sein.

Tritt das Fieber erst *nach 48 – 72 Stunden postoperativ* auf, ist immer eine gynäkologische Untersuchung vaginal und/oder rektal zu empfehlen. Die häufigsten Lokalisationen einer Infektion sind:

- Lunge,
- Operationswunde,
- Harntrakt.

Bei Patientinnen mit einem darmchirurgischen Eingriff ist an eine Anastomoseninsuffizienz oder an eine Leakage durch Perforation zu denken. Entsprechende diagnostische Maßnahmen zur Abklärung (Abdomenübersichtsaufnahme, evtl. CT) müssen in diesen Fällen eingeleitet werden. Der Nachweis eines Pneumoperitoneums verstärkt die Verdachtsdiagnose. Bei Abszeßbildungen am Vaginalabschluß oder im kleinen Becken ist die Entlastung durch Spreizen des Vaginalabschlusses mit einer Kornzange und evtl. Einlage einer Drainage angezeigt.

Respiratorische Dysfunktion. Perioperative Atelektasen mit einem kurzfristigen Temperaturanstieg innerhalb der ersten 48 Stunden bilden sich zumeist spontan zurück.

Ein zu hohes Flüssigkeitsangebot in Verbindung mit einer bestehenden kardialen oder renalen Insuffizienz kann zu einer kardiopulmonalen Insuffizienz führen. Das Auftreten einer zunehmenden Dyspnoe, Kurzatmigkeit, erhöhten Atemfrequenz, eines abgeschwächten Atemgeräuschs, eines ansteigenden zentravenösen Drucks sind Anzeichen für eine *kardiopulmonale Insuffizienz.* Eine verstärkte Diurese und die O_2-Gabe sind die ersten Maßnahmen der Wahl. Bei der Ausbildung eines *Lungenödems* kann zusätzlich eine Digitalisierung erwogen werden. Differentialdiagnostisch muß an eine *Lungenembolie* oder an einen *Herzinfarkt* gedacht werden.

Kardiale Dysfunktion. Beim Auftreten von kardialen Komplikationen müssen *ischämische Ereignisse* und *Arrhythmien* unterschieden werden. Bei ischämischen Ereignissen können die klinischen Symptome häufig durchaus wenig spektakulär sein:

- uncharakteristische Schmerzen im Brustkorb,
- Dyspnoe,
- Hypotension
- Tachykardie,
- klinische Anzeichen einer Arrhythmie.

Das frühzeitige Einschalten eines kardiologisch versierten Kollegen ist in jedem Fall anzuraten. Ist ein ischämisches Geschehen ausgeschlossen, können supraventrikuläre oder selten ventrikuläre Arrhythmien auch durch Elektrolytverschiebungen, Flüssigkeitsimbalanzen, eine Lungenembolie oder durch Medikamente induziert sein. Die wichtigste diagnostische Maßnahme ist das EKG. Die Indikation für eine Therapie mit Antiarrhythmika oder für die Implantation eines Schrittmachers muß vom Kardiologen gestellt werden.

Renale Dysfunktion. Risikofaktoren für eine postoperative renale Insuffizienz sind:

- vorbestehende renale Insuffizienz,
- bekannte Arteriosklerose,
- alte Patientinnen,
- Patientinnen mit bekanntem Diabetes.

Bei diesen Patientinnen ist die Gabe von Kontrastmittel, aber auch die Gabe von Antibiotika streng zu indizieren, um eine Verschlechterung der Nierenfunktion zu vermeiden. Intra- und postoperativ ist auf ein ausreichendes Flüssigkeitsangebot zu achten. Bei hohem Risiko kann mit der Gabe von Mannitol oder Dopamin die renale Perfusion verbessert werden.

Wenn in der postoperativen Phase die renale Ausscheidung unter 15–20 ml/Stunde absinkt oder ein Anstieg des S-Kreatinins/Harnstoffs auftritt, sind weitere Maßnahmen erforderlich, um eine *prärenale Insuffizienz* von einer *intrinsischen Niereninsuffizienz* und einer *postrenalen Obstruktion* oder einer *Ureterfistel* zu differenzieren. In jedem Fall sollte möglichst umgehend die Obstruktionsursache identifiziert werden. In diesem Zusammenhang ist zunächst auch an einen *verstopften Blasenkatheter* oder ein *Passagehindernis in der Urethra* zu denken. Bei einem *Ureterstopp* (neu aufgetretene Dilatation des Nierenbeckens im Ultraschall) muß die Wiederherstellung des Abflusses durch Einlage eines retrograden Ureterkatheters oder durch ein Nephrostoma in die Wege geleitet werden. Eine Ureterfistel macht sich durch eine verstärkte Flüssigkeitsmenge aus den intraabdominalen oder retroperitonealen Drainagen bemerkbar. Die Bestimmung von Kreatinin im Sekret bzw. die Blauprobe kann hilfreich sein.

Thrombose/Lungenembolie. Die ausgedehnte Manipulation an den Beckengefäßen bei onkologischen Operationen im Retroperitoneum induzieren Traumen der Gefäßwand, die der Entwicklung eines Thrombus Vorschub leisten. Mit der prophylaktiven prä- bzw. intraoperativen Gabe von Low-dose-Heparin in Kombination mit angepaßten Kompressionsstrümpfen ist die Morbidität und Mortalität durch thromboembolische Ereignisse stark rückläufig. Die Therapie sollte postoperativ zumindest solange fortgesetzt werden, bis eine hinreichende Mobilisierung der Patientin erreicht ist.

Die Angabe von Schmerzen oder eines Spannungsgefühls auf dem Fußrücken, in der Wade, der Kniekehle oder der Inguinalregion ist als verdächtig bezüglich einer tiefen Venenthrombose einzustufen. Die Erstdiagnose kann heute fast immer durch die Doppler-Untersuchung gestellt werden, eine Phlebographie ist hierzu nur selten erforderlich. Die Therapie besteht in einer ausreichend dosierten Antikoagulationsbehandlung mit Heparin und der Messung der PTT. In der unmittelbar postoperativen Phase kann die hochdosierte Heparintherapie gelegentlich Probleme bereiten. Das Einsetzen eines Kavaschirms kann evtl. eine Alternative sein.

Zu beachten ist auch die heparininduzierte *Thrombozytopenie,* die ein Absetzen der Behandlung erforderlich macht. Je nach Lokalisation und Ausdehnung der Thrombose sollte die intravenöse Antikoagulation mit einer nachfolgenden oralen Cumarinbehandlung fortgesetzt werden, wobei gerade bei Patientinnen mit einem Tumor während einer nachfolgenden Chemo- oder Strahlentherapie eine Fortsetzung dieser Behandlung über 4–6 Monate anzustreben ist.

Die *Lungenembolie* ist nach wie vor die häufigste postoperative Todesursache nach gynäkologisch onkologischen Operationen. *Dyspnoe, Tachypnoe* und *Pleurareiben* sind die wichtigsten klinischen Symptome. Mit der Röntgenthoraxaufnahme, dem EKG und der Blutgasbestimmung kann die Verdachtsdiagnose erhärtet werden, die beweisende Untersuchungsmethode ist die Perfusionsszintigraphie. Im Zweifel sollte aber bereits vor der Durchführung dieser Untersuchungen mit einer Antikoagulationsbehandlung begonnen werden. Eine Lysetherapie oder eine Thrombektomie kann in Einzelfällen unter entsprechenden Voraussetzungen erwogen werden.

Laboruntersuchungen vor und im Verlauf einer Chemotherapie mit Zytostatika

> Eine Behandlung mit Zytostatika ist stets belastend und risikoreich. Der Wirkungsgrad und unerwünschte Begleiteffekte können im individuellen Fall nie sicher vorherbestimmt werden.

Eine Chemotherapie mit Zytostatika sollte daher in einer gynäkologischen Klinik/Abteilung oder Fachpraxis nur dann geplant und durchgeführt werden, wenn grundsätzliche ärztliche, onkologische, sachliche und pflegerische Voraussetzungen erfüllt sind.

In der *Zusammenarbeit mit dem zuständigen Labor* sind im einzelnen folgende Punkte vorab zu klären:

- Ist die Blutgruppe der Patientin bekannt und dokumentiert?
- Ist zu jeder Zeit ein Zugang zu einer Blutbank gegeben für evtl. Transfusionen von Erythrozyten, Thrombozyten und ggf. Leukozytenkonzentraten?
- Ist der rasche Zugriff auf ein Notfallabor garantiert, auch außerhalb der regulären Arbeitszeit?
- Ist ein Mindestprogramm an den Laborparametern
  - Hb, HKT,
  - Erythrozyten, Leukozyten, Thrombozyten,
  - Harnstoff, Harnsäure, Kreatinin,
  - Kalium, Natrium,
  - LDH (Lactatdehydrogenase), SGPT,
  - Urinstatus,
  - Kreuzprobe

  ständig verfügbar?

Für die *adäquate Betreuung im Intervall* sind folgende Punkte zu bedenken:

- Ist die kontinuierliche Überwachung einer Patientin während und nach der Zytostatikaapplikation gewährleistet?
- Sind Sie persönlich oder ein Vertreter bei evtl. Komplikationen verfügbar?
- Besteht bei ambulanter Therapie in der Praxis entsprechender Kontakt zu einer klinischen Fachabteilung, die notfalls eine rasche stationäre Aufnahme zur Weiterbetreuung gewährleistet?
- Sind evtl. Transport- und Versorgungsprobleme gelöst?

In den Tab. 2.**25** – 2.**27** werden als Orientierungshilfe Dosismodifikationen zusammengestellt, die bei eingeschränkter Knochenmark-, Leber- oder Nierenfunktion zu erwägen sind. Insbesondere bei bestehender Myelosuppression im Intervall ist eine Intervallverlängerung mit nachfolgender Optimaldosierung oder auch die Notwendigkeit der zeitgerechten Fortsetzung der Chemotherapie möglicherweise in Verbindung mit supportiven Maßnahmen zu erwägen.

Tab. 2.25 Dosismodifikation bei eingeschränkter Knochenmarkfunktion

Zellzahl vor dem Start einer neuen Untersuchungsreihe	Dosisanpassung[1]
Leukozyten:	
➤ > 4 000/mm²	100 % aller Medikamente
➤ 3 999 – 3 000/mm²	100 % der nichtknochenmarkschädigenden Agenzien 50 % jedes knochenmarkschädigenden Agens
➤ 2 999 – 2 000/mm²	100 % der nichtknochenmarkschädigenden Agenzien 25 % jedes knochenmarkschädigenden Agens
➤ 1 999 – 1 000 mm²	50 % der nichtknochenmarkschädigenden Agenzien 25 % jedes knochenmarkschädigenden Agens
➤ 999 – 0/mm²	keine Medikamente bis zur Genesung
Thrombozyten:	
➤ > 100 000/mm²	100 % aller Medikamente
➤ 50 000 – 100 000/mm²	100 % der nichtknochenmarkschädigenden Agenzien 50 % jedes knochenmarkschädigenden Agens
➤ < 50 000/mm²	keine Medikamente bis zur Genesung

[1] Basierend auf der Knochenmarkhemmung

Laboruntersuchungen vor und im Verlauf der Strahlentherapie

Bei der durch eine Strahlentherapie induzierten Toxizität werden *akute* von *chronischen Nebenwirkungen* unterschieden. Während die akute Toxizität sich besonders an rasch proliferierenden, akut reagierenden Geweben manifestiert, treten chronische Effekte erst nach Monaten, manchmal erst nach Jahren in Erscheinung und betreffen dann die Stammzellen der langsam proliferierenden Gewebe. Die akuten Strahleneffekte hängen von der Lokalisation des Strahlenfelds, der Strahlendosis und von evtl. Vorschädigungen der im Strahlenfeld gelegenen Organsysteme ab. Ähnlich wie bei der Chemotherapie treten individuell unterschiedliche Begleitreaktionen auf, die nicht immer im voraus eingeschätzt werden können.

Vor Beginn einer externen Becken- oder Abdomenbestrahlung sollten evtl. Vorschädigungen oder funktionelle Beeinträchtigungen von Leber, Nieren, Gastrointestinaltrakt und hämatopoetischem System erfaßt und laborchemisch geklärt werden. Je nach Befund sind während der laufenden Therapie regelmäßige Kontrollen erforderlich.

Tab. 2.26 Dosismodifikation von Zytostatika bei eingeschränkter Leberfunktion

Zytostatika	Verabreichung in % der Normaldosis bei			
Serumbilirubin (mg/dl) / SGOT (U/l)	< 1,5 und < 60	1,5 – 3,0 oder 60 – 180	3,1 – 5,0 oder > 180	> 5,0
5-Fluorouracil	100	100	100	–
Oxazaphosphorine	100	100	75	–
Methotrexat	100	100	75	–
Mitoxantron	100	100	75	–
Anthrazykline	100	50	25	–
Vinca-Alkaloide	100	50	–	–
Epipodophyllotoxinderivate	100	50	–	–

SGOT Serum-Glutamatoxalacetat-Transaminase

Tab. 2.27 Dosismodifikation von Zytostatika bei eingeschränkter Nierenfunktion

Zytostatika	Verabreichung in % der Normaldosis bei einem Serumkreatininwert von < 1,2 mg/dl bzw. einer Kreatininclearance von > 70 ml/min	1,2 – 2,0 mg/dl bzw. 40 – 70 ml/min	> 2,0 mg/dl bzw. < 40 ml/min
Cisplatin	100	50	–
Pentostatin	100	50	–
Methotrexat	100	50	25
Bleomycin	100	75	50
Oxazaphosphorine	100	75	50
Carboplatin	100	75	50
Hydroxyharnstoff	100	75	50
Epipodophyllotoxinderivate	100	75	50

Leber. Nach einer Strahlendosis von etwa 30 Gy kann mit einer Verzögerung von 1 – 6 Monaten eine *Strahlenhepatitis* auftreten. Im Labor sind AP, LDH und GOT (Glutamat-Oxalacetat-Transaminase) erhöht, die Cholinesterase ist erniedrigt. Klinisch können eine Lebervergrößerung und Aszites auftreten. Die toxischen Effekte werden durch 5-Fluorouracil, Doxoribicin und evtl. Calciumfolinat verstärkt.

Nieren. Die Strahlenschäden an den Nieren sind initial klinisch stumm und werden innerhalb von 6 Monaten manifest. Chemisch finden sich im Labor Zeichen einer *Niereninsuffizienz* und evtl. eine *normozytäre, normochrome Anämie*. Die Urinanalyse kann eine Albuminurie und ein niedriges spezifisches Gewicht ausweisen. Als kritische Strahlendosis werden 25 Gy angesehen. Verstärkend wirken Alkylanzien, Cisplatin, Methotrexat und Mitomycin.

Gastrointestinaltrakt. Ungefähr 2 – 3 Wochen nach Beginn einer pelvinen oder Abdominalbestrahlung können *Hyperperistaltik, Krämpfe* und *wäßrige Durchfälle* auftreten. Duodenum und Dünndarm weisen die höchste Strahlenempfindlichkeit auf, gefolgt von Dickdarm, Magen und Ösophagusschleimhaut. *Weitere Symptome* der Strahlenenteritis sind:
- Übelkeit,
- Erbrechen,
- Meteorismus,
- Blut- und Schleimabgänge.

Anhand der Laborbefunde sind Flüssigkeits- und Elektrolytverlust zu erfassen und müssen ggf. enteral oder parenteral ausgeglichen werden.

Verstärkend wirken Antibiotika, 5-Fluorouracil, Anthracycline und Calciumfolinat. Durch Reduktion der Einzeldosis und Hyperfraktionierung lassen sich die Nebenwirkungen der Ganzabdomenbestrahlung deutlich vermindern.

Hämatopoetisches System. Bei einer Beckenbestrahlung sind die myelosuppressiven Effekte in der Regel begrenzt. Ein *Abfall der Neutrophilen- und Thrombozytenwerte* ist zu beobachten mit einem Nadir etwa 2–3 Wochen nach Beginn der Bestrahlung. Eine *Anämie* tritt während einer Abdominalbestrahlung dagegen nur selten auf. Bei vorangegangener oder simultaner Chemotherapie können die myelotoxischen Effekte deutlich ausgeprägter auftreten. Ein besonderes Risiko ist bei der Tumorinfiltration des Knochenmarks gegeben. Eine regelmäßige Kontrolle des weißen und roten Blutbilds ist in diesen Situationen zu empfehlen.

Literatur

Chalas, E., M. Welshinger, W. Engellener et al.: The clinical significance of thrombocytosis in women with pelvic mass. Amer. J. Obstet. Gynecol. 166 (1992) 974–978

von Kleist, S.: Nützliche Tumormarker in der Gynäkologie. Geburtsh. u. Frauenheilk. 57 (1997) M73 –M75

Lamerz, R.: Allgemeine Kriterien zur Bestimmung von Tumormarkern in Labor und Anwendung in der Klinik. Labor-Med. 16 (1992) 13–20

Miller, R. D.: Principles and Practice of Anesthesia, 2nd ed. Churchill-Livingstone, New York 1986

Myers, E. R., D. L. Clarke-Pearson, G. J. Olt, J. T. Soper et al.: Preoperative coagulation testing on a gynecologic oncology service. Obstet. Gynecol. 83 (1994) 438–445

Thomas, L.: Labor und Diagnose, Tumormarker. 4. Aufl. Med. Verlagsgesellschaft, Marburg 1992 (S. 1133–1226)

3 Prinzipien gynäkologisch-onkologischer Therapie

Operation

Bei der operativen Behandlung gynäkologischer Malignome müssen folgende Aspekte unterschieden werden:

- Biopsie zur Diagnostik,
- operatives Staging,
- kurative Operation,
  - primäre Operation,
  - kombiniertes operativ-strahlentherapeutisches Behandlungskonzept,
  - kombiniertes operativ-chemotherapeutisches Behandlungskonzept,
- tumorreduktive Operation,
- Rezidivoperation,
- rekonstruktive Operationen,
- Operationen zur Erfolgsbeurteilung,
- palliative operative Maßnahmen.

Biopsie

Wie auf S. 18 f. dargestellt, stellt das bioptisch gesicherte Karzinom die Grundlage für die weitere Behandlung dar. Die zytologische Diagnose ist für operative Maßnahmen allein nicht ausreichend. Von entscheidender Bedeutung ist, daß die Biopsie für die maligne Veränderung repräsentativ ist. Kleine Läsionen werden in toto ausgeschnitten, um das gesamte Gewebe für die histologische Untersuchung zur Verfügung zu stellen (z. B. umschriebener Herd eines frühinvasiven Vulvakarzinoms), bei größeren Tumoren reicht die Bröckelentnahme für die histologische Untersuchung (z. B. exophytär wachsendes Zervixkarzinom) aus. Läßt sich die Veränderung mit bloßem Auge nicht sicher identifizieren, ist die Zuhilfenahme von Zusatzinstrumenten notwendig (z. B. Gewebeentnahme aus der Portio unter kolposkopischer Kontrolle). Der Operateur ist verantwortlich, daß das Gewebe schonend entnommen wird (Vermeidung von traumatischen oder thermischen Artefakten, z. B. Elektrokauter), um dem Histopathologen ein Gewebe zur Verfügung zu stellen, das eine einwandfreie histopathologische Untersuchung unter Berücksichtigung typischer Prognosefaktoren zuläßt.

Operatives Staging

Die Diskrepanz zwischen klinischer Stadieneinteilung und der am Operationspräparat nachgewiesenen Tumorausdehnung ist bekannt. Dem chirurgischen Staging bei der Behandlung operabler Karzinome kommt deshalb besondere Bedeutung zu. Dieses Staging gilt sowohl für den Primärtumor als auch für den Nodalstatus der Lymphabflußwege. So ist z. B. bei der Operation des Vulvakarzinoms (S. 143) die sorgfältige inguinofemorale Lymphonodektomie unerläßlich. Bei tumorfreien Lymphknoten und lokal im Gesunden entferntem Karzinom kann auf eine adjuvante Zusatzbehandlung verzichtet werden. Der Nachweis eines metastatischen Tumorwachstums stellt die Basis für die Indikation von zusätzlichen Maßnahmen dar, sei es der Bestrahlung der Lymphabflußwege, sei es der pelvinen Lymphonodektomie.

Das gleiche operative Stagingverfahren gilt auch für die typischen Genitalkarzinome wie Zervix-, Korpus- und Ovarialkarzinom. Es bewährt sich folgendes Vorgehen:

- Eröffnung des Abdomens vom Längsschnitt aus, der über den Nabel nach kranial erweitert werden kann,
- zytologische Abstriche von den Kolonrinnen, vom Douglas-Raum und von subdiaphragmal bzw. Abdomenlavage,
- sorgfältige Inspektion des gesamten Abdomens mit Gewbeentnahme aus suspekten Veränderungen von viszeralem oder parietalem Peritoneum,
- Palpation der Lymphabflußregionen, u. U. mit bioptischer Klärung,
- exakte Beschreibung der Tumorausdehnung,
- speziell für Zervixkarzinom: Übergang des Karzinoms auf die Scheide (Schiller-Jodprobe), entsprechend dem Ausfall der Jodprobe Bemessung der Ausdehnung einer Scheidenresektion,
- speziell für Endometriumkarzinom: Messung der größten Invasionstiefe des Karzinoms in die Uteruswandung,
- speziell für Ovarialkarzinom: Beschreibung von Lokalisation und Größe belassener Tumorreste,
- Präparation und Entfernung der Lymphknoten entsprechend den Lymphknotenstationen; die histologische Untersuchung erfolgt getrennt nach den entsprechend gekennzeichneten Lymphknotenfraktionen,
- Ausschluß metastatischen Tumorwachstums.

Das operative Staging gilt in gleicher Weise für Patientinnen mit einem Mammakarzinom. Die Lymphonodektomie erfolgt entprechend Level I, II evtl. III. Anzahl und Level metastatisch befallener Lymphknoten stellen eine gewichtige Entscheidungshilfe für adjuvante Therapiemaßnahmen dar.

Kurative operative Behandlung

Primäre Operation

Die wichtigste Voraussetzung für eine erfolgreiche Behandlung eines gynäkologischen Malignoms ist die *frühzeitige Erkennung*. Ein Großteil der malignen Genitaltumoren entwickelt sich an der Organoberfläche (z. B. Vulva-, Vaginal-, Zervixkarzinom) und läßt sich mit einfachen instrumentellen Methoden diagnostizieren. Durch die in den letzten Jahrzehnten entwickelten Methoden der Frühdiagnostik gelingt es zumeist, Vorstadien der Krebserkrankung zu erfassen (VIN I–III, VAIN I–III, CIN I–III). Für andere Karzinome (z. B. Endometriumkarzinom) bestehen keine der Sicherheit der genannten Organlokalisationen von Vulva, Vagina und Zervix entsprechende Früherkennungsmaßnahmen, obwohl durch die Vaginalsonographie Fortschritte in der Frühdiagnostik erzielt werden konnten (Schramm u. Mitarb. 1995). Für das Problemkarzinom Ovarialkarzinom stehen trotz aller Bemühungen der letzten Jahre (Fortentwicklung der Methoden der vaginalen Ultraschalluntersuchung, Farb-Doppler-Untersuchung) in Kombination mit dem Tumormarker 12-5 immer noch keine geeigneten frühdiagnostischen Maßnahmen zur Verfügung (Creasman u. Di Saia 1991).

> Die rechtzeitige in sano operative Entfernung von Krebsrisikoveränderungen führt zu 100%iger Heilung der Patientinnen.

Bei einem manifesten Karzinom sind Tumorwachstum und -ausbreitung für jedes Malignom charakteristisch. Entsprechende Angaben finden sich in den einzelnen Organkapiteln.

Mit zunehmender Kenntnis von Tumorwachstum, -ausbreitung und speziellen Prognosekriterien wurde das Konzept einer maximalen Tumorbehandlung unabhängig von Größe, Ausbreitung und weiteren prognostischen Tumorparametern von einer *tumorangepaßten individualisierten Therapie* abgelöst. Diese individualisierte histologie- und stadiengerechte Krebstherapie hat eine subtile histomorphologische Untersuchung zur Voraussetzung, die schon bei der histologischen Untersuchung der diagnostischen Gewebeentnahme sichergestellt sein muß.

Ein histomorphologisch nachgewiesenes mikroinvasives umschriebenes Vulvakarzinom (maximaler Oberflächendurchmesser 2 cm, maximale Invasionstiefe 1 mm bei standardisierter Messung) macht im Hinblick auf die nicht zu erwartende metastatische Absiedlung in die inguinalen Lymphknoten keine Lymphonodektomie erforderlich.

Ein histologisch nachgewiesenes mikroinvasives Karzinom der Zervix (FIGO-Stadium I a 2, low risk) läßt bei Fehlen von zusätzlichen Risikoveränderungen bei jungen Frauen mit Kinderwunsch einen organerhaltenden Eingriff z. B. in Form der Konisation zu, so daß die Fertilität einer jungen Patientin nicht gefährdet ist. Liegt allerdings ein Mikrokarzinom mit Einbruch in Lymphspalten oder Gefäße vor (FIGO-Stadium I a 2, high risk), ist im Hinblick auf das nunmehr gegebene Metastasierungsrisiko die zusätzliche Lymphonodektomie erforderlich.

Das genannte Konzept einer individualisierten histologie- und stadiengerechten Behandlung ist von *speziellen Charakteristika* des jeweiligen Organkrebses abhängig (Armed Forces Institute of Pathology 1979, Barua 1990). Hierzu zählen z. B.:

- histologische Klassifikation,
- Malignitätsgrad,
- Ploidie,
- kontinuierliche bzw. diskontinuierliche Tumorausbreitung auf benachbarte Strukturen,
- Tumoreinbruch in Lymph- bzw. Blutgefäße,
- Metastasierung in die unterschiedlichen Etappen der regionären Lymphabflußwege.

Bei der Lymphknotenmetastasierung ist darüber hinaus zwischen einer Tumorzellembolisation, einem mikro- oder makrometastatischen Tumorbefall von Lymphknoten zu unterscheiden; auch die tumorbedingte Infiltration des perinodulären Fettgewebes bei metastasenbedingter Zerstörung von Lymphknoten ist von prognostischer Bedeutung. Gleiches gilt für die Ausprägung der Reaktion des tumorumgebenden Stromas, z. B. lymphoplasmazelluläre Infiltration.

Als weiteres therapierelevantes Prognosekriterium gilt der Rezeptorstatus bei hormonabhängigen Tumoren, z. B. Endometrium- bzw. Mammakarzinom.

Diese differenzierte histopathologische Diagnostik stellt die Basis für eine individualisierte Krebsbehandlung dar.

Ziel dieser tumorangepaßten operativen Behandlung ist es, den Primärtumor lokal im Gesunden zu entfernen. Wie oben dargestellt, gelingt dieses beim mikroinvasiven Karzinom der Vulva oder beim Mikrokarzinom der Zervix ohne größere verstümmelnde Eingriffe.

Bei Karzinomen, die in ihrer Größe über das Mikrokarzinom hinausgehen, ist ein typisches organerhaltendes Vorgehen nicht möglich. Für diese Frauen ist die erweiterte operative Behandlung unter Resektion der regionären Lymphknoten erforderlich. Das Ausmaß der Operation läßt sich durch typische prä- bzw. intraoperative diagnostische Maßnahmen bestimmen.

Im Vordergrund steht, daß das Karzinom sicher lokal im Gesunden entfernt wurde, so daß auf zusätzliche Behandlungsmaßnahmen, z. B. eine postoperative Bestrahlungsbehandlung, verzichtet werden kann. Trotz der Vielfalt unterschiedlicher prognostischer Parameter stellt der Faktor „im Gesunden entferntes Karzinom" immer noch den wichtigsten Prognosefaktor für den weiteren Verlauf der Erkrankung dar.

Bei einem Tumorübergang auf Nachbarorgane (z. B. Zervixkarzinom mit Blasenbefall oder Ovarialkarzinom mit Darmbefall) ist eine Mitresektion tumorbefallener Organanteile prognostisch günstiger zu bewerten als die Belassung von resektablen Tumorresten, die eine zusätzliche postoperative Strahlen- oder Chemotherapie erforderlich machen.

Ließ sich das Karzinom im Bereich der Beckenwände (z. B. Zervixkarzinom) lokal nicht im Gesunden entfernen bzw. lagen nichtreserzierbare Lymphknotenmetastasen vor (z.B. paraaortal), ist die Markierung dieser Areale mit Titanclips (keine Metallclips im Hinblick auf nachfolgende MRT-Kontrollen) unerläßlich, um für den Strahlentherapeuten eine exakte Planung der postoperativen Strahlentherapie, evtl. unter Einschluß einer zusätzlichen Boostbestrahlung, zu ermöglichen.

■ Kombiniertes operativ-strahlentherapeutisches Behandlungskonzept

Bei Frauen mit einem Mammakarzinom wurde die totale Mastektomie mit axillarer Lymphonodektomie aufgrund der klassischen Untersuchungen von Fisher u. Mitarb. (1980) und Veronesi u. Mitarb. (1981) zugunsten der *brusterhaltenden Operation* zunehmend verlassen. Die Kontraindikationen gegen ein derartiges Vorgehen sind zu berücksichtigen (S. 286).

Bei diesem Behandlungskonzept wird die Operation mit einer postoperativen Strahlentherapie kombiniert. Von entscheidender Bedeutung ist, daß das Karzinom lokal im Gesunden entfernt wurde. Obwohl der therapeutische Effekt einer Lymphonodektomie von manchen Autoren bezweifelt wird, liefert die subtile Lymphknotenentfernung Informationen, die für die weitere Therapieplanung von maßgeblicher Bedeutung sind. Darüber hinaus kann als gesichert angesehen werden, daß sich das axillare Rezidiv prognostisch ungünstig auf die Überlebensrate der Patientin auswirkt. Die Rate axillarer Rezidive ist vom Ausmaß der Lymphknotenentfernung abhängig.

Bei diesem kombiniert operativ-strahlentherapeutischen Behandlungskonzept des Mammakarzinoms stellt die *postoperative Nachbestrahlung* einen festen Bestandteil dar. Der Verzicht auf eine postoperative Strahlenbehandlung ist mit einem deutlich erhöhten Lokalrezidivrisiko belastet (Kurtz u. Mitarb. 1989, von Fournier u. Anton 1993).

■ Kombiniertes operativ-chemotherapeutisches Behandlungskonzept

Dieses kombinierte Behandlungskonzept von Operation und Chemotherapie kommt für die Mehrzahl der Frauen mit fortgeschrittenem Ovarialkarzinom in Frage. 80% dieser Karzinome werden erst entdeckt, wenn sie die Organgrenze überschritten haben. Typisch für die Ausbreitung des Ovarialkarzinoms ist ein kontinuierliches Tumorwachstum mit Infiltration der Nachbarorgane sowie Implantation von abgelösten Tumorzellen im Bereich des Peritoneums. Die intraperitoneale Tumorausbreitung stellt somit die häufigste Art der Tumoraussaat bei Patientinnen mit Ovarialkarzinom dar.

Entgegen der älteren Vorstellung, daß für das Ovarialkarzinom allein die intraabdominalen Tumorausbreitung charakteristisch sei, haben neuere Untersuchungen erkennen lassen, daß auch beim Ovarialkarzinom mit einer frühzeitigen metastatischen Absiedlung in die Lymphknoten zu rechnen ist. Im frühen Stadium der Erkrankung liegt in etwa 5% der Fälle eine metastatische Absiedlung in pelvine Lymphknoten vor, bei fortgeschrittenen Tumoren liegt der Prozentsatz pelviner Lymphknotenmetastasen bei 71% und paraaortaler Lymphknotenmetastasen bei 67% (Burghardt u. Mitarb. 1991, Pfleiderer 1997).

Unter Berücksichtigung dieser metastatischen Tumorausbreitung in die Lymphknoten ist auch bei Frauen mit Ovarialkarzinom die Lymphonodektomie indiziert.

Die geschilderte intraperitoneale Ausdehnung bei Frauen mit Ovarialkarzinom macht verständlich, daß auch eine mikroskopisch nachweisbare *R0-Resektion* nur bei wenigen Patientinnen gelingt, so daß in der Regel die Indikation zu einer *zusätzlichen Chemotherapie* gegeben ist. Für dieses kombiniert operativ-chemotherapeutische Behandlungskonzept hat auch bei R0-Resektion des Tumors die postoperative Zytostatikabehandlung ihren gesicherten Stellenwert.

Tumorreduktive Operation

Eine tumorreduktive Operation kommt bei Frauen mit fortgeschrittenem Ovarialkarzinom in Frage, bei denen keine R0-Resektion gelingt. Der Erfolg einer notwendigen zusätzlichen Chemotherapie hängt entscheidend vom Ausmaß einer möglichst ausgedehnten Tumorreduktion ab. Resttumorgröße und Überlebenszeit sind direkt voneinander abhängig (Webb 1989, Winter u. Mitarb. 1991). Als optimale Tumorreduktion gelten verbliebene Reste des Karzinoms unter 2 cm bzw. 1 cm. Nach Webb (1989) konnte in 17,8% der Fälle eine Zytoreduktion unter 1,5 cm erzielt werden. Diese ausgedehnte Zytoreduktion ist zumeist mit Zusatzeingriffen an Darm oder Blase verbunden (Potter u. Mitarb. 1991, Clark-Pearson u. Mitarb. 1994, Hoskins u. Mitarb. 1994).

Rezidivoperation

Eine Rezidivoperation bei Frauen mit Lokalrezidiv eines Zervix- oder Endometriumkarzinoms macht zumeist einen ausgedehnten Eingriff erforderlich (Winter 1993, Webb u. Stanhope 1993). Bei einem zentralen Tumorrezidiv sind als Nachbarorgane häufig Blase und Darm befallen, so daß zur sicheren Entfernung des Rezidivs die Teilresektion bzw. totale Entfernung dieser Organe notwendig wird. Der operative Eingriff kann aus einer vorderen, hinteren oder totalen Exenteration bestehen, wobei Blase, Darm bzw. Blase und Darm sowie die Scheide reseziert werden. Heutige Möglichkeiten der Wiederherstellungschirurgie haben dazu geführt, daß die postoperative Lebensqualität dieser ausgedehnt operierten Patientinnen durch Zusatzeingriffe verbessert werden kann, z.B. durch die Schaffung einer kontinenten Ersatzblase bzw. einer Neovagina (Knapstein u. Mitarb. 1990, Konsensus-Statement National Institute of Health 1997). Die 5-Jahres-Überlebensrate nach Exenteration liegt zwischen 30 und 60%.

Problematisch bleibt die Behandlung des Beckenwandrezidivs, z.B. eines Zervixkarzinoms, da eine sichere Entfernung des Karzinoms im Bereich der Beckenwand nicht möglich ist. Bei diesen Patientinnen reicht somit die alleinige operative Behandlung nicht aus, eine Kombination von Operation und intraoperativer

Afterloadingbestrahlung stellt eine Behandlungsmöglichkeit dieser Rezidive dar (Höckel u. Mitarb. 1993, Baltzer 1993, Poleska u. Mitarb. 1995). Die ermittelten 3-Jahres-Überlebensraten dieser Patientinnen lagen bei 55%.

Ähnliche Überlegungen gelten auch für das Rezidiv des Endometriumkarzinoms, allerdings stellen zumeist fortgeschrittenes Lebensalter und häufige Begleiterkrankungen (Diabetes mellitus, Adipositas, Hypertonus) einen limitierenden Faktor für ausgedehnte Rezidivoperationen dar (Winter u. Mitarb. 1990).

Präoperative Diagnostik und Vorbereitung der Patientin

Vor allen ausgedehnten Operationen zur Behandlung eines Rezidivs muß sichergestellt sein, daß außer dem bekannten Beckenrezidiv keine Fernmetastasierung vorliegt. So sollte vor einer pelvinen Extenteration die folgende präoperative Diagnostik und Vorbereitung der Patientin erfolgen (Friedberg u. Petri 1996):

- Röntgenaufnahme des Thorax, evtl. Tomogramm,
- pelvines und abdominales CT und/oder MRT,
- Urogramm,
- Urethrozsytoskopie,
- Rektoskopie/Koloskopie,
- pelvine und extrapelvine Feinnadel- oder Lymphknotenbiopsie (Skalenusbiopsie),
- medizinisch-psychologische Beratung,
- Stomatherapeut,
- Lungenfunktion,
- orthograde Darmspülung,
- hyperkalorische parentale Ernährung,
- Antibiotikaprophylaxe,
- Low-dose Heparinisierung.

Durch Fortschritte in der exenterativen operativen Behandlung konnte die zunächst noch hohe operative Mortalität der pelvinen Exenteration von 16% (Brunschwig 1965) auf 4% (Friedberg 1996) gesenkt werden. Besonders zu berücksichtigen sind Frühkomplikationen wie Blutung, Dysproteinämie als Folge der Eiweiß- und Elektrolytverluste über die großen Wundflächen, paralytischer Ileus und Anastomosenprobleme. Als typische Spätkomplikationen gelten Nahtinsuffizienz, insbesondere nach Radiatio oder ausgedehnteren Voroperationen, Beckenabszesse, ausgedehnte Adhäsionen mit Ileussymptomatik sowie Störungen der Harnableitung mit aszendierender Infektion oder hyperchlorämischer Azidose. Eine sinnvolle Durchführung ultraradikaler pelviner Exenterationen zum Wohle der Patientin bedarf einer sorgfältigen Indikationsstellung. Internistische Kontraindikationen und vor allem Metastasen außerhalb des kleinen Beckens lassen bei nur geringer Lebenserwartung eine so extensive Operation sinnlos erscheinen (Friedberg u. Petri 1996).

Rekonstruktive Operationen

Rekonstruktive Operationen kommen in Verbindung mit ausgedehnten Karzinomoperationen zur Anwendung, entweder simultan oder als Zweiteingriff. Die individualisierte operative Behandlung des Karzinoms macht in Frühfällen eine eingeschränkte Operation möglich. Um die lokoregionäre Sanierung eines Karzinoms sicherzustellen, entstehen ab einer bestimmten Tumorgröße bzw. -ausbreitung ausgedehnte Gewebedefekte, die einen primären Wundverschluß nicht zulassen.

So läßt sich bei fortgeschrittenem Vulvakarzinom mit ausgedehnter Geweberesektion der Defekt nur durch plastische Zusatzeingriffe decken (S. 145), um einen spannungsfreien Wundverschluß zu gewährleisten und Spätkomplikationen zu vermeiden. Besonders bewährt hat sich der Gewebeersatz durch myokutane Lappenplastiken, z. B. die M.-tensor-fasciae-latae-Plastik oder die M.-glutaeus-maximus-Plastik.

Bei Extenterationen ist die Rekonstruktion von Genital-, Darm- und Harntrakt zu berücksichtigen. Zumeist kommen Verfahren der Harnumleitung (Ureterosigmoidostomie, Rektumblase oder Harnableitung über einen intestinalen Conduit [Ileum-, Kolonconduit]) zur Anwendung. Nach Möglichkeit sollte das nasse Urinstoma (Ileum-, Kolonconduit) vermieden werden und ein Verfahren zur kontinenten Harnableitung gewählt werden (Mixed augmentation Ileum and caecum [Mainz-Pouch], Colon-transversum- bzw. Colon-descendens-Pouch). Selbst vorbestrahlten Patientinnen kann eine kontinente Harnableitung über einen solchen Pouch angeboten werden (Müller u. Hohenfellner 1996).

Für die Schaffung einer Neovagina steht aus der Vielzahl entwickelter Operationstechniken mittels freier Hauttransplantate die Verwendung von Darm zur Verfügung. Bei nicht bestrahlten Patientinnen kommt im Rahmen der kontinenten Harnableitung (Mainz-Pouch-Technik) das ausgeschaltete Zäkal- und Ileozäkalsegment zum Scheidenersatz in Frage (Hohenfellner u. Mitarb. 1995). In gleicher Weise bietet sich das Sigma zum Scheidenersatz an. Problematisch wird die Harnableitung und der Scheidenersatz nach einer Bestrahlung (Knapstein u. Friedberg 1987).

Auch bei Patientinnen mit fortgeschrittenem Mammakarzinom bzw. Kontraindikationen gegen ein brusterhaltendes Vorgehen kommen nach ablativer Behandlung plastisch-rekonstruktive Eingriffe in Frage, z. B. myokutane Lappenplastiken wie der M.-latissimus-dorsi-Lappen oder der M.-rectus-abdominis-(TRAM-)-Lappen. Bei diesen Lappenplastiken werden Anteile des M. latissimus dorsi bzw. des M. rectus abdominis mit der zugehörigen Gefäßversorgung in den Defekt eingeschwenkt, so daß nicht nur eine Defektdeckung, sondern auch ein Gewebeersatz durch Muskel gewährleistet wird (Knapstein u. Friedberg 1995) (S. 288).

Operation zur Erfolgsbeurteilung

Bei Patientinnen mit suboptimaler Primäroperation kann die Möglichkeit einer Interventionsoperation bei klinischer Remission nach 2–4 Behandlungszyklen einer Chemotherapie erwogen werden. Ziel dieser Interventionslaparotomie ist es, eine weitere operative Tumorreduktion zu ermöglichen, so daß günstigere Voraussetzungen für die Fortsetzung einer Chemotherapie geschaffen werden. Ähnliche Überlegungen gelten für eine neoadjuvante Chemotherapie von Patientinnen mit Ovarialkarzinom.

Die früher geübte Second-look-Operation nach Abschluß der postoperativen Chemotherapie ist bis auf wenige Ausnahmen, z. B. laufende Therapiestudie, nicht mehr gerechtfertigt. Sie sollte nur angestrebt werden, wenn sich aus den gewonnenen Informationen eine relevante Therapieentscheidung ergibt. Im Rahmen einer Second-look-Diagnostik kommt dem laparoskopischen Vorgehen geringe Bedeutung zu. Nach wie vor muß mit einer höheren Rate falsch negativer Befunde bei kleiner intraperitonealer Tumorabsiedlung, z. B. im Bereich des Dünndarmmesenteriums gerechnet werden. Besonders eingeschränkt ist die Aussagekraft des laparoskopischen Vorgehens zur Beurteilung der retroperitoneal gelegenen Lymphabflußwege.

Palliative Operation

Für Patientinnen, bei denen ein fortgeschrittenes Tumorwachstum mit Kloakenbildung vorliegt, kommt gelegentlich aus palliativer Intention zur Vermeidung unerträglicher Beschwerden ein operativer Eingriff in Frage. Bei dieser Operation wird in Kauf genommen, daß eine lokale Tumorsanierung nicht möglich ist. Mit Hilfe derartiger Palliativoperationen gelingt es jedoch, Patientinnen von oft quälenden Fistelbildungen zu befreien (Kindermann 1997). Eine Verlängerung der Überlebenszeit dieser Patientinnen ist durch diese Maßnahmen in der Regel nicht zu erreichen. Das operative Vorgehen richtet sich allein auf die Beseitigung quälender Symptome.

Ähnlich wie bei Karzinomen anderer Lokalisation wird auch bei gynäkologischen Malignomen im Rahmen einer interdisziplinären Zusammenarbeit eine palliative Krebsbehandlung, die für die betroffene Patientin hilfreich sein kann, möglich (Fritze 1996). Eine palliative operative Anlage eines Anus praeternaturalis bei medikamentös nicht zu behebendem Ileus infolge tumorbedingter Darmstenosierung hat zum Ziel, eine möglichst rasche Verbesserung der noch verbleibenden Lebensqualität der Patientin zu erzielen. Auch die beidseitige operative Ligatur der A. iliaca interna bei Tumorkraterblutung, die durch Katheterembolisation nicht zu stillen ist, hat das gleiche Ziel. In jedem Fall muß bei diesen Palliativeingriffen gewährleistet sein, daß zu erwartende postoperative Komplikationen die angestrebte Verbesserung der Lebensqualität nicht gefährden.

Literatur

Armed Forces Institute of Pathology: Atlas of Tumorpathology. Washington 1979

Baltzer, J.: Möglichkeiten einer operativen Behandlung von fortgeschrittenen Karzinomen durch Einsatz neuer Technologie. Geburtsh. u. Frauenheilk. 53 (1993) 884 – 885

Barua, R.: Tumores of the Female Lower Genital Tract, Classification and Pathology. Springer, Berlin 1990

Burghardt, G., F. Girardi, M. Lahousen, K. Tamussino, H. Stettner: Patterns of pelvic and paraaortic lymphnode involvement in ovarian cancer. Gynecol. Oncol. 40 (1991) 103 – 106

Clarke-Pearson, D. L., M. F. Kohler, J. A. Hurteau, A. Elbendary: Surgery for advanced ovarian cancer. Clin. Obstet. Gynecol. 37 (1994) 439 – 460

Consensus-Statement National Institute of Health: Consensus Developement Conference Statement on cervical cancer. Gynecol. Oncol. 66 (1997) 351 – 361

Creasman, W. T., P. J. Di Saia: Screening in ovarian cancer. Amer. J. Obstet. Gynecol. 165 (1991) 7 – 10

Fisher, B., C. Redmond, R. Fisher et al.: Findings from NSABP-Protocoll No. B-04 – Comparison of radical mastectomy with alternative treatments for primary breast cancer. Cancer 46 (1980) 1 – 15

von Fournier, D., H. W. Anton: Mammakarzinom: Ergebnisse der brusterhaltenden Behandlung. Ther. Umsch. 50 (1993) 339 – 345

Fritze, D.: Palliative Krebsbehandlung – Beiträge zur interdisziplinären Krebsbehandlung. Zuckschwerdt, München 1996

Hermaneck, P., O. Scheibe, B. Spiessel, G. Wagner: TNM-Klassifikation maligner Tumoren, 4. Aufl. Springer, Berlin 1992

Höckel, M., P. G. Knapstein: Uterine Cervix. In Sevin, B. U., P. G. Knapstein, O. R. Köchli: Multimodality Therapy in Gynecologic Oncology. Thieme, Stuttgart 1996

Höckel, M., P. G. Knapstein, R. Hohenfellner, H. P. Rösler, J. Kutzner: Die kombinierte operative und radiotherapeutische Behandlung (CORT) von Beckenwandrezidiven: Erfahrungsbericht nach 3 Jahren. Geburtsh. u. Frauenheilk. 53 (1993) 169 – 176

Hoskins, W. J., B. N. Bundy, J. T. Thigpen, G. A. Omura: The influence of cytoreductive surgery on recurrence-free intervall and survival in small volumes stage III epithelial ovarian cancer: a gynecologic oncology group study. Gynecol. Oncol. 47 (1992) 159 – 166

Hoskins, W. J., W. P. McGuire, M. F. Bradi: The effect of largest residual disease on survival after primary cytoreductive surgery in patients with suboptimal residual ovarian carcinoma. Amer. J. Obstet. Gynecol. 170 (1994) 974 – 980

Isaaks, J. T.: Advances and controverses in the study of programmed cell death/apoptosis in the developement of and therapy for cancer. Curr. Opin. Oncol. 6 (1994) 82 – 89

Kindermann, G.: Möglichkeiten der operativen Behandlung der Rezidive von Genitalkarzinomen. Vortrag, Köln 1997

Knapstein, P. G., V. Friedberg, B. U. Sevin: Reconstructive Surgery in Gynecology. Thieme, Stuttgart 1990

Kurtz, J. M., R. Amalric, K. Brandone: Local recurrence after breast conserving surgery and radiotherapy: frequency, time course and prognosis. Cancer 63 (1989) 1912 – 1917

Pettersen, F.: Annual Report on Results of Treatment in Gynecological Cancer, 22. Vol. Statements of Results Obtained in Patients Treated in 1987 to 1989 Inclusive Actuarial Survival up to 1993. Editorial Office Radium, Stockholm 1995

Pfleiderer, A.: Welche Vorteile ergeben sich aus der Lymphonodektomie beim Ovarialkarzinom. Gynäkologe 30 (1997) 98 – 101

Poleska, W., J. Baltzer, U. Schulz: Combination of surgery with the cavilational ultrasonic surgical aspirator (CUSA) and intraoperative afterloading (IOAL) in the treatment of pelvic recurrence. 9. Int. Meeting of Gynecological Oncology. ESGO 9, Knocke 1995

Potter, M. E., G. E. Partridge, K. D. Hatch, S. J. Soong, J. M. Austin, H. M. Shingelton: Primary surgical therapy of ovarian cancer: How much and when? Gynecol. Oncol. 40 (1991) 195 – 200

Schramm, Th., R. Kürzel, C. Schweickhardt, A. C. Stuckert-Klein: Endometriumkarzinom und Vaginalsonographie: Untersuchungen zur diagnostischen Validität. Geburtsh. u. Frauenheilk. 55 (1995) 65 – 72

Siewert, J. R., U. Fink: Prinzipien der onkologischen Chirurgie. In Schmoll, H. J., K. Höffken, K. Possinger: Kompendium internistische Onkologie. Springer, Berlin 1996

Soper, J. T., G. Couchman, A. Berchuck, D. Clark-Pierson: The role of partial sigmoidcolectomy for debulking epithelial ovarian carcinoma. Gynecol. Oncol. 41 (1991) 239 – 244

Vergote, I. B., I. de Wever: Primäre zytoreduktive Operation bei Ovarialkarzinom im fortgeschrittenen Stadium. Gynäkologe 30 (1997) 102 – 107

Veronesi, U., R. Saccozzi, M. del Vecchio et al.: Comparing radical mastectomy with quadrantectomy, axillary dissection and radiotherapy in patients with small cancers of breast. New Engl. J. Med. 305 (1981) 6–11
Webb, M. J.: Cytoreduction in ovarian cancer: achievability and results. In Burghardt, E., J. M. Monaghan: Operative treatment in ovarian cancer. Baillieres clin. Obstet. Gynaecol. 3 (1989) 83–94
Webb, M. J., C. R. Stanhope: Pelvic exenteration. In Burghardt, E., M. J. Webb, J. M. Monaghan, G. Kindermann: Surgical Gynecologic Oncology. Thieme, Stuttgart 1993
Winter, R.: Surgical treatment of localized recurrencies cervical cancer. In Burghardt, E., M. J. Webb, J. M. Monaghan, G. Kindermann: Surgical Gynecologic Oncology. Thieme, Stuttgart 1993
Winter, R., M. Lahousen, E. Petru: Rezidivchirurgie beim Endometrium- und Zervixkarzinom. In Meerpohl, H. G., A. Pfleiderer, C. Z. Profus: Das Rezidiv in der gynäkologischen Onkologie. Springer, Berlin 1990
Winter, R., M. Lahousen, H. Stettner: Die operative Behandlung des epithelialen Ovarialkarzinoms. In Schmidt, W.: Jahrbuch der Gynäkologie und Geburtshilfe. Biermann, Zülpich 1991

Strahlentherapie

Definitionen moderner Strahlentherapie

Die moderne Strahlentherapie ruht auf 3 Säulen:
- Strahlenphysik,
- Strahlenbiologie
- klinische Radioonkologie.

Unter *Strahlenphysik* (Rassow 1996, Purdy 1997) sollen hier neben der klassischen Physik auch alle technischen Hilfsmittel zur Erzeugung, Applikation und Messung von therapeutischen Strahlen verstanden werden. Die *Strahlenbiologie* (Beck-Bornholdt 1993, Hall 1994, Steel 1997) beschreibt die Wirkung unterschiedlicher Bestrahlung auf Tumorzellen, normale Zellen, Gewebe und Organismen. Die *klinische Radioonkologie* (Scherer u. Sack 1996, Perez u. Brady 1997) umfaßt die Indikationsstellung, die Dosisfestlegung (Gesamt-, Einzeldosis, Bestrahlungszeit), die Bestimmung des Bestrahlungsvolumens, die -methode und die Evaluation des Therapieergebnisses.

Strahlenphysik

Ionisierende Strahlen zur Anwendung bei menschlichen Tumoren werden nach 2 Prinzipien erzeugt:
- radioaktiver Zerfall,
- Bremsstrahlung eines Beschleunigers.

Radioaktiver Zerfall. Der radioaktive Zerfall bestimmter Isotope liefert eine zeitlich und räumlich sehr gleichförmige Strahlung. Bei Verwendung von Isotopen mit hoher spezifischer Aktivität (z. B. ^{192}Ir) können Strahlenquellen sehr klein gebaut werden. Dies ist bei der Brachytherapie ein entscheidender Vorteil. Daher werden bei der Brachytherapie ausschließlich radioaktive Strahlenquellen verwendet.

In der Teletherapie wird der Zerfall von ^{60}Co in Telekobaltgeräten genutzt. Aufgrund der höheren Präzision und Dosisleistung werden Telekobaltgeräte derzeit durch Linearbeschleuniger ersetzt. Die hohe Zuverlässigkeit und der geringe technische Aufwand von Telekobaltgeräten wird von Beschleunigern derzeit nicht erreicht.

Bremsstrahlung. Bremsstrahlung wird dadurch erzeugt, daß Elektronen hoher Energie plötzlich abgebremst werden. Die dabei entstehenden Strahlen verfügen, ähnlich wie das Sonnenlicht, über ein breites Spektrum von Quantenenergien. Beim radioaktiven Zerfall dagegen werden nur Quanten exakt gleicher Energie gebildet. Daher trennt man begrifflich *Gammastrahlen* (radioaktiver Zerfall, konstante Energie) von *Photonen* (Bremsstrahlen, Energiespektrum). Der Begriff Photonen bezeichnet in der theoretischen Physik alle Quanten von elektromagnetischen Wellen, z. B. auch Licht. In der klinischen Strahlentherapie meint man ausschließlich Bremsstrahlen eines Beschleunigers.

Geräte in der gynäkologischen Onkologie. Für die gynäkologische Onkologie werden fast ausschließlich *Afterloading-Geräte* und *Beschleuniger* zur Strahlentherapie verwendet. Die folgenden Geräte werden hier beschrieben, da sie teilweise noch betrieben werden oder künftig eine Bedeutung erlangen können:
- kV-Geräte,
- Telekobalt-, Telecäsiumgeräte,
- Geräte zur Radium-, Cäsiumbrachytherapie,
- Geräte zur Erzeugung von Neutronen,
- Geräte zur Erzeugung von Protonen,
- Geräte zur Erzeugung von Pi-Mesonen,
- Geräte zur Erzeugung von schweren Ionen.

Als *kV-Geräte* bezeichnet man Röntgengeräte, die zur Therapie verwendet werden. Diese Geräte arbeiten mit Beschleunigungsspannungen von 50–300 kV. Durch die Entwicklung von Hochvoltgeräten sind kV-Geräte nur noch bei ganz oberflächlichen Hauttumoren anzuwenden.

Auch *Telekobalt- und Telecäsiumgeräte* gelten als überholt, da moderne Beschleuniger in der Dosisleistung, der Präzision und der Vielfalt an Strahlenarten überlegen sind.

Geräte zur Erzeugung von Neutronen, Protonen, Pi-Mesonen und *schweren Ionen* sind so aufwendig, daß sie weltweit nur an wenigen Orten zur Aufstellung gekommen sind. Aus Kostengründen ist der Betrieb vielerorts wieder eingestellt worden. Bis auf wenige Tumorentitäten konnten überzeugende Vorteile bei der Bestrahlung mit diesen Teilchen nicht nachgewiesen werden.

Hilfseinrichtungen. Während die Zahl der Gerätetypen zur Strahlungserzeugung stark abgenommen hat, erleben wir eine enorme Leistungssteigerung bei Hilfseinrichtungen zur Formgebung des Strahlenfelds (Individualabsorber, Multi-Leaf-Kollimatoren), der Bestrahlungsplanung (CT-gestützte Planung, 3-D-Planung) und der Verifikation der applizierten Bestrahlung (Spezialfilme und -kassetten, Online-Imaging).

Afterloading

Beim Afterloading wird zunächst eine nichtstrahlende Hülse, der Applikator, unmittelbar in die Tumorregion plaziert. In diesen Applikator wird die Strahlenquelle ferngesteuert (remote controlled) eingeführt.

> Da die Strahlungsleistung mit dem Quadrat des Quellabstands abnimmt, sind die räumlichen Dosisunterschiede bei Nahbestrahlungen (Afterloading) erheblich größer als bei der Teletherapie.

Die Plazierung der Strahlenquelle in unmittelbarer Nähe des Tumors macht es so möglich, große Tumoren zu zerstören, ohne benachbarte Risikoorgane wie Harnweg und Darm dauerhaft zu schädigen.

Während bei der Radiumtherapie aufgrund der geringen spezifischen Aktivität der Präparate und der Belastung des Personals lediglich geringe Strahlungsleistungen zur Anwendung kamen, führte der fast vollständige Strahlenschutz beim Afterloading zur Möglichkeit, auch hohe Strahlendosisleistungen anzuwenden. Daher müssen wir zwischen Low-dose-rate- (LDR-), Medium-dose-rate- (MDR-) und High-dose-rate- (HDR-)Verfahren unterscheiden (Tab. 3.**1**).

Beim *LDR-Verfahren* wird unter Ausnutzung des Protrahierungseffekts gleichmäßig über mehrere Tage hinweg die erforderliche Gesamtdosis verabreicht (Pariser Methode: Chassagne u. Pierquin 1965, Gerbaulet u. Mitarb. 1997). Bei den *MDR- und HDR-Verfahren* wird die Gesamtdosis in mehrere Fraktionen, die jeweils 8 – 14 Tage auseinanderliegen, aufgeteilt.

> Als Faustregel gilt, daß die Anzahl der Einzelfraktionen um so größer sein sollte, je höher die Dosisleistung der Strahlung gewählt wird.

Die Dosisleistung beeinflußt die Strahlenwirkung auf den Tumor und die Normalgewebe der Risikoorgane. Der Übergang von der LDR- oder MDR-Bestrahlung mit Radium zur HDR-Bestrahlung mit ^{192}Ir führte zunächst zu einem Anstieg der Komplikationsrate. Die strahlenbiologischen Nachteile des HDR-Verfahrens sind inzwischen durch eine Erhöhung der Zahl der Fraktionen und eine Dosisanpassung ausgeglichen worden.

Die kleine Afterloading-Quelle erzeugt durch ihre gleichmäßige Strahlung in alle Richtungen zunächst eine kugelförmige Dosisverteilung. Durch unterschiedliche technische Prinzipien kann die Dosisverteilung im Zielvolumen verändert werden (Baier 1990). Durch eine Oszillation einer punktförmigen Quelle im Applikator oder durch gezielte Anordnung aktiver und inaktiver stehender Quellen im Applikator kann die kugelförmige Verteilung verformt und den individuellen Tumormanifestationen angepaßt werden. Weitere Mittel der Formung sind z. B. gekrümmte Fahrwege (Ringapplikator), die Verwendung mehrerer Applikationskanäle und von Abschirmungen zur Schonung von Risikoorganen. Als *Strahlenquellen* kommen zur Anwendung:

- ^{192}Ir,
- ^{60}Co,
- ^{137}Cs.

Von diesen 3 Isotopen hat ^{192}Ir die kürzeste Halbwertszeit bei hoher spezifischer Aktivität von 22 200 GBq/g. Daher wird es beim HDR-Afterloading fast ausschließlich eingesetzt. Da es kleinste Bauformen ermöglicht, ist es ideal für die interstitielle Brachytherapie. Die kurze Halbwertszeit macht jedoch einen Quellenwechsel alle 3 – 4 Monate notwendig, während ^{137}Cs mit seiner Halbwertszeit von mehr als 12 Jahren mit größeren Intervallen auskommt. Infolge seiner gegenüber ^{192}Ir geringeren spezifischen Aktivität weist eine Cäsiumquelle ein deutlich größeres Volumen auf. Von den 3 genannten radioaktiven Isotopen sind beim ^{60}Co aufgrund seiner hochenergetischen Gammastrahlung die aufwendigsten baulichen Strahlenschutzmaßnahmen notwendig. Die unterschiedliche Energie der von radioaktiven Isotopen emittierten Gammastrahlung hat keinen Einfluß auf die Dosisverteilung im Zielvolumen, da bei der Kontakt- oder Kurzdistanztherapie nur das quadratische Abstandsgesetz von Bedeutung ist (Bauer u. Mitarb. 1989). Die Emissionsenergie einer Gammastrahlung beeinflußt diese Gesetzmäßigkeit nicht.

Tab. 3.1 Definition der HDR-, MDR- und LDR-Verfahren bei der Afterloading-Behandlung (nach ICRU-Report Nr. 38, 1985)

HDR-Verfahren	fraktionierte Bestrahlung mit hoher Dosisleistung von > 12 Gy/h
MDR-Verfahren	fraktionierte Bestrahlung mit einer Dosisleistung von 2 – 12 Gy/h
LDR-Verfahren	einmalige protrahierte Bestrahlung mit niedriger Dosisleistung von < 2 cGy/h und weniger
PD-Verfahren	HDR-Bestrahlung in Form stündlicher kurzer Bestrahlungen

HDR High dose rate LDR Low dose rate
MDR Medium dose rate PD Pulse dose

Technik der Brachytherapie

Bei der *Scheidenbestrahlung* wird ein Applikator mit einem zylindrischen oder ovalen Distanzkörper ummantelt. Die Verwendung eines sog. Kolpostaten ist unbedingt erforderlich, da der dünne Applikator eine extrem hohe Oberflächendosis entwickelt und es ohne Kolpostaten zu schweren lokalen Komplikationen kommen würde. *Intrauterine Afterloading-Applikationen* kommen bei nichtoperablen Zervix- und Endometriumkarzinomen zur Anwendung. Nach der Dilatation des Zervikalkanals werden ein oder mehrere Applikatoren zum Fundus uteri vorgeschoben und fixiert. Bei der interstitiellen Brachytherapie wird der Strahler mittels Hohlnadeln direkt in den Tumor oder das tumorzellhaltige Gewebe eingebracht (Jacobs u. Mitarb. 1984).

Beschleuniger

Beschleuniger wurden ursprünglich von Atomphysikern entwickelt, um Elementarteilchen zu beschleunigen und ihr Verhalten bei der Kollision mit Materie zu studieren. In einem Vakuumrohr werden, wie bei einer Röntgenröhre, zunächst freie Elektronen erzeugt. Die Beschleunigung durch eine Gleichspannung ist aus technischen Gründen nur bis etwa 300 000 V möglich (konventionelle Röntgentherapiegeräte). Um die erforderliche Beschleunigungsspannung bis etwa 20 000 000 V zu erreichen, müssen die Elektronen wiederholt beschleunigt werden. Beim *Ringbeschleuniger* geschieht das in zahlreichen Umläufen in der Kreisbahn, bei *Linearbeschleunigern* in mehreren Beschleunigungsabschnitten des Rohrs. Während in der Atomphysik Ringbeschleuniger dominieren, haben sich in der klinischen Strahlentherapie Linearbeschleuniger durchgesetzt.

Ringbeschleuniger. Der typische Ringbeschleuniger der Strahlentherapie ist das *Betatron.* Durch seinen einfachen Aufbau und seine hohe Zuverlässigkeit war er jahrzehntelang das „Arbeitspferd" der Hochvolttherapie. Durch seinen diskontinuierlichen Strahl (Elektronen erzeugen – beschleunigen – aus der Ringbahn ablenken) ist die Strahlungsleistung gering. Beim Elektronenbetrieb ist die Bestrahlungszeit noch tolerabel. Die beschleunigten Elektronen werden dabei durch ein Aluminiumfenster aus der Ringbahn entfernt und direkt zur Therapie verwendet. Beim Photonenbetrieb lenkt man die Elektronen zunächst auf einen Wolframblock, das Target. Dabei entstehen sog. Bremsstrahlen, die zur Therapie benutzt werden. Aufgrund des geringen Wirkungsgrads bei der Erzeugung von Bremsstrahlen sind beim Betatron sehr lange Bestrahlungszeiten erforderlich.

Linearbeschleuniger. Linearbeschleuniger erzeugen durch ihren kontinuierlichen Betrieb eine wesentlich intensivere Strahlung als vergleichbare Betatrons. Die Beschleunigung wird durch eine intensive Hochfrequenzspannung (GHz-Bereich, entspricht einer Radarfrequenz) erzielt. Moderne Linearbeschleuniger enthalten zahlreiche störanfällige Subsysteme:
- Hochfrequenzerzeugung,
- Vakuumsystem,
- Kühlung,
- Strahlerkopfmechanik,
- Dosismonitor u. a.

Daher treten im laufenden Betrieb häufig Geräteausfälle auf, die nur bei Vorhandensein mehrerer Geräte mit ähnlichen Spezifikationen aufzufangen sind.

Individual- oder Standardabsorber

Normalerweise haben Strahlenfelder durch den Einsatz von Feldblenden eine rechteckige Begrenzung. Die optimale Form der Felder zur maximalen Erfassung des Tumorgebiets und der minimalen Belastung von Risikoorganen ist fast immer irregulär. Man erzielt solche Felder durch den Vorsatz von *Individual-* oder *Standardabsorbern.*

Standardabsorber. Standardabsorber sind vorgefertigte Bleiblöcke, die in bestimmten Standardsituationen immer den gleichen Teil eines Felds abdecken.

Individualabsorber. Mehr Möglichkeiten bieten Individualabsorber, deren Form vom Therapeuten frei bestimmt werden kann. Die Produktion von Individualabsorbern ist sehr aufwendig. Zunächst werden anhand von Simulationsbildern oder aufgrund einer 3-D-Planung die Formen entworfen. Danach schneidet man maßstabsgetreue Gießformen. Nach dem Gießvorgang werden die schweren Blöcke exakt auf Lochplatten verschraubt, die als Vorsatz am Strahlerkopf befestigt werden können.

Multi-Leaf-Kollimatoren

Eine andere Möglichkeit, nichtrechteckige Felder zu erzeugen, besteht darin, eine Blende durch zahlreiche parallele Scheiben zu ersetzen. Jede Scheibe kann in eine andere Position gefahren werden, so daß unregelmäßige Formen entstehen. Abb. 3.**1** zeigt einen Multi-Leaf-Kollimator im Kopf eines Beschleunigers. Solche Einrichtungen sollen das aufwendige Gießen und Anwenden von Individualabsorbern ersetzen. Bisher sind nur wenige Beschleuniger mit Multi-Leaf-Kollimatoren ausgestattet. Das erste Problem besteht darin, daß zwischen den Leafs keine strahlendurchlässigen Lücken entstehen dürfen, die Leafs aber dennoch leicht beweglich sein müssen. Der elektrotechnische Aufwand ist dadurch groß, daß jedes Leaf mit einem eigenen Motor

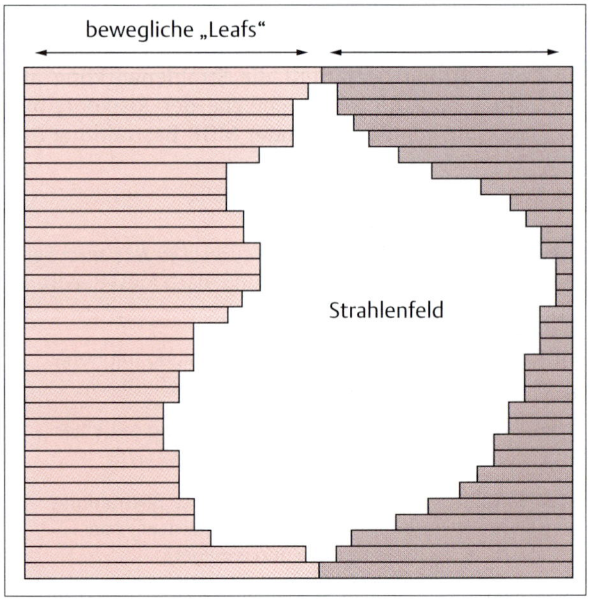

Abb. 3.**1** **Multi-Leaf-Kollimator.** Die Blende besteht aus einzelnen beweglichen Lamellen (Leafs). Dadurch sind beliebig geformte Strahlenfelder möglich.

angetrieben und gesteuert werden muß. Bei der Planung muß die Position jedes Leafs definiert und in den Steuerrechner des Beschleunigers eingegeben werden. Dennoch wird sich diese Technik in einigen Jahren als Standard etabliert haben.

Verifikation

Um sicherzustellen, daß ein Therapiestrahl wirklich sein Ziel erreicht, wird heute gefordert, daß ein *Bild mit dem Therapiestrahl* erzeugt wird. Ein solches Bild erfordert spezielle Filme und Kassetten. Es wird als Verifikation bezeichnet. Die Qualität der Bilder ist, verglichen mit Simulationsaufnahmen, sehr schlecht. Das liegt daran, daß der Bildkontrast mit höherer Photonenenergie immer geringer wird. Die Bilder erscheinen wie durch einen grauen Nebel gesehen. Auch bildet die Verifikation nur den bestrahlten Bereich ab, was die anatomische Orientierung z.B. an der Wirbelsäule erschwert. Der Grund für die Notwendigkeit von Verifikationen liegt im „Wahrheitsgehalt" der Bilder – es wird der tatsächlich bestrahlte Bereich abgebildet, während die Simulatoraufnahme den geplanten Bestrahlungsbereich zeigt.

Bei Elektronen- und Rotationsbestrahlungen sind Verifikationsaufnahmen nicht möglich. Im Afterloading führt man eine Röntgenkontrolle der Applikatorposition in 2 Ebenen durch.

Online-Imaging

Um eine noch höhere Kontrolle der Zielgenauigkeit zu erzielen, haben manche Beschleuniger eine spezielle Vorrichtung zur Abbildung des Therapiestrahls installiert. Man bezeichnet das Verfahren als Online-Imaging. Kritische Einstellungen können so täglich überprüft werden. Z.B. sind Beckenbestrahlungen bei adipösen Patientinnen durch die extreme Mobilität der Hautmarkierungen auf der Fettschürze nicht reproduzierbar einzustellen. Durch Online-Imaging wird das knöcherne Becken als Einstellkontrolle sichtbar.

Simulator

Vor der perkutanen Bestrahlung müssen die Felder geplant werden (Sack u. Thesen 1997). Ein wichtiges Hilfsmittel stellt der Simulator dar. Es handelt sich um ein Durchleuchtungsgerät mit der Besonderheit, daß die Geometrie exakt dem Therapiestrahl angepaßt werden kann. Man blickt mit dem Simulator also quasi in der Richtung des Therapiestrahls (beams eye view). Die Einstellungen der exakten Feldparameter (Länge, Breite, Isozentrum, Fokus-Haut-Abstand, Winkeleinstellungen, ggf. Keilfilter und Absorber) werden auf der Haut der Patientin markiert und dokumentiert.

> Die Hautmarkierungen dürfen nicht entfernt werden, da sonst die geplante Bestrahlung nicht durchführbar ist. Bei ungewollten Bestrahlungspausen, z.B. durch eine Erkrankung der Patientin, muß darauf geachtet werden, daß die Feldgrenzen von Fachpersonal regelmäßig nachgezeichnet werden.

CT-Planung

Da der Simulator ein konventionelles Röntgengerät darstellt, ist er nicht in der Lage, tumoröse Weichteilstrukturen abzubilden. Auch für die 3dimensionale Darstellung von Tumor und Risikoorganen ist ein zusätzliches Planungs-CT erforderlich. Dabei ist es nicht möglich, ein vorhandenes diagnostisches CT zu verwenden.

> Das Planungs-CT ist nur dann verwendbar, wenn die Lagerung exakt der Therapielage entspricht, Feldmarken im CT abgebildet sind und die Bildinformation digital an das Planungssystem übergeben werden kann.

Aus diesen Gründen muß auch bei vorhandenem diagnostischen CT zusätzlich ein Planungs-CT angefertigt werden. Die CT-Planung bedeutet einen enormen Erkenntnisgewinn bzgl. der Bewertung von Bestrahlungsmethoden. Sie ermöglicht es, in jeder Ebene des Körpers festzustellen, ob das gesamte Tumorvolumen mit einer ausreichenden Dosis erfaßt wurde und welche Risikoorgane mit welcher Dosis mitbelastet werden.

Dosimetrie

Bevor ein Gerät zur Therapie verwendet werden kann, muß die abgegebene Strahlung in den verschiedenen Einstellungen genau vermessen werden.

> **Strahlendosis**
>
> Die Strahlendosis wird üblicherweise in Gray (Gy) angegeben. Das Gray ist eine Energiedosis und bezeichnet die Energie von 1 Joule pro kg bestrahlter Materie. Es ersetzt das Rad (100 Rad = 1 Gy), welches weniger gut in das „m-s-kg"-System physikalischer Maßeinheiten paßt.

Bei Telekobaltgeräten entsteht die Strahlung durch radioaktiven Zerfall und ist daher zeitlich und räumlich außerordentlich homogen. Ein einmal vermessenes Gerät strahlt unter Berücksichtigung der zerfallsbedingten Schwächung bei gleicher Einstellung in der gleichen Zeit immer die gleiche Dosis ein. Ein Beschleuniger dagegen gibt seine Strahlung weder zeitlich noch räumlich homogen ab. Eingebaute Meßkammern messen die abgegebene Strahlung mit. Regelmäßige Testmessungen sind erforderlich, um die abgegebene Dosis, die Zentrierung, die gleichmäßige Dosisverteilung in der Fläche und die Einhaltung der Feldgrenzen zu überwachen.

Für den Anwender ist die *Tiefendosiskurve* wichtig. Sie zeigt die Dosisleistung in verschiedenen Wassertiefen an (Abb. 3.**2**). Mittels Umrechnungsfaktoren kann man leicht auf die Dosisleistung in verschiedenen Gewebetiefen schließen. Abb. 3.**2** zeigt, daß Gammastrahlen und Photonen ihr Dosismaximum erst in einer gewissen Tiefe haben. Dies entsteht durch den sog. Aufbaueffekt. Der Aufbaueffekt ist bei der Bestrahlung tiefer gelegener Tumoren unter Schonung der oberfläch-

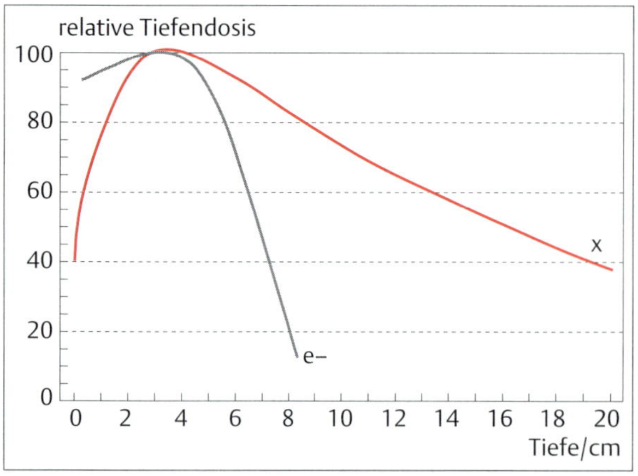

Abb. 3.**2** **Tiefendosiskurve von 10-MeV-Elektronen und 10- MV-Photonen** (Feldgröße 10 × 10, Quelldistanz 100 cm). Anhand der Tiefendosiskurve kann die relative Strahlendosis in unterschiedlichen Gewebetiefen abgeschätzt werden. Elektronenstrahlen (e-) und Photonen (X, ultraharte Röntgenstrahlen) haben ein unterschiedliches Absorptionsverhalten.

lich gelegenen Hautschichten von Vorteil. Das Dosismaximum liegt bei Telekobalt in 5 mm Tiefe, bei ultraharten Photonen in 2–3 cm Gewebetiefe. Eine Hautschonung ist bei tiefliegenden Tumoren erwünscht, stellt bei der Bestrahlung von intrakutanen Metastasen jedoch einen Nachteil dar. Hautmetastasen und oberflächlich gelegene Tumoren sollten besser mit Elektronen bestrahlt werden. Abb. 3.**2** zeigt, daß Elektronen nur einen geringen Aufbaueffekt haben. Zur Tiefe fällt die Dosis viel steiler ab als bei vergleichbarer Photonenenergie. Diesen steilen Abfall zur Tiefe nutzt der Strahlentherapeut, um empfindliche Gewebe in der Tiefe, wie z. B. die Lunge, zu schonen. Durch eine Veränderung der Beschleunigungsenergie von Elektronen läßt sich die gewünschte Eindringtiefe erzielen.

> Die Strahlungsleistung ist vom Abstand der Strahlenquelle abhängig.

Aufgrund des *Abstandsquadratgesetzes* muß die Entfernung vom Strahler genau eingehalten werden. Ist der Abstand klein, so bedeuten geringe Unterschiede des Quellabstands sehr große Unterschiede der Dosisleistung. Die größte Inhomogenität besteht in der Brachytherapie, bei der die Strahlungsleistung innerhalb des Körpers um 1 – 2 Zehnerpotenzen abnimmt. Bei Teletherapiegeräten ist der Einfluß des Abstands um so kleiner, je größer der Fokus-Haut-Abstand ist. Ein 60er Kobaltgerät hat daher eine ungünstigere Tiefendosiskurve als ein Gerät mit dem Fokus-Haut-Abstand von 90 cm. Bei Beschleunigern hat sich der Fokus-Haut-Abstand von 100 cm als sinnvoller Kompromiß zwischen Baugröße und Feldhomogenität dargestellt.

Bestrahlungsplanung

Ein weiteres wichtiges Gebiet der Strahlenphysik besteht in der Bestrahlungsplanung. Der Arzt hat die Aufgabe festzulegen, welche Körperregion mit welcher Dosis bestrahlt werden soll und welche Risikoorgane geschont werden müssen. Der Medizinphysiker muß diese Wünsche in konkrete Feldangaben (Längen, Winkel, Bestrahlungseinheiten) umsetzen. Dabei hilft ihm ein *Bestrahlungsplanungssystem,* welches im wesentlichen aus einem leistungsfähigen Computer mit elektronischer Bildverarbeitung besteht. Im Planungssystem sind alle Meßwerte eines Bestrahlungsgeräts als Grundlage der Berechnung gespeichert. Die Patientendaten werden in Form von CT-Schnitten zur Verfügung gestellt (Frommhold 1980, Hübner 1986). Am Bildschirm können dann verschiedene Bestrahlungstechniken überprüft werden und die beste für die Realisierung ausgewählt werden.

> Mit keiner Technik erreicht man eine völlig homogene Dosisverteilung innerhalb des Körpers. Diese Inhomogenitäten beschreibt der Strahlenphysiker mit sog. Isodosenplänen.

Isodosenpläne

Isodosenpläne sind die wichtigsten Werkzeuge des Strahlentherapeuten, um beurteilen zu können, ob die vorgeschlagene Therapiemethode ihr Ziel erreicht. Es handelt sich dabei um Körperquerschnitte, in die neben dem Tumor und den wichtigsten anatomischen Strukturen Isodosen, also Linien gleicher Dosis eingezeichnet sind. Anhand dieser Isodosenpläne ist beurteilbar, ob die gewünschte Tumorregion, z. B. die Mamma, vollständig und homogen bestrahlt wird und welche Risikoorgane, z. B. die Lunge, in welchem Umfang mitbestrahlt werden.

> Man bezieht die Dosis entweder auf das Dosismaximum oder auf den Referenzpunkt.

Verwendet man das Dosismaximum, so beinhaltet jede Isodose einen Wert von kleiner als 100 % (z. B. 80 % der Maximaldosis). Die Absolutdosen erhält man durch die Multiplikation der Gesamtdosis im Maximum bzw. im Referenzpunkt mit dem Prozentwert der Isodose (z. B. 50 Gy im Maximum sind 40 Gy in der 80 %-Isodose). Zu warnen ist vor der 80 %-Spezifikation, wobei die angegebene Dosis auf die 80 %-Isodose bezogen wird. Das reale Dosismaximum ist 20 % höher, und die applizierte Dosis und die damit verbundenen Nebenwirkungen werden unterschätzt.

Dosisspezifikation nach ICRU 50

Nach der ICRU 50 soll der Referenzpunkt für die Dosisangabe so gewählt werden, daß die Dosis im Zielvolumen nicht außerhalb von 107 % nach oben und 95 % nach unten liegt.

Volumenhistogramme (DVH)

Volumenhistogramme (Lyman u. Wolbarst 1987) dienen dazu, innerhalb eines Tumors oder eines Risikoorgans die Anteile mit unterschiedlicher Strahlenbelastung festzustellen. Bei dem DVH des Tumors ist darauf zu achten, daß kein Tumorbezirk eine unwirksam niedrige Dosis erhält. Bei Risikoorganen wie der Lunge (Abb. 3.**3**) muß festgestellt werden, wie groß der Volumenanteil ist, der durch die Strahlentherapie mutmaßlich geschädigt wird. Entsprechend den Ergebnissen der DVH ist eine Methode zu wählen, die möglichst wenig Lungengewebe schädigt und gleichzeitig das Tumorvolumen voll erfaßt. DVH sind nur im Rahmen einer 3-D-Planung möglich. Sie stellen das geeignete Mittel dar, unterschiedliche Bestrahlungsmethoden zu bewerten und festzustellen, ob eine Strahlentherapie das gesamte Tumorvolumen ausreichend bestrahlt, ohne gleichzeitig Risikoorgane unnötig zu belasten.

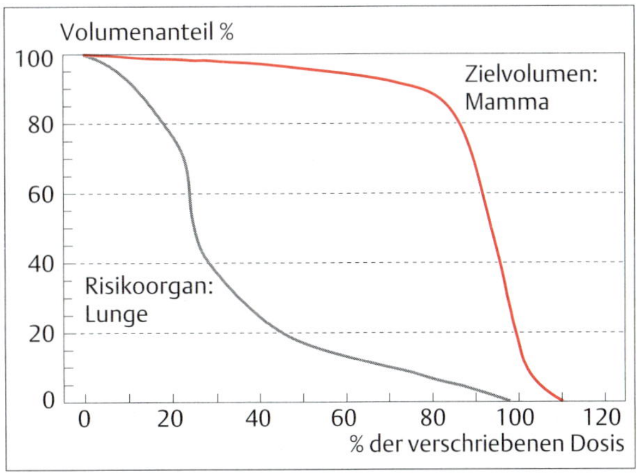

Abb. 3.**3** **Volumenhistogramm.** Darstellung der prozentualen Dosisbelastung des Zielgebiets (hier Mamma) und der Risikoorgane (hier Lunge) zur Qualitätsbeurteilung und Risikoabschätzung einer speziellen Bestrahlungsmethode.

Typische Feldanordnungen

Die einfachste Feldanordnung ist das *Stehfeld.* Es kommt bei einfachen und palliativen Situationen zur Anwendung (z. B. bei einem klinisch sichtbaren Thoraxwandrezidiv).

Opponierende Gegenfelder haben gegenüber einfachen Stehfeldern den Vorteil einer größeren Homogenität in der gesamten Feldausdehnung. Knochenmetastasen der Extremitäten können leicht mit isozentrischen opponierenden Stehfeldern bestrahlt werden. Wünscht man eine Konzentration der Strahlung in zentralen tief liegenden Körperregionen, wie z. B. bei Bestrahlungen im kleinen Becken, so verwendet man häufig eine *4-Felder-Technik.*

Bei unterschiedlicher Gewebedicke, z. B. bei der weiblichen Mamma, werden zusätzlich Keilfilter verwendet, um dennoch eine homogene Bestrahlung zu erzielen. Neben Stehfeldern kommen *Rotations- oder Pendelfelder* zur Anwendung. Diese konzentrieren bei der Rotation die Strahlung auf eine Drehachse und ermöglichen so eine hohe Dosis in der Tiefe bei geringer Belastung oberflächlicher Strukturen. Pendelfelder werden vor allem bei Telekobaltgeräten benutzt, um die ungünstigere Tiefendosiskurve im Vergleich mit Beschleunigern auszugleichen. In der modernen Strahlentherapie werden Pendelfelder durch individuell geplante *Mehrfeldertechniken* verdrängt.

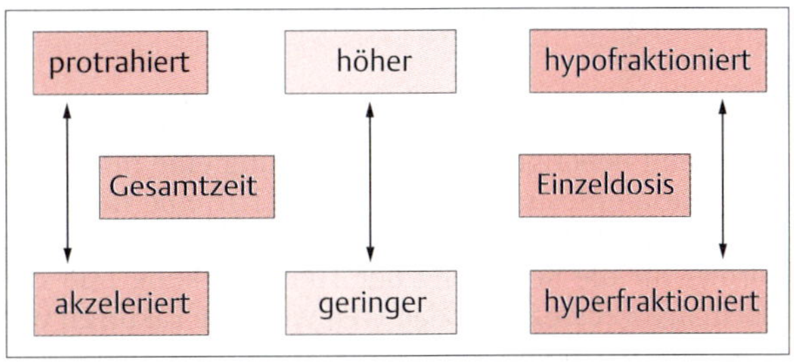

Abb. 3.**4** **Unkonventionelle Fraktionierung.** Die konventionelle Fraktionierung von 1,8 – 2 Gy an 5 Tagen der Woche kann durch Veränderung der Einzeldosis (Hyper-, Hypofraktionierung) und/oder der Gesamtbestrahlungszeit (akzeleriert, protrahiert) modifiziert werden.

Strahlenbiologie

Die Strahlenbiologie erforscht und beschreibt die Wirkung von ionisierenden Strahlen auf biologische Objekte.

In Zellen entstehen durch die Strahlenwirkung zahlreiche Läsionen an Proteinen, Lipiden, Zellorganellen und Membranen. Von allen Schäden ist im therapeutischen Bereich nur die DNA-Veränderung von Bedeutung. Durch strahlenbedingte Radikale kommt es zu einer Veränderung einzelner DNA-Basen, zu einem Einzelstrang- oder Doppelstrangbruch. Die Mehrzahl dieser Schäden wird repariert, einige führen zum Funktionsverlust einzelner Gene, zu Chromosomenveränderungen oder zum Verlust der Teilungsfähigkeit. Der Gesamteffekt ist von zahlreichen Faktoren abhängig:

- Gesamtdosis,
- Einzeldosis,
- zeitliche Abfolge,
- Strahlenart,
- Gewebe,
- modifizierende Faktoren.

TDF-(Time-dose-fractionating-)Faktoren

Bei jeder Therapieserie muß der Therapeut die Faktoren Zeit (time), Dosis (dose) und Fraktionierung (fractionating) festlegen (Thames 1987) (Abb. 3.**4**). Eine lange Gesamtbehandlungszeit ist zwar für den Patienten schonender, gibt dem Tumor aber auch die Möglichkeit der Erholung (repair). Die Gesamtdosis entscheidet im wesentlichen über die erzielbare Tumorkontrolle, bestimmt aber gleichzeitig die Komplikationsrate. Mit der Festlegung der Fraktionierung muß entschieden werden, ob eine konventionelle Höhe der Einzeldosis

(1,8 –2,5 Gy täglich) gewählt wird oder eine *Hyperfraktionierung* (Einzeldosis < 1,6 Gy) bzw. eine *Hypofraktionierung* (> 2,5 Gy). Ein Versuch, die Bestrahlungszeit in der Beurteilung einer Dosis einfließen zu lassen, ist das linearquadratische Modell (Fowler 1989). Dieses Modell geht davon aus, daß es 2 Komponenten der Zellschädigung gibt: einen α-Schaden, der proportional zur Dosis ansteigt, und einen β-Schaden, der mit dem Quadrat der Dosis wächst. Das Verhältnis von α- zu β-Schäden ist gewebespezifisch. Für den Menschen sind diese Faktoren nur ungenau bekannt. Daher ist die Umrechnung unterschiedlicher Fraktionierungsschemata mit Vorsicht zu behandeln. In der Tabelle der α-/β-Werte fällt auf, daß Gewebe mit hohen α-/β-Werten früh reagierende sind, während Gewebe mit niedrigen α-/β-Werten für Strahlenspätschäden verantwortlich sind.

> Aus dem α-/β-Modell folgt, daß die klinisch wichtigen Strahlenspätschäden bei gleicher Dosis verringert werden können, wenn die Einzeldosis verringert wird. Die frühen Strahlenreaktionen werden eher von der Gesamtdosis bestimmt.

Tumoren gelten überwiegend als früh reagierende Gewebe und benötigen für die Zerstörung eine möglichst hohe Gesamtdosis. Das α-/β-Modell hat eine hohe Akzeptanz gefunden, stellt aber noch nicht die optimale Formel für die Schätzung der Tumorwirkung und der Normalgewebsreaktion dar, weil wichtige Faktoren wie Gesamtbestrahlungszeit, Dosisleistung und Repopulierung unberücksichtigt bleiben.

Strahlenbiologische Mechanismen

Um eine Therapie sinnvoll planen zu können, muß man sich die Mechanismen verdeutlichen, die zu einer unterschiedlichen Reaktion auf therapeutische Bestrahlungen führen können. Für die klinische Strahlentherapie sind vor allem die Faktoren wichtig, welche die Strahlenwirkung vermindern.

4 R der Strahlentherapie von Withers (1976)

- Repair,
- Reoxygenierung,
- Repopulierung,
- Redistribution.

Repair

Unter Repair versteht man die Fähigkeit von Zellen, einen *Strahlenschaden* zu *reparieren.* Dabei werden alle Schäden außerhalb des Zellkerns vollständig repariert. Ein DNA-Schaden kann in einigen Fällen nicht repariert werden, so daß die Zelle geschädigt wird oder zugrunde geht. Der Reparaturvorgang erfordert vor allem Zeit. Eine erneute Bestrahlung vor einer Beendigung der Reparatur hat daher eine größere biologische Wirkung. Die Möglichkeiten einer Reparatur hängen ferner von der Art des Schadens und von der Zellzyklusphase ab. Doppelstrangbrüche der DNA sind besonders schwerwiegende Läsionen. In der Mitosephase ist die Strahlenempfindlichkeit stark erhöht, weil die Reparatur erschwert ist. Daher sind Zellen mit einer hohen Mitoserate besonders strahlenempfindlich.

Reoxygenierung

Die Strahlenwirkung wird durch die Anwesenheit von Sauerstoff verstärkt *(Sauerstoffeffekt)* (Gray 1953, Horsman 1993). Die Ursache ist eine Stabilisierung der strahlenbedingten Radikale, die so einen größeren Wirkradius erhalten. Zentrale Tumorbezirke mit mangelhafter Sauerstoffversorgung sind daher schlechter durch eine Strahlentherapie zu sanieren (Gatenby 1985, Gatenby u. Mitarb. 1988, Höckel 1991).

> Das Verhältnis der wirkungsgleichen Strahlendosis mit und ohne Sauerstoff wird als *Oxygen enhancement ratio (OER)* bezeichnet.

Die praktische Konsequenz des Sauerstoffeffekts ist, eine große Tumormasse mit vielen hypoxischen Bezirken nicht primär zu bestrahlen, sondern möglichst operativ abzutragen. Ist dies nicht möglich, wie z. B. beim inoperablen Zervixkarzinom, so sind in den hypoxischen Tumorbezirken sehr hohe Strahlendosen erforderlich, um eine lokale Kontrolle zu erzielen. Die Zahl der hypoxischen Zellen kann im Laufe einer Bestrahlungsserie abnehmen, da die gleiche Sauerstoffmenge für weniger überlebende Tumorzellen zur Verfügung steht; sie kann aber auch zunehmen, da hypoxische Zellen weniger oft durch Strahlen abgetötet werden als gut oxygenierte. Hinzu kommt die Veränderung des Gefäßbetts durch strahlenbedingte Kapillarschäden und Narbenbildung.

Repopulierung

Unter Repopulierung versteht man die Fähigkeit eines Tumors, *abgetötete* Zellen durch eine Vermehrung der übrigen Tumorzellen zu ersetzen. Nur wenn deutlich mehr Zellen abgetötet werden als neue entstehen, ist eine Tumorheilung möglich. Daraus ergibt sich die Forderung, die Gesamtbehandlungszeit so kurz wie möglich zu halten, um einer Tumorzellrepopulierung wenig Raum zu geben. Frühere Bestrahlungsschemata sahen oft eine mehrwöchige Pause nach der Applikation der Hälfte der Gesamtdosis vor. Eine solche *Split-course-Technik* hat bei gleicher Gesamtdosis eine geringere Heilungsrate als eine kontinuierliche Bestrahlung (Overgaard u. Mitarb. 1985, Lindberg 1988). Auch die früher geübte Praxis, beim inoperablen Zervixkarzinom zunächst die Brachytherapie durchzuführen und danach die Patientin in die Strahlentherapie zur Perkutanbehandlung zu schicken, ist strahlenbiologisch ungünstig, da die Gesamtbehandlungszeit ansteigt und die Tumorzellen vermehrt Gelegenheit zur Repopulierung haben.

In gleicher Weise führen Normalgewebe eine Repopulierung durch und können so die Gewebeintegrität und die Funktion des Organs erhalten.

> Die Grenzen der Repopulierung von Normalgewebszellen bestimmen in vielen Fällen die Grenzen der Strahlentoleranz.

Redistribution

Bei einer Strahlenexposition werden vor allem die Zellen abgetötet, die sich in der Teilungsphase befinden, da Reparaturvorgänge in dieser Phase erschwert sind und Chromosomenveränderungen besonders deletäre Folgen für die Zelle haben. Nach einer Bestrahlung kommt es zur Redistribution, d. h., *die Zellen verteilen sich allmählich wieder über den gesamten Zellzyklus.* Es hat nicht an Versuchen gefehlt, die Strahlenwirkung dadurch zu erhöhen, daß man die Mitosetätigkeit der Tumorzellen synchronisiert und die Bestrahlung dann vornimmt, wenn die meisten Zellen in der Mitosephase sind. In der Praxis hat sich dies bisher nicht etablieren können.

> Unterschiedliche Strahlenarten (z. B. Photonen, α-Teilchen, Neutronen) haben bei gleicher Dosis eine unterschiedliche Wirkung auf Tumoren und Normalgewebe.

> Die Wirkung von Strahlen kann auch durch pharmakologische Behandlung verändert werden.

Medikamente, die die Strahlenwirkung beeinflussen, lassen sich in 3 Gruppen aufteilen:

- Radiosensitizer erhöhen die Strahlenwirkung,
- Radioprotektoren vermindern die Strahlenwirkung,
- Hypoxic-cell-sensitizer beseitigen den Sauerstoffeffekt und machen hypoxische Zellen dadurch angreifbar.

Die größte Bedeutung haben die Chemotherapeutika, die alle in mehr oder weniger großem Ausmaß Radiosensitizer sind. Bei der Kombination von Strahlentherapie und Chemotherapie ist daher eine besondere Vorsicht geboten. Eine deutlich stärkere Strahlenreaktion ist in den meisten Fällen nur bei simultaner, nicht bei sequentieller Anwendung der Verfahren zu erwarten. Einige Chemotherapeutika, z. B. Adriamycin, zeigen gelegentlich ein sog. *Recallphänomen,* d. h., die Strahlenreaktion (z. B. der Mamma) wird zu einem späteren Zeitpunkt der Anwendung des Chemotherapeutikums ausgelöst.

Im Rahmen dieses Beitrags konnten nur wenige Aspekte der Strahlenbiologie angesprochen werden. Zum weiteren Studium wird auf die Übersichtsarbeiten von Hall (1994), Steel (1997) und Beck-Bornholdt (1993) verwiesen.

Klinische Radioonkologie

Indikation. Der strahlentherapeutisch tätige Arzt hat die Aufgabe, die Indikation zu stellen, die Dosis (Gesamt-, Einzeldosis, Bestrahlungszeit) zu bestimmen, das Bestrahlungsvolumen zu definieren, eine geeignete Bestrahlungsmethode zu finden und die Therapieergebnisse zu evaluieren.

Mit der Indikation muß begründet werden, warum eine Patientin von der Bestrahlung profitiert. Dazu muß zunächst das *Bestrahlungsziel* definiert werden. Ein Bestrahlungsziel kann kurativ sein, d. h. alle Tumorzellen sollen definitiv zerstört werden. In vielen Situationen ist eine Tumorheilung nicht möglich. Es muß dann ein sinnvolles palliatives Konzept genannt werden (Adamietz 1997).

> Die wichtigsten palliativen Ziele sind:
> - Beseitigung von Tumorschmerzen,
> - Erhaltung von Körperfunktionen,
> - Erhaltung oder Wiederherstellung der Mobilität.

Je nach Anwendungsziel unterscheidet man die *primäre* und die *postoperative Bestrahlung* sowie die *Rezidiv-* bzw. *Metastasenbestrahlung.* Während früher die primäre Strahlentherapie im Vordergrund stand, überwiegt heute die postoperative Bestrahlung.

Informationen für die Indikation zur Strahlentherapie

- *Primärtumor:* Untersuchungsbefund, Operationsbericht, histopathologischer Befund.
- *Staging:* Röntgenbefunde, endoskopische Befunde.
- *Allgemeinzustand:* schwere Begleiterkrankungen, Voroperationen, Behinderungen.
- *Protokolle* vorausgehender Bestrahlungen.

Eine persönliche Untersuchung ist vor der Indikationsstellung unerläßlich. Optimal ist eine multidisziplinäre Indikationsstellung im Rahmen einer Tumorkonferenz. Hier sollten alle in Frage kommenden Therapiemodalitäten wertfrei diskutiert und ein Gesamtkonzept der Therapieverfahren (Operation, Bestrahlung, Chemotherapie) sowie deren zeitliche Abfolge erstellt werden.

Therapieoptionen. Bei den strahlentherapeutischen Verfahren muß zwischen *perkutaner und Brachytherapie* ausgewählt werden. In Sonderfällen, z. B. inkomplett resezierbare Beckenwandrezidive, kann auch eine *intraoperative Strahlentherapie (IOPR)* zur Anwendung kommen. Dabei handelt es sich um eine Strahlenanwendung am offenen Bauch. Sinn dieses Vorgehens ist die Entfernung strahlenempfindlicher Risikoorgane, z. B. Darm, aus dem Strahlengang, um Strahlendosen applizieren zu können, die sonst zu einer Schädigung führen würden. Eine IOPR ist bisher nur an wenigen Strahlentherapiezentren in Deutschland etabliert (Höckel u. Knapstein 1992, Poleska u. Mitarb. 1995).

Erwähnt werden sollte auch die *Hyperthermie* sowie die *Kombination einer Hyperthermie mit einer Strahlentherapie.* Durch die Erwärmung von Tumorgewebe auf 42–43 °C lassen sich Tumorzellen zerstören, ohne die Normalgewebe nennenswert zu beeinträchtigen. Die genaue Einhaltung der Temperatur ist dabei wichtig, da bereits bei 45 °C eine Schädigung normaler Zellen einsetzt und unterhalb von 41 °C kaum eine Tumorwirkung nachweisbar ist. Die Tumorzellschädigung ist nur bei der ersten Anwendung deutlich, bei weiteren Anwendungen vermindert sich der Effekt. Die genaue Einhaltung der Solltemperatur ist nur an der Körperoberfläche mit vertretbarem Aufwand zu erzielen. Daher ist das Hauptanwendungsgebiet der Hyperthermie das Thoraxwandrezidiv nach einem Mammakarzinom, insbesondere in Fällen einer Vorbestrahlung. Bei Hyperthermieanwendungen im kleinen Becken sollte eine Überweisung an Arbeitsgruppen mit besonderer Erfahrung erfolgen, da Anwendungsfehler zu schweren intestinalen und urologischen Hyperthermieschäden führen können.

Die Dosisempfehlung stellt immer einen Kompromiß zwischen Tumorkontrolle und Vermeidung von Komplikationen dar.

Es muß auch berücksichtigt werden, welches Ziel die Strahlentherapie verfolgt. Bei kurativer Intention ist man geneigt, höhere Dosen zu akzeptieren, um die Heilungschancen zu erhöhen. Bei einem palliativen Ziel kann eine zu hohe Dosis eine Minderung der Lebensqualität durch eine lange, aufwendige Strahlentherapie und deren Nebenwirkungen beinhalten. Man wird in einer palliativen Situation also die Strahlendosis limitieren, wenn das palliative Ziel erreicht ist.

Zielvolumen. Eine wichtige Aufgabe des Arztes ist die Bestimmung des Zielvolumens. Man unterscheidet das *Zielvolumen 1. Ordnung,* den eigentlichen Tumor, von dem *Zielvolumen 2. Ordnung,* also den Bezirken, die möglicherweise auch einen mikroskopischen Befall aufweisen. Das Therapievolumen muß das festgelegte Zielvolumen vollständig einschließen. Es wird daher immer etwas größer gewählt als das eigentliche Zielvolumen. Das Bestrahlungsvolumen umfaßt auch solche Körperbezirke, die gar nicht bestrahlt werden sollen, aber eine relevante Dosis erhalten. Die Berücksichtigung ist vor allem bei den Gonaden oder der Augenlinse von Wichtigkeit.

Nebenwirkungen. Die Evaluation der Häufigkeit von Nebenwirkungen hat in der Strahlentherapie einen besonders hohen Stellenwert, da eine Therapie mit hohen Heilungsraten eine hinreichend hohe Dosis erfordert, deren Preis eine gewisse Zahl unvermeidbarer Nebenwirkungen ist (Raute 1997). Die schmale Gratwanderung zwischen Heilung und Nebenwirkung (Gauwerky 1936) (Abb. 3.**5**) unter Einflußnahme von Strahlentherapie, Voroperation, begleitender Chemotherapie und Begleiterkrankungen der Patientin ist ohne permanente Qualitätskontrolle nicht zu verantworten. Der Gesetzgeber hat deshalb die Tumornachsorge durch den Strahlentherapeuten gesetzlich festgelegt.

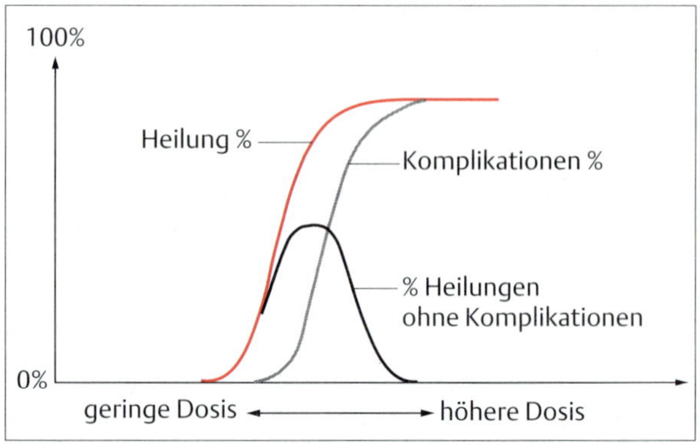

Abb. 3.**5** **Heilungs- und Komplikationsrate** (nach Gauwerky). Da sowohl die Heilungs- als auch die Komplikationsraten mit steigender Dosis zunehmen, bildet die Rate der komplikationsfreien Heilungen ein Maximum. Eine tumorwirksame Strahlentherapie ist ohne Nebenwirkungsrisiko nicht möglich.

Prinzipien der primären Bestrahlung

Eine primäre Strahlentherapie ist dann indiziert, wenn eine operative Therapie nicht möglich ist oder wenn die Operation schlechtere Heilungschancen als eine primäre Radiatio erwarten läßt. Eine solche Situation liegt vor bei:

- internistisch bedingter Inoperabilität,
- Ablehnung einer Radikaloperation,
- fortgeschrittenen Tumoren.

Die internistisch bedingte Inoperabilität ist durch verbesserte Anästhesieverfahren immer seltener geworden. Beispiele für Tumoren, deren primäre Operation ungünstiger als eine Strahlentherapie ist, sind Zervixkarzinome der Stadien III und IV, Endometriumkarzinome mit parametraner Infiltration bis zur Beckenwand und Vulvakarzinome mit Infiltration der Beckenknochen oder der proximalen Urethra. In einigen Fällen ist eine sehr radikale Operation zwar möglich, bedeutet jedoch einen Verlust von Körperfunktionen. Bei der Infiltration der Harnblasenwand ist zwar eine Operation in Form einer ventralen Exenteration möglich, bedeutet gegenüber einer organerhaltenden Strahlentherapie jedoch häufig eine Verschlechterung der Lebensqualität.

Die primäre Strahlentherapie hat den methodischen Vorteil eines klinisch nachweisbaren Bestrahlungsziels, des Primärtumors. Das *Strahlenfeld* muß neben dem Primärtumor auch das peritumorale Ausbreitungsgebiet und das regionale Lymphabflußgebiet umfassen. Vorteilhaft ist auch die Möglichkeit, die Tumorverkleinerung während der Therapie zu beobachten. Allerdings muß bei der primären Strahlentherapie eine große Zahl von klonogenen Zellen vernichtet werden. Hypoxische Bereiche im Zentrum der Tumoren sorgen zusätzlich für einen hohen Dosisbedarf. Der Dosishöhe sind aber durch die Risikoorgane (Harnwege, Darm, Lunge, Haut) enge Grenzen gesetzt. Häufig verwendet man im mutmaßlichen Ausbreitungsgebiet eine geringere Strahlendosis als im Primärtumor. Die zusätzliche Dosis im Primärtumorbereich wird als *Boost* bezeichnet. Wenn es technisch möglich ist, wird bei primärer Therapie von Zervix- und Endometriumkarzinomen eine Kombination von Brachytherapie und Teletherapie verwendet, da nur mit der Brachytherapie eine extrem hohe Strahlendosis im Primärtumor ohne Schädigung der Nachbarorgane möglich ist. Eine primäre Strahlentherapie mit kurativer Intension erfordert Dosen von 60 Gy und mehr. Die Gesamtbehandlungszeit liegt zwischen 6 und 9 Wochen.

Prinzipien der postoperativen Bestrahlung

Durch die Verbesserung der operativen und anästhesiologischen Verfahren wird ein immer größerer Teil der Tumorpatientinnen primär operiert. Infolge des operativen Vorgehens auch bei fortgeschrittenen Tumoren ist die Zahl der Fälle mit einer zweifelhaften Sanierung durch die alleinige Operation gestiegen. Eine Indikation für eine *postoperative Bestrahlung* ist immer dann gegeben, wenn sichtbarer Tumor zurückgeblieben ist *(R2-Resektion)*. Auch ein mikroskopischer Befall bis zum Schnittrand *(R1-Resektion)* bedeutet ohne Nachbestrahlung eine fast 100%ige Rezidivwahrscheinlichkeit. Häufig ist lediglich die statistische Wahrscheinlichkeit eines Rezidivs die Grundlage zur Indikationsstellung der postoperativen Bestrahlung. Während bei R2- und R1-Resektionen Operateur und Strahlentherapeut im Konsens eine Bestrahlungsindikation stellen, ist die statistische Rezidivwahrscheinlichkeit eine problematische Grundlage zur Indizierung einer postoperativen Strahlentherapie. In einer multidisziplinären Tumorkonferenz muß im Einzelfall die genaue Tumorausbreitung, der Verlauf der Operation und der pathohistologische Befund in die Entscheidung eingehen. Schematische Regeln für eine postoperative Strahlentherapie verzichten auf die Bewertung komplexer Tumorsituationen. Für eine generelle postoperative Strahlentherapie besteht keine Indikation.

Die postoperative Strahlentherapie hat zwar den Nachteil einer 2fachen Traumatisierung (Operation und Bestrahlung), durch die Verminderung der Tumorzellzahl postoperativ ist jedoch der Dosisbedarf deutlich geringer.

> Entscheidend für den Erfolg einer kombinierten operativen und strahlentherapeutischen Therapie ist eine makroskopisch vollständige Tumorresektion, die Vermeidung operativer Komplikationen und intraoperativer Tumorzellverschleppung.

Die Möglichkeit einer postoperativen Strahlentherapie sollte den Operateur nicht dazu verleiten, sein operatives Vorgehen einzuschränken. Optimale Ergebnisse werden nur bei mikroskopischem Tumorrest erhalten.

> Bei einem verbliebenen makroskopischen Tumor ist fast die gleiche Dosis erforderlich wie bei einer primären Strahlentherapie.

Eine postoperative Strahlentherapie sollte beginnen, sobald die Operationswunde abgeheilt ist, also nach etwa 14 Tagen. Ein größeres Intervall ist erforderlich, wenn eine adjuvante Chemotherapie vorrangig durchgeführt werden muß. Beim Mammakarzinom vermindert die adjuvante Chemotherapie die Mortalität, während die Bestrahlung der Mamma lediglich die Zahl der intramammären Rezidive senkt. In diesem Fall hat die Chemotherapie Vorrang gegenüber der Bestrahlung. Die postoperative Strahlentherapie wird erst nach der Chemotherapie durchgeführt. Dabei wird eine gewisse Vermehrung intramammärer Rezidive durch den verzögerten Beginn der Bestrahlung in Kauf genommen. Eine „Sandwichbehandlung" Chemotherapie – Bestrahlung – Chemotherapie stellt einen möglichen Kompromiß dar.

Postoperative Komplikationen, Hämatome und Entzündungen, verschlechtern die Bedingungen für eine Strahlentherapie. Der Beginn der Strahlentherapie verzögert sich durch die genannten Komplikationen. Die verbliebenen Tumorzellen vermehren sich bei längerem Intervall und verschlechtern dadurch die Heilungschancen.

Prinzipien der Rezidivtherapie

Die Möglichkeiten einer Strahlentherapie von Tumorrezidiven hängen von der Art der Primärtherapie, der Lokalisation und der Ausdehnung des Rezidivs ab. Bestand die Primärtherapie in einer Strahlentherapie, so kann ein Rezidiv nur dann bestrahlt werden, wenn es *außerhalb des alten Strahlenfelds* liegt. Letzteres ist nur in Ausnahmefällen gegeben. Bei erneuter Bestrahlung der vorbelasteten Region kann auch viele Jahre später nicht die volle Dosis appliziert werden, da die Strahlentoleranz der Normalgewebe stark vermindert ist. Eine Bestrahlung mit verminderter Dosis ist zwar möglich, aber von zweifelhaftem Wert, da Tumorzellen zuvor die Primärbestrahlung mit voller Dosis überlebt haben und man nicht erwarten kann, daß diese Zellen auf eine geringere Dosis ansprechen.

Bestand die Primärtherapie in einer Operation, so sind die Voraussetzungen für eine Rezidivbestrahlung gegeben. Die Ergebnisse einer Rezidivbestrahlung sind allerdings bedeutend schlechter als die der Primärbehandlung. Eine der möglichen Ursachen für die geringere Wirksamkeit einer Rezidivbestrahlung ist die Entwicklung in narbigen, schlecht durchbluteten Regionen mit der Folge einer Hypoxie. Hypoxische Tumorzellen haben eine geringere Empfindlichkeit gegenüber Strahlen als normoxische (Horsman 1993). Bei größerem Volumen des Rezidivtumors sollte zunächst eine operative Verkleinerung angestrebt werden. Dadurch wird die Zahl der klonogenen Tumorzellen verringert und die Sauerstoffversorgung verbessert.

Thoraxwandrezidive nach einem radikal operierten Mammakarzinom können nur dann ausschließlich operativ saniert werden, wenn sie eine geringe Ausdehnung haben und oberflächlich gelegen sind. Eine Strahlentherapie erfaßt auch versprengte Tumorzellen im Bereich der Rippen und der interpektoralen Räume. Axillare und supraklavikulare Rezidive werden durch eine Operation selten hinreichend saniert. Eine zusätzliche Strahlentherapie führt zu akzeptablen Kontrollraten. Rezidive der Beckenwand, z. B. nach einem Zervixkarzinom, stellen für den Operateur häufig ein Problem dar. Die Strahlentherapie von Beckenwandrezidiven enttäuscht im Ergebnis, da die erforderlichen Strahlendosen aufgrund der Nähe von Risikoorganen, z. B. Dünndarm, nicht verabreicht werden können. Eine Möglichkeit bietet die o. g. intraoperative Afterloading-Therapie (Höckel u. Knapstein 1992, Poleska u. Mitarb. 1995). Rezidive der Scheide können durch eine Afterloading-Behandlung saniert werden. Es sollte jedoch eine zusätzliche perkutane Bestrahlung erwogen werden, da mit paravaginalen Tumorzellresten und Mikrometastasen der regionalen Lymphknoten gerechnet werden muß.

Rezidivbestrahlungen haben nur noch palliativen Charakter, wenn das Volumen und die Ausdehnung einen kurativen Ansatz unmöglich machen. Beispiele sind ausgedehnte Beckenrezidive gynäkologischer Tumoren, ein sog. Frozen pelvis.

Prinzipien der Bestrahlung von Metastasen

> Die Strahlentherapie von Metastasen kommt immer dann in Betracht, wenn *Schmerzen* bestehen oder *Körperfunktionen bedroht* sind. Disseminierte Metastasen sollten besser medikamentös behandelt werden, da eine Strahlentherapie nicht alle verstreuten Herde erfassen kann.

Aufgrund des rascheren Wirkungseintritts gegenüber einer zytostatischen Therapie wird bei bedrohlichen Situationen, z. B. einer drohenden Schenkelhalsfraktur, zusätzlich eine Metastasenbestrahlung indiziert.

Der Wirkungseintritt bei der Bestrahlung von *Knochenmetastasen* dauert dennoch viele Wochen, da sich der vom Tumor zerstörte Knochen durch Knochenneubildung stabilisieren muß. Die Frakturgefahr steigt zunächst an, da ein analgetischer Effekt der Metastasenbestrahlung die Patientinnen dazu verleitet, den frakturgefährdeten Knochen vermehrt zu belasten. Daher muß trotz Bestrahlung eine orthopädische Versorgung erfolgen, bis der metastatische Knochen hinreichend stabil ist. Eine Bestrahlung von Knochenmetastasen dauert zwischen 2 und 5 Wochen. Bestrahlungen mit 10mal 3 Gy dauern nur 2 Wochen und haben einen guten analgetischen Effekt. Stabilisierende Bestrahlungen bei Patientinnen mit größerer Lebenserwartung, z. B. Wirbelmetastasen bei Mammakarzinomen, werden in der Regel mit kleineren Einzeldosen (1,8 – 2,0 Gy) und größerer Gesamtdosis durchgeführt, und dauern daher länger.

> Bei drohender Querschnittslähmung sollte zunächst immer die Möglichkeit einer operativen Entlastung des Myelons und einer Stabilisierung der Wirbelsäule geprüft werden.

Die eingebrachten Metallteile einer Stabilisierungsoperation (z. B. dorsale Pedikalschrauben) behindern zwar etwas die Planung der Strahlentherapie, führen aber zu einem Zeitgewinn bis zum Eintritt der Strahlenwirkung. Bei diffuser Knochenmetastasierung sind die operativen Möglichkeiten einer Stabilisierung eingeschränkt, so daß eine Strahlentherapie ohne vorherige Operation durchgeführt werden muß.

Ausgedehnte Metastasen im oberen Mediastinum führen zu einer oberen Einflußstauung. Wegen der begrenzten Möglichkeiten einer operativen Intervention sollte in solchen Fällen rasch eine Strahlentherapie veranlaßt werden.

Hirnmetastasen stellen ein besonderes Problem dar, weil eine medikamentöse Behandlung durch die Blut-Hirn-Schranke erschwert ist. In vielen Fällen bestehen multiple Metastasen, die einer operativen Therapie nicht zugänglich sind. Mit der Ganzhirnbestrahlung kann häufig eine Remission erzielt werden (Boogelt u. Mitarb. 1992, Herrmann u. Bamberg 1997, Kagan 1997), ohne die Überlebenszeit wesentlich zu verbessern. Hirndruck stellt eine Kontraindikation für eine Bestrahlung dar, da es zu einem zusätzlichen Ödem des Gehirns durch die Radiatio kommt. Vor einer Strahlentherapie muß daher eine antiödematöse Therapie z. B. mit Corticoiden erfolgen. Metastasen mit einem Durchmesser von über 20 mm sprechen nur sehr kurzfristig auf eine Strahlentherapie an. In solchen Fällen sollte eine neurochirurgische Intervention erwogen werden.

Metastasen des retroorbitalen Raums und des Augenhintergrunds bedrohen das Sehvermögen und mindern dadurch erheblich die Lebensqualität. Durch eine Strahlentherapie kann unter Schonung von Augenlinse und Bindehaut das Augenlicht erhalten werden (Alberti 1991).

Ungeeignet für eine Strahlentherapie sind *Metastasen parenchymatöser Organe* wie Lunge, Leber und Nieren. Die erforderlichen Strahlendosen führen zu einem vollständigen Funktionsverlust der bestrahlten Areale. Auch eine diffuse peritoneale Aussaat ist keine geeignete Bestrahlungsindikation.

Literatur

Adamietz, I. A.: Die Wahl der Behandlungsziele in der palliativen Radiotherapie. Forum Dtsch. Krebsges. 12 (1997) 400 – 404

Alberti, W.: Effects of radiation on the eye and ocular adnexa. In Scherer, E., C. Streffer, K.-R. Trott: Radiopathology of Organs and Tissues. Springer, Berlin 1991 (pp. 269 – 282)

Baier, K.: Physikalische Grundlagen und klinische Anwendung in der Brachytherapie. In Baier, K., M. Herbolsheimer, O. Sauer: Interdisziplinäre Behandlungsformen beim Mammakarzi-

nom und bei gynäkologischen Malignomen. Wachholz, Nürnberg 1990 (S. 55)
Bauer, M., R. Schulz-Wendtland, H. A. Ladner: Experimental examinations for LDR-HDR brachytherapy: current status and prospects. In Mould, R. F.: Brachytherapy 2 (1989) 54 –58
Beck-Bornholdt, H.-P.: Current Topics in Clinical Radiobiology of Tumours. Springer, Berlin 1993
Boogelt, B., R. Gelber, S. Kramer et al.: Brain metastases in breast cancer: natural history, prognostic factors and outcome. J. Neuro-Oncol. 15 (1992) 165 – 174
Chassagne, D., B. Pierquin: La plesiocurietherapie cancer du vagin par moulage plastique avec iridium 192. Preparation non radio-active. J. Radiol. 46 (1965) 89 – 93
Ellis, F.: Dose, time and fractionation: a clinical hypothesis. Clin. Radiol. 20 (1969) 1 – 7
Fowler, J. F.: The linear quadratic formula and progress fractionated radiotherapy – a review. Brit. J. Radiol. 62 (1989) 99 – 108
Frommhold, W., K.-H. Hübener: Computertomographie in der Strahlentherapie. Thieme, Stuttgart 1986
Gatenby, R. A., H. B. Kessler, J. S. Rosenblum et al.: Oxygen distribution in squamous cell carcinoma metastases and its relationship to outcome of radiation therapy. IJROBP 14 (1988) 831 – 838
Gerbaulet, A., M. Maher, C. Haie-Meder et al.: The Paris method. In Vahrson, H. W.: Radiation Oncology of Gynecologic Cancers. Springer, Berlin 1997 (pp. 198 – 205)
Gray, I. J. I., A. D. Conger, M. Ebert et al.: The concentration of oxygen dissolved in tissues at the time of irradiation as a factor in radiotherapy. Brit. J. Radiol. 26 (1953) 638 – 648
Hall, F. J.: Radiobiology for the Radiologist. Lippincott, Philadelphia 1994
Herrmann, R., M. Bamberg: Hirnmetastasen. In Schmoll, H.-J., K. Höffken, K. Possinger: Kompendium Internistische Onkologie. Teil 2. Springer, Berlin 1997 (S. 1932 – 1935)
Höckel, M., K. Schlenger, C. Knoop et al.: Oxygenation of carcinomas of the uterine cervix: evaluation by computerized tension measurements. Cancer Res. 51 (1991) 6098 – 6102
Höckel, M., P. G. Knapstein: The combined operative and radiotherapeutic treatment (CORT) of recurrent tumors infiltrating the pelvic wall: first experience with 18 patients. Gynecol. Oncol. 46 (1992) 20 – 28
Holthusen, H.: Erfahrungen über die Verträglichkeitsgrenzen für Röntgenstrahlen und deren Nutzanwendung zur Verhütung von Schäden. Strahlenther. u. Onkol. 57 (1936) 254 – 268
Horsman, M. R.: Hypoxia in tumors: its relevance, identification, and modification. In Beck-Bornholdt, H.-P.: Current Topics in Clinical Radiobiology of Tumours. Springer, Berlin 1993 (pp. 99 – 112)
Horsman, M. R., J. Overgaard: The oxygen effect. In Steel, G. G.: Basic Clinical Radiobiology. Edward Arnold, London 1993 (pp. 81 – 88)
ICRU, Report No. 50: International Commission on Radiation Units and Measurements. 7910 Woodmont Ave, Bethesda, 1993
Jacobs, H., P. Teusch, V. Schleppi, A. Schmieder, G. Moncke: Interstitielle Brachytherapie – erste Erfahrungen mit 192-Iridium in der Kurzzeittherapie. Strahlentherapie 160 (1984) 8 – 14
Kagan, A. R.: Palliation of brain and spinal cord metastases. In Perez, C. A., L. W. Brady: Principles and Practice of Radiation Oncology. Lippincott, Philadelphia 1997 (pp. 2187 – 2197)
Lyman, J. T., A. B. Wolbarst: Optimizing of radiation therapy, III: a method of assessing complication probabilities from dose-volume histograms. IJROBP 13 (1987) 103 – 109
Overgaard, H., M. Hjelm-Hansen, L. Vendelbo Hohansen et al.: Comparison of conventional and split-course radiotherapy as primary treatment in carcinoma of the larynx. Acta Oncol. 27 (1988) 147 – 152
Perez, C. A., L. W. Brady: Principles and Practice of Radiation Oncology. Lippincott, Philadelphia 1997
Poleska, W., J. Baltzer, U. Schulz: Combination of surgery with the cavitational ultrasonic surgical aspirator (CUSA) and intraoperative afterloading (IOAL) in the treatment of pelvic recurrence. 9. Int. Meeting of Gynecological Oncology. ESGO 9, Knocke 1995
Purdy, J. A.: Principles of radiation physics, dosimetry, and treatment planning. In Perez, C. A., L. W. Brady: Principles and Practice of Radiation Oncology. Lippincott, Philadelphia 1997 (pp. 243 – 279)
Rassow, J.: Physikalische und technische Grundlagen der Strahlentherapie. In Scherer, E., H. Sack: Strahlentherapie. Radiologische Onkologie. Springer, Berlin 1996 (S. 2 – 79)
Rauthe, G.: Management of reactions and complications following radiation therapy. In Vahrson, H. W.: Radiation Oncology of Gynecologic Cancers. Springer, Berlin 1997 (S. 433 – 454)
Sack, H., N. Thesen: Bestrahlungsplanung, 2. Aufl. Thieme, Stuttgart 1997
Sack, H., U. Quast, M. Stuschke: Bestrahlungsplanung. In Scherer, E., H. Sack: Strahlentherapie. Radiologische Onkologie. Springer, Berlin 1996 (S. 219 – 268)
Scherer, F., H. Sack: Strahlentherapie. Radiologische Onkologie. Springer, Berlin 1996
Steel, G. G.: Basic Clinical Radiobiology. Edward Arnold, London 1993
Thames H. D., J. H. Hendry: Fractionation in Radiotherapy. Taylor & Francis, London 1987
Withers, H. R.: The four R's of radiotherapy. Advanc. Radiat. Biol. 5 (1975) 241 – 247

Medikamentöse Therapie

Die medikamentöse Tumortherapie umfaßt:

- die Chemotherapie (Behandlung mit Zytostatika),
- die endokrine Therapie,
- spezifische und unspezifische Formen der Immuntherapie,
- in Zukunft wahrscheinlich auch neue molekularbiologisch orientierte Behandlungsansätze wie z. B. verschiedene Formen der Gentherapie.

Stellenwert der medikamentösen Tumortherapie

Die *Chemotherapie* hat ihren festen Platz in den Behandlungskonzepten des Mamma- und Ovarialkarzinoms. Bei anderen gynäkologischen Karzinomen ist der Stellenwert der Zytostatika noch nicht umfassend definiert, wird aber insbesondere beim Zervix- und Endometriumkarzinom derzeit in klinischen Studien geprüft. Die *endokrine Therapie* ist die älteste Form der medikamentösen Tumorbehandlung. Sie hat sich als palliative Therapie bei Patientinnen mit metastasierten Mammakarzinomen ebenso wie in der adjuvanten Behandlung steroidrezeptorpositiver Mammakarzinome bewährt. *Immuntherapeutische Ansätze* haben bei der Therapie gynäkologischer Karzinome die in sie gesetzten Hoffnungen bisher nicht erfüllen können. Das gilt für die aktiv spezifische Immuntherapie ebenso wie für die Behandlung mit immunreaktiven Zellen oder mit Antikörpern. Für die Zukunft eröffnen *Entwicklungen der Molekularbiologie und Genetik* verschiedene neuartige Behandlungsansätze z. B. zur Stärkung der endogenen Immunantwort, zur direkten zielgerichteten Antitumortherapie oder zur Vakzination mit Tumorzellen oder genetisch modifizierten Immunzellen. Kurzfristige klinische Erfolge sind durch diese gentherapeutischen Therapieansätze für die Gynäkologie aber nicht zu erwarten.

Chemotherapie (Behandlung mit Zytostatika)

Klinische Entwicklung der Chemotherapie

Die Anfänge der Chemotherapie in der heute geübten Form findet man am Ende des 2. Weltkriegs mit der Beobachtung einer klinisch reproduzierbaren Wirksamkeit von Nitrogen mustard bei malignen Lymphomen (Mechlorethamin = Stickstofflost) (Gilman u. Philips 1946, Burchenal 1977). Erste Heilungen wurden mit Methotrexat bei Patientinnen mit Chorionkarzinomen erreicht (Hertz u. Mitarb. 1961). Zahlreiche der wirksamsten Substanzen wurden zwischen 1946 und 1965 in rascher Folge entwickelt. Zu diesen Substanzen der ersten Generation zählen Alkylanzien, das 5-Fluorouracil, die Vincaalkaloide und die Progestagene. Von 1965–1975 kamen weitere wichtige Substanzen hinzu wie z. B. Cisplatin, Adriamycin, Bleomycin, Etoposid und Tamoxifen. Nach 1975 hat sich das Tempo der Neuentwicklungen deutlich verlangsamt. Substanzanaloga wie das Carboplatin, das Epirubicin und das Idarubicin sowie die Aromatasehemmer kamen in dieser Zeit in die Kliniken. Darüber hinaus wurden neue Kombinationen von Substanzen, optimierte Dosierungen und rational begründete neue Applikationsformen (intraperitoneale Therapie, Langzeitinfusionen) erprobt und z. T. etabliert. Seit Beginn der 90er Jahre sind erneut wichtige Substanzen wie die Taxane, die Topoisomerasehemmer und neue Substanzen aus der Gruppe der Antimetabolite (Gemcitabin) bereitgestellt worden, die z. T. bereits nach relativ kurzer Zeit Eingang in akzeptierte Therapieprogramme gefunden haben (z. B. Paclitaxel beim Ovarialkarzinom).

Trotz der wachsenden Bedeutung, die den Zytostatika in der Behandlung gynäkologischer Malignome zukommt, sind die Limitierungen der Chemotherapie evident. Auch eindrucksvolle Reduktionen der Tumormasse während einer optimalen Chemotherapie verhindern in den meisten Fällen nicht, daß vitale Tumorzellen im Organismus zurückbleiben, die gegenüber der zellzyklusspezifischen Chemotherapie resistent und Ursache für das Auftreten eines Rezidivs sind. Für ein adäquates Verständnis und einen rationalen Einsatz von Zytostatika sind Grundkenntnisse über

- Pharmakologie,
- Wachstumskinetik,
- Wirkungen,
- Nebenwirkungen,
- Resistenzentwicklung

hilfreich.

Pharmakologie. Zytostatika sind Pharmaka mit hoher Reaktivität. Ihre therapeutische Breite ist in der Regel gering. Subtherapeutische Spiegel schmälern die Aussicht auf eine adäquate antineoplastische Wirksamkeit, zu hohe Konzentrationen sind häufig mit unverhältnismäßig hohen Nebenwirkungen verbunden. Ein Grund hierfür sind die geringen zellkinetischen Unterschiede zwischen Normal- und Tumorzellen. Vor Einsatz eines Zytostatikums in der Therapie ist es erforderlich, sich genaue Kenntnisse über Resorption, Verteilung sowie über den Metabolismus und die Elimination der jeweiligen Substanz zu verschaffen.

Applikationsmodus. Die Applikationsroute entscheidet über die Bioverfügbarkeit einer Substanz. Bei der *oralen Applikation* hängt die Bioverfügbarkeit von folgenden Voraussetzungen ab:

- Stabilität,
- Lipidlöslichkeit,
- Molekülgröße der Substanz,
- Vorhandensein spezifischer Transportsysteme.

Zu beachten ist der First-pass-Effekt, der bei oraler Applikation zu einer metabolischen Inaktivierung der Substanz in der Leber führen und so eine systemische Verteilung verhindern kann.

Für alle wasserlöslichen Substanzen ist die *intravenöse Applikation* die Methode der Wahl.

Neue Applikationsformen wie die *intraperitoneale* und *intrapleurale Applikation* werden besonders beim Ovarial- und Mammakarzinom erprobt. Das interessante an diesen neuen Anwendungsformen ist, daß die pleurale und peritoneale Zytostatika-clearance weit langsamer erfolgt als die Plasmaclearance. Das hat zur Folge, daß bei hoher intraperitonealer oder intrapleuraler Substanzkonzentration eine niedrige Plasmakonzentration vorliegt (Markman 1986) (Tab. 3.**2**). Für einzelne Substanzen werden in Abhängigkeit vom Molekulargewicht und der Lipidlöslichkeit 20- bis 600fach höhere Konzentrationen im Peritonealraum im Vergleich zum Plasma erreicht. Die pharmakologischen Vorteile einer intraperitonealen Zytostatikaapplikation konnten klinisch bisher noch nicht wirksam umgesetzt werden. Auch die intrapleurale Zytostatikagabe bei Pleuraergüssen hat bisher kaum überzeugende Vorteile gegenüber einer Instillation von Tetracyclinen erbracht.

Pharmakokinetik. Die Wirksamkeit antineoplastischer Substanzen hängt nicht so sehr von der Plasmakonzentration (Dosis) des einzelnen Pharmakons ab, sondern sie ist das Produkt aus Wirkstoffkonzentration (c) und

Tab. 3.**2** Zytostatika mit pharmakokinetischen Vorteilen bei der intraperitonealen Applikation

Substanz	Mittlere Angaben zu den Substanzkonzentrationen Peritonealhöhle/Plasma
Cisplatin	20
Carboplatin	18
5-Fluorouracil	298
Doxorubicin	474
Mitoxantrone	620
Melphalan	93
Methotrexate	92
Cytosin-Arabinosid	664
Mitomycin C	71

der Verweildauer (t) der Substanz am Ort der Wirkung (T):

$$T = c \cdot t$$

Die Fläche der gegen die Zeit aufgetragenen Konzentrationskurve bezeichnet man als AUC (area under the curve).

> Für das Verständnis der Wirksamkeit von Zytostatika in vivo ist es von besonderer Wichtigkeit zu erkennen, daß eine *Hierarchie von Zytostatikakonzentrationen* vorliegt, die von der einfachen Plasmakonzentration über die Konzentration von freiem und aktivem Zytostatikum bis hin zur Konzentration des aktiven Zytostatikums in der Tumorzelle führt.

Die verschiedenen Schritte bis zur intrazellulären Substanzaktivierung und die Möglichkeiten der Gegensteuerung auf zellulärer Ebene sind in Abb. 3.**6** zusammengestellt (Ratain u. Schilsky 1992).

Wachstumskinetik. Zellzyklus und Wachstumsmuster von Normal- und Tumorgewebe haben wesentlichen Einfluß auf die Wirksamkeit und die Nebenwirkungen zytotoxischer Substanzen. Da bis heute nur quantitative Wachstumsunterschiede zwischen Normal- und Tumorgewebe bekannt sind, sind auch nur quantitative Unterschiede in der Wirkung antineoplastischer Substanzen auf maligne Zellen im Vergleich zu Normalzellen zu erwarten. Betrachtet man einen Tumorzellverband unter zellkinetischen Aspekten, lassen sich *3 Kompartimente von Tumorzellen* unterscheiden:

- Proliferierende (sich teilende) Tumorstammzellen, die empfindlich gegen Zytostatika sind. Diese proliferierenden Zellen sind entscheidend für das Tumorwachstum, sprechen aber auch am besten auf eine Chemotherapie an (sofern keine primäre Resistenz besteht).
- Temporär ruhende und temporär resistente Tumorzellen, die sich nicht im Zellzyklus befinden, jedoch zu jeder Zeit wieder in den Zellzyklus eingeschleust werden können (recruitment).
- Differenzierte, sich nicht mehr teilende Zellen (Endzellen), die auch keine Teilungskapazität mehr besitzen und klinisch wahrscheinlich nur von geringer Bedeutung sind.

Die Proliferationsaktivität und damit die Wachstumskinetik eines Tumors kann histomorphologisch mit Hilfe des *Mitoseindex* (Anteil mitotischer Zellen im Gesamttumorzellverband) bestimmt werden. *Immunhistochemisch* können proliferierende Zellen z.B. mit dem Antikörper Ki-67 nachgewiesen werden. Bei zahlreichen Tumorerkrankungen gelten proliferationskinetische Parameter bereits als klinische Prognoseparameter mit prädiktiver Bedeutung für die Wirksamkeit einer Chemotherapie, die für individuelle Therapieentscheidungen mitherangezogen werden (z.B. Ovarial- und Mammakarzinom).

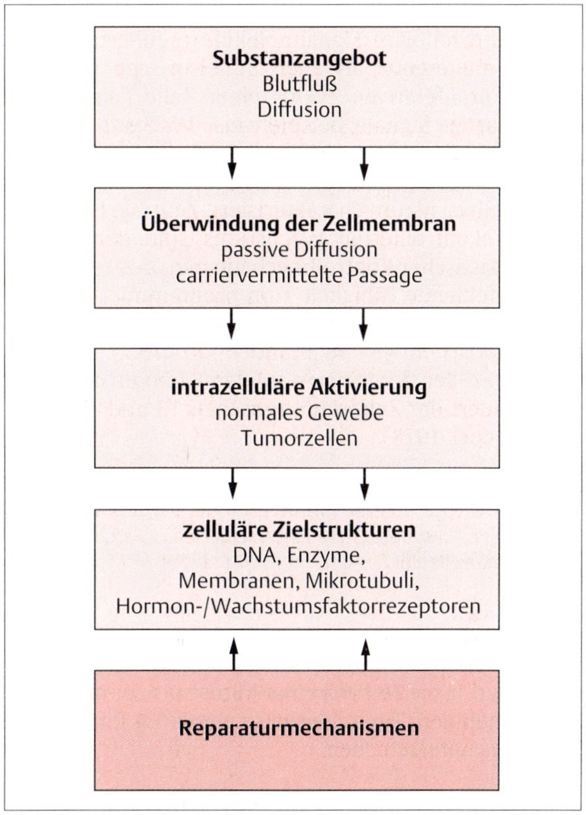

Abb. 3.**6** **Wesentliche Schritte der intrazellulären Substanzaktivierung und Möglichkeiten der Gegensteuerung** (nach Ratain und Schilsky).

Analog können auch in gesunden Gewebe- und Organstrukturen unter zellkinetischen Aspekten 3 Zellpopulationen unterschieden werden:

- Zellen, die einer kontinuierlichen Erneuerung mit Zellteilung und -tod unterliegen (z.B. im Knochenmark, in Epidermis oder in Mukosa des Gastrointestinaltrakts).
- Expandierende Zellen, die normalerweise keiner aktiven Proliferation unterliegen. Diese Zellpopulation hat sich aber die Fähigkeit des expansiven Wachstums und der Proliferation erhalten (z.B. nach Trauma oder Intoxikation). Ein typisches Beispiel sind die Leberzellen.
- Hochdifferenzierte Zellen z.B. der quergestreiften Muskulatur und des neuronalen Gewebes. Sie befinden sich zumeist im Status des Steady state, in dem sie nach der Ausdifferenzierung keine aktiven Proliferationsphasen mehr durchlaufen.

Die unterschiedliche Proliferationsaktivität in verschiedenen Normalgeweben erklärt z.T. das Nebenwirkungsprofil, das beim Einsatz proliferationsabhängiger Zytostatika zu beobachten ist. Organe oder Gewebstrukturen mit statischer Proliferation werden durch Zytostatika nur selten von Nebenwirkungen betroffen, während Organe mit kontinuierlichem Zellturnover in hohem Maße mit therapiebedingten Nebenwirkungen reagieren (z.B. Knochenmark, Gastrointestinaltrakt).

Zellzyklus. Die Zellteilung wird im Normalgewebe durch extrazelluläre Signalmoleküle reguliert, die sowohl stimulierende als auch inhibitorische Wirkung auf den proliferativen Zyklus einer Zelle haben können. Derartige Signale, beispielweise Wachstumsfaktoren oder Interleukine, wirken in der G_1-Phase des Zellzyklus. Maligne Zellen sind dagegen durch ein unreguliertes Zellwachstum charakterisiert. Zentrale Ursachen dieses unkontrollierten Wachstums sind der Verlust charakteristischer Kontrollmechanismen des Zellzyklus und die fehlende Fähigkeit zum programmierten Zelltod *(Apoptose)*. Bei einer Normalzelle dauert der Zellzyklus zwischen 48–96 Stunden (Abb. 3.**7**). Bei den malignen Zellen der meisten soliden Tumoren des Menschen dauert der Zellzyklus zwischen 12 und 48 Stunden (Tannock 1978).

> In aller Regel weisen Tumorzellen bei der Zellverdopplungszeit nur begrenzte Unterschiede im Vergleich zur Normalzelle auf.

Endogene und exogene Faktoren können bei Tumorzellen unter bestimmten Umständen auf die Generationszeit, d. h. die Zeit von einer Mitose bis zur nächsten, Einfluß nehmen. Typischerweise werden 4 Phasen des Zellzyklus unterschieden.

Phasen des Zellzyklus

- Die mitotische Phase *(M-Phase)* ist die Phase der chromosomalen Teilung.
- Unmittelbar nachdem eine Zelle aus der Zellteilung hervorgegangen ist, kommt sie in die *G_1-Phase („Gap"-Phase)*. Diese Phase ist zeitlich variabel. Zellen, die in dieser Phase im Zellzyklus verbleiben, beginnen in absehbarer Zeit erneut mit der DNA-Synthese und gehen in die Synthesephase über. In der späten G_1-Phase gibt es einen Kontrollpunkt (Restriktionspunkt), an dem die Zelle die eigene Kompetenz zur Erfüllung der Zellteilung, z. B. die mutationsfreie Integrität der eigenen genomischen DNA, überprüft. Das Tumorsuppressorprotein p53 erfüllt hier eine wichtige Aufgabe in der Arretierung DNA-geschädigter Zellen und ermöglicht dadurch die Reparatur von DNA-Schäden. Zellen, die nicht in die S-Phase übergehen, werden als G_0-Zellen bezeichnet.
- Die Synthesephase *(S-Phase)* ist zeitlich weniger variabel als die G_1-Phase und dauert ca. 12–24 Stunden. Während der S-Phase werden der DNA-Gehalt und der Chromosomensatz verdoppelt.
- Die *G_2-Phase* ist eine weitere kurze Ruhephase im Zyklus, bevor die Zelle erneut in die ca. 1stündige M-Phase eintritt.

Die Wachstumsfraktion, d. h. der Anteil der Zellen, die sich gerade in der S-Phase befinden, beträgt bei malignen Tumoren zwischen 5 und 20% und unterscheidet sich nicht wesentlich von dem entsprechenden Anteil bei Normalzellen z. B. des Knochenmarks oder des Ga-

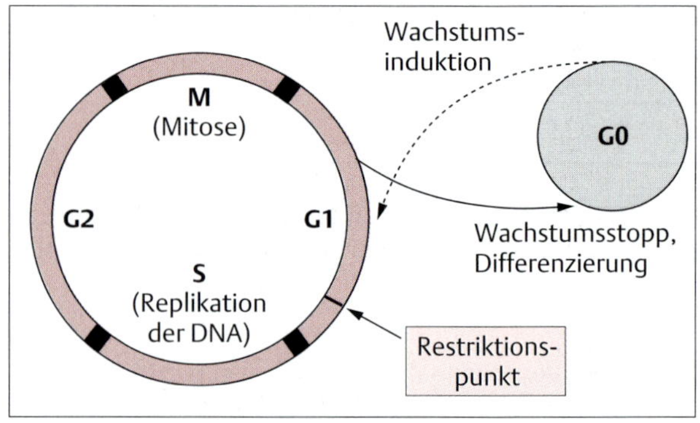

Abb. 3.7 **Phasen des Zellzyklus.**

strointestinaltrakts. Zellen in der S-Phase lassen sich immunzytologisch durch ihren Einbau von Bromdesoxyuridin darstellen. Zellen, die in der G_1-Phase nicht in absehbarer Zeit erneut mit der DNA-Synthese beginnen, werden G_0-Zellen genannt. Das Verhältnis G_1/G_0 beschreibt den Anteil der Zellen, die in der nächsten Phase des Zellzyklus die S-Phase erreichen. G_0-Zellen behalten während ihrer passageren Ruhephase ihre Proliferationskapazität und können durch entsprechende Stimuli (z. B. Östrogene) wieder in den Zellzyklus eintreten.

Modelle und Hypothesen

Seit Mitte der 60er Jahre wurden 3 bedeutende theoretische Modelle zum besseren Verständnis des Tumorwachstums entwickelt. Die daraus abgeleiteten Hypothesen haben wesentlich zum Verständnis und zur Entwicklung der Chemotherapie in der Klinik beigetra-

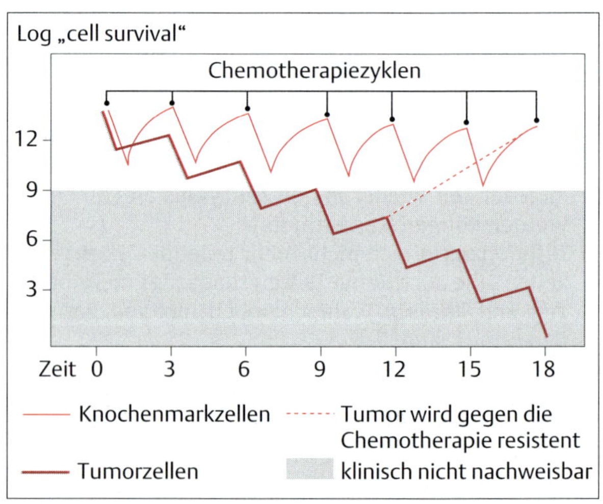

Abb. 3.8 **Unterschiedliche Effekte einer zyklisch applizierten Chemotherapie auf chemosensitive Zellen mit einer hohen Erholungsrate (z. B. Knochenmarkzellen) und auf weniger chemosensitive Tumorzellen mit einer moderaten Erholungsrate. Die zyklische Applikation von Zytostatika führt schrittweise zur vollständigen Vernichtung der Tumorzellen.**

gen. Skipper u. Schabel (1964) kommt der Verdienst zu, als erste Gesetzmäßigkeiten für eine Zytostatikatherapie erarbeitet zu haben (Abb. 3.**8**).

Tumorwachstumsmodell

Auf der Basis des Modells von Skipper u. Schabel werden folgende *Hypothesen* formuliert:

- Beginnend von einer Einzelzelle sind Tumorzellen fähig, sich zu teilen und nach Erreichen einer kritischen Zellmasse ihren Wirt zu töten. Eine Heilung z. B. durch eine Chemotherapie ist nur nach Eliminierung der letzten Tumorzelle möglich.
- Eine definierte Dosis eines Zytostatikums tötet immer nur eine konstante Fraktion von Tumorzellen, unabhängig von der jeweils vorhandenen Tumormasse. Bewirkt beispielsweise das Zytostatikum A einen Zellkill von 1log, dann kann ein Tumor mit 10^9-Zellen durch einen einmaligen Therapiekurs auf 10^8-Zellen und ein Tumor von 10^4-Zellen auf 10^3-Zellen reduziert werden. In beiden Fällen werden konstant jeweils 90% der Tumorzellen eliminiert. Mit 2 gleichwertigen, nichtkreuzresistenten Zytostatika (A + B) kann die Effektivität gesteigert und pro Kurs einen 2log-Zellkill erreichen. Nach 6 Kursen einer Monotherapie oder 3 Kursen einer Kombinationstherapie ist bei einem Modelltumor von 10^6-Zellen eine vollständige Tumorzellvernichtung erreicht.
- Voraussetzung für die Kuration mit Zytostatika ist, daß der Tumor konstant exponentiell wächst und sich weder die Wachstumsfraktion des Tumors noch die Zellzykluszeit verändert. Je kleiner die Ausgangszellzahl in einem Tumor, um so weniger Therapiekurse sind erforderlich.

Nach Skipper u. Schabel ist eine Chemotherapie nur dann kurativ, wenn gegenüber den eingesetzten Zytostatika keine Resistenz eintritt, d. h. je frühzeitiger im Krankheitsverlauf und je kleiner die Tumorzellmasse, bei der eine Chemotherapie eingesetzt wird, um so kleiner kann die Anzahl der erforderlichen Behandlungskurse sein, um die Tumormasse vollständig zu eliminieren (Abb. 3.**8**).

Eine weitere praktische Schlußfolgerung aus diesen Überlegungen von Skipper u. Schabel war die Entwicklung der *Kombinationschemotherapie* (Kombinationschemotherapie = Vervielfachung des Zellkills).

Chemoresistenz und genetische Labilität. Im klinischen Alltag kann mit einer Chemotherapie selbst bei kleiner Tumormasse häufig keine Heilung erreicht werden. Trotz zeitgerecht durchgeführter Therapie kommt es nach anfänglichem Ansprechen zu erneutem Tumorwachstum. Verantwortlich für diesen Verlauf ist, daß die meisten malignen Tumoren frühzeitig neben sensiblen Tumorzellen auch zytostatikaresistente Zellen aufweisen. Resistente Zellen können wie sensible Zellen proliferieren, sich temporär in Ruhe befinden oder endgültig ausdifferenzieren und absterben. Bei der Resistenzentwicklung werden verschiedene Mechanismen beobachtet, die zur Resistenz beitragen können (Tab. 3.**3**). Auf der zellulären Ebene kann die Chemoresistenz bereits primär vorhanden sein *(genetisch terminiert)* oder sich später nach der Zytostatikaexposition exprimieren *(erworbene Resistenz)*.

Tab. 3.**3** Mechanismen der Resistenzentwicklung gegenüber Zytostatika

Mechanismus	Exemplarische Substanzen
Ungenügende Aktivierung (häufig durch den Verlust von Enzymen bedingt, die für die Aktivierung der Vorstufen gebraucht werden)	Cytosin-Arabinosid, 5-Fluorouracil
Unzureichende Aufnahme durch die Zelle	Methotrexat, Daunorubicin
Vermehrte Inaktivierung	alle Alkylanzien, Cytosin-Arabinosid
Erhöhte intrazelluläre Konzentration des Targetenzyms (Dihydrofolsäurereduktase-Genamplifikation)	Methotrexat
Vermehrte Reparation von DNA-Schäden	Cisplatin, Carboplatin, Alkylanzien, Topoisomerase-II-Hemmer
Erhöhter Efflux des Zytostatikums aus der Zelle (Expression von p170-Glykoprotein)	Anthracycline, Vincaalkaloide, Etoposid
Qualitative Veränderung der Topoisomerase II	Doxorubicin, Etoposid

Somatische Mutationstheorie

Das von Goldie u. Coldman (1979) entwickelte mathematische Modell zur somatischen Mutationstheorie geht von folgenden Annahmen aus:

- Spontane Mutationen zur Resistenz treten mit einer Frequenz von 1:10000 bis 1:1000000 Zellteilungen auf. Die Mutationsrate ist in Tumorzellen aufgrund der genetischen Instabilität wahrscheinlich höher als in Zellen des Normalgewebes.
- Tumoren können mit Zytostatika kurativ behandelt werden, solange keine permanent resistenten Tumorzellen vorhanden sind und mit einer Chemotherapie begonnen wird, bevor resistente Zellen entstanden sind.
- Große Tumoren weisen bereits zu Therapiebeginn mit größerer Wahrscheinlichkeit resistente Zellklone auf als kleine Tumoren.
- Beim Einsatz eines Zytostatikums vermindert sich die Chance auf Heilung, wenn sich bereits nur eine resistente Zellpopulation im Tumor entwickelt hat.

Für den klinischen Einsatz lassen sich folgende Konsequenzen ableiten:
- möglichst frühzeitiger Beginn der Chemotherapie, solange noch möglichst wenig resistente Tumorzellen vorhanden sind,
- möglichst rasche Reduktion der Tumorzellzahl, um die Wahrscheinlichkeit der Entwicklung weiterer Resistenzen gering zu halten,
- primärer Einsatz mehrerer Zytostatika in Kombination, alternierend oder sequentiell, um evtl. resistente Zellen bereits in einem kleinen Tumor zu eliminieren und die Entwicklung von Doppelresistenzen zu vermeiden.

Kinetische Resistenz. Ein erneutes Ansprechen auf die ursprüngliche Chemotherapie bei Patientinnen mit spät auftretenden Rezidiven (z. B. Cisplatin beim Ovarialkarzinom) deutet darauf hin, daß auch nichtresistente Zellen für das Versagen einer Chemotherapie verantwortlich sein können. Diese nicht seltene klinische Beobachtung kann damit erklärt werden, daß die betroffene Patientin im Rahmen der Primärtherapie eine nicht ausreichend dosierte bzw. nicht ausreichend oft applizierte Chemotherapie erhalten hat oder daß sich prinzipiell sensible Zellen in einem vorübergehenden Status verminderter Resistenz befunden haben (kinetische Resistenz).

Im Hinblick auf die Planung von Chemotherapiestrategien für die Klinik ergibt sich aus dem Modell von Norton u. Simon die rationale Begründung für eine späte intensivierte Zweitchemotherapie mit nicht kreuzresistenten Zytostatika auch bei verbleibenden Resttumoren nach Abschluß einer Induktionschemotherapie.

Dosisintensität. Bei experimentellen Tumoren führt bereits eine geringe Reduktion der Zytostatikadosis im linearen Bereich der Dosis-Wirkungs-Kurve zu einer deutlichen Reduktion der Heilungsraten.

Hryniuk u. Mitarb. (1987) formulierten Mitte der 80er Jahre auf der Basis retrospektiver Analysen klinischer Studien beim Ovarial- und Mammakarzinom ihre Hypothese, daß die Dosis und der Applikationszeitraum (Dosis pro Zeit = Dosisintensität) für den Erfolg einer Chemotherapie bedeutsam sind.

Dosisintensität =
Substanz (mg)/Körperoberfläche (m^2)/Zeit (Woche)

In gleicher Weise können sowohl zeitliche Verzögerungen der Zytostatikaapplikation als auch Dosisreduktionen zur Verminderung der Dosisintensität beitragen. Heute wird das Konzept der Dosisintensität insbesondere von gynäkologischen Onkologen zunehmend kritisch betrachtet.

Substanzauswahl und Therapieziele

Monotherapie. Bei kurativer Intention ist die Behandlung mit Einzelsubstanzen fast vollständig zugunsten einer Kombinationstherapie verlassen worden. Eine seltene Indikation ist bis heute die Behandlung des *Low-risk-Chorionkarzinoms* mit Methotrexat.

Kinetisches Resistenzmodell

Norton u. Simon (1982) haben ein Modell entwickelt, das neben der genetischen Resistenz auch die kinetische Resistenz von Tumorzellen berücksichtigt. Das neue Element dieses Modells ist, daß es nicht von einem exponentiellen Wachstum der Tumorzellen ausgeht, sondern auf der Grundlage eines Gompertz-Wachstumsverhaltens die jeweilige prätherapeutische Lokalisation des Tumors auf der Wachstumskurve berücksichtigt und sowohl das Tumorwachstum als auch die therapieinduzierte Regression entsprechend der Gompertz-Kurve berechnet (Abb. 3.**9**). In der Frühphase einer Tumorentstehung ist das Tumorwachstum eher langsam. Der Anteil der proliferierenden Zellen ist klein. Dann nimmt das Tumorwachstum relativ rasch zu und erreicht bei etwa 37 % des maximalen Tumorvolumens seine größte Proliferationsaktivität. Die Norton-Simon-Hypothese läßt somit bei Versagen einer Chemotherapie als Erklärung außer der Tumorresistenz auch den Aspekt zu, daß chemosensitive Zellen aus zellkinetischen Gründen nicht devitalisiert worden sind. Ursächlich für ein Rezidiv können in diesem Modell eine nicht ausreichende Zytostatikadosierung, eine nicht ausreichende Dauer einer wirksamen Therapie oder ein zu schnelles Tumorwachstum nach der Therapie sein.

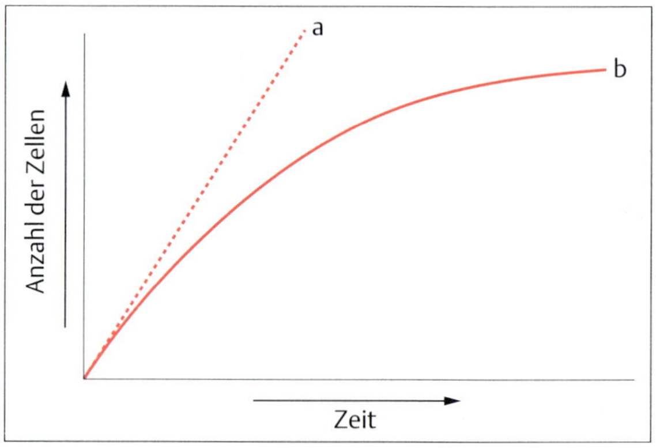

Abb. 3.**9 a, b** **Zwei unterschiedliche Tumorwachstumskurven:**
a Tumor mit einer sehr hohen Wachstumsfraktion und einem konstanten, vorhersagbaren Wachstumsverlauf *(exponentielle Wachstumskurve).*
b Proliferation entsprechend einer Gompertz-Kurve, d. h. dieser Tumor erreicht seine maximale Proliferationsaktivität bei etwa 37 % seiner maximalen Tumorgröße und später, bei reduzierter Wachstumsfraktion, erreicht das Tumorwachstum fast ein Plateau.

Kombinationstherapie. Eine effektive Chemotherapie erfordert die Kombination aktiver Substanzen (Tab. 3.**4**). Wahrscheinlich ist nur die Kombinationstherapie in der Lage, das Risiko einer frühzeitigen Resistenzentwicklung zu minimieren. Wirkung und Verträglichkeit einer Kombinationstherapie werden dadurch gesteigert, daß möglichst Substanzen mit unterschiedlichem Toxizitätspektrum ausgewählt werden, um so das Auftreten überlappender Nebenwirkungen zu vermindern. In der Kombination sollten die Einzelsubstanzen immer in einer optimalen Dosis appliziert werden. Eine Dosisverminderung mit dem Ziel, eine weitere Substanz in die Kombinationstherapie aufzunehmen, ist zumeist nicht erfolgreich. Eine Kombinationstherapie sollte intermittierend appliziert werden, um eine maximale Tumorzellzerstörung mit einer minimalen Immunsuppression und einer optimalen Erholung der Hämatopoese zu verbinden. Das Therapieintervall sollte so kurz wie möglich gehalten werden, um das Risiko der Tumorzellerholung zu minimieren.

Die Vorteile einer Kombinationstherapie werden gleichermaßen bei verschiedenen klinischen Indikationen gesehen:

➤ *Neoadjuvante (präoperative) Chemotherapie:* Ziel ist eine lokale Tumorreduktion und/oder die frühzeitige Verhinderung einer systemischen Metastasierung vor Einsatz einer potentiell kurativen lokalen Therapiemaßnahme (Operation/Strahlentherapie). Bei nachfolgender Operation bietet die neoadjuvante Chemotherapie den Vorteil, die Wirksamkeit der Chemotherapie auch pathohistologisch überprüfen zu können. Die Möglichkeit eines Nichtansprechens gilt es bei operablem Tumor zu bedenken.

➤ *Adjuvante Chemotherapie:* Eine adjuvante Chemotherapie soll im Idealfall nach einer potentiell kurativen lokalen Therapie (Operation und/oder Strahlentherapie) durch Eliminierung evtl. Mikrometastasen das Rezidivrisiko vermindern (Tab. 3.**5**). Eine adjuvante Chemotherapie kann nur dann sinnvoll eingesetzt werden, wenn für den betreffenden Tumor wirksame Zytostatikakombinationen bekannt sind. Das gilt in der gynäkologischen Onkologie für das Mamma- und das epitheliale Ovarialkarzinom einschließlich der Keimzell- und Stromazelltumoren des Ovars.

➤ *Primärtherapie (Induktionstherapie) mit kurativer Intention:* Die häufigste und am besten etablierte Form der Chemotherapie ist die Primärbehandlung (Induktionsbehandlung) von Patientinnen mit einer lokoregionär fortgeschrittenen oder metastasierten, aber chemotherapiesensiblen Erkrankung. Ziel der primären Chemotherapie ist das Erreichen einer kompletten Remission als Voraussetzung für eine mögliche Heilung (kurative Intention). Eine primäre Chemotherapie kann auch indiziert sein, wenn das Erreichen einer (kompletten) Remission eher unwahrscheinlich ist, die gewählte Chemotherapie aber doch als so wirksam eingeschätzt wird, daß zumindest eine passagere Stabilisierung der Erkrankung und damit eine Linderung von Beschwerden erwartet werden kann *(palliative Intention)*. Der Erfolg der primären Chemotherapie wird an der Rate der Remissionen (komplette und partielle Remission), am rezidivfreien Überleben, an der Zeit bis zum Therapieversagen und an der Gesamtüberlebenszeit gemessen. Die bedeutende Rolle der primären Chemotherapie für die Behandlung gynäkologischer Malignome wird an der nachfolgenden Zusammenstellung erkennbar (s. Stellenwert einer primären Chemotherapie gynäkologischer Tumoren [Box, S. 84]).

Tab. 3.4 Theoretische Vorgaben für eine optimale Kombinationschemotherapie (nach Griffiths u. Mitarb.)

- ➤ Nur Substanzen mit einer nachgewiesenen Monoaktivität sollten eingesetzt werden
- ➤ Überlappende Toxizität der Einzelsubstanzen sollte vermieden werden
- ➤ Eine zyklisch applizierte Therapie ist häufig weniger toxisch als eine kontinuierliche Therapie (bessere Restitution sensitiver Gewebe wie z. B. Knochenmark oder Darm)
- ➤ Jede Einzelsubstanz soll auch in der Kombination möglichst optimal dosiert werden
- ➤ Günstig ist der Einsatz solcher Substanzen, die in unterschiedlichen Phasen des Zellzyklus aktiv sind
- ➤ Substanzen mit einem möglichen Synergismus sollten möglichst in Kombination eingesetzt werden

Tab. 3.5 Argumente für eine adjuvante Chemotherapie

- ➤ Chemotherapie und/oder Strahlentherapie sind dann effektiv, wenn die Tumoren klein und ihre Wachstumsfraktion hoch ist
- ➤ Mikrometastasen sind in der Regel gut vaskularisiert, sie erlauben einen optimalen intrazellularen Substanztransport
- ➤ Es werden weniger Therapiezyklen benötigt, die Zellpopulationen kleiner Tumoren zu vernichten, das Risiko einer erworbenen Resistenz wird reduziert
- ➤ Kleinere maligne Zellpopulationen sind de novo weniger resistent

➤ *Konsolidierungs-/Erhaltungstherapie.* Diese Behandlungsform dient der Stabilisierung der durch eine Induktionstherapie erreichten Remission. Sie bedient sich ähnlicher Medikamente wie die Primärtherapie, evtl. in reduzierter Dosis. Konsolidierungstherapien spielen in der Behandlung gynäkologischer Tumoren keine wesentliche Rolle.

➤ *Rezidivtherapie.* Unter einer Rezidiv- oder Salvagetherapie versteht man eine chemotherapeutische Behandlung, die nach Versagen der Induktionstherapie eingesetzt wird. Bei dieser Form der Therapie nehmen Arzt und Patientin häufig auch größere Nebenwirkungen in Kauf, um nochmals eine Remission zu erzielen. In dieser Situation werden auch neue Substanzen oder Substanzkombinationen klinisch erprobt, für die erst begrenzte Erfahrungen vorliegen.

Stellenwert einer primären Chemotherapie gynäkologischer Tumoren

- Bei über 90% aller Patientinnen mit einem Chorionkarzinom ist eine primäre Chemotherapie kurativ, insbesondere dann, wenn die Tumormasse relativ klein ist.
- Alle Formen der Keimzelltumoren der Ovarien sind mit einer primären Kombinationschemotherapie effektiv zu behandeln. Kurationsraten zwischen 60 und 80% werden unter Erhaltung der Fertilität und ohne gravierende Langzeitfolgen erreicht
- Die epithelialen Ovarialkarzinome sind zwar chemosensibel, die Kurationsrate in den Stadien III und IV (nach FIGO) liegt aber nur bei 20–30%.
- Eine primäre Kombinationschemotherapie wird beim Zervixkarzinom heute sequentiell oder simultan mit der Strahlentherapie bei der Behandlung der Stadien IB (high risk) bis III eingesetzt. Ob die Chemotherapie im Rahmen der multimodalen Therapie einen unmittelbaren Einfluß auf die Kurationsrate hat, ist noch unklar.
- In der Therapie des fortgeschrittenen Endometriumkarzinoms hat die primäre Chemotherapie bis heute noch keinen festen Platz, obwohl bei metastasierter Erkrankung mit anthracyclin- und platinhaltigen Kombinationen Remissionsraten von 30–40% erreicht werden können.

Besondere Applikationsformen

Regionale Chemotherapie

Die Möglichkeiten einer regionalen Chemotherapie sind vielfältig und konnten insbesondere durch die Fortentwicklung der Kathetertechnik und der bildgebenden Diagnostik weiter verbessert werden. Für die Therapie gynäkologischer Malignome sind besonders die *intrakavitäre Therapie* der Pleura- und Peritonealhöhle sowie die *intraarterielle Therapie* beim Mamma- und Zervixkarzinom von Interesse.

Intrakavitäre Therapie. Bei der intrakavitären Therapie erreicht das Medikament die Tumorzelle durch *direkte Penetration.* Die pharmakologischen Vorteile der intrakavitären Therapie wurden bereits auf S. 78 besprochen. Zu bedenken ist, daß insbesondere Zytostatika mit hoher Eiweißbindung wie Cisplatin oder Mitoxantron möglichst nicht bei vorhandenem Aszites appliziert werden sollten, da mit negativen Auswirkungen auf die freie Verfügbarkeit der Zytostatika zu rechnen ist.

Intraarterielle Chemotherapie. Für eine intraarterielle Zytostatikatherapie müssen bei der Anatomie und der Durchblutung des Tumors spezielle Voraussetzungen gegeben sein, bevor diese Methode mit Aussicht auf Erfolg eingesetzt werden kann:

- lokale Tumorbegrenzung,
- der Tumor muß weitgehend durch das infundierte arterielle Gefäß versorgt werden (Angiographie),
- weitere Fernmetastasen müssen ausgeschlossen sein,
- wirksame Zytostatika sollten für den jeweiligen Tumor zur Verfügung stehen, um im Tumor eine adäquate Substanzkonzentration bei ausreichender Verweildauer zu erreichen.

Unter pharmakologischen Aspekten ist eine geringe Flußrate des Medikaments mit maximaler lokaler Extraktionsrate ideal. Um die Flußrate zu vermindern, wird die Gabe von Angiotensin oder die passagere Embolisation mit Mikrosphären erprobt. Es wird in jüngster Zeit auch über die Chemoembolisation durch die Applikation mikroenkapsulierter Zytostatika berichtet (Leyland Jones 1993). Die Methode der intraarteriellen Chemotherapie muß im Vergleich zu den konkurrierenden lokalen Therapiemodalitäten von Strahlentherapie und Operation abgewogen werden. Bei einer solitären randständigen Lebermetastase kann eine chirurgische Resektion erfolgversprechend sein, während bei mehreren Herden im gleichen vaskulären Versorgungsgebiet die lokoregionäre Chemotherapie evtl. die Methode der Wahl darstellt. Im Bereich der gynäkologischen Onkologie sind es vor allem die isolierten Lebermetastasen beim Mammakarzinom und die Beckenwandrezidive beim fortgeschrittenen Zervixkarzinom, für die eine lokoregionäre Chemotherapie diskutiert wird (Baltzer u. Mitarb. 1997). Das Behandlungsziel bei diesen Patientinnen ist eindeutig palliativ. In Einzelfällen können partielle Remissionen oder eine Verbesserung der Schmerzsymptomatik erreicht werden. Ein Einfluß auf das Tumorgeschehen außerhalb der perfundierten Region ist nicht zu erwarten. Es wird auch über den primären Einsatz der intraarteriellen Therapie z.B. beim inflammatorischen Mammakarzinom oder beim primär fortgeschrittenen Zervixkarzinom berichtet (Scarabelli u. Mitarb. 1987, Bilbao u. Mitarb. 1992).

Abschließend ist festzustellen, daß die hier diskutierte Therapieform bisher nicht im Vergleich zu Standardbehandlungen untersucht worden ist.

Prätherapeutische Testung von Zytostatika. Die Charakterisierung der individuellen Chemotherapiesensitivität für eine einzelne Patientin als Grundlage einer spezifischen Therapie ist eine attraktive Zielsetzung. Trotz großer Anstrengungen und der Entwicklung zahlreicher Testsysteme ist eine zuverlässige Methode zur Testung einzelner oder mehrerer zellhemmender Substanzen in vitro bzw. in der Zellkultur in der klinischen Routine noch nicht etabliert. Durch Tumorstammzellkulturen einzelner Tumoren (z.B. Ovarialkarzinom) ist mit hoher Sicherheit (ca. 90%) voraussagbar, welche Substanzen bei einem individuellen Tumor/Patientin voraussichtlich nicht wirken, eine korrekte Vorhersage der Chemosensibilität ist aber allenfalls in ca. 40–50% der getesteten Fälle möglich.

Nebenwirkungen zytotoxischer Substanzen und ihre Behandlung

Der Allgemeinzustand, bestehende Begleiterkrankungen oder vorausgegangene Tumortherapien können entscheidend Art und Ausmaß chemotherapieinduzierter Nebenwirkungen beeinflussen. Das Alter einer Patientin allein ist selten eine Kontraindikation gegen den Einsatz einer Chemotherapie.

Nachfolgend werden einige der häufigsten Nebenwirkungen organorientiert vorgestellt, ohne dabei auf die Besonderheiten einzelner Substanzen einzugehen (s. Anhang):

➤ *Hämatologische Toxizität:* Granulo- und Thrombozytopenie sind vorhersehbare Nebenwirkungen der meisten Zytostatika, die bei praktisch allen derzeit gebräuchlichen Chemotherapiekombinationen auftreten. Ausmaß und Dauer der Myelosuppression sind individuell unterschiedlich ausgeprägt und hängen von der Substanz, der Dosierung, der Applikationsform sowie insbesondere von der Art und Dauer der Vorbehandlung ab. In vielen Fällen kommt es nach wiederholter Chemotherapie zu einer kumulativen Knochenmarkschädigung.

> Typischerweise tritt die *Granulozytopenie* 6–12 Tage nach der Chemotherapie auf, und die Restitutio ist nach 21–24 Tagen erreicht. Die Thrombozytensuppression erreicht den Nadir meistens 4–5 Tage nach der Granulozytensuppression mit entsprechend späterer Erholung. Patientinnen mit absoluten Granulozytenwerten von $< 500/mm^3$ über mehr als 5 Tage haben ein sehr hohes Risiko, septische Krankheitsbilder zu entwickeln.

Die prophylaktische Gabe von Breitbandantibiotika bei Patientinnen mit einer Granulozytopenie mit Fieber sowie der mögliche Einsatz hämatopoetischer Wachstumsfaktoren (G-CSF, GM-CSF) bei akuter, verlängerter Granulozytopenie haben zur deutlichen Verminderung des Risikos geführt. Patientinnen mit einer Granulozytopenie sind zur regelmäßigen Temperaturkontrolle sowie zur Selbstbeobachtung von Infektionszeichen anzuhalten. Patientinnen mit einer anhaltenden *Thrombozytopenie* $< 20\,000/mm^3$ haben ein hohes Risiko für Spontanblutungen bevorzugt gastrointestinal und intrakraniell. In diesen Fällen ist die Transfusion von Thrombozytenkonzentraten die Behandlung der Wahl. Therapiebedingte *Anämien* verstärken häufig bereits bestehende tumorbedingte chronische Anämien. Zytostatika führen in vielen Fällen zu einer direkten Schädigung der Erythropoese, die sich dann in einer Proliferationshemmung manifestiert. Einige Zytostatika reduzieren wahrscheinlich auch die endogene Erythropoetinproduktion und führen so zu einem inadäquaten Erythropoetinserumspiegel. Die klinischen Symptome einer Anämie werden häufig unterschätzt. Das Spektrum reicht von Müdigkeit und Abgeschlagenheit über depressive Verstimmung und Libidoverlust bis zu schwerer kardialer Dekompensation und respiratorischer Insuffizienz. Zur Korrektur der chronischen Tumoranämie stehen 2 Therapiansätze zur Verfügung: Erythrozytentransfusion oder Gabe von Erythropoetin.

➤ *Immunsuppression:* Die meisten Zytostatika wirken supprimierend auf das zelluläre, das humorale und das unspezifische Immunsystem. Das quantitative Ausmaß und die Dauer der immunsuppressiven Effekte sind bis heute nur ungenau zu erfassen (In-vitro-Parameter zur Erfassung des Immunstatus). Es ist davon auszugehen, daß die immunsuppressiven Effekte mit denen der Myelosuppression parallel einhergehen und wahrscheinlich nur wenig länger anhalten. Eine intermittierende Applikation von Zytostatika ist auch für die Erholung des Immunsystems günstig.

➤ *Gastrointestinale Toxizität:* Im Gastrointestinaltrakt treten gehäuft ernsthafte Nebenwirkungen nach der Behandlung mit antineoplastischen Substanzen auf. Initial kommt es zur Ausbildung einer *Mukositis* als direktem Effekt der Zytostatika; die Granulozytopenie begünstigt eine Superinfektion der Mukosa mit Bakterien und Pilzen. Schwere gastrointestinale Infektionen können ebenso die Folge sein wie septische Krankheitsbilder über die gastrointestinale Eintrittspforte. Als klinische Zeichen der Mukositis im oberen Gastrointestinaltrakt gelten Läsionen der Mund- und Rachenschleimhaut, Dysphagie oder retrosternales Brennen. Neben bakteriellen Infektionen ist bei Symptomen immer an eine Kandidiasis zu denken. Symptome gehen der meßbaren Myelosuppression meist 3–5 Tage voraus.

> Therapeutisch sind Mund- und Rachenspülungen mit angewärmter Kochsalzlösung, Salbei und die Anwendung topischer Anästhetika hilfreich. Zur Vermeidung von Exsikkose und Elektrolytverlust sollte passager eine parenterale Flüssigkeitszufuhr und Alimentation erfolgen. Mykosen sind entsprechend z. B. mit Amphocertin B 0,5 mg/kg/Tag zu therapieren. Weiterhin treten *Übelkeit* und Erbrechen als Folge der emetogenen Effekte der meisten Zytostatika auf. Prophylaktisch kann der akuten Emesis mit 5 HT_3-Antagonisten, Metoclopramid und Dexamethason begegnet werden, wobei die Substanzwahl an der emetogenen Potenz der jeweiligen Zytostatika orientiert sein sollte.

Bei der verzögerten Emesis sind die gleichen therapeutischen Optionen mit deutlich geringerer Effektivität einsetzbar. Im unteren Gastrointestinaltrakt machen sich die Folgen der Mukositis zumeist als schwere *Diarrhö* mit begleitendem Fieber bemerkbar. Mögliche Komplikationen sind intestinale Blutungen, Darmperforationen oder eine nekrotisierende Enterokolitis. Eine kausale Therapie der Schleimhauttoxizität ist derzeit nicht möglich. Behandlungsziel ist die subjektive Symptomlinderung durch einen oralen oder parenteralen Ausgleich des Flüssigkeits- und Salzhaushalts und die Vermeidung von Sekundärkomplikationen. Eine antibiotische Therapie ist nur in Ausnahmefällen angezeigt. Medikamentös können Diphenoxylat (Reasec) und Loperamid (Imodium) eingesetzt werden.

Strategien zu Prophylaxe und Therapie der zytostatikainduzierten Mukositis sind wissenschaftlich bis heute nicht hinreichend untersucht. Auf empirischer Basis kommen antimikrobielle Substanzen wie Chlorhexidin, antiphlogistische Präparate (Salbei oder Kamillenextrakte) oder Lokalanästhetika (Lidocain) zum Einsatz. In jüngster Zeit wurde von einzelnen Autoren auch über einen möglichen protektiven Effekt von G-CSF und GM-CSF berichtet (Gabrilove u. Mitarb. 1988, Gordon u. Mitarb. 1994). Bei einer Diarrhö müssen differentialdiagnostisch neben der Mukositis auch bakterielle Infektionen (Escherichia coli, Salmonellen, Shigellen), virale Infektionen (Rotavirus, Zytomegalievirus) und Protozoenerkrankungen erwogen werden. Weitere Ursachen können ein maligner Tumorbefall des Darms, ein Malabsorptionssyndrom oder auch die Exazerbation einer Colitis ulcerosa oder eines Morbus Crohn sein. Nicht zuletzt sind auch funktionelle Störungen wie ein Colon irritabile zu bedenken.

➤ *Pulmonale Toxizität:* Diese Diagnose ist klinisch, sonographisch oder anhand des Röntgenbilds leicht zu stellen. Bei der Anwendung von Bleomycin in einer Dosierung von < 400 mg ist das Risiko für eine zytostatikabedingte Pneumonitis mit nachfolgendem Übergang in eine Fibrose gegeben. Pulmonale Symptome können auch nach der Gabe von Methotrexat und Mitomycin auftreten. Klinisch beobachtet man häufig eine schleichende Belastungsdyspnoe, unproduktiven Husten und grippale Allgemeinbeschwerden. Bronchospastische Nebenwirkungen einer Zytostatikatherapie werden nur sehr selten während der Gabe von Vinblastin oder Mitomycin beobachtet. Eine akut auftretende Dyspnoe, u.U. verbunden mit Fieber und Myalgie, muß an eine Hypersensitivitätspneumonie denken lassen (Bleomycin, Methotrexat). Das Röntgenbild zeigt eine diffuse hiläre Zeichnung evtl. mit Begleiterguß. Unter einer Steroidtherapie gehen die klinischen Symptome zumeist rasch zurück.

➤ *Kardiotoxizität:*

> Das Risiko einer Kardiomyopathie besteht nach kumulativen Gaben von Doxorubicin (> 450 mg/m²). Neuere Derivate wie Epirubicin, Idarubicin oder Mitoxantron besitzen eine größere therapeutische Breite, können aber auch eine Kardiomyopathie induzieren.

Eine dosisunabhängige Frühform kann von einer dosisabhängigen Spätform unterschieden werden. Auf eine Therapie mit Anthracyclinen sollte bei Patientinnen mit einer manifesten Herzinsuffizienz Grad IV verzichtet werden. Zur Prophylaxe ist eine langsame Applikation (keine Bolusgabe), eine regelmäßige kardiologische Überwachung und die Beachtung der Grenzdosis wichtig. Diagnostisch kann das evtl. Nachlassen der linksventrikulären Kontraktionskraft am besten mit regelmäßigen echokardiographischen Untersuchungen erfaßt werden. Röntgenthoraxaufnahmen und EKG sind zur Erkennung von Frühveränderungen nicht geeignet. Beim Auftreten einer manifesten Kardiomyopathie muß eine intensive kardiologische Therapie erfolgen. Weitere kardiologische Nebenwirkungen sind Perikarditis, Zeichen der Myokardischämie und Arrythmien.

➤ *Renale Toxizität:* Zytostatika mit nephrotoxischem Potential sind in erster Linie Cisplatin, aber auch Methotrexat, Mitomycin C und Alkylanzien. Die sorgfältige Prä- und Posthydratation bei der Gabe von Cisplatin ist heute ein prophylaktisches Standardverfahren. Bei vorgeschädigten Nieren oder einem mechanischen Abflußhindernis besteht eine Kontraindikation für die Gabe von Cisplatin. Die Kreatininclearance ist ein sensitiver diagnostischer Parameter, der unter bestimmten Voraussetzungen die dosisadaptierte Anwendung von Carboplatin (AUC) ermöglicht. Akute Infektionen von Blase und Nierenbecken müssen vor jeder Therapie ausgeschlossen werden.

➤ *Hepatoxizität:* Die Leber nimmt eine zentrale Rolle bei der Metabolisierung antineoplastischer Substanzen ein. Ein leichter Anstieg der Transaminasen, des Bilirubins und der alkalischen Phosphatase wird daher während der Therapie mit zahlreichen Zytostatika beobachtet. Die Veränderungen sind nach Beendigung der Therapie vollständig reversibel. Zu einer Zirrhose kann es nach langdauernder Gabe von Methotrexat kommen.

> Fast alle Zytostatika können zum sonographischen Bild einer Fettleber führen. Substanzen mit einem hohen hepatotoxischen Potential sind die Anthracycline, Bleomycin und Cyclophosphamid.

Seit dem Einsatz der Hochdosistherapie wird in jüngster Zeit über die venookklusive Erkrankung (VOD) als zytostatikabedingte hepatotoxische Komplikation berichtet. Es handelt sich um eine nichtthrombotische Obliteration der kleinen intrahepatischen Venen mit bindegewebiger Proliferation. Die venöse Okklusion kann zu tödlichen hepatozellulären Nekrosen führen.

➤ *Neurotoxizität:* Periphere Neuropathien werden durch Cisplatin, Paclitaxel und Vincaalkaloide verursacht. Zu unterscheiden sind chronische Enzephalopathien mit Tremor, Somnolenz und Krampfanfällen sowie zerebellare Störungen mit Ataxie und Nystagmus. Störungen der Hirnnervenfunktionen sind besonders bei der Gabe von Vincaalkaloiden, Cisplatin und 5-Fluorouracil zu bachten. Paresen des N. occulomotorius manifestieren sich als Doppelbilder. Ototoxizität ist für Cisplatin typisch und wird als kumulative Toxizität bei Dosen über 200 mg/m² beobachtet. Die gleichzeitige Gabe von Ifosfamid kann die Ototoxizität verstärken. Sensorische Ausfälle können nach Gabe von Cisplatin und Paclitaxel auftreten.

> Von der zentralen und peripheren Neurotoxizität ist die *Myalgie* zu unterscheiden, die nach der Gabe von Taxanen und Vincaalkaloiden zu beobachten ist. Im Vordergrund stehen hierbei für die Patientin belastende, aber zeitlich begrenzte und reversible Muskelschmerzen. Prophylaktische Maßnahmen sind bis heute nicht bekannt. Der Ausgleich des Magnesiumspiegels sowie die Gabe von Vitamin B-Präparaten kann versucht werden. Die durch Paclitaxel induzierte Neuropathie ist nach Beendigung der Therapie häufig gebessert.

Cisplatin und Paclitaxel haben einen synergistischen Effekt. Über den Mechanismus der zytostatikainduzierten Neuropathien ist bisher wenig bekannt. Cisplatin schädigt vor allem die großen sensorischen Fasern durch

Demyelinisierung. Die Prophylaxe neurologischer Funktionsstörungen durch neurotrope Wachstumsfaktoren ist bis heute nicht überzeugend. Enzephalomyelopathien mit akuten Halluzinationen, Somnolenz und auch psychischen Alterationen werden nach systemischer Gabe von Ifosfamid und hochdosiertem Methotrexat beobachtet. Eine Therapie mit Methylenblau wird empfohlen.

➤ *Dermatologische Reaktionen:*

> Die Alopezie durch Anthracycline, Taxane und Alkylanzien stellt ein großes emotionales Problem dar.

Prophylaktische Maßnahmen wie z.B. Kühlhauben haben sich nicht bewährt. Paravasate vor allem von Substanzen, die zu Nekrosen führen, wie Doxorubicin, Vincristin, Vinblastin und Actinomycin D, sind sehr problematisch. Andere Substanzen führen lediglich zu Phlebitiden oder entzündlichen Reaktionen des Weichteilgewebes. Das Ausmaß der zu erwartenden Nekrosen hängt vom Volumen des Extravasats ab. Das Management besteht in der sofortigen Beendigung der Infusion, der Entfernung der Nadel, der lokalen Umspritzung mit Corticosteroiden sowie dem Aufbringen von Eis. Anschließend erfolgt eine entsprechende Ruhigstellung des Arms über 2 – 3 Tage. In jeder Ambulanz oder Station, wo Zytostatika regelmäßig appliziert werden, sollte ein Notfallset für die Behandlung von Paravasaten immer griffbereit sein (weitere Einzelheiten Kap. 10).

Überempfindlichkeitsreaktionen werden u. a. bei Taxanen und während der Gabe von Etoposid beobachtet. Sie können unterschiedlich schwer verlaufen und bis zum anaphylaktischen Schock reichen. *Photosensibilisierungsreaktionen* werden nach der Gabe von 5-Fluorouracil, Methotrexat und Vinblastin bechrieben, eine verstärkte Hauptpigmentierung nach der Gabe von Bleomycin. Nach der Behandlung mit Anthracyclinen kann es zu verstärkten Hautreaktionen bei einer nachfolgenden Strahlentherapie kommen.

➤ *Gonadale Toxizität:* Generell besitzen Alkylanzien die stärkste fertilitätsmindernde Potenz. Eine adjuvante Chemotherapie mit CMF beim Mammakarzinom führt in ca. 60% der Fälle zu einer Amenorrhö, die bei Frauen unter 40 Jahren aber in einem hohen Prozentsatz reversibel ist. Orale Langzeittherapien mit Alkylanzien können bei Frauen jeder Altersgruppe zu einer irreversiblen Ovarialinsuffizienz führen. Eine platinhaltige Kombinationschemotherapie von 4 –5 Kursen (VAC, PEB) bei jungen Frauen mit Keimzelltumoren führt zwar zu passagerer Amenorrhö, selten aber zu dauerhafter Ovarialinsuffizienz. Ein teratogenes Risiko besteht immer dann, wenn Zytostatika im 1. Trimenon der Schwangerschaft eingesetzt werden. Eine Chemotherapie im 2. und 3. Trimenon ist nicht mit einer erhöhten Fehlbildungsrate, wohl aber mit einer erhöhten Frühgeburtsrate assoziiert. Protektive Maßnahmen zum Schutz der Gonadenfunktion sind bisher nicht bekannt. Wichtig ist die anamnestische Erfassung posttherapeutischer gonadaler Dysfunktionen. Eine hormonelle Substitution sollte erwogen werden.

➤ *Zweitneoplasien:*

> Die Zunahme der Gesamtheilungsraten und die Verlängerung der Überlebenszeiten bei einigen Tumorerkrankungen (Chorionkarzinom, Keimzelltumoren) erhöhen das potentielle Risiko therapieassoziierter sekundärer Malignome. Diese Risiken werden auch im Zusammenhang mit der sich ausweitenden Indikation zu adjuvanten Behandlungsmaßnahmen bei Patientinnen mit einem Ovarial- und Mammakarzinom kritisch diskutiert.

Die häufigsten Zweitneoplasien nach einer Chemotherapie sind die sekundären akuten nichtlymphatischen Leukämien (AML [akute myeloische Leukämie]), die ca. 3 –7 Jahre nach Abschluß der Chemotherapie auftreten. Alkylanzien und wahrscheinlich auch Etoposid haben das größte Risikopotential. Eine langzeitige orale Therapie mit Alkylanzien (Cyclophosphamid, Melphalan, Chlorambucil) sollte aufgrund des deutlich erhöhten Erkrankungsrisikos nicht mehr durchgeführt werden. Weitere Risikofaktoren sind möglicherweise eine verminderte Immunantwort z.B. bei AIDS oder bei Transplantatempfängern. Solide Zweitneoplasien nach einer Strahlentherapie sind ebenfalls bekannt. Sie treten häufiger auf nach einem längeren Zeitintervall von 10 – 15 Jahren.

■ Literatur

Baltzer, J., W. Poleska, V. Fiedler et al.: Locoregional chemotherapy of gynecological cancer. Onkologie 20 (1997) 60 – 63

Bilbao, J. J., J. Rebollo, J. M. Longo et al.: Neoadjuvant intraarterial chemotherapy in inflammatory carcinoma of the breast. Brit. J. Radiol. 65 (1992) 248 – 251

Burchenal, J. H.: The historical development of cancer chemotherapy. Semin. Oncol. 4 (1977) 135

Faber, S., L. K. Diamond, R. D. Mercer et al.: Temporara remission in acute leukemia in children produced by folic acid antagonist 4-aminopter-oyl-glutaminic acid. New Engl. J. Med. 238 (1948) 787 – 793

Gabrilove, J. I., A. Jacabowski, H. Scher et al.: Effect of granulozyte colony-stimulating factor on neutropenia and associated morbidity due to chemotherapy for transitional cellcarcinoma of the urothelium. New Engl. J. Med. 318 (1988) 1414 – 1422

Gilman A., F. S. Philips: The biological actions and therapeutic applications of betachlorethyl amines and sulfides. Science 103 (1946) 409 – 413

Goldie, J. H., A. J. Coldman: A mathematic model for relating the drug sensitivity of tumors to their spontaneous mutation rate. Cancer Treatm. Rep. 63 (1979) 1727 – 1733

Gordon, B., A. Spadinger, E. Hodges et al.: Effect of granulocytemacrophage colony stimulating factor on oral mucositis after hematopoetic stem cell transplantation. J. clin. Oncol. 12 (1994) 1917 – 1922

Hertz R., J. Lewis, M. Lippsett: Five years experience with the chemotherapy of metastatic chorioncarcinoma and related trophoblastic tumors in women. Amer. J. Obstet. Gynecol. 82 (1961) 631 – 635

Hryniuk, W. A., A. Figueredo, M. Goodyear: Applications of dose intensity and problems in chemotherapy of breast and colorectal cancer. Semin. Oncol. 14, Suppl. 4 (1987) 3 – 11

Leyland Jones, B.: Targeted drug delivery. Semin. Oncol. 20 (1993) 12 – 17

Markman, M.: Intraperitoneal antineoplastic agents for tumors principally confined to the peritoneal cavity. Cancer Treatm. Rev. 13 (1986) 219–242
Norton, L.: Mathematical interpretation of tumor growth kinetics. In Greenspan, E. M.: Clinical Interpretation and Practice of Cancer Chemotherapy. Raven, New York 1982 (pp. 53–70)
Ratain, M. J., R. L. Schilsky: Principles of pharmacology and pharmacokinetics. In Perry, M. C.: The Chemotherapy Source Book. Williams & Wilkins, Baltimore 1992 (pp. 22–35)
Scarabelli, C., S. Tumolo, A. de Paoli et al.: Intermittent pelvic arterial infusion with peptichemio, doxorubicin and cisplatin for locally advanced or recurrent carcinoma of the uterine cervix. Cancer 60 (1987) 25–30
Skipper, H. E., E. M. Schabel Jr., W. S. Wilcox: Experimental evaluation of potential anticancer agents XII on the criteria and kinetics associated with "curability" of experimental leukemia. Cancer Chemother. Rep. 35 (1964) 1–111
Tannock, I.: Cell kinetics and chemotherapy: a critical review. Cancer Treatm. Rep. 62 (1978) 1117–1135

■ Hormontherapie

Wirkungsmechanismen der Östrogene in Normal- und Tumorzellen

Gewebe und Funktion der Genitalorgane sowie der Brustdrüse unterliegen dem Einfluß der Steroidhormone. Die Effekte der Östrogene sind zu einem wesentlichen Teil an das Vorhandensein spezifischer Steroidrezeptoren gebunden (Jensen u. Jacobsen 1962). Diese Rezeptoren werden ubiquitär im Brustdrüsengewebe, im Endometrium und im Ovar exprimiert, so daß in diesen Organen das steroidhormonvermittelte Signal direkt durch die Stimulation stereoidhormonabhängiger Gene ausgeführt werden kann. Der komplexe Ablauf der Hormon-Rezeptor-Interaktion ist noch nicht in allen Einzelheiten aufgeklärt, läßt sich aber schematisch am Beispiel der Östrogene folgendermaßen darstellen (Abb. 3.**10**):

Hormon-Rezeptor-Interaktion

- Der ungebundene Ligand (E) passiert die Zellmembran und bindet im Zytoplasma reversibel an vorhandene Rezeptorproteine.
- Die Bindung an das Rezeptorprotein bewirkt eine Konformationsänderung des Rezeptors im Zytoplasma oder später im Nukleus (E-ER Komplex).
- Im nächsten Schritt bindet der Hormon-Rezeptor-Komplex an ein nukleäres Protein. Diese Komplexe regulieren als Transkriptionsfaktoren die Expression hormonsensitiver Elemente östrogenregulierter Gene und stimulieren deren Transkription.

Der E-ER Komplex variiert das Genexpressionsmuster in der Weise, daß daraus durch Stimulation der DNA-Synthese eine gesteigerte Proliferation der rezeptorpositiven Drüsenepithelzellen der Mamma und der Endometriumszellen resultiert (Wiedereintritt der ruhenden G_0-Zellen in den Zellzyklus) (Zwijsen u. Mitarb. 1997). Bei einer Störung dieser regulierten Interaktion kann es zu einer unphysiologisch gesteigerten Zellproliferation kommen. Diese Fehlregulation stellt möglicherweise den ersten Schritt zur Entstehung eines Mamma- oder Endometriumkarzinoms im Rahmen des Mehrschrittmodells der Tumorentstehung dar (Cohen u. Ellwein 1991).

Neben dem rezeptorabhängigen Regulationssystem haben Östrogene auch die Möglichkeit, die Proliferation der Zielzellen durch die Synthese stimulierender bzw. inhibierender Wachstumsfaktoren mit deren korrespondierenden Rezeptoren zu regulieren (u. a. Wachstumsfaktoren [TGF-α, TGF-β, IGF-I und -II], Protoonkogene [u. a. fos, jun, myc, erbB2] und Tumorsuppressorgene [TP53, BRCA1/2]) (Gullick 1990, Beckmann u. Mitarb. 1993).

Wirkmechanismus der Antiöstrogene

Antiöstrogene wie z. B. Tamoxifen oder Torimefen entfalten ihre Hauptwirkung durch kompetitive Verdrängung des natürlichen Liganden Östrogen (E) am Rezeptor (ER) und bewirken damit eine kontinuierliche Blockierung der E-ER-Komplexbildung (Jordan 1990). Dieser Mechanismus kann sich aber von Zielorgan zu Zielorgan unterschiedlich auswirken, z. B. antagonistisch im Brustdrüsengewebe und agonistisch im Endometrium und im Ovar. Der antagonistische Effekt entsteht dadurch, daß in der Mamma die Applikation von TAM (Tamoxifen) nicht zu einer Konformationsveränderung der Rezeptorstruktur führt, wodurch die Transkriptionsaktivierung inhibiert wird und der Östrogeneffekt unterbleibt. Im Endometrium oder im Knochen führt die TAM-Applikation dagegen zu einer Konformationsveränderung und damit zu einer schwachen Transkriptionsaktivierung und zu einem partiellen Östrogeneffekt.

Steroidrezeptorstatus als Prognoseparameter

Beim Mammakarzinom ist die Bestimmung des Steroidrezeptorstatus im Tumorgewebe als Standardmaßnahme etabliert. Ein positiver Rezeptorstatus gilt unabhängig von der gewählten Therapie als ein günstiger Prognoseparameter und prädiktiver Parameter für die Wirksamkeit einer endokrinen Therapie. Die Höhe der Rezeptorkonzentration ist Ausdruck der Zelldifferenzierung und damit mit dem Differenzierungsgrad eines Tumors korreliert. Sowohl in der adjuvanten Situation als auch bei der Therapie des metastasierten Karzinoms kann bei positivem Rezeptorstatus mit einer deutlich besseren Wirksamkeit einer endokrinen Therapie gerechnet werden als bei negativem Rezeptorstatus. Auch beim Endometriumkarzinom ist die Bestimmung des Steroidrezeptorstatus heute Standard zur Abschätzung der Prognose. Bei anderen Malignomen wie z. B. dem Ovarialkarzinom ist der klinische Nutzen einer Rezeptorbestimmung umstritten.

Wie bei der Chemotherapie mit Zytostatika wird auch bei der Hormontherapie mit Antiöstrogenen das Phänomen der *Resistenz* beobachtet, für die unterschiedliche Mechanismen verantwortlich gemacht werden:

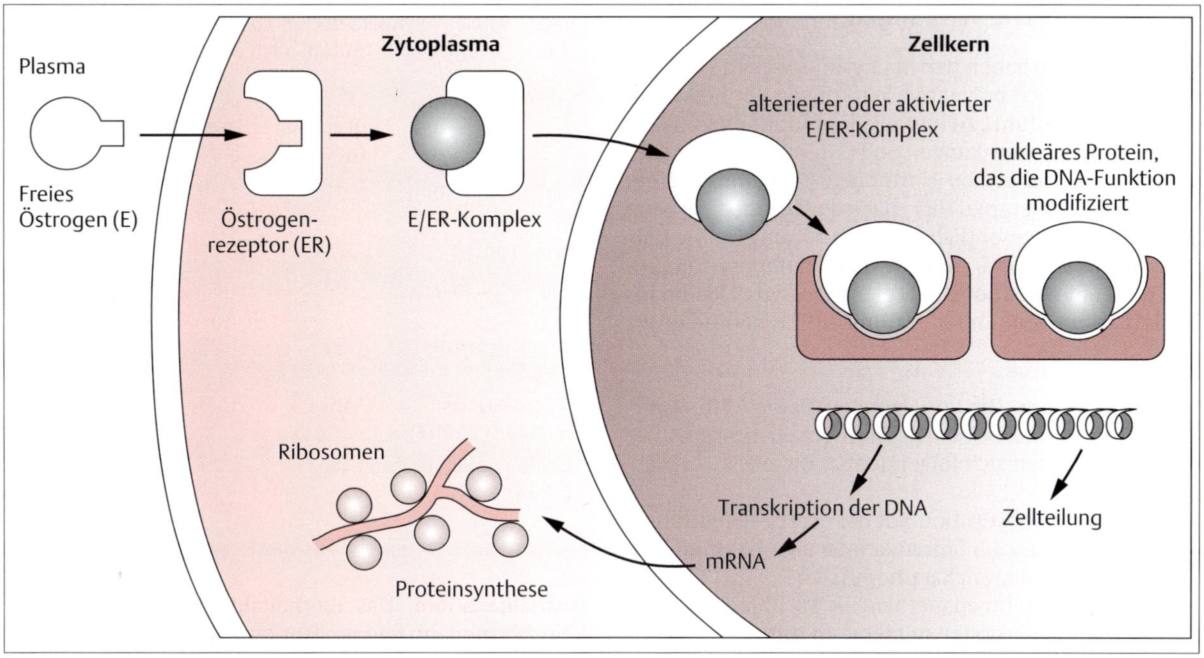

Abb. 3.**10** **Schematische Darstellung der Interaktion zwischen Östrogen (E) und Östrogenrezeptor (ER).**

Eine *primäre Hormonresistenz* ist bei Tumorzellen dann anzunehmen, wenn sie keinen Hormonrezeptor aufweisen. Eine *sekundäre Hormonresistenz* entsteht wahrscheinlich durch eine Art von Selektionsdruck während einer Hormontherapie. Rezeptorarme oder rezeptornegative Subklone haben während einer Hormontherapie einen Wachstumsvorteil und werden so zur beherrschenden Population eines Tumors. Schließlich können auch Mutationen durch Verlust der Produktion von Rezeptorproteinen oder durch eine Störung der durch den Hormon-Rezeptor-Komplex induzierten Aktivierung der Transkription eine Resistenz induzieren.

Formen der Hormontherapie

Im Unterschied zur Chemotherapie mit Zytostatika greift die endokrine Therapie mit Hormonen in vielfältiger Weise in Regelkreise der Wachstumskontrolle und der Differenzierung von Tumorzellen ein. Formal kann zwischen ablativen und additiven Formen der Hormontherapie unterschieden werden.

Formen der Hormontherapie

➤ *Ablative Therapie:* Die ablative Therapie unterbindet die hormonelle Stimulation von Tumorzellen. Sie kann auf folgende Weise erfolgen:

- durch Entfernung der hormonproduzierenden Organe (Oophorektomie, früher auch Adrenal- und Hypophysektomie beim Mammakarzinom) oder Radiomenolyse,
- durch die Blockierung der hormonellen Effekte an der Zielzelle mit Hilfe von Antiöstrogenen, Antigestagenen und Antiandrogenen; dieser Mechanismus kann jedoch organspezifisch different sein, z. B. antagonistisch in der Mamma und agonistisch im Endometrium und im Ovar,
- durch Suppression der körpereigenen Steroidproduktion nach externer Gabe von LHRH-Agonisten, die auf der Ebene der Hypophyse zunächst zu einer Stimulation, dann aber zu einer Hemmung der LH- und FSH-Sekretion führen („medikamentöse Kastration").

Die Hoffnungen, die mit der klinischen Prüfung neuer kompetitiver Substanzen wie z. B. von Antigestagenen verbunden wurden, haben sich bisher nicht erfüllt.

➤ *Additive Hormontherapieverfahren:* Die additiven Hormontherapieverfahren werden in der gynäkologischen Onkologie beim metastasierten Mammakarzinom und beim Endometriumkarzinom eingesetzt. Einer der möglichen Wirkmechanismen der Gestagenapplikation ist die sog. Downregulation der Steroidrezeptoren in den rezeptorpositiven Tumorzellen. Hochdosierte Gestagentherapien werden aufgrund der begleitenden Nebenwirkungen heute nicht mehr durchgeführt. Die Behandlung mit Östrogenen oder Androgenen ist bei der Behandlung dieser Tumoren ebenfalls fast vollständig verlassen worden.

➤ *Inhibierende Therapieverfahren:* Die wichtigsten Vertreter dieser Substanzgruppe sind die Aromatasehemmer. Die Östrogenproduktion wird von diesen Substanzen dadurch vermindert, daß die Umwandlung von Androstendion zu Östron (Aromatisierung) unterdrückt wird. Die neueste Generation von Substanzen hat beim metastasierten Mammakarzinom auch nach Antiöstrogenvorbehandlung eine nachgewiesene Wirksamkeit bei sehr günstigem Nebenwirkungsprofil (s. Anhang).

Organspezifische Wirkungen

Steroidhormone haben neben physiologischen und therapeutischen auch präventive Wirkungen. Ihr Einsatz in der Menopause führt zu einer Risikoreduktion von kardiovaskulären Erkrankungen und Osteoporose. Der therapeutische Einsatz von Hormonen im Rahmen einer Hormonersatztherapie (HRT) nach der Menopause zeigt bis heute keine wesentliche Risikoerhöhung für die Entstehung von Mamma- und Ovarialkarzinomen. Bei Einsatz einer Kombinationstherapie ist auch das Risiko für die Enstehung von Endometriumkarzinomen nicht erhöht.

Mammakarzinom. Die vorliegenden Daten zum Mammakarzinomrisiko bei einer Hormonsubstitutionstherapie (HRT) lassen sich folgendermaßen zusammenfassen:

- die Hormonsubstitution hat bei einer Anwendungsdauer von bis zu 5 Jahren keinen signifikanten Einfluß auf das Mammakarzinomrisiko,
- bei einer Einnahmedauer von bis zu 10 Jahren steigt das Erkrankungsrisiko moderat an mit einer Zunahme der Erkrankungsfälle um etwa 30 – 50% (relatives Risiko [RR] 1,45). Das RR scheint dabei vom Alter des Beginns der primären HRT abzuhängen (< 54 Jahre RR 1,2; 60 – 64 Jahre RR 1,71) (Kuhl 1995),
- die Gabe von Gestagenen hat wahrscheinlich keinen protektiven Effekt aber auch kein Risiko; Östrogendosis und Zusammensetzung der Präparate sind für das Erkrankungsrisiko wahrscheinlich unerheblich,
- innerhalb von 2 Jahren nach Beendigung der Hormonsubstitution geht das erhöhte Erkrankungsrisiko zurück.

Bis heute gibt es keine Hinweise darauf, daß sich die während einer HRT diagnostizierten Mammakarzinome bzgl. klinischer und tumorbiologischer Kriterien wesentlich von Mammakarzinomen ohne exogene Hormonzufuhr unterscheiden (Bonnier u. Mitarb. 1995).

In den letzten Jahren häufen sich auch Berichte über den Einsatz einer HRT bei Patientinnen nach einem behandelten Mammakarzinom und chemotherapieinduzierter Menopause (Roy 1996) (Tab. 3.**6**). Aus den bisher vorliegenden Pilotstudien und Fallberichten läßt sich keine nachhaltige Steigerung des Rezidivrisikos während einer HRT (mit Östrogenen und Gestagenen) erkennen. Bis zum Vorliegen von Daten aus prospektiv randomisierten Studien ist eine Anwendung von Hormonen bei Patientinnen nach behandeltem Mammakarzinom als experimentelle Therapie anzusehen, die einer besonders sorgfältigen Abwägung von Nutzen und Risiko bedarf (Kubista 1997). Während der Behandlung mit *Ovulationshemmern* steigt die Zahl der diagnostizierten Mammakarzinome in geringem Maß an (RR 1,25) (Collaborative Group on Hormonal Factors in Breast Cancer 1996). Dieser Effekt ist nach Absetzen der Ovulationshemmer im Gegensatz zur HRT nur allmählich rückläufig.

Tab. 3.**6** Relatives Risiko (RR) in Zusammenhang mit der Hormonsubstitution nach der Menopause

Autor/Jahr	„Ever user" (gesamt)	„Ever user" (> 8 Jahre)	„Current user"
Amstrong (1988)	1,01	1,28	–
Steinberg u. Mitarb. (1991)	1,00	1,30	–
Dupont u. Page (1991)	1,07	–	–
Grady u. Ernster (1991)	1,00	1,25	–
Sillero Arenas u. Mitarb. (1992)	1,06	1,23	1,63
Colditz u. Mitarb. (1993)	1,02	1,23	1,40

Ovarialkarzinom. Das epitheliale Ovarialkarzinom ist kein hormonabhängiger Tumor. Zwar werden bei 30 – 70% der Ovarialkarzinome Östrogen- und Progesteronrezeptoren nachgewiesen, doch scheinen diese Rezeptoren funktionell inaktiv zu sein (Harding u. Mitarb. 1990, Emons u. Mitarb. 1993). Eine Therapie mit Östrogenen oder Gestagenen kann daher außerhalb klinischer Studien auch nicht empfohlen werden, obwohl besonders die Gestagentherapie in vielen Kliniken in der pallitiven Situation ihre empirisch begründete Tradition hat. Die vorliegenden Daten zur Tamoxifentherapie sind nicht einheitlich. Aufmerksamkeit hat eine GOG-Studie erweckt, in der bei insgesamt 105 Patientinnen mit refraktärem Ovarialkarzinom mit Tamoxifen bei 10 Patientinnen eine komplette Remission (CR) (9,5%) und bei weiteren 8 Patientinnen eine partielle Remission (PR) erreicht werden konnte (Hatch u. Mitarb. 1991).

Auch nach der Therapie eines Ovarialkarzinoms kann eine HRT mit Östrogenen und Gestagenen durchgeführt werden (Ausnahme: endometrioide Ovarialkarzinome). Die Verhinderung der Ovulation durch mehrere Schwangerschaften oder durch die Langzeiteinnahme oraler Kontrazeptiva kann das Erkrankungsrisiko vermindern (Kreienberg u. Rossmanith 1993).

Endometriumkarzinom. Nulliparität und Adipositas in der Postmenopause schaffen die Voraussetzungen für eine pathologische Exposition des Endometriums gegenüber endogenen Östrogenen. Das Ergebnis ist eine Endometriumhyperplasie und damit ein erhöhtes Risiko für die Entstehung eines Endometriumkarzinoms. Bei etwa 80% der gut differenzierten Endometriumkarzinome, aber nur bei etwa 30% der schlecht differenzierten Karzinome lassen sich ER- und PR-Rezeptoren nachweisen. Die endokrine Therapie mit Gestagenen hat in der Behandlung des Endometriumkarzinoms eine lange Tradition und wurde bereits vor Einführung biochemischer Rezeptoranalysen durchgeführt. Die Daten neuerer klinischer Studien lassen aber erkennen, daß bei

Patientinnen mit fortgeschrittener Erkrankung oder mit einem Rezidiv nur bei hochpositivem PgR-Status (> 50 fmol) und guter Tumordifferenzierung mit Remissionen während der Gestageneinnahme (Medroxyprogesteronacetat) in der Größenordnung von 10–20% gerechnet werden kann. Die klinischen Erfahrungen mit Tamoxifen in der Behandlung fortgeschrittener Endometriumkarzinome sind gering. Einzelne objektive Remissionen sind beschrieben worden (Schwartz u. Mitarb. 1983).

Eine Östrogenmonotherapie als Substitutionsbehandlung erhöht das relative Erkrankungsrisiko nach 5 Jahren um das 3- bis 6fache und nach 10 Jahren um mehr als das 10fache im Vergleich zu Frauen, die nie eine HRT erhalten haben (Jacobs u. Löffler 1992). Die Substitution mit Östrogenen und Gestagenen ist dagegen mit keinem erhöhten Risiko assoziiert. Das trifft sowohl für die kontinuierliche als auch die partielle Progesteronsubstitution (10–12 Tage) zu. Auch bei Patientinnen mit einem therapierten Endometriumkarzinom kann eine HRT wahrscheinlich ohne ein erhöhtes Rezidivrisiko angewendet werden (Lee 1990). Die Tamoxifentherapie z. B. im Rahmen der adjuvanten Behandlung des Mammakarzinoms ist offensichtlich mit einem erhöhten Risiko für pathologische Veränderungen des Endometriums und des darunterliegenden Stromas assoziiert. Neben Endometriumpolypen werden zumeist subendometrial lokalisierte adenomatöse Strukturen beobachtet (van Leewen u. Mitarb. 1994). Auch Endometriumkarzinome werden während und nach Abschluß einer Tamoxifentherapie beschrieben (Cook u. Mitarb. 1995, Fisher 1996). Nach allgemeiner Einschätzung überwiegt bei sorgfältiger gynäkologischer Überwachung der Nutzen einer adjuvanten Tamoxifentherapie die möglichen Risiken. Über den Einsatz einer HRT nach behandeltem Endometriumkarzinom wird in wenigen Untersuchungen berichtet. Eine signifikante Verschlechterung der Prognose von Patientinnen mit Endometriumkarzinomen der Stadien I und II nach FIGO konnte nicht beobachtet werden.

Die Einnahme von Ovulationshemmern vom Kombinationstyp scheint einen protektiven Effekt auf das Endometrium auszuüben. Ungeachtet der Einnahmedauer sinkt das relative Erkrankungsrisiko auf 0,5.

Literatur

Armstrong, B. K.: Oestrogen therapy after the menopause-boon or bane. Med. J. Aust. 148 (1988) 213–214

Beckmann, M. W., D. Niederacher, H. G. Schnürch et al.: Die erB Gen Familie: Bedeutung für die Tumorentwicklung. Prognose und neue Therapiemodalitäten. Geburtsh. Frauenheilk. 53 (1993) 742–753

Bonnier, P., S. Romain, Pl. Giacalone et al.: Clinical and biologic factors in breast cancer diagnosed during postmenopausal hormone replacement therapy. Obstet. Gynecol. 85 (1995) 11–17

Cohen, S., L. Ellwein: Genetic errors. Cell proliferation and carcinogenesis. Cancer Res. 51 (1991) 6493–6505

Colditz, G., M. Egan, M. J. Stampfer: Hormone replacement therapy and risk of breast cancer: results from epidemiological studies. Amer. J. Obstet. Gynecol. 168 (1993) 1473–1480

Collaborative Group on Hormonal Factors in Breast Cancer: Breast cancer and hormonal contraceptives: collaborative reanalysis of individual data on 53297 women with breast cancer and 100239 women without breast cancer from 54 epidemiological studies. Lancet 347 (1996) 1713–1727

Cook, L. S., N. S. Weiss, S. M. Schwartz et al.: Population based study tamoxifen therapy and subsequent ovarian, endometrial and breast cancer. J. nat. Cancer Inst. 87 (1995) 1359–1364

Dupont, W. D., D. L. Page: Menopausal oestrogen replacement therapy and breast cancer. Arch. intern. Med. 151 (1991) 67–72

Emons, G., O. Ortmann, K. D. Schulz: Rolle der endokrinen Therapie beim Ovarialkarzinom. Gynäkologie 26 (1993) 123–130

Fisher, B., J. P. Constantino, C. K. Redmond et al.: Endometrial Cancer in tamoxifen-treated breast cancer patients: findings from the National Surgical Adjuvant Breast and Bowel Project (NSABP) B-14. J. nat. Cancer Inst. 86 (1994) 527–537

Grady, D. V., V. Ernster: Invited commentary: does postmenopausal hormone therapy cause breast cancer? Amer. J. Epidemiol. 134 (1991) 1396–1401

Gullick, W. J.: Growth factors and oncogenes in breast cancer. Progr. Growth Fact. Res. 2 (1990) 1–13

Harding, M., S. Cowan, D. Hole: Estrogen and progesterone receptors in ovarian cancer. Cancer 65 (1990) 486–491

Hatch, K. D., J. B. Beecham, J. A. Blessing et al.: Responsiveness of patients with advanced ovarian cancer to tamoxifen: a Gynecologic Oncology Group study of second line therapy in 105 patients. Cancer 68 (1991) 269

Jacobs, H. S., F. E. Löffler: Postmenopausal hormone replacement therapy. Brit. med. J. 305 (1992) 1403–1408

Jensen, E. V., H. I. Jacobsen: Basic guides to the mechanism of estrogen action. Recent. Progr. Horm. Res. 18 (1962) 387–392

Jordan, V. C.: Estrogen receptor-mediated direct and indirect antitumoreffects of tamoxifen. J. nat. Cancer Inst. 82 (1990) 1662–1663

Kreienberg, R., W. G. Rossmanith: Potentielle tumorprotektive Effekte von Hormonen. Gynäkologie 26 (1993) 149–156

Kubista, E.: Hormonersatztherapie nach Mammakarzinom Onkologie 20 (1997) 486–488

Kuhl, H., B. Runnebaum, H. P. G. Schneider: Langfristige Hormonsubstitution und Mammakarzinomrisiko: aktuelle Bestandsaufnahme. Zentralbl. Gynäkol. 117 (1995) 549–553

Lee, R. B., T. W. Burke, R. C. Park: Estrogen replacement therapy following treatment for stage I endometrial cancer. Gynecol. and Oncol. 36 (1990) 189–191

van Leewen, F. E., J. Beenraadt et al.: Risk of endometrial cancer after tamoxifen treatment of breast cancer. Lancet 343 (1994) 448–452

Roy, J. A., C. A. Sawka, K. I. Pritchard: Hormons replacement therapy in women with breast cancer: do the risks outweight the benefits? J. Klin. Oncol. 14 (1996) 997–1006

Schwartz, P. E., N. Maclusky, F. Naftolin et al.: Tamoxifen induced increase in cytosol progestin receptor levels in case of metastatic endometrial cancer. Gynecol. Oncol. 16 (1983) 41–45

Silero Arenas, M. M., M. Delgado Rodriguez, R. Rodigues-Canteras et al.: Menopausal hormone replacement therapy and breast cancer: a meta-analysis. Obstet. Gynecol. 79 (1992) 286–294

Steimberg, K. K., S. B. Thacker, S. J. Smith et al.: A metaanalysis of the effect of estrogen replacement therapy on the risk of breast cancer. J. Amer. Med. Ass. 265 (1991) 1985–1990

Voigt, L. F., N. S. Weiss, J. Chu et al.: Progestagen supplementation of exogenous oestrogens and risk of endometrial cancer. Lancet 338 (1991) 274–277

Zwijsen, R. M., E. Wientjens, R. Klompmaker et al.: CDK independent activation of estrogen receptor by cyclin Dl. Cell 88 (1997) 405–408

Immuntherapie

■ Biologische Tumortherapie

Biologische Therapie – Immuntherapie

Die biologische Tumortherapie zielt darauf ab, Antitumoreffekte durch Aktivierung natürlicher Abwehrmechanismen oder durch die Applikation gentechnisch bzw. natürlich hergestellter Substanzen zu induzieren. Der Begriff der „biologischen Therapie" wird häufig synonym mit dem Begriff der „Immuntherapie" verwandt. Da immunologische Wirkmechanismen aber keineswegs für alle biologischen Therapieformen gesichert sind, sollte der Begriff der Immuntherapie für die Therapieformen reserviert bleiben, die ihre Wirkung eindeutig über immunologische Antitumormechanismen entfalten.

■ Prinzipien der Tumorimmunologie

Tumorerkennung

Tumorantigene. Das Immunsystem dient dem Schutz des Organismus, um körperfremde Substanzen zu erkennen, abzustoßen oder anderweitig zu eliminieren. Substanzen, die eine Immunantwort auslösen können, werden als *Antigene* bezeichnet. Das Konzept der Tumorimmunologie geht davon aus, daß Tumorzellen auf der Oberfläche Strukturen exprimieren, die prinzipiell vom Immunsystem erkannt werden können und sich quantitativ und/oder qualitativ von denen auf Normalzellen des jeweiligen Tumorträgers (Wirt) unterscheiden. Diese Substanzen werden als *tumorassoziierte Antigene (TAA)* bezeichnet. Durch die Bereitstellung monoklonaler Antikörper (mAB) wird der Nachweis zahlreicher TAA auf humane Spontantumoren möglich (Köhler u. Milstein 1975). Bei der Untersuchung verschiedener Zellinien humaner epithelialer Ovarialkarzinome konnten in den letzten 15 Jahren z.B. mit Hilfe monoklonaler Antikörper weit mehr als 20 Antigene identifiziert werden (Tab. 3.**7**) (Bast u. Mitarb. 1991). Die Erkennung von TAA ist aber nicht nur auf die Zelloberfläche beschränkt. Auch im Zytoplasma und im Nukleus können veränderte Proteine von Tumorzellen erkannt werden.

Die Erkennung antigener Strukturen ist für das Immunsystem (T-Zellen) des Tumorträgers nur möglich, wenn die Antigene bei der Präsentation an Antigene des Haupthistokompatibilitätskomplexes (MHC) gebunden sind (MHC-Klasse-I- und MHC-Klasse-II-Moleküle). Man spricht in diesem Zusammenhang von einer MHC-Restriktion, was bedeutet, daß ein bestimmter T-Zell-Rezeptor ein Antigen nur im Kontext mit einem bestimmten MHC-Molekül wahrnehmen kann. Der Nachweis *tumorspezifischer Antigene (TSTA)*, die ausschließlich und spezifisch auf Tumorzellen exprimiert werden, ist bis heute nur bei chemisch induzierten Tumoren in Mäuseinzuchtstämmen gelungen und steht für humane Tumoren noch aus.

Tab. 3.**7** Tumorassoziierte Antigene, die mit Hilfe monoklonaler Antikörper auf humanen epithelialen Ovarialkarzinomzellen identifiziert worden sind (nach Bast u. Mitarb.)

Antigen	Monoklonaler Antikörper
Glucoproteine (> 220 kd)	OC125 CF511 41b4
Muzinähnliche Glucoproteine	MOV1, MOV2 (humane monoklonale Antikörper) B72.3 HMFG1, HMFG2, AUA1
p185 (HER-2/neu)	454C11, 520C9, RC1, RC3, TA1, ID5 u.a.
p170 (EGFR)	225, 528
gp170 (MDR1)	C219, JSB-1
p95 (Transferrinrezeptor)	454E4, 454A12
p80	OC133, Ki-OCI-6-2
p72	791-T36, 9C6
Glucolipide	NS19-9, MD144, MF61

Klassifikation tumorassoziierter Antigene

- Antigene des MHC (MHC-Antigene),
- virusinduzierte Antigene,
- onkofetale Antigene/Differenzierungsantigene,
- Onkogenprodukte und Wachstumsfaktorrezeptoren,
- Oberflächenimmunglobuline.

T-Zellen können nur Antigene mit Proteinstruktur erkennen, monoklonale Antikörper hingegen auch zahlreiche andere Strukturen als „fremd" identifizieren, die von T-Zellen nicht erkannt werden und umgekehrt.

Antigene des MHC. Bei den Antigenen des MHC-Komplexes handelt es sich um Glucoproteine, die auf der Zelloberfläche fast aller Körperzellen exprimiert werden und die die Interaktion mit den Immunzellen, insbesondere die Antigenerkennung durch T-Lymphozyten, regulieren. Man unterscheidet MHC-Antigene der *Klasse I und II.* Vor allem auf epithelialen Tumoren geht die Expression von Klasse-I-MHC-Antigenen häufiger verloren. Nur bei ca. 80% der epithelialen Ovarialkarzinome, bei ca. 50% der Endometriumkarzinome und bei nur 40% der Zervixkarzinome können diese Antigene nachgewiesen werden. MHC-Antigene der Klasse II werden bei epithelialen Tumoren noch seltener gefunden: in 16–40% der Fälle bei epithelialen Ovarialkarzinomen, in 25% der Fälle beim Endometriumkarzinom und in 20% der Fälle beim Zervixkarzinom. MHC-Klasse-II-Antigene findet man bei HPV-infizierten Zellen und bei Zellen zervikaler intraepithelialer Neoplasien (CIN) (Kabawat u. Mitarb. 1983, Ferguson u. Mitarb. 1985).

> Durch individuelle Veränderungen der MHC-Antigenexpression kann die immunologische Erkennung durch den Tumorträger (Wirt) verstärkt oder vermindert werden.

Ein Zusammenhang zwischen der MHC-Antigenexpression und der Überlebenszeit von Patientinnen mit gynäkologischen malignen Tumoren konnte bisher nicht gezeigt werden.

Virusinduzierte Antigene. Bei gynäkologischen Malignomen sind die HPV (humanes Papillomavirus) von besonderer Bedeutung. Die HPV-DNA wird bei zervikalen Neoplasien in die zelluläre DNA integriert und kann die Expression immunologisch relevanter gruppenspezifischer und typspezifischer HPV-Antigene induzieren. Patientinnen mit Zervixkarzinomen weisen deutlich häufiger als Kontrollpersonen Antikörper gegen das Virusprotein E7 auf. Auch Antikörper gegen Antigene des Herpes-simplex-Virus Typ 2 (HSV 2) können bei Patientinnen mit einem Zervixkarzinom häufiger nachgewiesen werden.

Onkofetale Antigene. Tumorzellen exprimieren Antigene, die auf Zellen embryonalen Gewebes, nicht aber auf Normalzellen des erwachsenen Organismus zu finden sind. Bei gynäkologischen Malignomen sind u.a. das CEA, das AFP und das HCG von Bedeutung. Das CEA hat eine den Immunglobulinen verwandte Struktur und wird neben den gastrointestinalen Tumoren vor allem von Adenokarzinomzellen des Ovars, der Zervix, der Mamma, der Lunge und der Blase exprimiert. Im Serum von Patientinnen mit einem epithelialen Ovarialkarzinom ist CEA bei etwa 50% der Fälle erhöht. Für eine Verlaufskontrolle einer Karzinomerkrankung ist das CEA in der Regel nicht geeignet. Das AFP ist ein Glykoprotein, das normalerweise nur in der Fetalperiode exprimiert, aber auch bei bestimmten Keimzelltumoren als Antigen exprimiert und systemisch nachgewiesen werden kann. Besonders beim Follow up von Patientinnen mit einem endodermalen Sinustumor ist der Nachweis von AFP von Bedeutung. Gleiches gilt für das HCG bei Patientinnen mit einem Chorionkarzinom.

CA 125. Zu den zahlreichen Antigenen, die mit Hilfe eines murinen monoklonalen Antikörpers (OC 125) auf humanen epithelialen Ovarialkarzinomzellen identifiziert werden konnten, gehört auch das CA 125. In immunhistochemischen Studien exprimieren mehr als 80% aller Zellen nichtmuzinöser Ovarialtumoren dieses Antigen. CA 125 kann darüber hinaus aber auch auf fetalen Zellen sowie auf Normalzellen des Perikards, der Pleura und des Peritoneums nachgewiesen werden. Für das klinische Monitoring von Patientinnen mit einem epithelialen Ovarialkarzinom steht heute ein Radioimmunoassay zur Bestimmung des CA 125 im Serum oder in der Peritonealflüssigkeit zur Verfügung.

Escape-Mechanismen. Tumorzellen sind in der Lage, mit Hilfe verschiedener Escape-Mechanismen die Antigenerkennung und Immunantwort zu deregulieren und dadurch Tumorwachstum zu ermöglichen oder Wachstumsbedingungen für Tumorzellen zu verbessern. Systemisch zirkulierende Antigene bilden z.B. Komplexe mit spezifischen Antikörpern („blocking factors"), die in der Lage sind, Suppressor-T-Zellen zu induzieren. Faktoren, wie z.B. das α_1-Acid-Glycoprotein, können zellvermittelte Immunreaktionen direkt supprimieren. Eine weitere Möglichkeit, die Immunerkennung und Immunantwort gegen Tumorzellen zu beeinflussen, besteht in einer Antigenmodulation. Darunter versteht man den quantitativen Verlust von TAA oder von MHC-restringierten Epitopen auf der Oberfläche von Tumorzellen mit der Konsequenz, daß eine Erkennung dieser Epitope z.B. durch den Rezeptor von T-Zellen oder durch sog. Killer-T-Zellen nicht oder nicht mehr in adäquater Weise erfolgen kann.

Komponenten der Immunantwort

Generell erfolgt die Immunantwort des Organismus über humorale oder zellvermittelte Reaktionen.

Zellvermittelte Immunantwort. Basale Voraussetzungen für eine zellvermittelte Immunantwort sind die zytotoxischen Effektorzellen (Tab. 3.**8**),

- die zur Bereitstellung und Freisetzung von Effektormolekülen in der Lage sind,
- die Rezeptoren aufweisen, die die Aktivierung und Freisetzung zytotoxischer Moleküle zu dem Zeitpunkt triggeren, wenn eine Bindung des Liganden an den entsprechenden Rezeptor der zytotoxischen Zelle erfolgt.

Der wichtigste Repräsentant zytotoxischer Effektorzellen sind die *zytotoxischen T-Zellen (CTL)* mit folgenden Untergruppen:

- tumorinfiltrierende Lymphozyten *(TIL),*
- natürliche Killerlymphozyten *(NK-Zellen),*
- lymphokinaktivierte Killerzellen *(LAK).*

Weitere Effektorzellen sind die aktivierten Makrophagen und die Neutrophilen (s. zytotoxische Effektorzellen [Box, S. 94]).

Humorale Immunantwort. Die B-Lymphozyten entwickeln sich aus den hämatopoetischen Stammzellen. Sie differenzieren sich bei Antigenkontakt in sog. Plasmazellen, die als einzige Zellen im Organismus Antikörper (Immunglobulin) synthetisieren. Die Antikörper kön-

Tab. 3.**8** Immunzellen mit zytotoxischen Eigenschaften

- Zytotoxische T-Zellen (CTL)
- Tumorinfiltrierende Lymphozyten (TIL)
- Natürliche Killerzellen (NK-Zellen)
- Lymphokinaktivierende Killerzellen (LAK-Zellen)
- Aktivierte Makrophagen und neutrophile Granulozyten

Zytotoxische Effektorzellen

➤ *CTL:* Die CTL starten ihre zytotoxische Aktivität gegenüber einer als alteriert (fremd) erkannten Zielzelle durch Ankoppelung an den T-Zell-Rezeptor, wobei sie durch Adhäsionsmoleküle auf der Zelloberfläche unterstützt werden. Die T-Zellen werden durch die zytotoxische Attacke nicht zerstört, sondern sie können sich von der jeweiligen Zielzelle wieder lösen und eine neue Zelle attackieren. Die Freisetzung des zytotoxischen Mediators ist normalerweise antigenspezifisch.

➤ *TIL:* TIL sind überwiegend T-Zellen, die in einen Tumorzellverband einwachsen können. In vitro lysieren TIL spezifisch nur Zellen des Tumors, aus dem sie isoliert worden sind. Andere Tumoren werden nicht attackiert. Die Effektivität der TIL korreliert mit der Freisetzung von Zytokinen, insbesondere von Interferon-γ (IFN-γ). Durch monoklonale Antikörper gegen IFN-γ oder durch Tumor-Nekrose-Faktor (TNF) kann die zytotoxische Aktivität der TIL vermindert werden.

➤ *NK-Zellen:* Morphologisch sind NK-Zellen Lymphozyten mit großen intrazellulären Granula. Die zytotoxische Aktivität wird z. T. durch den Transfer von (toxischen) Proteinen aus den Granula in die jeweilige Zielzelle bewerkstelligt. Eine Aktivierung der zytotoxischen Funktion ist nicht erforderlich. NK-Zellen haben an ihrer Zelloberfläche keinen T-Zell-Rezeptor und keine immunologische Erinnerung bei Reexposition gegenüber einem Antigen. Dagegen haben sie einen Rezeptor für Immunglobuline und sind zur antikörpervermittelten Zytotoxizität befähigt (ADCC). MHC-Antigene sind für die zytotoxische Aktion der NK-Zellen nicht erforderlich. Die zytotoxische Aktivität der NK-Zellen kann durch Interferone und IL-2 gesteigert werden und durch Zytostatika wie z. B. Cyclophosphamid oder durch Corticosteroide vermindert werden. Die zytotoxische Aktivität ist nicht spezifisch und richtet sich vornehmlich gegen Tumorzellen, aber z. B. auch gegen virusinfizierte Zellen. NK-Zellen sezernieren Zytokine, darunter Interleukine und Interferone. Bei In-vitro-Untersuchungen konnte wiederholt gezeigt werden, daß NK-Zellen aus dem peripheren Blut, Aszites oder direkt aus dem Tumor von Patientinnen mit einem Ovarialkarzinom eine geringere zytotoxische Aktivität aufweisen als Kontrollzellen aus dem peripheren Blut von Normalpersonen.

➤ *LAK:* Zellen, die als LAK bezeichnet werden, rekrutieren sich aus den T- und NK-Zellen. Diese Zellen müssen zunächst in vitro mit hohen Dosen von IL-2 aktiviert werden. Sie sind dann in der Lage, autologe, aber auch syngene und allogene Tumorzellen zu lysieren. LAK-Zellen lysieren auch Tumorzellen, die gegenüber den NK-Zellen resistent sind.

➤ *Weitere Effektorzellen:* Monozyten und Makrophagen sind zunächst phagozytierende Zellen. Durch bakterielle Immunstimulanzien (z. B. BCG oder Corynebacterium parvum) in vivo oder beispielsweise durch Interferon in vitro können Makrophagen aktiviert werden und sind zu einer unspezifischen makrophagenvermittelten Tumorzellyse befähigt. Makrophagen selbst produzieren auch zahlreiche Zytokine, darunter IL-1, IL-6 und TNF, mit deren Hilfe sowohl eine parakrine Wachstumsstimulation von weiteren Makrophagen erreicht werden kann, aber auch eine Wachstumsstimulation von Ovarialkarzinomzellen in vitro zu beobachten ist. Durch lösliche Tumorzellprodukte können Makrophagen zum einen angelockt werden (Chemotaxis), zum anderen kann auch die zellvermittelte Zytotoxizität von aktivierten Makrophagen inhibiert werden. Makrophagen produzieren auch die Zytokine IL-10 und TGF-β, die die T-Zell-Antwort supprimieren.

nen intaktes Antigen erkennen, das frei zirkuliert, mit Mikroorganismen oder auf der Zelloberfläche assoziiert ist. Nach Schätzungen kann der menschliche Organismus ca. 100 000 verschiedene Antikörper produzieren, wobei jeder Antikörper jeweils von einem spezifischen Subklon von B-Zellen produziert wird. Voraussetzung für die Antikörperproduktion ist die Interaktion eines Antigens mit dem spezifischen Immunglobulin auf der Oberfläche des zuständigen Subklons. Es werden insgesamt 5 Klassen von Immunglobulinen unterschieden: IgA, IgD, IgE, IgG und IgM.

ADCC (antibody dependent cellmediated cytotoxicity). Antikörper alleine haben keine zytotoxischen Eigenschaften. Die Abtötung antikörperbeschichteter Zellen kann aber durch spezielle Effektorzellen erfolgen, die zur ADCC befähigt sind. Die ADCC wurde bisher nur in In-vitro-Experimenten sicher nachgewiesen. Ob sie auch in vivo eine bedeutende Rolle spielt, ist unklar.

Die zytolytische Aktivität der NK-Zellen kann durch IFN-α, IFN-γ, IL-12 und IL-2 oder TNF-α verstärkt werden.

Wege zur Auslösung einer ADCC

- Antikörper binden sich zunächst an eine Tumorzelle, anschließend wird Komplement (C1) an die konstante Region der schweren Kette angekoppelt und vermittelt so die zytotoxische Lyse einer Tumorzelle.
- Antikörper binden zunächst an Tumorzellen. Im zweiten Schritt findet eine Bindung an solche Effektorzellen statt, die einen Rezeptor für die Fc-Region der schweren Kette des IgG aufweisen. Als ADCC-Effektorzellen dienen Makrophagen, NK-Zellen und Granulozyten.
- Antikörper binden zunächst an Effektorzellen über Fc-Rezeptoren. Die armierten Effektorzellen können im zweiten Schritt dann über eine sog. Antigen combining site, die aus der variablen Region der leichten und der schweren Kette des IgG gebildet wird, an Tumorzellen ankoppeln.

Zytokine. Bei den Zytokinen handelt es sich um eine heterogene Gruppe von Proteinen, die insbesondere immunregulatorische Eigenschaften besitzt. Eine Vielzahl dieser löslichen Mediatoren ist heute bekannt. Sie werden von unterschiedlichen Zellen des lymphoretikulären Systems produziert und sezerniert und sind für die interzelluläre Kommunikation im Ablauf der Immunantwort verantwortlich.

Interleukine. Zahlreiche Interleukine (IL-1 – IL-13) wurden in den letzten Jahren charakterisiert. Therapeutisch werden bisher aber nur IL-2, IL-4 und IL-6 in größerem Umfang eingesetzt (Tab. 3.**9**). IL-2 erfüllt im immunologischen Netzwerk vielfältige Aufgaben und wird deshalb als eine Art Restaurator des Immunsystems angesehen. Es wird von T-Helfer-Zellen nach der Stimulation durch IL-1 sezerniert. Spezielle Funktionen des IL-2:

- Stimulation der T-Zell-Proliferation,
- Induktion einer gesteigerten Lymphokinsekretion (IL-6, TNF, INF-γ),
- Verstärkung der Expression von Membranrezeptoren für Wachstumsfaktoren,
- Steigerung der NK-Zell-Effektor-Funktion (Parkinson 1988).

Die therapeutische Wirkung von IL-2 wurde bisher besonders bei Patienten mit Nierenzellkarzinomen und Melanomen untersucht. Remissionen bis zu 15% werden berichtet, allerdings ohne eine erkennbare Verlängerung der Überlebenszeit (Rosenberg 1988). Die intraperitoneale Applikation von IL-2 beim Ovarialkarzinom führte zwar zu Partialremissionen, war aber bisher ohne überzeugende Langzeitwirksamkeit (West u. Mitarb. 1987). Die Nebenwirkungen von IL-2 sind erheblich und betreffen fast alle Organsysteme. Neben Fieber, Kopfschmerzen und Hypotension sind Tachykardie, Oligurie und Hyperbilirubinämie von Bedeutung. Ursächlich für die meisten Nebenwirkungen ist das Capillary-leak-Syndrom. Therapiebedingte Todesfälle während der Behandlung mit IL-2 werden bei 2–4% der behandelten Patienten berichtet. Die Mechanismen, mit deren Hilfe IL-4 Antitumoreffekte auslöst, sind weitgehend unklar. IL-6 hat offensichtlich ein breites biologisches Wirkungsspektrum nicht nur bei der Immunantwort, sondern auch bei der Wundheilung und der Infektionsabwehr. Die klinischen Erfahrungen mit IL-4 (Stimulation der T-Zell-Proliferation) und IL-6 (u.a. Aktivierung der IgG-Produktion von B-Zellen und Stimulation der CTL-Differenzierung) sind begrenzt und waren bisher ohne erkennbaren therapeutischen Vorteil für die behandelten Patienten.

Interferone. Interferone sind natürlich vorkommende Proteine mit antiviraler Aktivität. Neben der antimikrobiellen Aktivität werden für die Interferone immunmodulatorische und antiproliferative Effekte beschrieben sowie eine Beteiligung bei der Zelldifferenzierung (Fin-

Tab. 3.9 Charakteristik und biologische Eigenschaften verschiedener Interleukine

IL-2:	➤ wird von T-Helfer-Zellen sezerniert nach Stimulation durch IL-1 und nach Anbindung eines Antigens an den T-Zell-Rezeptor ➤ fördert Wachstum und Proliferation von T-Zellen ➤ fördert eine verstärkte Lymphokinsekretion, steigert die Expression von Membranrezeptoren für Wachstumsfaktoren und von MHC-Klasse-II-Molekülen ➤ verstärkt die Effektorfunktion der NK-Zellen.
IL-4:	➤ wird von T-Helfer-Zellen sezerniert ➤ induziert die Expression von MHC-Klasse-II-Molekülen ➤ fördert das Wachstum von T-Zellen ➤ Effekte auf B-Zellen werden durch Interferone antagonisiert
IL-6:	➤ wird von Makrophagen und aktivierten T-Zellen sezerniert ➤ fördert die Produktion von Immunglobulinen durch aktivierte B-Zellen ➤ fördert die Differenzierung hämatopoetischer Stammzellen ➤ fördert die Freisetzung von Akut-Phasen-Proteinen aus Leberzellen

MHC Haupthistokompatibilitätskomplex
NK natürliche Killerzellen

Hauptklassen der Interferone

- Interferon-α (IFN-α),
- Interferon-β (IFN-β),
- Interferon-γ (IFN-γ).

IFN-α und IFN-β werden von Leukozyten und Fibroblasten produziert und sind in ihrer biologischen Wirkung ähnlich. IFN-γ unterscheidet sich von IFN-α und IFN-β und wird primär von NK-Zellen und T-Zellen produziert. IFN-γ gilt als potenter Aktivator von Monozyten und Makrophagen, stimuliert die Expression von MHC-Klasse-II-Antigenen und die Antikörperproduktion von B-Zellen und induziert den IL-2-Rezeptor. Für die onkologische Therapie mit Interferonen ist deren wachstumsinhibierender Effekt auf Tumorzellen in vitro von Interesse. Die größte klinische Erfahrung liegt mit IFN-α vor, das insbesondere bei hämatologischen Erkrankungen wie der Haarzelleukämie und der chronisch myeloischen Leukämie seine Wirksamkeit gezeigt hat. Bei Patientinnen mit Ovarialkarzinom und minimalem Tumorrest nach Second-look-Operation erweckte die intraperitoneale Applikation von rekombinatem Interferon als Monotherapie mit Remissionsraten von 45% kurzfristig hohe Erwartungen, die sich in weiteren Untersuchungen nicht bestätigt haben (Berek u. Mitarb. 1985). Über mögliche additive Effekte wird bei gleicher Indikation auch bei kombiniertem Einsatz von IFN-α und Cisplatin berichtet (Welander u. Mitarb. 1985). Ein weiteres Anwendungsgebiet von IFN-α ist die intraläsionale Anwendung bei Papillomavirusinfektionen sowie die intraläsionale Anwendung von IFN-β bei inkurablen Lokalrezidiven des Mammakarzinoms (Wildfang 1995). Interferone können auch die Wirkung ionisierender Strahlen verstärken. Dieser Aspekt wird zur Zeit in klinischen Studien beim Zervixkarzinom geprüft. Hoffnungsvolle Einzelberichte gibt es auch für die intraperitoneale Applikation von IFN-γ bei Patientinnen mit Ovarialkarzinom (Pujade u. Mitarb. 1994).

ter 1986). Interferone verstärken möglicherweise auch die Aktivität von Tumorsuppressorgenen.

Tumor-Nekrose-Faktor (TNF-α). TNF-α hat pleiotrope Wirkungen im Organismus. In vitro werden Tumorzellen lysiert oder im Wachstum gehemmt. Produktionsort von TNF-α sind Makrophagen, T-Zellen und NK-Zellen. In Anwesenheit von TNF-α werden andere Zytokine wie IL-1 und IFN-γ produziert. Die klinische Anwendung von TNF-α ist insgesamt enttäuschend verlaufen. Interessant ist die Anwendung bei Aszites und Pleuraergüssen. Bei dieser Indikation konnten hohe Remissionsraten erzielt werden (Meerpohl u. Karck 1992). Eine Tumorrückbildung wurde nicht überzeugend beobachtet.

Immunologische Therapiekonzepte in der gynäkologischen Onkologie

Die immuntherapeutischen Verfahren können in aktive und passive Ansätze unterteilt werden. Unter *aktiver Immuntherapie* versteht man alle Versuche, das Immunsystem der Patientin unspezifisch oder spezifisch so zu modulieren, daß sich die zytotoxischen Effektormechanismen gegen den eigenen Tumor richten. Da Tumorpatienten aber häufig unter einer Immunsuppression leiden, werden zunehmend auch passive immuntherapeutische Prinzipien entwickelt. Die *passive Immuntherapie* beinhaltet den Transfer von Antikörpern oder von spezifischen Immunzellen, die in der Lage sind, direkt oder indirekt eine Immunantwort hervorzurufen. In diesem Zusammenhang bedeutet der Begriff der *„adoptiven Immuntherapie"* die Übertragung von immunologischen Effektorzellen (Lymphozyten, Makrophagen) (Tab. 3.**10**) (s. aktive und passive Immuntherapie [Box]).

Antikörper. Nach der Gabe monoklonaler Antikörper können am Tumorort Entzündungsreaktionen mit Ablagerung von Komplementfaktoren und Anreicherung von Effektorzellen nachgewiesen werden. Bei einigen Patienten wurden auch Tumorrückbildungen beobachtet. Als wesentliche Probleme bei der Therapie mit monoklonalen Antikörpern haben sich herausgestellt:
- das Fehlen spezifischer Tumorantigene,
- die Heterogenität und Instabilität der Antigenexpression innerhalb eines Tumors,
- die Limitierung der Antikörpergabe durch die Ausbildung humaner Antimausantikörper (HAMA).

Aktive und passive Immuntherapie

Aktive Immuntherapie. Mit der intrakavitären Applikation von Corynebacterium parvum kann bei Patientinnen mit einem Ovarialkarzinom das Nachlaufen von Aszites und Pleuraergüssen verhindert werden. Klinische Remissionen werden u.a. mit Corynebacterium parvum (35%), mit IFN-α (50%), mit IFN-α und Cisplatin (55%) und mit IL-2 (27%) berichtet. Ein verlängertes tumorfreies Überleben konnte aber nur selten beobachtet werden (Mantovani u. Mitarb. 1981, Bast u. Mitarb. 1983, Berek u. Mitarb. 1985, West u. Mitarb. 1987).

Hoffnungen werden mit der Anwendung virusmodifizierter autologer Tumorzellen bei Patientinnen mit Ovarial- und Mammakarzinom verbunden (ASI-Therapie). Durch die Virusinfektion werden neue zellmembranassoziierte Moleküle induziert, die die immunogene Wirkung der infizierten Tumorzellen in vivo verstärken sollen. Überzeugende klinische Daten sind mit diesem Therapieansatz bei gynäkologischen Tumoren bisher nicht vorgestellt worden (Alert 1994).

Eine aktiv spezifische Immuntherapie bei Patientinnen mit gynäkologischen Tumoren kann daher zur Zeit weder in der adjuvanten noch in der palliativen Situation empfohlen werden.

Neue Möglichkeiten der aktiv spezifischen Immuntherapie bietet der Einsatz genetisch modifizierter Tumorzellen. Die Insertion von Zytokingenen in die Tumorzellen ermöglicht eine bessere Erkennung dieser modifizierten Zellen durch das Immunsystem, gefolgt von einer verstärkten Immunantwort. Dieser neue Typ von Tumorvakzinen wird derzeit klinisch beim Kolonkarzinom und Melanom erprobt.

Passive Immuntherapie. Lymphokinaktivierte Killerzellen (LAK-Zellen), die nach IL-2-Stimulation aus dem peripheren Blut gewonnen werden, können nach Reinfusion autologe und allogene Tumorzellen abtöten. Die Herstellung von LAK-Zellen erfordert einen hohen technischen Aufwand. Über die systemische Applikation von LAK-Zellen und IL-2 bei Patientinnen mit Ovarialkarzinomen wurde bisher nur im Rahmen von Phase-I-/-II-Studien berichtet (West u. Mitarb. 1987). Die Zahl der Remissionen ist gering und unterscheidet sich nicht wesentlich von einer alleinigen IL-2-Gabe. Bei der intraperitonealen Gabe von LAK werden über etwa 20% Partialremissionen bei den evaluierbaren Patientinnen mit Ovarialkarzinom berichtet (Steis u. Mitarb. 1990). Das Toxizitätsspektrum ist erheblich und umfaßt inflammatorische Reaktionen mit Schmerzen, Adhäsionen und peritonealer Fibrose. Die TIL repräsentieren eine aktive, spezifisch gegen den Tumor gerichtete Effektorzellpopulation, die im Mausmodell 50- bis 100fach effektiver eine Tumorlyse herbeiführt als die LAK-Zellen. Bei Patientinnen mit Ovarialkarzinom wurde bisher nur in Einzelbeobachtungen über den Einsatz nach TIL berichtet. Eine interessante Quelle für die Gewinnung und Aufreinigung von TIL für die Therapie scheint der Aszites zu sein. Auch an gentechnischen Methoden zur Transfektion von TIL mit Zytokinvektoren wird intensiv gearbeitet. Studien mit in vitro differenzierten und aktivierten Monozyten und Makrophagen sowie NK-Zellen wurden bisher nur vereinzelt durchgeführt und zeigen noch keine ermutigenden Ergebnisse (Andreesen u. Mitarb. 1990).

Tab. 3.10	Therapieansätze zur Steigerung der zellvermittelten Immunantwort
	Aktiv spezifische Immuntherapie (ASI): ➤ Tumorzellvakzine (nach Viruszellinfektion in vitro) ➤ Tumorzellextrakten *Gynäkologische Zieltumoren:* Ovarial-, Zervix-, Vulva- und Mammakarzinom
	Aktive nichtspezifische Immuntherapie: ➤ Bakterienprodukte: BCG, MER ➤ Zytokine: – Interferone-α, -β und γ – IL-2, IL-4, IL-6 – Tumor-Nekrose-Faktor (TNF) *Gynäkologischer Zieltumor:* Ovarialkarzinom
	Adoptive Immuntherapie: ➤ IL-2 und LAK-Zellen ➤ IL-2 und TIL ➤ IL-2 und Makrophagen ➤ Kombination von Zytokinen *Gynäkologischer Zieltumor:* Ovarialkarzinom

BCG Calmette-Guérin-Bazillus

Zur Zeit werden in klinischen Studien sowohl native als an Toxine gekoppelte Antikörper (Zytostatika, Radioisotope u.a.) geprüft. Erfolgversprechend erscheint auch der Einsatz *bispezifischer monoklonaler Antikörper,* die über ihren einen Arm an Oberflächenstrukturen von Tumorzellen binden und über ihren zweiten Arm Effektorzellen des Immunsystems (CTL, NK-Zellen) aktivieren. Erste klinische Erfahrungen beim Ovarialkarzinom sind ermutigend.

Ein weiterer interessanter Ansatz ist die Möglichkeit, monoklonale Antikörper bei der Reinigung von Knochenmarktransplantaten oder peripherem Blut von kontaminierenden Tumorzellen einzusetzen *(„immunologisches Purging“).*

Fazit

Zusammenfassend ergeben sich in den letzten Jahren zunehmend Hinweise dafür, daß bei Patientinnen mit minimaler residueller Tumorlast und intaktem Immunsystem im Gegensatz zu Patientinnen mit fortgeschrittener Erkrankung immuntherapeutische Behandlungsansätze erfolgreich zur Optimierung der Behandlungsergebnisse Anwendung finden. Der Einsatz nach einer zytoreduktiven Chemotherapie erscheint für die nahe Zukunft am erfolgversprechendsten zu sein.

Literatur

Alberts, D. S., T. E. Moon, R. A. Stephens et al.: Randomized study of chemoimmunotherapy for advanced ovarian carcinoma: a preliminary report of a Southwest Oncology Group Study. Cancer Treatm. Rev. 63 (1979) 325

Alert, T.: Aktiv spezifische Immuntherapie (ASI): Überblick. In Koldovski, U., R. Kreienberg: Aktuelle Onkologie 79/Tumorimmunologie in der Gynäkologie. Zuckschwerdt, München 1994 (S. 236–244)

Andreesen, R., C. Scheibenbogen, W. Brugger, H. G. Meerpohl et al.: Adoptive transfer of tumorcytotoxic macrophages generated in vitro from circulating blood monocytes: a new approach to cancer immunotherapy. Cancer Res. 50 (1990) 7450–7456

Bast, R. C., J. S. Berek, R. Obrist et al.: Intraperitoneal immunotherapy of human ovarian carcinoma with Corynebacterium parvum. Cancer Res. 43 (1983) 1395

Bast, R. C., M. A. Bookman, R. C. Knapp: Concepts of gynecologic tumor immunology. In Knapp, R. C., R. Berkowitz: Gynecologic Oncology, 2nd ed. Macmillan, New York 1991

Berek, Js., N. F. Hacker, A. Lichtenstein et al.: Intraperitoneal recombinat alpha interferon for „salvage“ immunotherapy in stage III epithelial ovarian cancer: a gynecologic oncology study. Cancer Res. 45 (1985) 4447–4453

Ferguson, A., M. Moore, H. Fox: Expression of MHC products and leukocyte differentiation antigens in gynecological neoplasms: an immunohistological analysis of the tumor cells and infiltrating leukocytes. Brit. J. Cancer 52 (1985) 551

Finter, N. B.: The classification and biological functions of the interferons: a review. J. Hepatol. 3, Suppl. 2 (1986) 157–160

Gudson, J. R., H. D. Homesley, V. W. Jobson et al.: Treatment of advanced ovarian malignancy with chemoimmunotherapy using autologous tumor and Corynebacterium parvum. Obstet. Gynecol. 62 (1983) 728

Kabawat, S. E., R. C. Bast, W. R. Welch et al.: Expression of major histocompatibility antigens and nature of inflammatory cellular infiltrate in ovarian neoplasms. Int. J. Cancer 32 (1983) 547–550

Köhler, G., C. Milstein: Continuous cultures of fused cells secreting antibody of predefined specificity. Nature 256 (1975) 495–498

Mantovani, A., C. Sessa, G. Peri et al.: Intraperitoneal administration of Coynebacterium parvum in patients with ascite ovarian tumors resistant to chemotherapy: effects on cytotoxicity of tumorassociated macrophages and NK-cells. Int. J. Cancer 27 (1981) 437–441

Meerpohl, H. G., U. Karck: Behandlungsmöglichkeiten maligner Körperhöhlenergüsse und des Pseudomyxoma peritonei. Gynäkologie 25 (1992) 89–98

Parkinson, D. R.: Interleukin 2 in cancer therapy. Semin. Oncol. 15 (1988) 10–26

Pujade-Lauraine, E., J. P. Guastella, N. Colombo et al.: Intraperitoneal human r-IFN gamma as treatment of residual carcinoma after second look (SLL). Proc. ASCO 10 (1994) 195 (abstract)

Rosenberg, S. A.: Cancer therapy with interleukin 2: immunologic manipulations can mediate the regression of cancer in humans. J. clin. Oncol. 6 (1988) 403–406

Steis, G., W. J. Urba, L. A. van der Molen et al.: Intraperitoneal lymphokine-activated killer cell and interleukin 2 therapy for malignancies limited to the peritoneal cavity. J. clin. Oncol. 8 (1990) 1618–1629

Welander, C. E., T. M. Morgan, H. D. Homesley et al.: Combined recombinant human interferon alpha-2 and cytotoxic agents studied in a clonogenic assay. Int. J. Cancer 35 (1985) 721–725

West, W. H., K. W. Tauer, J. R. Yanelli et al.: Constant infusion recombinant interleukin 2 in adoptive immuntherapy of advanced cancer. New Engl. J. Med. 316 (1987) 898–905

Wildfang, I. et al.: Intraläsionale Therapie mit beta-Interferonen bei Metastasen solider Tumoren. Intern. Prax. 35 (1995) 81–86

Gentherapie

Die zentrale Bedeutung genetischer Abnormalitäten bzw. genetisch kontrollierter Dysregulationen bei der Tumorentstehung wird in den letzten Jahren immer deutlicher erkennbar.

Ehrgeiziges Ziel neuer Behandlungsstrategien ist es, tumorspezifische DNS-Sequenzen zu identifizieren und die Unterschiede zwischen Normal- und Tumorzelle auszunutzen.

Genetische Veränderungen in der Tumorzelle

Nach heutigem Verständnis ist eine maligne Zelle dadurch gekennzeichnet, daß das fein abgestimmte Muster der Genexpression einer Normalzelle schrittweise gestört wurde. Die Tumorentstehung wird unter diesem Aspekt als ein schrittweiser Prozeß angesehen, bei dem sich unterschiedliche genetische Alterationen über die Zeit akkumulieren. Diejenigen Gene, die in diesen Prozeß involviert sind, sind die Onkogene und/oder die Tumorsuppressorgene (Abb. 3.**11**).

Am Beispiel des Ovarialkarzinoms wird der bekannte Wissensstand beispielhaft dargestellt:

Zytogenetische Ereignisse. Erkennbare Veränderungen am Genom sind in Ovarialkarzinomzellen häufig. Etwa 60% der untersuchten Tumoren zeigen eine *Aneuploidie*, während bei Borderline-Tumoren der Anteil unter 15% liegt. Ein konsistentes, für maligne Ovarialzellen spezifisches Muster der Chromosomenaberrationen ist bis heute nicht bekannt. Häufig zu beobachten sind Verluste von Teilen der Chromosomen 8, 13, 14, 17, 22 und des X-Chromosoms. Die DNA-Aneuploidie gilt als unabhängiger Prognosefaktor bei Borderline-Tumoren mit ungünstigerer Prognose im Vergleich zu diploiden Tumoren. Außerdem ist die *S-Phasen-Fraktion*, d.h. der Anteil von Zellen, die an der aktiven DNA-Synthese beteiligt ist, bei malignen Zellen höher als bei nichtmalignen Zellen.

Onkogene. Es gibt zahlreiche Hinweise darauf, daß bei der Entwicklung von Ovarialkarzinomen Onkogene bedeutsam sind. Für die Mehrzahl der Ovarialkarzinome lassen sich auf der Oberfläche Rezeptoren für *M-CSF* (makrophagenstimulierender Faktor) nachweisen. Dieser Rezeptor wird durch das Onkogen *c-fms* kodiert. Eine hohe Konzentration von M-CSF in der Umgebung des Tumors und die Expression von M-CSF-Rezeptoren auf den Tumorzellen selbst geben den Ovarialkarzinomzellen die Möglichkeit einer autokrinen Stimulation. Ein weiterer Wachstumsfaktor, der eine autokrine Stimulation ermöglicht, ist der epitheliale Wachstumsfaktor EGF (epidermaler Wachstumsfaktor). Für den EGF-Rezeptor kodiert das Onkogen *c-erbB2 (HER/neu)*, das auf etwa ⅓ aller Ovarialkarzinome exprimiert ist. Auf den Zellen der meisten fortgeschrittenen Ovarialkarzinomen ist der *EGF-Rezeptor* nachweisbar. Die Prognose EGF-Rezeptor-positiver Karzinome ist wahrscheinlich ungünstiger als die der rezeptornegativen Tumoren.

Tumorsuppressorgene. Das Tumorsuppressorgen *p53* ist bei gut 50% der fortgeschrittenen Ovarialkarzinomen mutiert. Einiges spricht dafür, daß dieses Ereignis erst relativ spät im Verlauf der Tumorerkrankung auftritt,

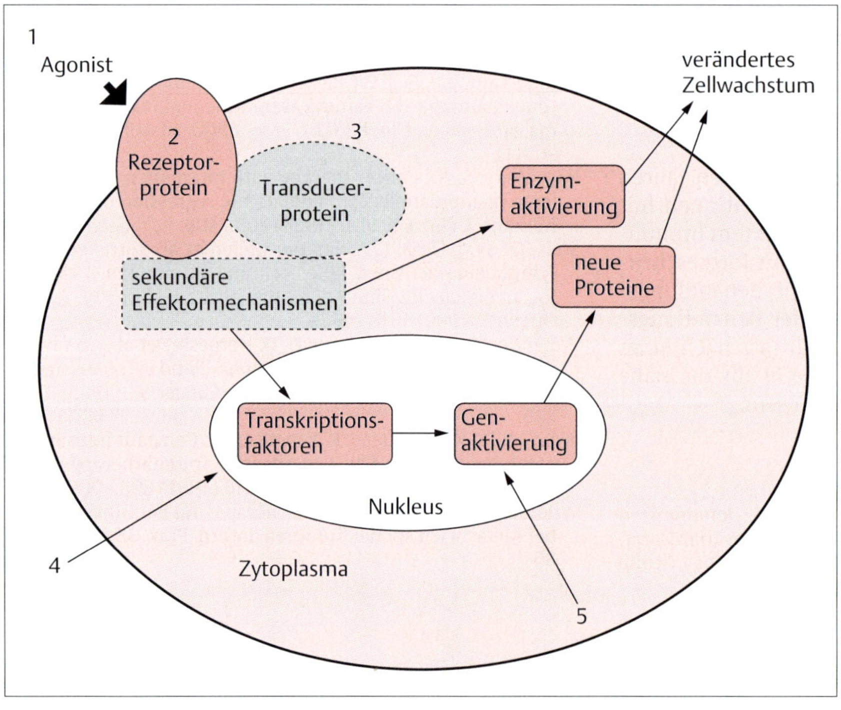

Abb. 3.**11** **Wachstumsregulation in Tumorzellen.** Die Rolle der Onkogene und Tumorsuppressorgene bei der Kontrolle von Wachstum und Proliferation:
1 Wachstumsfaktoren (z. B. EGF, TGF-α)
2 Rezeptortyrosinkinasen (z. B. EGFR)
3 z. B. Onkogene der ras-Gruppe sind an dieser Stelle aktiv
4 nukleäre Onkogene (z. B. c-myc)
5 Tumorsuppressorgene (z. B. p53)

da in den Frühstadien diese Abnormalität weit seltener nachweisbar ist. Mamma- und Ovarialkarzinome bei Mitgliedern aus Hochrisikofamilien sind in einem hohen Prozentsatz mit *BRCA-1-* und *BRCA-2-Mutationen* assoziiert.

Prinzipien der Gentherapie

Unter Gentherapie faßt man verschiedene Behandlungsmethoden zusammen, bei denen genetisches Material (Informationen) in Zellen des Organismus verbracht wird.

> Ziel einer Genübertragung ist der Einbau eines neuen „gesunden" Gens anstelle des „kranken" bzw. funktionell unvollständigen Erbguts einer Zelle.

Bei der *Ex-vivo-Form der Gentherapie* werden der Patientin zunächst Zellen (z.B. Bindegewebs- oder Blutzellen) entnommen. Diese werden in vitro mit neuem Erbmaterial ausgestattet und anschließend der Patientin rückübertragen. Bei der *In-vivo-Gentherapie* wird versucht, die neue DNA direkt in den menschlichen Organismus zu übertragen. Bei dieser Methode muß sichergestellt werden, daß die DNA genau an den Ort gelangt, an dem sie ihre Wirkung entfalten soll.

Grundkonzepte zur Gentherapie

- Transfektion von Tumorzellen mit zusätzlichen Genen, sog. Suizidgenen,
- Transfektion von Tumorzellen mit immunstimulierenden Zytokingenen (z.B. IL-2-Gen), um eine verbesserte Immunantwort gegen die Tumorzellen zu bewirken,
- Transfektion von immunologischen Effektorzellen (TIL) mit Zytokingenen (IL-2, TNF), um die immunologische Antitumoraktivität zu verstärken,
- Ersatz defekter Gene,
- spezifische Inhibition der Expression einzelner Gene (Genhemmer).

Übertragung zusätzlicher Gene

Bei der Übertragung zusätzlicher Gene wird genetisches Material *direkt* oder *über virale Vektoren* in Tumorzellen oder in deren Nähe verbracht. Das Virusprodukt in der Tumorzelle ist anschließend in der Lage, ein nichttoxisches Substrat, welches gleichzeitig verabreicht wird, in ein toxisches Produkt umzuwandeln und so den Tod der Tumorzelle zu induzieren. Relativ gut untersucht ist der *Transfer von Retroviren,* die relativ klein und einfach zu manipulieren sind und sich in das Wirtsgenom integrieren. Für die Integration der DNA-Sequenz ist die Teilung der Zelle obligat. Erste klinische Erfahrungen mit diesem Therapieansatz liegen auch beim Ovarialkarzinom mit dem Herpes-simplex-Thymidinkinasegen vor (HSV-TK1). Dieses Enzymgen wird in den Tumor eingebracht. Die anschließende intravenöse Applikation des Antiherpespräparats Ganciclovir führt in den erfolgreich infizierten Zellen zur Umwandlung von Ganciclovir in das zellzerstörende Ganciclovirtriphosphat.

Ersatz defekter Gene

Die *Inaktivierung von Tumorsuppressorgenen* (z.B. p53) initiiert die Tumorzellentstehung durch Dysregulation des Zellzyklus und Verhinderung der Apoptose. Mutationen und Deletionen des p53-Gens sind offensichtlich häufig und können bei 60–70% aller malignen Tumoren nachgewiesen werden (Hollstein u. Mitarb. 1991). Tatsächlich kann durch Substitution eines defekten (mutierten) p53-Gens durch ein „intaktes" Suppressorgen (wild type) das Wachstum von Tumorzellen in vitro drastisch vermindert werden. Bei tierexperimentellen Untersuchungen in vivo mit humanen Tumoren zeigte sich allerdings das Problem, daß in bereits etablierten soliden Tumoren nur in einem Teil der Tumorzellen die Integration der DNA gelingt und daher nur mäßige Behandlungserfolge resultieren (Santoso u. Mitarb. 1995).

Blockierung der Onkogenexpression

Andere Therapiemodelle verfolgen das Ziel, mutierte oder amplifizierte Gene (Onkogene) oder die fehlerhaft funktionierenden intrazellulären Proteine (Onkoproteine) an ihrer fatalen Wirkung der Dysregulation der Zellproliferation zu hindern. Hierzu werden synthetische Nukleotidsequenzen (10–50 Basen) komplementär zu der spezifischen DNA oder RNA in die Zelle eingebracht *(Antisense-Oligonukleotid-Therapie)* (Abb. 3.**12**). Ein Eintritt dieser Strukturen in die Zelle ist in aller Regel leicht möglich. Die heute zur Anwendung kom-

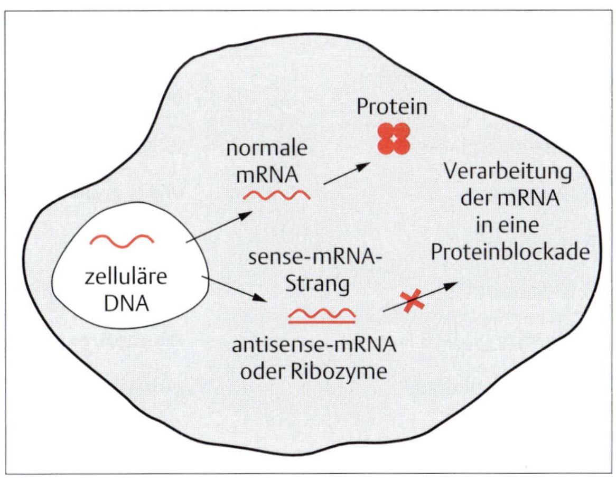

Abb. 3.**12** **Blockierung der Onkogenexpression.** antisense-Oligonukleotide sind komplementär zu spezifischen messenger-RNA eines mutierten oder amlifizierten Gens. Durch Bindung der antisense-mRNA an die korrespondierende sense-mRNA kann die weitere Prozessierung der mRNA-Information blockiert werden.

menden Antisensestrategien können in *3 verschiedene Ansätze* unterteilt werden:

- Die Inhibition der Translation eines spezifischen Proteins durch die Bindung eines speziellen Oligonukleotids an die korrespondierende Messenger-RNA (mRNA).
- Die Verwendung von spezifischen triplehelixbildenden Oligodesoxynukleotiden, die nach Bindung an die genomische DNA den makromolekulargenetischen Informationsfluß auf der Ebene der Transkription inhibieren.
- Das Einfügen von doppelsträngigen Oligodesoxynukleotiden, die durch spezifische proteinbindende Eigenschaften in der Lage sind, die Funktion von DNA-RNA-Polymerasen oder aber genspezifischer Transkriptionsfaktoren zu inhibieren.

Die zur Zeit am häufigsten angewandte Methode ist die *Inhibition der Genexpression auf der Ebene der Translation.* Ziel einer erfolgreichen Therapie ist die Downregulation des Gens, das die Tumorzellproliferation promoviert, oder die Inaktivierung (Spaltung) der fehlerhaften mRNA durch Ribozyme (Kientopf u. Mitarb. 1995). Ribozyme sind kleine katalytische RNA-Moleküle, die nicht nur mit der Ziel-RNA Komplexe bilden können, sondern diese auch spalten können.

Erste klinische Studien mit einer *Antisensegentherapie* werden u. a. bei Patienten mit nichtkleinzelligem Bronchialkarzinom durchgeführt, wo die Genkonstrukte gegen das mutierte ras-Gen gerichtet sind. Eine weitere Therapievariante ist die Induktion intrazellulärer Antikörper. Durch die Einschleusung von monoklonalen Antikörperfragmenten gegen Tumorzellprodukte in die Tumorzelle kann ein bestimmtes Protein intrazellulär inaktiviert und seine tumorpromovierende Wirkung vermindert werden. Ein Beispiel ist der intrazelluläre Abbau des mutierten EGF-Rezeptors. Die Oberflächenexpression dieses Rezeptors auf Mammakarzinomzellen ist mit einer ungünstigen Prognose assoziiert (Wright u. Mitarb. 1995).

Immunmodulation

Die systemische Anwendung hochdosierter Immuntherapeutika (z. B. der Zytokine Interferon oder IL-2) ist insgesamt mit einer geringen Antitumorwirksamkeit, aber mit einer hohen Toxizität assoziiert. Die schwache natürliche Immunantwort durch einen gentherapeutischen Ansatz zu verstärken liegt auf der Hand. Das Prinzip des Transfers immunmodulatorischer Zytokine (z. B. Interleukine, TNF, GM-CSF) besteht daher nicht in der hochdosierten Applikation der Substanzen, sondern in der gezielten Verstärkung einer tumorspezifischen Immunantwort durch *Gentransfer.* Um dies zu erreichen, werden in körpereigene Immunzellen (TIL oder dendritische Zellen) oder in andere Zellen (Fibroblasten, Stammzellen des Knochenmarks) immunaktivierende Gene eingeschleust und diese manipulierten Zellen in den Organismus zurückgegeben. In ersten Ansätzen bei Patienten mit einem Melanom konnte so z. B. durch die Einschleusung von Zytokingenen für IL-2 oder TNF die Effektorfunktion von TIL verstärkt werden (Rosenberg u. Mitarb. 1991).

Ein anderer interessanter Weg verfolgt das Ziel der *Tumorzellvakzination.* Immunstimulierende Zytokingene werden in Tumorzellen eingeführt mit dem Ziel einer besseren Erkennung der Tumorantigene durch körpereigene T-Zellen. Nach der gentherapeutischen Manipulation werden die Tumorzellen zur Verminde-

Tab. 3.11 Aktivierungssysteme für genetische Prodrug-Aktivierungstherapien

Enzym	Prodrug	Aktive Substanzen
Virale Thymidinkinase	Ganciclovir Adeninarabinosid	Ganciclovirtriphosphat Arabinosidtriphosphat
Cytosindeaminase	5-Fluorocytosin	5-Fluorouracil
β-Glucosidase	Amygdalin	Cyanid
Nitroreduktase	CB 1954	Nitrobenzamidin
β-Glucuronidase	Adriamycinglucose	Adriamycin
Carboxypeptidase A	Methrotrexatalanin	Methotrexat
Alkalinphosphatase	Adriamycin-P	Adriamycin
Glucoseoxidase	Glucose	Peroxid
Penicillinamidase	Adriamycin-phenoxy acetamid	Adriamycin
DeoD-Phosphorylase	Purine	toxische Purine
Cytochromeoxidase p450	Cyclophosphamid	toxische Metaboliten
Glutamatpyruvatetransaminase	6-Thioxanthin	6-Thioguanin

rung ihrer malignen Aktivität bestrahlt und anschließend dem Tumorträger zurückgegeben. Eine Verzögerung des Tumorwachstums wird beobachtet.

Genetische Prodrug-Aktivierung

Ein wesentlicher Nachteil der konventionellen Chemotherapie ist die fehlende Selektivität. Wenn es gelingt, in Tumorzellen Gene einzuschleusen, die für Enzyme kodieren, die für eine intrazelluläre Aktivierung bestimmter Zytostatika erforderlich sind, wäre mit der systemischen Applikation inaktiver Prodrugs ein selektiver Therapieansatz möglich. Signifikante Antitumoreffekte konnten durch die Transduktion des Cytosindeaminasegens bei Kolon- und Mammakarzinomzellen beobachtet werden (Huber u. Mitarb. 1994), Cytosindeaminase konvertiert die atoxische Substanz 5-Fluorocytosin in das zytotoxische 5-Fluorouracil. Andere Beispiele für die Prodrug-Aktivierung sind in Tab. 3.**11** zusammengestellt.

■ Fazit

Eine Beurteilung der klinischen Behandlungserfolge einer Gentherapie ist aufgrund des begrenzten Umfangs der bisher durchgeführten klinischen Studien und der noch nicht ausreichenden Laufzeit nicht möglich. Zahlreiche technische und methodische Probleme gilt es zu lösen, um die Effektivität und Selektivität der einzelnen heute bekannten Behandlungsansätze zu verbessern. Die Gentherapie hat aber nicht nur hohes wissenschaftliches Interesse in der Medizin gefunden, sondern eine auch grundsätzliche Diskussion um das Pro und Contra ausgelöst. Dies gilt insbesondere für gentherapeutische Maßnahmen, die das Ziel verfolgen, genetische Defekte in Keimzellen zu korrigieren.

■ Literatur

Altman, S. L., S. Kirsebom, S. Talbot: Reccent studies of ribonuclease. FASEB J. 7 (1993) 7–14

Cech, T. R.: The chemistry of self splicing RNA and RNA enzymes. Science 236 (1987) 1532–1539

Hollstein, M., D. Sidransky, B. Vogelstein et al.: p53 mutations in human cancers. Science 253 (1991) 49–53

Huber, B. E., E. Austin, C. A. Richards et al.: Metabolism of 5-fluorocytosine to 5-fluorouracil in human colorectal tumor cells transduced with the cytosine deaminase gene proc. Nat. Acad. Sci. 71 (1994) 8302–8306

Kientopf, M., E. Esquievel, M. A. Brach et al.: Clinical applications of ribozymes. Lancet 345 (1995) 1027–1033

Klatzman, D.: Gene therapy for metastatic malignant melanoma: evaluation of tolerance to intratumoral injection of cells producing recombinant retroviruses carrying the herpes simplex Virus type I thymidine kinase gen, to be followed by Gyncyclovir administration. Hum. Gene Ther. 7 (1996) 255–267

Rosenberg, S. A., P. Aebersold, K. Cornetta et al.: Gene transfer into humans: immunotherapy of patients with advanced melanoma using TIL cells modified by retroviral gene transduction. New Engl. J. Med. 323 (1991) 570–575

Santoso, J. T., D. Tang, S. B. Lane et al.: Adenovirus based p53 gene therapy in ovarian cancer. Gynecol. Oncol. 59 (1995) 171–178

Wright, M., J. Grim, J. Deshane, M. Kim et al.: Selective killing of erbB-2 overexpressing human breast carcinoma cells employing an anti erbB-2 intracellular antibody. Cancer Gene Ther. 2 (1995) 339

Komplementäre Therapie

Paramedizinische, alternative oder besser *komplementäre Behandlungsformen* stoßen in der Öffentlichkeit auf breites Interesse. Patienten mit einer Tumorerkrankung nutzen neben einer etablierten Therapie zunehmend häufiger komplementäre Angebote, aber nur selten an Stelle einer etablierten Therapie. Diese Entwicklung ist in den meisten Ländern Westeuropas und den USA zu beobachten. Innerhalb der medizinischen Öffentlichkeit wurden komplementäre Behandlungsangebote lange Zeit nicht wahrgenommen und nur von wenigen Ärzten im Sinne einer Außenseitermedizin praktiziert. In den letzten Jahren ist die Nachfrage bei Betroffenen und Angehörigen steigend. Es verwundert daher nicht, daß eine massive Ausweitung des Angebots innerhalb der etablierten Medizin, aber auch von den unterschiedlichsten Vertretern aus dem Bereich der Paramedizin erfolgt ist.

Eine im Jahr 1990 in den USA durchgeführte Umfrage kommt zu dem Ergebnis, daß ca. 34% aller Amerikaner Ärzte aufgrund des Wunschs nach alternativen Behandlungsmethoden konsultieren (Eisenberg u. Mitarb. 1993). Bei Patienten mit einem Tumor liegt dieser Anteil bei ca. 15%. Nach Einschätzung von Hauser (1993) ist der Anteil der Patienten mit einem Tumor, die in Deutschland Behandlungsmaßnahmen ohne nachgewiesene Wirksamkeit neben etablierten Therapien durchführen, erheblich höher und dürfte Größenordnungen von etwa 60% erreichen. Dem entspricht die zunehmende Bereitschaft vieler Hausärzte, Fachärzte und auch klinischer Einrichtungen unterschiedlichster Ausrichtung und Qualifikation, ihren Patienten entsprechende Behandlungsangebote zu unterbreiten. Auch Versicherungsgesellschaften und die Gesundheitspolitik beschäftigen sich zunehmend mit diesem Thema, nicht zuletzt aufgrund der mit diesen Maßnahmen verbundenen Kosten.

Für Patienten, Angehörige, aber auch Ärzte ist es gelegentlich schwierig, wissenschaftlich abgesicherte Erkenntnisse von nur vorgetäuschtem Wissen zu unterscheiden. Von den Vertretern paramedizinischer Methoden wird die wissenschaftlich begründete Therapie in der Regel mit dem Argument kritisiert, daß diese krebsunspezifisch sei und nicht der individuellen Situation des betroffenen Patienten entspräche. Ursache und Entwicklung der Krebskrankheit werden dann häufig durch einfach verständliche, jedoch z. T. sehr eigenwillige Theorien erklärt. In Übereinstimmung mit diesen Theorien werden spezielle diagnostische und therapeutische Maßnahmen empfohlen, deren verlockende Vorzüge zumeist darin bestehen, daß keine Nebenwirkungen und Kontraindikationen bestehen.

Zur Strukturierung des schwer zu überschauenden Angebots an präventiven, kurativen und palliativen

Maßnahmen und Empfehlungen werden in Anlehnung an das Büro für Alternative Medizin (1992) insgesamt *4 Hauptkategorien* unterschieden, die soweit verfügbar auf der Basis von wissenschaftlichen Publikationen oder Übersichtsarbeiten kurz dargestellt werden.

- Krebsdiäten und Ernährungsempfehlungen,
- suggestive und parapsychologische Behandlungstechniken,
- Abwehrstimulation und stoffwechselaktive Substanzen,
- physikalische und bioelektrische Methoden.

Für weitergehende Informationen wird auf Übersichtsarbeiten verschiedener Autoren zu diesem Thema verwiesen (Nagel 1989, Jungi u. Senn 1990, McGinnis 1991, Hauser 1993).

Krebsdiäten und Ernährungsempfehlungen

Im Rahmen sog. gesamtheitlicher Behandlungsansätze werden den Patienten in der Therapie- oder Rehabilitationsphase von vielen Kliniken und Ärzten Ernährungsempfehlungen und Krebsdiäten in unterschiedlichster Form angeboten. Die Vorteile einer speziellen Krebsdiät werden vielfach über die Vorstellung transportiert, daß Krebszellen spezifische Nahrungsmittel benötigen, während die normale Körperzelle ohne diese auskommen könne. Bei einer seriösen Ernährungsberatung ist zwischen krebsfördernden Eßgewohnheiten und kanzerogenen Inhaltsstoffen in der Nahrung und Umwelt einerseits sowie Ernährungsweisen, die angeblich gegen eine bereits bestehende Tumorerkrankung wirksam sein sollen, zu unterscheiden. Der Verzehr von Frischobst, Gemüse, Ballaststoffen und Antioxidanzien sowie die Vermeidung übermäßigen Verzehrs tierischer Fette sind Verhaltensmaßnahmen, die möglicherweise in allgemeiner Weise dazu beitragen, das individuelle Karzinomerkrankungsrisiko abzusenken (Greenwald u. Mitarb. 1995).

> Gezielte Hinweise darauf, daß mit diesen Maßnahmen oder durch spezielle Diäten Krebserkrankungen geheilt werden können, sind unseriös.

Ihnen sollte klar widersprochen werden. In der Literatur werden derzeit mehr als 40 verschiedene Krebsdiäten beschrieben, die in folgende Untergruppen zusammengefaßt werden können:

- Heilfasten,
- Säftefasten und eiweißarme Kuren,
- Rohkostdiäten,
- vegetarische, vollwertige Kostformen,
- spezielle Kuren und Diäten,
- allgemeine Ernährungsrichtlinien.

Als gefährlich ist die *Krebskur-Total nach Breuss* einzustufen, eine Fastenkur von 42 Tagen mit maximal 11 Gemüsesäften täglich und verschiedenen Tees zur Entgiftung.

Von den ungeprüften paramedizinischen Empfehlungen zur Prävention und Therapie von Krebs müssen die wissenschaftlichen Fragestellungen abgegrenzt werden, die z.B. im Rahmen von epidemiologischen Studien zur Prävention bestimmter Tumorerkrankungen (Chemopräventionsstudien) derzeit durchgeführt werden. In mehreren internationalen Studien werden folgende Substanzen auf ihre möglichen chemopräventiven Effekte hin untersucht:

- β-Carotin,
- Retinol,
- Kombinationen der Vitamin A, C und E,
- Zink,
- Riboflavin,
- Niacin,
- Molybdän,
- Selen.

Hinzu kommen als pharmazeutische Substanzen Tamoxifen und Finasteride, ein α_5-Reduktasehemmer. Positive Hinweise darauf, daß Risikogruppen z.B. von einer vitaminreichen Ernährung bzgl. des Erkrankungsrisikos profitieren, gibt es nicht. Die vorliegenden Ergebnisse z.B. bei Rauchern, die über 5–8 Jahre entweder Vitamin E, β-Carotin oder beide Substanzen zu sich genommen haben, sind enttäuschend.

Suggestive und parapsychologische Behandlungstechniken

Meditation, Yoga oder *Biofeedback* sind bekannte Techniken, die zum Streßabbau und zur Verbesserung der körperlichen und seelischen Befindlichkeit in unserer Gesellschaft breite Akzeptanz gefunden haben. Die Effektivität dieser Techniken bei definierten Zustandsbildern ist untersucht und belegt (Kabat-Zinn u. Mitarb. 1992). Eine Übertragung dieser Techniken in den Bereich der Onkologie liegt nahe. Die Möglichkeit, suggestiv auf die Krankheitsentstehung oder den Verlauf einer Krebserkrankung positiv Einfluß zu nehmen, wird von Vertretern dieser Techniken als erklärtes Ziel dargestellt (Simonton: Suggestions- und Imaginationstherapie, Siegel: „Positives Denken"). Die Popularität dieser Ansätze wird bei Patienten mit einem Tumor durch positive Einzelfallberichte gestützt und findet durch organisierte Schulungskurse weitere Verbreitung. Prospektiv angelegte Untersuchungen zur Reproduzierbarkeit und zum Vergleich von Verum- und Kontrollgruppen wurden bisher nicht durchgeführt oder sind negativ verlaufen (Siegel-Technik) (Gellert u. Mitarb. 1993).

Für die klinische Situation gerade in der gynäkologischen Onkologie ergibt sich, daß bei einem Beratungsgespräch Hinweise auf die mögliche Optimierung der psychosozialen Situation in Kenntnis der individuellen Probleme einer Patientin nicht fehlen dürfen. Auf Angebote von Selbsthilfegruppen sollte hingewiesen werden, Angebote aus der Familie oder dem Freundeskreis zur Unterstützung können durch Rat und Hilfestellungen bestärkt werden. Große Sorgfalt ist auf ein vertrauensvolles Arzt-Patienten-Verhältnis zu legen, das immer wieder im Verlauf der Betreuung auch Raum für persönliche Gespräche und Fragen vorsieht.

> Konzepte, die vorgeben, durch erlernbare mentale Techniken den Krankheitsverlauf positiv beeinflussen zu können, sollten eher mit Zurückhaltung kommentiert werden, da sich nicht selten bei ungünstigem Krankheitsverlauf später bei den Betroffenen Schuldgefühle oder schwere Persönlichkeitskrisen einstellen können.

Abwehrstimulation und stoffwechselaktive Substanzen

Die Angebote in diesem Segment sind kaum zu überschauen. Häufig sind die Ansätze polypragmatisch mit verschiedenen Zielsetzungen verbunden wie die, die Immunabwehr des Körpers zu stärken (z. B. Faktor AF-2, Plyerga [D5], NeyTumorin), das Wachstum und die Differenzierung der Krebszellen zu normalisieren (z. B. Antineoplaston, O_2 und Ozon, Rote Bete, Zelloxygenhefepräparate), die Umgebung für einen postulierten Krebserreger zu ändern und den Organismus eumetabolisch zu stärken (Megadosen von Vitamin C, eumetabolische Therapie nach Nieper). Prospektiv vergleichende Untersuchungen zu einzelnen dieser Präparationen sind nicht publiziert. Auch die angegebenen Effekte einzelner dieser Präparate sind durch wissenschaftliche Daten nicht belegt.

Physikalische und bioelektrische Methoden

Beispiele dieser Methoden sind:
- Elektroakupunktur,
- Reflexzonentherapie,
- Mikrowellentherapie der Hypophyse nach Samuels,
- Magnetfeldtherapie.

Bioelektromagnetische Therapien nutzen den niederfrequenten Anteil des elektromagnetischen Spektrums. *Elektromagnetische Felder* sollen nach Aussagen der Protagonisten dieser Technik in den Organismus eindringen und in der Lage sein, zerstörtes Gewebe einschließlich Tumorgewebe zu heilen. Die Elektroakupunktur nach Voll wurde Mitte der 50er Jahre entwickelt und geht davon aus, daß Störungen im Fluß der sog. Lebensenergie (QUI) den elektrischen Leitwert an den Akupunkturpunkten auf der Haut verändern und so zur Diagnostik genutzt werden können. Publikationen in wissenschaftlich anerkannten Zeitschriften zu dieser Thematik liegen nicht vor. Ein weiteres paramedizinisches Angebot betrifft die *Ausschaltung pathogener Strahlungen* wie z. B. terrestrischer Strahlungen (Wasseradern, Erdverwerfungen), atmosphärischer und kosmischer Strahlungen.

Paramedizinische Techniken und Behandlungen stellen für Patientinnen und Angehörige häufig einen Ausweg dar, der lebensbedrohenden Situation einer Krebserkrankung oder der bereits trostlosen Situation einer metastasierten, terminalen Erkrankung einen positiven Ansatz engegenzustellen. Die Umstellung der Lebensweise, die Vorstellung, aktiv etwas gegen die bedrohliche Erkrankung tun zu können und besser auf die Erhaltung der Gesundheit zu achten, geben häufig den notwendigen Raum für neue Hoffnung und stärken die Bereitschaft, Belastungen der Erkrankung oder der konventionellen Therapie besser zu ertragen. Damit onkologisch tätige Ärzte glaubwürdig bleiben, sollten sie die Geduld und Kraft aufbringen, mit ihren Patientinnen und den Angehörigen über paramedizinische Therapieansätze zu sprechen und gemeinsam nach tragfähigen Bewältigungsstrategien zu suchen (s. Kap. 5).

> Die Inanspruchnahme alternativer Therapiemethoden ist in vielen Fällen eher Ausdruck der Suche nach weiteren Möglichkeiten als der Abkehr von der sog. Schulmedizin und sollte entsprechend in den Arzt-Patienten-Dialog integriert werden (Muthny u. Bertsch 1997).

Literatur

Eisenberg, D. M., R. C. Kessler, C. Foster, F. E. Novlock et al.: Unconventional medicine in the United States. New Engl. J. Med. 328 (1993) 246–252

Gellert, G. A., R. M. Maxwell, B. S. Siegel: Survival of breast cancer patients receiving adjunctive psychosocial support therapy: a 10 year follow up study. J. clin Oncol. 11 (1993) 66–69

Greenwald, P., C. Clifford, S. Pilch, J. Heimendinger et al.: New directions in dietary studies in cancer: the National Cancer Institute Advanc. exp. Med. Biol. 369 (1995) 229–239

Hauser, S. P.: Unproven methods in cancer treatment. Curr. Opin. Oncol. 5 (1993) 646–654

Jungi, W. F., H. J. Senn: Krebs und Alternativmedizin. II. Internationales Symposium, St. Gallen (Februar 1989). Springer, Berlin 1990

Kabat-Zinn, J., A. Massion, J. Kristeller et al.: Effectiveness of a meditation-based stress reduction programm in the treatment of anxiety disorders. Amer. J. Psychiat. 149 (1992) 936–943

McGinnis, L. S.: Alternative therapies 1990: an overview. Cancer 67 (1991) 1788–1792

Muthny, F. A., C. Bertsch: Why some cancer patients use unorthodox treatment and why others not. Onkologie 20 (1997) 320–325

Nagel, G. A.: Krebsmedikament mit fraglicher Wirksamkeit: Ergebnisse vorklinischer und klinischer Prüfungen. In Nagel, G. A., D. Schmähl, D. K. Hossfeld: Aktuelle Onkologie, Bd. 49. Zuckschwerdt, München 1989

Workshop Alternative Medicine: Alternative medicine: expanding medical horizons. A report to the National Institutes of Health and alternative medical systems and practices in the United States. U.S. Government Printing Office, Washington 1992

Multimodale Therapie

Unimodale Therapiekonzepte sind in der modernen gynäkologischen Onkologie selten (lokoregionär begrenzte Frühformen einzelner Malignome) indiziert. Für die Mehrzahl der Patientinnen sind *multimodale Behandlungskonzepte* etabliert, die allerdings einem kontinuierlichen Wandel unterliegen. Die in kurativer Intention durchgeführte *chirurgische Therapie* ist häufig der wichtigste therapeutische Schritt des Behandlungskonzepts (z. B. Zervix- und Endometriumkarzinom). Eine postoperative *Strahlentherapie* wird unter Berücksichtigung spezieller Risikofaktoren zur Optimierung der lokalen Tumorkontrolle angeschlossen. Das gilt auch für die Fälle, wo in Kombination mit der Strahlentherapie eine weniger radikale Operation und dafür eine Funktions- oder Organerhaltung ermöglicht wird (z.B. Mammakarzinom). Die Aufgaben der *Chemotherapie* sind vielfältig. In der adjuvanten Situation sollen bei Patientinnen mit hohem Rezidivrisiko bzw. mit Risiko für eine systemische Tumorausbreitung evtl. Mikrometastasen eliminiert werden. Ein neuer Aspekt ist der Einsatz der primären Chemotherapie mit dem Ziel einer initialen Tumorverkleinerung und einer sekundären, möglichst kurativen Chirurgie. In anderen Fällen verfolgt die primäre Chemotherapie das Ziel, eine weniger radikale, evtl. sogar organerhaltende Operation zu ermöglichen. Die genannten 3 Therapiemodalitäten können prinzipiell je nach Tumortyp, -ausdehnung und Behandlungsziel in unterschiedlicher Weise kombiniert und individuell der jeweiligen Zielsetzung angepaßt werden:

Einsatz von Chirurgie und Strahlentherapie

Warum:
- Verminderung des lokoregionären Rezidivrisikos durch eine postoperative Strahlentherapie; Voraussetzung für ein optimales Resultat ist eine R0-Resektion des Primärtumors; eine Strahlentherapie zur „Aufbesserung" einer insuffizienten Operation stellt sicher ein ungeeignetes Behandlungskonzept dar; aufgrund der höheren Morbidität der Kombinationstherapie ist eine risikoadaptierte Indikationsstellung erforderlich (s. Zervix-/Endometrium-/Mammakarzinom),
- Konversion eines primär inoperablen in einen operablen Situs (in der gynäkologischen Onkologie nur noch selten angewandt),
- Verbesserung der Chancen für eine sekundäre funktions- oder organerhaltende Chirurgie.

Wie:
- Postoperativ,
- präoperativ,
- intraoperativ.

Beispiele:
- Mammakarzinom,
- Endometriumkarzinom.

Einsatz von Chemotherapie und Chirurgie

Warum:
- Chirurgie stellt eine lokale, Chemotherapie eine systemische Therapiemaßnahme dar,
- Chemotherapie kann eine Verkleinerung der Tumorausdehnung des Primärtumors erreichen und die Voraussetzungen für das Ergebnis eines chirurgischen Eingriffs/Operation verbessern.

Wie:
- Präoperativ (neoadjuvant, primär),
- postoperativ (adjuvant),
- perioperativ.

Beispiele:
- Mammakarzinom,
- Zervixkarzinom,
- Ovarialkarzinom.

Einsatz von Chemotherapie und Strahlentherapie

Warum:
- Bei der Chemotherapie handelt es sich um eine systemisch wirksame Therapie, bei der Strahlentherapie um eine lokale Behandlung,
- Chemotherapie und Strahlentherapie können optimal dosiert werden, da ein unterschiedliches Toxizitätsspektrum besteht,
- für einzelne Zytostatika wird ein radiosensibilisierender Effekt angenommen (z.B. Cisplatin, 5-Fluorouracil),
- die Strahlentherapie reduziert die Anzahl der Tumorzellen und vermindert dadurch das Risiko einer Chemoresistenz,
- die Strahlentherapie kann das Risiko für die Ineffektivität einer Chemotherapie bei Bulky disease vermindern und umgekehrt.

Wie:
- Strahlentherapie gefolgt von Chemotherapie,
- Chemotherapie gefolgt von Strahlentherapie,
- simultane Therapie.

Beispiel:
- Zervixkarzinom.

Einsatz von Chirurgie, Strahlentherapie und Chemotherapie

Warum:
- Alle 3 Therapiemodalitäten haben ein unterschiedliches Wirkungsspektrum: Chirurgie lokal, Strahlentherapie lokoregional und Chemotherapie systemisch.

Wie:
- Die Sequenz ist variabel und hängt vom Tumortyp und der Tumorausdehnung sowie dem Therapieziel ab:
  - wenn operabel: Chirurgie gefolgt von Strahlen-/Chemotherapie,
  - wenn primär inoperabel: Chemo-/Strahlentherapie gefolgt von Operation.

Beispiel:
- Inflammatorisches Mammakarzinom.

Behandlungsteam

Um den Ansprüchen an eine multimodale Therapie in der gynäkologischen Onkologie optimal gerecht zu werden, muß ein Behandlungsteam aus onkologisch versierten Gynäkologen, aus nichtonkologischen Experten (z.B. Radiodiagnostiker, Anästhesist, Pathologe usw.) und aus onkologisch spezialisierten, nichtärztlichen Mitarbeitern zum Wohle der betroffenen Patientinnen bereitstehen, um zu jedem Zeitpunkt der Behandlung konsiliarisch oder therapieführend einbezogen werden zu können. Unter diesen Voraussetzungen können die betroffenen Patientinnen optimal diagnostiziert und therapiert werden sowie in kompetenter Weise einheitlich informiert und beraten werden. Hieraus ergibt sich aber auch, daß nur bei einer hinreichenden Anzahl von Patientinnen/Jahr ein solches Behandlungsteam Kompetenz erwerben und erhalten kann.

Ausreichende Fort- und Weiterbildung. Die rasche Entwicklung der diagnostischen und therapeutischen Strategien macht es speziell in der Onkologie heute unmöglich, als Einzelperson noch über den aktuellen Stand des Wissens zu verfügen. Die kontinuierliche theoretische und praktische Weiterbildung, die interdisziplinäre Diskussion und Kooperation sowie die Beteiligung an klinischen Diagnose- und Therapiestudien schafft auch für interessierte Kollegen aus nichtakademischen Kliniken und Abteilungen die Möglichkeit, sich Zugang zu aktuellen Therapiekonzepten zu verschaffen und gleichzeitig eine interne Qualitätskontrolle zur Beurteilung der eigenen Leistungsfähigkeit sicherzustellen.

4 Patientenaufklärung und spezielle Rechtsfragen

K. Ulsenheimer

Die zunehmende Verrechtlichung der Medizin macht auch vor einem Bereich nicht Halt, dessen Krankheitsbilder oft in erschütternder Eindringlichkeit *Schicksalhaftes* deutlich machen. Dennoch – oder vielleicht manchmal gerade aufgrund der Hoffnungslosigkeit der Prognose, der Mutlosigkeit der Patientin und der Ratlosigkeit des Arztes – wird auch hier bei ausgebliebener Heilung nach rechtlicher *Schuld* des Arztes in Diagnose und Therapie gesucht:

- Hätten neue Therapieformen statt der herkömmlichen eingesetzt werden müssen?
- Durfte sich der Arzt über die Diagnosemethoden der Schulmedizin hinwegsetzen?
- Mußte eine Schmerztherapie erfolgen, auch unter Inkaufnahme der Lebensverkürzung?
- Besteht insoweit ein Anspruch der Patientin?
- Sind alle notwendigen Befunde zeitgerecht erhoben und Abklärungen vorgenommen worden oder hätte die Diagnose eher gestellt werden können?
- Muß der Arzt der Patientin die bittere Wahrheit am Krankenbett schonungslos offenlegen oder darf er ihr die Diagnose und den Verlauf der Krankheit unter bestimmten Voraussetzungen vorenthalten?
- Wie steht es mit der Aufklärungspflicht bei Behandlungsalternativen, welchen Umfang hat die Aufklärung bei invasiven Maßnahmen?

Alle diese Fragen, die sich im Alltag der gynäkologischen Onkologie stellen, zeigen den Bezug zum Recht und zugleich die Richtung, in der Patientinnen bzw. ihre Angehörigen ärztliche Pflichtverstöße oder Versäumnisse mit den Mitteln des Zivilrechts (Geltendmachung von Schadensersatz- und Schmerzensgeldansprüchen) oder/und des Strafrechts (Strafanzeige wegen fahrlässiger Tötung, fahrlässiger Körperverletzung oder unterlassener Hilfeleistung) rügen. An dieser Stelle sollen nur einige besonders wichtige juristische Aspekte dargestellt werden.

Behandlungsstandard und Therapiefreiheit

Daß zwischen Schicksal und Schuld unterschieden werden muß, ist an sich eine „Binsenwahrheit", muß aber immer wieder – auch von der Rechtsprechung – betont werden.

„Die Kausalverläufe bei ärztlichen Eingriffen sind, weil ein jeweils anderer Organismus betroffen ist, dessen Zustand und Reaktion nicht sicher berechenbar ist, weder vorausschauend noch rückwirkend eindeutig feststellbar. Mißerfolge und Komplikationen im Verlauf einer ärztlichen Behandlung weisen deshalb nicht stets auf ein Fehlverhalten des behandelnden Arztes hin".[1]

Die Besonderheiten des Arzthaftungsprozesses gebieten es daher, „nicht vorschnell" von einem deletären Verlauf der Krankheit oder dem mangelnden Erfolg der ärztlichen Bemühungen „auf einen schuldhaften Behandlungs- (oder Aufklärungs-)fehler zu schließen".[2]

- Voraussetzung für die zivil- und strafrechtliche Verantwortlichkeit des Gynäkologen ist vielmehr stets, daß er seine berufsspezifische, nach dem Standard seines Fachgebiets bemessene, im Gesetz (§276 BGB) als „die im Verkehr erforderliche" umschriebene Sorgfalt eingehalten hat. Dieser Standard ist „nicht nur eine Beschreibung *tatsächlich* geübten ärztlichen Verhaltens, sondern auch eine *normative* Kategorie in Gestalt von anerkanntem, in der Praxis für richtig und erforderlich angesehenem Verhalten".[3]

> Angesichts des Fortschritts der Medizin, immer wieder neuer Erkenntnisse und Erfahrungen, immer perfekterer technischer Möglichkeiten ist es selbstverständlich, daß die fachlichen Standards nichts Endgültiges, Abgeschlossenes, Vorgegebenes sind, sondern eine *dynamische* Komponente in sich tragen, die ein ständiges Sichanpassen, Überdenken und Aktualisieren erforderlich und deshalb auch stets die Beurteilung aus der *Sicht ex-ante* zum Zeitpunkt der Behandlung nötig macht.

- Schon diese Tatsache zeigt, daß nur selten in der Medizin *eine* (einzige) Behandlungsmethode, nur *eine* Therapierichtung dauerhaft besteht, vielmehr gibt es im Lauf der Jahre einen „ständigen Wandel" hinsichtlich Akzeptanz und Anwendung, eine Vielfalt der Methoden und „Schulen".[4] Welcher von ihnen der Vorzug gebührt, vermag nicht das Recht zu entscheiden, vielmehr muß dies das Ergebnis einer ***medizininternen*** Auseinandersetzung sein, in der das Alte mit dem Neuen, die Tradition mit dem Fortschritt, das Gesicherte mit dem Wagnis ringt.

> Die Rechtsprechung hat deshalb stets betont, daß in diesem „Kampf" der medizinischen Lehrmeinungen der Schulenstreit" nicht zu Lasten des behandelnden Arztes gehen darf, sondern der *Grundsatz der Therapiefreiheit* gelten muß.

Die „Wahl der Behandlungsmethode ist primär Sache des Arztes",[5] seine höchstpersönliche Entscheidung innerhalb eines rechtlich nur beschränkt nachprüfbaren Beurteilungsspielraums. „Die allgemeinen oder weitaus überwiegend anerkannten Regeln der ärztlichen Kunst genießen grundsätzlich keine Vorzugsstellung vor dem von der Wissenschaft abgelehnten Heilverfahren ärztlicher Außenseiter oder nichtärztlicher Heilbehandler",[6] hob schon das Reichsgericht hervor und der Bundesgerichtshof sekundierte:

„Die Anwendung nicht allgemein anerkannter Therapieformen und sogar ausgesprochen paraärztlicher Behandlungsformen ist rechtlich grundsätzlich erlaubt. Es kann dahingestellt bleiben, ob dies schon deswegen der Fall sein muß, weil sich eine Beschränkung der Methodenfreiheit aus Rechtsgründen als Hemmnis des medizinischen Fortschritts bzw. als Stillstand der Medizin darstellen würde."

- Die rechtliche Anerkennung der Methodenfreiheit bedeutet jedoch keinen „Freibrief für Gewissenlosigkeit", unverantwortliches Kurpfuschertum und Dilettantismus,[7] vielmehr muß dort, wo ein Mittel oder eine Methode im Verhältnis zu allen anderen als besonders wirksam anerkannt ist, dieses bzw. diese auch angewandt werden, es sei denn, sachliche, rationale, nachvollziehbare Gründe sprechen im Einzelfall dagegen.[8]

> Der Anhänger einer „Außenseitermethode" muß deshalb stets prüfen, ob nicht das oder die klassischen Verfahren unter Berücksichtigung aller Umstände im konkreten Geschehen erfolgversprechender sind, und dies gilt um so mehr, wenn es sich um lebensgefährliche Erkrankungen, wie z. B. Krebsverdacht, handelt.[9]

Wörtlich heißt es dazu in einer vor nicht allzu langer Zeit ergangenen Entscheidung des OLG Koblenz:

„Erkennt der Arzt in einem solchen Fall – oder muß er erkennen – daß seine Außenseiter-Diagnosemethode nicht ausreicht (Anm.: konkret ging es um die bioelektronische Funktionsdiagnostik [BFD]), muß er, wenn für die Erkrankung ein erprobtes Diagnoseverfahren zur Verfügung steht, dieses anwenden oder den Patienten an einen entsprechenden Facharzt überweisen. Da in der Schulmedizin bewährte Verfahren für die Erkennung von Gebärmutterkarzinomen zur Verfügung stehen, war der Beklagte verpflichtet, aufgrund der bei der Klägerin vorhandenen typischen Symptome für einen Gebärmutterkrebs (u. a. lang dauernder, blutiger Scheidenausfluß) die Klägerin an einen Gynäkologen zu überweisen. Eine vertretbare Entscheidung gegen die Schulmedizin gab es im Hinblick auf die Schwere der Verdachtsdiagnose sowie die bewährten Diagnosemöglichkeiten der Schulmedizin nicht. Das Landgericht hat somit zu Recht vorliegend einen groben Behandlungsfehler angenommen."[10]

- Ebenso wie die Therapiefreiheit den Einsatz aussichtsloser diagnostischer oder therapeutischer Methoden verbietet, ebenso gebietet es die Aufgabe des Arztes, Krankheiten nach Möglichkeit zu heilen, immer dann, wenn entweder allgemein oder im konkreten Einzelfall medizinwissenschaftlich anerkannte Verfahren nicht zur Verfügung stehen, auch solche Behandlungsmaßnahmen in Erwägung zu ziehen, „deren Wirksamkeit zwar (noch) nicht gesichert ist, aber nach dem Stand der medizinischen Wissenschaft für möglich gehalten werden muß".[11]
- Da die Therapiefreiheit nur hinsichtlich „grundsätzlich gleich wirksamer Methoden" besteht, „bei denen insgesamt von einem ähnlichen Risikoniveau auszugehen ist",[12] gilt grundsätzlich das Verbot der Risikoerhöhung, so daß der Gynäkologe unter mehreren medizinisch anerkannten Vorgehensweisen stets diejenige wählen muß, die das geringste Risiko für die Patientin mit sich bringt. Die Besonderheiten oder Sachzwänge des konkreten Falls oder auch ernsthafte Kritik können jedoch ein Abweichen von der hergebrachten Methode rechtfertigen,[13] selbst wenn damit gewisse Risiken, Nebenwirkungen und Folgen verbunden sind, die sich aus der spezifischen Gefährlichkeit und der Unerprobtheit des neuen Verfahrens ergeben.[14]
- Umgekehrt gilt:

> Es muß nicht jeweils das neueste Therapiekonzept verfolgt werden, um den Stand der Medizin zu gewährleisten, und ebensowenig kann die jeweils neueste apparative Ausstattung überall und gleichzeitig geboten werden.[15] Der Anspruch auf Therapiefreiheit steht daher nur dem *Arzt*, nicht aber der *Patientin* zu, die lediglich eine Behandlung entsprechend dem medizinischen Standard, nicht jedoch die Wahl einer Methode fordern kann, die klinisch und experimentell noch nicht abgesichert ist.

Der Gynäkologe begeht daher keinen Behandlungsfehler, wenn er eine *neue* Operationstechnik oder ein *neues* therapeutisches Verfahren *nicht* anwendet, sondern beim etablierten Vorgehen bleibt.

- Der Zeitpunkt, von dem ab eine bestimmte Diagnose- oder Therapiemaßnahme veraltet oder überholt ist und deshalb nicht mehr dem einzuhaltenden Qualitätsstandard genügt, also zu einem Behandlungsfehler wird, ist erst dann gekommen, wenn neue Methoden risikoärmer sind und/oder bessere Heilungschancen versprechen, in der medizinischen Wissenschaft im wesentlichen unumstritten sind und deshalb nur ihre Anwendung von einem sorgfältigen und auf Fortbildung bedachten Arzt verantwortet werden kann.[16]

➤ Die Bestimmung des Standards ist zwar im Zivil- und Strafprozeß eine Aufgabe des Gerichts, obliegt aber de facto dem medizinischen *Sachverständigen*, da der Richter dessen Ausführungen nur auf Plausibilität, nicht aber auf inhaltliche Richtigkeit überprüfen kann. Deshalb ist es besonders wichtig, daß der Gutachter das ganze Meinungsspektrum darlegt, die verschiedenen Schulen mit ihren unterschiedlichen Denkansätzen herausstellt und nicht einseitig die von ihm angewandte Methode zu der „allein seligmachenden" erhebt. Ebenso bedeutungsvoll für den Prozeßausgang ist das Bewußtsein des Sachverständigen, daß der medizinische Standard „in Grenzen" – je nach den personellen und sachlichen Möglichkeiten der Krankenhäuser unterschiedlicher Versorgungsstufen – verschieden ist und deshalb die medizinischen Anforderungen sich „nicht unbesehen an den Möglichkeiten von Universitätskliniken und Spezialkrankenhäusern orientieren dürfen". Sie müssen sich, so der BGH wörtlich „auch an den für den jeweiligen Patienten in der entsprechenden Situation faktisch erreichbaren Gegebenheiten ausrichten".[17]

> Nach einiger Verwirrung durch ein mißverständliches Urteil ist inzwischen geklärt, daß „Facharztstandard" *Facharztqualität* bedeutet. Diese kann auch von einem Arzt geboten werden, der die Facharztprüfung noch *nicht* abgelegt, aber einen Wissens- und Erfahrungsstand wie der Inhaber eines Facharztzeugnisses hat.[18]

Operiert also der noch in der Ausbildung befindliche Arzt selbst, kommt es auf seine materielle Qualifikation an, d.h. über die Frage, ob er zur selbständigen Durchführung des Eingriffs berechtigt ist, entscheidet sein jeweiliger konkreter Ausbildungsstand und die Schwierigkeit der anstehenden Operation.[19] Die formelle Facharztanerkennung muß dagegen derjenige Gynäkologe besitzen, der einen Nochnichtfacharzt bei seiner Tätigkeit anleitet und beaufsichtigt.[20]

➤ Der „grobe" Verstoß gegen den fachärztlichen Standard ist eine ***juristische*** Kategorie und nicht vom Sachverständigen zu beurteilen. Bei der Feststellung des „groben" Behandlungsfehlers geht es nicht um eine „Sanktion für ein besonders schweres Arztverschulden",[21] sondern um die Umkehr der Beweislast zugunsten der Patientin, weil dieser durch das fehlerhafte Vorgehen des Arztes der Nachweis von dessen Kausalität für den Schaden erschwert wurde.[22] Grob fehlerhaft ist ein ärztliches Verhalten nur dann, wenn elementare Erkenntnisse und Erfahrungen der Medizin verletzt wurden, d.h. ein Pflichtverstoß vorliegt, der aus objektiver ärztlicher Sicht schlechterdings nicht mehr verständlich erscheint und deshalb einem Arzt einfach nicht unterlaufen darf.[23]

➤ Im Hinblick auf die Bedeutung der gynäkologisch-onkologischen Diagnostik stellt sich die Frage, unter welchen Voraussetzungen auf diesem Feld ein Behandlungsfehler, u.U. sogar ein „grober" Behandlungsfehler anzunehmen ist.

– Zunächst gilt es klarzustellen:

> „Diagnosefehler" und „Fehldiagnose" sind streng zu unterscheiden, d.h., nicht jeder Diagnoseirrtum stellt ein haftungsbegründendes ärztliches Fehlverhalten dar.[24]

Denn da „die Symptome der Erkrankungen nicht immer eindeutig sind, sondern auf die verschiedensten Ursachen hinweisen können", ist die (vorläufige) Diagnose „mit hohen Unsicherheitsfaktoren belastet".[25] Daraus resultieren Irrtümer bei der Diagnosestellung, ohne daß ein vorwerfbares Versehen des Arztes vorliegt. Mit Recht hat Tröndle[26] darauf hingewiesen, daß es eine absolut sichere Diagnose nicht gibt, sondern nur eine mehr oder weniger richtige Erkenntnis des Krankheitsbilds. Hierauf nimmt die Rechtsprechung Rücksicht und bewertet eine (objektiv) falsche Diagnose („Fehldiagnose") nur mit Zurückhaltung als Behandlungsfehler.[27] Hat der Gynäkologe die medizinisch gebotenen Befunde erhoben und die „notwendigen abklärenden Maßnahmen" ergriffen oder durch „einen kompetenteren Spezialisten vornehmen lassen, scheidet ein Diagnosefehler aus, wenn die Beurteilung des Krankheitsbilds danach vertretbar" war.[28] Dabei ist anzumerken, daß eine „Überdiagnostik" von der Rechtsprechung nicht gefordert wird, d.h., der diagnostische Aufwand muß in einer vernünftigen Relation zum voraussichtlichen Erkenntnisgewinn und den daraus zu ziehenden medizinischen Konsequenzen stehen.

– Daraus folgt im Umkehrschluß: Im diagnostischen Bereich ist der Vorwurf schuldhaften Verhaltens gegen den Arzt nur dann gerechtfertigt, wenn er ein eindeutiges Krankheitsbild infolge Unachtsamkeit oder mangelnder Erfahrung verkennt bzw. Krankheitserscheinungen in völlig unvertretbarer Weise falsch einschätzt, wenn er elementare Kontrollbefunde nicht erhebt oder wenn er es unterläßt, eine vorläufige Diagnose im Zuge der weiteren, notwendigen Behandlung oder Untersuchung zu überprüfen.[29] Handelt es sich bei der falschen Diagnosestellung um einen „fundamentalen Irrtum", so wird dieser von der Rechtsprechung sogar als ***grober*** Behandlungsfehler qualifiziert.[30] Dasselbe gilt, wenn es „nicht um die Fehlinterpretation von Befunden, sondern um deren Nichterhebung geht".[31]

> Hat der Gynäkologe in erheblichem Ausmaß zweifelsfrei gebotene Diagnose- und Kontrollbefunde nicht erhoben und deshalb die Beweissituation für die Patientin im Arzthaftpflichtprozeß erschwert, stuft die Rechtsprechung diesen Behandlungsfehler als „groben" ein mit der Folge, daß sich die Beweislast zu Ungunsten des Arztes umkehrt, d.h. er muß beweisen, daß der konkrete Krankheitszustand, eine schmerzhafte Therapie oder die Lebensverkürzung *nicht* auf sein fehlerhaftes Verhalten zurückzuführen ist.

Daß dieser Beweis im Regelfall mißlingt, dürfte einleuchten.

Probleme der Patientenaufklärung

Krankheiten mit infauster Prognose haben von jeher schwierigste medizinisch-ethische und rechtliche Fragen im Hinblick auf den Umfang der ärztlichen Aufklärungspflicht aufgeworfen. Daß die von Medizinern, Theologen, Philosophen und Juristen gegebenen Antworten höchst unterschiedlich ausgefallen sind, verwundert angesichts der Komplexität der Problematik und der Verschiedenartigkeit menschlicher Reaktionen nicht. Manche Patientin entwickelt auf die Konfrontation mit dem bösartigen Befund hin eine unerwartete Aktivität, andere brechen psychisch zusammen; die eine Patientin kann nur die „ungeschminkte Unterrichtung" über den Karzinombefund dazu bewegen, den aussichtsreichen, aber unerläßlichen Eingriff zu bewilligen, die andere ist dazu schon bei einer minimalen Erfolgschance nach einer Verdachtsdiagnose bereit. Soll bzw. muß die krebskranke Patientin über Befund, Diagnose, Art und Ausdehnung der Krankheit, Stadium und Prognose des Leidens ebenso aufgeklärt werden wie jede andere Patientin, die irgendeine Krankheit hat, lautet die zentrale Frage im Bereich der gynäkologischen Onkologie, auf die hier besonders eingegangen werden soll:

- Daß die ärztliche Aufklärungspflicht nicht nur eine Rechtspflicht, Last und Bürde ist, die aus dem Selbstbestimmungsrecht der Patientin und der Notwendigkeit folgt, deren wirksame Einwilligung zu der geplanten Behandlungsmaßnahme zu erhalten, wird leider oftmals nicht genügend erkannt. Denn das Aufklärungsgespräch ist auch eine Chance, Barrieren abzubauen und *Vertrauen* zwischen Arzt und Patientin zu schaffen, das der stärkste Widerpart gegen die Haftungsflut ist.

> Zu unterscheiden sind im Rahmen der Aufklärung 3 verschiedene Fallgruppen:
> - die therapeutische Aufklärung,
> - die Diagnoseaufklärung,
> - die Eingriffs- oder Risikoauflärung.

- Die sog. *therapeutische Aufklärung* ist Teil der ärztlichen Behandlung im eigentlichen Sinne, durch die Verhaltensregeln, Empfehlungen, Ratschläge oder Hinweise gegeben werden, nach denen sich die Patientin zu richten hat, um einen möglichst ungestörten Therapieverlauf zu gewährleisten und Komplikationen zu vermeiden. Im Vordergrund steht hier also *nicht* das *Selbstbestimmungsrecht* der Patientin, sondern das Ziel, ein möglichst optimales Behandlungsergebnis zu erreichen und den Eintritt von vermeidbaren gesundheitlichen Nachteilen zu verhindern. Beispiele hierfür sind Ratschläge zur Lebensführung, Operationsempfehlungen bei behandlungsbedürftigen Befunden, Aufklärung über die Notwendigkeit und Dringlichkeit weiterer Befunderhebung oder ärztlicher Behandlung. Nach Ansicht des Bundesgerichtshofs ist es ein schwerer ärztlicher Behandlungsfehler, den Patienten nicht über einen bedrohlichen Befund (im konkreten Fall: ein Retikulumzellsarkom) zu informieren, wenn dieser Anlaß zu umgehenden und umfassenden ärztlichen Maßnahmen (Labordiagnostik, Röntgenaufnahmen, evtl. CT u.a.) gibt. Daran ändert auch nichts die Tatsache, daß der Gynäkologe etwa den Ehemann, die Eltern oder die Kinder der Patientin unterrichtet. Denn die Information der nächsten Angehörigen ersetzt nicht die ärztliche Beratung der Patientin selbst, wie sich aus der nachstehend zitierten Entscheidung überdeutlich ergibt:

  „Der Kläger war ein erwachsener, im Leben stehender Mann. Er war deshalb aufzuklären, er war zu beraten und seine Mitwirkung als Patient war gefragt". Die Vorstellung des Chefarztes, „der Kläger werde wegen seiner psychischen Labilität die Eröffnung der Diagnose einer Krebserkrankung nicht verkraften", berechtigte ihn nicht, „nur mit dessen Vater und Ehefrau statt mit dem Kläger selbst zu reden. Es mag dahingestellt bleiben, inwieweit er dadurch auch gegen seine ärztliche Schweigepflicht verstoßen hat. Nichts berechtigte ihn jedenfalls, über den Kopf des Klägers hinweg mit seinen Angehörigen über die Krankheit und die nunmehr vorzunehmenden diagnostischen und therapeutischen Maßnahmen zu sprechen und es ihnen zu überlassen, den Kläger über die Dringlichkeit weiterer Untersuchungen zu unterrichten. Auf diesem Wege darf sich der Arzt nicht seiner Aufgabe, den Patienten therapeutisch aufzuklären, entledigen. Er hätte dem Kläger den Befund und die sich daraus ergebenden Konsequenzen, selbstverständlich in schonender Form, eröffnen können und müssen. Er hätte sodann mit ihm das aus ärztlicher Sicht Notwendige besprechen und ihm, wenn ihm dessen Bereitschaft zur Mitwirkung zweifelhaft erschienen wäre, mit allem Nachdruck auf die Dringlichkeit und die Gefahren einer Unterlassung von Untersuchungen und Kontrollen hinweisen müssen. Eine solche therapeutische Beratung gehört zu den selbstverständlichen ärztlichen Behandlungspflichten."[32]

  Die zitierten Grundsätze des Bundesgerichtshofs gelten selbstverständlich auch im Verhältnis Gynäkologe-Patientin. Ist die Patientin vom Gynäkologen nicht persönlich über die Bedrohlichkeit des Befunds und die schwerwiegenden Gefahren bei Unterbleiben weiterer medizinischer Untersuchungen informiert worden, darf sich der Arzt auch nicht damit begnügen, daß sie „offenbar eine weitere Behandlung nicht wünscht".[33]

- Im Rahmen der Aufklärung von Patientinnen, die an Krebs erkrankt sind, spielt vor allem die *Diagnoseaufklärung* eine zentrale Rolle, d.h., die Information der Patientin vor einem Eingriff über den medizinischen Befund, durch den sie Aufschluß über die Art der Krankheit erhält.[34]

> In diesen Fällen entsteht nicht selten eine Interessenkollision zwischen der Pflicht des Gynäkologen, die Patientin zur Duldung der notwendigen Therapie zu ermutigen, ferner seiner Pflicht, ihr dabei keinen körperlichen oder seelischen Schaden zu-

zufügen, und schließlich der Pflicht, ihr Selbstbestimmungsrecht zu achten und sie deshalb hinreichend aufzuklären. Dieser Pflichtenwiderstreit wird noch dadurch akzentuiert, daß jede durchgreifende Krebsbehandlung mit erheblichen Risiken behaftet ist, deren Nennung die Zustimmung zur Therapie oftmals erschwert.

Die Achtung des Selbstbestimmungsrechts auf der einen Seite steht in solchen Fällen also im Gegensatz zum ärztlichen Heilauftrag des „nil nocere", so daß sich die Frage stellt, wie die Patientenautonomie gewahrt werden soll, ohne bei der dafür erforderlichen Aufklärung die Grenzen zu überschreiten, die zur Vermeidung gesundheitlicher Beeinträchtigungen der Patientin notwendig erscheinen.

- Die Antwort auf die Frage, wie detailliert die Diagnoseaufklärung sein muß oder sein darf, um der Patientin ihre Krankheit zu erläutern, ist eng mit der Frage nach Sinn und Zweck der Aufklärung verbunden und von der Rangfolge zwischen „Patientenwille" und „Patientenwohl" abhängig. Für den *Arzt* steht das *Wohl* der Patientin im Vordergrund, ihre Gesundheit und ihr Wohlbefinden zu fördern, ist sein oberstes Ziel. Er sieht deshalb nicht nur auf die Richtigkeit seiner Aussagen, sondern auch auf ihre Wirkung für die Patientin.[35] Die *Ärzteschaft* möchte deshalb überwiegend die Aufklärung gegenüber dem krebskranken Patienten begrenzen bzw. ganz unterlassen, manchmal sogar etwas Falsches, aber Positives sagen, um ihn nicht zu beunruhigen.
- Für die *Judikatur* ist dagegen die Durchsetzung der Entscheidungsfreiheit, die Achtung des Selbstbestimmungsrechts der Patientin die Richtschnur, nach der sie den Umfang der Diagnoseaufklärung festlegt. Deren Unterlassen und damit das „Verweigern der Wahrheit" ist daher nur in eng begrenzten Ausnahmefällen zulässig.
  (1) Nach der Rechtsprechung des *Bundesverfassungsgerichts* wäre es verfehlt, „dem Kranken oder Gebrechlichen, weil seine Gesundheit oder sein Körper bereits versehrt seien, nur ein gemindertes Maß an Selbstbestimmungsrecht zuzusprechen, und deshalb Eingriffe zum Zwecke der Diagnose, Vorbeugung, Linderung, Besserung und Behebung des Leidens dem Erfordernis der Einwilligung zu entziehen oder nur geringere Anforderungen an die Einwilligung und das in ihrem Rahmen gebotene Maß an Aufklärung zu stellen".[36] Im Grundsatz ist also der Umfang der Aufklärungspflicht allen Patienten gegenüber gleich.
  (2) Trotz dieses grundsätzlichen Ausgangspunkts – Gebot zur umfassenden Diagnoseaufklärung, also auch bei infauster Prognose – erkennt die höchstrichterliche Judikatur durchaus an, daß es Fälle gibt, in denen die durch die Aufklärung beim Patienten zu befürchtende Gesundheitsschädigung gravierender sein kann als die Beeinträchtigung seines Selbstbestimmungsrechts. In einer solchen Situation ist der Arzt aus dem Gedanken „salus aegroti suprema lex" berechtigt, die Aufklärung aus medizinischen Gründen einzuschränken, u.U. auch ganz zu unterlassen. Man spricht insoweit von der „Kontraindikation" der Aufklärung oder dem „therapeutischen Privileg" des Arztes,[37] das keine Ermessensfreiheit bedeutet, sondern auf dem Gesichtspunkt der Fürsorge und Schonung des Patienten beruht.
  (3) Im Rahmen der Einschränkung der Diagnoseaufklärung ist zunächst klarzustellen, daß der Gynäkologe die Patientin nicht unterrichten muß, ja *nicht* unterrichten *darf,* wenn sich „für den eröffneten – und letztlich falschen – Befund keine hinreichende tatsächliche Grundlage" ergibt, der Befund aber „für den Laien auf eine schwere, u.U. lebensbedrohliche Erkrankung schließen läßt und der Patient in psychischer Hinsicht zu Überreaktionen neigt".[38] Eine Aufklärung auf der Grundlage bloßer Vermutungen ist weder aus dem Gesichtspunkt des salus aegroti noch unter dem Aspekt der voluntas aegroti geboten bzw. zulässig. Die Mitteilung eines ungesicherten Befunds als gesicherte Diagnose ist ein ärztlicher Pflichtverstoß, der den Entscheidungsspielraum der Patientin unzulässig einschränkt und daher zur Haftung führt.[39]
  (4) Im übrigen aber wird „die Mitteilung der Diagnose stets dann geschuldet, wenn die Kenntnis der Diagnose für die Behandlungsentscheidung des Patienten, z.B. für die Frage, ob er in eine vom Arzt vorgeschlagene Operation einwilligen soll, erkennbar von Bedeutung ist. Wird unter diesen Voraussetzungen eine Befundmitteilung geschuldet, so hat sie richtig und vollständig zu erfolgen, da nur so der Patient in die Lage versetzt wird, das Für und Wider der ihm angesonnenen Behandlung gegeneinander abzuwägen. An die Präzision und Zuverlässigkeit der Diagnosestellung sind dann besonders hohe Anforderungen zu stellen, wenn die angesonnene Behandlung nicht vital indiziert ist und im Falle ihres Fehlschlagens die Lebensführung des Patienten schwer belasten würde".[40]
  (5) Die Frage, ob der Gynäkologe aus therapeutischen Rücksichten berechtigt – oder sogar verpflichtet – sein kann, eine an sich gebotene Aufklärung zu unterlassen, ist von der Rechtsprechung *ausnahmsweise* bejaht worden, wenn die Aufklärung zu einer „ernsten und nicht behebbaren Gesundheitsschädigung" der Kranken führen würde.[41] Unerhebliche körperliche oder psychische Schäden, z.B. das bloße Herabdrücken der Stimmung oder des Allgemeinbefindens der Patientin genügen demnach zweifellos nicht, um ein Unterbleiben der Diagnoseaufklärung zu rechtfertigen, ja selbst „ernste", aber behebbare Schäden infol-

ge der Aufklärung reichen dafür nicht aus.[42] Denn eine generelle Aufklärungsbefreiung aus „therapeutischen Gründen" ist bisher von der Judikatur nicht allgemein anerkannt worden.[43] Für die Unzumutbarkeit der Aufklärung, an die strenge Anforderungen gestellt werden, genügt auch nicht der bloße Hinweis auf die Schwere der Erkrankung.[44] Rechtfertigung für die unterbliebene Aufklärung ist vielmehr allein die konkrete, gesundheitsschädliche Wirkung auf die Patientin,[45] wobei diese Wirkungen *schwerwiegend* und *dauerhaft* sein müssen.

Der Bundesgerichtshof rechtfertigt den Ausnahmecharakter dieser Fallgestaltungen und die einschränkenden Kriterien der Aufklärungsbefreiung damit, daß anderenfalls das Selbstbestimmungsrecht des Patienten unterlaufen würde.[46] Immerhin aber gibt es auch in der Judikatur Stimmen, die diesen rigiden Standpunkt nicht teilen. So ist bereits in dem Minderheitsvotum zu der zitierten Entscheidung des Bundesverfassungsgerichts zu lesen: Wer unter dem Schlagwort der „Wahrheit am Krankenbett" immer die umfassende Aufklärung fordere, wendet das Selbstbestimmungsrecht u.U. gegen den Patienten. Ähnlich argumentiert auch das OLG Celle.[47] Danach müsse der Arzt – auch unter Berücksichtigung des Selbstbestimmungsrechts des Patienten – Rücksicht auf die psychosomatische Ausnahmesituation nehmen, in der sich der schwer erkrankte Mensch befindet. Der Patient dürfe nicht über sein Krankheitsleid hinaus seelisch belastet werden.

(6) Auch im *juristischen Schrifttum* teilen maßgebende Stimmen die engherzige, das Patientenwohl zu wenig berücksichtigende Auffassung der BGH-Rechtsprechung nicht. „Soweit die Gefahr der Schädigung des Patienten schwerer wiegt als die Beeinträchtigung seines Selbstbestimmungsrechts, die in dem Verschweigen einzelner Umstände liegt, ist die Aufklärungspflicht eingeschränkt", betont z.B. Grünwald.[48] Geilen[49] hebt mit Recht hervor, bei der Frage der Kontraindikation der Aufklärung seien „nicht nur unbehebbare gesundheitliche Dauerschäden, sondern auch psychische Schäden (insbesondere seelische Zusammenbrüche) in Rechnung zu stellen". Noch einen Schritt weiter geht Bockelmann[50] mit der Bemerkung:

„Wenn die Gefahr besteht, daß der Patient durch die Eröffnung der Diagnose in einen die Heilungschancen beeinträchtigenden Zustand der Niedergeschlagenheit versetzt wird, muß der Arzt operieren dürfen, auch wenn die Einwilligung aufgrund einer Aufklärung erteilt wurde, die nicht die ganze Wahrheit enthält. Schonungslose Aufklärung (z.B. über die Krebsdiagnose) kann eine Sorgfaltspflichtverletzung darstellen."[51]

Der Gesichtspunkt, daß sich das Recht in einen Widerspruch verwickelt, wenn es eine ärztlich kontraindizierte Aufklärung gebietet, obwohl diese, weil gegen die Regeln der ärztlichen Kunst verstoßend, die zivil- und strafrechtliche Verantwortlichkeit begründet, wird leider viel zu wenig erkannt.

- *Wie* der Gynäkologe bei der Diagnoseaufklärung seiner Patientin den Befund und die u.U. infauste Prognose mitzuteilen hat, erläutert beispielhaft die bereits zitierte Grundsatzentscheidung des Bundesgerichtshofs vom 16.1.1959.[52] Gegenstand der Entscheidung war die Erkrankung einer Patientin an Gebärmutterhalskrebs ersten Grades. Wörtlich heißt es dort:

  „Insoweit steht dem Arzt ein angemessener Spielraum zur Verfügung. Hier, also bei der Frage, *wie* der Kranke zu unterrichten ist, können sich Sachkenntnis und Einfühlungsvermögen des Arztes auswirken, um die Aufklärung den Erfordernissen des Einzelfalles anzupassen. Dagegen kann nicht anerkannt werden, daß auch die Frage, *ob* der Kranke überhaupt aufgeklärt werden muß, in das freie Ermessen des Arztes gestellt sei. ... Der Revision ist zuzugeben, daß die Einwilligung des Kranken in die Strahlenbehandlung in Fällen dieser Art vielfach nur erreicht werden kann, wenn ihm auch die Schwere und die Lebensgefährlichkeit seiner Krankheit eröffnet wird. Das bedeutet aber nicht, daß ihm unvermittelt „die nackte Krebsdiagnose" mitgeteilt werden soll. Der Arzt wird vielmehr zunächst tastend erfragen, was dem Kranken über seinen Zustand – vielleicht aus Mitteilungen der Ärzte, die ihn früher behandelt haben – bereits bekannt ist. Soweit es sich dann noch als nötig erweist, wird er den Kranken in vorsichtiger Weise über die eigene Diagnose unterrichten und ihm auch, schon um den Heilungswillen aufzurufen, den Ernst seiner schweren Krankheit nicht vorenthalten. Dabei das richtige Wort gegenüber seinem Patienten zu finden, ist auch hier seine ärztliche Aufgabe. Läßt sich aber, um die Einwilligung des Kranken in eine notwendige Behandlung zu erhalten, die Bekanntgabe des Krebsbefundes nicht vermeiden, so darf der Arzt hiervor nicht zurückschrecken. ... Auf eine etwaige gegenteilige ärztliche Übung können die Beklagten (Anm.: Ärzte) sich nicht mit Erfolg berufen, denn eine solche Übung wäre mißbräuchlich."[53]

- Die *Eingriffs-* oder *Risikoaufklärung* steht in der Praxis des Justizalltags im Mittelpunkt, wie die Flut einschlägiger Gerichtsentscheidungen und die weit verbreitete, vielfach beklagte Unsicherheit der Ärzte auf diesem Feld eindrucksvoll belegen. Bei der Risikoaufklärung geht es darum, der Patientin die Art und Schwere des Eingriffs und die Richtung des konkreten Risikospektrums zu vermitteln, wobei nicht nur die in Rede stehende medizinische Maßnahme, sondern auch die berufliche Stellung und die private Lebensführung der Patientin eine Rolle spielen. Sie muß über Anlaß, Dringlichkeit, Umfang, mögliche Nebenwirkungen und Folgen des geplanten Eingriffs, dessen Heilungs- und Besserungschancen, die Folgen der Nichtbehandlung, etwaige Behandlungs-

und Kostenalternativen unterrichtet werden. Die Patientin muß wissen, worin sie einwilligt, Bedeutung und Tragweite des ärztlichen Tuns also in etwa abschätzen können.

> Bei den Risiken kommt es nicht auf irgendeine statistische Komplikationsdichte, eine bestimmte Risikofrequenz an, vielmehr ist entscheidend, ob das in Frage stehende Risiko dem Eingriff spezifisch anhaftet und bei seiner Verwirklichung die Lebensführung der Patientin besonders belastet. Unter dieser Prämisse muß auch über *seltenste* Risiken aufgeklärt werden.

Das weite Feld der Risikoaufklärung soll hier nicht im einzelnen dargestellt[54], nur in einigen wenigen Punkten Orientierungshilfe angeboten werden:

- Von besonderer Bedeutung ist die Aufklärung bei alternativ zur Verfügung stehenden Behandlungsmöglichkeiten, z.B. Operation, Strahlentherapie oder Chemotherapie im Rahmen der onkologischen Behandlung. Der Gynäkologe ist zwar nicht gehalten, der Patientin ungefragt zu erläutern, welche Behandlungsmethoden in Betracht kommen und was für und gegen die eine oder die andere Vorgehensweise spricht. Wenn jedoch unterschiedliche Risiken oder Erfolgschancen, unterschiedliche Belastungen oder ernsthafte wissenschaftliche Kontroversen bzgl. der in Betracht kommenden Behandlungsalternativen bestehen – oder wenn die angewandte Therapie nicht dem medizinischen Standard entspricht, insbesondere neuartig ist oder eine sog. „Außenseitermethode" darstellt – muß er die Patientin hierüber eingehend unterrichten. Denn diese soll nach „sachverständiger und vollständiger Beratung des Arztes selbst prüfen können", was sie an Belastungen und Gefahren auf sich nehmen will.[55] Allerdings muß es sich dabei um gewichtige Unterschiede handeln. „Eine nur geringfügig niedrigere Komplikationsrate einer anderen Behandlungsmethode begründet keine Verpflichtung des Arztes, auf diese hinzuweisen."[56]
- Da die Patientin wissen muß, auf welche Art von Behandlung und welche Risiken sie sich dabei einläßt, gelten bei neuen Therapierichtungen oder sog. „Außenseitermethoden" zum einen die allgemeinen Grundsätze, doch sind diese in einigen Punkten nicht unerheblich verschärft. Je angefochtener oder umstrittener die gewählte medizinische Methode in Fachkreisen ist, je mehr der Gynäkologe von einem eingeführten oder anerkannten Verfahren abweicht, um so weitreichender und genauer ist seine Aufklärungspflicht gegenüber der Patientin. Dazu gehört in jedem Fall der ausdrückliche Hinweis, daß das von ihm vorgeschlagene Therapiekonzept oder seine Diagnosemethode von der Schulmedizin abgelehnt wird und für ihre Tauglichkeit „keine hinreichenden empirischen Belege" vorhanden sind.[57] „Der Patient, der sich einer medizinischen Außenseitermethode anvertraut, muß nämlich alle Umstände seines Falles kennen."[58] Diese Verpflichtung entfällt also nicht schon dann, wenn der Patientin bekannt war, daß „ihr" Frauenarzt nicht nach den Regeln der Schulmedizin praktiziert.

> Umgekehrt besteht dagegen für den „Schulmediziner" keine Aufklärungspflicht über „nichtschulmäßige" Behandlungsmethoden, da der Arzt grundsätzlich nur die Handlungsweisen zu berücksichtigen hat, die von der Wissenschaft anerkannt sind.[59] Auf *Frage* der Patientin muß er allerdings „im Rahmen des Möglichen und Zumutbaren" Auskunft über vorhandene Behandlungsalternativen geben.

- Je neuartiger und weniger erprobt ein Verfahren ist, „desto umsichtiger und behutsamer" muß der Arzt handeln und desto eindringlicher und umfassender muß er den Patienten auch aufklären.[60] Ebenso wie der Arzt allerdings bei anerkannten Behandlungsverfahren nur über diejenigen Risiken aufklären muß, die bekannt und für ihn erkennbar sind, ebenso muß der Gynäkologe bei Anwendung einer nicht allgemein anerkannten Methode seine Patientin nicht darauf hinweisen, daß diese u. U. „noch nicht erforschte und auch ihm nicht bekannte Gefahren mit sich bringen könne".[61]
- Verwendet der Arzt ein nicht zugelassenes Arzneimittel, muß er die Patientin hierüber aufklären. Denn selbst wenn dieses nach internationalem Standard als wirksam anerkannt ist, fehlt ihm im Geltungsbereich des Arzneimittelgesetzes (AMG) gleichsam ein „Gütesiegel", das – unabhängig von seiner tatsächlichen Qualität oder Sicherheit – „für die Entscheidung des einzelnen Patienten wesentlich sein kann, über das er mithin auch informiert sein muß".[62]
- Der Umfang der ärztlichen Aufklärungspflicht hängt entscheidend vom Zweck und der Dringlichkeit der vorzunehmenden Maßnahme ab. Je weniger ein ärztlicher Eingriff medizinisch geboten ist, um so ausführlicher und eindrücklicher muß der Patient über dessen Erfolgsaussichten und etwaige schädliche Folgen informiert werden.[63] Umgekehrt gilt:

> Je dringender die ärztliche Maßnahme, desto geringer ist der Umfang der Aufklärung, wobei in Notfällen die Aufklärungspflicht sogar ganz entfallen kann.

Bleibt jedoch Zeit, verlangt selbst bei vitaler Indikation das Selbstbestimmungsrecht der Patientin, daß der Arzt ihr die Möglichkeit läßt, über den Eingriff oder die Behandlung eigenverantwortlich zu entscheiden und sie ggf. abzulehnen, „auch wenn ein solcher Entschluß medizinisch unvernünftig ist".[64]

- Die Aufklärungspflicht ist eine genuin *ärztliche* Verpflichtung und daher nicht auf Krankenschwestern, Pfleger und andere medizinische Assistenzberufe übertragbar. Sie trifft in erster Linie den behandelnden Arzt, kann aber delegiert werden, wenn der mit der Aufkärung betraute Arzt den für die Erfüllung dieser Aufgabe nötigen Wissens- und Erfahrungsstand hat.
- Zum Zeitpunkt der Aufklärung betont die Rechtsprechung allgemein, daß der Patient Gelegenheit haben muß, in Ruhe „zwischen der Aufklärung und dem Eingriff das Für und Wider der Operation", die Vor- und Nachteile der verschiedenen Behandlungsmethoden zu bedenken und sich im Anschluß daran innerlich frei dafür oder dagegen zu entscheiden. Daran fehlt es sicherlich, wenn sich die Patientin bereits auf dem Operationstisch befindet, bereits unter dem Einfluß von Medikamenten steht[65] oder – bei diagnostischen Eingriffen – die Aufklärung erst im Diagnoseraum erfolgt.[66] Bei *stationär* durchgeführten Operationen muß die Aufklärung im Regelfall vor der Vereinbarung eines festen Operationstermins erfolgen. Bei Notoperationen, einfachen Eingriffen oder solchen mit geringen bzw. weniger einschneidenden Risiken sowie dann, wenn die für die Operationsindikation entscheidenden Voruntersuchungsergebnisse nicht früher vorliegen, genügt als Aufklärungszeitpunkt der *Tag vor* dem Eingriff.[67] Bei *ambulanten* Operationen kann die Aufklärung bei einem „normalen" Eingriff noch am Tag seiner Durchführung erfolgen. Bei „größeren Eingriffen mit beträchtlichen Risiken" kann dies jedoch – so die ausdrückliche Formulierung des Bundesgerichtshofs – verspätet sein.[68]
- Es gehört zum Selbstbestimmungsrecht der Patientin, daß sie dem Arzt ihres Vertrauens freie Hand geben und auf die Aufklärung ganz oder teilweise verzichten kann.[69] Ein „Blankoverzicht" ist jedoch unwirksam, vielmehr muß die Patientin in einer Art „Grundaufklärung" das Wissen vermittelt bekommen, daß der Eingriff bzw. die Behandlung nicht ohne jedes Risiko ist. Der Verzicht auf die Aufklärung umfaßt also nur den Verzicht auf Einzelheiten über die Risiken und den Verlauf der Behandlung.
- Die Aufklärung ist an sich formfrei, und es besteht Übereinstimmung darin, daß das vertrauensvolle persönliche Gespräch zwischen Patientin und Arzt das Entscheidende ist. Da jedoch der Arzt die ordnungsgemäße, zeitgerechte Aufklärung beweisen muß, ist ihm dringend zu empfehlen, den wesentlichen Inhalt des Aufklärungsgesprächs und dessen zeitlichen Rahmen aus Beweisgründen schriftlich zu fixieren.[70] Das von Weißauer entwikkelte Konzept der sog. *Stufenaufklärung* ist dazu ein probates Mittel, indem der Erteilung einer schriftlichen Grundinformation anschließend mündliche Erläuterungen folgen. Wer dieses Konzept nicht benutzt, läuft Gefahr, im Prozeß beweispflichtig zu bleiben und damit zu unterliegen.

Allerdings hat die Rechtsprechung auch demjenigen, der keine schriftlichen Aufzeichnungen besitzt und für den konkreten Einzelfall keine Zeugen zur Verfügung hat, die Chance eingeräumt, einen „indirekten" Beweis für das Arzt-Patienten-Gespräch zu führen. „Sofern nicht wichtige Gründe im Einzelfall dagegen sprechen, reicht es regelmäßig aus, wenn derartige Gespräche nach Art und Inhalt einer ständigen und ausnahmslosen Übung entsprechen."[71] Kann der Arzt also nachweisen, daß er generell vor einer bestimmten Operation oder Behandlungsmaßnahme die Patientin über ein bestimmtes Risiko zu informieren pflegt, läßt sich daraus der Schluß ziehen, daß er auch im speziellen strittigen Fall „entsprechend dieser Übung" verfahren ist.

Schmerztherapie im Bereich der gynäkologischen Onkologie aus juristischer Sicht

Im Rahmen der Supportivmaßnahmen hat die Schmerztherapie im Bereich der gynäkologischen Onkologie eine wichtige Funnktion. Deshalb sollen im folgenden einige juristische Feststellungen aufgeführt werden:

➤ Wie auf S. 106 ausgeführt, hat jeder Patient Anspruch auf den allgemeinen medizinischen Qualitätsstandard. Das gilt auch hinsichtlich der Schmerztherapie.[72] Maßgebend ist dabei zum einen das subjektive Schmerzempfinden der Patientin, also nicht irgendein objektiver Maßstab, und zum anderen, „was die zuständige Fachdisziplin auf dem Gebiete der Schmerzbehandlung und Leidensminderung gemeinhin zu leisten vermag".[73]

Das Recht des Artikels 2 Abs. 1 Satz 1 Grundgesetz beinhaltet auch das Recht auf Freiheit von Schmerzen.[74] Damit wird bei einer Behandlung des Patienten ggf. auch ein Rechtsgut berührt, das unabhängig von dem auf personale Selbstverwirklichung hinführenden Selbstbestimmungsrecht besteht. Dies ist vor allem in Fällen bedeutsam, wo aufgrund der Konstitution des Patienten die Fähigkeit zur Selbstbestimmung nie bestand oder nicht mehr besteht.

➤ Ein schuldhafter Verstoß gegen die Pflicht zu ausreichender Schmerztherapie kann deshalb zivil-, berufs- und strafrechtliche Konsequenzen auslösen.

So wurde z. B. schon 1955 ein Arzt wegen fahrlässiger Körperverletzung verurteilt, weil er einem unheilbar an Krebs erkrankten Patienten, der unter unerträglichen Schmerzen litt, die von einem anderen Arzt verordneten Schmerzmittel untersagt hatte, ohne ihm seinerseits etwas anderes zur Linderung seiner Qualen zu verschreiben.[75]

Da „sich steigernde und nahezu unerträglich gewordene Schmerzen" als „Unglücksfall" im Sinne des § 323 c StGB zu qualifizieren sind, kann die

pflichtwidrige Nichtvornahme der Schmerzbekämpfung den Tatbestand der unterlassenen Hilfeleistung erfüllen. Strafbar ist der Arzt insoweit allerdings nur, wenn er vorsätzlich, d.h. in Kenntnis der Schmerzsteigerung und im Bewußtsein der ihm zur Verfügung stehenden Hilfsmöglichkeiten nichts getan und die Schmerzzufügung gebilligt bzw. in Kauf genommen hat.
Die Rechtslage ist eindeutig:

> Ein Gynäkologe, der es unterläßt, erhebliche Schmerzen zu lindern, kann sich bei Vorliegen einer Garantenstellung, also nach Übernahme der Verantwortung für die Patientin, wegen vorsätzlicher oder fahrlässiger Körperverletzung, im übrigen aufgrund unterlassener Hilfeleistung, strafbar und schadensersatzpflichtig machen. Dabei setzt der Tatbestand der Körperverletzung keine Verschlechterung des Gesundheitszustands voraus, vielmehr genügt es, daß die Schmerzen eines Patienten verschlimmert oder aufrechterhalten, d.h. nicht gelindert bzw. beendet werden.[76]

Nach einer im strafrechtlichen Schrifttum vertretenen Ansicht kann die Nichtanwendung schmerzlindernder Mittel sogar den Tatbestand des Totschlags begründen. Im Alternativentwurf zum Gesetz über die Sterbehilfe aus dem Jahre 1986 heißt es:

„Darüber hinaus müssen leidensverursachende Krankheitssymptome behandelt werden, auch wenn künstlich lebensverlängernde Maßnahmen nicht angezeigt sind. Werden dem Patienten derartige Maßnahmen vorenthalten, kann dies als körperliche Mißhandlung, bei dadurch verursachter Lebensverkürzung sogar als Tötung strafbar sein.“[77]

Andererseits ist nach fast einhelliger anerkannter Rechtsauffassung die Lebensverkürzung straflos, wenn sie sich als unbeabsichtigte, aber vorausgesehene und deshalb als unvermeidlich hinzunehmende Nebenfolge der Schmerzlinderung bzw. Schmerzbeseitigung ergibt.[78] Denn „bei einem unheilbar Erkrankten, qualvoll Leidenden“ kann „die Schmerzlinderung als die gebotene ärztliche Hilfe derart im Vordergrund stehen, daß die eventuelle Nebenwirkung einer Beschleunigung des Endes als das im Verhältnis zu den unerträglichen Schmerzen geringere Übel in Kauf genommen werden darf“.[79]

➤ Angesichts dieser Folgen unterlassener Schmerztherapie ist deren *Dokumentation* von erheblicher Bedeutung. Gemäß § 10 der Musterberufsordnung gehört die ordnungsgemäße Dokumentation ärztlicher Maßnahmen zu den Berufspflichten des Arztes. Darüber hinaus ist sie in einer Klinik angesichts des arbeitsteiligen Zusammenwirkens vieler – Ärzte und Pflegekräfte – aus Gründen der Kommunikation und Qualitätssicherung, also aus therapeutischen Gründen unverzichtbar.[80] Abgesehen davon haben Dokumentationsmängel weitreichende *forensische* Konsequenzen: Sie führen zu Beweiserleichterungen zugunsten der Patientin bzw. – je nach Sachlage – sogar zur Beweislastumkehr zu Ungunsten des Arztes und damit im Ergebnis meist zu dessen Haftung. Voraussetzung ist allerdings, daß die Aufzeichnung der medizinischen Maßnahme *ärztlich geboten* war.

■ Literatur

1 BGH NJW 1984, 661
2 OLG München, VersR 1996, 63, 64
3 Schreiber, Langenbecks Archiv für klinische Chirurgie, Bd. 364 (1984), 206
4 Weller in: Traumatologie und Recht, hrsg. vom Landesverband Südwestdeutschland der gewerblichen Berufsgenossenschaften, 1993, 19
5 BGH NJW 1982, 2121, 2122
6 RGSt 67, 12, 22
7 Eser, Recht und Medizin, 1990, 343
8 RGSt 64, 263, 270; BGH LM Nr. 6 zu § 230, 222 StGB
9 BGH NJW 1960, 2253; OLG Koblenz, NJW 1996, 1601
10 OLG Koblenz, NJW 1996, 1600, 1601; Rumler-Detzel, VersR 1989, 1008
11 BSG NJW 1989, 794, 796
12 OLG Düsseldorf, AHRS Nr. 2620/15
13 BGH NJW 1987, 2927
14 Carstensen/Schreiber, Mitteilungen der Deutschen Gesellschaft für Chirurgie, Heft 5/1991, 13
15 BGH NJW 1988, 763
16 BGH MedR 1992, 214 ff; NJW 1991, 1543
17 BGH VersR 1994, 480 ff
18 Ulsenheimer, Gynäkologe 1993, 349; Opderbecke/Weißauer, MedR 1993, 449
19 OLG Düsseldorf, VersR 1994, 352
20 OLG Düsseldorf, a.a.O., S. 352; OLG Oldenburg, VersR 1994, 118; BGH NJW 1993, 2989
21 BGH MedR 1992, 214, 216
22 BGH NJW 1997, 796, 797
23 BGH NJW 1983, 2080
24 BGH AHRS 2002/8
25 BGH MedR 1983, 108
26 MDR 1983, 884
27 OLG Köln, VersR 1989, 631
28 Laufs, NJW 1986, 1518
29 BGH AHRS 2002/8 S. 13; OLG Köln, VersR 1989, 631
30 BGH VersR 1981, 1033, 1034; VersR 1988, 293, 294
31 BGH MedR 1995, 70, 71
32 BGH MDR 1989, 321
33 BGH MedR 1989, 320, 322
34 OLG Stuttgart, VersR 1988, 696
35 Jaspers, Die Idee des Arztes, in: Wahrheit und Bewährung – Philosophieren für den Alltag, 1983, 47, 51
36 BVerfGE 52, 131, 175
37 Deutsch, NJW 1980, 1306
38 OLG Köln, NJW 1987, 2936
39 OLG Stuttgart, VersR 1988, 695
40 OLG Stuttgart, VersR 1988, 695, 696; BGH MedR 1985, 224, 225
41 BGHZ 29, 176, 185
42 BGH NJW 1956, 1106
43 OLG Köln, NJW 1987, 2936
44 Eberbach, MedR 1986, 182 unter Hinweis auf BGH JR 1986, 65, 67
45 Tröndle, StGB, 48. Aufl. 1997, § 223 Rdnr. 9 q
46 BGHZ 90, 103, 109, 110
47 VersR 1981, 1185
48 Arzt und Recht, 1966, 147
49 Die juristische Problematik in der Medizin, Bd. II, 1971, 37 ff.
50 Strafrecht des Arztes, 1968, 62
51 RGSt 66, 181 ff.
52 BGHZ 29, 176, 185
53 BGHZ 29, 184, 185, 186
54 Arztstrafrecht in der Praxis, 2. Aufl., 1998, Rdnr. 53 ff.; siehe auch Gynäkologe 1995, 28, 117 ff.

[55] BGHZ 102, 17, 22; BGH NStZ 1996, 34 f.
[56] BGH NStZ 1996, 34 f.
[57] RG HRR 1938, Nr. 857; OLG Koblenz, NJW 1996, 1601; OLG Düsseldorf, AHRS Nr. 5230/2
[58] OLG Koblenz, NJW 1996, 1600, 1601
[59] BGH, Urteil vom 22.9.1987 – VI ZR 238/86
[60] Jung, Traumatologie und Recht, hrsg. vom Landesverband Südwestdeutschland der gewerblichen Berufsgenossenschaften, 1993, S. 24
[61] BGH NJW 1991, 1535, 1538
[62] BGH NStZ 1986, 34 f.
[63] BGH MedR 1991, 85 f.
[64] BGH NJW 1984, 1397 ff.
[65] BGH Gebfra 1992, 704 ff.
[66] BGH NJW 1995, 2411
[67] BGH Gebfra 1992, 704 ff.
[68] BGH MedR 1995, 20
[69] BGH NJW 1973, 556, 558
[70] BGH MedR 1985, 169
[71] OLG Hamm, VersR 1995, 661; BGH MedR 1985, 169
[72] Uhlenbruck, MedR 1993, 297
[73] Uhlenbruck MedR 1993, 297
[74] Maunz/Dürig/Herzog, Art. 2 Abs. 2 GG, Rdnr. 30
[75] BGH LM Nr. 6 zu § 230
[76] Ulsenheimer, in: Laufs/Uhlenbruck, Handbuch des Arztrechts, § 139 Rdnr. 16
[77] § 14 StGB – AE, 1986, 19
[78] Schönke/Schröder/Eser, Rdnr. 26 vor § 211 ff.
[79] Hirsch, FS für Lackner, 1987, 607, 608; Herzberg, NJW 1996, 3043; BGH NStZ 1997, 182
[80] Mehrhoff, NJW 1990, 1525

5 Psychosomatische Aspekte in der gynäkologischen Onkologie

W. Schuth

Der folgende Beitrag geht von der Sicht der Betroffenen auf ihre Krankheit aus, die Therapie und deren Folgen. Die Kenntnis der subjektiven Wahrnehmungs-, Bewertungs- und Bewältigungsprozesse ist eine unerläßliche Ergänzung der objektiv-onkologischen Diagnostik und Therapie, um zumindest näherungsweise alle relevanten Aspekte des Tumorleidens zu erfassen, um somatischem Reduktionismus vorzubeugen und um nichtsomatische Interventionen indikationsgerecht und individuell adaptiert anzuwenden. Nur wenn der Arzt die Subjektsicht der Patientin wahr- und ernstnimmt und seine Interventionen sowohl an den gynäko-onkologischen Standards wie an den psychosozialen Bedürfnissen der Patientin orientiert, kann er – meist auch bei bestem Bemühen nur unvollständig – die berechtigte Forderung nach „ganzheitlicher Therapie" erfüllen, d. h. nicht das gynäkologische Malignom, sondern die konkrete Frau mit einem gynäkologischen Malignom behandeln. Der Beitrag versucht, hierfür dem behandelnden Gynäkologen einen praxisbezogenen Wahrnehmungs- und Handlungsrahmen anzubieten.

Zur psychosozialen Situation von Patientinnen bei Erstmanifestation eines gynäkologischen Malignoms

■ Warum sind „Krebs-Patientinnen" besondere Patientinnen?

Folgende empirisch gut gesicherte psychologische Sachverhalte begründen die Sonderstellung Malignomkranker im Spektrum chronisch bzw. lebensbedrohlich Erkrankter und machen onkologische Patientinnen damit unter psychologischen Aspekten zu „besonderen" Patientinnen:

- Die Diagnosemitteilung „Krebs" konfrontiert und belastet die Patientin abrupt und unausweichlich mit 2 Erkrankungen: einer *somatischen* und einer *psychosozial bedingten* Erkrankung. Mit dem Begriff „Krebs" verbinden in den westlichen Industriegesellschaften Gesunde und Betroffene ein kollektives, über die Zeit stabiles, veränderungsresistentes Konnotationsmuster (Neumann 1969, Verres 1986, Schuth 1993): „Krebs" ist geschichtslos, er kommt unvorhersehbar und unabwendbar, wann er will; er ist wahllos, er kann jeden treffen; dennoch trifft er (nur) den, der in irgendeiner zunächst noch unklaren, aber zu rekonstruierenden Weise selbst daran schuld ist, ihn verursacht oder provoziert hat; er führt unter Siechtum und – meist unbeherrschbaren – Schmerzen zum Tod nach schlimmem Sterben; nur die operative Therapie ist, wenn überhaupt, erfolgversprechend, da sie den Krebs „wegmacht"; die Strahlentherapie „verbrennt" zwar das gesunde Gewebe, den Krebs aber nur unzureichend; die Chemotherapie schädigt stärker die bereits eingeschränkte „Immunabwehr" als den Krebs um den Preis massiver Nebenwirkungen. Der unausweichliche Tod ist dann Erlösung (Dornheim 1983). Krebs, die Krankheit mit dem negativsten Image in den Industriegesellschaften (Curbow u. Mitarb. 1986, Verres 1986), repräsentiert das für unsere Epoche typische Bild vom schlechten Tod. Der gute Tod, richtiger: das gute Sterben, ist in diesen Gesellschaften der Sekundentod (Sontag 1981, Aries 1982). Gegen diese Bedrohung schützen sich Gesunde durch eine Invulnerabilitätshypothese: Zwar kann der Krebs wahllos jeden treffen, nicht jedoch die eigene Person! Malignomkranke gefährden diese angenommene Invulnerabilität, und sie bedrohen als Träger des Bilds vom schlechten Tod ihre soziale Umgebung. Sie werden daher zur Abwehr der Bedrohung stigmatisiert und distanziert; dies auch, weil für den Umgang mit Betroffenen keine sozial geprägten und anerkannten Verhaltensmuster zur Verfügung stehen.

> Die Konnotationen zu Krebs und die daraus abgeleitete subjektive Prognoseeinschätzung bedingen bei der Patientin den Sturz aus der bisherigen Alltagsnormalität, den Verlust bisheriger Selbstverständlichkeiten, vor allem der erlebnismäßigen Selbstverständlichkeit, unbegrenzt zu leben und eine Amputation der zeitlichen und inhaltlichen Zukunftsperspektive (Gerdes 1987, Ferring u. Mitarb. 1994).

Die Krebserkrankung belastet sie qualitativ und quantitativ stärker als frühere Belastungen, denn das Schlimmste hat sie eingeholt! Diese subjektive Bewertung bedingt auch eine verstärkte Wahrnehmung und intensivere Ausprägung somatischer und psychosozialer Belastungen, als dies bei nichtmalignen bedrohlichen Erkrankungen der Fall ist, und zwar besonders der depressiven Verstimmung, Angst, Hilf- und Orientierungslosigkeit, Autonomieeinschränkung und Schmerzen.

Die Krebserkrankung stürzt damit die Patientin durch die Diagnosemitteilung in eine existentielle Krise: Die schlimmste, zum schlechten Sterben führende Krankheit hat sie eingeholt. Neben der somatischen Belastung durch Symptome und Therapie muß sie die tatsächlichen oder vermuteten psychosozialen Folgen bewältigen. Für diese Aufgabe stehen ihr aber keine anamnestisch erprobten, suffizienten Bewältigungsstrategien und -ziele zur Verfügung, denn die Krebserkrankung weicht kategorial von früheren Belastungen ab. Initial ist sie dem Krebs ohnmächtig und passiv ausgeliefert.

> Damit sind Ausgangssituation, Aufgabe und Zielperspektive jeder, auch ärztlichen, psychosozialen Intervention umschrieben: der Patientin zu helfen, die unüberwindbar erscheinende Kluft zwischen maximaler Belastung, Bedrohung und Bewältigungsanforderung und der aktuell minimal eingeschätzten Bewältigungsfähigkeit zu verkleinern oder zu überwinden durch die Entwicklung ereignisadäquater individueller Bewältigungsstrategien.

➤ Das Verhalten von Ärzten, Pflegepersonal und Angehörigen ist von den genannten Konnotationen mitbestimmt: Die Patientin hat die schlimmste aller Krankheiten und verkörpert das schlechte Sterben; obwohl selbst bedroht, bedroht sie damit aber auch ihre soziale Umwelt. Die Patientin sozial zu distanzieren, ist daher eine häufig eingesetzte Strategie zur Abwehr dieser Bedrohung.

Distanzierende Umgangsweisen im Bereich der Kommunikation

- Tabuisierung vermeintlich „gefährlicher" Fragen, z.B. nach der „Wahrheit", der Prognose, den bleibenden Beeinträchtigungen, nach Bewältigungsmöglichkeiten jenseits der somatischen Medizin,
- Themen- und Adressatenwechsel im Gespräch,
- Sprechen über die Patientin statt mit ihr, auch bei der Visite, z.B. durch die an die Schwester gerichtete Frage nach dem Befinden der Patientin oder die Anordnung weiterer diagnostischer oder therapeutischer Maßnahmen ohne vorherige Information der Patientin,
- Versachlichung und Reduktion der Patientin und ihres Erlebens auf das Malignom, z.B. wird aus „Frau Meier mit Ovarialkarzinom" umgangssprachlich im Berufsalltag „das Ov.-Ca",
- Verkindlichung und Entmündigung der Patientin, zu erkennen z.B. am jovialen Kommunikationsstil („Na, wie geht es uns denn heute?"),
- Vermeidung von offener Kommunikation,
- Einsatz von Täuschungsstrategien, besonders durch „gnädige Lügen", Bagatellisierung und Abwiegelung („Nein, über Krebs reden wir nicht, es war ja nur ein Knoten bei Ihnen!").

Im negativen Extrem dient der Patientin die Kommunikation nicht mehr als dialogische Klärungs- und damit Bewältigungshilfe, sondern zu ihrer offenen Täuschung und zum Schutz des Personals vor ihr und ihren belastenden, weil hilflos machenden Fragen (Glaser u. Mitarb. 1974).

➤ Unabhängig davon, wie sich der konkrete Arzt selbst implizit oder explizit professionell definiert und verhält, adressiert die große Mehrheit der Patientinnen mit einem Malignom unreflektiert, selbstverständlich und vor jeder konkreten Erfahrungsbildung an ihren behandelnden Arzt gleichzeitig und subjektiv häufig gleich bedeutsam 2 Rollenerwartungen (Parsons 1951, Geisler 1989): sie sieht in ihm und erwartet fraglos von ihm
- den medizinischen Experten, der nach dem aktuell gültigen Standard von Diagnostik und Therapie den Krebs besiegt und dadurch die Überlebenszeit sichert,
- den an ihr als Person interessierten und engagierten Experten für „human relations" und für die Bewältigung der krankheits- und therapiebedingten psychosozialen Belastungen, der hilft, Lebensqualität wiederzugewinnen.

Aufgrund der Wucht der Diagnose „Krebs" sind diese beiden von allen Patienten erwarteten Rollenaspekte bei Patienten mit einem Malignom am ausgeprägtesten (Schuth 1993). Diese beiden Rollenerwartungen müssen qualitativ und quantitativ keineswegs kongruent sein mit der Selbstdefinition des behandelnden Arztes. Unbedingte Voraussetzung hilfreicher onkologischer ärztlicher Tätigkeit ist daher die möglichst präzise Klärung und Definition des eigenen beruflichen Selbstbilds, z.B. auf der Übergangsreihe „krankheitszentrierter Mediziner ‚gegenüber' patientinorientierter Arzt". Hat der Arzt sein professionelles Selbstverständnis durch Selbstbeobachtung im klinischen Alltag und (möglichst institutionalisierte) Reflexion in einer Gruppe geklärt, müßte er es auf der Verhaltensebene umsetzen und sein Verhalten fortlaufend überprüfen. Auch im günstigsten Fall ist aber realistischerweise nur eine Minimierung der Diskrepanz zwischen den Patientinnenerwartungen und den ärztlichen Verhaltensweisen und Kompetenzen zu erwarten. Pointiert gesagt: Die Erwartungen unserer Patientinnen mit einem Malignom überfordern uns immer! Je größer allerdings die Diskrepanz, desto ausgeprägter dürfte das Ausmaß von Un- bzw. Mißverständnis zwischen Arzt und Patientin sein, desto ausgeprägter die Stigmatisierung der Patientin als z.B. „undifferenziert" oder „hysterisch", und die wechselseitige Enttäuschung mit negativen Folgen für die Arzt-Patientin-Beziehung und die Compliance.

> Idealerweise müßte daher schon im Erstkontakt der Arzt die auf ihn gerichteten Erwartungen möglichst umfassend und präzise erfassen und sie mit der Reichweite seiner Kompetenz und Verantwortlichkeit vergleichen. Das Ergebnis dieses Vergleichs sollte der Patientin so klar mitgeteilt werden, daß sie selbst prüfen und entscheiden kann, welche Erwartungen und Bedürfnisse erfüllbar, unerfüllbar, illusorisch oder realistisch sind.

Neben den genannten Auswirkungen auf die Arzt-Patientin-Beziehung mit ihren Folgen auf die Compliance ist auch für den Arzt der Klärungsprozeß wichtig, da sonst die Gefahr besteht, daß die an ihn adressierten, aber unerfüllbaren Erwartungen seine professionelle Identität in Frage stellen. Demontieren der Krankheitsverlauf bzw. die Patientin z.B. seine implizite Ideologie vom mächtigen Helfer, besteht die Gefahr, daß er sich reaktiv in sinnlose diagnostische, vielleicht sogar therapeutische Überaktivität flüchtet, um seinen Machtanspruch gegenüber Krankheit und Patientin zu demonstrieren; daß er seine erlebte Ohnmacht nicht als Realität akzeptiert, sondern sie aggressiv an der Patientin oder dem nachgeordneten Personal abreagiert, z.B. durch nur scheinbare Organisationsmängel, wiederholtes Verschieben eines Operationstermins oder der Entlassung, „Vergessen" von Hilfen wie Prothesenversorgung, Adressen von Selbsthilfegruppen, Anschlußheilbehandlung oder Nachsorgetermine.

Psychosoziale Interventionen durch den behandelnden Gynäkologen

Voraussetzungen und Grenzen

Es ist selbstverständlich, daß der Arzt nach den gültigen onkologischen Standards handelt, nicht selbstverständlich ist, daß er auch als psychosozialer Helfer bei der Bewältigung von Krankheit und Therapie benötigt wird und psychosozial interveniert. Akzeptiert er seinen psychosozialen Auftrag, ist er mit mindestens 3 Problemen konfrontiert:

- Im Gegensatz zur Bewertung durch die Patientin werden psychoonkologische Kompetenz und psychosoziale Interventionen im Klinik- und Praxisalltag faktisch zwar als sinnvoll, aber nicht als essentiell angesehen. Fehlende Kompetenz und geringes Engagement in diesem Sektor sind nicht sanktionsbedroht. Interveniert der Arzt auch psychosozial, wird das häufig als sekundäre, freiwillig in der Freizeit von besonders engagierten Mitarbeitern erbrachte Kann-Leistung gewertet, die das humane Image des Krankenhauses nach außen stärkt und zufriedene Patientinnen schafft (Fennesz 1992).

> Guter Wille und Engagement sind nur notwendige, nicht aber hinreichende Voraussetzungen für erfolgreiche psychoonkologische Interventionen. Der Erwerb eingehender fachbezogener psychologischer Kenntnisse und psychosozialer Fertigkeiten wird erstmals in der Weiterbildungsordnung von 1992 als verpflichtender Bestandteil der Weiterbildung festgelegt (Kentenich 1997).

Ansonsten bleibt der Kompetenzerwerb ins Ermessen des einzelnen Arztes gestellt. Ferner wird psychosoziale Kompetenz, z.B. in der Gestaltung der Arzt-Patientin-Beziehung, gerne dem Bereich der „ärztlichen Kunst", dem „Charakter" oder der „Persönlichkeit" zugeordnet. Damit wäre sie nicht lehr- und lernbar, sondern quasi angeboren.

- Der interessierte Gynäkologe schreckt vor dem undurchschaubaren Spektrum an Psychotherapieformen und psychologischen Techniken zurück. Er vermißt klare Indikationskriterien und Handlungsanweisungen: Aufgrund welcher Kriterien ist mit welcher Technik in welcher Dosierung mit welcher Wahrscheinlichkeit welcher Effekt zu erzielen? Tatsächlich existiert nicht ***die*** „Psycho-Technik" für gynäkoonkologische Patientinnen und kein Manual experimenteller bzw. etablierter „Standard-Interventionen". Beides kann es, verglichen mit dem standardisierten befund- und stadienbezogenen operativen, strahlen- und chemotherapeutischen Vorgehen, auch nicht geben, da der Gegenstand psychosozialer Interventionen das belastete Individuum ist, das eine Krise zu bewältigen versucht. Heute ist noch unklar, welche Prozeßvariablen bei welcher onkologischen bzw. psychologischen Merkmalskombination der Patientinnen in welchem Umfang spezifisch oder unspezifisch zu den nachgewiesenen positiven Effekten der unterschiedlichsten Psychotherapieverfahren beitragen (Fox 1995). Auch unter Berücksichtigung der Heterogenität der soziodemographischen und onkologischen Variablen in den untersuchten Stichproben konnte keine Überlegenheit eines Verfahrens nachgewiesen werden (Worden u. Mitarb. 1984, Cumbia 1985, Cain 1986, Cunningham 1995, Cassileth 1995) mit Ausnahme der Krisenintervention (Stump 1994). Einen Überblick über die in der Psychoonkologie eingesetzten Verfahren geben Schaffner (1994), Stump (1994), Schwarz u. Mitarb. (1995) und Neises u. Mitarb. (1996). Für den Onkologen werden manche auf die psychologische Intervention zurückgeführten positiven Effekte auf die Lebensqualität und sogar die Überlebenszeit auch dadurch fragwürdig, daß medizinisch-prognostisch entscheidende Parameter in der Studienplanung und -auswertung (z.B. Spiegel u. Mitarb. 1989) oder der Effekt der onkologischen Therapie nicht differenziert berücksichtigt wurden (Ferlic u. Mitarb. 1979) bzw. ganz unterschiedliche Techniken in der gleichen Stichprobe zu positiven Effekten auf Überlebenszeit und -qualität (Küchler u. Mitarb. 1995) führten.

> Eine fachpsychotherapeutische Zusatzausbildung von Gynäkologen zu verlangen, wäre jedoch unsinnig, weil Patientinnen mit einem Malignom in ihrer überwältigenden Mehrheit nicht „psychisch gestört", „psychisch krank" oder „neurotisch" sind.

So waren nur 13 von 387 Patientinnen der Psychologischen Sprechstunde der Universitäts-Frauenklinik Freiburg 1993 im weitesten Sinne psychiatrisch erkrankt (Schuth u. Mitarb. 1995). Der Ausweg, die Patientin mit ihren psychosozialen Bedürfnissen im Konsil- oder Liaisondienst an einen professionellen psychologischen Helfer zu delegieren, ist problematisch, da, sofern ein solcher Spezialist überhaupt verfügbar ist, die Patientin in aller Regel dies als Stigmatisierung, jetzt zusätzlich auch noch „verrückt" zu sein, empfindet (Lerch u. Mitarb. 1993). Die Verantwortlichkeit würde aufgespalten, der Informationsfluß erschwert und die Hoffnung der

Patientin auf psychosoziale Kompetenz „ihres“ behandelnden Arztes enttäuscht.

Ferner variieren Belastungsbereiche und -intensität innerhalb kurzer Zeit, zumindest während der Akutbehandlung, so rasch und extrem, daß im Gegensatz zur formalen Psychotherapie kein festes Setting möglich und nur selten ein therapeutischer Prozeß durchzuhalten ist (Möhring 1991, Karck u. Mitarb. 1995).

Psychosoziale Hilfe durch den Gynäkologen

Gynäkoonkologische Patientinnen erwarten neben optimaler somatischer Therapie psychosoziale Hilfe; diese erwarten sie zunächst und vor allem von ihrem behandelnden Gynäkologen. Dieser Erwartung sollte er sich nicht unter dem Vorwand entziehen, daß er kein Psychotherapeut sei, denn nur selten ist formale Psychotherapie indiziert und durchzuführen. Vielmehr ist eine lehr- und lernbare, praxisorientierte und effektive Kurzzeitintervention erforderlich, mit der der Arzt flexibel bei begrenzter psychologischer Kompetenz auf die häufig schwankende Befindlichkeit der Patientin reagieren kann. Diese Forderungen erfüllt das in der klinischen Psychologie und Psychiatrie etablierte Konzept der Krisenintervention.

Jede psychoonkologische Intervention durch den behandelnden Arzt hat folgende 2 Erfolgsvoraussetzungen:

■ Arbeitsbündnis

Der Arzt bietet der Patientin an, daß er gleichzeitig als lösungssicherer medizinischer Experte die Krebserkrankung aktiv behandelt und als engagierter, aber nicht lösungssicherer Gesprächspartner für die psychosozialen Bedürfnisse der Patientin offen ist. Da nur die Patientin Expertin für ihr Leben ist, kann er, von seltenen Ausnahmefällen abgesehen, keine effektiven Bewältigungsstrategien empfehlen, wohl aber ihr helfen, diese zu entwikkeln. Damit ist die Patientin gleichzeitig passiv behandeltes medizinisches Objekt und aktiv handelndes Subjekt in der Krisenbewältigung. Arzt und Patientin sind damit komplementär jeweils Laie und Experte, aktiv und reaktiv, beide je spezifisch kompetent und engagiert in der psychosomatischen Therapie. Das Arbeitsbündnis als Voraussetzung spezifischer Interventionen wird durch folgende Verhaltensmerkmale des Arztes tragfähig:

- ➤ Die Aufklärung erfolgt in einem *kontinuierlichen Prozeß*, jeweils orientiert am aktuellen Frage- und Verstehenshorizont der Patientin. Konkret bedeutet das, daß jede diagnostische und therapeutische Maßnahme nach Indikation, Ergebnis und Konsequenz erläutert wird. Therapiealternativen dürfen nicht gleichwertig-alternativ, sondern müssen medizinisch begründet in einer Hierarchie der Patientin zur Entscheidung vorgelegt werden. Informed consent als wünschenswertes Ziel von Aufklärungsprozessen darf nicht bedeuten, der Patientin ärztlich wertungsfrei in einer Frage um Leben und Tod die Entscheidungen zuzumuten. Zu berücksichtigen ist weiter, daß die Patientin in einer Krise ist, d.h. sie kann mangels korrekter und vollständiger Informationsaufnahme und -verzerrung durch subjektiv bedeutsame, aber prognostisch irrelevante Variablen nur im Ausnahmefall zu einer auch objektiv richtigen Entscheidung gelangen. Ihr z.B. wertungsfrei die „Wahl“ zwischen BEO (brusterhaltende Operation) und Ablatio, Nachbestrahlung oder Chemotherapie, hormoneller oder Strahlentherapie zu überlassen, ist ärztlich-psychologisch nicht vertretbar. Vom Arzt verlangt werden der klare Therapievorschlag der ersten Wahl und weitere Therapieoptionen nach prognostischer Relevanz und Nebenwirkungsspektrum und -intensität.
- ➤ Der Arzt gibt, bereits im Aufnahmegespräch, bedingungslose Fragemöglichkeit, ermutigt zum Nachfragen, hält geduldig permanent wiederholte Fragen aus, die er längst gültig beantwortet glaubte, und versucht die subjektive Bedeutung dieser wiederholten Frage zu erfassen. Meist drückt die Patientin dadurch ihre prognostischen Ängste aus bzw. will sich Sicherheit bei widersprüchlichen Mitteilungen, z.B. von Mitpatientinnen, verschaffen. Die Kommunikation in offener Bewußtheit kann somit den Arzt be-, die Patientin entlasten. Wagt die Patientin nicht, den Arzt zu fragen oder erhält sie wiederholt ihr unverständliche, in ihr Krankheitskonzept nicht akkommodierbare Antworten, wird sie sich an anderer Stelle die Antworten holen, die dann in aller Regel falsch, unvollständig und compliancebedrohend sind. Inkohärente Informationen an die Patientin lassen sich nie völlig vermeiden, da keine umfassende Absprache möglich ist: Der behandelnde Arzt kann nicht kontrollieren, was die Stations- oder Nachtschwester, die Mitpatientinnen, Ärzte im Konsil, bei der Sonntagsvisite oder der Praxisvertretung der Patientin mitteilen. Er kann aber, vertrauensbestimmte Arzt-Patientin-Beziehung und offene Kommunikation vorausgesetzt, das dadurch angerichtete kognitive Chaos klären!
- ➤ Vorbehaltlose Fragemöglichkeit ist eine Vorbedingung zur vorbehaltlosen Gefühlsäußerung. Die Diagnosemitteilung löst fast ausnahmslos starke negative Emotionen aus: Angst, Verzweiflung, Hilflosigkeit, Neid und Haß auf Gesunde. Unausgesprochen wird aber von Personal und Angehörigen die Gefühlsunterdrückung bzw. die emotional ausgeglichene unproblematische Patientin erwartet. Ein Qualitätsmerkmal der Arzt-Patientin-Beziehung ist es geradezu, wenn die Patientin negative Gefühle direkt, und nicht verdeckt-destruktiv, äußert. Zu prüfen ist immer, ob die negativen Emotionen nicht auf Mängel im zwischenmenschlichen und vor allem organisatorischen Bereich zurückzuführen sind. Wie würde der Arzt als Patient wohl reagieren, würde sein Operationstermin zum zweiten Mal verschoben, der seit 3 Tagen vereinbarte Termin zur CT-Untersuchung des Thorax vergessen, die „Aufklärung“ im Mehrbettzimmer en passant bei der Routinevisite erfolgen, ausgeprägte Alopezie und Nausea nur als

normale Nebenwirkungen der Chemotherapie gewertet, würde sein Wunsch nach einem Gespräch über „Persönliches" kommentarlos mit einer Überweisung an den psychiatrischen Konsildienst beantwortet?

Individualität und Personenwürde der Patientin

Der Arzt ist sich bewußt, übereinstimmend mit der Erwartung der Patientin, daß er nicht ein Malignom behandelt, sondern ein Individuum mit einem Malignom. Er versucht die psychophysische Befindlichkeit und die Bewertungen der Patientin differenziert und möglichst vollständig wahrzunehmen und individualisiert zu reagieren. Er versetzt sich in die Situation der Patientin, „als ob" er in ihrem Bezugs- und Wertungssystem wäre. Dieser Versuch zur Empathie kann immer nur approximativ sein, da sich niemand vollständig in die komplexe soziale Situation eines anderen Menschen versetzen kann und er sein medizinisches Fachwissen nicht ausblenden kann. Das Ernstnehmen der Individualität zeigt sich vor allem im Umgang mit der subjektiven Krankheitstheorie (SKT) der Patientin. Eine Krebserkrankung ist ein derart negatives, erwartungswidriges und bedeutsames Ereignis, daß es von den Betroffenen erklärt und in einen Zusammenhang mit ihrem Leben und Erleben gebracht werden muß. Das Ergebnis ist bei fast allen Patienten mit einem Malignom eine zumindest bruchstückhafte, medizinisch gesehen häufig abstruse SKT, die mit Vorstellungen zur Ätiologie, Pathogenese, Therapie und Bewältigungsseite medizinischen Krankheitstheorien strukturanalog ist.

> Die SKT ist der Versuch, zumindest kognitiv Kontrolle über das Ereignis und seine Folgen zu gewinnen, es sinnvoll und konsistent in den eigenen Lebensvollzug und -sinn zu integrieren und somit letztlich den Glauben an eine geordnete, nichtwillkürliche Existenz und Welt zu sichern (Filipp 1990, Hein 1995).

Könnte ein solches bedeutsames Ereignis wie „Krebs" nicht subjektiv erklärt und in einen logischen oder Sinnzusammenhang gebracht werden, wäre das eigene Leben, vielleicht sogar die Welt, sinnlos. Sinnlosigkeit von Leben bzw. Existenz ist aber kaum zu ertragen (Heider 1977).

Die Ursachenerklärungen gynäkoonkologischer Patientinnen stammen stärker als die onkologisch erkrankter Männer aus dem individuell-psychologischen Bereich, besonders aus chronisch belasteten Partnerschaften, und aus individuell modifizierten gängigen Umweltbelastungen (Muthny u. Mitarb. 1984, Riehl-Emde u. Mitarb. 1989, Gimmi 1994). Ein organspezifisches Erklärungsmuster ließ sich nicht nachweisen (Schuth 1993). Eine Konsequenz aus den subjektiven Ätiologievorstellungen von Patientinnen mit Mammakarzinom ist z. B., daß sie bis zu 98 % paramedizinische Hilfe in Anspruch nehmen, da die „Krebs-Entstehungs-Theorien" dieser Therapieformen ihrem eigenen Erklärungsmodell verwandter sind als das medizinische (Reichle 1995).

Elemente ihrer SKT teilen Patientinnen dem Arzt nur selten mit aus Angst vor Bagatellisierung bzw. aus antizipiertem Desinteresse oder Unverständnis des Arztes. Bieten Patientinnen dem Arzt also ihre SKT als Thema an, ist dies ein Vertrauensbeweis: Persönliches, teils mit Geheimnischarakter, wird mitgeteilt und damit dem Arzt die Subjektsicht von Krankheit und Therapie eröffnet. Da bei betroffenen Frauen die Ätiologievorstellungen oft mit Selbstbeschuldigungen, schädigenden Therapieoptionen und destruktiven Bewältigungsstrategien verbunden sind, hat der Arzt die Chance, behutsam zu korrigieren und zu entlasten, so z. B. wenn eine Patientin ihr Ovarialkarzinom als Strafe für die „egoistisch" begründete gewollte Kinderlosigkeit ansieht, das Mammakarzinom Konsequenz „der unausgelebten weiblich-mütterlichen Seite" ist und daher Psychotherapie statt onkologischer Therapie präferiert wird; wenn das Korpuskarzinom auf einen illegalen Abbruch attribuiert und als „späte Strafe dafür" gewertet wird.

Ätiologievorstellungen und Coping

Sind die Ätiologievorstellungen der Versuch, retrospektiv, wenn auch durchaus illusionär, die Krankheitsursache zu kontrollieren, ist die Entwicklung von Bewältigungsstrategien und -zielen (Coping) der Versuch, prospektiv die Folgen von Krankheit und Therapie zu kontrollieren. Die Diskrepanz zwischen dem zu Bewältigenden und den verfügbaren emotionalen, kognitiven und verhaltensmäßigen Strategien erfordert meist externe Hilfe, die die Betroffene neben dem (Ehe-)Partner vor allem vom behandelnden Arzt als psychosozialem Bewältigungsexperten erwartet.

Bewältigung von Krankheit, Therapie und deren Folgen

Welche Strategien bei welchen Personen mit welchem Malignom adaptiv bzw. maladaptiv sind, kann die Psychoonkologie zumindest gegenwärtig noch nicht mit hinlänglicher Sicherheit angeben und damit dem behandelnden Arzt auch keinen krankheits- und individualspezifischen Katalog an Bewältigungsstrategien und -zielen anbieten (Beutel 1993, Weber 1994). Es ist zwar verführerisch, aber unzulässig, mit ärztlicher Autorität der Patientin eine „bewährte" oder „objektiv gesicherte" Strategie, z. B. „Kämpfen" oder „positives Denken", zu empfehlen. Da nicht auf die Situation und deren Bewertung durch die Patientin bezogen, können ihr solche „ärztlichen Ratschläge" im günstigen Fall unsinnig erscheinen und verworfen werden, im ungünstigen Fall verschärfen sie noch die Hilflosigkeit der Patientin, da sie zwar das im Rat (z. B. „Seien Sie nicht verzweifelt!", „Wir schaffen das schon, nicht wahr!") implizierte Ziel gerne erreichen würde, aber keinen Weg sieht, es zu erreichen.

Sehr im Gegensatz zum somatisch-onkologischen Bereich ist dem Arzt im Bewältigungsprozeß der „ärztliche Rat" und die „ärztliche Führung der Patientin" untersagt, da nur die Patientin selbst die Strategien entwickeln und überprüfen, Bewältigungsziele formulieren oder verwerfen und nicht durch den Arzt oder andere Helfer auf sicherem Weg zum Bewältigungserfolg „geführt" werden kann.

Ferner werden Vorhersagen zu angemessenen oder unangemessenen Strategien dadurch erschwert, daß Patientinnen sich nicht nur interindividuell durch Lebens- und Lerngeschichten unterscheiden, sondern auch intraindividuell zeit- und ereignisabhängig variieren durch die Wechselwirkung zwischen Individuum, neuen Informationen, Krankheitsverlauf und verfügbaren Strategien (Lazarus u. Mitarb. 1981). So hat z.B. die initial häufig eingesetzte Strategie „Nichtwahrhabenwollen und Verdrängen" passager eine psychohygienische Schutzfunktion gegen die drohende Überwältigung durch das Ereignis und die daraus resultierende psychische Desintegration. Sie kann aber, falls sie persistiert, eine realitätsgerechte Anpassung verunmöglichen. Der Arzt muß sich also auf einen raschen und häufigen Wechsel zahlreicher Strategien einstellen. Aufgrund dieser individuell-verlaufsabhängigen Bewertung von Strategien kann die nebenstehende Auflistung nur orientieren über wahrscheinlich adaptive bzw. maladaptive Bewältigungsstrategien (Cobb 1976, Ziegler 1984, Ziegler u. Mitarb. 1984, Heim 1988, Heim u. Mitarb. 1990, Filipp u. Mitarb. 1991, Ferring u. Mitarb. 1994) (s. Boxen).

Das Hoffen auf und Erhalten von qualitativ hinreichendem Social support durch (Ehe-)Partner und Kinder ist für Frauen im Akutstadium die bedeutsamste nichtmedizinische Bewältigungshilfe (Ziegler u. Mitarb. 1984, Filipp u. Mitarb. 1987, Schuth 1993). Sie erwartet von ihrem sozialen Netzwerk:

- emotionale Unterstützung, z.B. Trost, Empathie, Mitleiden,
- kognitive Strukturierung des krankheitsbedingten Chaos durch Differenzierung, z.B. mittels kontinuierlicher Information, rationaler Umbewertung durch Korrektur ihrer prognostischen Kognitionen und klarer Diagnostik- und Therapieplanung,
- instrumentelle Unterstützung, z.B. Entlastung bei der Hausarbeit, Krankengymnastik zur Lymphödemprophylaxe, sozialmedizinische Beratung und organisatorische Hilfestellung (z.B. Anschlußheilverfahren, arbeitsrechtliche Fragen),
- evaluative Unterstützung, z.B. durch Wertschätzung ihrer Person/Würde, ihrer Lebensleistung und positiver Persönlichkeitsmerkmale.

> Das Konzept des Social support ist auch für den Arzt als Klärungshilfe sinnvoll, da es differenziert, wer spezifisch auf welcher Ebene kompetent und daher Bewältigungshelfer ist, welche Personen mit welchen Funktionen also das Netzwerk sozialer Unterstützung für die individuelle Patientin knüpfen müssen.

Wahrscheinlich adaptive Strategien

- Quantitiv und vor allem qualitativ ausreichender Social support,
- positiver Lebenssinn,
- positiver Krankheitssinn,
- Extropunitivität (d.h. aggressive Impulse werden wahrgenommen und nach außen abgeführt) bei erhaltener Impulskontrolle,
- durchgehaltene Verleugnung der Bedrohung,
- aktiv problemorientierte Haltung, z.B. Informationsbeschaffung, sekundärpräventiv sinnvolle Verhaltensänderung,
- Krankheit wird als Herausforderung zur Veränderung gewertet.

Wahrscheinlich maladaptive Strategien

- Stoisches Akzeptieren,
- passiv ertragene persistierende Hilf- und Orientierungslosigkeit,
- (persistierende) Verdrängung und Verleugnung emotionaler und sozialer Bedürfnisse,
- gesteigerte Intro-, gehemmte Extropunitivität,
- sozial erzwungene Überangepaßtheit und Konformität,
- quantitativ und vor allem qualitativ unzureichender Social support,
- depressive Grundstimmung, depressive Erkrankungen in der Anamnese,
- fehlender bzw. nicht zu rekonstruierender Lebens- und/oder Krankheitssinn; Erkrankung kann nicht in den Lebenssinn integriert werden.

Die Quellen und Formen der Unterstützung sind spezifisch an verschiedene Personen geknüpft und nicht austauschbar: Nur der Arzt kann valide medizinisch informieren, nur der (Ehe-)Partner der Patientin beweisen, daß sie für ihn (noch) sexuell attraktiv ist, nur die Sozialarbeiterin die sozialrechtlichen Hilfen bereitstellen, nur die Krankengymnastin effektive Bewegungstherapie einleiten (Badura 1981).

Ferner ist heute erst in Umrissen bekannt, welche Patientinnen aufgrund welcher Merkmale die Krankheit und die Folgen erfolgreich bzw. nicht bewältigen, welche Eigenschaften also einen Good coper bzw. Bad coper auszeichnen. In Analogie zur Psychotherapieergebnisforschung beschreibt *YAVIS* (young, attractive, verbal, intelligent, successful) eine prognostisch günstige, *HOUND* (homely, old, unintelligent, non-verbal, dumb) eine prognostisch ungünstige Merkmalskombination. Eine Prognose über den Bewältigungserfolg bei Krisen allgemein erlauben 3 von Antonovsky (1987) identifizierte Fähigkeiten:

- die Krise zu analysieren und sich eine differenzierte Vorstellung von ihren Kurz- und Langzeitauswirkungen zu machen,
- kreativ vorhandene Ressourcen zu aktivieren und auszuschöpfen und sich neue zu erschließen,

- dem Ereignis einen subjektiven Sinn zu verleihen und es in die Kontinuität des Lebenslaufs einzufügen.

Diese salutogenetischen Fähigkeiten und Prozesse anzuregen, könnte daher Aufgabe des Arztes sein. Zur differenzierten Wahrnehmung der Patientin und als handlungsleitende Konzeptualisierung bietet sich der Begriff der Krise an, für die Interventionen und Bewältigungsstrategien der Begriff der Krisenintervention (Ciompi 1993).

Merkmale einer Krise

- Ein bedrohliches, unerwartet auftretendes und daher nicht antizipiertes Ereignis überfordert bislang individuell bewährte Bewältigungsstrategien.
- Das Ereignis stellt damit bisherige, als selbstverständlich angesehene Lebensinhalte und -ziele in Frage.
- Betroffene sind hilf- und orientierungslos durch die Diskrepanz zwischen den ereignisabhängigen (maximalen) Belastungen und den zur Verfügung stehenden (minimalen) Bewältigungsfähigkeiten.
- Betroffene müssen aber gleichzeitig weitreichende Entscheidungen treffen, z. B. zwischen BET (brusterhaltender Therapie) und Ablatio.
- In der Krise ist die Suggestibilität erhöht; winzige Ursachen können erhebliche Langzeitauswirkungen haben, z. B. kann die von der Patientin als „traurig-pessimistisch" eingeschätzte Mimik des Arztes bei der Diagnosemitteilung die subjektive Prognoseeinschätzung stärker beeinflussen als der günstige histologische Befund.
- Da die Krise Veränderung und Neuentwicklung erzwingt, ist sie zugleich Risiko und Chance (Heim 1993).

Formale Aufgabe des Arztes bei der Bewältigung wäre daher, das durch die Krise ausgelöste Risiko zu minimieren und die Krise als Entwicklungs- und Veränderungschance zu nutzen. In der Krisenintervention nimmt er dabei Aufgaben wahr, die entweder spezifisch ärztlich sind und nicht delegiert werden können, z. B. den Aufklärungsprozeß, oder die von anderen nicht wahrgenommen werden, obwohl sie dafür prädestiniert wären, z. B. die Suche nach einem Sinn für die Krankheit mit dem (Ehe-)Partner.

Im Idealfall intervenieren koordiniert alle mit der Patientin befaßten Personen je nach ihrer spezifischen Kompetenz und stellen damit quantitativ und qualitativ hinreichenden Social support her (Schnyder 1993).

Der Arzt muß in der Krisenintervention Aufgaben übernehmen, die nicht primär seinem professionellen Selbstverständnis entsprechen, die aber die Patientin von ihm erwartet, da z. B. ihre Familienangehörigen unzensierte Gefühlsäußerungen tabuisieren. Der Arzt wird damit zum Substitut für andere Personen, die der Patientin Hilfestellung verweigern.

Nachfolgend wird das 6stufige Modell der Krisenintervention nach Jacobson (1980) vorgestellt, das systematisch die psychoonkologisch relevanten Elemente eines erfolgreichen Bewältigungsprozesses aufgreift (Stump 1994). Es ist organisatorisch und zeitlich gut in den Klinik- bzw. Praxisalltag zu integrieren und wird von den Patientinnen ganz überwiegend akzeptiert (Schuth 1996).

Meistens wird die Krisenintervention von ihnen nicht als psychologische Intervention, sondern als besondere Form der Arzt-Patientin-Interaktion betrachtet. Das schrittweise Vorgehen macht den Prozeß für Arzt und Patientin transparent.

Krisenintervention durch den behandelnden Gynäkologen

Die Krisenintervention erfolgt in 6 aufeinanderfolgenden Schritten, in praxi allerdings modifizieren die aktuellen Bedürfnisse der Patientin die Reihenfolge und Akzentsetzungen:

Den Krisenanlaß verstehen

Auslöser für die Krise sind immer die *Diagnosemitteilung* und die *Konnotationen zu „Krebs"*. Modifiziert werden die damit verbundenen Befürchtungen und deren Gewichtung durch die individuelle Lebensgeschichte und die aktuelle Lebenssituation. Die globale Belastung „Ich habe Krebs!" muß kognitiv strukturiert werden, damit angemessene Bewältigungsstrategien entwickelt werden können: In welchem Ausmaß belastet die Angst vor der Therapie, unbeherrschbaren Schmerzen oder dem antizipierten Siechtum zum Tode; die Angst vor therapie- und/oder krankheitsbedingter Verstümmelung und deren Auswirkungen auf das körperliche bzw. sexuelle Selbstbild; die Furcht vor alltagspraktischer Abhängigkeit; die Unsicherheit über die „richtige" Therapie und die Kompetenz des Arztes. Lokalisations- und therapiespezifische Befürchtungen sind meist geringer ausgeprägt als die unspezifischen „Krebsbefürchtungen" bzw. Sorgen um die eigene Person und Angehörige. So ist z. B. die in der gynäkologischen Psychoonkologie breit diskutierte therapiebedingte eingeschränkte sexuelle Erlebnisfähigkeit und Appetenz zunächst irrelevant im Vergleich zur globalen existentiellen Bedrohung (Schuth u. Mitarb. 1997), kann aber nach Behandlungsende relevant werden (Andersen 1987, 1990).

Interessiert sich der Arzt bereits im Erstgespräch für die Belastungsbereiche und -intensität, zeigt er der Patientin damit sein Interesse für ihre Subjektsicht und bietet ihr damit einen spezifischen „Beziehungsvertrag" an, nämlich medizinischer Experte und empathischer Bewältigungshelfer gleichzeitig sein zu wollen.

Da die Diagnose die Patientin in ein kognitives und emotionales Chaos stürzt, kann der Arzt durch geduldiges Zuhören und vorsichtig präzisierendes Rückfragen ermutigen, Gedanken, Fragen und Gefühle auch „unsortiert" zu äußern und damit ansatzweise die Situation kognitiv zu strukturieren und zu kontrollieren. Das Interaktionsmuster verdeutlicht die Rollenverteilung: Der Arzt ist aktiver medizinischer Experte, der der Patientin die somatische Therapie vorgibt; er ist gleichzeitig reagierender empathischer Gesprächspartner, der bereit ist, mit der Patientin Bewältigungsstrategien zu entwickeln. Er interveniert, damit die Patientin wieder Expertin für ihr Leben wird.

Eine gemeinsame Krisendefinition erarbeiten

Die im ersten Schritt benannten und gewichteten Belastungsbereiche sollten in einer knappen Formel gefaßt werden. So kann die Patientin ihre Befindlichkeit, Problembelastung und Bewältigungsaufgaben für sich selbst, den Arzt und vor allem ihre Angehörigen begrifflich fassen und ihre Ausgangssituation beschreiben. Gleichzeitig objektiviert sie die Bedrohung durch ihre Benennung. Solche Formeln, die Belastungs- und Bewältigungsseite verbinden, sind z. B. „Ich bin erschlagen, ich will es aber nicht bleiben!", „Es (Krebs) ist so groß, ich bin so klein!"

> Kennzeichen fast aller dieser initialen Krisendefinitionen ist die Diskrepanz zwischen dem (maximalen) Belastungsausmaß und der (minimalen) Bewältigungskompetenz.

Diese Definition akzeptiert der Arzt als Ausgangspunkt für den Bewältigungsprozeß. Sie soll auch den sozialen Bezugspersonen, besonders den Familienangehörigen, mitgeteilt werden, damit diese möglichst früh im Krankheitsverlauf die Subjektsicht der Patientin kennenlernen. Sie sollen dadurch zu individualisierter statt phrasenhafter Interaktion aufgefordert werden und damit zu hilfreichem Social support.

Gefühle dürfen und sollen ausgedrückt werden

Die Diagnosemitteilung löst höchst intensive negative Gefühle bei der Patientin aus, deren Äußerung aber weitgehend sozial unerwünscht ist und mit sozialer Distanzierung bestraft wird. Die Patientin unterdrückt daher die Gefühlsäußerung. Spricht hingegen der Arzt die situationsangemessenen negativen Gefühle an, ermutigt er die Patientin zur angstfreien Gefühlsäußerung, z. B. von Todesangst, Neid auf Gesunde, Vorwürfe gegen das „blinde Schicksal" oder am Malignom „schuldige" Personen, ungerichtete oder gerichtete Aggression, Bitterkeit. Gleichzeitig, meist jedoch deutlich schwächer, werden zaghaft positive Gefühle geäußert, z. B. unspezifische Hoffnung auf Heilung, Gottvertrauen, Zuversicht in die eigene und ärztliche Kompetenz. Wie zuvor auf der kognitiven Ebene, klärt und differenziert die unzensierte Gefühlsäußerung die emotionale Ebene, verbunden mit der Erfahrung, gegenüber dem Arzt emotional authentisch sein zu dürfen. Die Patientin erlebt gleichzeitig eine teils enorme Gefühlsentlastung.

Coping-Analyse

Meist wurde schon in den beiden ersten Schritten der Patientin deutlich, daß sie ihre Bewältigungsstrategien überprüfen und erweitern muß. Die Patientin wird angeregt, gedanklich zu klären, welche Belastung am dringlichsten und mit welcher Strategie zu bewältigen sei. Sie soll dazu auf ihr Leben zurückblicken und klären, welche Strategien ihr in früheren Belastungssituationen halfen und ob diese aktuell hilfreich sind. Ihr wird dabei deutlich, daß nur sie selbst in einem Such- und Prüfprozeß Strategien entwickeln und gedanklich überprüfen kann und daß diese nicht ärztlich oder von der sozialen Umwelt verordnet werden können.

Die Suche nach und Überprüfung bisheriger Strategien kann als „Hausaufgabe" zwischen den Visiten empfohlen werden, die Ergebnisse fließen in das Visitengespräch ein. Die anamnestisch erfolgreichen Strategien erscheinen aktuell nur eingeschränkt tauglich, da der „Krebs" eine kategorial neue Belastung ist. Diese Bilanz leitet zum nächsten Schritt der Krisenintervention über.

Modifikation bisheriger Bewältigungsstrategien und Suche nach neuen Lösungen

Statt zunächst nach isolierten Lösungen für Detailprobleme zu suchen, überrascht es nicht, daß angesichts der unüberschaubaren Vielfalt von zu Bewältigendem diese Suche untergeordnet wird unter den Versuch, zuerst einen Lebenssinn zu sichern, zu rekonstruieren oder neu zu konstituieren, z. B. durch die Neuformulierung von Lebenszielen und -inhalten (Filipp 1990, Filipp u. Mitarb. 1991, Möhring 1991, Hein 1995).

> Das Sinnkonzept ist ein wichtiger Bestandteil der SKT und scheint für die psychosoziale Bewältigung der Krise „Krebs" von zentraler Bedeutung zu sein (Hein 1995).

Zwar ist die Frage nach dem Sinn des eigenen Lebens bzw. der Krankheit bei fast allen Patientinnen präsent, wird aber aus Angst vor bagatellisierenden oder ausweichenden Reaktionen nur selten geäußert. Um so befreiender ist es für die Patientin, wenn der Arzt die Sinnfrage anspricht. Meist wird die Patientin selbst der Krankheit zwar einen Sinn verleihen und in das Gesamt ihres Lebenssinns einordnen können, doch möchte sie diesen (Re-)Konstruktionsprozeß dialogisch validieren (Schuth u. Mitarb. 1997). Die destruktive Antwort auf die Sinnfrage, z. B. daß der „Krebs" psychologische Folge und Endpunkt eines verfehlten Lebens sei („Loser-Schicksal"), der „Krebs" sinnlos und dadurch zusätzlich leidensstiftend sei, kennzeichnet gleichzeitig eine Stichprobe von ca. 5% aller gynäkoonkologischen Patientinnen, die intensiver Begleitung im Bewältigungsprozeß bedürfen, um die Krise vielleicht auch als Chance nutzen zu können. Hat die Krankheit für die Patientin z. B. den Sinn, bisherige jetzt als nicht mehr tragfähig gewertete Lebensziele in Frage zu stellen, müßte sie neue authentische Inhalte und Ziele bestimmen; statt der unbefriedigenden Fixierung auf die berufliche Karriere

Gewinnung von emotional stabilen Beziehungen; statt unreflektiertem „Lebensverbrauch" planender und gestaltender Umgang mit Lebenszeit und -energie. Die Verhaltenskonsequenzen aus diesem Bewertungsprozeß können nach dem Maßstab Außenstehender trivial sein, sind für die Patientin aber eine gewichtige Änderung ihres bisherigen Verhaltensspektrums: Einmal in der Woche morgens auszuschlafen, dem Ehemann nicht mehr morgens das Frühstück zu richten, sich einer Hausfrauengymnastikgruppe anzuschließen, einen Busausflug alleine zu wagen, ins Café zu gehen, statt den Betrag dem Enkel zu schenken, können Konkretisierungen des Krankheitssinns „Eigeninteresse statt Aufopferung" sein. Folgende, in der Psychologie etablierte und auch durch den Arzt einzusetzende Techniken können die Selbstexploration und Entwicklung neuer Strategien fördern:

Den Feind definieren

Voraussetzung für jede Form von Kontrolle über das Ereignis ist, daß es durch die Betroffene benannt, damit objektiviert und distanziert wird. Wenn nicht schon in der Krisendefinition geschehen, sollte die Patientin nachdrücklich aufgefordert werden, dem Bösen und Bedrohlichen einen Namen zu geben trotz ihrer magischen Furcht, damit das Böse erst recht herauszufordern. Die Krankheit sollte z. B. nicht mehr „Es" oder „Sie wissen ja, was ich habe!" heißen, sondern „Krebs" oder wertend „Scheiß-Krebs". Dieser erste Transformationsschritt vom hilflosen Ausgeliefertsein zur aktiven Bewältigung, von „Der Krebs hat mich!" zu „Ich habe Krebs!", löst Angst aus vor dem mächtigen Bösen, die aber teilweise kompensiert werden kann durch ebenfalls mächtige Verbündete: den Arzt, die Medizin und die Selbsthilfekräfte der Patientin. An den wechselnden Bezeichnungen für den „Krebs" können Patientin und Arzt das verlaufsabhängige Verhältnis von Bedrohung und Bewältigung ablesen.

Rollenspiel und Rollentausch

Tauschen Patientin und Arzt spielerisch die Rollen, wird der Patientin meist evident, daß nicht der externe Ratschlag, sondern nur die eigene Suche zu individuell tragfähigen Lösungen führen kann. Im Rollenspiel kann die Patientin neue Bewertungen erschließen, Aktivität und Selbstverantwortung stärken und neue Verhaltensweisen ohne Angst vor negativen sozialen Konsequenzen erproben. Übernimmt der Arzt beispielsweise die Rolle des verständnislos-fordernden Ehemanns, kann die Patientin verschiedene Strategien erproben, ihm ihre Befindlichkeit, ihre Erwartungen und ihre Enttäuschung mitzuteilen; wagt sie von den Kindern keine konkrete Unterstützung zu erbitten aus falscher Rücksicht auf deren eigene Belastungen, kann sie mit dem Arzt die Auseinandersetzung üben. Das Rollenspiel ist, etwas Übung seitens des Arztes vorausgesetzt, durchaus auch im Visitengespräch einzusetzen.

Innerer Beistand (Petzold 1982)

Welche Person erlebte die Patientin im Leben als zuverlässig, verständnisvoll, wem konnte sie sich (vorbehaltlos) anvertrauen, bei wem sich guten Rat und Hilfe holen, von wem erlebte sie sich in ihrem Wesen verstanden? Diese – meist deutlich ältere und schon verstorbene – Person soll die Patientin sich plastisch vergegenwärtigen, auf ihre innere Bühne treten lassen und mit ihr in einen Dialog treten: Wie bewertet der innere Beistand die Situation, die Bewältigungsziele und -strategien, was rät er, womit tröstet er? Der innere Beistand kann auch zum Gottesbild der Patientin und ihren Transzendenzbefürchtungen oder -hoffnungen hinführen. Findet die Patientin keinen inneren Beistand oder kann sie mit ihm nicht in einen Dialog treten, signalisiert das einen schwerwiegenden lebensgeschichtlichen Mangel an befriedigenden sozialen Beziehungen und indiziert intensivierte Intervention des Arztes.

Coping-Shopping

Vor allem für Patientinnen, die keine oder nur stereotype Strategien anführen können, ist es hilfreich, daß der Arzt seine Ideen zur Bewältigung anbietet. Beginnt er mit den üblichen, von Familie und Personal häufig gebrauchten Phrasen, können diese die Selbstexploration der Patientin außerordentlich anregen, z. B. „Leben Sie bewußter!", „Denken Sie nicht dran!", „Denken Sie positiv!", „Vergessen Sie den Krebs und leben Sie weiter wie bisher!". Der Patientin wird dadurch evident, daß sie selbst Strategien entwickeln muß, daß destruktive bzw. inhaltslose Phrasen leichter als hilfreiche Strategien anzugeben sind und daß sie sich den als therapeutisch unverzichtbar vorgebrachten Strategien der sozialen Umwelt, besonders dem Zwang zum „Kämpfen!" und „Positiv denken!", entziehen darf.

Zeitreise

Der „Krebs" verdeutlicht Betroffenen brutal die im Alltagsleben irrelevante Tatsache, daß ihr Leben einmalig, bedroht und begrenzt ist. Konsequenz dieses Evidenzerlebens könnte sein, die zukünftige Lebenszeit subjektiv wertvoll zu nutzen: Welchen Situationen und Personen möchte die Patientin kurz-, mittel- oder langfristig wieder oder neu begegnen, welchen nicht mehr? Der Zeithorizont sollte dabei prognostisch korrekt vom Arzt erweitert werden: Wem möchte die Patientin bis zum nächsten Chemotherapiezyklus, in 1 Jahr, bis zu ihrem Tode begegnen? Diese Planung relativiert die subjektive Prognoseeinschätzung und die meist überschätzten persistierenden Therapiefolgen. Unausweichlich wird dabei auch eine als unbefriedigend erlebte Ehe oder Partnerschaft thematisiert, innerlich aufgekündigt und/oder aufgegeben.

Kann eine Patientin keine Beziehungen oder Ereignisse angeben, auf die hin zu leben sich subjektiv lohnt, ist intensivierte, eventuell fachpsychiatrische Intervention, vor allem zur Abklärung der Suizidalität, indiziert. Ist die Zeitreise mit konkreten Zielen gefüllt, kann zwanglos die entscheidende Rolle der Therapie, besonders der Chemotherapie, herausgestellt werden: Nur sie ermöglicht das Weiterleben und damit die reale Zeitreise. Umgekehrt sollte gefragt werden, wofür die Therapie sich lohnen könne, was sie ermögliche. Hat die Therapie für die Patientin keinen konkreten Zweck und kein Ziel, muß die Frage nach dem Sinn ihres Lebens und Weiterlebens gestellt und die Suizidalität abgeklärt werden.

Sinnverleihung für die Krankheit

„Krebs" ist so bedeutsam und negativ, daß er krisenhaft den Sinn des Lebens in Frage stellt. Damit muß die Krankheit, soll das Leben als Ganzes sinnvoll sein und bleiben, ebenfalls einen Sinn besitzen, der entdeckt bzw. konstruiert werden muß. Nur wenn die Krankheit sinnvoll werden kann, ist der Lebenssinn gesichert, können aus dem Krankheitssinn Bewältigungsziele und -strategien abgeleitet werden.

> Durch den Prozeß und das Ergebnis der Sinnverleihung wird die Bedrohung durch Krankheit, Therapie und deren Folgen transformiert in eine Herausforderung.

Daraus resultieren Einstellungs- und Verhaltensänderungen, da sonst die Krankheit sinn- und folgenlos wäre. Von den wenigen Personen abgesehen, deren Lebensbilanz zum Diagnosezeitpunkt ausschließlich positiv und voll befriedigend ausfällt, dürften alle übrigen Betroffenen durch den „Krebs" zu partiellen Änderungen aufgerufen sein. Häufige, zumindest vorläufig gültige Antworten auf die Sinnkrise sind positive Neu- und Umbewertung des eigenen Lebens, des Lebensstils und bisheriger Lebensperspektiven, Entwicklung eines „gesunden Egoismus" in Ergänzung des überwiegend familiär verwirklichten Altruismus, verantwortungsbewußtere Lebensgestaltung aufgrund der erlebten Verwundbarkeit, Verstärkung prosozialen Verhaltens und Suche nach authentischen Lebenszielen (Schuth 1993).

Gewinnung und Sicherung von Social support

Neben dem selbstverständlichen professionellen Social support, z. B. von Sozialarbeitern oder Krankengymnasten, kann im Dialog ergänzt werden, wer sonst der Patientin noch kompetent in welchem Belastungsbereich helfen könnte. Dabei sollte immer die wohnortnächste Selbsthilfegruppe ausdrücklich genannt, die Teilnahme empfohlen werden, da dort ein großes Repertoire an informatorischen, emotionalen, lebenspraktischen und sozialen Bewältigungshilfen von Gleichbetroffenen angeboten wird. Ferner sollte die Patientin prüfen, wer oder was sie hemmt, vorhandene Hilfe zu nutzen und wie sie diese Barriere überwinden könne. Meist tauchen hier soziale Ängste, durch die Krankheit noch verstärkte Minderwertigkeitsgefühle und selbstabwertende Tendenzen auf: Die Patientin glaubt sich zu alt, unattraktiv, dumm, negativ sozial resonant, um sich anderen anschließen oder sie beanspruchen zu dürfen.

Rückblick und Bilanz

Die Krisenintervention endet in aller Regel mit dem *Abschluß der somatischen Therapie.* Sie sollte mit den Fragen abgeschlossen werden, in welcher Grundstimmung die Patientin die Klinik verläßt, wie sie das Verhältnis von Bewältigungsaufgabe und -fähigkeiten aktuell und im Vergleich zum Diagnosezeitpunkt bewertet, welche Bewältigungsziele ihr vorrangig erscheinen und wer sie bei deren Erreichung hemmt oder begünstigt, auf welche Ressourcen sie zurückgreifen kann, vor allem, ob die Familie hinreichenden Social support gibt bzw. ob sie diesen anderweitig erschlossen hat.

Weitere psychosoziale Interventionen

In größeren Abteilungen bzw. in Kooperation mit nichtgynäkologischen Abteilungen könnte die individuelle Krisenintervention durch das Angebot eines ökonomischen psychoonkologischen Stufenprogramms ergänzt werden:

- Regelmäßige themenorientierte offene Gesprächsgruppen. Sie dienen der Patientinneninformation und der supportiven psychosozialen Therapie:
  - relevante Themenbereiche sind z. B. medizinische gegenüber subjektiven Ätiologievorstellungen; die stadienadaptierten Therapiestandards und -alternativen,
  - reale/persistierende gegenüber nur vermuteten/passageren Therapiefolgen; Möglichkeiten und Grenzen eigener Beiträge zur Gesundung bzw. Rezidivprophylaxe, besonders durch Ernährung, „allgemeine Lebensführung"; sinnvoll-begründete gegenüber irrational schädlichen Methoden der Alternativmedizin,
  - themenspezifisch sollten neben dem Arzt weitere Experten, z. B. Ernährungsberaterin, Strahlen- und Lymphdrainagetherapeut, Psychologe, Mitglieder von Selbsthilfegruppen, einbezogen werden,
  - supportive psychosoziale Therapie erfolgt durch offene Gefühlsäußerung der Teilnehmerinnen, Austausch über das Erleben von Diagnose und Therapie und über Belastungsbereiche sowie Bewältigungsstrategien; im günstigen Fall entsteht ein „Coping-Tauschmarkt"; Angehörige sollten nachdrücklich eingeladen werden.
- Gruppentraining spezifischer Bewältigungsstrategien. Ärzte der Abteilung könnten spezifische Angebote machen, z. B. die im Nachsorgebereich breit eingesetzten Entspannungsverfahren anbieten, vor allem die rasch erlernbare progressive Muskelrelaxation nach Jacobson (1938), oder Imaginations- und Visualisierungsübungen zur geleiteten Auseinandersetzung mit der Erkrankung oder zur Reduktion von (chemotherapieinduzierten) Nebenwirkungen, vor allem der „Simonton-Methode" (Simonton u. Mitarb. 1994).
- Formale fokussierte Kurzzeitpsychotherapie. Nur für wenige Patientinnen ist die Vorstellung beim psychiatrischen bzw. psychotherapeutischen Konsiliarius

indiziert, sollte im Bedarfsfall aber konsequent erfolgen.

Die *Indikation für Psychopharmaka*, vor allem von *Antidepressiva* und *Anxiolytika*, sollte zwar streng geprüft werden, ist aber oft durch ein behandlungsbedürftiges Leitsymptom gegeben, z.B. Antriebsverlust, depressive Verstimmung mit passiven Suizidwünschen oder Grübelzwängen. Depressive Ein- und Durchschlafstörungen nicht frühzeitig mit einem schlafanstoßend-sedierenden Antidepressivum zu behandeln, ist unterlassene Hilfeleistung. Der Gynäkologe sollte sich dabei auf wenige Präparate beschränken, damit Erfahrungen sammeln und so seine rational unbegründete Scheu vor dem Einsatz von Psychopharmaka durch Nichtpsychiater überwinden.

Psychosoziale Situation der Patientin mit Rezidiv

Wie erlebt die Patientin ihr Rezidiv?

Modifiziert durch das Beschwerdeausmaß und den Allgemeinzustand finden sich bei der Patientin mit Rezidiv folgende, teils extreme Ambivalenzen, kognitive Dissonanzen und unvereinbare Kognitionen (Schmale 1976, Schuth 1990):

- Die existentielle Krise, der Schock der erneuten Diagnosestellung „Krebs“ werden bedrohlicher, auswegloser und länger als bei der Erstmanifestation erlebt. Der Schock kann, vor allem bei Versagen der onkologischen Therapie, nahtlos in Resignation und Verzweiflung übergehen. Die Diskrepanz zwischen Bewältigungsaufgabe und -potential ist größer als bei der Erstmanifestation und wird als (nahezu) unüberbrückbar erlebt; die damit verbundene Ohnmacht ist selbst wieder leidensstiftend.
- Die onkologische Therapie hat versagt: sie hat nur belastet, nicht geheilt. Ärzte und Medizin haben ihr projektiv angenommenes oder tatsächlich gegebenes Heilungsversprechen nicht erfüllt. Auch die eigenen Bewältigungsbemühungen waren dem „Krebs“ nicht gewachsen, konnten den Verlauf nicht kontrollieren. Yoga, Sinnverleihung, Ernährungsumstellung, Berufsaufgabe, „Bewußtes Leben“, „Kämpfen“ oder stoisches Akzeptieren waren erfolglos. Das Repertoire verfügbarer Strategien war untauglich und ist ausgeschöpft. Bei gegenüber der Erstmanifestation drastisch verschlechterter Prognose, einschränkender Symptomatik und fehlenden Bewältigungsstrategien überfordert die Aufgabe, erneut Krankheit und Therapie zu bewältigen, das Potential und die Kraft der Patientin.
- Entgegen den früheren hoffnungspendenden Prognosemitteilungen der Ärzte bestätigt der Verlauf die kollektive Erwartung: „Krebs“ führt unter Siechtum und Schmerz zum Tod. Die Krankheit ist damit für die Patientin (und in den meisten Fällen auch für die Medizin) außer Kontrolle geraten: „Der Krebs macht mit mir, was er will“. Lebensdauer und -qualität können Patientin und Medizin nur noch beeinflussen, aber nicht mehr beherrschen.
- Durch die Erfahrungen aus der Ersttherapie kann die Patientin diese Prognoseeinschätzung auch nicht mehr bagatellisieren, verleugnen oder verdrängen. Sie ist unausweichlich mit dem schlimmstmöglichen, insgeheim erwarteten Verlauf der Krankheit konfrontiert.
- Der Arzt wird extrem ambivalent bewertet. Einerseits hat er versagt, andererseits ist er letzte Hoffnung, denn nur er verfügt, wenn überhaupt noch jemand, über eine Waffe gegen den „Krebs“. Für eine erwiesenermaßen nichtheilende, gleichzeitig aber verzweifelt und hoffnungsvoll akzeptierte Therapie soll sie wieder Nebenwirkungen und einen Verlust an Autonomie in Kauf nehmen.

Psychosoziale Folgen

Ausdruck dieser unvereinbaren Kognitionen und der Ambivalenz können offene oder verdeckte aggressive, zynische, selbstabwertende Äußerungen sein, ferner mangelnde Compliance, Doctor-shopping, Verweigerung medizinischer Therapie und Flucht in „Alternativtherapien“. Gleichzeitig muß die Patientin versuchen, diese Äußerungen ihres Erlebens gegenüber dem Arzt zu unterdrücken, denn sie ist spätestens im durch Schmerz gekennzeichneten Terminalstadium fundamental von ihm abhängig, denn nur er verfügt über „das Morphium und die anderen Schmerzmittel“. Damit er ihr gewogen bleibt, unterdrückt die Patientin negative Reaktionen ihm gegenüber. Da die aggressiven Impulse nicht direkt an den „eigentlichen Versager“, den Arzt, adressiert werden können, aber zur Spannungsreduktion abgeführt werden müssen, werden sie selbstzerstörerisch gegen die eigene Person oder gegen Familienangehörige gerichtet.

> Die reale, nicht zu verleugnende Macht des „Krebses“ einerseits, die Ohnmacht von Arzt, Medizin und Patientin andererseits bedingt die basale Befindlichkeit der Frau mit Rezidiv: Sie hat nun keine Krankheit mehr, sondern die Krankheit hat sie. Aussichtsreiche kurative Therapieoptionen fehlen, bisherige persönliche Bewältigungsbemühungen waren erfolglos.

Die soziale Umwelt zieht sich noch stärker zurück bzw. weicht in banalisierende Interaktionsmuster aus. Distanzierungsverhalten wehrt die Konfrontation mit dem schlechten Sterben, der Endlichkeit auch des eigenen Lebens und mit der eigenen Hilflosigkeit ab, um den Preis der Vereinsamung der Patientin. Auf der Handlungsebene spiegeln sich der Kontrollverlust und das ratlose Ausgeliefertsein an die Krankheit in unvereinbaren Laien- und teils auch ärztlichen Therapiealternativen wider: Ein Arzt rät zur „milden“ Second-line-Chemotherapie, der andere zur „aggressiven Hochdosischemotherapie mit Knochenmarkübertragung“; der Ehemann wünscht, daß „alles seinen Gang geht“, die

Tochter drängt auf eine „Rote-Beete-Kur"; die Nachtschwester empfiehlt „Luna-Yoga im Frauengesundheitszentrum", die Arbeitskollegin „Psychotherapie zur Stärkung der Selbstheilungskräfte". Der Patientin werden in der überlebenswichtigen Frage nach der indizierten Therapie unvereinbare Optionen vorgelegt mit der impliziten Aufforderung, daß sie selbst entscheiden müsse. Dies ist ihr aber unmöglich, da sie keine ausreichende Information besitzt, vorhandene Information nicht bewerten kann mangels Hintergrundwissen und in der Frage auf Leben und Tod als selbst Betroffene nicht rational-abwägend entscheiden kann. In diesem Konflikt schwankt die Patientin zwischen Informationssuche und -verweigerung, Entscheidungssuche und -verweigerung: „Ich will da noch mitreden, was die mit mir machen!" bzw. „Mir ist es egal, sollen sie machen, was sie für richtig halten!"

Da ferner Informationen je nach momentanem Bedürfnis selektiv aufgenommen, umgewertet und damit, oft zum Ärger bzw. zur Verwunderung des Arztes, verzerrt werden, zeigt die Patientin widersprüchliche Handlungs- und Therapieoptionen und Stimmungen. Belastend für Patientin, Ärzte und soziales Umfeld sind die raschen, teils extremen Gefühlsschwankungen. Die Patientin bewegt sich zwischen dem Alles oder Nichts, der Idealisierung oder Entwertung, dem Leben oder Tod, wobei der Tod als wahrscheinlich angenommen wird, diese Wahrscheinlichkeit aber unerträglich ist. Das nahegerückte Sterbenmüssen kann nicht als Realität und Bezugspunkt akzeptiert werden, solange Symptomatik und Allgemeinzustand noch begrenzte Autonomie und aktive Lebensgestaltung zulassen, illusionäre Hoffnung auf kurativen Therapieerfolg („Wunderheilung") bestärkt oder geweckt wird und subjektiv bedeutsame Lebensinhalte und -ziele im zeitlichen Nahbereich noch gegen das Sterben gesetzt werden können.

> Da der Grat zwischen Hoffnung, Heilung, Aufschub, Todesgewißheit und elendem Sterben so schmal, die Alternativen extrem und unvereinbar sind, schwanken die Gefühle, Bewertungen und Handlungen auch so rasch und extrem. Sie bleiben dem Außenstehenden unsinnig und unverständlich, wenn er nicht den verursachenden existentiellen Konflikt der Patientin erkennt.

Rezidiv als Herausforderung an den Arzt

Diese Zerrissenheit der Patientin erschwert dem Arzt, im Vergleich zur Erstmanifestation, situationsbezogenes Reagieren auf ihre Befindlichkeit. Der Rückzug auf das für ihn sichere und schützende Terrain der rein medizinischen Versorgung ist daher eine verständliche und legitime Reaktion. Die folgenden, auch für die Terminalphase gültigen Überlegungen, die Situation, Arzt-Patientin-Beziehung und ärztliche Interventionen klären und strukturieren, wollen allerdings anregen, bei der Patientin auch in der Rezidivphase ärztlich, und nicht nur medizinisch, zu reagieren.

Klärung der Selbstdefinition

Die Patientin mit einem Rezidiv und in der Terminalphase fordert den behandelnden Arzt heraus, seine meist nur implizite berufliche Selbstdefinition zu klären und zu präzisieren. Ohne diese Klärung kann destruktives Verhalten die Folge sein. Definiert sich der Arzt als „rein somatischer Onkologe", ist das Rezidiv eine Niederlage und eine meist nicht bewußtseinsfähige Kränkung seines beruflichen Selbstbilds. Da er die Krebserkrankung nicht besiegen konnte, wird die Aggression aus dieser Niederlage auf die Patientin verschoben, um das unbewußte Selbstbild vom mächtigen bis omnipotenten Helfer aufrechtzuerhalten, das bedrohte Selbstbewußtsein zu schützen oder vom Verlauf induzierte Todesängste abzuwehren (Schwarz 1990). Verhaltenskonsequenzen dieser Abwehrprozesse können sein:

- Häufiger Wechsel nicht hinreichend indizierter Therapiestrategien.
- Prognostische Illusionen, die die Patientin zu unrealistischen Planungen und zeitlichen Fehlinvestitionen verführen.
- Entmündigung, Versachlichung und Reduktion der Patientin, im Extrem auf die Größe der Leitmetastase, was allerdings dem Onkologen Verhaltenssicherheit gibt.
- Verweigerung palliativer oder suffizienter symptomatischer Therapie als unbewußte Bestrafungsreaktion.
- Zunehmendes Distanzierungsverhalten, vor allem bei unzureichendem Erfolg der palliativen oder symptomatischen Therapie und progredientem Verlauf, z. B. durch verkürzte Visitendauer; Vergessen der Visite; Vermeidung vermeintlich bedrohlicher Themen bis hin zum Redeverbot; bagatellisierend-ausweichende Antworten auf subjektiv bedeutsame Fragen, z. B. „Kann ich im Januar mit der Umschulung beginnen?"; Antwort nur auf den Inhalts-, nicht den Beziehungsaspekt einer Frage, z. B. „Komme ich wieder heim?"; Sprechen mit den Angehörigen über die Patientin, ohne diese zu informieren oder einzubeziehen. Da als Reaktion auf dieses Distanzierungsverhalten die meisten Patientinnen wieder eine Fassade unauffälliger Normalität vortäuschen und sich so dem Beziehungsangebot des Personals scheinbar anschließen, werden sie wieder „unkompliziert" und ungefährlich. Den Preis aber bezahlt die Patientin: zentrale Fragen und Bedürfnisse darf sie nicht mehr äußern; sie fehlinvestiert Energien, um Sanktionen, z. B. insuffiziente Schmerztherapie, langes Warten auf die Schwester nach dem Klingeln oder verbale Zurechtweisungen, zu vermeiden.
- Unreflektierte und unkoordinierte Delegation aller psychosozialen Bedürfnisse der Patientin an andere professionelle Helfer, z. B. Klinikseelsorger, Psychologen, Sozialarbeiterinnen, bzw. an die Angehörigen.

> Allerdings erwartet die Patientin noch intensiver als bei der Erstmanifestation den patientinorientierten Arzt. Er soll sie als Person in ihrer Krankheit wahrnehmen und seine Interventionen nicht nur gegen die Krankheit richten, sondern orientiert an ihrem Erleben und ihren Kognitionen „ganzheitlich" konzipieren.

Er soll das im Aufklärungs- und bisherigen Behandlungsprozeß geschlossene Arbeitsbündnis bedingungslos auch bei einer Rezidiverkrankung und bei Progredienz aufrechterhalten. Er soll hohe onkologische mit psychosozialer, vor allem kommunikativer Kompetenz verbinden und nach präziser Verlaufsbeobachtung seine Behandlungsmaßnahmen flexibel adaptieren.

> Auch wenn Heilung nicht mehr möglich ist, ist sein ärztlicher Auftrag nicht hinfällig geworden, aber er muß umformuliert werden: Ziel ist nicht mehr der „Sieg über den Krebs", sondern ein qualitätvolles Leben durch palliative bzw. symptomatische Maßnahmen und durch psychosoziale Interventionen zu ermöglichen.

Kann oder will der Arzt bei einer Patientin mit einem Rezidiv seinen Auftrag angesichts der medizinisch-prognostischen Realität nicht modifizieren, werden wechselseitige Enttäuschungen und Mißverständnisse die Interaktion beherrschen, deren Ursache der Arzt fälschlich dem Unvermögen oder „Charakter" der Patientin zuschreibt, nicht aber seinem Selbstverständnis und den implizit daraus abgeleiteten Verhaltensweisen.

Klärung der Bedürfnisse

Ausgehend vom Konzept des Social support sollte der Arzt klären, welche Bedürfnisse zutreffend an ihn, welche Bedürfnisse an andere Personen adressiert werden müssen. Ohne diese Klärung könnte der Arzt fälschlich annehmen, das chaotisch erscheinende und rasch wechselnde Spektrum der undifferenzierten, vermuteten, geäußerten, erfüllbaren und unerfüllbaren Bedürfnisse sei ausschließlich an seine Kompetenz und Person adressiert; auf diese Überforderung könnte er nur fehlreagieren, z.B. mit blindem Aktionismus oder resignativem Rückzug. Das Ergebnis dieser Klärungsprozesse sollte er der Patientin mitteilen; damit bietet er ein an der Realität orientiertes Arbeitsbündnis an, sucht mit ihr nach anderen Quellen von Social support und bewahrt sie vor illusionären Erwartungen und daraus resultierenden Enttäuschungen.

Konsequenzen für die Interaktion

- Nur der Arzt, nicht die Patientin oder gar deren Angehörige, ist kompetent für Indikationsstellung, Auswahl und Durchführung der onkologischen Therapie. Nur der jeweils gültige gynäkoonkologische Therapiestandard bestimmt die Therapiewahl. Der Arzt begründet soweit als möglich seine medizinischen Maßnahmen objektiv; er kontrolliert Störeinflüsse aus seinen eigenen Omnipotenzphantasien und fatalistischen Tendenzen, um so auf dem schmalen Grat zu balancieren zwischen Under- und Overtreatment bzw. dem prognostischen Gewinn und dem Ausmaß an Nebenwirkungen der gewählten Therapie. Er reduziert damit das Risiko irrationaler Fehlentscheidungen: daß er z.B. einer ihm attraktiv erscheinenden jungen Patientin wegen der damit verbundenen Alopezie die Chemotherapie der ersten Wahl vorenthält oder einer ihm schicksalsergeben erscheinenden alten Patientin die antidepressive Therapie verweigert.
- Die Therapie der objektiv ersten Wahl empfiehlt er der Patientin, nennt Nebenwirkungsdichte und -spektrum, betont den prognostischen Gewinn im Vergleich zu Therapiealternativen. Er betont, daß in jedem Fall suffiziente symptomatische Therapie, besonders Schmerztherapie, selbstverständlich verlaufsabhängig eingesetzt wird. Er informiert alle mit der Patientin befaßten professionellen Helfer über die Therapieentscheidung und untersagt Kritik an der Therapie oder abweichende Therapievorschläge gegenüber Patientin und Angehörigen, da sie die Patientin lediglich unverantwortlich in erneute Zweifel stürzen würden.
- Übernimmt er auch Verantwortung für die psychosozialen Bedürfnisse der Patientin, muß der Arzt erneut in einer Krise intervenieren, aber unter gegenüber der Erstmanifestation ungünstigeren Voraussetzungen: da Medizin und Arzt das Rezidiv nicht verhindern konnten, kann ihnen nicht mehr (voraussetzungslos) vertraut werden; der „Krebs" hat seine kollektiv vorhergesagte (Über-)Macht bewiesen; das Rezidiv verengt und verkürzt objektiv und subjektiv den zeitlichen und inhaltlichen Lebensraum, wodurch das Spektrum an verfügbaren Bewältigungsstrategien drastisch reduziert wird; Lebensdauer und -qualität werden ganz überwiegend vom Krankheitsverlauf, nicht von der Medizin und der Patientin bestimmt, letztere haben noch weniger faktische Kontrolle als bei der Erstmanifestation. Die Krisenintervention wird ferner erschwert durch die intensiven Gefühle, die perseverierenden Klagen und Anklagen und objektiv unbeantwortbaren Fragen nach der Ursache des Rezidivs und nach Fremd- oder Selbstverschulden, Zustimmung verlangende Beteuerungen, den Verlauf nicht verschuldet, sondern alles persönlich Mögliche zur Rezidivprophylaxe getan zu haben.
- Nur bei stabiler Arzt-Patientin-Beziehung und tragfähigem Arbeitsbündnis während der Erstmanifestation sollte der gleiche Arzt während der Rezidivtherapie psychosozial intervenieren; ohne diese Voraussetzung würde er zu sehr den medizinischen Versager repräsentieren. Dennoch sollte der Arzt, unter Beachtung der hemmenden und erschwerenden Bedingungen, die Schritte und Techniken der Krisenintervention wieder einsetzen, ohne dabei unbedingt einen linearen Therapieprozeß zu erwarten bzw. anzustreben, da viel ausgeprägter als bei der

Erstmanifestation das „Hier und Jetzt" die Patientin beschäftigt. Zielsymptomorientierte antidepressive Medikation und fachpsychiatrisches Konsil bei – allerdings seltenen – aktiven Suizidplänen können Maßnahmen im Rahmen der Krisenintervention sein.

Patientin in der Terminalphase

> Als sterbend gilt eine Patientin, wenn sie bei infauster Prognose innerhalb eines überschaubaren Zeitraums mit hoher Wahrscheinlichkeit sterben wird und ihre Autonomie durch Symptome, vor allem Schmerzen, so stark eingeschränkt ist, daß sie zwingend auf medizinische und pflegerische Hilfe angewiesen ist.

Besonders im Krankenhaus sind Sterbende in der Gefahr, unabhängig von der Grunderkrankung, vor dem biologischen den sozialen Tod zu erleiden. Den Erwartungen der Patientinnen entsprechend, sollte das Ziel aller Helfer sein, das „schlechte Sterben" zu verhindern, sie so lange wie möglich so gut wie möglich in ihren sozialen Bezügen leben zu lassen und diese – genügend unterstützt – verlassen zu können (Köhle 1996).

■ Voraussetzungen einer hilfreichen Sterbebegleitung

➤ Die Qualität der aktuellen Arzt-Patientin-Beziehung und Kommunikation ist durch die Vorerfahrungen bestimmt. Unter diesem Aspekt empfiehlt es sich, die Beziehung von Beginn an so zu gestalten, daß sie, bei ungünstigem Krankheitsverlauf, auch noch in der Terminalphase tragfähig ist. Sterbende sind feinfühlig für die Einstellung ihnen gegenüber, z.B. für das Bemühen um empathisches Verstehen und emotionale Nähe oder fassadenhaft-stereotypisierte Verhaltensmuster („Na, wie geht es uns denn?"), vor allem aber für „wahres" oder „unwahres" Verhalten auch in der Vergangenheit; so machen frühere „gnädige Lügen" den Arzt unglaubhaft.

➤ Der „Krebs" hat definitiv gesiegt. Noch ausgeprägter als das Rezidiv kann das Finalstadium das professionelle Selbstbild des Arztes demontieren und ihn derart kränken, daß er noch intensiver oder häufiger unbewußt destruktive Strategien einsetzt, um sein bedrohtes Selbstbild zu retten. Diese Reaktion wird um so wahrscheinlicher, je mehr der Arzt Tod und Sterben nur als Endpunkt einer Krankheit, ärztliche Niederlage und somit als narzißtische Kränkung und Infragestellung seiner professionellen Kompetenz wertet. Tod und Sterben als Teil und Abschluß eines biologischen Lebenslaufs und als einzige Gewißheit im Leben müssen verleugnet, verdrängt und durch Omnipotenzphantasien neutralisiert werden. Spikes u. Holland (1975) identifizierten empirisch folgende ärztliche Ideologien zur Kompensation medizinischer „Niederlagen":

- Die Ideologie des *„mächtigen Helfers und Siegers über Krankheit und Tod"*: Demontiert der Verlauf diese Ideologie, flüchtet der Arzt in diagnostisch-therapeutische Überaktivität; Mißerfolge werden anderen Personen, vor allem der Kranken, oder ungünstigen Umständen angelastet, nicht aber den objektiv fehlenden Heilungsmöglichkeiten.
- Die Ideologie des *„mächtigen Zerstörers"*: Hatte der Arzt nicht die Macht zum Heilen, so hat er doch die Macht, aus Frustration und Wut über diese Ohnmacht zu zerstören. Beobachtbare Verhaltenskonsequenzen sind aggressive Durchbrüche und Reaktionen, z.B. Anwendung nicht mehr indizierter nebenwirkungsreicher Chemotherapie oder Verweigerung suffizienter Schmerztherapie unter dem rationalisierenden Vorwand drohender Suchtentwicklung und Atemdepression; verbale Verletzungen durch „Brutalaufklärung"; objektiv unnötige Hospitalisierung der Patientin mit weiterer Einschränkung ihrer Autonomie; das Erteilen von Besuchsverboten.
- Die Ideologie der *eigenen Unsterblichkeit:* Die sterbende Patientin aktiviert verdrängte Todesängste im Arzt; zu deren Abwehr muß er die Patientin meiden oder aggressiv distanzieren.

> Gemeinsames Merkmal dieser Ideologien ist, daß die Patientin intrapsychische Konflikte des Arztes aktiviert, die er fälschlich der Patientin zuschreibt. Seine eigenen Konflikte, Ängste und Abwehrstrategien verzerren seine Wahrnehmung der Patientin und der Beziehung zu ihr.

Onkologisch Tätige sollten sich daher regelmäßig und institutionalisiert, z.B. in Fallbesprechungsgruppen, mit ihrem professionellen Selbstbild, der Begrenztheit onkologischen Handelns und des eigenen Lebens selbstanfragend auseinandersetzen.

➤ Erste Konsequenz realitätsgerechter Prognosestellung muß die Umformulierung des ärztlichen Behandlungsauftrags sein; Ziel kann nicht mehr sein der „siegreiche Kampf gegen den Krebs", sondern maximale Minimierung der Beschwerden durch optimale symptomatische Therapie; Behandlungsobjekt ist nicht mehr das gynäkologische Malignom, sondern die Symptomatik. Diese Umformulierung entlastet den Arzt, denn er muß nun keinen übermächtigen Gegner mehr bekämpfen. Andererseits erfordert sie differenzierte palliativmedizinische Kompetenz, vor allem in der verlaufsangemessenen, suffizienten individualisierten, evtl. multimodalen Schmerztherapie unter Einschluß von Opiaten und Psychopharmaka (Hillemanns u. Mitarb. 1989). Nur unter dauerhaft suffizienter Schmerztherapie kann die Patientin sich anderen Themen zuwenden. Insuffiziente Symptom-, besonders Schmerztherapie, ist unterlassene ärztliche Hilfeleistung und verlangt dringend die Reflexion des ärztlichen Selbstverständnisses, eigener Todesängste und aggressiv-sadistischer Tendenzen.

- Ärztliche und pflegerische Maßnahmen sollten auch darauf gerichtet sein, die verbliebene Autonomie der Patientin und ihre Personenwürde zu erhalten. Sie entscheidet mit z.B. über Krankengymnastik, orale oder parenterale Ernährung, Thromboseprophylaxe, Medikation mit Sedativa und Antidepressiva, Verbleib in der Klinik, Verlegung nach Hause oder in ein Hospiz, Einschaltung von Brückenpflegekräften, Seelsorgern, Psychologen, Schmerztherapeuten, vor allem darüber, wer aus ihrem sozialen Umfeld welche medizinischen Informationen von wem erhält. Daß Angehörige ohne Zustimmung oder gar Wissen der Patientin „aufgeklärt" werden, ist leider häufige unbedachte Routine. Unterschiedlicher Informationsstand von Patientin und Angehörigen verunmöglicht offene Kommunikation und authentische Interaktion; Kommunikation wird zum Tasten in einem Minenfeld. Die informationelle Selbstbestimmung auch weitgehend abhängiger Sterbender muß beachtet werden.
- Die Patientin weiß durch die ärztliche Aufklärung, daß Heilung nicht mehr möglich ist, indizierte palliative bzw. symptomatische Therapie aber bis zum Therapieerfolg weitergeführt wird. Die unerläßliche Prognosemitteilung, daß ihr Tod und Sterben im zeitlichen Nahbereich unausweichlich sind, setzt voraus, daß der Arzt mit der Patientin in offener Bewußtheit kommuniziert. Das bedeutet, daß er sie nicht aus vermeintlicher Schonungsbedürftigkeit oder auf Wunsch der Angehörigen belügt und ihre argwöhnischen wiederholten Fragen nach der Prognose nicht bagatellisierend abwehrt, auf Täuschungsversuche und -manöver verzichtet und gleichzeitig der Patientin bedingungslose Aufrechterhaltung der Beziehung und Kommunikation zusagt (Glaser u. Mitarb. 1974). Gegen die in offener Kommunikation mitgeteilte Prognose werden immer noch, überwiegend aus persönlicher klinischer Erfahrung begründet, die Scheinargumente vorgebracht, daß Sterbende generell nicht an ihrer Prognose interessiert seien, suizidal würden bzw. vermehrt um aktive Euthanasie bäten (George u. Mitarb. 1989). Hierfür gibt es keine empirischen Belege (Überblick bei Wittkowski 1988). Eher dürfte zutreffen, daß der Arzt realistische Aufklärung verweigert, weil er unfähig ist, eine „Niederlage einzugestehen" und die zu erwartenden negativen Gefühle und die gefürchtete Konfrontation mit medizinisch unbeantwortbaren Fragen, z.B. nach dem Sinn ihres Lebens, auszuhalten und angemessen darauf zu reagieren. Teilt der Arzt die Prognose nicht mit, muß die Patientin ihr prognostisches Vorwissen durch die Informationssuche bei inkompetentem nichtärztlichen Personal und Mitpatientinnen ergänzen. Sie ist zu argwöhnischer Kommunikation mit dem Personal gezwungen im Wissen um die wechselseitige Täuschung. Ferner ist sie in der Gefahr, die noch verbleibende Lebenszeit in unrealistische oder subjektiv unwichtige Ziele fehlzuinvestieren, z.B. die dringend gewünschten Versöhnungsprozesse mit Angehörigen weiter aufzuschieben.
- Seit Jahrzehnten ist das erhöhte verbale und nonverbale Kommunikations- und Interaktionsbedürfnis Sterbender empirisch nachgewiesen (Huppmann u. Mitarb. 1982, Koch u. Mitarb. 1982). Der Arzt bietet daher der Patientin an, Gefühle, Fragen und Vorwürfe äußern zu dürfen, ohne negative Konsequenzen befürchten zu müssen. Allerdings dürfe sie nicht immer, außer zu medizinischen Fragen, Lösungen, jedoch immer „wahre" Antworten erwarten.

  Wird dieser offene Kommunikationsstil nicht erreicht, nehmen stärker als bei Erstmanifestation und im Rezidiv die Angst- und Kummeräußerungen ab, die Patientin vergeudet die verbliebene Energie damit, das Bild der gefaßten Patientin vorzutäuschen, um einen Minimalkontakt aufrechtzuerhalten.

  Damit nimmt ihre faktische soziale Isolation zu, sie muß die intrapsychischen Verleugnungstendenzen zur Angstbewältigung verstärken, ihre Kommunikation wird phrasenhaft-unwesentlich in Analogie zur ärztlichen Kommunikation. Die offene Kommunikation hingegen orientiert sich am aktuellen Fragehorizont der Patientin, z.B. an ihrer Ambivalenz, die „Wahrheit" wissen zu wollen und gleichzeitig sich vor ihr schützen zu müssen. Offene Kommunikation läßt auch das perseverierende Klagen über das Schicksal und unterlassene Therapieoptionen oder ärztliche Fehler zu.

  Kommunikation wird damit zu einem Prozeß, dessen Richtung, Inhalt und Intensität sehr im Gegensatz zur üblichen medizinischen Kommunikation nicht vom Arzt, sondern von der Patientin gesteuert wird; nicht der Arzt „führt" als Experte die Patientin, sondern er versucht, sensibel auf den Inhalts- und Beziehungsaspekt ihrer verbalen und nonverbalen Mitteilungen zu re-agieren. Die Kommunikation in offener Bewußtheit impliziert für den Arzt auch, dieses Kommunikationsmuster durch alle Belastungen durchzutragen und nicht von sich aus aufzukündigen. Ist verbale Kommunikation nicht mehr möglich, kann die Interaktion nonverbal durch behutsames körperliches Nahesein und Beistehen fortgeführt werden bis zum Tode. Regelmäßig erleben Patientinnen offene Kommunikation, auch wenn sie erst in der Sterbephase eingeführt wird, als Entlastung: sie müssen nicht mehr lügen, um sich ein Minimum an sozialer Zuwendung zu sichern, sondern sie dürfen angstfrei und unzensiert Gefühle und Gedanken äußern.
- In praxi wird man nur sehr selten die von verschiedenen Autoren beschriebenen Stadienmodelle typischer emotionaler Zustände und Bewältigungsversuche Sterbender wiederfinden, orientiert man sich an der Realität der Patientin. Die postulierten Phasen des Schocks, der Verleugnung, des Zorns und der Wut, der Depression, des Feilschens um jeden Aufschub und schließlich des akzeptierten, versöhnten Sterbens (Kübler-Ross 1978) können höchstens einen Wahrnehmungsrahmen anbieten, aber keine Handlungsanweisungen geben.

Jeder Sterbeprozeß ist individuell bestimmt von Symptommuster und Beschwerdeintensität, Social support, SKT, Lebensbilanz, Persönlichkeitsmerkmalen, Alter und Transzendenzerwartungen (Wittkowski 1988). Der Individualität des Sterbens sollte das individualisierte Re-agieren des Arztes korrespondieren.

Empfehlungen für den Umgang mit Sterbenden

Das oben Beschriebene kann (in Anlehnung an Köhle 1996, Köhle u. Mitarb. 1996, Schuth u. Mitarb. 1989) in Empfehlungen für den Umgang mit Sterbenden zusammengefaßt werden.

Empfehlungen zum Umgang mit Sterbenden

- Gerade Sterbende brauchen prozeßhafte, bedingungslos gewährte und bis zum Tod durchgehaltene offene Kommunikation über ihre Prognose und alle sich daraus ergebenden Probleme. Nur dann kann für die kurze verbleibende Lebenszeit die Lebensqualität erhalten werden.
- Offene Kommunikation setzt voraus:
  - die fortlaufende Klärung und Trennung zwischen Konflikten und Belastungen der Patientin und den durch sie aktivierten Konflikten und Belastungen des Arztes,
  - die Bereitschaft des Arztes, seinen Behandlungsauftrag prognosegerecht umzuformulieren,
  - die Bereitschaft des Arztes, bis zum Tod die Beziehung und offene Kommunikation zur Patientin aufrechtzuerhalten und nicht von sich aus aufzukündigen, unabhängig vom Ausmaß der damit verbundenen Belastung,
  - die Kenntnis von Vorwissen, Krankheitserleben, subjektiven Krankheitstheorien, Vorerfahrungen der Patientin mit Ärzten im Behandlungsverlauf, Ausmaß und Qualität des bisherigen und verbleibenden Social supports vor allem durch die Familie.
- Akzeptiert die Sterbende offene Kommunikation, ist bedingungslos emotionale und verbale Äußerungsmöglichkeit zu schaffen, die bis zum Tod vom Arzt durch- und ausgehalten werden muß.
- Außer für die suffiziente Symptom-, besonders Schmerztherapie, ist der Arzt nicht Experte, sondern er reagiert auf die präzis wahrgenommene Befindlichkeit und Bedürfnislage der Patientin.
- Damit kann er seine Reaktionen ausschließlich an der Patientin orientieren, nicht an objektiven medizinischen oder psychologischen Schemata. Er akzeptiert und respektiert die Individualität des Sterbeprozesses, die der Individualität der Sterbenden korrespondiert.

Fazit

Dem Gynäkologen wird das Beschriebene häufig unorthodox und mit seinen bisherigen ärztlichen Verhaltensweisen nicht oder nur schwerlich kompatibel erscheinen; in der Tat könnte die Integration einiger der genannten Wahrnehmungs- und Handlungsaspekte das gewohnte Selbstverständnis, Rollen- und Verhaltensrepertoire modifizieren zum Vorteil für die Patientinnen und auch für den Arzt durch eine höhere psychosoziale Verhaltenssicherheit und damit Berufszufriedenheit.

Literatur

Andersen, B.: Sexual functioning in women with gynecologic cancer. Cancer 60 (1987) 2123 – 2128

Andersen, B.: How cancer affects sexual functioning. Oncology 4 (1990) 81 – 88

Antonovsky, A.: Unraveling the Mystery of Health: How People Manage Stress and Stay Well. Jossey-Bass, San Francisco, 1987

Ariès, Ph.: Geschichte des Todes. Deutscher Taschenbuch-Verlag, München 1982

Badura, B.: Zur sozialepidemiologischen Bedeutung sozialer Bindung und Unterstützung. In Badura, B.: Soziale Unterstützung und chronische Krankheit: Zum Stand sozialepidemiologischer Forschung. Suhrkamp, Frankfurt 1981 (S. 13 – 38)

Beutel, M.: Bewältigungsprozesse bei chronischen Erkrankungen, 2. Aufl. Ed. Medizin VCH, Weinheim 1993

Cain, E. N.: Psychosocial benefits of a cancer support group. Cancer 57 (1986) 183 – 189

Cassileth, B. R.: History of psychotherapeutic intervention in cancer patients. Supportive Care in Cancer 3 (1995) 264 – 266

Ciompi, L.: Krisentheorie heute – eine Übersicht. In Schnyder, U., J.-D. Sauvant: Krisenintervention in der Psychiatrie. Huber, Bern 1993 (S. 13 – 25)

Cobb, S.: Social support as a moderator of life stress. Psychosom. Med. 38 (1976) 300 – 314

Cumbia, G. G.: Therapeutic intervention in the treatment of adult patients with metastatic cancer. Diss. Abstr. Int. 46 (1985) 12 – 18

Cunningham, A. L.: Group psychological therapy for cancer patients: a brief discussion of indications for its use, and the range of interventions available. Supportive Care in Cancer 3 (1995) 244 – 247

Curbow, B., R. M. Andrews, T.A. Burke: Perceptions of the cancer patient: causal explanations and personal attributions. J. psychosoc. Oncol. 4 (1986) 115 – 134

Dornheim, J.: Kranksein im dörflichen Alltag: soziokulturelle Aspekte des Umgangs mit Krebs. Tübinger Vereinigung für Volkskunde e.V., Tübingen 1983

Fennesz, U.: Der „Psycho-Doc" – Dilemma zwischen Können, Wollen und Dürfen – oder: Integration einer psychosomatischen Arbeitsweise in die Frauenklinik. In Fervers-Schorre, B., W. Dmoch: Psychosomatische Gynäkologie und Geburtshilfe 1991/92. Springer, Berlin 1992 (S. 27 – 33)

Ferlic, M., A. Goldman, B.J. Kennedy: Group counseling in adult patients with advanced cancer. Cancer 43 (1979) 730 – 736

Ferring, D., S. H. Filipp, T. Klauer: Korrelate der Überlebenszeit bei Krebspatienten: Ergebnisse einer follow-back-Studie. In Heim, E., M. Perrez: Krankheitsverarbeitung. Jahrbuch der Medizinischen Psychologie 10. Hogrefe, Göttingen 1994 (S. 63 – 73)

Filipp, S. H.: Bewältigung schwerer körperlicher Erkrankung: Möglichkeiten der theoretischen Rekonstruktion und Konzeptualisierung. In Muthny, E. A.: Krankheitsverarbeitung. Hintergrundtheorien, klinische Erfassung und empirische Ergebnisse. Springer, Berlin 1990 (S. 24 – 40)

Filipp, S. H., P. Aymanns: Die Bedeutung sozialer und personaler Ressourcen in der Auseinandersetzung mit kritischen Lebensereignissen. Z. klin. Psychol. 16 (1987) 383 - 396

Filipp, S. H., T. Klauer: Subjectiv well-being in the face of critical life events: the case of successful copers. In Strack, F., M. Argyle, N. Schwarz: Subjectiv Well-being. Pergamon, Oxford 1991 (S. 231 - 234)

Fox, B. H.: Some problems and some solutions in research on psychotherapeutic intervention in cancer. Supportive Care in Cancer 3 (1995) 257 - 263

Geisler, L.: Arzt und Patient - Begegnung im Gespräch. Wirklichkeit und Wege, 2. Aufl., Pharma, Frankfurt/M. 1989

George, W., D. Beckmann, D. Vaitl: Aktuelle empirische Daten zu den Sterbebedingungen im Krankenhaus. Psychother. Psychosom. med. Psychol. 39 (1989) 306 - 309

Gerdes, N.: Zurück zur „Normalität"? Anmerkungen zum Konzept der Lebensqualität bei Krebskranken. Onkol. Forum 3 (1987) 12 - 18

Gimmi, C.: Eine empirische Studie über subjektive Ätiologievorstellungen von Patientinnen mit gynäkologischem Malignom. Diss., Freiburg 1994

Glaser, B. G., A. L. Strauß: Interaktion mit Sterbenden: Beobachtungen für Ärzte, Schwestern, Seelsorger und Angehörige. Vandenhoeck & Ruprecht, Göttingen 1974

Heider, F.: Psychologie der interpersonalen Beziehungen. Klett, Stuttgart 1977

Heim, E.: Coping und Adaptivität: Gibt es geeignetes oder ungeeignetes Coping? Psychother. Psychosom. med. Psychol. 38 (1988) 8 - 18

Heim, E.: Der Bewältigungsprozeß in Krise und Krisenintervention. In Schnyder, U., J. D. Sauvant: Krisenintervention in der Psychiatrie. Huber, Bern 1993 (S. 27 - 43)

Heim, E., K. F. Augustiny, A. Blaser, D. Kühne, M. Rothenbühler, L. Schaffner: Stabilität und Variabilität von Copingstrukturen über die Zeit. In Muthny, F. A.: Krankheitsverarbeitung. Hintergrundtheorien, klinische Erfassung und empirische Ergebnisse. Springer, Berlin 1990 (S. 88 - 106)

Hein, A.: Subjektiver Sinn der Erkrankung bei Frauen mit gynäkologischen Malignomen im Akutstadium. Psych. Dipl.-Arbeit, Freiburg 1995

Hillemanns, H. G., W. Schuth: Therapie des Tumorschmerzes. In Schmidt-Matthiesen, H.: Klinik der Frauenheilkunde und Geburtshilfe, Bd. 12: Spezielle gynäkologische Onkologie II, 2. Aufl. Urban & Schwarzenberg, München 1989 (S. 403 - 425)

Huppmann, G., A. Werner: Sterben in der Institution: psychologische Aspekte. Med. Mensch Ges. 7 (1982) 155 - 168

Jacobson, E.: Progressive Relaxation. University Press, Chicago 1938

Jacobson, G. F.: Crisis Intervention in the 1980's. Jossey-Bass, San Francisco 1980

Karck, U., W. Schuth: Crisis intervention by the gynecologist during chemotherapy. In Bitzer, J., M. Stauber: Psychosomatic Obstetrics and Gynaecology. Monduzi, Bologna 1995 (S. 525 - 530)

Kentenich, H.: Curriculum zur Vermittlung der „Psychosomatischen Frauenheilkunde" im Rahmen der Weiterbildung zum Facharzt für Gynäkologie und Geburtshilfe. Frauenarzt 38 (1997) 381 - 386

Koch, U., C. Schmeling: Betreuung von Schwer- und Todkranken. Urban & Schwarzenberg, München 1986

Köhle, K.: Psychotherapie mit Sterbenden und Sterbebegleitung. In Aulbert, E., D. F. J. Zech: Lehrbuch der Palliativmedizin. Schattauer, Stuttgart, 1996 (S. 837 - 851)

Köhle, K., C. Simons, H. Urban: Zum Umgang mit unheilbar Kranken. In Uexküll, Th.: Lehrbuch der Psychosomatischen Medizin, 5. Aufl. Urban & Schwarzenberg, München 1996 (S. 1224 - 1249)

Kübler-Ross, E.: Interviews mit Sterbenden. Kreuz, Gütersloh 1978

Küchler, Th., St. Rappat, K. Holst et al.: Der Einfluß psychosozialer Betreuung auf die Lebensqualität und Überlebenszeit von Patienten mit gastrointestinalen Malignomen. In Schwarz, R., J. Bernhard, H. Flechtner, Th. Küchler, Ch. Hürny: Lebensqualität in der Onkologie, Band II. Zuckschwerdt, München 1995 (S. 201 - 216)

Lazarus, R. S., R. Launier: Streßbezogene Transaktionen zwischen Personen und Umwelt. In Nitsch, J. R.: Streß. Huber, Bern 1981

Lerch, J., P. Kramer, F. A. Muthny: Krebs - ein soziales Stigma? Einstellungen und Phantasien zu Krebs bei Gesunden. In Muthny, F. A., G. Haag: Onkologie im psychosozialen Kontext. Asanger, Heidelberg 1993 (S. 305 - 322)

Linden, M.: Compliance und Compliance - Modifikation. In Brengelmann, J. C.: Entwicklung der Verhaltenstherapie in der Praxis. Röttger, München 1980 (S. 281 - 305)

Möhring, P.: Über einige technische Probleme bei der Psychotherapie von Tumorpatienten. In Schwarz, R., S. Zettl: Psychosoziale Krebsnachsorge in Deutschland. Verlag für Medizin, Heidelberg 1991 (S. 119 - 127)

Muthny, F. A., U. Koch: Psychosoziale Situation und Reaktion auf lebensbedrohende Erkrankung. Psychother. Psychosom. med. Psychol. 34 (1984) 287 - 295

Neises, M., O. Jürgensen: Psychotherapie bei Patientinnen mit gynäkologischen Karzinomen. Gynäkol. Prax. 20 (1996) 731 - 744

Neumann, G.: Das Problem der Krebserkrankung in der Vorstellung der Bevölkerung. Thieme, Stuttgart 1969

Parsons, T.: Illness and the role of the physician: a sociologic perspective. Amer. J. Orthopsychiat. 21 (1951) 452 - 460

Petzold, H. G.: Krisenintervention. Gest. Bull. IV (1982) 1 - 3

Reichle, Th.: Subjektive Ätiologievorstellungen von Frauen mit Malignom in der Nachsorge. Diss., Freiburg 1995

Riehl-Emde, A., C. Buddeberg, F. A. Muthny, C. Landolt-Ritter, R. Steiner, D. Richter: Ursachenattribution und Krankheitsbewältigung bei Patientinnen mit Mammakarzinom. Psychother. Psychosom. med. Psychol. 39 (1989) 232 - 238

Schaffner, L.: Psychosoziale Interventionen bei Krebspatienten - Eine Übersicht. In Heim, E., M. Perrez: Krankheitsverarbeitung. Hogrefe, Göttingen 1994 (S. 170 - 191)

Schmale, A. H.: Psychological reactions to recurrences, metastases, or disseminated cancer. Int. J. Radiat. Oncol. Biol. Phys. 1 (1976) 515 - 520

Schnyder, U.: Ambulante Krisenintervention. In Schnyder, U., J. D. Sauvant: Krisenintervention in der Psychiatrie. Huber, Bern 1993 (S. 55 - 74)

Schuth, W.: Wie erleben die Patientin und ihr Arzt das Rezidiv? In Meerpohl, H. G., A. Pfleiderer, C. Profous: Das Rezidiv in der gynäkologischen Onkologie. Springer, Berlin 1990 (S. 276 - 282)

Schuth, W.: Subjektive Ätiologievorstellungen gynäkologischer Patientinnen. Eine Erkundungsstudie. Habil., Freiburg 1993

Schuth, W.: Crisis intervention in gynecologic oncology. Psycho-Oncol. 5 (1996) 195

Schuth, W., H. G. Hillemanns: Umgang mit inkurablen Patientinnen und deren Angehörigen. In Schmidt-Matthiesen, H.: Klinik der Frauenheilkunde und Geburtshilfe, Bd. 12: Spezielle gynäkologische Onkologie II, 2. Aufl. Urban & Schwarzenberg, München 1989 (S. 427 - 442)

Schuth, W., S. Eiche, A. Heim, M. Breckwoldt: Psychologische Sprechstunde an einer Frauenklinik - Luxus oder Notwendigkeit? Geburtsh. u. Frauenheilk. 55 (1995) 312 - 318

Schuth, W., M. Kopp, M. Mönig-Schuth: Krankheitsbewältigung von Frauen mit gynäkologischem Malignom. Verhaltenstherapie 7, Suppl. I (1997) A2

Schwarz, R.: Beziehungswandel in der Progredienz am Beispiel der therapeutischen Beziehung. In Welk, H.J.: Zwischen Resignation und Hoffnung. Die Phase der Progredienz. dapo, Münster 1990 (S. 54 - 65)

Schwarz, R., J. Bernhard, H. Flechtner, Th. Küchler, Ch. Hürny: Lebensqualität in der Onkologie, Band I und II. Zuckschwerdt, München 1995

Simonton, O. C., S. M. Simonton, J. Creighton: Wieder gesund werden. Rowohlt, Reinbek 1994
Sontag, S.: Krankheit als Metapher. Fischer, Frankfurt/M. 1981
Spiegel, D., J. R. Bloom, H. C. Kraemer: Effects of psychosocial treatment on survival of patients with metastatic breast cancer. Lancet II (1989) 888 – 892
Spikes, J., J. Holland: The physician's response to the dying patient. In Strain, J. J., S. Grossmann: Psychological Care of the Medically Ill. Appleton, New York 1975 (pp. 138 – 148)
Stump, S.: Kurzzeitige psychologische Intervention zur Verbesserung der Lebensqualität bei Krebs: eine vergleichende Längsschnittuntersuchung mit Patienten und Patientinnen zum Zeitpunkt der Akutversorgung und in der stationären Nachsorge. Diss., Freiburg 1994
Verres, R.: Krebs und Angst: Subjektive Theorien von Laien über Entstehung, Vorsorge, Früherkennung, Behandlung und die psychosozialen Folgen von Krebserkrankungen. Springer, Berlin 1986
Wander, M.: Leben wär' eine prima Alternative, 2. Aufl. Luchterhand, Darmstadt 1980
Weber, H.: Effektivität von Bewältigung: Kriterien, Methoden, Urteile. In Heim, E., M. Perrez: Krankheitsverarbeitung. Jahrbuch der Medizinischen Psychologie 10. Hogrefe, Göttingen 1994 (S. 49 – 62)
Weyh, F. F.: „Und diese Reihe ist zerfallne Brust". Krebskrankheiten in der Literatur. Wege zum Menschen 34 (1982) 468 – 487
Wittkowski, J.: Tod und Sterben. Ergebnisse der Thanatopsychologie. Quelle und Meyer, Heidelberg 1988
Worden, J., A. D. Weisman: Preventive psychosocial intervention with newly diagnosed cancer patients. Gen. Hosp. Psychiat. 6 (1984) 243 – 249
Ziegler, G.: Psychosomatische Aspekte der Onkologie, 3. Aufl. Institut für Psychosomatische Forschung, Stuttgart 1984
Ziegler, G., R. Pulwer, D. Koloczek: Psychische Reaktionen und Krankheitsverarbeitung bei Tumorpatienten. Psychother. Psychosom. med. Psychol. 34 (1984) 44 – 49

Spezieller Teil

6 Spezielle Krankheitsbilder

Vulvakarzinom

Epidemiologie

Maligne Tumoren im Vulvabereich haben einen Anteil von 3–5% an den malignen Tumoren des weiblichen Genitale. In nahezu 90% der Fälle handelt es sich um ein *Plattenepithelkarzinom. Adenokarzinome, maligne Melanome* oder *Sarkome* sind selten. Betroffen sind überwiegend Frauen in der Postmenopause, das Durchschnittsalter liegt bei über 60 Jahren. Die Inzidenzrate für das invasive Karzinom beträgt 1,5 pro 100 000 Frauen im Jahr, für Deutschland enspricht das ca. 500–600 Neuerkrankungen im Jahr. Während die Inzidenzraten der invasiven Karzinome über die Jahre konstant geblieben sind, hat sich der Anteil der vulvären In-situ-Karzinome seit Mitte der 70er Jahre beinahe verdoppelt (Sturgeon u. Mitarb. 1992). Vulväre Neoplasien (VIN [vulväre intraepitheliale Neoplasie]) entstehen zu ca. 75% bereits in der Prämenopause. Nur selten sind jüngere Frauen dagegen von einem invasiven Karzinom betroffen. Auffallend ist bei diesen Frauen, daß im Vergleich zum unilokulären Tumorwachstum bei der alten Patientin bei jüngeren Frauen gehäuft ein multizentrisches Tumorwachstum vorliegt.

Ätiologie

Ein spezifischer ätiologischer Faktor ist bis heute nicht bekannt. Bevorzugt erkranken unverheiratete, kinderlose Frauen. Ein Zusammenhang mit chronisch entzündlichen oder venerischen Erkrankungen bzw. auch HPV-Infektionen (HPV 16, HPV 18) werden diskutiert (Küppers u. Mitarb. 1997, Kagie u. Mitarb. 1997).

Das Karzinom entwickelt sich nur selten auf intakter Haut. Nichtinvasive Epitheldystrophien bzw. -dysplasien gelten als prädisponierende Risikofaktoren der vulvären Neoplasie. Der hyperplastischen und gemischten Dystrophie kommt im Gegensatz zur atrophisch-sklerosierenden Dystrophie (LSA [Lichen sclerosus et atrophicus]) ein erhöhtes Entartungsrisiko zu.

Bei ca. 20% der Patientinnen mit einem VIN III ist mit dem Übergang in ein invasives Karzinom zu rechnen (Crum 1992). Als Risikofaktoren werden außerdem folgende Faktoren diskutiert:

- Anzahl der Sexualpartner,
- das Rauchen,
- die häufige Verwendung von Lotionen und Sprays,
- mangelnde Genitalhygiene.

Diabetes mellitus, Hypertonus und Übergewicht sind nach neueren Untersuchungen keine unabhängigen Risikofaktoren (Brinton 1990).

Histopathologie

Präneoplasien (vulväre intraepitheliale Neoplasie [VIN I–III])

Die Klassifikation der *International Society for the Study of Vulvo-Vaginal Disease* grenzt benigne Veränderungen wie Plattenepithelhyperplasie ohne Zeichen der Atypie, den Lichen sclerosus und andere Dermatosen als nichtneoplastische Veränderungen (Vulvadystrophien) ab. Dies gilt auch für Condylomata acuminata mit den HPV-Typen 6 und 11. Das maligne Potential dieser nichtneoplastischen Veränderungen ist gering.

Bei den VIN handelt es sich hingegen um Krebsrisikoveränderungen; nach dem Ausmaß histomorphologischer Veränderungen werden die Schweregrade VIN I–III unterschieden, wobei unter dem Begriff des VIN III die schwere Dysplasie, das Carcinoma in situ, der Morbus Bowen und die Queyrat-Erythroplasie zusammengefaßt werden (Tab. 6.**1**).

> Die Diagnose einer VIN kann nicht klinisch gestellt werden, sondern bedarf in allen Fällen einer histologischen Sicherung.

Der *Morbus Paget der Vulva* wird aufgrund seiner morphologischen und biologischen Besonderheiten als eigenständiges Krankheitsbild aufgefaßt. Entsprechend der Zuordnung zu den drüsigen Hautanhangsgebilden breitet sich der Morbus Paget mit seinen typischen hellen Paget-Zellen entlang der Hautanhangsgebilde aus, weshalb gelegentlich bei der histopathologischen Diagnostik Schwierigkeiten entstehen, eine sichere Invasion auszuschließen.

Tab. 6.1 Klassifikation der vulvären intraepithelialen Neoplasie (nach Wilkinson)

Squamöse intraepitheliale Neoplasie:	
VIN I	leichte Dysplasie
VIN II	mäßige Dysplasie
VIN III	schwere Dysplasie oder Carcinoma in situ munterschiedlichen Typs
Nichtsquamöse intraepitheliale Neoplasie:	
➤ Morbus Paget	
➤ Melanoma in situ	

Bedeutungsvoll ist, daß bei bestehendem Morbus Paget in etwa 20% der Fälle ein invasives Adenokarzinom an anderer Stelle vorliegt, z.B. vom Magen-Darm-Trakt ausgehend, so daß der Morbus Paget sogar als „Marker" für ein Adenokarzinom an anderer Stelle angesehen wird (Kurzrock 1995, Kürzl 1996). Deshalb muß eine intensive Zusatzdiagnostik erfolgen.

Histologische Subtypen. Bei den *invasiven Karzinomen* liegt zumeist ein makroskopisch erkennbarer, exophytisch-blumenkohlartig oder endophytisch ulzerierender Tumor vor. In der Mehrzahl handelt es sich um *reife Plattenepithelkarzinome;* nur 5 – 10% der Fälle zählen zu anderen histologischen Subtypen, z.B. das seltene *verruköse Karzinom* mit einer in der Regel guten Prognose, das *Basalzellkarzinom* mit ebenfalls günstiger Prognose sowie das *Adenokarzinom* bzw. *adenosquamöse Karzinom* der Bartholin-Drüse mit ungünstigerer Prognose. Ein *malignes Melanom der Vulva* wird in etwa 5% der Fälle diagnostiziert. Die Prognose ist wegen der zumeist erst spät gestellten Diagnose ungünstig, da nicht selten schon Lymphknotenmetastasen vorliegen. Eine Rarität stellen *Vulvasarkome* dar (Kurman u. Mitarb. 1992, Scully u. Mitarb. 1994).

Histologisches Grading. Das histologische Grading allein ist als Prognoseparameter für die Therapieplanung bei Patientinnen mit einem Vulvakarzinom nur von untergeordneter Bedeutung. Neue Ansätze eines detaillierten zytologischen Gradings sind in ihrer klinischen Bedeutung noch nicht einzuschätzen. Das Ausmaß der Invasionstiefe und der Tumoreinbruch in Lymphgefäße sind hingegen als histologische Prognosefaktoren bedeutsam.

Tumorausbreitung. Für die Therapieplanung ist die Kenntnis und Berücksichtigung der Lymphabflußwege des Vulvakarzinoms von besonderer Bedeutung (Abb. 6.**1**). Das Karzinom kann entsprechend seiner Lokalisation auf das umgebende Gewebe von Vagina, Urethra oder Anus übergehen. Bei fortgeschrittenem Wachstum ist die Mitbeteiligung dieser benachbarten Strukturen nicht selten.

> Aufgrund der reichen Lymphbahnversorgung metastasiert das Vulvakarzinom bevorzugt in die regionären Lymphknoten der Leistenregion. Nach einem metastatischen Befall der inguinalen Lymphknoten kommt es zur Absiedlung in die pelvinen und paraaortalen Lymphknoten.

Für die lymphogene Absiedlung ist der Tumorsitz von besonderer Bedeutung. Bei streng lateral gelegenem Karzinom werden Lymphknotenmetastasen in der kontralateralen Leiste nahezu nie beobachtet, dagegen können dorsal im hinteren Kommissurbereich gelegene Karzinome mit tiefer Infiltration unmittelbar pelvine Lymphknoten befallen. Ventral gelegene Karzinome mit Befall der Klitoris streuen direkt über den Symphysenrand in das kleine Becken in die iliakal gelegenen Lymphknoten (Abb. 6.**1**). Eine hämatogene Aussaat in die Lunge sowie eine ossäre Metastasierung sind selten.

Stadieneinteilung

Für die Stadieneinteilung hat sich die TNM-Klassifikation (UICC 1997) mit ihrer histopathologischen postoperativen Bewertung bewährt. Zwischen prä- und postoperativer Stadieneinteilung bestehen erhebliche Unterschiede (Tab. 6.**2**).

Ähnlich wie bei Mikrokarzinomen anderer Lokalisation wurde von der ISSVD (International Society for the Study of Vulvo-Vaginal Disease) für die Zuordnung zum Stadium I a eine Tumorgröße definiert, bei der nicht mit einer metastatischen Absiedlung in die Lymphknoten gerechnet werden muß, so daß eine eingeschränkte Behandlung, z.B. bei jungen Frauen, möglich wird. Diese Aspekte wurden in der TNM-Einteilung berücksichtigt.

Tab. 6.2 Stadieneinteilung des Vulvakarzinoms (TNM [UICC 1997])

Primärtumor		
TX		Primärtumor kann nicht beurteilt werden
T0		kein Anhalt für Primärtumor
Tis	0	Carcinoma in situ
T1	I	Tumor begrenzt auf Vulva und/oder Perineum, 2 cm oder weniger in größter Ausdehnung
	I a	Tumor begrenzt auf Vulva oder Vulva und Perineum, 2 cm oder weniger in größter Ausdehnung und mit einer Stromainvasion nicht größer als 1,0 mm
	I b	Tumor begrenzt auf Vulva oder Vulva und Perineum, 2 cm oder weniger in größter Ausdehnung und mit einer Stromainvasion von mehr als 1,0 mm
T2	II	Tumor begrenzt auf Vulva und/oder Perineum, mehr als 2 cm in größter Ausdehnung
T3	III	Tumor jeder Größe mit Infiltration von Urethra, Vagina oder Anus
T4	IV	Tumor infiltriert Schleimhaut der Harnblase oder den oberen Teil der Urethra oder das Rektum oder ist am Knochen fixiert
N-Regionäre Lymphknoten		
NX		regionäre Lymphknoten können nicht beurteilt werden
N0		keine regionären Lymphknotenmetastasen
N1		unilaterale regionäre Lymphknotenmetastasen
N2		bilaterale regionäre Lymphknotenmetastasen
PN0		regionäre Lymphknotenentfernung und histologische Untersuchung üblicherweise von 6 oder mehr Lymphknoten
M		Fernmetastasen
MX		Fernmetastasen können nicht beurteilt werden
M0		keine Fernmetastasen
M1		Fernmetastasen (einschließlich Beckenlymphknotenmetastasen)

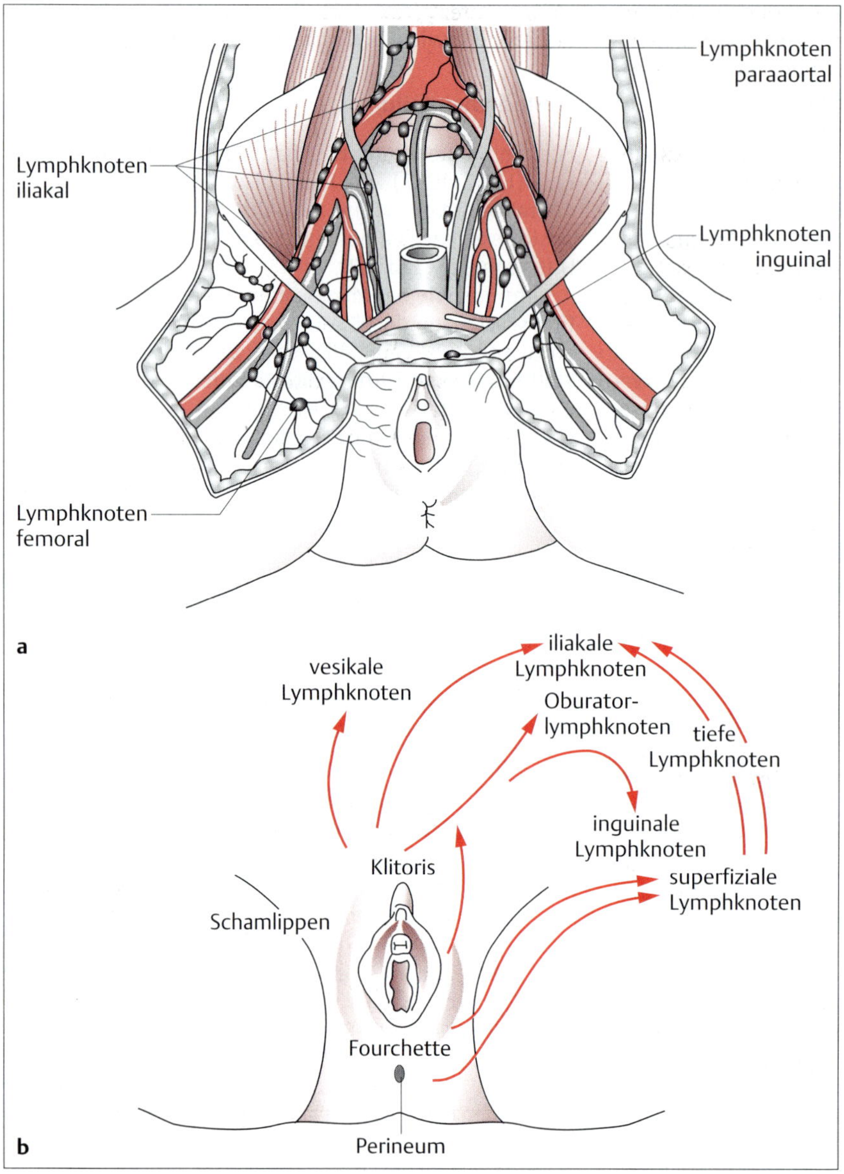

Abb. 6.**1** **Lymphabflußwege des Vulvakarzinoms.**

Tab. 6.**3** Tumordurchmesser und Häufigkeit von inguinalen Lymphknotenmetastasen (nach Sedlis u. Mitarb.)

Tumordurchmesser (cm)	**n**	**Prozentsatz der positiven inguinalen Lymphknotenmetastasen**
≤1,0	45	13%
1,1–2,0	83	15%
2,1–3,0	81	25%
3,1–4,0	28	36%
4,1–5,0	30	23%
Gesamt	267	21%

Entsprechend dem Vorschlag der ISSVD wird als mikroinvasives Karzinom (Stadium Ia) ein unizentrischer Tumor mit einem Durchmesser von 2 cm oder weniger und einer Invasionstiefe von 1 mm oder weniger festgelegt.

In diesem Zusammenhang kommt der Messung der größten Invasionstiefe besondere Bedeutung zu; sie wurde deshalb standardisiert (Wilkinson u. Mitarb. 1986). Hierbei wird die Invasionstiefe von der Epithel-Stroma-Grenze Methode A der oberflächlichsten Papille aus gemessen (Abb. 6.**2**).

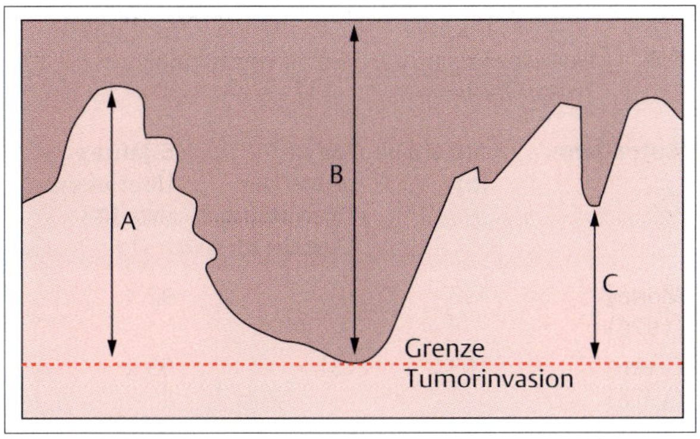

Abb. 6.2 **ISSVD-Definition zur Messung der Invasionstiefe beim Vulvakarzinom.**
A Messung der Invasionstiefe ausgehend von der Basalmembran der oberflächlichst gelegenen dermalen Papille in möglichst tumornaher Lage.
B Bestimmung der Tumordicke gemessen von der Oberfläche bis zum tiefsten Punkt.
C Messung der Invasionstiefe ausgehend von der Spitze des längsten unauffälligen Retezapfens in tumornaher Lokalisation.

Prognose

Von prognostischer Bedeutung für die Behandlung von Patientinnen mit einem Vulvakarzinom sind abgesehen von klinischen Faktoren (Allgemeinzustand und Alter) (Rosen u. Malmström 1977):

- Tumorgröße (FIGO-Stadium bzw. besser TNM-Klassifikation),
- Invasionstiefe,
- Lymphknotenbefall.

Mit der Zunahme des *Tumordurchmessers* steigt der Prozentsatz von Lymphknotenmetastasen in den Leistenbeugen an (Tab. 6.**3**) (Sedlis 1987).

Die Häufigkeit von Lymphknotenmetastasen ist ebenfalls vom *Grading* des Karzinoms (Tab. 6.**4**) abhängig (Sedlis u. Mitarb. 1987). In multivariaten Analysen wird allerdings deutlich, daß das Tumorgrading nicht als unabhängiger Prognosefaktor zu bewerten ist (Kürzl 1993).

Die *Invasionstiefe* ist von besonderer prognostischer Bedeutung (Tab. 6.**5**) (Hacker 1994). Während bei Karzinomen unter 1 mm Invasionstiefe keine metastatische Absiedlung beobachtet wurde, liegt bei Tumoren mit einer Invasionstiefe von 1,1 – 2 mm eine Metastasenhäufigkeit von 7,7% vor und steigt bei über 5 mm auf 34,2% an.

Bedeutungsvoll ist die Wahrscheinlichkeit eines kontralateralen Lymphknotenbefalls bei streng seitlich lokalisierten Karzinomen, hier liegt der Prozentsatz nur bei 0,4% (Tab. 6.**6**) (Hacker 1994).

In gleicher Weise wichtig für Prognose und Therapieplanung ist der Aspekt metastatisch befallener *pelviner Lymphknoten* bei metastasenfreien *inguinalen*

Tab. 6.**4** Tumorgrading und Häufigkeit inguinaler Lymphknotenmetastasen (nach Sedlis u. Mitarb.)

Grad	n	Prozentsatz der inguinalen Lymphknotenmetastasen
1	26	0%
2	112	8%
3	69	25%

Tab. 6.**5** Nodalstatus in Abhängigkeit von der gemessenen Invasionstiefe des Karzinoms (nach Hacker)

Invasionstiefe	Anzahl (n)	Anzahl positiver Lymphknoten	%
< 1 mm	163	0	0
1,1 – 2 mm	145	11	7,7
2,1 – 3 mm	131	11	8,3
3,1 – 5 mm	101	27	26,7
> 5 mm	38	13	34,2
Gesamt	578	62	10,7

Tab. 6.**6** Häufigkeit (%) von kontralateralen inguinalen Lymphknotenmetastasen bei streng lateral lokalisiertem Karzinom und negativen ipsilateralen Lymphknoten (nach Hacker)

Autor/Jahr	Anzahl unilateraler Läsionen	Anzahl kontralateraler Lymphknoten positiv	%
Wharton u. Mitarb. (1974)	25	0	0
Parker u. Mitarb. (1975)	41	0	0
Magrina u. Mitarb. (1979)	77	2	2,6
Iversen u. Mitarb. (1981)	112	0	0
Buscema u. Mitarb. (1981)	38	0	0
Hacker u. Mitarb. (1984)	60	0	0
Struyk u. Mitarb. (1989)	53	0	0
Gesamt	476	2	0,4

Tab. 6.7 Häufigkeit (%) von pelvinen Lymphknotenmetastasen in Abhängigkeit vom inguinalen Lymphknotenstatus (nach Di Re u. Mitarb.)

Autor/Jahr	Pelvin N^+/ Inguinal N^+ (%)		Inguinal N^-/ Pelvin N^+ (%)	
Collins u. Mitarb. (1971)	7/23	30,4	2/92	2,2
Morley (1976)	6/23	26,0	0/23	0
Podratz u. Mitarb. (1982)	7/114	6,1		
Hacker u. Mitarb. (1983) (unilat)	6/15	40,0	0/3	0
Cavanagh u. Mitarb. (1986)		18,0	0/120	0
Homesley u. Mitarb. (1986)	15/53	28,3		
Malfetano u. Mitarb. (1986)[1]	11/17	64,7		
Shimm u. Mitarb. (1986)	7/17	41,0	0/23	0

[1] Nur Stadium III und IV

Tab. 6.8 5-Jahres-Überlebensraten (%) von Patientinnen ohne metastatischen Befall von Lymphknoten (nach Hacker)

Autor/Jahr	Anzahl (n)	Tod aufgrund der Erkrankung (Anzahl n)	5-Jahres-Überlebensrate (%)
Morley (1976)	118	9	92,4
Green (1978)	63	3	95,2
Hacker u. Mitarb. (1983)	82	5	93,9
Podratz u. Mitarb. (1983)	115	12	90,0
Monaghan u. Hammond (1984)	95	9	90,0
Cavanagh u. Mitarb. (1986)	96	16	83,0

Tab. 6.9 5-Jahres-Überlebensraten (%) von Patientinnen mit metastatisch befallenen Lymphknoten (nach Hacker)

Autor/Jahr	Anzahl (n)	Tod aufgrund der Erkrankung (Anzahl n)	5-Jahres-Überlebensrate (%)
Morley (1976)	62	38	38,7
Green (1978)	46	18	60,8
Benedet u. Mitarb. (1979)	34	16	52,9
Curry u. Mitarb. (1980)	52	30	42,3
Cavanagh u. Mitarb. (1986)	58	36	37,9

Tab. 6.10 Überlebensrate (%) in Abhängigkeit von der Anzahl metastatisch befallener Lymphknoten (nach Di Re u. Mitarb.)

Autor/Jahr	Anzahl metastatisch befallener Lymphknoten 1	2	3	≥4
Morley (1976)	81,0			
Homesley u. Mitarb. (1986)[1]	80,0	├── 66,0 (2–3) ──┤		27,0
Green (1978)	100,0	75,0	50,0	17,6
Curry u. Mitarb. (1980)[2]	68,0	60,0	75,0	0,0
Hacker u. Mitarb. (1983)[3]	├── 90,9 (1–2) ──┤		├── 11,1 (3–≥4) ──┤	
Hoffman u. Mitarb. (1985)	0,0	64,3	26,3	
Bockham u. Mitarb. (1989)	79,6	├── 51,6 (2–≥4) ──┤		
INT-Serie	├── 53,0 (1–2) ──┤		├── 23,0 (3–≥4) ──┤	

[1] 2-Jahres-Überlebensrate
[2] Nur unilateral positive pelvine Lymphknoten
[3] Korrekte Überlebensrate

Lymphknoten bzw. bei metastatisch befallenen inguinalen Lymphknoten (Tab. 6.**7**) (Di Re u. Mitarb. 1991).

Berücksichtigt man diese Aspekte, so wird deutlich, daß die 5-Jahre-Überlebensrate bei Patientinnen mit metastasenfreien Lymphknoten zwischen 83 und 95,2% liegt (Tab. 6.**8**) (Hacker 1994). Bei tumorbefallenen Lymphknoten schwankt die 5-Jahre-Überlebensrate zwischen 37,9 und 60,8% (Tab. 6.**9**) (Hacker 1994).

Wichtig für die Prognose ist auch die Anzahl metastatisch befallener Lymphknoten. Bei 1–2 befallenen Lymphknoten lag die Überlebensrate bei 53% und sank bei 3 und mehr befallenen Lymphknoten auf 23% ab (Tab. 6.**10**) (Di Re u. Mitarb. 1991).

Von entscheidender prognostischer Bedeutung ist auch, ob die inguinalen Lymphknoten einseitig bzw. beidseitig metastatisch befallen waren, bzw. ob auch eine metastatische Absiedlung in pelvine Lymphknoten vorlag (Tab. 6.**11**) (Di Re u. Mitarb. 1991).

Bei nicht im gesunden Gewebe entferntem Tumor ist nicht nur mit einem deutlich erhöhten lokalen Rezidivrisiko, sondern auch mit einer ungünstigeren Überlebensrate zu rechnen (Abb. 6.**3**).

Die genannten prognostischen Aspekte ermöglichen ein individualisiertes therapeutisches Vorgehen, d.h. eingeschränkte operative Behandlung bei Patientinnen z.B. mit mikroinvasivem Karzinom ohne Entfernung der Lymphknoten, bzw. ausgedehnte, erweiterte Operation mit Resektion der inguinalen bzw. evtl. auch pelvinen Lymphknoten bei fortgeschrittenem Tumor (Cavanagh u. Hoffman 1996, Cavanagh 1997).

Symptome und Diagnostik

Für die *Frühstadien* gelten als typische Symptome unspezifische Beschwerden wie hartnäckiger Juckreiz in Verbindung mit dystrophischen Veränderungen der

Tab. 6.**11** 5-Jahres-Überlebensrate (%) in Abhängigkeit von einseitigem bzw. beidseitigem metastatischem Befall inguinaler Lymphknoten (nach Di Re u. Mitarb.)

Autor/Jahr	**N^-**	**N^+**	**Unilateral inguinal N^+**	**Bilateral inguinal N^+**	**Pelvin N^+**
Morley (1976)	87,0	37,5	55,9	18,8	16,6
Green (1978)	87,0	33,0		21,0	12,5
Iversen u. Mitarb. (1980)	85,8	52,2			
Curry u. Mitarb. (1980)	73,0	38,0	57,0	23,0	22,0
Hacker u. Mitarb. (1983)	85,0	60,0			
Monaghan u. Hammond (1984)	87,0	24,0			
Cavanagh u. Mitarb. (1986)	80,0	38,0			20,0
INT-Serie (1991)	70,0	37,0	45,5	29,5	22,5

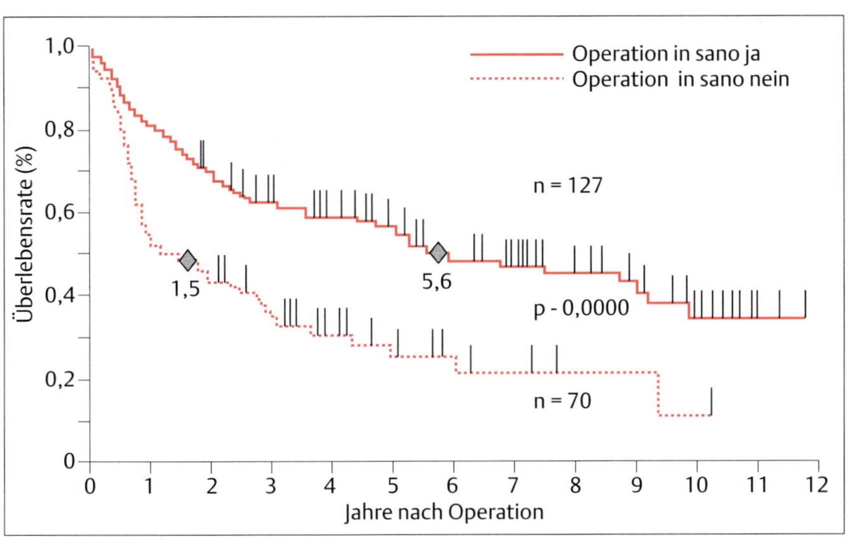

Abb. 6.**3** **Überlebensraten bei Patientinnen mit operiertem Vulvakarzinom** (nach Kürzl).

Vulva bzw. der VIN unterschiedlicher Ausprägung (VIN I–III).

Bei *fortgeschrittenem Karzinom* stehen nässende und blutende Erosionen bzw. Ulzerationen und schmerzhafte Knotenbildungen als Symptome im Vordergrund. Lymphknotenvergrößerungen in den Leisten sind erst im fortgeschrittenen Stadium nachweisbar. Da uncharakteristische Symptome auch bei benignen Vulvaveränderungen auftreten können, sind Verschleppungszeiten von Wochen und Monaten für Patientinnen mit einem Vulvakarzinom typisch.

Bei der Suche nach suspekten Frühveränderungen muß der gesamte Bereich der Vulva sorgfältig entfaltet und am besten lupenoptisch beurteilt werden. Mit in diese *Inspektion* ist die Beurteilung von Urethra, Introitus, Vagina, Portio und Anus einzubeziehen. Nicht selten liegen HPV-positive Veränderungen sowohl im Bereich der Vulva als auch an der Portiooberfläche vor. Durch das Aufbringen von 3%iger Essiglösung mit einem Wattebausch auf die Vulva werden Papillombildungen weißlich verfärbt, so daß auch kleinste Veränderungen kolposkopisch nachweisbar werden.

Bei der *Palpation* gilt es, die Veränderungen der Vulva sowie der Lymphabflußwege zu beurteilen, wobei berücksichtigt werden muß, daß bei der Bewertung des inguinalen Nodalstatus nur eine ungenügende Übereinstimmung zwischen klinischem und histologisch nachgewiesenem Befund besteht. Entsprechende Untersuchungen lassen eine Übereinstimmung von etwa 75% erkennen. Das Risiko einer Unterdiagnose bei der Leistenpalpation ist größer als das einer Überdiagnose (Iverson 1981). Mit in die Untersuchung einzubeziehen ist die *vaginale Untersuchung* mit Beurteilung von Zervix (PAP smear), Uterus und Adnexe sowie die *rektale Untersuchung* mit Bewertung von parametranem Gewebe und Beckenwand.

Frühveränderungen. Bei der Abklärung von Frühveränderungen hat die *kolposkopische Untersuchung* Bedeutung, zumal Gewebeentnahmen am günstigsten unter kolposkopischer Sicht vorgenommen werden. Die zytologische Abstrichentnahme erfolgt entweder mit einem mit Kochsalz angefeuchteten Watteträger oder mit einem Holzspatel, um ausreichend Zellmaterial zur zytologischen Beurteilung zu gewinnen (Nauth 1986). Das Abstrichergebnis hat nur bei positivem Befund Bedeutung, ein negatives zytologisches Befundergebnis schließt eine Krebsrisikoveränderung bzw. ein Karzinom nicht sicher aus.

Zur Anfärbung atypischer Hautveränderungen wird der *Toluidinblau- bzw. Collins-Test* herangezogen. Hierbei wird eine 2%ige Toluidinblaulösung auf die Vulvahaut aufgebracht und nach einer Einwirkzeit von wenigen Minuten mit 3%iger Essiglösung entfernt. Verdächtige Bezirke bleiben blau verfärbt. Allerdings ist zu berücksichtigen, daß es sich bei der Toluidinblauprobe um eine unspezifische Vitalfärbung von oberflächlichen Zellen handelt, so daß der Test durch entzündliche bzw. nicht-tumorbedingte erosive Veränderungen der Vulva falsch positiv ausfallen kann. Bei multifokalem Sitz von Präkanzerosen kann diese Zusatzuntersuchung allerdings für die Ausdehnung des operativen Eingriffs bedeutungsvoll sein.

> Essigprobe, Toluidinblautest, Kolposkopie und Zytologie können die Zuverlässigkeit der klinischen Diagnostik verbessern. Eine endgültige Befundklärung ist nur histologisch möglich.

Zur definitiven Klärung von Frühveränderungen hat sich die *Stanzbiopsie* bewährt. Hierbei werden mit einem Einmalgerät Gewebsstanzen der gesamten Hautschicht entnommen, so daß im Gegensatz zur Knips- oder Inzisionsbiopsie die gesamte Hautdicke mit daruntergelegenem Bindegewebe zur Beurteilung zur Verfügung steht (Tab. 6.**12**) (S. 18).

Günstig ist, ein Einmalgerät mit einem Durchmesser von 6 mm zu benutzen. Kleinere Gewebsstanzen haben nur geringe Ausagekraft, größere Gewebsstanzen kön-

Tab. 6.**12** Diagnostik und Behandlung von Frühveränderungen der Vulva (T_{1a})

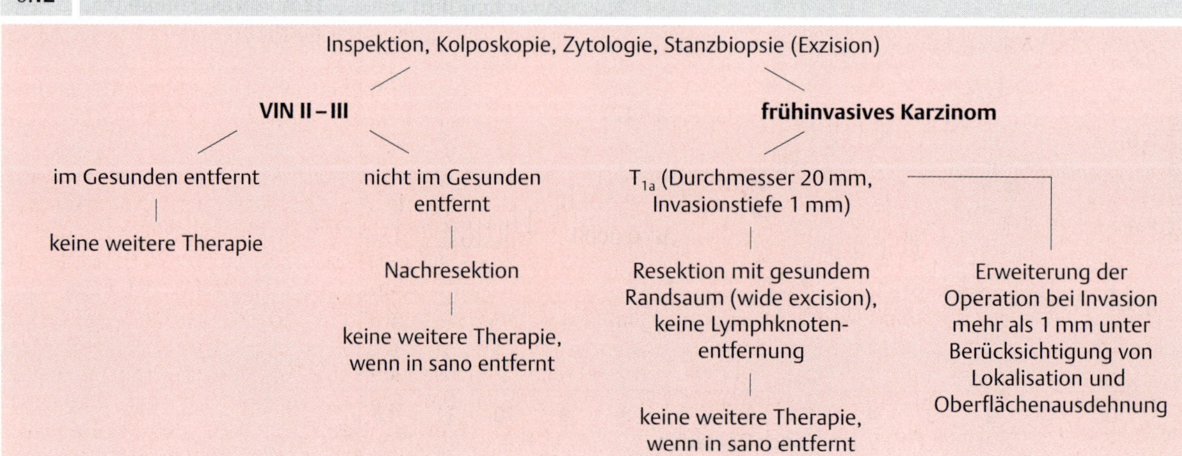

nen zu unnötigen Blutungen führen. Der Eingriff wird in Lokalanästhesie vorgenommen. Eine Nahtversorgung ist nicht erforderlich, die Lokalbehandlung erfolgt mit Chinosolvorlagen, die Läsion ist innerhalb 1 Woche abgeheilt.

Klinisch manifestes Karzinom. Liegt ein klinisch manifestes Karzinom vor, reicht die Gewebeentnahme aus dem Tumor zur histologischen Sicherung aus. Bei kleiner Läsion sollte die gesamte Veränderung mit dem Skalpell im gesunden Gewebe ausgeschnitten werden. Die elektrochirurgische Resektion ist zu vermeiden, da die Ränder der Gewebeentnahme elektrokaustische Veränderungen aufweisen, die eine histologische Beurteilung der Randveränderungen erschwert bzw. unmöglich macht.

Bei Vorliegen eines Karzinoms ist auf Größe, Oberfläche und Lokalisation bzw. unifokalen oder bifokalen Sitz zu achten. Darüber hinaus ist die Miteinbeziehung von Nachbarregionen, Klitoris bzw. Anus, für die Therapieplanung bedeutungsvoll.

Ein fortgeschrittenes Vulvakarzinom mit Verdacht auf Blasen- bzw. Darmbeteiligung macht die zusätzliche *Zystoskopie* bzw. *Rektoskopie* zum Ausschluß eines kontinuierlichen Tumorbefalls dieser Nachbarorgane erforderlich. Die *Lymphographie* zur Beurteilung des inguinalen Nodalstatus hat sich nicht bewährt, bei suspekten Veränderungen in der Leiste kommt für die Therapieplanung der *Ultraschalluntersuchung* bzw. der *CT* heute größere Bedeutung zu, insbesondere zur Frage eines metastatischen Befalls pelviner bzw. paraaortaler Lymphknoten.

Nur bei einem fortgeschrittenen Vulvakarzinom ist zum Ausschluß einer seltenen Fernmetastasierung die präoperative *Lebersonographie* bzw. die *Röntgenuntersuchung der Lunge* zum Ausschluß einer metastatischen Absiedlung in die genannten Organe notwendig.

Die *Tumormarkeruntersuchung* (CEA, SCC) gibt keinen wesentlichen Aufschluß über das Ausmaß der Erkrankung.

Bedeutungsvoll ist die sorgfältige *internistische Untersuchung* im Hinblick auf die oben genannten häufigen Begleiterkrankungen (Hypertonus, Diabetes mellitus).

Behandlungsplanung

Bei dem Vulvakarzinom handelt es sich um einen Tumor, der gehäuft bei älteren Patientinnen vorkommt. Der Diagnose geht eine lange Periode uncharakteristischer Beschwerden voraus, die von den Patientinnen ignoriert oder verdrängt werden. Nur 20% der Patientinnen sind zum Zeitpunkt der Diagnosestellung symptomfrei. Das Vulvakarzinom nimmt in 40–60% der Fälle von der Innenseite der Labia majora seinen Ausgang. Etwa 10% der Karzinome sind zum Zeitpunkt der Diagnosestellung so ausgedehnt, daß die Primärlokalisation nicht mehr erkennbar ist und weitere 5% der Karzinome sind primär multifokal. Die regionale Ausbreitung des Tumors erfolgt wie auf S.138 ausgeführt bevorzugt in die inguinalen Lymphknoten, später in die pelvinen Lymphknoten. Eine Fernmetastasierung ist selten, lokale und regionale Rezidive werden besonders bei Patientinnen mit metastatischem Befall von Lymphknoten registriert (Stehman u. Mitarb. 1996).

Berücksichtigt man die oben genannten Aspekte, so kommen für die Behandlung von Patientinnen mit Vulvakarzinom operative Methoden unterschiedlicher Ausdehnung zur Anwendung, die von der lokalen Tumorexzision bis zur erweiterten Vulvektomie mit Ausräumung der inguinalen und pelvinen Lymphknoten reichen.

Aufgrund der geringen Strahlensensibilität des Vulvakarzinoms besteht weitgehend Übereinstimmung, daß die primäre chirurgische Behandlung mit Resektion des Tumors weit im gesunden Gewebe und Entfernung der regionären Lymphknoten zu den günstigsten Heilungsergebnissen führt (Monaghan 1991, Hacker u. van der Velden 1993, Monaghan 1995, Farias-Eisner u. Mitarb. 1994, Rodriguez u. Mitarb. 1997).

Chirurgische Therapie

Bei der Therapieplanung ist die Multimorbidität der Patientinnen zu berücksichtigen. Durch die präoperative internistische Vorbereitung sowie durch Fortschritte in Anästhesie und Nachbehandlung konnte die perioperative Mortalität von früher 19% auf jetzt unter 2% gesenkt werden.

Stadienadaptierte chirurgische Behandlung. Bei der Behandlung von *Frühveränderungen* (VIN I–III) reicht nach histologischer Sicherung und Ausschluß invasiver Veränderungen die lokale Entfernung im gesunden Gewebe aus. Bei ausgedehnten multizentrischen Veränderungen wurde die Skinning-Vulvektomie mit anschließender plastischer Deckung empfohlen (Rutledge u. Sinclair 1968). Zu bedenken ist die deutlich erhöhte Rezidivrate bei diesem Vorgehen, wobei Rezidive auch im Bereich der transplantierten Hautareale registriert wurden, so daß davon auszugehen ist, daß bei der oberflächlichen Skinning-Vulvektomie die in die Tiefe reichenden Veränderungen nicht ausreichend sicher reseziert wurden. Günstigere Behandlungsergebnisse werden durch den Einsatz der destruierenden Verfahren der Laservaporisation erzielt. Auch nach diesem Vorgehen ist mit einer Rezidivrate von 6–27% zu rechnen (Kürzl 1997).

Auf die sorgfältige kolposkopisch-zytologische Nachkontrolle dieser Patientinnen ist besonderer Wert zu legen.

Bei Vorliegen eines Morbus Paget reicht die Skinning-Vulvektomie bzw. die Laservoparisation nicht aus, da, wie auf S.136 dargestellt, die Paget-Zellen sich entlang der Hautanhangsgebilde in die Tiefe verfolgen lassen. Dies erklärt die hohen Rezidivraten bei nicht ausreichend im gesunden Gewebe entferntem Morbus Paget von über 50% (Preti 1997). Auf eine zu den Seiten und insbesondere zur Tiefe hin ausreichend ausgiebige Resektion des Morbus Paget muß deshalb geachtet werden (Fishman u. Mitarb. 1995, Kürzl 1996). Trotz adäquaten chirurgischen Vorgehens bei fehlender Inva-

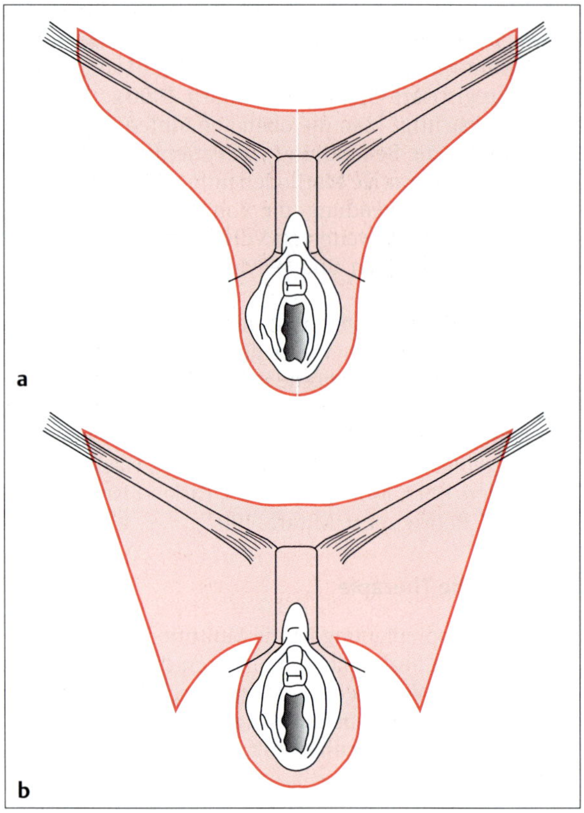

Abb. 6.**4 a, b** **Früher gebräuchliche ausgedehnte Umschneidungsfigur mit Hautresektion** (nach Twombly bzw. Way).

sion muß dennoch mit einer Rezidivrate von etwa 10% gerechnet werden. Bei histologisch nachgewiesenem invasivem Paget-Karzinom ist die typische Vulvektomie mit inguinaler Lymphonodektomie indiziert.

Bei Frauen mit *mikroinvasivem Karzinom* (Stadium I a) ist die sichere Entfernung im gesunden Gewebe ausreichend. Auf eine inguinale Lymphknotenentfernung kann verzichtet werden (Hacker u. van der Velden 1993, Micheletti 1997).

Bei Frauen mit *T1- bzw. T2-Karzinom* stand lange Zeit die erweiterte Radikaloperation der Vulva mit inguinofemoraler Lymphonodektomie im Vordergrund. Früher wurde bei dieser ausgedehnten Operation die Vulva en bloc mit der Haut der Leistenbeugen und dem daruntergelegenen Lymphknotenfettgewebe reseziert (Abb. 6.**4**).

Die feingewebliche Untersuchung dieser auch in die Leistenregion sich erstreckenden Hautresektate hat jedoch gezeigt, daß zumeist kein kontinuierlicher oder diskontinuierlicher Tumorbefall vorlag, so daß auf diese ausgedehnten Hautresektionen zunehmend verzichtet wurde, es sei denn, es lag ein klinisch erkennbarer kontinuierlicher Tumorbefall der Leistenregion vor. Abgesehen davon war bei diesen ausgedehnten Hautdefekten mit einer erhöhten Rate postoperativer Komplikationen mit Sekundärheilung zu rechnen (Bender 1996). Bei der heute zur Anwendung kommenden Operationstechnik wird die inguinale Lymphknotenentfernung von 2 getrennten Schnitten aus durchgeführt. Die Resektion der Vulva erfolgt separat. Diese sog. *Triple-Inzision* gilt als

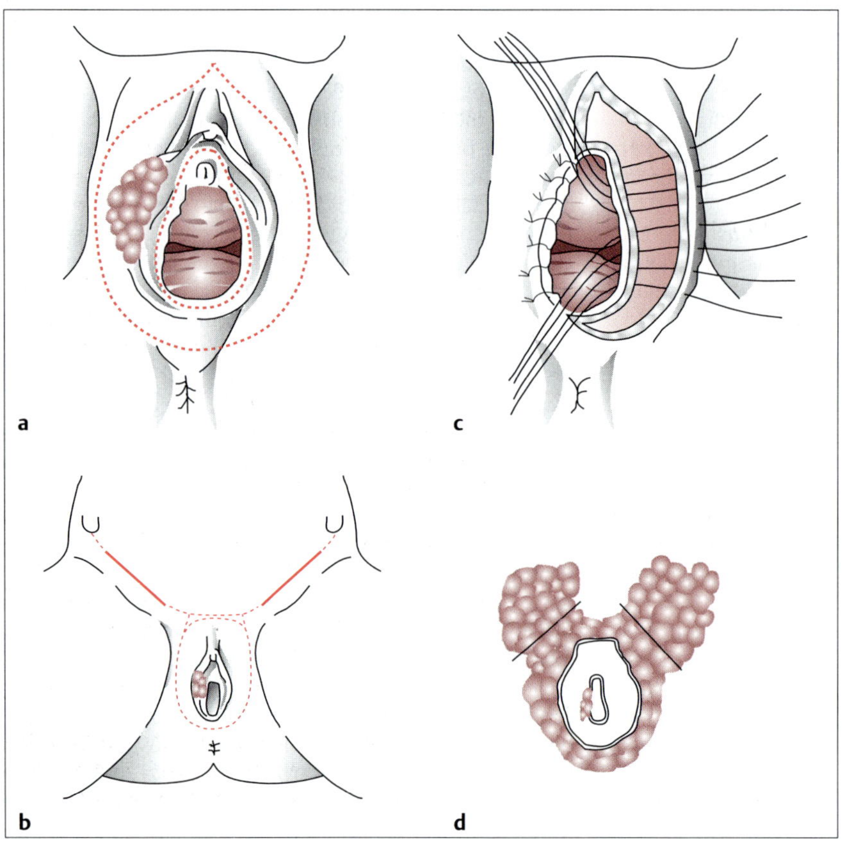

Abb. 6.**5 a – d** **Erweiterte Operation des Vulvakarzinoms:**
- **a** Erweiterte Vulvektomie, vulväre Schnittfigur.
- **b** Erweiterte Vulvektomie, inguinale Inzisionen (Triple-Inzision).
- **c** Wundverschluß, keine plastische Deckung notwendig, wenn spannungsfreie Adaption möglich.
- **d** Operationspräparat mit inguinaler Lymphknotenfraktion beidseits.

schonendste Modifikation einer erweiterten Operation des Vulvakarzinoms (Monaghan 1995) (Abb. 6.**5**).

Es ist darauf zu achten, daß ein breiter Saum gesunden Gewebes mitentfernt wird, um sicherzustellen, daß das Karzinom lokal im gesunden Gewebe reseziert wurde.

Die lokale Ausdehnung der Operation an der Vulva richtet sich nach Größe, Lokalisation und Invasionstiefe und dem hieraus resultierenden Risiko einer metastatischen Absiedlung in die regionären Lymphknoten (S. 139–141): Bei maximaler Invasionstiefe bis zu 3 mm und bei streng lateralem Tumorsitz besteht die Möglichkeit der *Wide excision* bzw. der *Hemivulvektomie.* Der Eingriff wird mit einer ipsilateralen inguinofemoralen *Lymphonodektomie* im Hinblick auf das Metastasierungsrisiko in die Lymphknoten kombiniert. Bei klitorisnahem Tumorsitz bzw. bei einem Karzinom im Bereich der hinteren Kommissur erfolgt die *vordere* bzw. *hintere Vulvektomie.* In beiden Fällen wird dieser Eingriff mit einer beidseitigen inguinofemoralen Lymphonodektomie kombiniert (Morley u. Hopkins 1991) (Abb. 6.**6**).

Die genannten eingeschränkten Operationen sind allerdings nur möglich, wenn ein streng unizentrisches ventrales, laterales oder dorsales Karzinom vorliegt. Bei multizentrischem Karzinom bzw. T2-Tumoren ist die Indikation zur *Radikaloperation* mit Resektion der gesamten Vulva gegeben (Tab. 6.**13**).

Greift das Karzinom bei T3-Tumoren auf benachbarte Strukturen von Urethra, Vagina oder Anus über, muß die Operation die Resektion dieser befallenen Areale mit berücksichtigen, um sicherzustellen, daß das Karzinom lokal im gesunden Gewebe entfernt wurde. Jeder Kompromiß erhöht das Risiko des lokalen Rezidivs. Dies gilt auch für den Urethra- bzw. Analbereich. Der distale Anteil der Urethra kann folgenlos reseziert werden, da eine Inkontinenz nicht befürchtet werden muß. Zur Tiefe hin erfolgt die Absetzung bis auf die Faszie bzw. bis auf das Periost. Typische Blutungen aus den beiden Aa. pudendae und aus der Basis des Klitorisbereichs machen eine sorgfältige Blutstillung erforderlich. Ein primärer Wundverschluß nach Einlage von Drainagen ist zumeist möglich, nachdem eine ausreichende Mobilisierung des umgebenden Gewebes erfolgt ist. Kann der spannungsfreie Verschluß nicht sichergestellt werden, kommen *myokutane Lappenplastiken* zur Wunddeckung in Frage, z. B. durch gestielte Haut-Muskel-Transplantate, deren Ernährung durch die myokutanen Gefäße des darunter gelegenen Muskels gewährleistet wird.

Anteriore Defekte werden durch *M.-tensor-fasciae-latae-Plastiken* (Abb. 6.**7**) gedeckt oder durch eine *G-Plastik* versorgt, wobei eine Hautinsel mit dem M. gracilis und der A. circumflexa unter einer Hautbrücke hindurchgezogen und in den Vulvadefekt eingebracht wird (Abb. 6.**7**).

Posteriore Defekte werden durch *M.-glutaeus-maximus-Lappenplastiken* gedeckt (Abb. 6.**8**) (Knapstein u. Friedberg 1995). Die Lymphknotenentfernung erfolgt wie oben dargestellt von getrennten Schnitten aus. Es ist darauf zu achten, daß nicht nur die inguinalen, sondern auch die tiefen inguinofemoralen Lymphknoten reseziert werden. Bei pelviner Lymphonodektomie lassen sich die externen und internen iliakalen Lymphknoten einschließlich der Lymphknoten im Obturatorgebiet nach Durchtrennung des Leistenbands experitoneal entfernen. Der kurative Effekt dieser Entfernung pelviner Lymphknoten ist umstritten. Entsprechend einer GOG-(Gynecologic Oncology Group)Studie (Sevin u. Homesley 1986) wurden bessere Heilungsraten nach perkutaner Bestrahlung des Beckens und der Leisten bei metastatischem Befall der inguinalen Lymphknoten erzielt, als durch die zusätzliche operative pelvine Lymphonodektomie.

Vergleicht man die *5-Jahres-Überlebensraten* bei den unterschiedlichen tumorangepaßten Operationsmodalitäten, so wird deutlich, daß die Behandlungsergebnisse von Patientinnen mit separater Lymphknotenentfernung mit 87,0% günstiger sind als die Ergebnisse nach

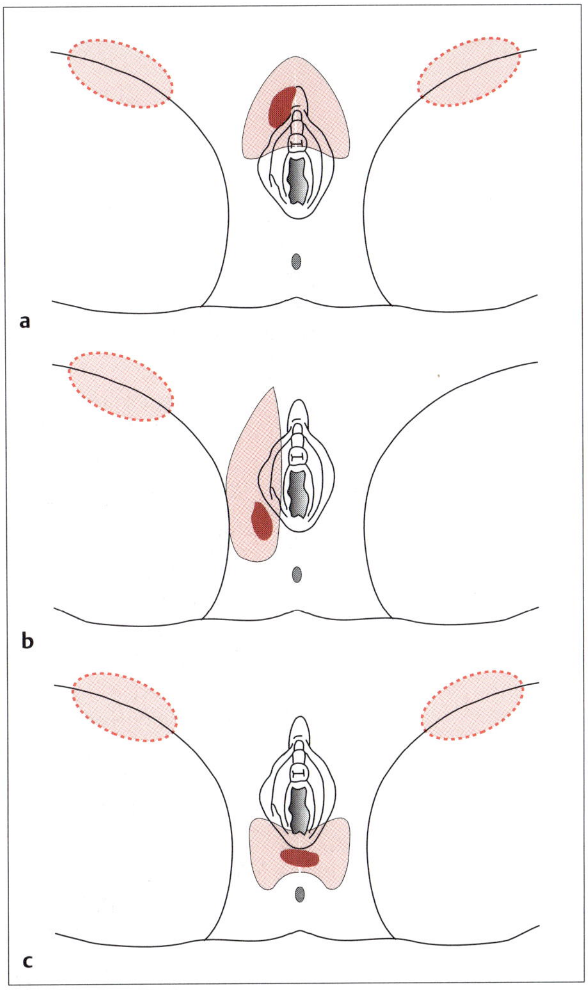

Abb. 6.**6 a–c** **Operatives Vorgehen bei T1-Karzinom in Abhängigkeit von der Lokalisation:**

a Vordere Kommissur: Resektion in sano, inguinale Lymphknotenentfernung beidseits.

b Streng lateral, unifokal: Resektion in sano, inguinale Lymphknotenentfernung ipsilateral.

c Hintere Kommissur: Resektion in sano, inguinale Lymphknotenentfernung beidseits.

Tab. 6.13 Diagnostik und Behandlung eines Plattenepithelkarzinoms der Vulva (T1 – T2)

Inspektion, gezielte Biopsie/Stanzbiopsie/Bröckelentnahme

invasives Plattenepithelkarzinom

- streng lateraler Sitz T1
  - Vulvektomie mit ipsilateraler Lymphknotenentfernung
    - in sano entfernt, Lymphknoten negativ
      - keine Strahlentherapie
    - Lymphknoten positiv
      - Lymphknotenentfernung kontralateral
        - ausgedehnte Lymphknotenmetastasen
          - Strahlentherapie Leisten
            - evtl. pelvine Strahlentherapie
- medianer + lateraler Sitz T1 + T2
  - Vulvektomie mit beidseitiger Lymphknotenentfernung
    - in sano entfernt, Lymphknoten negativ
      - keine Strahlentherapie
    - ausgedehnte Lymphknotenmetastasen
      - Strahlentherapie Leisten
        - evtl. pelvine Strahlentherapie

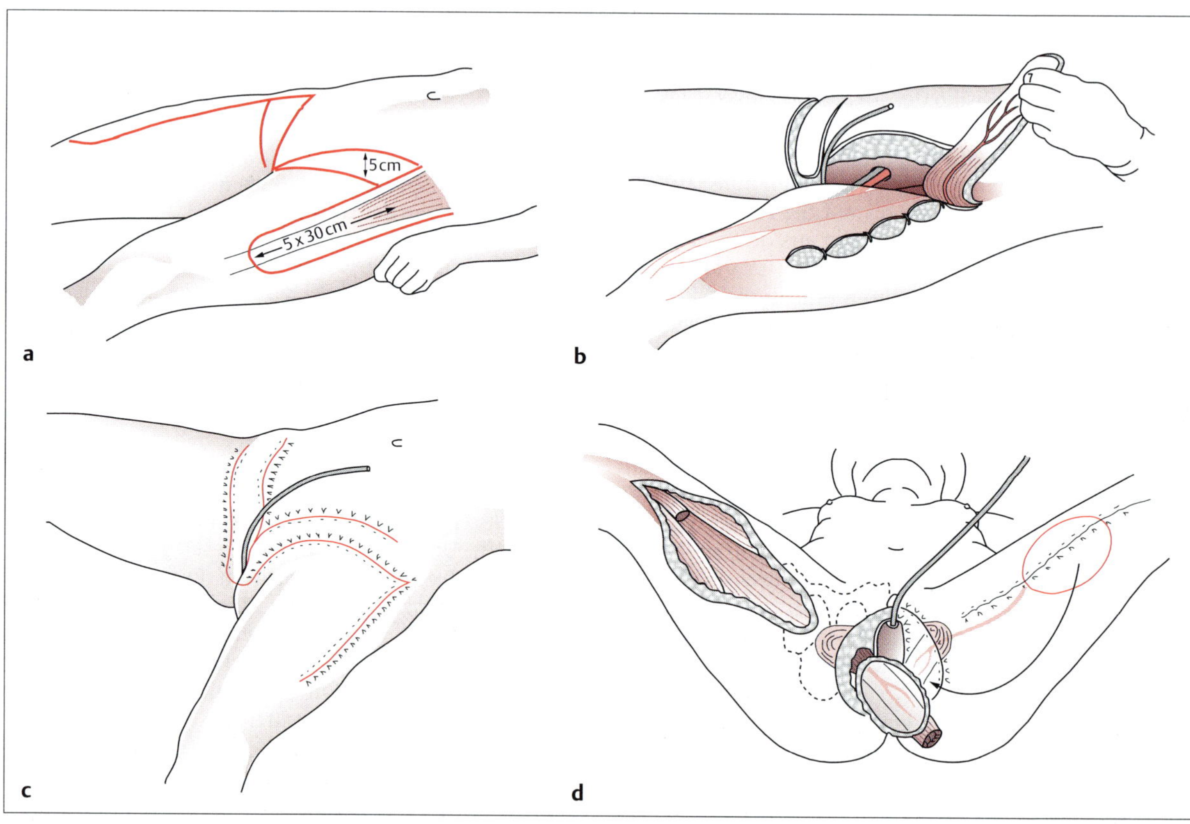

Abb. 6.7 **a – d Deckung des Gewebedefekts nach ausgedehnter Vulvektomie mit Wundverschluß durch Einschwenken eines M.-tensor-fasciae-latae-Verschiebe- bzw. Insellappens** (nach Knapstein u. Friedberg):
a Schnittfigur und Abmessungen.
b Mobilisation des Lappens.
c Wundverschluß.
d Einbringen eines Insellappens.

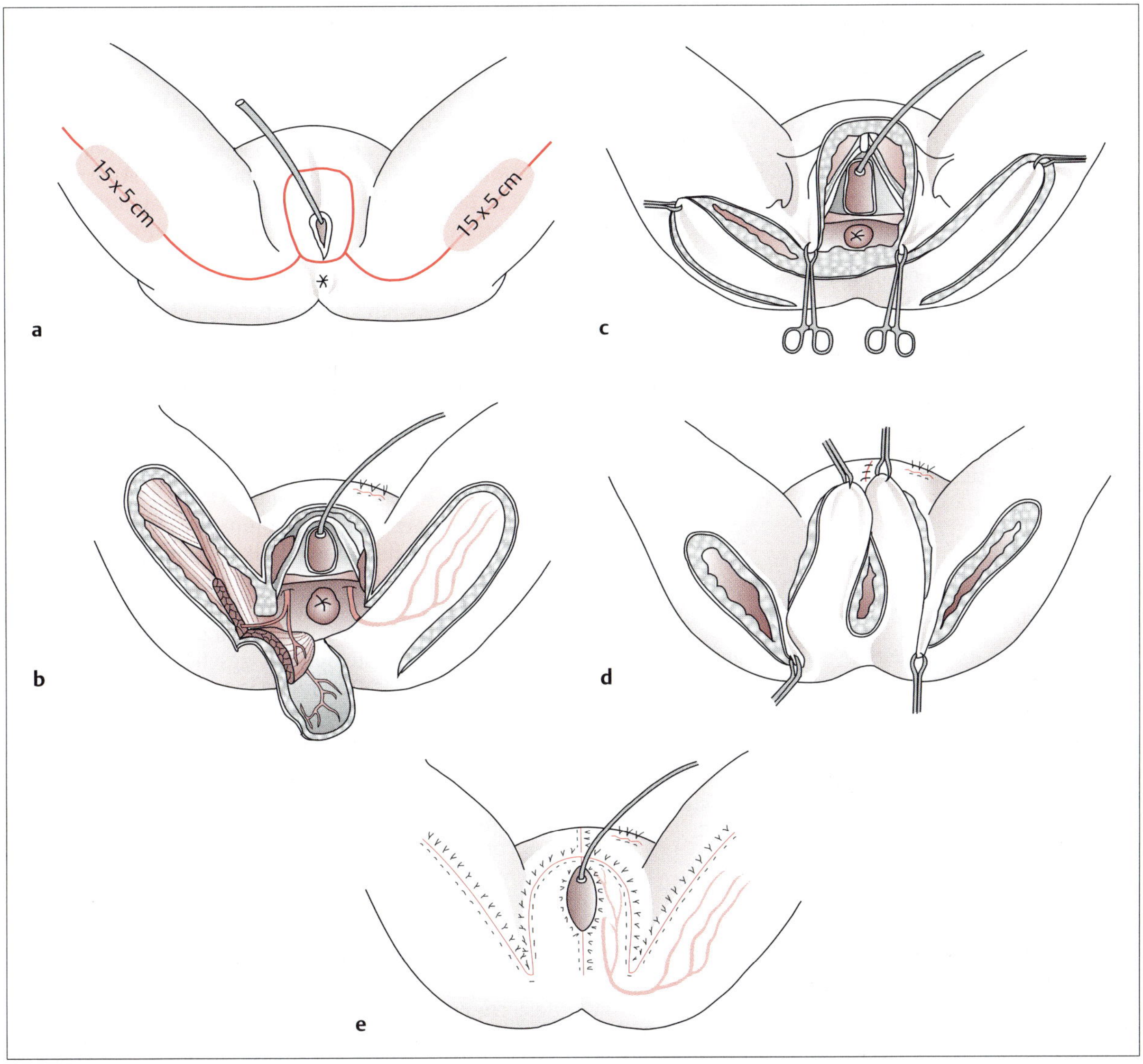

Abb. 6.**8 a – e** **M.-glutaeus-maximus-Lappenplastik zur posterioren Defektdeckung nach ausgedehnter Operation eines Vulvakarzinoms** (nach Knapstein u. Friedberg):
a Schnittfigur mit Abmessungen.
b Präparation der Lappen.
c Mobilisation der Lappen.
d Einbringen der Lappen zur Defektdeckung.
e Wundverschluß.

En-bloc-Resektion mit 83,5% (Tab. 6.**14**) (Monaghan 1991). Wird der Nodalstatus bei diesen Frauen berücksichtigt, liegen die Behandlungsergebnisse bei nodal negativem Karzinom bei 95,0% bzw. 94,0% und bei metastatischem Befall bei 62,5% bzw. 62,0% (Tab. 6.**15**) (Monaghan 1991).

Diese Übersicht zeigt, daß auch bei nodal positivem Karzinom durch die Triple-Inzision keine nachteiligen Folgen für die Patientin eintraten. Die 5-Jahres-Überlebensraten sind für beide Operationsverfahren gleich. Auch in der Häufigkeit eines Lokalrezidivs im Bereich der Leistenbeugen bestand kein Unterschied.

Ausgedehnte Vulvakarzinome mit Befall von Vagina oder Rektum machen gelegentlich die vordere, hintere oder total *Exenteration* erforderlich (S. 63).

> Bei der Größe des operativen Eingriffs ist die Abwägung von Nutzen und Risiko für die zumeist betagten Patientinnen mit gravierenden Begleiterkrankungen besonders sorgfältig vorzunehmen.

Eine Möglichkeit der Behandlung insbesondere von Patientinnen mit hohem Operationsrisiko und fortgeschrittenem Karzinom stellte früher die Kombination von *Elektroresektion* bzw. *-koagulation* der Vulva mit Nachbestrahlung der Leisten dar; dieser Eingriff konnte in Kurznarkose rasch vorgenommen werden. Da kein primärer Wundverschluß erfolgte und der Wundgrund allmählich zugranulierte, war dieses Verfahren mit einem langwierigen Heilungsverlauf verbunden. Die

Tab. 6.**14** Behandlungsergebnisse (5-Jahres-Überlebensrate; Angaben in %) von En-bloc-Resektion bzw. Triple-Inzision (nach Monaghan)

Verfahren	n	Überlebensrate (%)
Lokale Exzision	12	54,5
Einfache Vulvektomie	17	54,6
Radikale Vulvektomie und inguinale Lymphknotenentfernung	112	83,5
Radikale Vulvektomie und inguinale und pelvine Lymphknotendissektion	96	72,1
Radikale Anovulvektomie	20	65,0
Exenteration	3	100,0
Radikale Vulvektomie und inguinale Lymphknotenentfernung (separat)	61	87
Nur Biopsie	7	0
Keine Behandlung	7	0

Tab. 6.**15** 5-Jahres-Überlebensrate (%) in Abhängigkeit von Nodalstatus und operativem Vorgehen (nach Monaghan)

Verfahren	Positive Lymphknoten n	Positive Lymphknoten (%)	Negative Lymphknoten n	Negative Lymphknoten (%)
Radikale Vulvektomie und inguinale Lymphknotenentfernung	38	62	74	94
Radikale Vulvektomie und inguinale und pelvine Lymphknotenentfernung	32	25,6	64	90
Radikale Anovulvektomie	6	0	14	91,7
Radikale Vulvektomie und inguinale Lymphknotenentfernung (separat)	14	62,5	47	95

5-Jahres-Überlebensraten von 48% im Stadium III und IV waren jedoch mit operativen Verfahren vergleichbar (Weghaupt 1986).

Strahlentherapie

Das Vulvakarzinom gilt als wenig strahlensensibel. Bei dieser klinischen Einschätzung ist zu beachten, daß eine fehlende Toleranz des umgebenden gesunden Gewebes die Verabreichung einer ausreichenden Strahlendosis einschränkt, da mit einer erheblichen Hautreaktion in der Umgebung zu rechnen ist.

Primäre Strahlentherapie. Große Kollektive mit primärer Strahlentherapie des Vulvakarzinoms sind inzwischen historisch. Ihre Ergebnisse sind wichtig, wenn eine Patientin mit einem Vulvakarzinom nicht primär operiert werden kann, weil internistische Gründe eine ausreichende Anästhesie unmöglich machen oder weil die Frau eine verstümmelnde Radikaloperation verweigert. In Tab. 6.**16** sind die wichtigsten Daten der Therapiezentren Wien, München und Hamburg dargestellt. In der Universitäts-Frauenklinik in Wien wurde eine großflächige Elektrokoagulation der Vulva ohne primären Wundverschluß vorgenommen (Weghaupt 1986, Kucera 1997). Bestrahlt wurde lediglich die Leistenregion. Dieses Verfahren führt bei den meist betagten, multimorbiden Patientinnen zu sehr kurzen Operationszeiten. Die Heilungsphase der Vulva wurde für die Durchführung der Leistenbestrahlung genutzt. Neben dem guten Gesamtergebnis ist insbesondere auf die 5-Jahres-Überlebensrate von 65,3% bei 271 Frauen mit einem Vulvakarzinom im Stadium FIGO III hinzuweisen. Die 1. Universitäts-Frauenklinik in München bestrahlte nach Elektroresektion des Vulvatumors die Vulvaregion und die Leisten (Lochmüller 1983). Auch bei diesem Vorgehen wurde die Vulva mit kurzer Operationsdauer abgetragen, die Leiste operativ geschont und die Wundheilungsphase zur Durchführung der Strahlentherapie genutzt. Die Bestrahlung der Vulvaregion erfolgte noch während die Wundfläche verschorft war. Auch die Münchner Klinik erreichte beachtliche Überlebensraten in fortgeschrittenen Stadien. In der Universitäts-Frauenklinik in Hamburg wurden alle Vulvakarzinome bis 1983 primär mit schnellen Elektronen bestrahlt. Zusätzlich wurden die Leistenlymphknoten mit Elektronen und Photonen behandelt. Auf eine Vulvaoperation wurde verzichtet, da man auf die intensive Wirkung schneller Elektronen im oberflächlichen Vulvatumor vertraute (Frischbier u. Mitarb. 1985, Schreer 1997). Eine hochdosierte Vulvabestrahlung wird allerdings nur toleriert, wenn eine mehrwöchige Desquamationsphase der Vulva durch intensive stationäre Pflege überbrückt werden kann. Bei klinisch inguinal metastastasierten Fällen (N2, N3) wurden eine Überlebensrate von 37,3% erzielt. Die Hamburger Erfahrungen haben gezeigt, daß eine primäre Bestrahlung des Vulvakarzinoms zu beachtlichen Heilungsergebnissen führt, wenn man bereit ist, die beträchtliche akute Vulvareaktion in Kauf zu nehmen. Diese für die Patientin unangenehme Vulvaepitheliolyse führte letztlich in Hamburg zur Abkehr von der primären Strahlentherapie.

Präoperative Strahlentherapie. Eine präoperative Strahlentherapie wurde eingeführt, um die Rezidivrate zu senken. Ein Aspekt, der sich durch nachfolgende Untersuchungen nicht bestätigen ließ (Küppers u. Bender 1994). Möglicherweise stellt in Einzelfällen bei Patientinnen mit einem Vulvakarzinom im Stadium III und IV die präoperative Bestrahlung mit angeschlossener Operation eine Möglichkeit dar, die bei der Ausdehnung des Karzinoms erforderliche vordere oder hintere Exenteration zu umgehen.

Tab. 6.16 Primäre Strahlentherapie des Vulvakarzinoms

Universität	Zeitraum	Methode	5-Jahres-Überlebensrate (%)	Anzahl der Patientinnen (n)
Wien (Kucera 1997)	1952–1988	Elektrokoagulation der Vulva, Bestrahlung der Leisten	68,3%	742
München (Lochmüller 1983)	1970–1978	Elektroresektion der Vulva, Bestrahlung der Vulva und der Leisten	43%	149
Hamburg (Schreer 1997)	1965–1983	Elektronenbestrahlung der Vulva, Bestrahlung der Leisten	47,8%	446

Postoperative Bestrahlung der Lymphabflußwege. Während die primäre Vulvabestrahlung weltweit kaum noch durchgeführt wird, spielt die Strahlentherapie der Lymphabflußbahn weiterhin eine beträchtliche Rolle. Im GOG-Protokoll 37 (Homesley u. Mitarb. 1991, 1993) wurden Patientinnen mit histologisch nachgewiesenen Leistenlymphknotenmetastasen in einen Bestrahlungsarm und einen Operationsarm randomisiert. Im Fall einer Bestrahlung wurde das pelvine Lymphabflußgebiet mit einer Dosis von 45–50 Gy bestrahlt. Im Operationsarm erfolgte eine pelvine Lymphonodektomie. Die Auswertung von 114 Fällen ergab in der Bestrahlungsgruppe eine Überlebensrate von 75% nach 2 Jahren, in der Operationsgruppe nur von 56% (Homesley u. Mitarb. 1993). Besonders deutlich ist der Gewinn einer Strahlentherapie bei Patientinnen mit 3 und mehr inguinalen Metastasen erkennbar (Curry u. Mitarb. 1980, Homesley u. Mitarb. 1986). Allerdings muß bei der Kombination von Leistenoperation und Strahlentherapie eine moderate Zunahme von posttherapeutischen Beinödemen (GOG 37: 19% gegenüber 11%) in Kauf genommen werden.

Eine Indikation zur postoperativen Bestrahlung des Lymphabflußgebiets besteht bei allen R1- und R2-Resektionen der Leiste und bei höhergradigem Befall. Eine Bestrahlung der Leistenlymphknoten ohne Operation wird nur empfohlen, wenn aufgrund der lokalen Situation eine operative Tumorreduktion unmöglich erscheint.

Postoperative Vulvabestrahlung. Die Auswertung des GOG-Protokolls 37 hat zusätzlich ergeben, daß die operierte Vulvaregion der häufigste Ort des Rezidivs war. Aufgrund der hohen Morbitität einer postoperativen Vulvabestrahlung wird diese dennoch nur in extremen Risikosituationen durchgeführt. In den übrigen Fällen wird erst bei Auftreten des Vulvarezidivs die Strahlentherapie durchgeführt.

Chemotherapie

Die Erfahrungen mit einer systemischen Chemotherapie beim Vulvakarzinom sind äußerst begrenzt und werden daher nur kursorisch dargestellt. Die wirksamsten Substanzen sind *Bleomycin, Anthracycline* und mit Einschränkung *Platinsubstanzen.* Kombinationstherapien wurden bisher nur in wenigen Studien erprobt. Hierbei kamen überwiegend Medikamente zum Einsatz, für die bisher keine gesicherte Monoaktivität nachzuweisen ist (Vincristin, Mitomycin C, Methotrexat und Cisplatin). Dennoch wurden Remissionen beobachtet, was dafür sprechen könnte, daß Zytostatika in der Primärbehandlung dieser Erkrankung wirksam sein können.

In einzelnen Studien wurden Zytostatika im Rahmen einer simultanen Radiochemotherapie bei primär inoperablen Patientinnen erprobt. In einer größeren Untersuchung wurde von Thomas u. Mitarb. (1989) 5-Fluorouracil als Dauerinfusion über 96 Stunden (1000 mg/m^2 täglich) in Kombination mit einer Strahlentherapie unter unterschiedlichen Bedingungen erprobt. Von der EORTC wurde bei älteren inoperablen Patientinnen mit fortgeschrittener Erkrankung in einer Phase-II-Studie der neoadjuvante Einsatz von Zytostatika überprüft. Als niedrigdosierte Langzeitinfusion kamen Bleomycin, Methotrexat und Carnimustin zum Einsatz (Durrant u. Mitarb. 1990). Die Nebenwirkungen dieser Therapie waren so hoch, daß nur bei etwa ⅓ der insgesamt 31 Patientinnen die Therapie nach Plan beendet werden konnte.

Remissionen wurden sowohl bei neoadjuvantem Einsatz als auch von anderen Autoren bei simultaner Radiochemotherapie beobachtet. Systematische Untersuchungen sind erforderlich, bevor die Stellung einer Chemotherapie in der Primärbehandlung des Vulvakarzinoms bewertet werden kann.

> Eine Chemotherapie kommt außerhalb klinischer Studien derzeit nur bei fortgeschrittenem Karzinom, ausgedehnt vorbehandelten Patientinnen sowie bei systemischer Metastasierung in Frage (Thomas u. Mitarb. 1991).

Kombinierte Radiochemotherapie. Die Kombination einer 5-Fluorouracil-Chemotherapie und einer primären Strahlentherapie mit einer reduzierten Dosis (30 Gy) wurde nach einem Studienvorschlag von mehreren Strahlentherapiezentren durchgeführt. Die persönliche Erfahrung von Fällen mit einer raschen, ausgedehnten

Rezidivierung von relativ kleinen Primärkarzinomen (T1 und T2) läßt es ratsam erscheinen, solche neuen Kombinationen vorerst nur innerhalb streng kontrollierter Studien durchzuführen.

Hormontherapie. Eine hormonelle Behandlung entfällt, da es sich zumeist um nichthormonsensible Karzinome handelt.

Immuntherapie. Bei der Behandlung von Präkanzerosen wird von einer Reihe von Autoren die Möglichkeit einer Immuntherapie, z.B. mit Interferon, diskutiert (Reid u. Mitarb. 1992). Bislang besteht für die Immuntherapie zur Behandlung des Vulvakarzinoms kein belegter Stellenwert (Küppers u. Bender 1994).

Differenzierte Behandlung von Sondersituationen

Morbus Paget der Vulva

Wie auf S. 136 ausgeführt, stellt der Morbus Paget der Vulva eine besondere Entität dar. In 20–30% der Fälle liegt eine Assoziation mit einem Adenokarzinom anderer Lokalisation vor. Die typischen Paget-Zellen sind in Nestern angeordnet und finden sich überwiegend in der Nachbarschaft von Hautanhangsgebilden, so daß sie bis tief in die Haut vordringen. Charakteristisch ist ein multizentrisches Auftreten. Bei der bioptischen Klärung, z.B. durch die Stanzbiopsie, ist darauf zu achten, daß zur Tiefe hin eine ausreichende Gewebeentnahme erfolgt, da nur auf diese Weise eine frühe Invasion ausgeschlossen bzw. histologisch gesichert werden kann. Unter Berücksichtigung der Besonderheit der Ausbreitung des Morbus Paget steht die Operation im Vordergrund. Nur auf diese Weise kann sichergestellt werden, daß die Veränderung sowohl zur Tiefe als auch nach den Seiten hin im gesunden Gewebe reseziert wurde. Die seitlichen Exzisionsränder sollten nach Möglichkeit 2–3 cm in sano liegen, da sonst schon bald mit einem Lokalrezidiv zu rechnen ist. Bei der subtilen histologischen Aufarbeitung muß ein tiefergelegenes Schweißdrüsenkarzinom ausgeschlossen werden. Charakteristisch ist die erhöhte Rezidivrate, die durch die Besonderheit der Ausbreitung des Morbus Paget bedingt ist. Sie liegt höher als die der intraepithelialen Plattenepithelmetaplasien (VIN III). Die Rezidivrate möglichst gering zu halten gelingt nur dadurch, daß auch zur Tiefe hin eine ausreichend bemessene Geweberesektion erfolgt.

Malignes Melanom der Vulva

Die operative Behandlung von malignen Melanomen der Vulva unterscheidet sich nicht von der Operation des Melanoms an anderer Lokalisation. Zur Diagnostik ist die breite Entfernung der Veränderung im gesunden Gewebe erforderlich. Bei Patientinnen mit hohem Metastasierungsrisiko (knotiges Melanom mit großer Eindringtiefe) ist die Vulvektomie mit beidseitiger inguinofemoraler Lymphonodektomie indiziert. Bei Melanomen mit niedrigem Metastasierungsrisiko (oberflächlich spreitendes malignes Melanom) ist ein eingeschränktes operatives Vorgehen möglich. Der geforderte Sicherheitsabstand beträgt 3–5 cm zum gesunden Gewebe (Landthaler u. Mitarb. 1990), so daß gelegentlich Eingriffe zur plastischen Deckung notwedig werden (S. 145).

Im Vordergrund der Behandlung des malignen Melanoms steht die Operation. Die Behandlungsergebnisse von zusätzlichen Maßnahmen (Zytostatika, Immunochemotherapie u.a.) sind derzeit noch nicht eindeutig belegt (Bradgate u. Mitarb. 1990, Look u. Mitarb. 1993, Piura u. Mitarb. 1992).

Nachsorge

Mit einem Rezidiv ist überwiegend in den ersten 2 Jahren nach der Behandlung zu rechnen, später auftretende Rezidive sind selten. Zur Sicherung des lokalen Tumorrezidivs steht die *Gewebeentnahme* zur histologischen Klärung im Vordergrund. Früh entdeckte Lokalrezidive haben kurative Chancen, inguinale Rezidive sind hingegen als prognostisch ungünstig zu bewerten. Jeder verdächtige Befund bedarf der umgehenden bioptischen Klärung.

Die Nachsorgeuntersuchungen werden in den ersten 3 Jahren vierteljährlich unter Berücksichtigung von Beschwerden und klinischem Lokalbefund vorgenommen. Die Ausbildung eines Beinödems kann auf eine beginnende lymphogene Metastasierung hindeuten. Zur weiteren Klärung hat sich die *CT-* bzw. *MRT-Untersuchung* bewährt. Bei Karzinomen mit erhöhtem Risiko (z.B. ausgedehnte Lymphknotenmetastasen) ist die jährliche *Röntgenuntersuchung des Thorax* sowie die halbjährliche *Abdomensonographie* zum Ausschluß einer Fernmetastasierung zu empfehlen. Nach dem 3. Jahr der Primärbehandlung des Vulvakarzinoms reicht die halbjährliche Nachuntersuchung der Patientin aus.

Rezidivbehandlung

Wurde bei der Nachsorge ein Rezidiv entdeckt, richtet sich die Rezidivbehandlung nach dem Ausmaß der Primärtherapie: Nach erweiterter operativer Behandlung bestehen zumeist keine Möglichkeiten mehr für eine neuerliche Operation, so daß die Bestrahlung von Vulva bzw. kleinem Becken indiziert ist, evtl. in Kombination mit 5-Fluorouracil und Cisplatin bzw. Mitomycin C (Thomas u. Mitarb. 1989). Wurde anläßlich der Primärbehandlung die Operation mit einer adjuvanten Strahlentherapie kombiniert, sind diese Therapiemöglichkeiten ausgeschöpft. Es bleibt die palliative Chemotherapie (Trope u. Mitarb. 1980).

Spezielle Aspekte der Rehabilitation

Die Rehabilitation der Patientinnen beginnt unmittelbar postoperativ. Besonderer Wert ist auf eine rasche Mobilisation dieser zumeist älteren Patientinnen mit gravierenderen Begleiterkrankungen zu legen, um Sekundärkomplikationen (Bender 1996) zu vermeiden. Die *physikalische Therapie* mit Bewegungsübungen hilft, narbige Strikturen im Vulva- und Introitusbereich zu verhindern. Auch ein therapiebedingtes Beinödem kann durch eine rechtzeitige *Lymphdrainagebehandlung* verhindert werden (Reißhauer 1997). Die Akzentuierung dieser Behandlung liegt auf der manuellen Lymphdrainage, der Kompressionsbandagierung bzw. auf der Anpassung von entsprechenden Kompressionsstrümpfen. Der isolierte Einsatz von Lymphdrainage oder Kompressionsstrumpf ist nur wenig wirksam. Ausgedehntere narbige Strikturen, die zu Bescherden führen, können allerdings gelegentlich aufwendigere *operativ-rekonstruktive Maßnahmen* erforderlich machen. Der Erfolg dieser operativen Eingriffe ist in hohem Maße von der Art der vorausgegangenen Behandlung abhängig. So ist nach adjuvanter Strahlentherapie, als Folge der Strahlenbelastung des Gewebes, mit verzögerter Wundheilung zu rechnen. Zur Verbesserung der Wundheilung kann eine *orale* bzw. *lokale Applikation von Östriol* (Ovestin) beitragen.

Literatur

Bender, H. G.: Komplikationen bei Eingriffen an der Vulva. In Beck, L., H. G. Bender: Intra- und postoperative Komplikationen in der Gynäkologie und Geburtshilfe, 2. Aufl. Thieme, Stuttgart 1996

Boronow, R. C.: Combined radiation and surgery for locally advanced cancer of the vulva. In Knapstein, P. G. et al.: Malignancies of the Vulva. Thieme, Stuttgart 1991 (pp. 133 - 142)

Bradgate, M. G., T. P. Rollanson, C. C. McConkey, J. Powell: Malignant melanoma of the vulva: a clinicopathological study of 50 women. Brit. J. Obstet. Gynaecol. 97 (1990) 124 - 133

Brinton, L. A., P. C. Nasca, K. Mallin et al.: Phase control study of cancer of the vulva. Obstet. and Gynecol. 75 (1990) 859 - 866

Cavanagh, D.: Vulva cancer – continuing evolution in management. Gynecol. Oncol. 66 (1997) 362 - 367

Cavanagh, D., M. S. Hoffman: Controversies in the management of vulva carcinoma. Brit. J. Obstet. Gynaecol. 103 (1996) 293 - 300

Crum, C. P.: Carcinoma of the vulva: epidemiology and pathogenesis. Obstet. and Gynecol. 79 (1992) 448 - 458

Curry, S. L., J. T. Wharton, F. Rutledge: Positive lymph nodes in vulva squamous carcinoma. Gynecol. Oncol. 9 (1980) 63 - 67

Di Re, F., R. Fontanelly, F. Raspagliesi, E. Di Re, G. Lupi: Lymph node involvement in vulva carcinoma. In Knapstein, P. G., F. Di Re, P. Disaya, U. Haller, B. U. Sevin: Malignancies of the Vulva. Thieme, Stuttgart 1991

Durrant, K. R., C. Mangioni, A. J. Lacave et al.: Bleomycine, Methotrexate and CCNU in advanced inoperable squamous cell carcinoma of the vulva: a Phase-II-study of the EORTC Gynecological Cancer Cooperative Group. Gynecol. and Oncol. 37 (1990) 359 - 362

Farias-Eisner, R., F. D. Cirisano, D. Grouse et al.: Conservative and individualized surgery for early squamous carcinoma of the vulva: the treatment of choice for stage I and II (T_{1-2} N_{0-1} M_0) disease. Gynecol. and Oncol. 53 (1994) 55 - 58

Fishman, D. A., S. K. Chambers, P. E. Schwartz, E. I. Kohorn, J. T. Chambers: Extramamary Paget's disease of the vulva. Gynecol. and Oncol. 56 (1995) 266 - 270

Frischbier, H. J., K. Thomsen, H. J. Schmermund et al.: Die Strahlenbehandlung des Vulvakarzinoms. Geburtsh. u. Frauenheilk. 45 (1985) 1 - 5

Hacker, N. S.: Vulva cancer. In Berek, J. S., N. F. Hacker: Practical Gynecologic Oncology, 2nd ed. Williams & Wilkins, Baltimore 1994

Homesley, H. D., B. N. Bundy, A. Sedlis et al.: Radiation therapy versus pelvic node resection for carcinoma of the vulva with positive groin nodes. Obstet. Gynecol. 68 (1986) 733 - 740

Homesley, H. D., B.-U. Sevin: Treatment of vulvar cancer: the Gynecology Oncology Group experience. In Knapstein, P. G., F. di Re, P. DiSaia: Malignancies of the Vulva. Thieme, Stuttgart 1991 (pp. 119 - 123)

Homesley, H. D., B. N. Bundy, A. Sedlis et al.: Prognostic factors for groin node metastasis in squamous cell carcinoma of the vulva (a Gynecologic Oncology Group study). Gynecol. Oncol. 49 (1993) 279 -283

Iverson, T.: The value of inguinal lymph node palpation in epidermoid carcinoma of the vulva. Gynecol. and Oncol. 12 (1981) 291 - 295

Jacobs, H.: Use of interstitial brachytherapy in the management of progression and recurrences. In Vahrson, H. W.: Radiation Oncology of Gynecologic Cancers. Springer, Berlin 1997 (pp. 89 - 94)

Kagie, M. J., G. G. Kenter, Y. Zomerdijk-Nooijen et al.: Human papilloma virus infection in squamous cell carcinoma of the vulva in various synchoneous epithelial changes and in normal vulva skin. Gynecol. and Oncol. 67 (1997) 178 - 183

Keys, H.: Gynecologic Oncology Group randomized trials of combined technique therapy for vulvar cancer. Cancer 71 (1993) 1691 - 1696

Knapstein, P. G., F. di Re, P. DiSaia, U. Haller, B.-U. Sevin: Malignancies of the Vulva. Thieme, Stuttgart 1991

Knapstein, P. G., V. Friedberg: Plastisch rekonstruktive Eingriffe. In Hirsch, H. A., O. Käser, F. A. Ikle: Atlas der gynäkologischen Operationen. Thieme, Stuttgart, 1995

Koh, W. J., H. J. Wallace, B. E. Greer et al.: Combined radiotherapy and chemotherapy in the management of local-regionally advanced vulvar cancer. Int. J. Radiat. Oncol. Biol. Phys. 26 (1993) 809 - 16

Kucera, K.: Electroresection, coagulation, and groin radiotherapy (Viennese methode). In Vahrson, H. W.: Radiation Oncology of Gynecologic Cancers. Springer, Berlin 1997 (pp. 80 - 82)

Küppers, V., H. G. Bender: Adjuvante Maßnahme bei primär operiertem Vulvakarzinom. Gynäkologe 27 (1994) 99 - 103

Küppers, V., S. Scheuring, T. Somville, H. G. Bender, U. Koldovsky: Vorstellungen zur Rolle des HPV-Nachweises bei der Diagnostik von präneoplastischen und neoplastischen Veränderungen der Vulva. Geburtsh. u. Frauenheilk. 57 (1997) 1 - 6

Kürzl, R.: Das Vulvakarzinom – Klinische, histologische und morphometrische Untersuchungsergebnisse einer Studie an 197 Patientinnen mit Plattenepithelkarzinom der Vulva. Habil., München 1980

Kürzl, R.: Carcinoma of the vulva – prognostic factors. In Burghardt, E., M. J. Webb, J. M. Monaghan, G. Kindermann: Surgical Gynecologic Oncology. Thieme, Stuttgart 1993

Kürzl, R.: Paget's disease. Semin. Dermatol. 15 (1996) 60 - 66

Kürzl, R.: VIN: Therapeutic options. In Micheletti, L., M. Sideri: Proceedings of the ISSVD Post Congress, post graduate course Baveno, Italy. Editioni MAF Servizi, Turin 1997

Kurman, R. J., H. J. Norris, E. J. Wilkinson: Tumores of the cervix, vagina and vulva. In Rosai, J.: Atlas of Tumorpathology. Armed Forces Institute of Pathology, Washington 1992

Kurzrock, R., P. R. Cohen: Cutaneous paraneoplastic syndromes in solid tumores. Amer. J. Med. 99 (1995) 662 - 671

Landthaler, M., O. Braun-Falco, D. Hölzel, B. Kontz, G. Stubert-Frischle: Der Sicherheitsabstand bei der primären operativen Versorgung des malignen Melanoms. In Orfanos, C. E., C. Garbe: Das maligne Melanom der Haut. Zuckschwerdt, München 1990

Lochmüller, H.: Zur Strahlentherapie bei der Behandlung des Vulvakarzinoms. Radiology 23 (1983) 24 - 28

Lochmüller, H.: Radiologische Behandlungsmethoden des Vulvakarzinoms (Münchner Methode). In Zander, J., J. Baltzer: Erkrankungen der Vulva. Urban & Schwarzenberg, München 1986 (S. 168 - 173)

Look, K. Y., L. M. Roth, G. P. Sutton: Vulva melanoma reconsidered. Cancer 72 (1993) 143 - 146

Micheletti, L.: Trends in surgical groin lymphadenectomy. In Micheletti, L., M. Sideri: Proceedings of the ISSVD Post Congress, post graduate course, Baveno, Italy. Editioni MAF Servizi, Turin 1997
Monaghan, J. M.: Radical surgical treatment of cancer of the vulva. In Knapstein, P. G., F. Di Re, P. Di Saia, U. Haller, B. U. Sevin: Malignancies of the Vulva. Thieme, Stuttgart 1991
Monaghan, J. M.: Vulvakarzinom. In Hirsch, H. A., O. Käser, F. A. Ikle: Atlas der gynäkologischen Operationen. Thieme, Stuttgart 1995
Nauth, A. F.: Vulvazytologie. Thieme, Stuttgart 1986
Pettersson, F.: Annual Report on the Results of Treatment in Gynecological Cancer, Vol. 20. Stockholm 1988
Piura, B., M. Egan, A. Lopez, J. M. Monaghan: Malignant melanoma of the vulva: a clinicopathologic study of 18 cases. J. Surg. Oncol. 50 (1992) 234 – 240
Preti, M.: Vulva Paget's disease. In Micheletti, L., M. Sideri: Proceedings of the ISSVD Post Congress, post graduate course Baveno, Italy. Editioni MAF Servizi, Turin 1997
Reid, R., M. D. Greenberg, G. J. Pizzuti, K. H. Omoto, L. H. Rutledge, W. Soo: Superficial laservulvectomy: 5. Surgical debulking is enhanced by adjuvant systemic interferon. Amer. J. Obstet. Gynecol. 166 (1992) 815 – 819
Reißhauer, A.: Das Lymphödem in der klinischen Praxis – Ätiologie, Pathogenese, Klinik und physikalische Therapie. Z. Lymphol. 21 (1997) 1 – 3
Rodriguez, M., B. U. Sevin, H. E. Averette et al.: Conservative chance in the surgical management of vulva cancer: a University of Miami patient care evaluation study. Int. J. Gynecol. Cancer 7 (1997) 151 – 157
Rosen, Ch., K. Malmström: Invasive cancer of the vulva: Gynecol. and Oncol. 65 (1997) 213 – 217
Rudledge, F., M. Sinclair: Treatment of intraepithelial carcinoma of the vulva by skin excision and Graft. Amer. J. Obstet. Gynecol. 102 (1968) 806 – 816
Schmidt, W., H. Schmid, C. Villena-Heinsen et al.: Behandlungsergebnisse beim Vulvakarzinom von 1970 – 1990. Geburtsh. u. Frauenheilk. 52 (1992) 749 – 757
Schreer, I.: Primary irradiation. In Vahrson, H. W.: Radiation Oncology of Gynecologic Cancers. Springer, Berlin 1997 (pp. 82 – 86)
Scully, R. E., T. A. Bonfiglio, R. J. Kurman, S. G. Silverberg, E. J. Wilkinson: Histological typing of female genital tract tumors. In World Health Organization: International histological classification of tumores, 2 nd ed. Springer, Berlin 1994
Sedlis, A., H. Homesley, B. N. Bundy et al.: Positive inguinal lymph nodes in superficial squamous cell vulva cancer – a gynecologic oncology group study. Amer. J. Obstet. Gynecol. 156 (1987) 1159 – 1164
Sevin, B. U., H. D. Homesley: Das Vulvakarzinom. Gynäkologe 19 (1986) 109 – 117
Stehman, F. B., B. N. Bundy, H. Ball, D. L. Clarke-Pearson: Sides of failure and times to failure in carcinoma of the vulva treated conservativly: a gynecologic oncology group study. Amer. J. Obstet. Gynecol. 174 (1996) 1128 – 1133
Surgeon, S. R., L. A. Brinton, S. S. Dewesa, R. J. Kuhrman: In situ and invasive vulva cancer incidence trends (1973 to 1987). Amer. J. Obstet. Gynecol. 166 (1992) 1482 – 1495
Thomas, G., A. Dembo, A. de Petrillo et al.: Concurrent radiation and chemotherapy in vulva carcinoma. Gynecol. and Oncol. 34 (1989) 263 – 267
Thomas, G. M., A. J. Dembo, S. C. B. Bryson, R. Osborne, A. D. de Petrillo: Changing concepts in the management of vulva cancer. Gynecol. and Oncol. 42 (1991) 9 – 21
Trope, C., J. E. Johnsson, G. Larsson, G. Simonsen: Bleomycin alone or combined with Metomycin C in tretment of advanced or recurrent squamous cell carcinoma of the vulva. Cancer Treatm. Rep. 64 (1980) 639 – 642
Way, S.: Carcinoma of the vulva. Amer. J. Obstet. Gynecol. 79 (1960) 692 – 701
Weghaupt, K.: Vulvakarzinom – Elektroresektion und Elektrokoagulation der Vulva (Wiener Methode). In Zander, J., J. Baltzer: Erkrankungen der Vulva. Urban & Schwarzenberg, München 1986 (S. 150 – 160)
Wilkinson, E. J.: Vulvapathology and terminology. In Micheletti, L., M. Sideri: Proceeding of the ISSVD post congress post graduate course Baveno, Italy. Editioni MAF servizi, Turin 1997
Wilkinson, E. J., M. Rico, K. K. Pierson: Microinvasive carcinoma of the vulva. Int. J. Gynecol. Pathol. 1 (1982) 29 – 33
Wilkinson, E. J., B. Kneal, P. J. Lynch: Report of the ISSVD-terminology. Comitee J. Reprod. Med. 31 (1986) 973 – 974

Vaginalkarzinom

Epidemiologie

Maligne Tumoren der Vagina zählen mit 2 % zu den seltenen malignen Tumoren des weiblichen Genitale (Helm u. Chan 1996).

Die Inzidenz des Primärtumors liegt bei 0,5 pro 100 000 Frauen. Die Life time risk liegt unter 0,1 %.

Das *metastatische Karzinom der Vagina* ist zahlenmäßig wesentlich häufiger. Im Rahmen einer größeren Untersuchung (Fu u. Regan 1989) lag nur in 16 % der Fälle ein Primärtumor und in 84 % der Fälle eine metastatische Absiedlung im Bereich der Vagina vor. Bei einem metastatischen Befall kommen als Primärtumor für Plattenepithelkarzinome in 79 % der Fälle Zervixkarzinome und in 17 % Vulvakarzinome, für Adenokarzinome in 32 % der Fälle Endometriumkarzinome, in 26 % kolorektale Karzinome und in 17 % Ovarialkarzinome in Betracht (Kurman u. Mitarb. 1992).

Ätiologie

Spezifische ätiologische Faktoren sind nicht bekannt. In Frage kommen ähnliche Faktoren wie beim Zervixkarzinom, z. B. die Assoziation mit HPV-Infektionen. Auch die zervikale intraepitheliale Neoplasie in der Anamnese sowie eine vorangegangene Strahlentherapie gelten als Risikofaktoren. Als begünstigend werden der Prolaps mit sekundärer Dehnungsulkusbildung, die Pessarbehandlung mit trophisch bedingter Geschwürsbildung sowie chronisch entzündliche Veränderungen angesehen. Betroffen sind überwiegend Frauen nach dem 50. Lebensjahr. Im Gegensatz zu diesen *primären Plattenepithelkarzonomen* der Vagina bei älteren Frauen sind in den USA bei jungen Frauen *Adenokarzinome* beobachtet worden, deren Mütter in der Früh-Schwangerschaft mit Diethylstilbestrol (DES) zur Vorbeugung einer Fehlgeburt behandelt wurden. (Herbst u. Mitarb. 1986). Bis heute sind über 500 Krankheitsfälle registriert worden. Das Risiko für intrauterin DES-exponierte Mädchen, an einem derartigen Klarzellkarzinom zu erkranken, beträgt 1 : 1000. Deshalb sind bei diesen jungen Frauen regelmäßige Kontrolluntersuchungen unerläßlich.

Aus Resten des Gartner-Gangs können in der seitlichen Vaginalwand *Gartner-Gang-Karzinome* entstehen. Die Prognose dieser Tumoren ist ungünstig.

Karzinome nach rekonstruktiven Operationen. Karzinome können auch *im Bereich einer operativ geschaffenen Neovagina* entstehen, entsprechend dem zur Formung dieser Neovagina verwandten Gewebe. Nach Operation bei Scheidenaplasie bzw. nach rekonstruktiver Operation bei erweiterter Krebsbehandlung kann es sich um Adenokarzinome handeln, die von der Kolonscheide ausgehen oder um Plattenepithelkarzinome, die vom Meshgraft-Transplantat der Scheide ihren Ausgang nehmen. Zur rechtzeitigen Erkennung dieser Karzinome ist auch bei Frauen nach Anlage einer Neovagina die regelmäßige zytologisch-kolposkopische Kontrolle notwendig.

Symptome, Diagnostik und Behandlung von Vaginalmetastasen maligner Tumoren anderer Lokalisation. Im Vordergrund der *Symptomatik* metastatischer Absiedlungen in die Scheide steht die Blutung. Gelegentlich kann eine schleimige Absonderung auftreten. Die *Diagnose* wird histologisch gestellt, nachdem sicht- oder tastbare Knotenbildungen entfernt wurden. Zu berücksichtigen ist, daß eine nicht geringe Anzahl von Patientinnen asymptomatisch ist. Die *Behandlung* dieser metastatischen Tumoren richtet sich nach der klinischen Situation und dem Primärtumor. Für Patientinnen mit einem Zervixkarzinom kommt eine operative bzw. radiotherapeutische Behandlung in Frage (S. 177, 180), eine Chemotherapie oder eine endokrine Behandlung scheidet aus. Für Patientinnen mit einem Endometriumkarzinom steht bei gegebener Operabilität die erweiterte Operation im Vordergrund, um den Lokalbefund zu sanieren. Die Operation wird durch eine endokrine bzw. zytostatische Behandlung ergänzt (S. 203). Bei Patientinnen mit gestationsbedingten Trophoblasttumoren können günstige Behandlungsergebnisse mit einer alleinigen Chemotherapie erzielt werden. Eine Operation ist nur bei einem chemotherapieresistenten Tumor bzw. bedrohlicher Blutung indiziert (Newlands 1996) (S. 265).

Selten können auch *nichtepitheliale Tumoren,* z.B. Sarkome, im Rahmen einer generalisierten hämatogenen Metastasierung zur Absiedlung im Bereich der Scheide führen. Bei Kindern handelt es sich überwiegend um das sehr seltene embryonale Rhabdomyosarkom mit frühzeitigem Tumoreinbruch in Lymph- und Blutgefäße.

Histopathologie und Tumorausbreitung

Das primäre Vaginalkarzinom entwickelt sich über die Vorstufen der unterschiedlichen Ausprägung einer vaginalen *intraepithelialen Neoplasie* (VAIN I–III), wobei die VAIN als typische Präkanzerose gewertet werden muß. Auffallend ist, daß nur etwa 10% aller VAIN in ein invasives Karzinom übergehen (Aho 1991, Hatch 1997).

Die VAIN werden in ähnlicher Weise klassifiziert wie die CIN und VIN.

Bei den *primären Vaginalkarzinomen* handelt es sich überwiegend um Plattenepithelkarzinome (ca. 90%), Adenokarzinome ca. 5%, die sich zumeist rasenförmig in der Vagina ausbreiten und in das lockere Bindegewebe zwischen Vagina und Blase bzw. Rektum vorwachsen. Alle Formen der Ausreifung des Karzinoms, vom gut ausdifferenzierten verhornenden bis zum anaplastischen Karzinom sind möglich. Bevorzugte Lokalisation ist das obere Vaginaldrittel (60%). Bedingt durch die ausgeprägte Lymphdrainage der Scheide kommt es schon rasch zum metastatischen Befall der regionären Lymphknoten (Abb. 6.9).

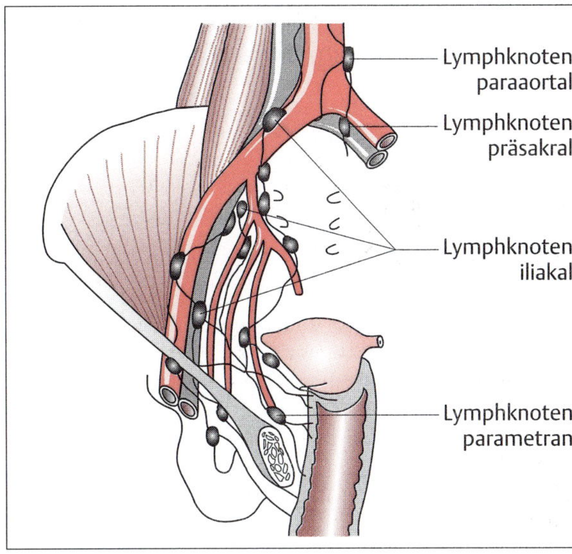

Abb. 6.9 **Lymphabflußwege des Vaginalkarzinoms.**

Kranial gelegene Karzinome metastasieren in die pelvinen Lymphknoten, distal lokalisierte Tumoren in die inguinalen Lymphknoten.

Fortgeschrittene Karzinome führen zur tumorösen Ausmauerung des kleinen Beckens mit Kompression der Ureteren und Ausbildung einer sekundären beidseitigen Hydronephrose. Bei diesen fortgeschrittenen Vaginalkarzinomen ist eine Unterscheidung zwischen Zervix- bzw. Vaginalkarzinom gelegentlich nicht mehr möglich.

Metastasierende Absiedelung von malignen Tumoren anderer Lokalisation („sekundäres Vaginalkarzinom"). Gegenüber diesen primären Vaginalkarzinomen sind die zahlenmäßig wesentlich häufigeren metastatischen Absiedlungen im Bereich der Vagina von größerer klinischer Bedeutung. Am häufigsten findet sich beim *Zervixkarzinom* ein kontinuierlicher Übergang auf die Scheide. Daneben besteht die Möglichkeit eines diskontinuierlichen, auf lymphogenem Wege erfolgten metastatischen Befalls. In beiden Fällen ist vorwiegend der obere Anteil der Scheide betroffen.

Für das *Endometriumkarzinom* ist die Metastasierung über Implantationsmetastasen typisch, zumeist in Form grau-rötlicher, oberflächlich ulzerierter Knötchen im Fornix der Vagina. Die lymphogene oder Hämatogene metastatische Absiedlung erfolgt überwiegend in den Bereich der vorderen Vaginalwand bzw. in den suburethralen Bereich, weshalb bei der onkologischen Nachbetreuung von Patientinnen mit Endometriumkar-

Tab. 6.17 Sekundäre metastatische maligne Tumoren im Vaginalbereich (nach Kurman u. Mitarb.)

Plattenepithelkarzinom:
- Zervix 79%
- Vulva 17%

Adenokarzinom:
- Endometrium 32%
- Rektum/Kolon 26%
- Ovar 17%

Weniger häufige maligne Tumoren:
- mesodermaler Mischtumor
- Blasen-/Urethrakarzinom
- malignes Melanom
- Mammakarzinom
- Chorionkarzinom
- kloakogenes Karzinom des Anus

zinom auf die Beurteilung dieser Regionen besonderer Wert zu legen ist.

Eine metastatische Absiedlung eines *Ovarialkarzinoms* liegt zumeist erst im Spätstadium vor.

Als weitere Absiedlung kommen *Metastasen renaler Hypernephrome* in Zusammenhang mit einer *hämatogenen Metastasierung* durch retrograde Embolisation von Scheidenvenen in Frage. Typisch sind submukös gelegene Knötchenbildungen. Daß in erster Linie Tumoren der linken Niere in die Vagina metastasieren, wird mit dem besonderen Verlauf der linken V. ovarica erklärt, und zwar über eine retrograde Ausschwemmung in Gebiete, mit deren venösem Netz die V. ovarica anastomosiert (Baltzer 1997).

Auch an die seltenere metastatische Absiedlung von *Mammakarzinom, Magenkarzinom* und *malignem Melanom* muß gedacht werden.

Das in Europa seltene *Chorionkarzinom* metastasiert in 20–30% der Fälle in die Scheide. Es finden sich bei diesen Patientinnen typische dunkelblau verfärbte, weiche solitäre oder multiple Knoten im unteren Vaginaldrittel mit besonderer Neigung zu hämorrhagischem Zerfall und Blutung. Histologisch liegen, ähnlich wie beim Primärtumor, unterschiedliche Differenzierungsgrade von Synzytio- und Zytotrophoblastzellen vor (Tab. 6.**17**).

Stadieneinteilung

Die Stadieneinteilung des Vaginalkarzinoms erfolgt nach den Kriterien der *FIGO*- bzw. *UICC-Nomenklatur* (Tab. 6.**18**).

Überlappungen in der Zuordnung von Stadium I und Stadium II lassen sich bei großen Tumoren nicht immer vermeiden. Ungefähr 30% der Patientinnen kommen im Stadium I, weitere 30% im Stadium II und der Rest im Stadium III und IV zur Beobachtung.

Tab. 6.18 Stadieneinteilung des Vaginalkarzinoms (FIGO- und UICC-Nomenklatur). Die klinische Klassifikation nach dem TNM-System übernimmt für die T-Kategorien die FIGO-Stadien (Ausnahme: IVb = M1).

TNM-Kategorie	FIGO-Stadien	
T-Primärtumor		
TX		Primärtumor kann nicht beurteilt werden
T0		kein Anhalt für Primärtumor
Tis	0	Carcinoma in situ
T1	I	Tumor begrenzt auf die Vagina
T2	II	Tumor infiltriert paravaginales Gewebe, reicht aber nicht bis zur Beckenwand
T3	III	Tumor erreicht die Beckenwand
T4	IVa	Tumor infiltriert die Mukosa der Blase und/oder des Rektums und/oder überschreitet die Grenzen des kleinen Beckens
M1	IVb	Fernmetastasen
N-Regionäre Lymphknoten		
NX		regionäre Lymphknoten können nicht beurteilt werden
N0		keine regionären Lymphknotenmetastasen
Obere zwei Drittel		
N1		Beckenlymphknotenmetastasen
Unteres Drittel		
N1		unilaterale Metastasen in inguinale Lymphknoten
N2		bilaterale Metastasen in inguinale Lymphknoten
M-Fernmetastasen		
MX		das Vorliegen von Fernmetastasen kann nicht beurteilt werden
M0		keine Fernmetastasen
M1		Fernmetastasen

Prognose

> Die Prognose von Patientinnen mit einem Vaginalkarzinom hängt entscheidend von der Größe bzw. Ausdehnung des Karzinoms und damit dem Stadium der Erkrankung ab. Von Bedeutung ist auch der Tumortyp.

So zählt z.B. das verruköse Karzinom zu den Karzinomen mit besonders günstiger Prognose (Frierson u. Mills 1991).

Ähnlich wie bei Patientinnen mit einem Plattenepithelkarzinom von Vulva bzw. Zervix ist der Nachweis eines Tumoreinbruchs in die Lymph- oder Blutgefäße von entscheidender prognostischer Bedeutung. Einer Zusammenstellung der 5-Jahres-Überlebensraten an 9 Behandlungszentren von 1977–1988 ist zu entnehmen, daß im Stadium I die Behandlungsergebnisse zwischen 76 und 90% lagen. Im Stadium II betrugen die 5-Jahres-Überlebensraten 29–64%, im Stadium III sanken sie auf unter 40% ab. Im Stadium IV war die Mehrzahl der Patientinnen schon in den ersten Jahren nach der Behandlung verstorben.

Einzelne Behandlungszentren berichten über 5-Jahres-Überlebensraten, die zwischen 20 und 40% variieren. Bei diesen Ergebnissen ist die Problematik der Stadieneinteilung zu berücksichtigen (Monaghan 1993).

Symptome und Diagnostik

Im Vordergrund der *Symptome* bei den zumeist postmenopausalen Patientinnen steht eine wäßrig-blutige Sekretion; auch Kontaktblutungen wie beim Zervixkarzinom sind möglich. Bei fortgeschrittenen Tumoren kommt es zur typischen Symptomatik von seiten der Nachbarorgane Blase und Rektum. Die Patientinnen klagen über Blasentenesmen bzw. Schmerzen und Blutabgang aus dem Darm.

Für die Erfassung der Vor- und Frühstadien des Vaginalkarzinoms ist die sorgfältige *Inspektion* der gesamten Scheidenhaut eine wesentliche Voraussetzung, da suspekte Bezirke in einem symptomlosen Stadium bei einer nicht sachgerechten Spekulumeinstellung leicht übersehen werden können. Es empfiehlt sich deshalb, bei dem langsamen Zurückziehen der getrennten Scheidenspekula die freiwerdenden Anteile der Scheide genau zu inspizieren. Auch die *Austastung der Scheide* kann Hinweise auf Gewebsveränderungen mit Induration der Scheidenhaut geben. Meist ist die Vaginalwand in diesem Bereich nur schwer verschieblich, die erneute Inspektion der Scheide läßt die zuvor getastete Veränderung nunmehr auch mit dem Auge erkennen.

Zur Verbesserung der *Frühdiagnostik* hat sich die lupenoptische Betrachtung mit dem *Kolposkop* bewährt. Das diagnostische Vorgehen entspricht dem typischen Ablauf der Diagnostik bei Präkanzerosen der Portio. Die histologische Sicherung zytologisch-kolposkopisch verdächtiger Befunde erfolgt durch die *Gewebeentnahme*, wobei die erhöhte Gefahr der Perforation mit Verletzung von Blase oder Darm zu beachten ist. Bei kleinen Gewebsveränderungen hat sich die Entfernung des gesamten Bezirks mit dem Skalpell bewährt. Bei größeren Tumorknoten ist die Knipsbiopsie bzw. die Gewebeentnahme mit dem scharfen Löffel möglich.

Anhand des histologischen Befundergebnisses gelingt zumeist eine Differenzierung von primären bzw. sekundären metastatischen Vaginalkarzinomen. Nach diesem Befundergebnis richtet sich das weitere diagnostische Vorgehen. Liegt ein sekundärer metastatischer Befall der Vagina vor, ist die typische Staginguntersuchung entsprechend dem Primärtumor erforderlich.

Bei primärem Vaginalkarzinom gilt es, bei der engen Nachbarschaft von Blase und Rektum, zunächst durch *Zystoskopie* und *Rektoskopie* sicherzustellen, daß diese Organe tumorfrei sind. Die zusätzliche *Ultraschalluntersuchung* hat, ähnlich wie beim Zervixkarzinom, nur eine eingeschränkte Aussagekraft. Größere Bedeutung kommt zur Beurteilung der Operationsebene der *MRT* zu. Ähnlich wie beim Zervixkarzinom läßt sich mit dieser Methode der Fettgewebssaum im Bereich der Beckenwand und damit die Operationsebene darstellen. Die Bewertung der Lymphabflußwege mit den regionären Lymphknotenstationen ist durch die *CT* möglich, allerdings gelten zur Aussagekraft dieser Untersuchung die gleichen Einschränkungen wie beim Zervixkarzinom.

Die früher angewandte *Lymphographie* wird heute nicht mehr vorgenommen. Die *röntgenologische Untersuchung der Lunge* ist sowohl für die Feststellung der allgemeinen Operabilität der zumeist älteren Patientinnen als auch zur Beurteilung einer evtl. schon erfolgten metastatischen Absiedlung von Bedeutung.

Ein *Infusionsurogramm* kommt in Frage, wenn ausgedehnte erweiterte Operationen geplant sind, um die für diese Operationen wichtigen Informationen zum Ureterverlauf zu erhalten bzw. eine tumorbedingte Harnabflußstörung auszuschließen.

Die präoperative röntgenologische Untersuchung des Magen-Darm-Trakts ist nicht erforderlich, auch die *Tumormarkeruntersuchung* ist bei Patientinnen mit einem Vaginalkarzinom entbehrlich.

Diagnostikprogramm bei klinischem Verdacht auf Vaginalkarzinom

- Gynäkologische Untersuchung,
- gezielte Gewebeentnahme,
- Ultraschall,
- Zystostkopie,
- Rektoskopie,
- Röntgenaufnahme des Thorax,
- (CT),
- (MRT).

Behandlungsplanung

Therapie der Präneoplasien. Die Therapie der VAIN richtet sich nach dem Schweregrad, dem Sitz und der Ausdehnung der Veränderung und bezieht das Lebensalter der Patientin mit in die Therapieentscheidung ein. Bei Vorliegen einer histologisch gesicherten VAIN I und II kann unter kolposkopisch-zytologischer Kontrolle abgewartet werden. Bei Persistenz über mehr als 6 Monate bzw. Übergang in eine VAIN III ist die *operative Sanierung* notwendig (Tab. 6.**19**).

In Frage kommen *lokale Exzision, partielle* oder auch *totale Kolpektomie.* Destruierende Behandlungsverfahren wie die *Laservaporisation* setzen voraus, daß ein invasiver Prozeß mit Sicherheit ausgeschlossen wurde. Dieser Ausschluß gelingt am ehesten durch multiple Biopsien aus dem veränderten Areal, so daß sich z.B. bei jungen Patientinnen eine Kolpektomie bei Vorliegen einer VAIN III vermeiden läßt. Sorgfältige posttherapeutische zytologisch-kolposkopische Kontrolluntersuchungen sind für dieses Vorgehen Voraussetzung. Da elektrokaustische bzw. kryochirurgische Maßnahmen

Tab. 6.19 Operative Behandlung von VAIN III

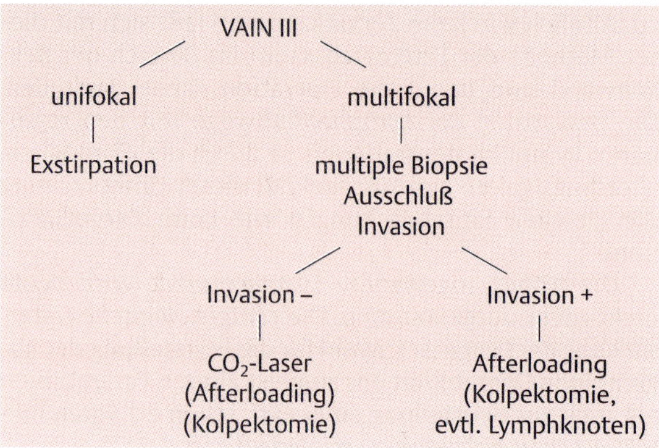

im Vergleich zur Lasertherapie weniger steuerbar sind, kommen diese Behandlungsverfahren bei der Therapie der VAIN nicht zur Anwendung, insbesondere unter dem Aspekt, daß die Verletzungsgefahr der dicht benachbarten Organe wie Blase und Darm zu beachten ist. Die Indikation für eine *lokale Strahlentherapie* ergibt sich nur dann, wenn ein Rezidiv der VAIN auf keine andere Weise beseitigt werden kann.

Eine *lokale Chemotherapie,* z.B. in Form von 5-Fluorouracil, kann heute im Hinblick auf die ungenügende Kontrolle von Nebenwirkungen und Behandlungserfolg nicht mehr empfohlen werden.

Therapie des primären Vaginalkarzinoms. Die Therapie des primären Vaginalkarzinoms wird durch die Nachbarschaft von Blase und Darm sowie die frühzeitige Invasion des Karzinoms in diese Organe erschwert. Die Auswahl der Behandlungsmethode richtet sich nach der Lokalisation des Karzinoms:

Operative Behandlung. Bei Karzinomen im *oberen Vaginaldrittel* erfolgt die Behandlung wie beim Zervixkarzinom entsprechend der dann gegebenen lymphogenen Ausbreitung (S. 177), wobei zusätzlich die totale Kolpektomie mit Resektion des parakolpalen Gewebes vorgenommen wird.

Ist bei Unmöglichkeit der Operation die Indikation zur primären Strahlentherapie gegeben, erfolgt diese ebenfalls in gleicher Weise wie beim Zervixkarzinom als Kombination von Kontakt- und Perkutanbestrahlung (S. 179).

Im Vergleich zur primären Strahlenbehandlung sind im Stadium I durch die Operation deutlich bessere Behandlungsergebnisse zu erzielen. Im Rahmen rekonstruktiver Operationen besteht die Möglichkeit der Schaffung einer Neovagina (Rubin u. Mitarb. 1985).

Bei Karzinomen im *mittleren Scheidenanteil* wird der primären Strahlentherapie in Form der Kontakt- und Perkutanbestrahlung der Vorzug gegeben.

Tiefsitzende Karzinome im *distalen Scheidendrittel* werden wie Vulvakarzinome behandelt. Die totale Kolpektomie wird mit der typischen erweiterten operativen

Tab. 6.20 Operative Behandlung bei Vaginalkarzinom

Oberes Scheidendrittel:
- Operation Zervixkarzinom entsprechend (Bestrahlung Zervixkarzinom entsprechend)

Mittleres Scheidendrittel:
- Operation Kolpektomie, Parakolpium + Lymphknoten mit anschließender Rekonstruktion (Bestrahlung kombiniert)

Unteres Scheidendrittel:
- Operation Vulvakarzinom entsprechend (Bestrahlung Vulvakarzinom entsprechend)

Behandlung des Vulvakarzinoms kombiniert (S. 143) (Tab. 6.**20**).

Bei ausgedehntem lokalen Tumorwachstum stellt sich die Indikation der vorderen, hinteren oder totalen Beckeneviszeration. Die erzielten 5-Jahres-Überlebensraten von 22% sind nur wenig befriedigend (Monaghan 1990).

Als mögliche Komplikationen bei ausgedehnten Operationen bzw. auch bei der Strahlentherapie ist die Gefahr der Fistelbildung zwischen Blase bzw. Rektum zu berücksichtigen.

In Abhängigkeit vom histologischen Befundergebnis (RR-Status) stellt sich die Indikation zu einer zusätzlichen Strahlentherapie, z. B. bei nicht im gesunden Gewebe entferntem Karzinom bzw. makrometastatischen Befall von Lymphknoten.

Strahlentherapie. Eine primäre Strahlentherapie ist die am häufigsten angewandte Behandlungsmethode, da sie neben günstigen Behandlungsergebnissen auch eine ausreichende Funktion der Scheide sicherstellen kann (Perez u. Mitarb. 1988). Bei einer primären Strahlentherapie wurden 5-Jahres-Überlebensraten von 75% im Stadium I und von 45,3% im Stadium II erzielt (Kucera u. Mitarb. 1985).

➤ *Brachytherapie:* Die Brachytherapie der Scheide erfolgt durch einen Zylinder (Kolpostat). Man wählt zur maximalen Entfaltung der Scheide einen möglichst großen Zylinder (Perez u. Mitarb. 1997). Zur Schonung nicht befallener Teile der Scheide werden Abschirmungen eingesetzt. Bei Verwendung einer LDR-Brachytherapie empfehlen Perez u. Mitarb. (1988) eine Dosis von 60–70 Gy in 5 mm Gewebetiefe bei einer Gesamtbehandlungszeit von 5–7 Tagen. Schäfer u. Mitarb. (1997) gibt eine HDR-Afterloadingtherapie mit einer wöchentlichen Gabe von 7 Gy in 5 mm Gewebetiefe bis zu einer Gesamtdosis von 42 Gy an.

➤ *Teletherapie:* Die perkutane Strahlentherapie muß neben dem paravaginalen Gewebe auch die iliakalen Lymphknoten einschließen, wenn der Tumor im oberen oder mittleren Drittel gelegen ist (Perez u. Mitarb. 1997). Bei Vaginaltumoren im mittleren und unteren

Scheidendrittel müssen die Leistenlymphknoten mitbestrahlt werden, wenn der Scheidentumor eine Tiefenausdehnung von 5 mm überschreitet (Perez u. Mitarb. 1988). Die perkutane Strahlentherapie des Vaginalkarzinoms erfolgt bis zu einer Dosis von 50 Gy (Perez u. Mitarb. 1997, Schäfer u. Mitarb. 1997). Zur Vermeidung von Überdosierungen im Brachytherapiebereich wird ein Mittelblock nach Erreichen von 20 – 40 Gy (Perez u. Mitarb. 1997, Kucera u. Vavra 1991, Schäfer u. Mitarb. 1997) gesetzt. Vahrson (1992) berichtete über eine ausschließliche perkutane Pendelbestrahlung in der Therapie des Vaginalkarzinoms, bevorzugte später aber die kombinierte Therapie.

➤ *Chemotherapie:* Eine Chemotherapie bei Patientinnen mit fortgeschrittenem Vaginalkarzinom orientiert sich an dem Vorgehen bei Patientinnen mit einem Vulva- bzw. Zervixkarzinom. Sie besitzt keinen akzeptierten Platz im Therapiekonzept und kommt nur bei weit fortgeschrittenen Stadien oder ausgedehnt vorbehandelten Patientinnen zur Anwendung. Erfahrungen liegen mit Cisplatin, Doxorubicin, Vincaalkaloiden, Bleomycin und Mitomycin vor (Thigpen u. Mitarb. 1986).

Therapie des sekundären Vaginalkarzinoms. Bei der Behandlung von Metastasen im Bereich der Scheide steht die Therapie des Primärtumors im Vordergrund.

Differenzierte Tumortherapie bei Sonderfällen, Rezidivbehandlung

Bei Frauen mit seltenem Adenokarzinom der Vagina kommt im Hinblick auf die nur geringe Strahlensensibilität dieser Karzinome eine primäre Strahlentherapie zumeist nicht in Frage. Die operative Behandlung steht im Vordergrund. Da es sich zumeist um jüngere Frauen handelt, wird die erweiterte operative Behandlung mit Kolpektomie mit einer rekonstruktiven Behandlung und Schaffung einer Neovagina kombiniert (Knapstein u. Friedberg 1987).

Tumorrezidiv. Bei der Mehrzahl der Patientinnen tritt das Rezidiv schon innerhalb der ersten 2 Jahre nach Primärbehandlung auf. Vor Einleitung einer Rezidivtherapie ist die histologische Sicherung des Rezidivs durch die bioptische Klärung notwendig. Bei der Therapie des Rezidivs ist die vorangegangene Behandlung und die jetzige Lokalisation des Rezidivs zu berücksichtigen. War dem Rezidiv eine operative Behandlung des Vaginalkarzinoms vorausgegangen, bestehen die Möglichkeiten einer sekundären Strahlentherapie. Nach vorausgegangener primärer Strahlentherapie bestehen zumeist keine Möglichkeiten einer nochmaligen Strahlenbehandlung. So konnten Stock u. Mitarb. (1995) nur in 5 von 50 Rezidiven mit einer Operation und/oder Strahlentherapie eine lokale Kontrolle erzielen. Die meisten Rezidive haben eine zentrale Lokalisation. Gelegentlich ist eine palliative Operation möglich, um die Symptomatik einer zumeist vorhandenen, für die Patientin quälenden Kloakenbildung zu lindern. Auch für eine sekundäre Chemotherapie liegen – wie oben dargestellt – nur ungünstige Voraussetzungen vor.

Nachsorge

Bei Patientinnen mit einem Vaginalkarzinom entspricht die Nachsorge weitgehend dem Vorgehen bei Patientinnen mit einem Vulva- bzw. Zervixkarzinom. Besonderes Augenmerk ist auf die frühzeitige Erkennung von Rezidiven bzw. von Behandlungsfolgen an Blase und Darm zu richten. Auch die Aspekte der Berentung gelten entsprechend den Richtlinien für Patientinnen mit Zervixkarzinom.

Literatur

Aho, M., E. Vesterinen, B. Meyer, E. Purola, J. Paavonen: Natural history of vaginal intraepithelial neoplasia. Cancer 68 (1991) 195 – 197

Andersen, E. S.: Primary carcinoma of the vagina: a study of 29 cases. Gynecol. and Oncol. 33 (1989) 317 – 320

Baltzer, J.: Metastatic vaginal neoplasia. In Micheletti, L., M. Sideri: Proceedings of the ISSVD Post Congress Post Graduate Course 1997. Edizioni MAF Servizi, Turin 1997

Brown, G. R., G. H. Fletcher, R. N. Rutledge: Irradiation of in situ and invasive squamous cell carcinoma of the vagina. Cancer 28 (1971) 1278 – 1285

Chyle, V., G. K. Zagars, J. A. Wheeler et al.: Definitive radiotherapy for carcinoma of the vagina: Outcome and prognostic factors. Int. J. Radiat. Oncol. Biol. Phys. 35 (1996) 891 – 905

Frierson, H. F., St. E. Mills: The vulva and vagina. In Sternberg, St. S., St. E. Mills: Surgic Pathology of the Female Reproductive System and Peritoneum. Raven, New York 1991

Fu, Y. S., J. W. Regan: Pathology of the Uterus, the Cervix, the Vagina and Vulva. Saunders, Philadelphia 1989

Hatch, K. D.: Diagnosis and treatment of VAIN and primary vaginal invasive carcinoma. In Micheletti, L., M. Sideri: Proceedings of the ISSVD Post Congress Post Graduate Course 1997. Edizioni MAF Servizi, Turin 1997

Helm, C. W., K. K. Chan: Vaginal cancer. In Shingelton, H. M., W. C. Fowler, J. A. Jordan, W. D. Lawrence: Gynecologic Oncology – Current Diagnosis and Treatment. Saunders, Philadelphia 1996

Herbst, A. L., S. Anderson, M. M. Hubby, W. M. Haenßel, R. H. Kaufmann, K. L. Noller: Risk factors for the developement of Diethylstilbestrol-associated clearcell-adenocarcinoma – a case control study. Amer. J. Obstet. Gynecol. 154 (1986) 814 – 822

Knapstein, P. G., V. Friedberg: Plastische Chirurgie in der Gynäkologie. Thieme, Stuttgart 1987

Kucera, H., M. Langer, G. Smekal, K. Weghaupt: Radiotherapy of primary carcinoma of the vagina: management and results of different therapy-schemes. Gynecol. and Oncol. 21 (1985) 87 – 93

Kucera, H., N. Vavra: Radiation management of primary carcinoma of the vagina: clinical and histopathological variables associated with survival. Gynecol. and Oncol. 40 (1991) 24 – 16

Kurman, R. J., A. J. Norris, E. Wilkinson: Tumors of the Cervix, the Vagina and Vulva. Atlas of Tumorpathology, Band 4. Armed Forces Institute of Pathology, Washington 1992

Leung, S., M. Sexton: Radical radiation therapy for carcinoma of the vagina: Impact of treatment modalities on outcome. Peter MacCallum Cancer Institute experience 1970 – 1990. Int. J. Radiat. Oncol. Biol. Phys. 25 (1993) 413 – 418

Monaghan, J. M.: The management of carcinoma of the vagina. In Sheperd, J. S., J. M. Monaghan: Clinical Gynecological Oncology, 2nd ed. Blackwell, Oxford 1990

Monaghan, J. M.: Vaginal cancer. In Burghardt, E., M. J. Webb, J. M. Monaghan, G. Kindermann: Surgical Gynecologic Oncology. Thieme, Stuttgart 1993
Newlands, E. S.: Malignant gestational trophoblastic neoplasia. In Shingelton, A. M., W. C. Fowler, J. A. Jordan, W. D. Lawrence: Gynecologic Oncology. Saunders, Philadelphia 1996
Perez, C. A., H. M. Camel, A. E. Galakatos et al.: Definitive irradiation in carcinoma of the vagina: long-term evaluation of results. Int. J. Radiat. Oncol. Biol. Phys. 15 (1988) 1283 – 1290
Perez, C. A., M. Garipagaoglu: Vagina. In Perez, C. A., L. W. Brady: Principles and Practice of Radiation Oncology. Lippincott, Philadelphia 1997 (pp. 1891 – 1914)
Pettersson, F.: Annual report on the results of treatment in gynecologic cancer. 21. volume. Statements of results obtained in patients 1982 to 1986, inclusive 3- and 5-year survival up to 1990. Int. J. Gynecol. Obstet. 36 (1991) 1 – 315
Rubin, S. C., J. Young, J. J. Mikuta: Squamous carcinoma of the vagina: treatment, complications, and long-term follow-up. Gynecol. and Oncol. 20 (1985) 346 – 353
Rubin, S. C., J. Young, J. J. Mikuta: Squamous carcinoma of the vagina: Treatment, complications and long-term follow-up. Gynecol. and Oncol. 20 (1985) 346 – 353
Schäfer, U., O. Micke, F. J. Prott et al.: Ergebnisse der primären Strahlentherapie beim Vaginalkarzinom. Strahlenther. u. Onkol. 173 (1997) 272 – 280
Stock, R. G., A. S. Chen, J. Seski: A 30-year experience in the management of primary carcinoma of the vagina: analysis of prognostic factors and treatment modalities. Gynecol. and Oncol. 56 (1995) 45 – 52
Thigpen, J. T., J. A. Blessing, H. D. Homesley, J. S. Berek, W. T. Creasman: Phase II trial of cisplatin in advanced or recurrent cancer of the vagina: a gynecologic oncology group study. Gynecol. and Oncol. 23 (1986) 101 – 104
Vahrson, H.: Die Strahlentherapie des Vaginalkarzinoms. In Ladner, H.-A., A. Pfleiderer, C. Z. Profous: Gynäkologische Radiologie. Springer, Berlin 1992 (S. 131 – 139)

Zervixkarzinom

Epidemiologie

Das Zervixkarzinom ist weltweit das zweithäufigste Karzinom. Die Inzidenz in Deutschland liegt bei 13 – 15 Erkrankungsfällen pro 100 000 Frauen. Dies sind ca. 6000 Neuerkrankungen pro Jahr. Die Mortalität liegt bei ca. 2000 Todesfällen pro Jahr. Das Verhältnis CIN : invasives Karzinom beträgt 5 : 1.

Ätiologie

Die Zervixkarzinome zählen neben dem Endometriumkarzinom zu den häufigsten Karzinomen bei der Frau. In den letzten Jahrzehnten ist eine deutliche Abnahme in der Inzidenz zu beobachten, gleichzeitig werden vermehrt nichtinvasive Vorstadien diagnostiziert, deren verbesserte Frühdiagnostik an dieser Entwicklung wohl mitbeteiligt ist. Das Erkrankungsalter für das invasive Karzinom liegt mit seinem Maximum zwischen dem 45. und 55. Lebensjahr. Als *begünstigende Faktoren* gelten:

- niedriger sozioökonomischer Status,
- frühzeitig aufgenommener Geschlechtsverkehr,
- häufiger Partnerwechsel,
- ungenügende Genitalhygiene,
- hohe Geburtenzahl.

Tab. 6.21 HPV-Typen im Zervixepithel

HPV-Typ	Veränderung	Risikogruppe
3	Warzen, CIN niedrigen Malignitätsgrads	gering
6	Warzen, CIN niedrigen Malignitätsgrads	gering
10	Warzen, CIN niedrigen Malignitätsgrads	gering
11	Warzen, CIN niedrigen Malignitätsgrads	gering
16	invasives Zervixkarzinom	hoch
18	invasives Zervixkarzinom	hoch
31	CIN hohen Malignitätsgrads	vermutlich hoch
33	CIN hohen Malignitätsgrads und invasives Karzinom	vermutlich hoch
35	invasives Zervixkarzinom	vermutlich hoch
39	invasives Zervixkarzinom	vermutlich hoch
42	Warzen, CIN niedrigen Malignitätsgrads	vermutlich gering
45	Warzen und invasives Karzinom	unbekannt
49	Warzen (2 immunsupprimierte Fälle)	unbekannt
52	invasives Zervixkarzinom	vermutlich hoch

Auch der Nikotinabusus wird als möglicher prädisposierender Faktor angesehen (Schiffman u. Mitarb. 1993).

Neben diesen exogenen Faktoren spielt die *virale Genese* eine entscheidende Rolle (Gross u. Mitarb. 1990). Hierbei wird die Proliferationsaktivität der infizierten Zellen in der Basalschicht gesteigert. Außer der Herpes-simplex-Infektion Typ 2 (HSV 2) kommt der Infektion durch das humane Papillomavirus (HPV) besondere Bedeutung zu. Das HPV kann sowohl in benignen Epithelien der Cervix uteri als auch in Präneoplasien bzw. Zervixkarzinomen gefunden werden (zur Hausen 1991).

Als Beweis für die Infektion gilt der Nachweis von HPV-DNA mittels Hybridisierungstechnik. HPV-6/-11-DNA ist häufiger in benignen Epithelveränderungen nachweisbar, HPV 16, 18, 31 und 33 dagegen eher in atypischen Läsionen (Tab. 6.**21**).

Die Wahrscheinlichkeit des Fortschreitens einer HPV-6-Veränderung ist in 6% der Fälle, bei HPV-11-Läsionen in 23% der Fälle und bei HPV-16-induzierten Veränderungen in 30% der Fälle anzunehmen. In Zervixkarzinomen wurden HPV 16 (60%), HPV 18 (20%) und HPV 31, 33, 35 und 39 (15%) nachgewiesen (Schmidt-Matthiesen u. Kühnle 1991). Für die Praxis ist von Bedeutung, daß der Nachweis der HPV-Infektion mit den Subtypen 16/18 bei CIN I und II mit einer Persistenz der

Veränderungen korreliert ist, so daß eine definitive Behandlung notwendig ist. Hinsichtlich des klinischen Zervixkarzinoms stellt die Infektion mit HPV 16 insofern ein Risiko dar, als bei diesen Karzinomen die Tumorpropagation erleichtert wird und häufiger Lymphknotenmetastasen nachgewiesen wurden (Girardi 1989, Tseng u. Mitarb. 1997).

Andere Faktoren, z.B. die langdauernde Einnahme von Ovulationshemmern zur Kontrazeption, sind in ihrer Bedeutung weniger eindeutig einzuschätzen. Bei Frauen, die regelmäßig und über viele Jahre hormonale Kontrazeptiva einnehmen, ist eine erhöhte Inzidenz von Präneoplasien bzw. Karzinomen beobachtet worden. Es wird deshalb neben anderen typischen Faktoren auch ein immunsuppressiver Effekt der erhöhten Hormonspiegel diskutiert (Dey u. Woodmann 1996). Bisherige Untersuchungen sprechen jedoch dafür, daß der Effekt der Risikoerhöhung überwiegend durch die sexuelle Aktivität und den Verzicht auf Barrieremethoden zur Empfängnisverhütung zu erklären ist. Zu bedenken ist, daß bei Frauen während der hormonellen Kontrazeption im Hinblick auf die regelmäßige Voruntersuchung eine häufigere bzw. frühere Entdeckung von CIN möglich ist. Als weitere Risikofaktoren sind fehlende Sexualhygiene, Rauchen und Immunsuppression bei HIV-Infektion zu bedenken.

Typischer Entstehungsort der Präneoplasien an der Zervix ist der Bereich der Transformationszone. Im Portio/Zervixbereich liegen 3 charakteristische und gut abgrenzbare Epithelabschnitte vor:

- originäres Plattenepithel,
- die von Zylinderepithel ausgekleidete Zervix,
- Zervixschleimhaut, die oberflächlich von Plattenepithel bedeckt wird.

In jedem dieser Abschnitte kann es zur Entstehung von Präneoplasien kommen. Bisherige Untersuchungen sprechen dafür, daß die Transformationszone als Prädelektionsstelle der Karzinogenese anzusehen ist. Hier finden sich vermehrt Mitosen sowie verschiedene Zellreifungs- und -differenzierungsprozesse, so daß diese Zone gegenüber kanzerogenen Einflüssen weniger widerstandsfähig ist.

Gesetzmäßigkeiten in der formalen Genese des Zervixkarzinoms

Das atypische Plattenepithel entwickelt sich aus den proliferierenden subzylindrischen oder basalen Zellen ganzer Felder. In verschiedenen Epithelfeldern können unterschiedliche Formen eines atypischen Epithels ausgebildet sein. Am häufigsten entwickelt sich das atypische Plattenepithel auf dem Boden der Zervixschleimhaut über den Vorgang einer atypischen Plattenepithelmetaplasie. Wesentlich seltener ist die Entwicklung im präexistenten Plattenepithel über eine atypische basale Hyperplasie (Burghardt 1985).

Von Bedeutung ist die altersabhängige Lokalisation dieser Transformationszone. Während bei jungen Frauen die Plattenepithel-/Zylinderepithelgrenze physiologischerweise an der Portiooberfläche lokalisiert ist, findet sich diese Grenze bei älteren und alten Frauen überwiegend endozervikal.

Deshalb gilt, daß die Früh- und Vorstadien des Zervixkarzinoms bei jungen Frauen vorwiegend an der Portiooberfläche, bei älteren und alten Frauen zumeist endozervikal lokalisiert sind.

Dies ist für die sichere Diagnostik und Behandlung der Vor- und Frühstadien des Karzinoms von besonderer Bedeutung (Abb. 6.**10**).

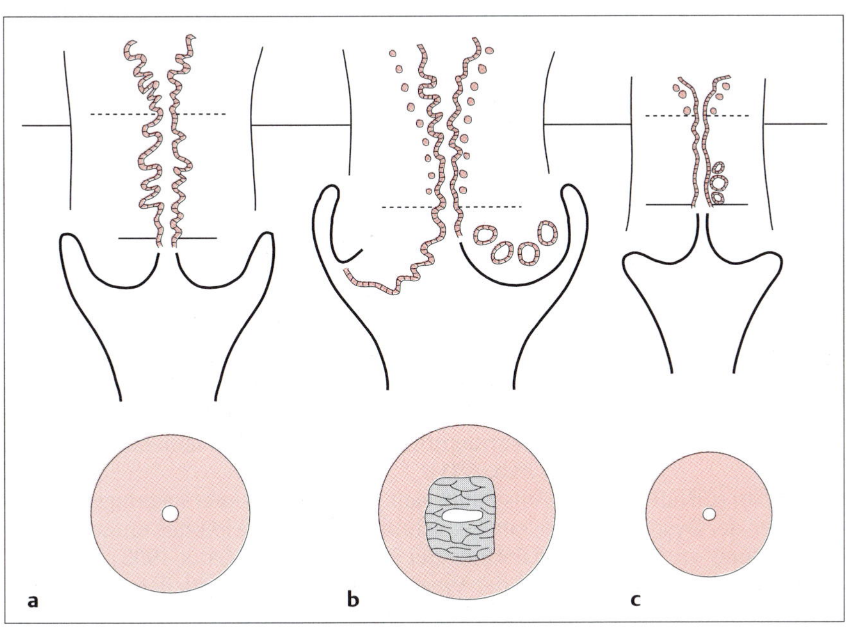

Abb. 6.**10a–c** **Gestaltwandel der Zervix in verschiedenen Lebensabschnitten der Frau:**
a Junges Mädchen.
b Geschlechtsreife Frau.
c Senium.

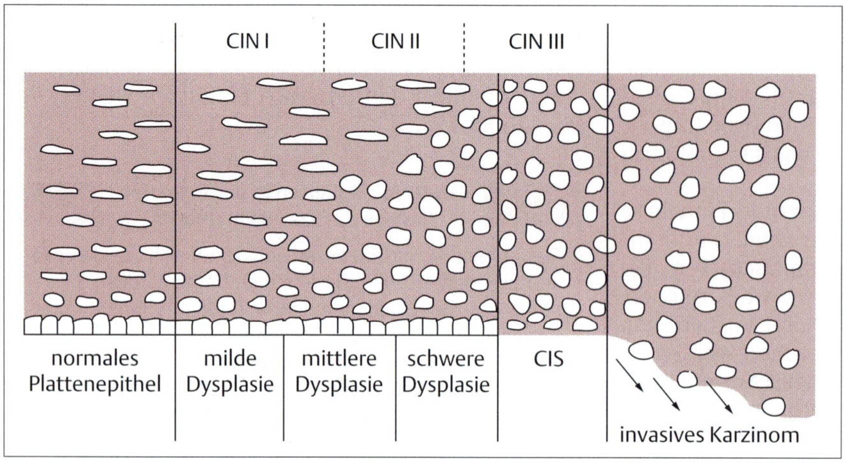

Abb. 6.**11** **Entwicklung und Progression von Präneoplasien der Zervix** (nach Richart).

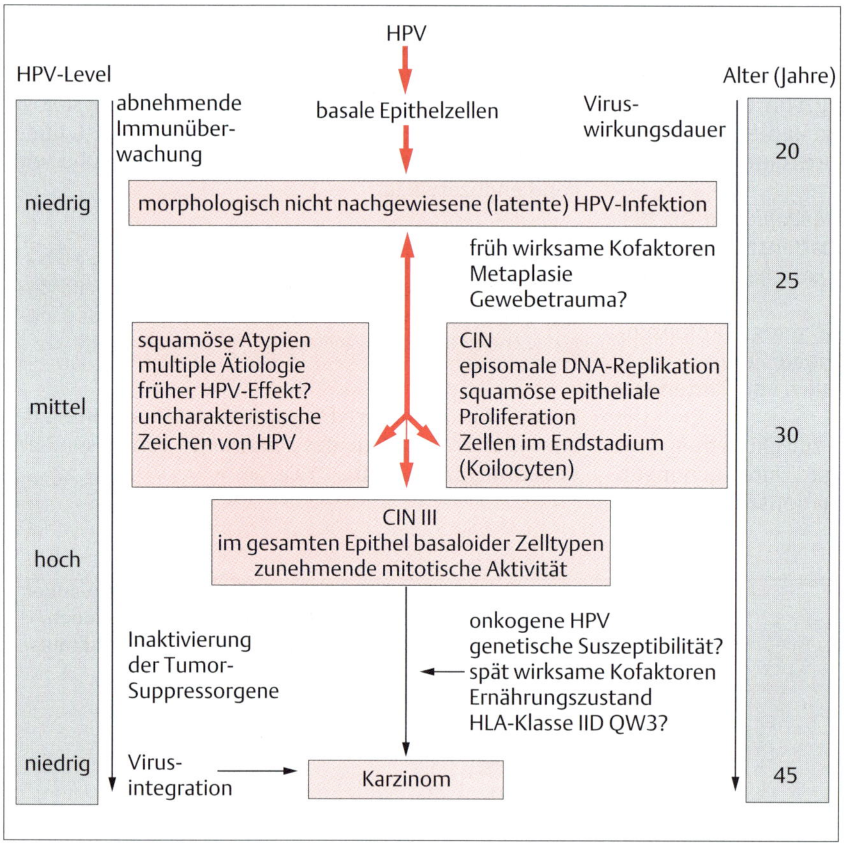

Abb. 6.**12** **Verlauf einer HPV-Infektion in Verbindung mit der zervikalen intraepithelialen Neoplasie (CCIN)** (nach Cox).

Unter dem Einfluß der oben genannten Faktoren kommt es zur typischen *Epithelausreifungsstörung.* Es wird unterschieden in:

- leichte Dysplasie (CIN I),
- mäßige Dysplasie (CIN II),
- schwere Dysplasie bzw. Carcinoma in situ (CIN III).

Während bei den unterschiedlichen Formen der Dysplasie noch eine angedeutete Epithelschichtung zu verzeichnen ist, liegt bei der schweren Dysplasie bzw. beim Carcinoma in situ ein vollständiger Schichtungsverlust vor. Mitosen finden sich nicht nur im Bereich der verbreiterten Basalzellschicht, sondern in allen Epithellagen. Bei dieser Veränderung liegt das Maximum einer intraepithelialen Atypie bei fehlender Invasion vor (Abb. 6.**11**).

Aufschlußreich sind neuere Untersuchungen zu Regression, Persistenz und Progression der unterschiedlichen Formen der CIN (Tab. 6.**22**) (Östör 1993).

Bei der Wertung der unterschiedlichen Formen der CIN muß bedacht werden, daß aus jeder dieser CIN ein

Tab. 6.22	Verlauf CIN I–III (nach Östör)				
CIN	**n**	**Regression (%)**	**Persistenz (%)**	**Progression (%)**	**Invasion (%)**
I	4504	57	32	11	1
II	2247	43	35	22	5
III	767	32	<56	–	>12

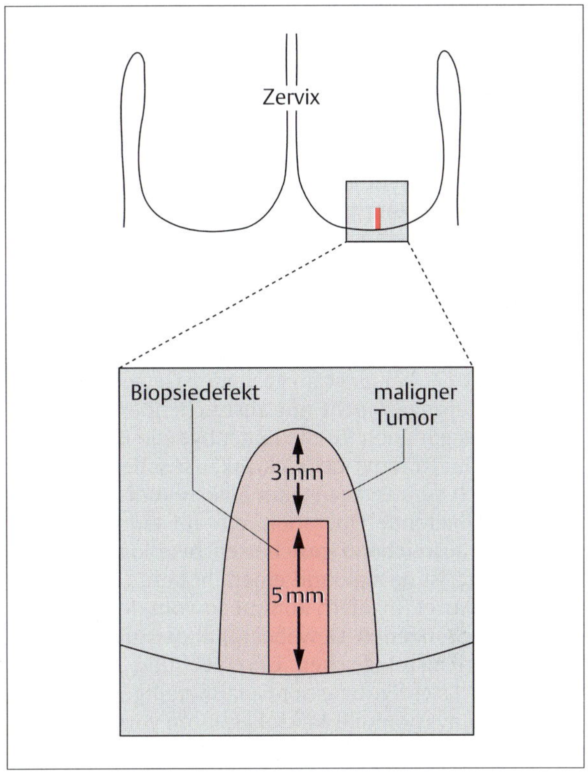

Abb. 6.**13** **Schwierigkeiten bei der exakten metrischen Erfassung des Mikrokarzinoms nach vorausgegangener Gewebeentnahme** (nach Greer u. Mitarb.).

invasives Wachstum entstehen kann. Bei der Dysplasie schweren Grades wurde stets, bei der Dysplasie leichten bis mittleren Grades gelegentlich ein atypischer DNA-Gehalt festgestellt, der dem des Carcinoma in situ vergleichbar ist. Zytogenetische Untersuchungen zeigen sowohl bei den stärkeren Graden der Dysplasie als auch beim Carcinoma in situ karzinomtypische numerische und strukturelle Abweichungen im Karyotypus der Zellen. Obwohl aus jeder der genannten CIN somit der Übergang zum invasiven Wachstum erfolgen kann, sprechen für den oben dargestellten Weg der allmählichen Kanzerisierung statistische Analysen, die erkennen lassen, daß der Häufigkeitsgipfel für die Dysplasie und das Carcinoma in situ vor dem für das Auftreten des Karzinoms ermittelten Durchschnittsalter liegt (Abb. 6.**12**).

Die sichere Diagnose einer intraepithelialen Neoplasie basiert auf den Ergebnissen von Zytologie, Kolposkopie und Histologie (S. 20).

Histopathologie

Das Zervixkarzinom entwickelt sich über Vorstadien zum infiltrierenden Krebs. Zu den *Frühstadien* des Zervixkarzinoms zählen:

- frühe Stromainvasion,
- Mikrokarzinom.

Bei der frühen Stromainvasion hat der maligne Prozeß die Basalmembran überschritten und ist in das subepitheliale Gewebe eingedrungen. Meist finden sich multifokal kolbenförmige atypische Plattenepithelausläufer im aufgelockerten subepithelialen Stroma. Typisch ist die rundzellige entzündliche Stromainfiltration in der Umgebung. Als Mikrokarzinom werden kleinste Tumoren definiert, bei denen zwar ein kleiner Krebs vorliegt, für den allerdings die biologische Besonderheit vorliegt, daß mit einer diskontinuierlichen Tumorausbreitung nicht zu rechnen ist, so daß eine eingeschränkte operative Behandlung, z.B. fertilitätserhaltende Operation, möglich ist (Mestwerdt 1947, Burghardt u. Holzer 1977, Lohe 1978). Als willkürlich festgelegte Begrenzung des Mikrokarzinoms galt lange Zeit eine maximale Tumorlänge und -breite von je 10 mm und eine maximale Invasionstiefe von 5 mm.

Die derzeit gültige FIGO-Einteilung definiert ein Stadium I a, wobei die Stromainvasion eine Tiefe von 5 mm und eine Oberflächenausdehnung von 7 mm hat. Das Stadium I a1 weist eine maximale Invasionstiefe von 3 mm und das Stadium I a2 eine maximale Invasionstiefe von 5 mm auf (Creasman 1995). Mit Recht wird auf die Schwierigkeit dieser Unterscheidung hingewiesen, da durch eine vorausgegangene Gewebeentnahme von wenigen Millimetern eine entsprechende Zuordnung nicht mehr möglich ist (Abb. 6.**13**) (Greer u. Mitarb. 1990).

Die Änderung der FIGO-Stadieneinteilung macht eine Reklassifikation mikroinvasiver Karzinome erforderlich. Hieraus ergeben sich klinische Konsequenzen. Es besteht einerseits die Gefahr, daß die neue Stadieneinteilung durch die auch bei sehr kleinen Tumoren nachweisbare Rate an Lymphgefäßinvasion von 6,2% bei Stadium I a1 und 27,8% bei Stadium I a2 eine operative Übertherapie nach sich zieht, bzw. die sachgerecht ausgeführte Loop excision zu einer rein diagnostischen Maßnahme degradiert. Andererseits stellt die Definition des Stadiums I b1 den Freibrief für eine undifferenzierte Radikalität aus, womit vor allem bei sehr kleinen Tumoren Therapieergebnisse unrealistisch und künstlich verbessert werden (Pickel u. Mitarb. 1996).

> Gesondert berücksichtigt werden muß bei der Definition des Mikrokarzinoms der Einbruch in Lymphgefäße, da in diesem Fall ein diskontinuierliches Tumorwachstum nicht mehr ausgeschlossen werden kann.

Nach einer japanischen Untersuchung lag bei 118 untersuchten Fällen mit einem Mikrokarzinom in 6,8% der Fälle ein Gefäßeinbruch vor. Nur 1 Patientin mit einer Lymphknotenmetastase hatte einen nachweislichen Gefäßeinbruch (Tsukamoto u. Mitarb. 1989). Andere Untersucher machen darauf aufmerksam, daß der Nachweis eines Gefäßeinbruchs unabhängig von der Invasionstiefe signifikant mit einer Zunahme des Rezidivs verbunden ist (Ebeling u. Mitarb. 1989).

Unerläßlich für die Diagnose eines mikroinvasiven Karzinoms bzw. eines Mikrokarzinoms ist, daß das vorliegende Gewebematerial des Konus (S. 49) eine exakte metrische Erfassung der gesamten Veränderung zuläßt. Dieses trifft z. B. bei nicht im gesunden Gewebe entfernten Veränderungen nicht mit ausreichender Sicherheit zu. Gleiches gilt auch für die ungenügende Beurteilbarkeit der Schnittränder bei elektrokaustischen Veränderungen nach vorausgegangener Elektrokonisation. Eine fertilitätserhaltende Operation, die auf einem derartigen, nicht ausreichend gesicherten histologischen Befund basiert, ist deshalb mit einem höheren Risiko, z. B. Rezidiv, belastet. Insofern kommt sowohl der sorgfältigen und schonenden Gewebeentnahme als auch der ausgiebigen histologischen Untersuchung des Konus unter Berücksichtigung einer Gefäßbeteiligung bei früher Stromainvasion und Mikrokarzinom vorrangige Bedeutung zu (Sevin u. Mitarb. 1992, Copeland 1996). Nur wenn diese Vorbedingungen erfüllt sind, besteht die Möglichkeit eines eingeschränkten, z. B. fertilitätserhaltenden operativen Vorgehens.

Auch für das Adenokarzinom der Zervix werden Frühveränderungen bzw. ein mikroinvasives Adenokarzinom beschrieben, wobei die frühe Stromainvasion beim Adenokarzinom nur schwer zu diagnostizieren ist (Andersen 1995). Nach den bisherigen Erfahrungen besteht kein Grund, für das Mikroadenokarzinom der Zervix eine andere Behandlung vorzuschlagen als für das Mikrokarzinom des Plattenepithels der Zervix (Burghardt 1985, Kaku u. Mitarb. 1997).

> Bei der Mehrzahl der Zervixkarzinome handelt es sich um ein Plattenepithelkarzinom (Tab. 6.**23**).

Eigene Untersuchungen haben gezeigt, daß in 87% der Fälle reine Plattenepithelkarzinome, in 8% der Fälle reine Adenokarzinome und in 5% der Fälle Karzinome vom subzylindrischen endozervikalen Ursprung, Mischkarzinome und Kollisionstumoren vorliegen (Maaßen u. Baltzer 1991). In Wachstum und Ausbreitung verhalten sich Plattenepithel- und Adenokarzinome ähnlich. Das Karzinom kann als Exophyt in typischer Weise an der Portiooberfläche oder als Endophyt endozervikal lokalisiert sein.

> Die Form des Tumorwachstums ist eng mit der Tumorausbreitung korreliert.

Bei exophytären Tumoren lag ein kontinuierlicher Tumorbefall der Grenzzone in 12,1% der Fälle und ein kontinuierlicher Tumorbefall des parametranen Gewebes in 1,1% der Fälle vor. Ein exo-/endophytär wachsendes Karzinom hatte in 39,5% der Fälle zu einem Tumorbefall der Grenzzone und in 16,7% der Fälle zu einem kontinuierlichen Tumorbefall des parametranen Gewebes geführt. In 31% der Fälle fand sich ein Karzinombefall der Scheide, wobei hier in nahezu der Hälfte der Fälle ein kontinuierliches Wachstum vorlag. In 21% der Fälle war das Corpus uteri mitbefallen. In diesem Zusammenhang sind die Beziehungen zwischen Menopausestatus und Tumorlokalisation von Bedeutung. In der Geschlechtsreife waren 25,3% der Karzinome an der Portio und 74,7% der Tumoren im Zervikalkanal lokalisiert. Bei Frauen in der Postmenopause mit einem in 87,5% endozervikal gelegenen Karzinom wurde gehäuft ein kontinuierlicher Tumorbefall des Corpus uteri registriert.

Tab. 6.23 Histologische Klassifikation maligner Tumoren der Zervix

Plattenepithelkarzinom:
- verhornendes Karzinom
- nichtverhornendes Karzinom

Adenokarzinom:
- endozervikaler Typ
- endometrioid
- hellzellig
- serös
- mesonephrogen
- intestinaler Typ

Adenosquamöses Karzinom

Adenokarzinom mit karzinoiden Merkmalen

Kleinzelliges Karzinom

Adenoides Karzinom

Andere maligne Tumoren:
- Melanom
- Sarkom
- Lymphom

> Therapeutisch ist zu berücksichtigen, daß ein Karzinombefall des Corpus uteri eher zu einer metastatischen Absiedlung in die Ovarien führen kann – der metastatischen Ausbreitung des Endometriumkarzinoms ähnlich.

In der genannten eigenen Untersuchung war bei 4 Frauen eine metastatische Absiedlung in die Ovarien zu registrieren, 3mal lag gleichzeitig ein Tumorbefall des Corpus uteri vor.

Insgesamt ist ein metastatischer Tumorbefall der Ovarien selten und liegt bei unter 1% (Baltzer u. Mitarb. 1982, Toki u. Mitarb. 1991, Sutton 1992) und rechtfertigt nicht die Adnektomie anläßlich der Primäroperation. Gleiches gilt auch für das Adenokarzinom der Zervix. Eine metastatische Absiedlung in die Ovarien wurde nur bei Frauen in der Postmenopause und bei Vorliegen pelviner Lymphknotenmetastasen registriert (Brown u. Mitarb. 1990).

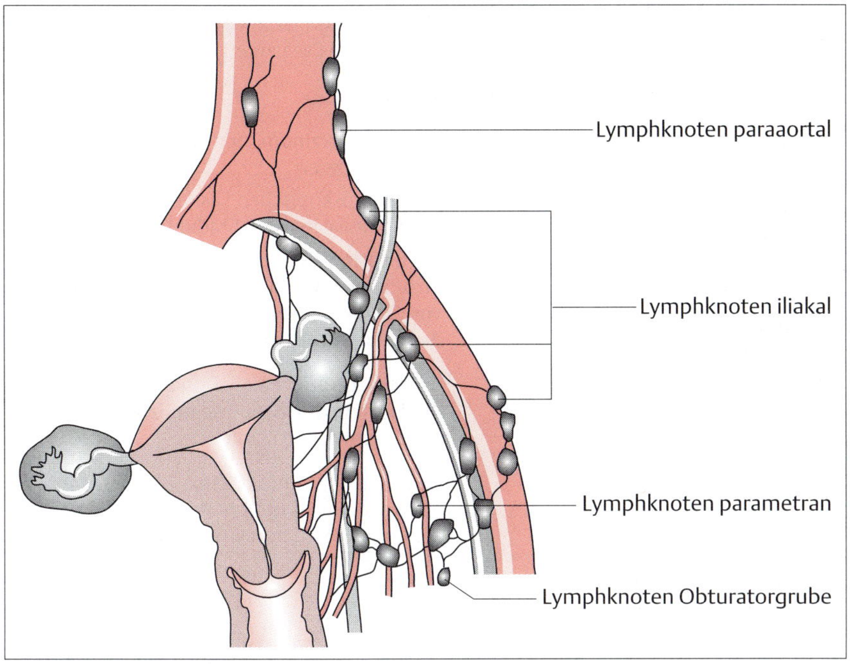

Abb. 6.**14** **Lymphdrainage der Cervix uteri.**

Die diskontinuierliche Tumorausbreitung erfolgt überwiegend auf dem Lymphweg, allerdings ist zu berücksichtigen, daß auch bei Plattenepithelkarzinomen der Zervix in nahezu 10% der Fälle ein Einbruch in Blutgefäße vorliegt.

Bei nachgewiesenem Tumoreinbruch in Lymphgefäße war selbst im Stadium Ia2 eine Verschlechterung der Prognose dieser Patientinnen erkennbar. Patientinnen mit nachgewiesenem Lymphgefäßbefall hatten eine deutlich erhöhte Rezidivrate von 9,7% gegenüber 3,2% bei Patientinnen ohne Lymphangiosis carcinomatosa. Die 5-Jahres-Überlebensrate war 89% verglichen mit 98% bei Patientinnen ohne Lymphgefäßbefall (Buckley u. Mitarb. 1996).

Die Lymphdrainage des Zervixkarzinoms erfolgt über das parametrane Gewebe in die pelvinen bzw. paraaortalen Lymlphknotenstationen (Abb. 6.**14**).

Tab. 6.**24** gibt Aufschluß über die Häufigkeit eines metastatischen Befalls pelviner Lymphknoten in Abhängigkeit von der kontinuierlichen Tumorausdehnung auf die Grenzzone, das parametrane Gewebe und die Scheide.

Die Verteilung der am häufigsten befallenen Lymphknotenstationen geht aus Tab. 6.**25** hervor (Winter u. Mitarb. 1988). Es wird ersichtlich, daß die am häufigsten befallene Lymphknotenstation die Obturatorgrube und der Bereich der A. iliaca externa ist.

Mit zunehmender Tumorgröße steigt die Häufigkeit von Lymphknotenmetastasen in typischer Weise an (Baltzer u. Koepcke 1979). Die Wahrscheinlichkeit einer

Tab. 6.**24** Metastasierung in die pelvinen Lymphknoten in Abhängigkeit von der kontinuierlichen Tumorausdehnung (nach Kindermann u. Maaßen)

Kontinuierliche Tumorausdehnung	**Anzahl der Patientinnen**	**Befall pelviner Lymphknoten**
Auf Zervix beschränkt	533 (49,2%)	79 (14,3%)
Zervix und Vagina	80 (7,1%)	35 (43,7%)
Zervix und seitliche Grenzzone	265 (23,6%)	82 (30,9%)
Zervix, Grenzzone und Vagina	79 (7%)	33 (41,8%)
Zervix, Grenzzone und Paragewebe	147 (13,1%)	86 (58%)
	1124 (100%)	315 (28%)

Tab. 6.**25** Verteilung der Lokalisation von Lymphknotenmetastasen bei Patientinnen mit operiertem Zervixkarzinom (n = 140) (nach Winter u. Mitarb.)

Lymphknoten	**n**	**(%)**
Obturatorgrube	107	76,4
A. iliaca externa	88	62,9
Parametrium	63	45,0
A. iliaca communis	35	25,0
Präsakraler Bereich	6	4,3

diskontinuierlichen Tumorausdehnung ist allerdings nicht nur von der Tumorgröße, sondern auch vom Größenverhältnis der Zervix bzw. der Tumorgröße abhängig (Baltzer u. Koepcke 1979). Dieser am Operationspräparat gemessene Quotient läßt sich durch die präoperative MRT-Untersuchung ermitteln (S. 33), ein Gesichtspunkt, auf den Burghardt u. Mitarb. (1995) aufmerksam gemacht haben. Diese präoperative Untersuchung läßt möglicherweise zu, den operativen Eingriff der Tumorgröße und dem Tumorwachstum anzupassen.

Neben den genannten Aspekten spielen für eine diskontinuierliche Tumorausdehnung folgende weitere Faktoren eine besondere Rolle (Maaßen u. Baltzer 1991):

- Wachstumsrichtung: Bei exophytären Karzinomen liegt nur selten eine metastatische Absiedlung vor, selbst wenn die Tumoren großvolumig waren; hingegen lag bei endophytisch wachsenden Karzinomen vergleichbarer Größenordnung eine hohe Metastasierungsfrequenz vor.
- Terrain der Tumorausdehnung: Die Metastasierung wird entscheidend von dem Terrain, auf dem das Karzinom gewachsen ist bzw. in das es eingewachsen ist, beeinflußt (Zervix, parametranes Gewebe, Scheide, Corpus uteri). So spielen ortsabhängige Unterschiede in der Versorgung mit Lymph- und Blutgefäßen beim Metastasierungsprozeß eine entscheidende Rolle.
- Qualitative Tumorparameter wie Tumorgrading, Ausprägung eines aufsplitternden dissoziierenden Tumorwachstums u.a. sind eng mit der Häufigkeit einer metastatischen Absiedlung korreliert.

Erst im Rahmen eines fortgeschrittenen Karzinomwachstums kommt es zum Tumorbefall von Blase und Darm sowie zur zunehmenden Ummauerung der Ureteren mit sekundärer Hydronephrose. Fernmetastasen in Lunge, Leber, Skelettsystem, Darm und Gehirn liegen in 11% der Fälle vor (Kindermann u. Maaßen 1988).

Stadieneinteilung

Die prätherapeutische Stadieneinteilung erfolgt nach den Richtlinien der *FIGO* bzw. der *UICC-(TNM-)Nomenklatur* (Tab. 6.**26** – 6.**29**).

Auf die Diskrepanz zwischen präoperativer klinischer Stadieneinteilung und Klassifiaktion am Operationspräparat mit histologisch nachgewiesener Tumorausdehnung ist wiederholt aufmerksam gemacht worden. Nur in 61% der Fälle stimmte bei 980 operierten Patientinnen mit einem Zervixkarzinom die Stadienzuordnung überein (Baltzer u. Mitarb. 1984). Andere Untersuchungen haben gezeigt, daß in mehr als ⅓ der Fälle eine klinische Überbewertung eines histopathologisch nachgewiesenen Stadiums II b angenommen wurde (Friedberg 1988).

Besonders deutlich wird die Diskrepanz zwischen klinisch vermuteter und histologisch erwiesener Tumorausbreitung, wenn neben der kontinuierlichen Tumorausdehnung auch die metastatische Absiedlung in die Lymphknoten berücksichtigt wird. Im Stadium I b liegen Lymphknotenmetastasen in 12,4 – 26% der Fälle, im Stadium II a in 20 – 50%, im Stadium II b zwischen 16 und 36,5% der Fälle und im Stadium III zwischen 35,8 und 50% der Fälle vor (Tab. 6.**28** u. 6.**29**) (Shingelton u. Orr 1995).

Tab. 6.**26** FIGO-Klassifikation: Stadium-I a-Karzinom der Zervix (nach Creasman)

Stadium	Beschreibung
I a	invasives Karzinom, nur mikroskopisch zu diagnostizieren alle makroskopischen Läsionen mit superfizieller Invasion sind Stadium-I b-Karzinome die Invasion ist begrenzt auf die gemessene Stromainvasion mit einer maximalen Tiefe von 5 mm und keiner weiteren horizontalen Ausdehnung als 7 mm
I a1	gemessene Stromainvasion ist nicht größer als 3 mm in der Tiefe und horizontal nicht ausgedehnter als 7 mm
I a2	gemessene Stromainvasion ist größer als 3 mm und nicht größer als 5 mm und mit keiner weiteren horizontalen Ausdehnung als 7 mm

Zur Verbesserung dieser präoperativen Stadieneinteilung kann möglicherweise die *MRT-Untersuchung* beitragen (Burghardt u. Mitarb. 1989, Ebner 1993).

Weiterhin werden *Ultraschall, Lymphographie* und *CT* eingesetzt, um eine verbesserte Aussage im Rahmen der präoperativen Stadieneinteilung zu erzielen. Alle diese Bemühungen haben bisher nicht zu einem Erfolg geführt, obwohl dies wünschenswert wäre, da die präoperative Stadieneinteilung nicht nur für die Therapieplanung, sondern auch zum Vergleich der Behandlungsergebnisse von operierten bzw. primär bestrahlten Patientinnen herangezogen wird.

> Bedingt durch die immer noch ungenügende Möglichkeit einer präoperativen Beurteilung des Stadiums sind die Behandlungsergebnisse von operierten bzw. primär bestrahlten Patientinnen nur sehr bedingt vergleichend zu bewerten.

Liegt bei einer Patientin ein für die Operation geeigneter Allgemeinzustand vor und ist eine sichere Aussage zur Frage der Operationsebene bzw. zum Ausmaß einer Lymphknotenmetastasierung nicht möglich, ist die sog. *Staginglaparotomie* gerechtfertigt (Averette u. Mitarb. 1981). Diese Staginglaparotomie läßt eine endgültige Beurteilung zur Frage der Operabilität des Karzinoms zu. Bei Inoperabilität wird die Lokalisation, z.B. von Lymphknotenmetastasen, mit einem Clip markiert, um eine entsprechende Feldmarkierung für die Strahlentherapie zu ermöglichen. Liegt eine Operabilität vor, wird der operative Eingriff in typischer Weise als erweiterte Radikaloperation fortgesetzt (S. 62). Nicht selten wird eine vermutete inoperable parametrane Infiltra-

Tab. 6.27 Klassifikation des Zervixkarzinoms (nach FIGO bzw. UICC)

TNM	FIGO	
Primärtumor		
TX		Primärtumor kann nicht beurteilt werden
T0		keine Zeichen für einen Primärtumor
Tis		Carcinoma in situ
T1	I	Zervixkarzinom begrenzt auf den Uterus (Ausdehnung auf das Korpus sollte nicht berücksichtigt werden)
T1a	I a	präklinisches invasives Karzinom, nur mit dem Mikroskop zu diagnostizieren
T1a1	I a1	gemessene Stromainvasion < 3 mm in der Tiefe und keine weitere horizontale Ausdehnung als 7 mm
T1a2	I a2	gemessene Stromainvasion > 3 mm und < 5 mm und keine weitere horizontale Ausdehnung als 1 mm
T1b	I b	klinische Läsionen begrenzt auf die Zervix oder präklinische Läsionen größer als I a
T1b1	I b1	Tumordurchmesser < 4 cm
T1b2	I b2	Tumordurchmesser > 4 cm
T2	II	Zervixkarzinom breitet sich über den Uterus hinaus aus, aber nicht zur Beckenwand oder dem unteren Drittel der Vagina
T2a	II a	keine parametrane Invasion
T2b	II b	parametrane Invasion
T3	III	Zervixkarzinom breitet sich zur Beckenwand aus und/oder involviert das untere Drittel der Vagina oder verursacht eine Hydronephrose oder einen Funktionsverlust der Niere (stumme Niere)
T3a	III a	Tumor involviert das untere Drittel der Vagina, keine Ausbreitung zur Beckenwand
T3b	III a	Tumor breitet sich zur Beckenwand aus oder verursacht eine Hydronephrose oder eine stumme Niere
T4	IV a	Tumor breitet sich zur Harnblase oder zum Rektum aus und/oder breitet sich über das kleine Becken hinaus aus
		das Vorhandensein eines bullösen Ödems ist kein ausreichender Beweis, um einen T4-Tumor zu klassifizieren
SGO (Soc. Gynecologic Oncology) – Mikroinvasives Karzinom		
TIA	I a	Invasionstiefe bis zu 3 mm von der Basis des Epithels ohne Gefäßbeteiligung
Regionale Lymphknoten		
Regionale Lamphknoten schließen parazervikale, parametrane, hypogastrische (Obturator), Iliaka-communis-, Iliaka-interna-, Iliaka-externa-, präsakrale und sakrale Lymphknoten ein		
NX		regionale Lymphknoten können nicht beurteilt werden
N0		keine regionalen Lymphknotenmetastasen
N1		regionale Lymphknotenmetastasen
Fernmetastasen		
MX		Vorhandensein von Fernmetastasen kann nicht beurteilt werden
M0		keine Fernmetastasen
M1	IV b	Fernmetastasen, einschließlich periaortale Lymphknotenmetastasen

Tab. 6.28 Häufigkeit pelviner Lymphknotenmetastasen entsprechend der klinischen Stadieneinteilung (nach Moore)

Autor/Jahr	Stadium I b Anzahl der Patientinnen	% positiv	Stadium II a Anzahl der Patientinnen	% positiv	Stadium II b Anzahl der Patientinnen	% positiv	Stadium III Anzahl der Patientinnen	% positiv	Stadium IV a Anzahl der Patientinnen	% positiv
Hsu (1972)	670	12,4	–	–	–	–	32	50,0	16	56,3
Berman (1977)	12	16,7	8	50,0	26	19,2	22	40,9		
Boronow (1977)	73	26,0	–	–	–	–	–	–		
Burdhardt (1978)	44	15,9	13	33,3	93	36,5	106	35,8		
Langley (1980)	152	21,0	–	–	–	–	–	–		
Ballon (1981)	22	27,0	16	38,0	32	16,0	24	37,5	1	0
Chung (1981)	110	12,7	15	20,0	17	17,6	14	50,0	3	66,6
Martimbeau (1982)	562	21,3	–	–	–	–	–	–		
Noguchi (1987)	182	16,5	69	31,7	158	33,9	69	53,6		
Fuller (1989)	295	15,0	136	22,0	–	–	–	–		
Lee (1989)	596	12,9	250	26,8	108	35,2	–	–		
Shingleton (1993)	472	12,7	–	–	–	–	–	–		

Tab. 6.29 Häufigkeit paraaortaler Lymphknotenmetastasen entsprechend der klinischen Stadieneinteilung (nach Moore)

Autor/Jahr	Stadium I b		Stadium II a		Stadium II b		Stadium III		Stadium IV a	
	Anzahl der Patientinnen	% positiv	Anzahl der Patientinnen	% positiv	Anzahl der Patientinnen	% positiv	Anzahl der Patientinnen	% positiv	Anzahl der Patientinnen	% positiv
Nelson (1977)	–	–	16	12,5	47	14,9	39	38,0	–	–
Wharton (1977)	21	0	10	0	47	21,2	34[1]	32,3	8[2]	37,5
Sudarsanam (1978)	153	7,0	21	14,0	22	18,0	19	26,3	–	–
Buchsbaum (1979)	16	25,0	4	0	15	6,7	104	32,7	10	40,0
Bonanno (1980)	–	–	23	4,0	73	12,0	52	31,0	3	33,0
Hughes (1980)	140	4,3	35	8,5	45	24,4	96	23,9	23	43,5
Lagasse (1980)	143	5,6	22	18,2	58	32,8	63	30,2	3	33,0
Ballon (1981)	22	23,0	16	19,0	32	19,0	24	16,7	–	–
Chung (1981)	110	4,5	15	6,7	17	17,6	14	42,9	3	66,6
Welander (1981)	14	28,6	222	22,7	41	19,5	38	26,3	12	33,3
Berman (1984)	150	5,0	[3]	[3]	[3]	[3]	135	25,0	–	–
Shingleton (1993)	472	0,4	–	–	–	–	–	–	–	–

[1] Nur Stadium III a
[2] Stadien III b und IV
[3] Nur kombinierte Zahlen für Stadium II a und II b waren verfügbar: Anzahl der Patienten 222; % positiv 16

tion durch ausgedehnte entzündliche oder endometriotische Veränderungen vorgetäuscht (Walker u. Mitarb. 1990). Nach Beseitigung entzündlicher Adnexeprozesse oder endometriotischer Veränderungen gelingt zumeist, die Operation in typischer Weise durchzuführen.

Besteht bei Patientinnen ein metastatischer Befall paraaortaler Lymphknoten, kann die *Skalenusbiopsie* im linken Halsdreieck zusätzliche Informationen zur Frage einer weiteren Tumordissoziation liefern (Di Paolo u. Mitarb. 1990). Untersuchungen zu dieser Fragestellung haben ergeben, daß bei Frauen mit paraaortalem Lymphknotenbefall in 10–30% der Fälle auch Metastasen im Bereich des Skalenusdreiecks vorlagen (Lee u. Mitarb. 1981, Burke u. Mitarb. 1987).

Bei Nachweis von Metastasen in diesen Lymphknoten wurde unabhängig von den jeweiligen Therapiemaßnahmen eine mittlere Überlebenszeit der Patientinnen von nur 10 Monaten registriert. In Kenntnis der systemischen Ausbreitung des Zervixkarzinoms wird man in solchen Fällen den Patientinnen weitere belastende und mit hohen Risiken verbundene therapeutische Maßnahmen ersparen und lediglich palliative Eingriffe durchführen (Di Paolo u. Mitarb. 1990).

Bei jungen Frauen mit einem Zervixkarzinom steht zur Vermeidung einer strahlentherapiebedingten Kastration die operative Behandlung im Vordergrund. Deshalb kommt einer möglichst exakten prätherapeutischen Staginguntersuchung zur Planung der Behandlung besondere Bedeutung zu.

Prognose

Wie bereits beschrieben, kann die klinische Stadieneinteilung nur unzureichend Informationen zur weiteren Prognose geben. Es hat sich deshalb die *Erfassung von zusätzlichen Prognosefaktoren* bewährt. Diese Prognosefaktoren stellen eine Entscheidungshilfe für ein individualisiertes tumorangepaßtes Behandlungskonzept dar.

Bei der Gewichtung der in Tab. 6.**30** aufgeführten Prognosefaktoren kommt den einzelnen Kriterien unterschiedliche Bedeutung zu: Das *Lebensalter* von Patientinnen mit Zervixkarzinom wird in seiner Bedeutung kontrovers beurteilt. Eigene Untersuchungen bei 980 Patientinnen mit operiertem Zervixkarzinom haben anhand der histologisch nachgewiesenen Tumorausbreitung erkennen lassen, daß keine Unterschiede in den Überlebensraten von Frauen unter bzw. über 30 Jahren bei gleicher histologisch nachgewiesener Tumorausbreitung vorlagen (Baltzer u. Mitarb. 1982). Auch neuere Untersuchungen zu dieser Thematik kommen zu ähnlichen Schlußfolgerungen (Meanwell u. Mitarb. 1988, Rutledge u. Mitarb. 1992, Austin u. Mitarb. 1994), obwohl von anderen Autoren auf die besonders ungünstige Prognose von Patientinnen im Alter von unter 35 Jahren aufmerksam gemacht wurde (Stuart u. Mitarb. 1988).

Der prognostischen Bedeutung des klinischen Stadiums bei operablen Patientinnen kann nur eingeschränkte Bedeutung beigemessen werden, andere, z.B. *histopathologische Parameter* sind von größerer Bedeutung. So hat sich gezeigt, daß die Differenzierung des Karzinoms prognostisch bedeutungsvoll ist. Frauen mit

Tab. 6.30 Prognosefaktoren bei Frauen mit Zervixkarzinom als Entscheidungshilfe für eine individualisierte tumorangepaßte Behandlung

- Alter der Patientin
- Klinisches Stadium
- Histologischer Typ
- Tumorlokalisation
- Tumorwachstum
- Tumorausbreitung
- Grading
- Tumoreinbruch in Blut- und Lymphgefäße
- Lymphknotenmetastasen pelvin/paraaortal
- Anzahl entfernte/Anzahl befallene Lymphknoten
- Tumoröse Durchsetzung des Lymphknotens mit Invasion des perinodulären Fettgewebes
- Invasionstiefe
- Tumorvolumen
- Quotient aus Zervix-/Tumorvolumen
- Entzündliche Begleitreaktion des umgebenden Stromas
- Zytophotometrie (DNA-Ploidie)
- HPV-Typisierung (z. B. HPV-18-Infektion)
- EGF
- UPA

EGF Epidermal growth factor
UPA Urokinase-Plaminogen-Aktivator

operiertem Plattenepithelkarzinom der Zervix haben bei Vorliegen eines reifen Karzinoms 5-Jahres-Überlebensraten von 96%. Bei einem unreifen Karzinom sinkt die 5-Jahres-Überlebensrate auf 72% ab (Baltzer u. Mitarb. 1982).

In neueren Untersuchungen konnte gezeigt werden, daß auch der *Zelltyp* für die Prognose von Bedeutung ist (Look u. Mitarb. 1996). Besonders ungünstig ist die Prognose von kleinzelligen Zervixkarzinomen. In nahezu 90% der Fälle liegt bei diesen Karzinomen ein Tumoreinbruch in Gefäße vor, so daß diese, wenn auch seltene Gruppe von Karzinomen, als besonders aggressiv angesehen werden muß. Interessanterweise wurde bei 79% dieser Tumoren eine neuroendokrine Differenzierung diagnostiziert. Dieser Aspekt führt zu unterschiedlichen Hypothesen der Entwicklung dieser speziellen Karzinome (Abeler u. Mitarb. 1993).

Eine *Überexpression von HER2-neu* ist in Plattenepithelkarzinomen der Zervix eher selten zu finden, möglicherweise mit einer ungünstigen Prognose assoziiert. *Ploidie* und *S-Phase-Bestimmungen* tragen entsprechend den bisherigen Untersuchungen nur unwesentlich zu einer verbesserten Prognoseeinschätzung bei.

Auf die Beziehung zwischen *Tumorlokalisation, -wachstum* und *-ausbreitung* auch im Hinblick auf den Menopausestatus der Patientin wurde bereits auf S. 162 hingewiesen. Die Beobachtung eines häufigeren Befalls des Corpus uteri entspricht auch der Beobachtung anderer Autoren (Nogushi u. Mitarb. 1988, Grimad u. Mitarb. 1988). Bei nachgewiesenem Befall des Corpus uteri sanken die Überlebensraten von 92,4 auf 53,8% ab.

Bei der prognostischen Bewertung ist auch das oben genannte unterschiedliche Wachstumsverhalten der Karzinome zu berücksichtigen. Frauen mit einem Karzinom ohne ein dissoziiertes, aufsplitterndes Karzinomwachstum hatten eine Überlebensrate von 86,4%, mit ausgeprägtem dissoziierenden Tumorwachstum sank die Überlebensrate auf 66,2% ab (Baltzer 1990).

Von den qualitativen Tumorparametern ist der histologisch nachgewiesene *Tumoreinbruch in Gefäße* mit einer besonders ungünstigen Prognose korreliert. Dies gilt besonders für den Tumoreinbruch in Blutgefäße. Die multivariate Analyse histologischer Befunde zeigt, daß ein Tumoreinbruch in Blutgefäße mit der höchsten Sterberate 66,6% korreliert (Baltzer 1990).

Ein weiterer entscheidender Aspekt für die Prognose von Patientinnen stellt der *Nodalstatus* dar. Nicht nur zwischen den genannten qualitativen Tumorparametern bestehen gesicherte Beziehungen zur Häufigkeit einer metastatischen Absiedlung in die regionären Lymphknoten, sondern auch zwischen meßbaren quantitativen Tumorparametern wie größte *Invasionstiefe, Tumorvolumen* bzw. dem *Quotienten aus Zervix- und Tumorvolumen.* So läßt sich bei der Messung der größten Invasionstiefe ein typischer Anstieg in der Metastasenhäufigkeit registrieren. Wird darüber hinaus zwischen Tumorzellembolisation, d. h. Tumorzellansammlung im Lymphknotensinus ohne Beziehung zum Lymphknotenparenchym, Mikrometastasen, d. h. 1-mm-Metastasen und Makrometastasen, unterschieden, fällt auf, daß mit Zunahme der Invasionstiefe die Frequenz von Mikro- und Makrometastasen ansteigt. Die Häufigkeit von Tumorzellembolisationen bleibt jedoch unverändert. Dieses Ereignis der Tumorzellembolisation muß im Gegensatz zu Mikro- und Makrometastasen als zufälliges, von der Tumorgröße unabhängiges Ereignis angesehen werden (Abb. 6.**15**).

Die größte gemessene Invasionstiefe ist mit einem erhöhten Rezidivrisiko korreliert (Fuller u. Mitarb. 1989). Zahlreiche tumormetrische Untersuchungen haben darüber hinaus gezeigt, daß nicht nur die gemessene Invasionstiefe, sondern auch das Tumorvolumen mit der Häufigkeit eines metastatischen Lymphknotenbefalls korreliert ist, wobei es gleichgültig ist, ob der Tumordurchmesser oder das fiktive Tumorvolumen oder die Oberfläche oder der Quotient von Tumor- und Zervixfläche bestimmt worden ist, da sich signifikante Zusammenhänge zwischen allen gemessenen Tumorgrößen und der Häufigkeit eines karzinomatösen Befalls der Lymphknoten fanden (Burghardt u. Mitarb. 1985). Neuere Untersuchungen zur Invasionstiefe und zum Tumorvolumen bestätigen diese Aspekte (Hopkins u. Morley 1991, Kinney u. Mitarb. 1995, Lai u. Mitarb. 1993, Finan u. Mitarb. 1996).

Bei der Bewertung der metastatischen Absiedlung in die Lymphknoten gilt zu berücksichtigen:
- Anzahl der befallenen Lymphknoten,
- Lokalisation der Metastasen,
- Größe der Metastasen.

Bei weniger als 3 befallenen pelvinen Lymphknoten betrugen die 5-Jahres-Überlebensraten 75% und sanken bei mehr als 4 metastatisch befallenen Lymphknoten auf 35% ab (Friedberg u. Herzog 1988). Bei der Bewertung der metastatisch befallenen Lymphknotenstation

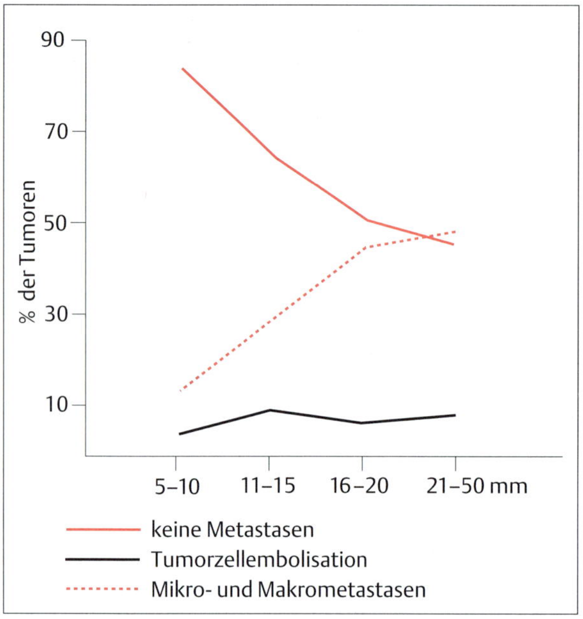

Abb. 6.**15** **Größte gemessene Invasionstiefe des Karzinoms und Häufigkeit einer metastatischen Absiedlung in die pelvinen Lymphknoten bei operierten Patientinnen mit Zervixkarzinom** (n = 684) (nach Baltzer).

wird deutlich, daß die Obturatorgrube prognostisch ungünstig ist. Besonders schlecht wird die Prognose, wenn mehrere Lymphknotenstationen metastatisch befallen waren (Abb. 6.**16**).

Wird die Metastasengröße berücksichtigt, zeigt sich, daß die Prognose mit Zunahme der Metastasengröße deutlich schlechter wird. Bei einer Metastasengröße von 2 – 10 mm lag die Überlebensrate bei 58,7 % und sank bei einer Metastasengröße über 20 mm auf 39,0 % ab (Burghardt 1993).

Eine Möglichkeit der Beschreibung definierter Prognosefaktoren zur Überlebensrate im Rahmen einer multivariaten Analyse ist in Abb. 6.**17** dargestellt.

Die bisherige Darstellung der Prognosekriterien läßt den paraaortalen metastatischen Lymphknotenbefall unberücksichtigt. Nach Shingelton u. Orr (1995) ist im Stadium I b mit einer metastatischen Absiedlung in die paraaortalen Lymphknoten in 5,1 % der Fälle, im Stadium II a in 12,0 % der Fälle, im Stadium II b in 18,5 % der Fälle und im Stadium III in 28,5 % der Fälle zu rechnen. Den Untersuchungen von Winter u. Mitarb. (1988) ist zu entnehmen, daß im Stadium I b bei negativen pelvinen Lymphknoten in keinem Fall eine paraaortale Lymphknotenmetastasierung vorlag. Bei positiven pelvinen Lymphknoten wurde in 11,1 % der Fälle auch eine paraaortale Lymphknotenmetastasierung registriert. Im Stadium II b betrug der Prozentsatz einer paraaortalen Lymphknotenmetastasierung bei negativen pelvinen Lymphknoten 3,2 %, bei positiven pelvinen Lymphknoten stieg der Prozentsatz paraaortaler Lymphknotenmetastasen auf 19,4 % an (Tab. 6.**31**).

Diese Zahlen verdeutlichen, daß die Häufigkeit einer paraaortalen Lymphknotenmetastasierung bei tumorfreien pelvinen Lymphknoten gering ist, so daß die Indikation für eine obligatorische paraaortale Lymphonodektomie fraglich ist, zumal über den therapeutischen Gewinn einer obligatorischen paraaortalen systematischen Lymphonodektomie noch keine sicheren Aussagen gemacht werden können (Winter u. Mitarb. 1988, Hirsch u. Mitarb. 1995).

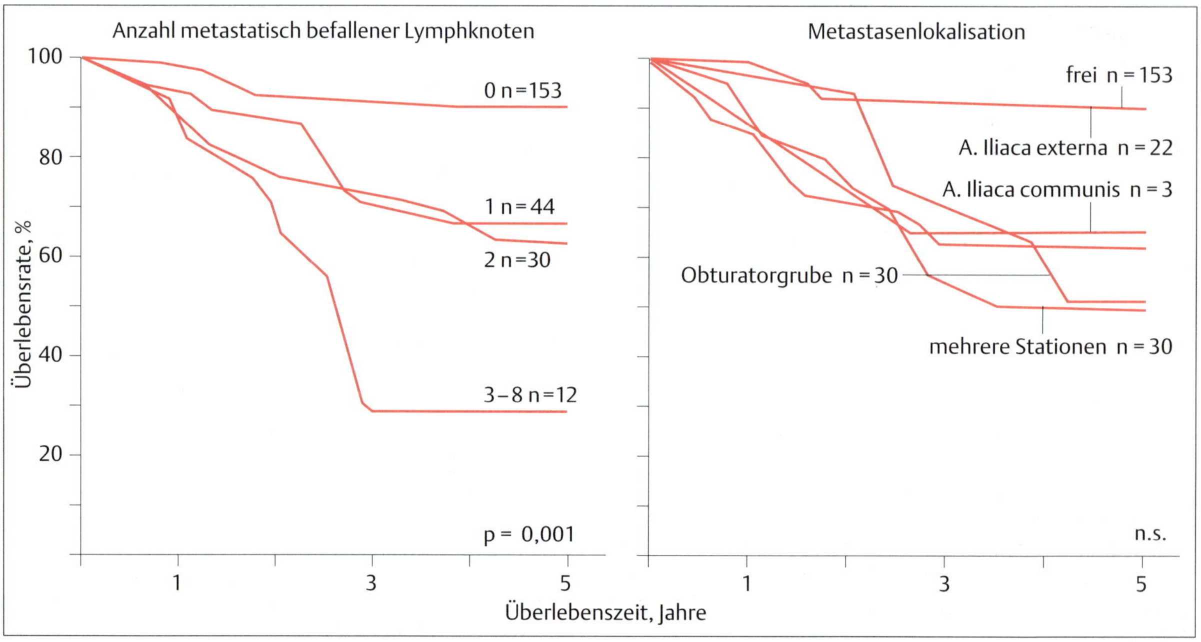

Abb. 6.**16** **5-Jahres-Überlebensraten in Abhängigkeit von der Anzahl metastatisch befallener Lymphknoten und Metastasenlokalisation** (nach Burghardt u. Mitarb.).

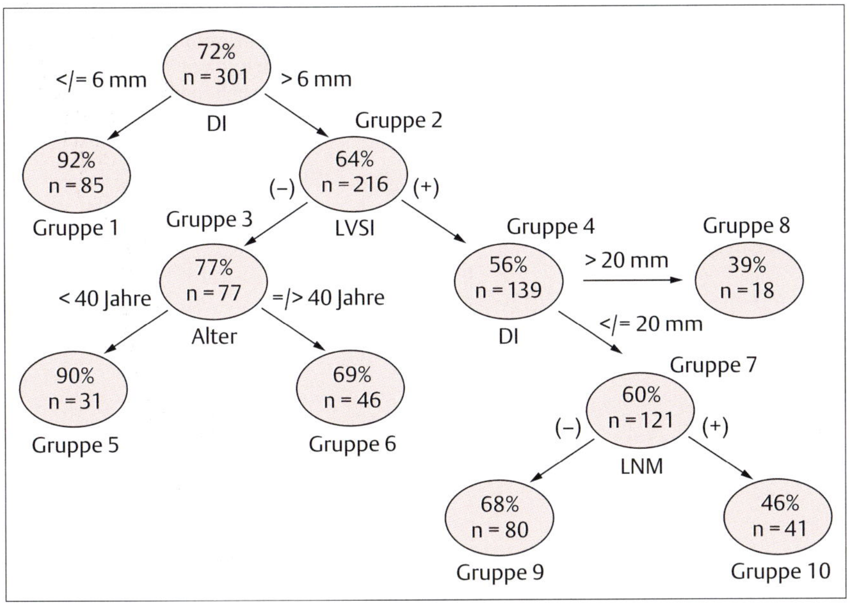

Abb. 6.**17** **Multivariate Analyse zur Abschätzung prognostischer Kriterien bei Patientinnen mit operiertem Zervixkarzinom** (nach Sevin u. Mitarb.).
DI Tiefe der Invasion (mm)
LNM Lymphknotenmetastasen
LVSI Gefäßeinbruch

Tab. 6.**31** Häufigkeit pelviner (pelv)/paraaortaler (pao) Lymphknotenmetastasen (nach Winter)

Stadium	**pelv⁺/pao⁺**	**pelv⁻/pao⁺**	**pelv⁺/pao⁻**	**pelv⁻/pao⁻**	Σ
Ib (n = 9)	1 (11,1%)	0	3 (33,3%)	5 (55,5%)	4 (44,4%)
IIb (n = 31)	6 (19,4%)	1 (3,2%)	12 (38,7%)	12 (38,7%)	19 (61,3%)
Σ (n = 40)	7 (17,5%)	1 (2,5%)	15 (37,5%)	17 (42,5%)	24 (60,0%)

Neben den genannten Faktoren spielen *Prognosekriterien* wie CEA, SCC-Antigen sowie Zytophotometrie, HPV-Typisierung und EGF bei der prognostischen Bewertung eine eher untergeordnete Rolle. Der Tumormarker SCC wird als Parameter zur Verlaufskontrolle bei behandeltem Zervixkarzinom angesehen (Meier u. Mitarb. 1990). Neuere Untersuchungen haben auf die Bedeutung des Urokinase-Plasminogen-Aktivators (UPA) aufmerksam gemacht (Sugimura u. Mitarb. 1992). Eine endgültige Bewertung ist derzeit noch nicht möglich.

Diagnostik

Bei der Erfassung der Vor- und Frühstadien des Zervixkarzinoms hat sich die *Kolposkopie* und *Zytologie* bewährt (S. 20). Die Sicherheit einer zytologischen Erfassung des Zervixkarzinoms und seiner Vorstadien wird mit 80–90% angegeben. Naturgemäß wirken sich falsch negative Quoten schwerwiegender aus als falsch positive Befundergebnisse. 70% der positiven zytologischen Befunde (PAP IV, V) konnten histologisch ihre Bestätigung finden, der Anteil falsch negativer Befunde wird mit 20% angegeben (Schrage 1993, Soost u. Baur 1990).

Zur Verbesserung der Frühdiagnostik ist die Kolposkopie als obligate Zusatzuntersuchung anzusehen. Diese Untersuchung ermöglicht eine Bewertung von Veränderungen im Bereich der Portiooberfläche mit entsprechender Einstufung sowie eine topographische Zuordnung der Läsion (S. 21). Eine histologische Klärung suspekter zytologischer und/oder kolposkopischer Befunde ist bei folgenden Veränderungen erforderlich:

- PAP III d, persistierend mehr als 2 Jahre,
- Übergang von PAP III d zu PAP IV a,
- primär PAP IV a, PAP IV b, PAP V,
- kolposkopischer Verdacht auf ausgedehnte präkanzeröse Veränderungen bzw. suspekte Befunde (Schmidt-Matthiesen u. Kühnle 1991).

Abb. 6.**18** gibt Aufschluß über das diagnostische Vorgehen.

> Besondere Beachtung verdient der *zytologische Befund PAP III*, der nicht selten fehlinterpretiert wird.

Grund für diesen zytologischen Befund können sowohl atrophische Veränderungen als auch ausgeprägte entzündliche Veränderungen sein.

Dem Befund kann jedoch auch ein Karzinom zugrunde liegen. Eine baldige differenzierte Diagnostik

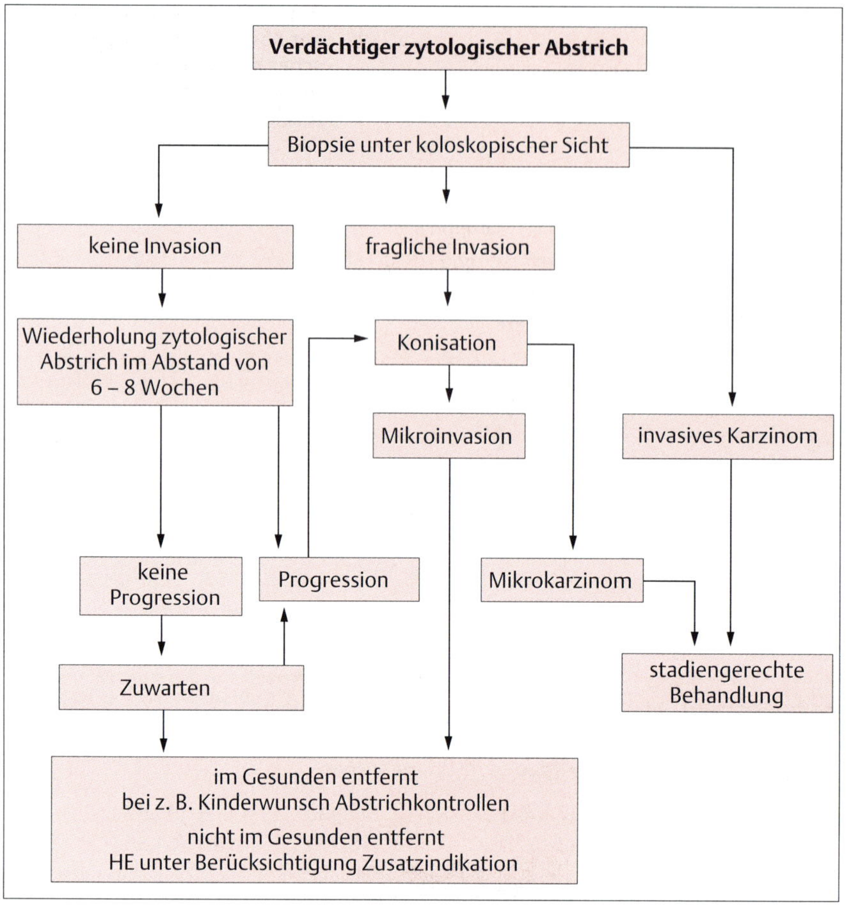

Abb. 6.**18** **Vorgehen bei verdächtigem zytologischem Abstrich** (nach Shingleton). Das Vorgehen bei Nachweis eines CIN ist in Abb. 6.**20** (S. 172) dargestellt.
HE Hysterektomie

und Behandlung eines zytologischen Befunds PAP III ist deshalb unerläßlich. Bei Vorliegen entzündlicher Veränderungen ist der Kontrollabstrich nach lokaler antientzündlicher Behandlung (z.B. Fluomycin N, Mysteclin) erforderlich. Liegen atrophische Veränderungen vor, hat sich die sog. „Aufhellungstherapie", z.B. mit Ovestin, Ortho-Gynest bewährt. Ist bei der Kontrolle der zytologische Abstrich unauffällig, besteht keine Notwendigkeit einer zusätzlichen histologischen Klärung. Diese ist allerdings erforderlich, wenn auch nach entsprechender Vorbehandlung weiterhin ein zytologischer Befund PAP III diagnostiziert wird. Hierfür in Frage kommende diagnostische Eingriffe werden im folgenden abgehandelt (S. 21):

Diagnostische Eingriffe beim zytologischen Befund PAP III: Bei der *Knipsbiopsie* wird mit einer zierlichen Biopsiezange ein Gewebestückchen von wenigen Millimetern entfernt, bei größeren Arealen können mehrere Biopsien durchgeführt werden (multiple point biopsy). Die Treffsicherheit dieser Knipsbiopsie läßt sich allerdings deutlich verbessern, wenn das Gewebe unter kolposkopischer Kontrolle nach vorheriger Anfärbung der Portio mit Jodlösung (Schiller-Jodprobe) entnommen wird.

Bei der *Probeexzision* wird ein apfelsinenschnitzähnliches Gewebestück mit dem Skalpell entnommen.

Hat die Zytologie einen endozervikal lokalisierten Prozeß ergeben, ist die *Zervixkürettage* notwendig. Dies kann ohne Narkose erfolgen, da sich eine Dilatation der Zervix zumeist erübrigt.

Unter den angewandten diagnostischen Maßnahmen stellt die *Konisation* den größten dignostischen Eingriff dar, der zugleich auch als therapeutische Maßnahme angesehen werden kann (S. 23).

Als mögliche Alternative zur Diagnostik – nicht zur Behandlung – kommt die *Portioabschabung mit Zervixkürettage* in Frage. Komplikationsrate und histologischer Untersuchungsaufwand sind deutlich geringer; die Methode hat sich zur Abklärung suspekter Befunde bei jungen Patientinnen, schwangeren Frauen, Frauen in der Postmenopause, zytologischem Verdacht auf Virusinfektion und zum Ausschluß invasiver Prozesse, z.B. vor einer geplanten Hysterektomie, bewährt (Kindermann 1993).

Während für die Konisation immer eine Narkose erforderlich ist, kann bei der Portioabschabung zumeist auf eine Allgemeinanästhesie verzichtet werden.

Bei einem mit bloßem Auge erkennbaren Karzinom reicht die *Bröckelentnahme* aus. Das Gewebe wird hierbei mit der Bröckelzange oder mit einem scharfen Löffel

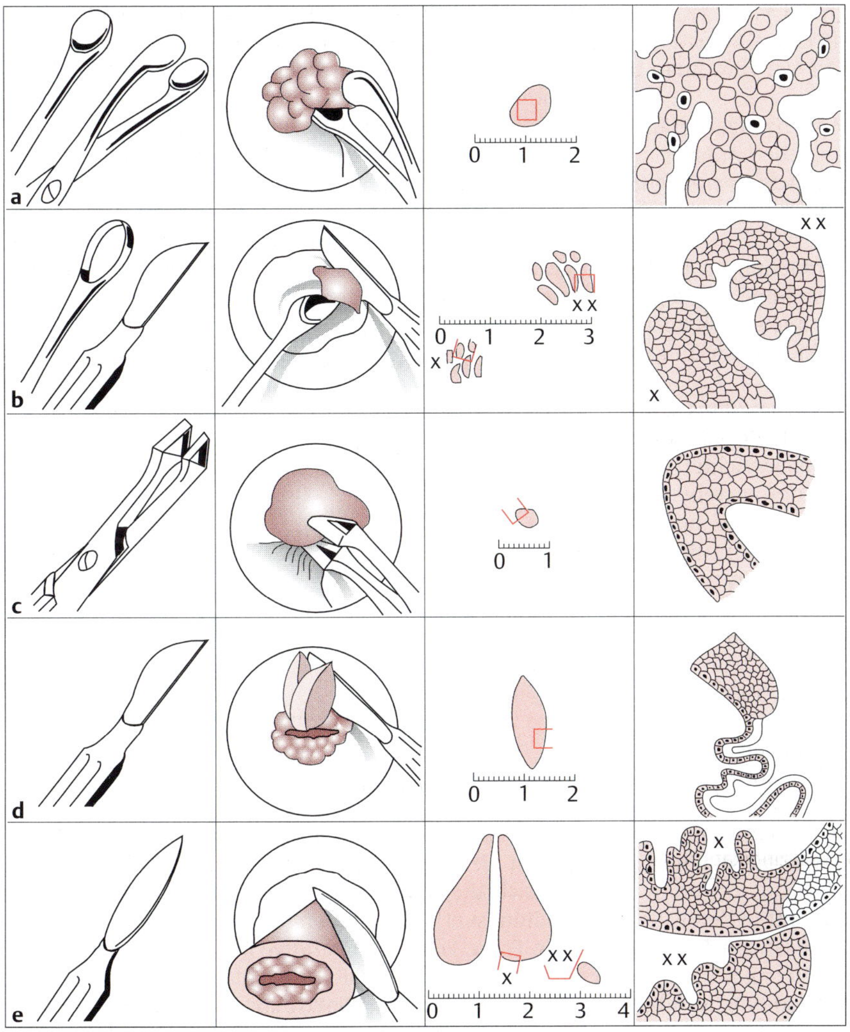

Abb. 6.**19 a – e** **Vergleich unterschiedlicher diagnostischer Gewebeentnahmen von der Portio:**
a Bröckelentnahme mit der Bröckelzange oder dem scharfen Löffel.
b Schiller-Abschabung und Zervixkürettage mit dem Skalpell und der scharfen Kürette.
c Knipsbiopsie mit einer Spezialzange.
d Probeexzision mit Skalpell.
e Konisation mit einem schmalen Skalpell.

gewonnen. Eine Narkose ist zumeist nicht erforderlich, gelegentlich wird wegen der auftretenden Blutung eine Clauden-(Eisenchlorid-)Scheidentamponade notwendig.

Abb. 6.**19** vermittelt eine Übersicht über das Instrumentarium, die Art der Entnahme und die Größe der Gewebebiopsie.

Bei der Indikation für eine spezielle Gewebeentnahme von der Portio muß einerseits vermieden werden, daß z. B. eine Konisation in einem klinisch erkennbaren Karzinom durchgeführt wird. Andererseits gilt es zu verhindern, daß bei jeder Dysplasie leichten Grades schon als erster Schritt die Konisation vorgenommen wird.

Entsprechend dem Ergebnis der histologischen Befunde ist das weitere klinisch-diagnostische Vorgehen festzulegen. Bei früher Stromainvasion und Mikrokarzinom erübrigen sich weitere apparative Zusatzuntersuchungen.

Liegt ein histologisch gesichertes Zervixkarzinom vor, hat im Vergleich zum klinischen Untersuchungsbefund die *Ultraschalluntersuchung* nur einen eingeschränkten Aussagewert bei der Beurteilung eines Tumorübergangs auf das parametrane Gewebe. Allerdings besteht mit dem Ultraschall die Möglichkeit, bei parametraner Tumorinfiltration mögliche Harnabflußstörungen umgehend feststellen zu können.

Ist der Tastbefund zur Beurteilung einer Operationsebene im Bereich der Beckenwand fraglich, hat sich die *MRT* bewährt. Mit dieser Methode läßt sich der Fettgewebssaum im Bereich der Beckenwand und damit die Operationsebene darstellen. Darüber hinaus ermöglicht die MRT-Untersuchung eine prätherapeutische Bestimmung des Tumorvolumens (Burghardt u. Mitarb. 1989).

Zur Bewertung der regionären Lymphknotenstationen wird das *CT* eingesetzt. Während für die Diagnostik pelviner Lymphknotenmetastasen eine Sensitivität zwischen 25 und 85% und eine Spezifität zwischen 78 und 89% besteht, liegt für die Erkennung von paraaortalen Lymphknotenmetastasen eine Sensitivität von 34% und eine Spezifität von 86 – 97% vor (Shingelton u. Orr 1995).

In einer vergleichenden Untersuchung wurde das pelvine CT und MRT mit dem chirurgischen Staging verglichen. Für das CT lag eine Sensitivität von 14%, eine Spezifität von 100% und für das MRT eine Sensitivität von 28% und eine Spezifität von 64% vor (Brodman u. Mitarb. 1990).

Diese Zahlen belegen den immer noch eingeschränkten Aussagewert beider Untersuchungsmethoden.

Die früher noch häufig durchgeführte *Lymphographie* hat an Bedeutung verloren und kommt heute nicht mehr in Frage.

Von den röntgenologischen Untersuchungen ist die *Thoraxkontrolle* sowohl für die Feststellung der allgemeinen Operabilität der Patientin als auch zur Beurteilung einer evtl. erfolgten primären Metastasierung in die Lunge von Bedeutung.

Auf die Anfertigung eines *Infusionsurogramms* sollte trotz erfolgter sonographischer Kontrolle der ableitenden Harnwege nach Möglichkeit nicht verzichtet werden. Das Infusionsurogramm gibt vor der anstehenden ausgedehnten Operation Aufschluß über einen auffälligen Ureterverlauf bzw. über Fehlbildungen im Bereich der ableitenden Harnwege, die bei der operativen Behandlung zu berücksichtigen sind.

Eine präoperative *röntgenologische Untersuchung des Magen-Darm-Trakts* ist entbehrlich, es sei denn, es liegen bei der Patientin typische, vom Magen-Darm-Trakt ausgehende Beschwerden vor.

Die *Rektoskopie* und *Zystoskopie* lassen den Ausschluß bzw. den Hinweis für eine Tumorbeteiligung von Blase und Darm zu.

Tumormarkeruntersuchungen sind bei Patientinnen mit operablem Zervixkarzinom in der Primärdiagnostik nicht erforderlich.

Die *Staginglaparotomie* (S. 164) kommt in den Fällen zur Anwendung, in denen die präoperativen Befunde nicht eindeutig bzw. widersprüchlich sind. Zumeist reicht die klinische Beurteilung der lokalen bzw. allgemeinen Operabilität aus. Bei fortgeschrittenem Zervixkarzinom oder bei einem Karzinomrezidiv mit Befall von Harnblase und/oder Rektum kann die Staginglaparotomie Hinweise geben, ob ultraradikale Operationen wie die vordere und/oder hintere Beckenexenteration möglich und gerechtfertig sind. Vor einem solchen operativen Vorgehen sollte allerdings durch die Staginguntersuchung (Röntgenaufnahme des Thorax, Lebersonographie) sowie die Skalenusbiopsie sichergestellt sein, daß noch keine Fernmetastasen als Zeichen einer Tumorgeneralisation vorliegen.

Diagnostikprogramm bei Verdacht auf klinisches Zervixkarzinom

- Gynäkologische Untersuchung,
- gezielte Gewebeentnahme, z. B. Bröckelentnahme aus dem Tumor,
- Ultraschall,
- intravenöses Pyelogramm,
- Zystoskopie,
- Rektoskopie,
- Röntgenaufnahme des Thorax,
- (CT),
- (MRT),
- (Staginglaparotomie).

Behandlungsplanung

Basierend auf diesen (s. Behandlung der Vor- und Frühstadien des Zervixkarzinoms [Box, S. 173]) Aspekten läßt sich die Indikation zu den unterschiedlichen Behandlungsverfahren stellen.

In Frage kommen *operative Maßnahmen,* bei denen die Veränderung in toto entfernt wird (Messerkonisation, Laserkonisation, Elektrokonisation bzw. Loop exci-

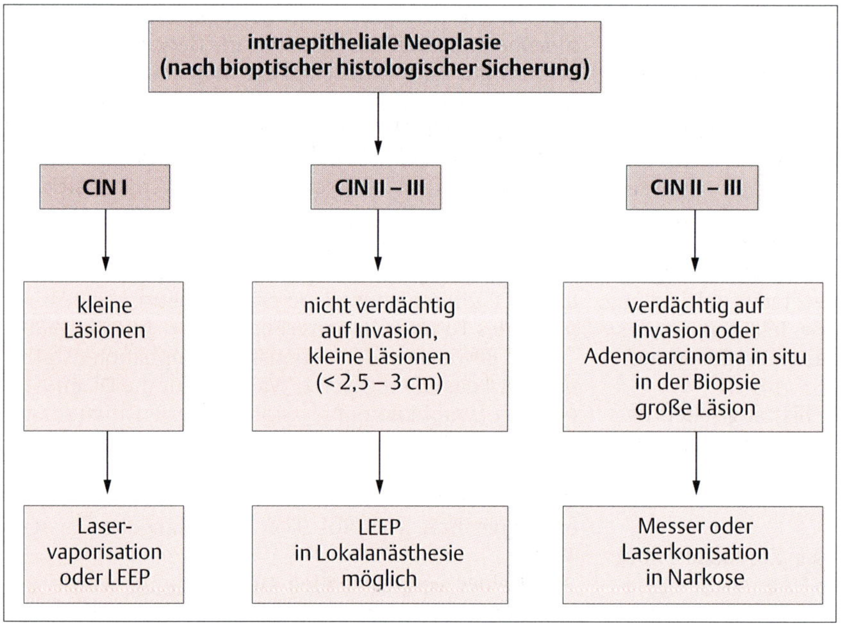

Abb. 6.**20** **Therapeutisches Vorgehen bei zervikaler intraepithelialer Neoplasie (CIN I – III)** (nach Curtin).
LEEP Loop-excision

Behandlung der Vor- und Frühstadien des Zervixkarzinoms

- Einschätzung der prospektiven Potenz der Veränderung (CIN I–III). Bei niedrigem Schweregrad, geringer Ausdehnung und kürzerem Bestehen kann mit einer möglichen spontanen Rückbildung gerechnet werden. Bei höherem Schweregrad, längerem Bestehen und größerer Ausdehnung ist das Risiko einer Progression zum infiltrierenden Karzinom zu berücksichtigen.
- Zusätzliche Veränderungen des Genitales, wie Uterus myomatosus, Descensus uteri mit Beschwerden u. a., müssen in die weitere Therapieentscheidung mit einbezogen werden.
- Nicht unberücksichtigt bleiben sollten auch individuelle Wünsche der Patientin wie Kinderwunsch, Wunsch nach sicherer Kontrazeption bei abgeschlossener Familienplanung u. a.

sion) und *destruierende Verfahren* (Elektrokoagulation, Kryokoagulation, CO_2-Vaporisation).

Voraussetzung insbesondere für die destruierenden Verfahren ist, daß ein invasiver Prozeß ausgeschlossen ist, die Veränderung in toto überschaubar ist und die Patientin bereit ist, sich einer regelmäßigen sorgfältigen Nachkontrolle zu unterziehen.

Das Vorgehen in Abhängigkeit vom Schweregrad der CIN ist in Abb. 6.**20** zusammengestellt.

Chirurgische Therapie

Den operativen Verfahren ist gemeinsam, daß die Veränderung in toto entfernt wird.

Messerkonisation.

Der *Vorteil* der Messerkonisation ist, daß die Konusränder histologisch exakt beurteilbar sind.

Von *Nachteil* ist die erhöhte Komplikationsrate (Burghardt 1985) (Tab. 6.**32**).

Die Rezidivrate liegt in neueren Arbeiten bei 3–6% (Tab. 6.**33**). Allerdings muß berücksichtigt werden, daß nicht in allen Fällen die sichere Entfernung in sano registriert wurde (Benedet u. Anderson 1996).

Auf die Problematik der nicht im gesunden Gewebe entfernten Veränderungen wurde neuerlich hingewiesen (Tab. 6.**34**) (Jones 1995). Es ist davon auszugehen, daß in 20–25% der Fälle keine sichere Entfernung im gesunden Gewebe erfolgte.

Laserkonisation. Bei der Laserkonisation (CO_2) muß nicht nur die altersabhängige Lokalisation der Veränderung berücksichtigt werden, sondern es muß auch darauf geachtet werden, daß der Laserstrahl entsprechend dem zervikalen Drüsenfeld ausgerichtet wird (Abb. 6.**21**) (Monaghan 1995).

Die Rezidivraten sind den Ergebnissen der Messerkonisation vergleichbar.

Tab. 6.**32** Komplikationen der Konisation (Graz 1958–1983) (nach Burghardt)

Komplikationen	Zahl der Fälle: 4452	%
Perforation	2	0,04
Nachblutung	293	6,6
Bluttransfusion	56	1,3
Entzündung	12	0,3
Stenose	32	0,7

Tab. 6.**33** Rezidiv nach Konisation (nach Shingleton u. Orr)

Autor/Jahr	Diagnose	n	CIN (%)	Invasion (%)
Boyce u. Mitarb. (1970)	CIS	808	3,5	0,4
Creasman u. Mitarb. (1972)	CIS	65	7,7	NS
Gad (1976)	CIS	101	10,0	0
Kolstadt u. Klem (1976)	CIS	795	2,1	0,9
Jones u. Buller (1980)	CIN	114	3,5	1,8
Andersch u. Moinian (1982)	CIN	414	5,3	0
Mettlin u. Mitarb. (1982)	CIS	1692	3,1	NS
Baggish u. Mitarb. (1989)[1]	CIN	954	3,0	NS
Hellberg u. Nilsson (1990)[2]	CIN III	635	–	–
Tabor u. Berget (1990)	CIN	425	6,4	0

[1] Laserkonisation
[2] 53% Laserkonisation
CIS Carcinoma in situ
NS nicht angegeben

Tab. 6.**34** Häufigkeit nicht im gesunden Gewebe entfernter CIN (nach Jones)

Autor/Jahr	Anzahl der Konisationen	Anzahl der nicht in sano erfolgten Konisationen (n)	% nicht in sano entfernt
Lapaquette u. Mitarb. (1993)	721	160	22%
Lopes u. Mitarb. (1993)	313	76	24%
Paterson-Brown u. Mitarb. (1992)	300	123	41%
Demopoulos u. Mitarb. (1991)	341	79	23%

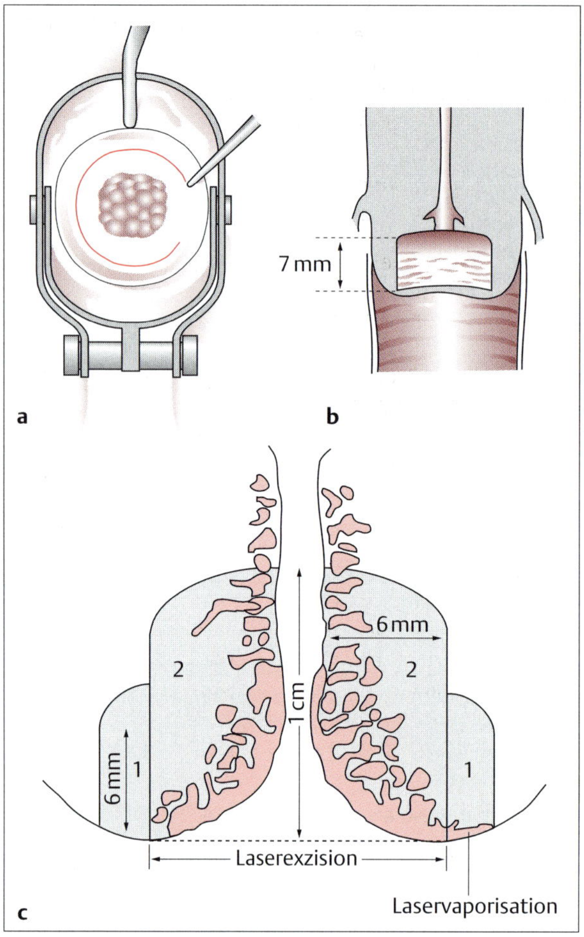

Abb. 6.**21 a–c** **Laserkonisation** (nach Monaghan).

Auch hier ist die Rezidivrate davon abhängig, ob die Veränderung im gesunden Gewebe bzw. nicht im gesunden Gewebe entfernt wurde (Lopez u. Mitarb. 1993).

Vorteil der Laseranwendung ist die geringe Schädigung des umgebenden Gewebes mit guter Hämostase und schneller Abheilung durch geringe Narbenbildung. Bei „Freihandtechnik" muß zur Vermeidung der Gefährdung von Nachbarorganen auf eine gezielte Plazierung des Laserstrahls geachtet werden. Die Schnittränder eines mit dem Laser ausgeschnittenen Konus machen bei der histopathologischen Bewertung zur Frage, ob die Veränderung lokal im gesunden Gewebe entfernt wurde, gelegentlich Schwierigkeiten. Von *Nachteil* sind hohe Kosten, Immobilität des Geräts sowie die erforderlichen Sicherheitsbestimmungen.

Elektrokonisation bzw. Loop excision. Die Elektrokonisation bzw. Loop excision hat gegenüber den genannten Verfahren vergleichbare Rezidivraten (Tab. 6.**35**). Von *Nachteil* ist die eindeutig erschwerte histologische Beurteilung der Konusränder. Auch die Eröffnung des Konus, die durch die elektrische Schlinge bedingt ist, erschwert die weitere histologische Diagnostik.

Tab. 6.**35** Erfolgsraten bzw. Versager nach Elektrokonisation (nach Shingleton u. Orr)

Autor/Jahr	n	Diagnose	Erfolg (%)
Bigrigg u. Mitarb. (1990)	1000	CIN	95,9
Gunasekera u. Mitarb. (1990)	199	CIN II, III	94,7–95[1]
Luesley u. Mitarb. (1990)	557	CIN	95,6
Keijser u. Mitarb. (1992)	424	CIN	91
Wright (1992)	432	CIN	94[2]

[1] 6- bis 12-Monats-Follow-up
[2] Nur 6-Monats-Follow-up

Tab. 6.**36** Erfolgsraten bzw. Versager nach Elektrokauterisierung von zervikaler intraepithelialer Neoplasie (CIN) (nach Shingleton u. Orr)

Autor/Jahr	Diagnose	n	Versager (%)	Erfolg (%)
Richart u. Scina (1968)	CIN	170	11	98,8
Ortiz u. Mitarb. (1973)	Dysplasie (96)	148	11	92
	CIS (52)		15	
Schuurmans u. Mitarb. (1984)	CIN	426	14	96,6
Deigan u. Mitarb. (1986)	CIN	726	10–11	100
Chanen (1989)	CIN	181	5	98

Destruierende Verfahren

Bei destruierenden Maßnahmen ist zu berücksichtigen, daß eine exakte prätherapeutische histologische Klärung unerläßlich ist.

Elektrokoagulation. Die Versagerrate nach Elektrokauterisierung liegt bei 10–15% (Tab. 6.**36**).

Interessant ist, daß die Versagerrate unabhängig vom Schweregrad der CIN war (Tab. 6.**37**) (Chanen 1995).

Kryokoagulation. Bei der Kryotherapie liegen entsprechende Erfolgs- bzw. Versagerraten vor, allerdings findet sich hier eine deutliche Abhängigkeit vom Schweregrad der Veränderung (Tab. 6.**38**) (Hatch 1995).

CO_2-Vaporisation. Nach Laservaporisation ist entsprechend den Angaben der neueren Literatur in 5–11% der Fälle mit einer Persistenz zu rechnen (Tab. 6.**39**) (Shingelton u. Orr 1995).

Tab. 6.37	Versagerrate nach Elektrokoagulation der Portio bei zervikaler intraepithelialer Neoplasie (CIN) unterschiedlicher Schweregrade

Histologie	Anzahl	Therapie-versager (%)
CIN I (leichte Dysplasie)	460	12 (2,6%)
CIN II (mäßige Dysplasie)	610	13 (2,1%)
CIN III:		
➤ schwere Dysplasie	927	15 (1,6%)
➤ Carcinoma in situ	993	23 (2,3%)
Gesamt	2990	63 (2,1%)

Bei einem Vergleich von Kryotherapie mit Lasertherapie in Abhängigkeit vom Schweregrad der CIN wird deutlich, daß vergleichbare Behandlungsergebnisse zu erzielen waren (Tab. 6.**40**) (Hatch 1995).

Bei der therapeutischen Bewertung der genannten destruierenden Behandlungsverfahren ist zu berücksichtigen, daß bei der Laservaporisation eine deutlich höhere Präzision der Vaporisation unter kolposkopischer Sicht möglich ist. Diese Möglichkeit besteht bei der Kryotherapie oder der Elektrokauterisierung nicht in gleicher Weise. Auch die schon genannte minimale Schädigung des umgebenden Gewebes mit nur geringer Narbenbildung unterscheidet sich von den ausgeprägteren Sekundärveränderungen nach Kryotherapie bzw. nach Diathermieverfahren.

Vorgehen bei früher Stromainvasion, Mikrokarzinom und klinischem Karzinom

Die Diagnose einer *frühen Stromainvasion* bzw. eines Mikrokarzinoms ist nur am sorgfältig untersuchten Konisationspräparat zu stellen. Wurde die Veränderung der frühen Stromainvasion im gesunden Gewebe entfernt und lagen keine zusätzlichen Risiken vor, darf der diagnostische Eingriff der Konisation zugleich als Therapie angesehen werden. Weitere operative Maßnahmen erübrigen sich. Voraussetzung ist, daß sich die Patientin einer weiteren sorgfältigen kolposkopisch-zytologischen Kontrolle unterzieht. Liegt diese Vorbedingung nicht vor bzw. bestehen Zusatzindikationen, ist die einfache Hysterektomie, entweder vaginal oder abdominal, ausreichend.

Bei der operativen Behandlung des *Mikrokarzinoms* ist die, wenn auch nur geringe, Möglichkeit einer metastatischen Absiedlung in die pelvinen Lymphknoten zu bedenken (Tab. 6.**41**) (Shingelton u. Orr 1995).

Tab. 6.38	Ergebnisse der Kryotherapie in Abhängigkeit vom Schweregrad der CIN (nach Hatch)

Autor/Jahr	CIN I Anzahl der Versager	% Erfolg	CIN II Anzahl der Versager	% Erfolg	CIN III Anzahl der Versager	% Erfolg
Ostergard (1980)	13/205	93,7	7/93	92,5	9/46	81,4
Creasman u. Mitarb. (1984)	15/276	94,6	17/235	92,8	46/259	82,3
Andersen u. Mitarb. (1988)	–	–	9/123	92,7	17/74	77,0
Benedet u. Mitarb. (1987)	7/143	95,1	17/448	95,7	65/938	

Tab. 6.39	Persistenz von CIN nach Laservaporisation (nach Shingleton u. Orr)

Autor/Jahr	n	Diagnose	Persistenz (%)	Erfolg (%)
Burke (1982)	131	CIN	NS	87
Bellina u. Mitarb. (1983)	292	CIN	7	96
Evans u. Monaghan (1983)	408	CIN	7,1	96
Popkin (1983)	138	CIN	9,4	–
Stanhope u. Mitarb. (1983)	99	CIN III	9	100
Wright (1984)	545	CIN	3	99,5
Baggish u. Mitarb. (1989)	3070	CIN	6,2	–
Higgins u. Mitarb. (1990)	253	CIN	11	100
Pearson u. Mitarb. (1989)	3738	CIN	9	99,7
Paraskevaidis u. Mitarb. (1991)	2130	CIN	5,6	NS

NS nicht angegeben

Tab. 6.40 Ergebnisse randomisierter Untersuchungen zur Wirksamkeit von Kryotherapie bzw. Laservaporisation bei CIN (I–III) (Rezidivfreiheit) (nach Hatch)

Autor/Jahr	Kryotherapie CIN I	CIN II	CIN III	Gesamt	Laservaporisation CIN I	CIN II	CIN III	Gesamt
Townsend u. Richart (1983)	10/10 (100)	35/37 (95)	48/53 (90)	93/100 (93)	9/10 (90)	34/37 (91)	46/53 (87)	89/100 (89)
Ferenczy (1985)	65/67 (97)	47/49 (96)	22/31 (71)	134/147 (91)	65/67 (97)	47/49 (96)	29/31 (94)	141/147 (96)
Kwikkel u. Mitarb. (1985)	14/14 (100)	18/24 (75)	11/12 (92)	43/50 (86)	9/15 (60)	14/20 (70)	13/16 (81)	36/51 (71)
Berget u. Mitarb. (1991)	10/11 (91)	61/61 (100)	21/21 (100)	89/93 (96)	9/7 (100)	60/62 (97)	22/23 (96)	91/94 (97)
Gesamt	99/102 (97)	161/171 (94)	102/117 (87)	359/390 (92)	92/101 (91)	155/168 (92)	110/123 (89)	357/392 (91)

Zahlen in Klammer sind Prozentangaben

Tab. 6.41 Häufigkeit einer metastatischen Absiedlung in die pelvinen Lymphknoten bei histologisch gesichertem Mikrokarzinom (Stadium IA2) (nach Shingleton u. Orr)

Autor/Jahr	n	Metastasen (n)	(%)
Hasumi u. Mitarb. (1980)	29	4	13,8
Boyce u. Mitarb. (1981)	47	2	4,3
van Nagell u. Mitarb. (1983)	32	3	9,4
Simon u. Mitarb. (1986)	69	1	1,5
Maiman u. Mitarb. (1988)	117	6	5,1
Delgado u. Mitarb. (1989)	177	6	3,3
Greer u. Mitarb. (1990)	50	2	4,0
Copeland u. Mitarb. (1992)	28	1	3,6
Gesamt	549	25	5,0

Bei jungen Frauen mit Kinderwunsch und im gesunden Gewebe entferntem Mikrokarzinom ist unter dem Aspekt des möglichen Risikos einer metastatischen Absiedlung in pelvine Lymphknoten die pelvine Lymphonodektomie unter Belassung des Uterus möglich. Voraussetzung für dieses Vorgehen ist die Bereitschaft der Patientin, sich einer sorgfältigen kolposkopisch-zytologischen Nachkontrolle zu unterziehen. Liegt diese Voraussetzung nicht vor bzw. bestehen zusätzliche Risiken (s. oben), erfolgt die einfache Hysterektomie mit pelviner Lymphknotenentfernung. Auf die Resektion parametranen Gewebes kann verzichtet werden, da weder mit einem kontinuierlichen, noch mit einem diskontinuierlichen Tumorbefall des parametranen Gewebes bei Vorliegen eines Mikrokarzinoms gerechnet werden muß. Der Eingriff kann vom Querschnitt aus erfolgen.

Liegt ein *klinisches Karzinom der Stadien Ib/IIa/IIa IIb/IIb* vor, ist die erweiterte abdominale Hysterektomie nach Wertheim-Meigs notwendig. Die Operation wird vom Längsschnitt aus vorgenommen, um eine optimale Bewertung der pelvinen und paraaortalen Lymphabflußwege sicherzustellen. Der Uterus wird mit parametranem Gewebe, Scheidenmanschette und pelvinen Lymphknoten entfernt.

Auf die obligatorische Entfernung der Ovarien kann bei jungen Frauen ohne Tumorbefall des Corpus uteri im Hinblick auf das oben genannte geringe Risiko einer metastatischen Absiedlung verzichtet werden.

Die Häufigkeit von intra- und postoperativen Komplikationen bei diesen ausgedehnten radikalen Operationen hat in den letzten Jahren durch Fortschritte der allgemeinen Chirurgie (Anästhesie, Blutersatz, antibiotische Behandlung, Nahtmaterial), durch spezielle Harnleiterpräparationen und durch Einführung der kontinuierlichen Drainage der Wundhöhle abgenommen. Für die intraoperative Blasenverletzung wird eine Häufigkeit von 3–5% und für die intraoperative Ureterverletzung von 1–2% angegeben (Bender 1996). Postoperative Fisteln wie vesikovaginale Fisteln wurden in

Prinzip der erweiterten operativen Behandlung

Während zur Frage der Radikalität der Parametrienresektion an der Beckenwand noch kontroverse Auffassungen bestehen, wird nahezu von allen Operateuren eine möglichst ausgedehnte pelvine Lymphonodektomie gefordert (Hirsch u. Mitarb. 1995). Die Entfernung der pelvinen Lymphknoten wird im Bereich der Bifurkation zur Aorta begonnen und nach kaudal bis zum Leistenband fortgesetzt. Hierbei werden die Lymphknoten der A. a. iliaca externa, iliaca communis und der Obturatorgrube en bloc reseziert, wobei darauf geachtet wird, daß auch das Gewebe zwischen bzw. hinter den Gefäßen sorgfältig entfernt wird. Auf die Mitentfernung der Rosenmüller-Lymphknotengruppe am Eingang zum A.-femoralis-Kanal sowie auf die Entfernung zumeist vergrößerter interiliakaler Lymphknoten wird geachtet. Zumeist ist die Entfernung der sakralen, pararektalen und glutäalen Lymphknoten nicht erforderlich (Kuhn u. Rath 1991, Hirsch u. Mitarb. 1995).

Die Lymphonodektomie wird auf die paraaortalen Lymphabflußwege ausgedehnt, wenn die intraoperative Schnellschnittuntersuchung der obersten Lymphknoten im Bereich der Aortenbifurkation einen metastatischen Befall ergeben haben. Die paraaortale Lymphonodektomie wird in diesen Fällen dann entweder zu diagnostischen Zwecken oder als Teil einer Operation mit kurativer Intention durchgeführt.

Bei der paraaortalen Lymphonodektomie wird das Peritoneum entlang der Mesenterialwurzel um das Zäkum herum bis zum Treitz-Band eröffnet. Eine zweite Inzision wird vom Lig. infundibulo-pelvicum längs der parakolischen Rinne links gelegt. Auf diese Weise gelingt es, die retroperitonealen Strukturen darzustellen. Der Verlauf beider Ureteren wird eindeutig identifiziert, die Ureteren werden mit Gummibändchen angeschlungen. Es hat sich bewährt, das mobilisierte Dünndarmkonvolut in einen Kunststoffbeutel vor die Bauchdecke außerhalb der Bauchhöhle zu verlagern. Die Präparation beginnt im Bereich der rechten V. iliaca communis, entlang der V. cava nach kranial bis zur Abgangsstelle der rechten A. renalis. Anschließend erfolgt die Darstellung der linken V. renalis mit Entfernung der Lymphknoten nach kaudal. Die V. cava wird mit einem Venenhaken vorsichtig nach rechts gezogen, so daß die Lymphknoten, die zwischen V. cava und Aorta liegen, entfernt werden können. Die Lymphknoten auf der Aorta werden nach kaudalwärts präpariert, wobei die lumbalen Gefäße, aus denen unangenehme Blutungen entstehen können, geschont bzw. isoliert mit einem Clip versorgt werden müssen. Die Präparation erfolgt nach kaudal bis zur Bifurkation, so daß auf diese Weise das paraaortale Feld mit dem pelvinen Operationsgebiet verbunden wird (Friedberg 1988). Es bewährt sich bei der paraaortalen Lymphonodektomie, die A. mesenterica inferior zu identifizieren und zu erhalten, da nach Durchtrennung postoperativ ischämiebedingte Durchfälle eintreten können. Bei Blutungen aus dieser Arterie kann sie allerdings ohne größeres Risiko ligiert werden.

Nach Abschluß der Lymphonodektomie wird der Retroperitonealraum drainiert, die peritonealen Inzisionen werden mit Einzelknopfnähten verschlossen und Kolon und Dünndarm in das Abdomen zurückverlagert. Zur Prophylaxe einer sekundären Lymphozelenbildung sollte auf den Verschluß des viszeralen Peritoneums verzichtet werden.

Die paraaortale Lymphonodektomie ist für die Beurteilung der Prognose einer Patientin mit einem Zervixkarzinom von Bedeutung. Der therapeutische Nutzen der paraaortalen Lymphonodektomie ist jedoch noch nicht belegt.

Die Resektion des parametranen Gewebes setzt voraus, daß die Ligg. cardinalia möglichst nahe an der Beckenwand reseziert werden. Die Ligg. sacrouterina werden nahe am Rektum und die Ligg. vesicouterina blasennahe durchtrennt. Das Ausmaß der Scheidenresektion richtet sich nach der Schiller-Jodprobe. Bei der Resektion einer tumorbefallenen Scheide ist zu berücksichtigen, daß auch ein entsprechender Anteil des Parakolpiums mitreseziert wird.

0,5–3% der Fälle beobachtet, die Häufigkeit ureterovaginaler Fisteln liegt bei 3%. Mit Komplikationen von seiten des Darms, z. B. Ausbildung einer Rektum-Scheiden-Fistel, ist mit deutlich unter 1% zu rechnen.

Urethra- und Harnblasenfunktionsstörungen korrelieren mit der Ausdehnung von Parametrium- und Scheidenresektion, so daß Störungen der Harnblasenentleerung resultieren. Als Behandlung hat sich z. B. bei der hypotonen Harnblase die Gabe von Parasympathikomimetika (Doryl 2mal 1 Tablette/Tag) bewährt. Eine günstige medikamentöse Beeinflussung des Blasenauslasses bei Betätigung des M. detrusor vesicae ist auch durch die Gabe von α-Sympatholytika (Phenoxybenzamin, Dibenzyran, 3mal 5 mg bis maximal 3mal 20 mg/Tag) möglich (Bender 1996).

Die Mortalität der ausgedehnten Krebsoperationen ist in den letzten Jahren unter 1% abgesunken.

Ein Problem, das mit Zunahme der Ausdehnung der Lymphonodektomie häufiger beschrieben wird, ist die Ausbildung einer postoperativen Lymphozele. Nach pelviner und/oder paraaortaler Lymphonodektomie wird eine Häufigkeit von 48% beschrieben (Genz u. Mitarb. 1992). Zur Vorbeugung einer Lymphozelenbildung empfiehlt sich ein sorgfältiges Clippen oder Koagulieren der mit bloßem Auge erkennbaren Lymphgefäße. Auf den Verschluß des viszeralen Peritoneums sollte verzichtet werden.

Da ein Zusammenhang zwischen Heparinisierung und Lymphozelenbildung angenommen wird, hat sich die subkutane Heparininjektion entfernt vom Operationsgebiet bewährt, d. h. bei abdominalen Operationen wird die Injektion in den Oberarmbereich vorgenommen.

Durch den Einsatz der Ultraschalluntersuchung wird die sonst klinisch symptomlose Lymphozele heute häufiger diagnostiziert. Für eine größere Lymphozelenbildung ist die akut eintretende Temperatur über 39 °C typisch; zusätzlich können Schmerzen im regionären Bereich, Lymphstauung bzw. Kompression der Venen und mögliche Harnabflußstörungen bzw. Schwellung des Beins der betreffenden Seite resultieren. Als erste Maßnahme kommt die ultraschallgesteuerte Punktion in

Frage. Bei der regelmäßigen bakteriologischen Untersuchung der abgesaugten Flüssigkeit konnten wir bisher nie einen Keim als Ursache für die erhöhte Temperatur identifizieren. Möglicherweise löst die gestaute eiweißreiche Lymphe diese akut eingetretene Temperaturerhöhung aus. Bleibt auch die transkutane Drainageeinlage ohne Erfolg, ist die Fensterung der Lymphozele erforderlich, um z.B. die kompressionsbedingte Thrombosegefährdung der Patientin zu verhindern. Dieser Eingriff kann laparoskopisch durchgeführt werden, gelegentlich ist die Relaparotomie jedoch unumgänglich.

Vorgehen beim fortgeschrittenen Zervixkarzinom oder Karzinomrezidiv

Vorgehen beim fortgeschrittenen Zervixkarzinom oder Karzinomrezidiv

Bei fortgeschrittenem Zervixkarzinom oder Karzinomrezidiv mit Befall von Harnblase und/oder Rektum kommen *erweiterte Operationen* in Frage, bei denen die unmittelbar benachbarten Organe mitreseziert werden, d.h. vordere oder hintere bzw. totale Beckenexenteration. Das Indikationsgebiet für die Beckenexenteration erstreckt sich auf Genitaltumoren, die trotz Mitbefall eines oder mehrerer Nachbarorgane Aussicht auf eine komplette Entfernung bieten. Die grundsätzliche Forderung nach radikaler Resezierbarkeit des Tumors begründet die Aussicht auf langfristige Heilung (Bender 1991). Diese radikalen Operationen setzen voraus, daß keine hämatogene Metastasierung erfolgt ist. Auch eine weitergehende lymphogene Metastasierung muß vor einem solchen Eingriff ausgeschlossen sein, die Staginguntersuchung einschließlich Skalenusbiopsie gibt hierzu entsprechende Informationen. In den letzten Jahren konnten bei diesen Operationen im Rahmen der rekonstruktiven Maßnahmen erhebliche Fortschritte bei kontinenter Harnableitung, Versorgung des Beckenbodens und evtl. Anlage einer Neovagina erzielt werden (Knapstein u. Friedberg 1987).

Durch eine sorgfältige Indikationsstellung lassen sich trotz der Ausdehnung der Operation Anzahl und Schweregrad der Komplikationen reduzieren und eine gute Rehabilitation der Patientinnen erreichen. Neueren Statistiken ist zu entnehmen, daß die 5-Jahres-Überlebensraten bei etwa 30–40% liegen. Was die Langzeitresultate anbelangt, so sind 61 der 100 Patientinnen, die vor mindestens 5 Jahren operiert wurden, noch am Leben und klinisch geheilt (Morley 1995).

Bei Patientinnen mit operablem Zervixkarzinom wird die Möglichkeit einer erweiterten vaginalen Operation in ***Kombination mit einer laparoskopischen Lymphonodektomie*** diskutiert (Dargent u. Methevet 1996). Als Vorteil einer vorangestellten laparoskopischen Lymphonodektomie wird angesehen, daß die laparoskopisch entfernten Lymphknoten zunächst histologisch untersucht werden können; anhand dieses Befunds läßt sich das weitere Konzept des therapeutischen Vorgehens festlegen (Hallum u. Childers 1996, Schneider u. Mitarb. 1997) (Abb. 6.**22**).

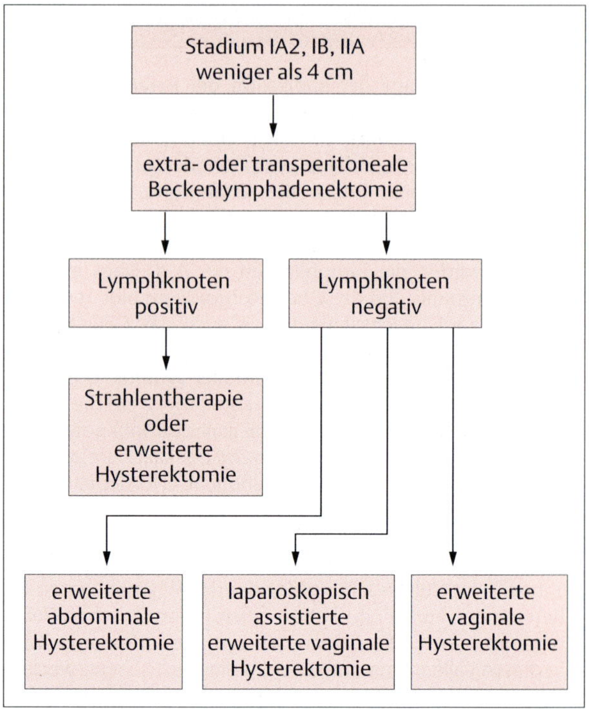

Abb. 6.**22** **Therapeutisches Vorgehen in Abhängigkeit vom Ergebnis der vorangestellten laparoskopischen Entfernung von Lymphknoten** (nach Hallum u. Childers).

Das Vorgehen bei der laparoskopischen Lymphonodektomie ist in Abb. 6.**23** dargestellt (Dargent u. Mathevet 1996).

Inwieweit die Radikalität der laparoskopischen Lymphonodektomie der Lymphknotenentfernung anläßlich der erweiterten abdominalen Operation entspricht, wird kontrovers diskutiert. Für eine endgültige Bewertung dieser kombiniert laparoskopisch-vaginalen Operation des Zervixkarzinoms sind die Beobachtungszeiten noch zu kurz, um endgültige Aussagen machen zu können. Gleiches gilt für die laparoskopisch vorgenommene erweiterte operative Behandlung mit paraaortaler und pelviner Lymphadenektomie (Spirtos u. Mitarb. 1996).

Die mit der erweiterten abdominalen operativen Behandlung erzielten 5-Jahres-Überlebensrate im Stadium Ib liegen an den großen Zentren zwischen 85 und 95%, im Stadium IIa zwischen 71 und 75% und im Stadium IIb zwischen 60 und 78% (Burghardt 1993). Bei Vorliegen von metastatisch befallenen pelvinen Lymphknoten sinken die 5-Jahres-Überlebensraten im Stadium Ib auf 65%, im Stadium IIb auf 55% ab.

Strahlentherapie

Die Strahlentherapie des Zervixkarzinoms erlebte in den Jahrzehnten nach dem 2. Weltkrieg ihren Höhepunkt und bildete viele Jahre das wichtigste kurative Therapieprinzip. Die Hinwendung zu operativen Behandlungsmöglichkeiten hat ihren Grund in verbesser-

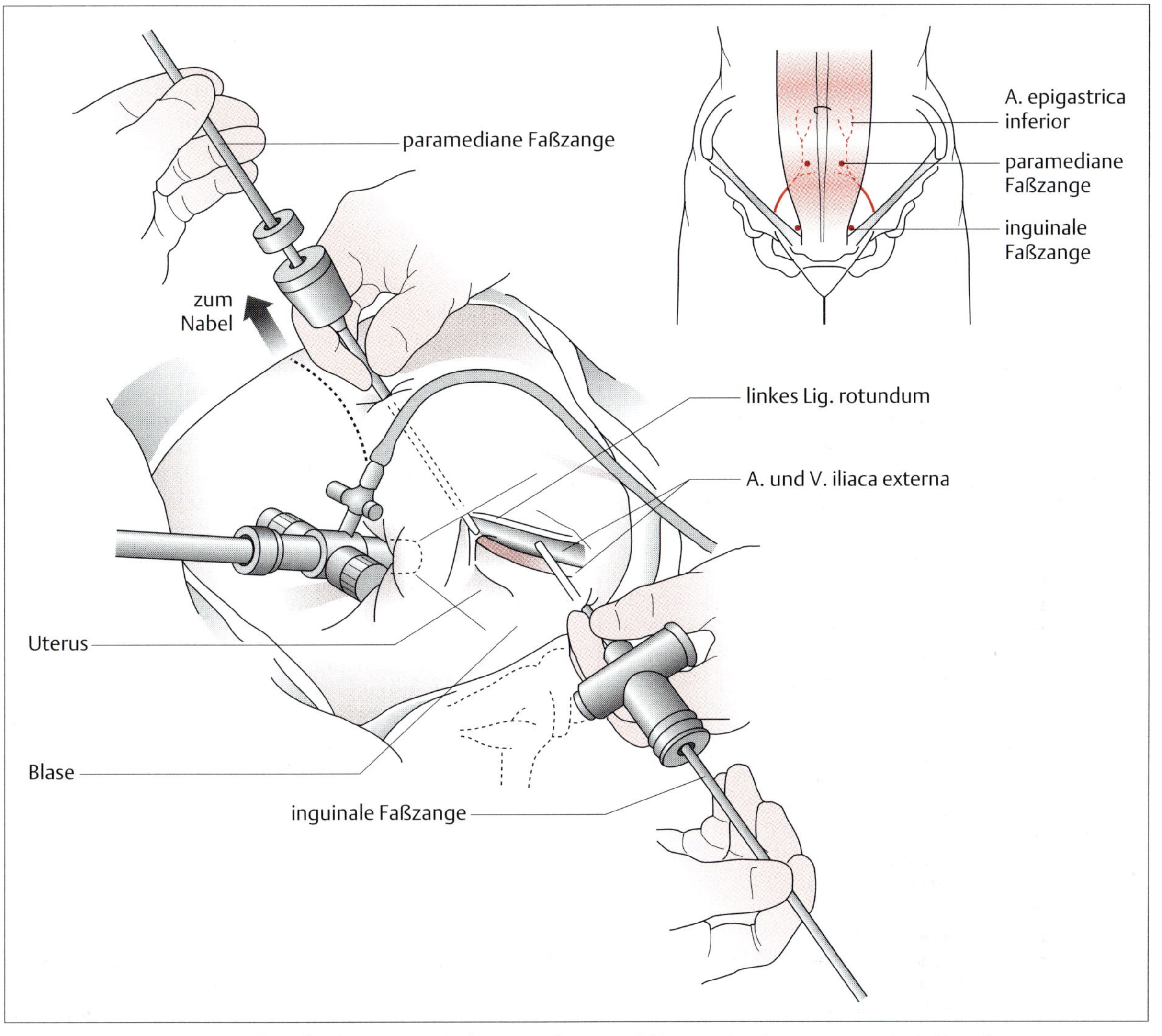

Abb. 6.**23** **Retroperitoneale Pelviskopie mit Entfernung der Lymphknoten** (nach Dargent und Mathevet).

ten Operationstechniken, einer Verminderung des Operationsrisikos, insbesondere bei alten Menschen. Zwar ist die Zahl von Komplikationen und Therapiefolgestörungen bei entsprechend radikalen Operationen keineswegs geringer als bei einer primären Strahlentherapie, jedoch sind Nebenwirkungen einer Bestrahlung zumeist Spätfolgen mit Neigung zu lebenslänglicher Chronifizierung und problematischer Behandlung. Daher wird insbesondere bei jungen Frauen die Indikation zu einer primären Strahlentherapie restriktiv gestellt. Offensichtlich ist jedoch, daß die in den letzten Jahren erzielte Steigerung der technischen Leistung zu einer differenzierten individuellen Strahlenbehandlung geführt hat.

Primäre Strahlentherapie. Die primäre Strahlentherapie erfolgt je nach Stadium und klinischer Situation als perkutane Bestrahlung oder als Brachytherapie. Folgende Möglichkeiten bestehen:

- Kombination von perkutaner Bestrahlung und Brachytherapie,
- alleinige Perkutantherapie,
- alleinige Brachytherapie.

Die kombinierte Therapie stellt die wichtigste Methode einer primären Bestrahlung des Zervixkarzinoms dar. Durch die Brachytherapie wird eine hohe Strahlendosis im Primärtumor erzielt ohne die Risikoorgane Harnwege und Darm übermäßig zu belasten.

> Die perkutane Bestrahlungsbehandlung zielt auf die Beseitigung von parametranen und lymphogenen Absiedlungen des Tumors, die von der Afterloadingquelle zu weit entfernt sind, um eine ausreichende Dosis zu erhalten.

Eine alleinige Afterloadingbehandlung kommt in kurativer Intention nur bei sehr frühen Tumorstadien (I a) und der Unmöglichkeit einer Operation (z. B. internistische Grundleiden) in Frage, da parametrane und lymphogene Absiedlungen nicht zu erwarten sind.

Eine primäre alleinige Perkutanbestrahlung ist indiziert, wenn die lokalen Verhältnisse eine Brachytherapie nicht zulassen und eine Operabilität nicht gegeben ist.

Spezielles Behandlungskonzept einer Bestrahlung

➤ *Stadium Ia:* Diese frühen Tumorstadien werden operativ behandelt.

➤ *Stadium Ib, IIb:* Für diese Stadien kommt primär eine operative Behandlung in Frage, wenn der Zustand der Patientin es zuläßt. Eine kombinierte Bestrahlungsbehandlung führt zu geringeren Heilungsraten als die primäre Operation. Im 21. Annual Report (1991) wird im Stadium I eine 5-Jahres-Überlebensrate von 92,2% nach alleiniger Operation und von 69,4% nach alleiniger Bestrahlung angegeben. Dieser beachtliche Unterschied beruht teilweise auf einer ungünstigen Selektion von bestrahlten Patientinnen. Dies ist daran zu erkennen, daß eine zusätzliche Strahlentherapie nach der Operation die Überlebensrate von 92,2% auf 78,8% vermindert. In einer Literaturzusammenstellung (Höckel u. Knapstein 1996) war die Überlebensrate im Stadium Ib nach radikaler Operation und nach primärer Bestrahlung mit 84% gleich, nur bei großen Primärtumoren (bulky disease) erzielte die Operation um 10% bessere Heilungsraten. Im Stadium II wurden mit der Operation bessere Ergebnisse erzielt.

Nachteile einer primären Strahlenbehandlung sind der Verlust der Ovarialfunktion bei jüngeren Frauen und das Risiko von Scheidenveränderungen (Elastizitätsverlust, Verklebung, Schrumpfung).

➤ *Stadium IIb, III, IVa:* Diese Stadien werden im angelsächsischen Sprachraum ganz überwiegend bestrahlt. Im 21. Annual Report (1991) wurden im Stadium II von 9195 Frauen 6459 ausschließlich bestrahlt. Im Stadium III waren es 7143 von 7412. In Deutschland werden dagegen in vielen Zentren auch bei fortgeschrittenem Karzinomstadium radikale Operationen bevorzugt durchgeführt. Derzeit gibt es keine randomisierten Studien, die eine Entscheidung zugunsten eines Therapieprinzips ermöglichen würden.

Palliative Bestrahlung bei lokal fortgeschrittenem Zervixkarzinom. Ist ein Zervixkarzinom soweit fortgeschritten, daß weder eine Operation noch eine kurative Strahlentherapie möglich ist, muß die Bestrahlungsindikation kritisch gestellt werden. Eine Tumorblutung kann zumeist mit einer einzelnen Afterloadingapplikation gestoppt werden. Bei größeren Tumormassen ist der blutstillende Effekt einer Afterloadingbehandlung nur von kurzer Dauer, da die oberflächlichen Tumornekrosen abgestoßen werden und eine blutende Tumorhöhle hinterlassen. Läßt die tumorbedingte Zerstörung der normalen Anatomie von Zervix und Uterus eine Afterloadingbehandlung nicht zu, kann mit opponierenden Stehfeldern eine Perkutanbestrahlung durchgeführt werden, die bei Sistieren der Blutung beendet wird.

Postoperative Bestrahlung nach Radikaloperation. Die Indikation für eine postoperative Bestrahlung wird nicht einheitlich gestellt. Sie erfolgt unter der Vorstellung, die lokale Sanierung der über das Organ hinausgehenden Karzinomerkrankung zu komplettieren.

Die Indikation zur Nachbestrahlung wird dann gestellt, wenn Lymphknotenmetastasen nachgewiesen wurden oder ein High-risk-Tumor mit erhöhter lokaler Rezidivrate vorliegt (Morrow 1980, Fuller 1989, Kinney 1989, Schorge 1997, Stitt 1994). Als Risikofaktor ist z.B. ein sehr großer Zervixtumor (bulky disease) zu bewerten. So beobachten Comerci u. Mitarb. (1998) bei 5 von 31 nodal negativen Patientinnen mit einem Zervixkarzinomdurchmesser über 40 mm Rezidive im kleinen Bekken, dagegen nur bei 1 von 160 Patientinnen mit kleineren Tumoren. Eine ausgeprägte Lymphangiosis oder Haemangiosis carcinomatosa gilt insbesondere bei jüngeren Frauen als Risikofaktor für lokale und distante Tumormanifestationen (Comerci u. Mitarb. 1998, Schorge 1997, Samlal 1998). Gegen eine großzügige Indikationsstellung zur Strahlentherapie nach Radikaloperation spricht vor allem die im Vergleich zur primären Strahlentherapie hohe Komplikationsrate mit bis zu 30% (Barter 1989).

Bei Patientinnen mit einem im gesunden Gewebe entfernten Karzinom und tumorfreien Lymphknoten sowie fehlendem Tumorübergang auf die Scheide kann ohne erhöhtes Risiko auf diese postoperative Bestrahlung verzichtet werden (Baltzer u. Mitarb. 1988). Die Indikation zur Nachbestrahlung wird dann gestellt, wenn Lymphknotenmetastasen nachweisbar waren oder ein High-risk-Tumor mit erhöhtem lokalen Rezidivrisiko vorliegt (Thomas u. Dembo 1991) (Abb. 6.**24**).

Die retrospektive Analyse von Frauen mit nodal positivem Zervixkarzinom und postoperativer Bestrahlung bzw. Verzicht auf eine postoperative Bestrahlung läßt erkennen, daß eine Verbesserung der Behandlungsergebnisse nicht erzielt werden konnte (Tab. 6.**42**) (Schneider u. Mensah 1996).

Tab. 6.**42** Adjuvante Strahlentherapie bei lymphknotenpositivem Zervixkarzinom (nach Schneider u. Mensah): retrospektive vergleichende Analyse

Autor/Jahr	Nur postoperative Beobachtung		Postoperative Strahlentherapie	
	Anzahl der Fälle	Überlebende	Anzahl der Fälle	Überlebende
Morrow (1980)	144	59%	30	60%
Fuller (1982)	39	54%	32	50%
Soisson (1990)	7	100%	42	67%
Hogan (1982)	26	38%	13	46%
Gesamt	216	57%	117	58%

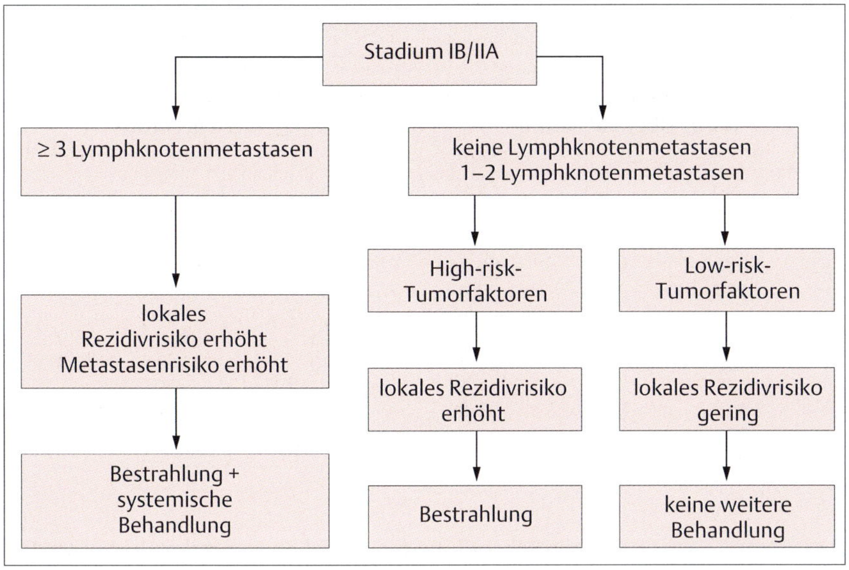

Abb. 6.**24** **Behandlung von Patientinnen mit Zervixkarzinom nach erweiterter Operation mit pelviner Lymphknotenentfernung** (nach Thomas u. Dembo).

Tab. 6.**43** Adjuvante Strahlentherapie bei High-risk-Zervixkarzinom (nach Schneider u. Mensah)

Autor/Jahr	**Postoperative Strahlentherapie**				**Keine postoperative Therapie**			
	Anzahl der Fälle	**Lokalrezidiv**	**Fernmetastasen**	**Kombination**	**Anzahl der Fälle**	**Lokalrezidiv**	**Fernmetastasen**	**Kombination**
Morrow (1980)	18	28%	50%	22%	57	47%	16%	37%
Fuller (1982)	14	57%	14%	29%	15	67%	13%	20%
Hogan (1982)	10	20%	50%	30%	16	50%	6%	44%
Gonzalez (1989)	36	25%	42%	33%				
Soisson (1990)	19	16%	58%	26%				
Gesamt	97	28%	43%	29%	88	51%	14%	35%

Schlüsselt man die lokale Rezidivrate und die Rate von Fernmetastasen auf, so wird deutlich, daß bei Patientinnen mit postoperativer Bestrahlung in 28% der Fälle Lokalrezidive und in 43% der Fälle Fernmetastasen vorlagen. Bei Patientinnen ohne postoperative Bestrahlung betrug der Prozentsatz an Lokalrezidiven 51% und an Fernmetastasen 14% (Tab. 6.**43**).

Auch eigene Untersuchungen bei 1092 Patientinnen mit operiertem Zervixkarzinom haben erkennen lassen, daß bei Patientinnen mit histologisch vergleichbarem Tumor die Behandlungsergebnisse durch eine zusätzliche postoperative Bestrahlung nicht verbessert werden konnten (Baltzer u. Mitarb. 1988). Ähnliche Ergebnisse nach alleiniger Bestrahlung, alleiniger Operation und Operation und Bestrahlung werden von Pettersson (1990) mitgeteilt (Tab. 6.**44** u. 6.**45**).

Auch der soeben erschienene 22. Annual Report (1995) zeigt die gleiche Tendenz der Behandlungsergebnisse nach Operation, Bestrahlung und kombiniertem therapeutischen Vorgehen (Petterson 1995).

Ungünstig ist die Nachbesserung einer unvollständigen Radikaloperation durch die postoperativ angeschlossene Strahlentherapie.

War anläßlich der Operation keine R0-Resektion zu erzielen, ist die Indikation zur Markierung verbliebener Tumorreste durch Metallclips gegeben, um dem Strahlentherapeuten die Möglichkeit zu geben, kleinvolumig eine höhere Dosis zu applizieren.

Strahlentherapie nach einfacher Hysterektomie. Gelegentlich findet sich bei der histologischen Untersuchung eines Hysterektomiepräparats ein invasives okkultes Zervixkarzinom. Ohne weitere Therapie ist die Prognose aller Tumoren mit einem FIGO-Stadium höher als Ia schlecht. Bereits im Stadium Ib treten in ca. 18% der Fälle pelvine Lymphknotenmetastasen auf (Höckel u. Knapstein 1996), die eine Heilung verhindern. Durch eine Strahlentherapie mit zügigem postoperativem Be-

Tab. 6.44 5-Jahres-Überlebensrate (%) bei frühen Stadien des Zervixkarzinoms in Abhängigkeit von der Behandlung: Bestrahlung allein/Operation allein (nach Petterson)

Stadium	Histologie	Bestrahlung allein 5-Jahres-Überlebensrate			Operation allein 5-Jahres-Überlebensrate		
		n	n	%	n	n	%
I a	Plattenepithelkarzinom	89	61	68,5	1320	1162	88,3
	Adenokarzinom	8	2	–	59	46	78,0
I b	Plattenepithelkarzinom	1886	1254	66,5	1447	1197	82,7
	Adenokarzinom	187	98	52,4	263	211	80,2
II a	Plattenepithelkarzinom	1200	647	53,9	113	79	69,9
	Adenokarzinom	62	23	37,1	20	14	70,0
II b	Plattenepithelkarzinom	3453	1787	51,8	170	131	77,1
	Adenokarzinom	253	93	36,8	34	23	97,6

Tab. 6.45 5-Jahres-Überlebensraten (%) bei frühen Stadien des Zervixkarzinoms: Operation und Bestrahlung (nach Petterson)

Stadium	Histologie	5-Jahres-Überlebensrate		
		n	n	%
I a	Plattenepithelkarzinom	143	121	84,6
	Adenokarzinom	13	10	
I b	Plattenepithelkarzinom	1164	803	69,0
	Adenokarzinom	233	137	58,8
II a	Plattenepithelkarzinom	231	138	59,7
	Adenokarzinom	33	18	54,5
II b	Plattenepithelkarzinom	362	206	56,9
	Adenokarzinom	51	26	51,0

ginn kann der Überlebensnachteil weitgehend ausgeglichen werden (Durrance 1969, Andras u. Mitarb. 1973).

Bestrahlung von Zervixtumoren mit spezieller histologischer Differenzierung. Die günstigen Heilungsergebnisse einer Strahlentherapie von Zervixkarzinomen gelten im wesentlichen für die Plattenepithelkarzinome, die in etwa 85% der Fälle vorliegen. Bei Adenokarzinomen sind die Heilungsraten um etwa 10% geringer (Eifel u. Mitarb. 1990). Dieser Unterschied ist bei operativer Behandlung nur minimal (Pettersson 1988). Noch größer ist der Unterschied in den Heilungsraten bei Vorliegen von Sarkomen bzw. Müller-Mischtumoren. Sarkome galten früher als weitgehend strahlenresistent. Neuere Erfahrungen zeigen, daß Sarkome ein sehr variables Ansprechen auf eine Strahlentherapie aufweisen, dennoch sollte bei Patientinnen mit histologisch nachgewiesenem Sarkom nach Möglichkeit eine operative R0-Resektion erzielt werden. Die Strahlentherapie kommt nur zur Behandlung evtl. verbliebener mikroskopischer Reste in Frage. Bei Mischtumoren kommt erschwerend hinzu, daß die resistentere Komponente des Tumors den Erfolg der Bestrahlung limitiert.

Brachytherapie. Brachytherapie bedeutet Nahbestrahlung, d.h. die Strahlenquelle wird so nahe wie möglich an oder in das Tumorgewebe gebracht. Bis vor wenigen Jahren erfolgte die Brachytherapie des Zervixkarzinoms mit Radium. Aufgrund des besseren Strahlenschutzes wurden Geräte entwickelt, bei denen nichtstrahlende Applikatoren gelegt wurden, die zur Therapie mit einer Strahlenquelle beschickt wurden. Diese Afterloadinggeräte haben weltweit das Radium verdrängt. Die allgemeinen Aspekte des Afterloadings wurden bereits auf S. 67 beschrieben.

➤ *Applikatoren:* Alle Afterloadingverfahren für die Behandlung des Zervixkarzinoms haben das Ziel, eine möglichst hohe Dosis in der tumortragenden Zervix zu erzielen. Das Corpus uteri weist, wenn überhaupt, nur eine geringe Tumorinfiltration auf und erhält deshalb eine geringere Dosis. Zur Afterloadingsbehandlung wurden ganz unterschiedliche Applikatorformen entwickelt, die mit sehr ähnlichen Ergebnissen Problemlösungen anbieten (s. Applikatorformen [Box, S. 183]).

Für die jeweiligen Applikatoren und Strahlenmodalitäten im speziellen System lassen sich ganz ähnliche Ergebnisse erzielen. Für den Anwender ist es allerdings besser, eine Methode genau zu kennen und alle Möglichkeiten des Verfahrens voll auszuschöpfen, als die angebotenen Verfahren wahllos zu vermischen.

➤ *Dose rate:* In der Radiumära wurde die Strahlung durch die geringe spezifische Aktivität des Radiums mit einer niedrigen Dosisrate abgegeben. Die geringe Strahlungsleistung hatte erträgliche Strahlenbelastungen der Ärzte und des Personal zur Folge, führte aber zu langen Liegezeiten. Diese langen Liegezeiten waren für die Patientin ungünstig, gleiches gilt für den Aufwand bei der Überwachung. Strahlenbiologisch war der Effekt günstig. Im Gegensatz hierzu findet sich bei einer Kurzzeit-

Applikatorformen

Allen Methoden ist ein intrauteriner Applikatorkanal gemeinsam. Die Formung der Isodosen geschieht durch Fahrstrecken der Quelle im Zervikalkanal, dem Cavum uteri, der proximalen Scheide sowie durch Haltepunkte der Quelle in der tumortragenden Zervix. Strahlentherapeuten, die früher die *Stockholmer Radiummethode* (intrauteriner Stift und Radiumplatte an der Portio) anwendeten, versuchten, die Radiumplatte durch einen *Ringapplikator* zu modellieren. Vahrson u. Römer (1988) entwickelten eine Portioplatte, die mit 4 Applikationskanälen beschickt werden kann. Abkömmlinge der *Pariser Radiumtechnik* verwendeten Strahlenquellen, die in das seitliche Scheidengewölbe eingebracht wurden. Durch diese Technik sollte in der Zeit der konventionellen Röntgenbestrahlung die Dosis am Parametrium erhöht werden. Die Einbringung von Strahlenquellen in das seitliche Scheidengewölbe erfolgt häufig mit dem *Fletcher-Applikator* (Suid u. Mitarb. 1963), der am M.D. Anderson-Hospital in Texas entwickelt wurde. Spezielle Weiterentwicklungen von Strahlenapplikatoren im seitlichen Scheidengewölbe wurden in Frankreich, England (Manchester) und Japan vorgenommen. In Japan entwickelten Arai u. Mitarb. (1992) ein Set sog. *Ovoide*, welches die Anpassung an unterschiedliche Scheiden- und Tumorformen ermöglicht (Arai u. Mitarb. 1992). Das Besondere der japanischen Methode ist die Verwendung von 2 seitlichen Applikationskanälen, die unter leichter Abknickung nach ventral in die Ovoide im seitlichen Scheidengewölbe eingeführt werden. Diese Ovoide enthalten einen Federmechanismus, der sie seitlich auseinanderdrückt. Das *Manchester-System* besteht ebenfalls aus einer Kombination von intrauterinem Kanal und 2 seitlichen Kanälen, die in Ovoide im seitlichen Scheidengewölbe führen. Die Form ähnelt sehr den klassischen Radiumapplikatoren der *Manchester-Schule* (Hunter 1997). In Frankreich wurden spezielle Methoden entwickelt, bei denen die Scheide mit einem Kunststoffmaterial ausgegossen wurde. In diesen Scheidenabdruck wurden individuelle Bohrkanäle zur Einbringung der Afterloadingkanäle gebohrt *(Molded-Applikator)* (Chassagne 1965, Gerbaulet u. Mitarb. 1997). Solche aufwendigen Techniken ermöglichen extrem lange Liegezeiten von Applikatoren.

bestrahlung nur ein kleiner Teil der Zellen in der strahlensensiblen Mitosephase. Je länger eine Bestrahlung dauert, um so mehr Zellen treten in den Teilungszyklus ein und können durch die Strahlentherapie zerstört werden. Mit der Einführung von Afterloadinggeräten wurde es möglich, die Behandlungszeit durch Verwendung von ***hochaktiven Quellen*** stark zu verkürzen. Für die klinische Anwendung sind Bestrahlungszeiten im Bereich von Minuten von großem Vorteil. Die Überwachung der Patientin, die Sicherstellung der Applikatorlage und der Strahlenschutz des Personals sind wichtige Vorteile. Strahlenbiologisch hat die hohe Dosisrate aber den Nachteil einer geringeren therapeutischen Breite. Die biologische Wirkung wird bei hoher Dosisleistung größer (Joslin u. Mitarb. 1988). Ein genauer Umrechnungsfaktor konnte bis heute jedoch nicht ermittelt werden (Fowler 1997). In der Perkutantherapie gleicht man den strahlenbiologischen Nachteil der hohen Dosisleistung durch die Verwendung vieler kleiner Fraktionen aus. In mehreren kontrollierten Studien und wenigen randomisierten Untersuchungen wurde gezeigt, daß die Komplikationsrate des High-dose-rate-Afterloading nicht größer als die einer Radiumapplikation ist (Rotte 1988). Dennoch halten einige Schulen an dem Low-dose-rate-Konzept fest und führen die Afterloadingtherapie mit Quellen geringer Dosisleistung durch (Joslin u. Mitarb. 1988). In jüngster Zeit wird geprüft, ob eine intermittierende Afterloadingbehandlung (Puls-dose-Afterloading) einer Low-dose-Therapie gleichwertig ist (Brenner u. Mitarb. 1995, Fowler u. Mount 1992, Orton u. Ezzell 1997).

➤ *Dosisangabe und Referenz:* Die Dosisspezifikation einer Afterloadingtherapie ist wesentlich schwieriger als die einer Teletherapie, da das Strahlenfeld extrem inhomogen ist. Eine Dosisangabe muß sich daher auf einen sog. Referenzpunkt beziehen. Aus der Manchester-Schule ist die Angabe des Referenzpunkts A hervorgegangen (ICRU 38). Punkt A liegt 2 cm kranial und lateral des äußeren Muttermunds. Diese Definition ist rein geometrisch und nimmt keinerlei Rücksicht auf die Größe von Uterus und Tumor. Die Intention zur Festlegung des Punkts A war, die Dosis im Parametrium an der Kreuzung des Ureters ungefähr abzuschätzen. Von Vahrsson (1988) wird die Referenzdosis als das Maximum in der A-Linie angegeben. Die A-Linie ist eine Parallele 2 cm lateral des Zervikalkanals. Die A-Linie ist besser als der Punkt A, da bei ungünstiger Form der Isodosen die Punkt-A-Dosis geringer ist als die der Risikoorgane.

Beide Referenzpunkte geben weder die Dosis im Tumor noch die Dosis an den Risikoorganen wie Rektum und Blase wieder. Die ICRU 38 (1985) fordert deshalb, bei jeder Applikation die Dosis in Rektum und Blase mitzumessen. Es konnte jedoch gezeigt werden, daß diese Messungen wegen der zufälligen Lage der Meßkammern im weiten Rektum keine gute Schätzung der tatsächlichen Maximaldosis an den Risikoorganen zuläßt (Schrader u. Mitarb. 1994).

In einem modernen Brachytherapieplanungssystem sollte daher eine Berechnung der Dosismaxima an Blase, Ureteren und Rektum erfolgen und zusammen mit der Dosis im Referenzpunkt angegeben werden.

➤ *Dosierung des Afterloadings:* Die in der Literatur angegebenen Gesamtdosen variieren stark, je nach Gewichtung von Perkutan- und Afterloadingbehandlung. Wird die Afterloadingtherapie als Top-up-Dosis nach homogener Bestrahlung des kleinen Beckens gegeben, ist die Dosis gering. Wird bei der Perkutantherapie dagegen die Beckenmitte ausgeblockt, kann eine höhere Afterloadingdosis appliziert werden. Die höhere Gewichtung des Afterloadings wird damit begründet, daß das Afterloading ein günstigeres Verhältnis von Tumordosis und Dosis an den Risikoorganen hat und damit die Anwendung sehr hoher Tumordosen zur Vernichtung des Primärtumors gestattet (Rotte 1992).

➤ *Timing:* Die Brachytherapie kann parallel zur perkutanen Strahlentherapie beginnen, nach der Perkutantherapie durchgeführt werden oder in der zweiten Hälfte der Therapieserie zur Anwendung kommen. Bei einem späten Beginn der Brachytherapie ist der Zervixtumor bereits durch die perkutane Strahlenanwendung geschrumpft. Die Sondierung des Zervixkalkanals gelingt leichter und größere Teile des Tumors erhalten die Dosis des Referenzpunkts. Wird früher mit der Brachytherapie begonnen, besteht die Möglichkeit, daß der Referenzpunkt A noch innerhalb des Tumors liegt und periphere Tumoranteile unterdosiert werden.

➤ *Interstitielle Behandlung:* Die intrakavitäre Brachytherapie findet ihre Grenzen dort wo das Tumorgewebe entweder zu weit von der zugänglichen Oberfläche (Scheidenwand, Zervikalkanal) oder zu nahe an Risikoorganen liegt. Bei der interstitiellen Therapie werden Applikationskanäle in Form von Hohlnadeln in das Tumorgewebe eingebracht. Die Bestrahlung erfolgt vom Inneren des Tumors aus, was extrem hohe Dosen ermöglicht. Die Einbringung dieser Hohlnadeln muß geometrisch exakt erfolgen. Zur Führung der Nadeln wurden sog. Templates entwickelt (Syed u. Puthawala 1987, Kim u. Mitarb. 1996). Es handelt sich um Kunststoffscheiben mit regelmäßigen parallelen Bohrungen zur Führung der Afterloadingkanäle. Die Einbringung der Afterloadingnadeln in einen parametranen Tumor erfordert großes Geschick, Erfahrung und Risikobereitschaft. Die Methode hat sich deshalb nur an wenigen Behandlungszentren etabliert.

Perkutane Strahlentherapie. Ziel der perkutanen Strahlentherapie ist die Zerstörung von Tumorzellen im Bereich der Parametrien sowie der iliakalen Lymphknoten. Entsprechend den Lymphknotenstationen wird die kaudale Grenze des Felds an der Unterkante des Foramen obturatorium gewählt, um die Obturatorlymphknoten erfassen zu können. Die seitlichen Feldgrenzen werden so festgelegt, daß die Iliakalgefäße im Strahlengang voll erfaßt werden, also 1–2 cm lateral des inneren Beckenrings. Die kraniale Feldgrenze bildet die Aortengabel, die etwa in Höhe der Lendenwirbel L4/L5 liegt.

Kombination mit Chemotherapie, Radiosensitizern, Hypoxic-cell-Sensitizern, hyperbarem Sauerstoff oder Hyperthermie.
➤ *Chemotherapie und Bestrahlung:* Einige Arbeitsgruppen versuchen durch eine kombinierte Radiochemotherapie die Ergebnisse zu verbessern (Wong u. Mitarb. 1989). Im Rahmen einer kontrollierten Studie wurde von Dall u. Mitarb. (1996) eine Kombinationschemotherapie von Carbo- oder Cisplatin, 5-Fluorouracil und Folinsäure parallel zu einer primären kombinierten Bestrahlung durchgeführt. Aufgrund noch geringer Fallzahl ist eine Beurteilung der Wirksamkeit derzeit abschließend noch nicht möglich. Hänsgen u. Mitarb. (1997) verwenden Cisplatin und 5-Fluorouracil in Kombination mit einer Bestrahlung zur Therapie von Rezidiven. In der 1. und 5. Bestrahlungswoche werden 20 mg Cisplatin pro m^2 und 600 mg 5-Fluorouracil an 5 Tagen infundiert. Die simultane Strahlentherapie wird mit einer Einzeldosis von 1,8 Gy an 5 Tagen der Woche bis zu einer Dosis von 50–54 Gy gegeben. Im Falle einer Vorbestrahlung wird die Gesamtdosis auf 30 Gy vermindert. Die ersten Ergebnisse sind ermutigend, sie lassen jedoch allgemeine Empfehlungen derzeit noch nicht zu.

➤ *Radiosensitizer und Bestrahlung:* Radiosensitizer sind Pharmaka, die die Strahlenwirkung erhöhen können (Piver u. Mitarb. 1977). Neben den Chemotherapeutika, die mehr oder weniger alle auch Radiosensitizer sind, gibt es Substanzen, die nur zur Steigerung der Strahlenwirkung klinisch eingesetzt werden. Experimentell und klinisch geprüft wurde insbesondere Hydroxyurea, das zu einer Anreicherung von strahlenempfindlichen G1-/S-Interphase-Zellen führen soll. Eine frühe Studie der GOG mit Hydroxyurea (Hreshchyshyn u. Mitarb. 1979) ergab einen Überlebensvorteil in der Kombination mit einer Bestrahlung. Die Nachfolgestudie (Stehman u. Mitarb. 1993) randomisierte Hydroxurea gegen Misonidazol in der Kombination mit einer primären Bestrahlung. Die Hydroxyureagruppe hatte mit 53% eine höhere Überlebensrate gegenüber der Misonidazolgruppe (44%), jedoch auch eine höhere Toxizität zu verzeichnen.

➤ *Hypoxic-cell-Sensitizer und Bestrahlung:* Die Wirkung einer therapeutischen Bestrahlung wird dadurch gemindert, daß im Zentrum des Tumors Sauerstoffmangelbedingungen herrschen, die die Strahlenwirkung bis zu einem Faktor von 3 vermindern können. Durch spezielle Pharmaka, Hypoxic-cell-Sensitizer, ist es im Tierexperiment möglich, die Empfindlichkeit hypoxischer Zellen zu erhöhen. Die Kombination des Hypoxic-cell-Sensitizers Misonidazol wurde von Overgaard u. Mitarb. (1989) in einer randomisierten Studie überprüft. Die erwartete Steigerung der Strahlenwirkung am zentral hypoxischen Tumoren konnte allerdings nicht bestätigt werden. Auch Leibel u. Mitarb. (1987) gelang es nicht, einen Erfolg für die Kombination mit Misonidazol nachzuweisen. Eine britische Studie mit dem Hypoxic-cell-Sensitizer Pimonidazol zeigte sogar schlechtere Ergebnisse in der Kombination als mit alleiniger Bestrahlung (Dische u. Mitarb. 1993).

➤ *Bestrahlung unter hyperbarem Sauerstoff:* Um strahlenresistente hypoxische Tumorzellen zu zerstören, wurde versucht, durch Sauerstoffüberdruckbehandlung hypoxische Zellen zu reoxygenieren. Die Bestrahlung in Gegenwart von hyperbarem Sauerstoff ist aufgrund des hohen technischen Aufwands nur wenig untersucht. Watson u. Mitarb. (1978) beobachteten mehr Heilungen, aber auch mehr Komplikationen unter hyperbaren Bedingungen.

➤ *Hyperthermie und Strahlentherapie:* Durch die Erwärmung auf Temperaturen von 41–43 °C können Tumorzellen wirksam bekämpft werden. Die Anwendung von Hyperthermie und primärer Bestrahlung ist beim Zervixkarzinom nur an wenigen Zentren mit überwiegend kleinen Fallzahlen durchgeführt worden. Hornback u. Mitarb. (1986) konnten in einer nichtrandomisierten Studie bessere Ergebnisse bei Patientinnen mit fortgeschrittenem Zervixkarzinom im Stadium III b erzielen. Die Hyperthermie im kleinen Becken sollte aufgrund der Gefahr einer thermischen Schädigung von Darm und ableitenden Harnwegen nur an ausgewiesenen Zentren in kontrollierten Studien vorgenommen werden.

Da die genannten Kombinationen einer Strahlentherapie

- mit einer Chemotherapie,
- mit Radiosensitizern,
- mit einer Applikation von Hypoxic-cell-Sensitizern,
- unter hyperbarem Sauerstoff,
- mit Hyperthermie

beim Zervixkarzinom noch nicht ausreichend evaluiert sind, sollten Patientinnen, die für eine derartige Behandlung in Frage kommen, nur im Rahmen sorgfältiger Studienprotokolle dieser Therapie unterzogen werden.

Rezidivbehandlung

Bei der Mehrzahl der Patientinnen tritt das Rezidiv innerhalb der ersten 2–3 Jahre nach der Primärbehandlung auf.

Rezidive am Scheidenabschluß lassen sich inspektorisch bzw. palpatorisch auffinden und zytologisch bzw. bioptisch sichern.

Hinweise für ein *Beckenwandrezidiv* ergeben sich aufgrund der klinischen Tastuntersuchung. Die endgültige Rezidivsicherung kann sowohl punktionszytologisch als auch bioptisch erfolgen. Ultraschalluntersuchung und CT ergänzen den Untersuchungsbefund, evtl. kann die bioptische Klärung auch durch die ultraschall- bzw. CT-gesteuerte Biopsie durchgeführt werden.

Ein Lymphstau der unteren Extremität, insbesondere wenn er einseitig aufgetreten ist, sowie eine einseitige Harnstauungsniere sind immer verdächtig auf das Vorliegen eines höhergelegenen Beckenwandrezidivs.

Im Vordergrund der Fernmetastasierung stehen Lungenmetastasen mit einer Häufigkeit von 5%. Die Rate der Knochenmetastasen wird mit 2–5% angegeben.

Operative Behandlung

Bei der Behandlung eines Rezidivs ist die vorausgegangene Therapie und die jetzige Lokalisation des Rezidivs zu berücksichtigen. Hatte eine Operation stattgefunden und ist das Rezidiv operabel, kommt die erneute operative Behandlung in Frage. Bei Befall von Blase und/oder Darm steht die vordere, hintere oder totale Exenteration des Beckens an (S. 63) (Miller u. Mitarb. 1993).

Bei Vorliegen eines isolierten Beckenwandrezidivs reicht die alleinige operative Behandlung zur Erzielung einer R0-Resektion nicht aus; durch die intraoperative Afterloadingbehandlung in Kombination mit einer möglichst ausgedehnten Tumorresektion mit dem CUSA-(Cavitron-Surgical-Aspirator-)Gerät konnten wir günstige Behandlungsergebnisse erzielen (Poleska u. Mitarb. 1995). Auch das kombiniert operativ/radiologische Verfahren mit möglichster Tumorresektion, Implantation von Afterloadingkanülen und plastischer Deckung der Wunde mit einem myokutanen Lappen kommt bei dieser Rezidivlokalisation in Frage (Höckel u. Knapstein 1996).

Wurde bei der Patientin eine primäre Strahlentherapie durchgeführt bzw. die Strahlentherapie als adjuvante postoperative Maßnahme vorgenommen, sind die Grenzen einer Strahlentherapie bei Auftreten eines Rezidivs erreicht. Wenn möglich, erfolgt die Operation des Rezidivs. Infolge der vorausgegangenen Strahlentherapie muß mit strahlentherapiebedingten Gewebsveränderungen gerechnet werden, die sich ungünstig sowohl auf den operativen Eingriff als auch auf die postoperative Heilungsphase auswirken, dennoch stellt die Operation bei isoliertem Rezidiv und Fehlen von Fernmetastasen in diesen Fällen die einzige Möglichkeit der Behandlung dar.

Bestrahlung des Rezidivs

Rezidive nach primärer oder postoperativer Strahlentherapie des Zervixkarzinoms haben eine extrem schlechte Prognose. Auch nach vielen Jahren kann nur eine Teildosis erneut appliziert werden. Mit konventionellen Bestrahlungstechniken sind andauernde Heilungen daher selten. Eine Untersuchung von 348 Rezidiven nach Zervixkarzinom der Jahre 1954–1989 an der Abteilung für Gynäkologische Radiologie der UFK Hamburg ergab nach Strahlentherapie eine Überlebensrate von nur 7% nach 5 Jahren (von Lübke 1993). Mit interstitiellen Afterloadingtechniken lassen sich verbesserte Kontrollraten erreichen, so erzielten Puthawala u. Mitarb. (1992) bei 7 von 14 Frauen mit Rezidiv nach Strahlentherapie eine Tumorkontrolle. Diese guten Behandlungsergebnisse wurden bisher an größeren Serien nicht bestätigt, obwohl die Zahl der Beckenwandrezidive nach Strahlentherapie fortgeschrittener Zervixkarzinome beträchtlich ist.

Nach alleiniger Operation sind die Erfolge einer Rezidivbestrahlung günstiger, so erzielten Friedman u. Pearlman (1965) in 16 von 38 Fällen eine Tumorkontrolle. Auch hierzu stehen die Behandlungsergebnisse größerer Serien neueren Datums aus.

Behandlung mit Chemotherapie

Traditionell wird der Einsatz einer Chemotherapie bei Patientinnen mit primärer Fernmetastasierung (Stadium IV) oder bei Patientinnen mit pelvinem Rezidiv nach einer Operation und/oder einer Vorbestrahlung in Erwägung gezogen.

Monoaktivität

In einer Vielzahl von Studien wurden bisher über 30 verschiedene Substanzen bei Patientinnen mit primär metastasierter Erkrankung oder bei Vorliegen eines Rezidivs untersucht. *Cisplatin* mit einer mittleren Gesamtansprechrate von 24% (18–31%) und Epirubicin mit

Tab. 6.**46** Monoaktivität verschiedener Zytostatika beim Zervixkarzinom

Substanz	Patientinnen (n)	% Ansprechen
Cisplatin	238/968	24
Carboplatin	50/260	19
Cyclophosphamid	36/271	13
Ifosfamid	35/157	22
Epirubicin	23/64	36
Doxorubicin	12/61	20
Mitolactol	23/101	23
5-Fluorouracil	29/142	20

Daten aus Phase-II-Studien bei fortgeschrittenem/rezidiviertem Zervixkarzinom

einer Ansprechrate von 36% zählen zu den Substanzen mit der höchsten Monoaktivität, wobei auch Komplettremissionen (6–10%) beobachtet werden. Die GOG hat Cisplatin intensiv geprüft und dabei keine dosisabhängigen Unterschiede in der Wirksamkeit von Cisplatin im Bereich zwischen 50 mg/m^2 und 100 mg/m^2 bei 3wöchigem Intervall gefunden (Bonomi u. Mitarb. 1985, Bonomi u. Mitarb. 1989).

Carboplatin hat sich ebenfalls als aktive Substanz erwiesen, wobei die Myelotoxizität bei Patientinnen mit eingeschränkter Nierenfunktion zu beachten ist.

Von den *Alkylanzien* hat möglicherweise das Ifosfamid einen besonderen Stellenwert bei der Behandlung. Die in Europa ermittelte kollektive Ansprechrate von 29% konnte in den USA durch eine Studie der GOG mit 14% nicht in vollem Umfang bestätigt werden. Trotz nachweislicher Monoaktivität gehören die *Anthracycline* und das in Kombination eingesetzte *Bleomycin* nicht zu den Substanzen der ersten Wahl. Eine in Europa bisher noch nicht geprüfte Substanz mit evtl. günstigem Wirkprofil stellt das *Mitolactol* dar. In Tab. 6.**46** sind die unterschiedlichen Ansprechraten einer Monochemotherapie zusammengestellt.

Kombinationschemotherapie

Bei einem Vergleich mit einer Monochemotherapie fallen insgesamt höhere Remissionsraten bei Einsatz verschiedener Kombinationsregime auf. Erkennbare Vorteile im Hinblick auf die Überlebenszeit sind bisher allerdings nicht erkennbar. Bei Einsatz von Cisplatinkombinationen ist das remissionsfreie Intervall mit 18–21 Wochen und die mittlere Überlebenszeit mit nur 37–43 Wochen enttäuschend kurz. Darüber hinaus ist zu bedenken, daß die Toxizität einer Kombinationschemotherapie eindeutig erhöht ist. Die größten Studien der EORTC und der GOG, in der eine Cisplatinmonotherapie mit Cisplatinkombinationen bei Patientinnen mit primär fortgeschrittener Erkrankung oder bei Rezidiv verglichen wurden, bestätigen das bessere Ansprechen unter einer Kombinationschemotherapie. Das mediane progressionsfreie Intervall mit 3 Monaten und die mediane Überlebenszeit mit 4,6 Monaten sind in beiden Therapiearmen nicht signifikant unterschiedlich.

Intraarterielle Chemotherapie

Von Einzelergebnissen abgesehen haben sich die pharmakologischen Vorteile im Vergleich mit einer systemischen Therapie bisher nicht mit erkennbar besseren Behandlungsergebnissen belegen lassen, so daß eine intraarterielle Therapie nach wie vor als experimentell anzusehen ist (Kaunagh u. Mitarb. 1984, Scarabelli u. Mitarb. 1987).

Chemotherapie als Teil des multimodalen Behandlungskonzepts

Bei der Primärbehandlung des Zervixkarzinoms können 3 unterschiedliche Behandlungskonzepte unterschieden werden.

- primäre (neoadjuvante) Chemotherapie mit nachfolgender Operation bzw. Radiotherapie,
- simultane Radiochemotherapie,
- postoperativ adjuvante Chemotherapie.

Diese Therapiemodalitäten können bisher nicht als etabliert angesehen werden.

Primäre (neoadjuvante) Chemotherapie. Die wichtigsten Argumente für den primären neoadjuvanten Einsatz einer Chemotherapie vor der Operation oder der Bestrahlung beim Zervixkarzinom sind:

- die vaskuläre Versorgung eines Tumors ist in der Regel vor der Operation oder der Bestrahlung besser als danach,
- primär besteht eine bessere Chemotherapietoleranz der Patientin,
- die therapeutische Effektivität von Strahlentherapie oder chirurgischer Behandlung kann möglicherweise durch eine chemotherapeutische Vorbehandlung verbessert werden,
- die frühzeitige Vernichtung evtl. von Mikrometastasen könnte durch eine wirksame systemische Behandlung sichergestellt werden und hierdurch die Kurationsrate erhöht werden.

➤ *Chemotherapie vor radikaler Operation:* Patientinnen der Stadien Ib–II ohne allgemeine Kontraindikation gegen eine chirurgische Therapie, aber mit großvolumigem Primärtumor kommen für ein derartiges Behandlungskonzept in Frage. Ergebnisse aus 7 Studien lassen einen möglichen Vorteil für dieses Konzept erkennen (Tab. 6.**47**).

Bei fortgeschrittenen Karzinomen bzw. Bulky-Tumoren kann eine ***neoadjuvante Chemotherapie*** zur Tumorverkleinerung führen, die eine operative Behandlung ermöglichen (Sardi u. Mitarb. 1997). So wurde nach einer Kombinationschemotherapie mit Cisplatin, Bleomycin und Methotrexat in 68% der Fälle ein partielles Ansprechen registriert. Deutlich geringer war das Ansprechen einer derartigen neoadjuvanten Chemotherapie bei Tumoren, die einen größeren Durchmesser als 5 cm aufwiesen (Panici u. Mitarb. 1991).

Tab. 6.47 Neoadjuvante Chemotherapie gefolgt von Operation bei Patientinnen mit Zervixkarzinomen (Stadien Ib–IVa)

Stadium	Anzahl der Patientinnen	CT (Zyklen)	Ansprechen CR (%)	pCR (%)	Lymphknoten positiv (%)	Autor/Jahr
Ib–IIb	54	PVB × 1–5	44	13	20	Kim (1989)
Ib–III	169	VBP × 3	33	keine Angabe	23	Giaroli (1990)
Ib–III	75	PBM	15	13	24	Benedetti u. Panici (1991)
Ib–III	26	PB × 1	19	19	9	Benedetti u. Panici (1991)
Ib–IVa	28	VMBP × 1–2	35	14	32	Dottino (1991)
Ib–IIb	92	PVB × 2–5	28	keine Angabe	17	Kim (1991)
Ib–IIb	27	PB × 1	11	7	15	Fontanelli (1992)

P Cisplatin
B Bleomycin
V Vinblastin
M Methotrexat

Ähnliche Ergebnisse konnten mit einer Chemotherapie in einer Kombination von Vincristin 1 mg/m², Mitomycin 10 mg/m², Cisplatin 50 oder 75 mg/m² erzielt werden, wobei die Medikamente in 3 Kursen, z.T. intraarteriell, z.T. intravenös im 3-Wochen-Abstand verabreicht wurden. (Kim u. Mitarb. 1996).

Auch eine randomisierte Untersuchung zur adjuvanten Chemotherapie mit Vincristin 1 mg/m² Tag 1 intravenös in 1 Minute, Cisplatin 50 mg/m² Tag 1 intravenös in 15 Minuten, Bleomycin 25 mg/m² Tag 1, 2, 3 in einer Infusion über 6 Stunden hat ein vergleichbares Ansprechen der Tumoren ergeben. Die Besonderheit dieser Untersuchung lag darin, daß nach neoadjuvanter Chemotherapie die Patientinnen entweder bestrahlt oder operiert wurden. Im dritten Behandlungsarm wurden die Patientinnen ohne vorausgegangene Chemotherapie primär bestrahlt. Nach 4 Jahren betrug die Überlebensrate 37% bei primär bestrahlten Patientinnen. Bei Patientinnen mit Bestrahlung nach neoadjuvanter Chemotherapie lag die Überlebensrate bei 53%. Bei Patientinnen nach neoadjuvanter Chemotherapie und Operation wurden Überlebensraten von 63% registriert (Sardi u. Mitarb. 1996).

Besonders interessant erscheint die Beobachtung, daß nach neoadjuvanter Chemotherapie und nachfolgender Operation die Anzahl metastatisch befallener Lymphknoten niedriger ist als in der Kontrollgruppe primär operierter Patientinnen. Nach vorangegangener Chemotherapie schwanken die Angaben über einen metastatischen Befall von Lymphknoten in den Stadien I + II (alle mit einem Tumordurchmesser von mehr als 4 cm) zwischen 9–32% (Kim 1989, Dotino 1991). Bei primärer Operation im Stadium Ib–IIa ist mit einer metastatischen Absiedlung in die Lymphknoten in bis zu 40% der Fälle zu rechnen (Fuller 1982).

Die Angaben zur Komplettremission schwanken in den genannten Studien zwischen 11 und 44%. Zur Erzielung einer Komplettremission sind offensichtlich mehrere Behandlungszyklen erforderlich. Im Rahmen einer randomisierten Studie fand sich ein erkennbarer Vorteil für das tumorfreie Überleben für die Kombination Chemotherapie/Operation gegenüber Operation allein im Stadium Ib–IIb (81 gegenüber 69%) (Kim 1991).

➤ *Chemotherapie vor Strahlentherapie:* Phase-II-Studien mit platinhaltiger Kombinationschemotherapie haben gezeigt, daß bei Frauen mit Karzinomen der Stadien IIb–IVb eine neoadjuvante Kombinationschemotherapie vor einer Strahlentherapie mit insgesamt akzeptabler Toxizität möglich ist. In keiner der insgesamt 6 randomisierten Phase-III-Studien zu dieser Fragestellung konnte bisher allerdings ein Überlebensvorteil von Frauen mit einer sequentiellen Kombination Chemotherapie/Strahlentherapie gegenüber einer alleinigen primären Strahlenbehandlung registriert werden (Tab. 6.**48**).

Zusammenfassend sind im Stadium Ib und II die bisher vorliegenden Daten einer Chemotherapie vor der Operation insgesamt optimistischer einzuschätzen als die Daten einer Sequenz von Chemotherapie nach Strahlentherapie.

Praktisches Vorgehen bei neoadjuvanter Chemotherapie

Bei kurativer Intention ist ein sofortiger Beginn der Chemotherapie nach erfolgter Diagnosestellung indiziert. Primär kommt eine platinhaltige Kombinationstherapie in Frage, wobei mit Cisplatin die meisten Erfahrungen vorliegen. Die am häufigsten eingesetzten Kombinationspartner des Cisplatins sind Alkylanzien, Bleomycin bzw. 5-Fluorouracil. Zur Remissionsinduktion sind in der Regel 2–3 Behandlungskurse ausreichend. Falls keine Remission eintritt, ist die Behandlung zu beenden, im Fall der Remission schließt sich die sekundäre operative Behandlung in einem Intervall von 3–4 Wochen nach dem letzten Behandlungszyklus an. Voraussetzung ist, daß keine therapiebedingten Nebenwirkungen vorliegen, die als Kontraindikation gegen eine erweiterte Operation sprechen würden.

Tab. 6.48 Randomisierte Therapiestudien beim Zervixkarzinom (Stadien: II b – IV a): neoadjuvante Chemotherapie gefolgt von Strahlentherapie gegenüber Strahlentherapie

Stadium	Anzahl der Patientinnen (n)	CT (Zyklen)	Lokale cCR CT → RT	gegenüber RT	Überlebensvorteil	Autor/Jahr
II b – III	138	VMCP × 2 – 4	85	89	nein	Chauvergne (1988)
III b	91	VBMP × 3	47	32	nein	Souhami (1991)
III b – IV a	73	PF × 3	NS	NS	keine Angaben	Sundfor (1991)
II b – IV a	71	PVB × 3	65	73	nein	Tattersall (1991)
II a – IV a	66	BIP × 3	75	56	keine Angaben	Tobias (1990)
II b	25	PEC × 4	64	93	keine Angaben	Cardenas (1991)

P Cisplatin
B Bleomycin
V Vinblastin und Vincristin (in VMCP und VBMP)
C Cyclophosphamid
E Epirubicin
F 5-Fluorouracil
I Ifosfamid
M Methotrexat
cCR klinische Komplettremission
RT Strahlentherapie
NS nicht angegeben

Zervixkarzinom (Stadium II b – IV a): Therapieschemata für die neoadjuvante Chemotherapie mit nachfolgender Operation oder Strahlentherapie:

BIP				*(Buxton 1989)*
Bleomycin	30 mg	i. v.	DI 24 Stunden	Tag 1
Ifosfamid	5 g/m²	i. v.	DI 24 Stunden	Tag 2 – 4
Cisplatin	50 mg/m²	i. v.	2-Stunden-Infusion	Tag 1
➤ Wiederholung Tag 22, 2 – 3 Behandlungskurse				

Carboplatin/Ifosfamid				*(Meerpohl 1990)*
Carboplatin	AUC 5	i. v.	1-Stunden-Infusion	Tag 1
Ifosfamid	4,8 g/m²	i. v.	DI 24 Stunden	Tag 1 – 3
➤ Wiederholung Tag 29, maximal 3 Behandlungskurse				

DI Dauerinfusion

Simultane Radiochemotherapie. Erfolge einer simultanen Radiochemoradiotherapie bei der Tumorkontrolle anderer Tumoren haben zu einer Erprobung dieses Konzepts beim Zervixkarzinom geführt. Hydroxyurea, 5-Fluorouracil, allein bzw. in Kombination mit Mitomycin sowie die Platinanaloga erwiesen sich im Rahmen dieser Indikationsstellung als wirksam (Piver u. Mitarb. 1977, Wong u. Mitarb. 1989, Kühnle u. Mitarb. 1990, Dall u. Mitarb. 1996). In einer Phase-II-Studie an der Universitätsfrauenklinik Freiburg wurden zwischen 1991 und 1993 26 Patientinnen mit inoperablem fortgeschrittenem Zervixkarzinom der Stadien II b – IV b simultan mit der Kombination Carboplatin, 5-Fluorouracil und Leukovorin in Kombination mit einer perkutanen Strahlentherapie behandelt. Die beobachtete Tumorremissionsrate war mit ca. 90% überzeugend. Bei einer medianen Beobachtungsdauer von 19 Monaten sind derzeit 19 von 26 Patientinnen ohne Rezidiv. Die beobachtete Toxizität dieses simultanen Radiochemotherapieprogramms ist insgesamt akzeptabel. Myelosuppression und Mukositis sind die im Vordergrund stehenden Toxizitäten (Dall u. Mitarb. 1996) (s. praktisches Vorgehen bei simultaner Radiochemotherapie [Box, S. 189]).

Postoperativ adjuvante Chemotherapie. Bei Patientinnen nach R0-Resektion des Karzinoms, aber erhöhtem Risiko sowohl für ein lokoregionäres Rezidiv als auch für das Auftreten von Fernmetastasen ist die Möglichkeit einer adjuvanten Nachbehandlung zu diskutieren, z. B. Cisplatin, Vinblastin, Bleomycin.

Zervixkarzinom: Therapieschemata bei adjuvanter Chemotherapie:

PVB				*(Tattersall 1992)*
Cisplatin	50 mg/m²	i. v.	Infusion	Tag 1
Vinblastin	4 mg/m²	i. v.	Infusion	Tag 1
Bleomycin	15 mg	i. v./ i. m.		Tag 1 (i. v.) Tag 8 (i. m.) Tag 15 (i. m.)
➤ Wiederholung Tag 22, 3 Behandlungskurse				

Prognostisch besonders ungünstige Faktoren, die ein derartiges Vorgehen rechtfertigen, sind metastatischer Befall von Lymphknoten, Hämangiosis, Lymphangiosis u. a. (Hopkins und Morley 1991). Die adjuvante Strahlentherapie hat für diese Patientinnengruppe bisher keine nachweisliche Verbesserung der Langzeitergebnisse erbracht, so daß die Forderung nach Überprüfung einer adjuvanten Chemotherapie in prospektiv randomisierten Studien bereits vor geraumer Zeit international erhoben wurde (Buxton u. Mitarb. 1990). Daten aus

Praktisches Vorgehen bei simultaner Radiochemotherapie

Bei kurativer Intention mit der Zielsetzung einer optimalen lokalen Tumorkontrolle ist ein rascher Behandlungsbeginn nach Absprache mit dem Strahlentherapeuten anzustreben. Je nach Behandlungsschema ist die Chemotherapie als Bolus an Tag 1 und 28 im Verlauf der Strahlentherapie oder als wöchentliche Therapie simultan mit der perkutanen Strahlentherapie zu planen. Cisplatin oder Carboplatin sind Substanzen, für die ein gewisser strahlensensibilisierender Effekt postuliert wird und die simultan mit einer Strahlentherapie (tägliche Fraktion 1,6 oder 1,8 Gy, 4- bis 5mal pro Woche) appliziert werden können. Kombinationen unter Zusatz von 5-Fluorouracil sind möglich.

Zervixkarzinom: Therapieschemata zur simultanen Radio-Chemotherapie bei primär fortgeschrittener Erkrankung (Stadien II b – IV a):

				(Meerpohl 1990)
Carboplatin	70 mg/m²	i. v.	Infusion	Tag 1, 8, 22, 29
5-Fluorouracil	400 mg/m²	i. v.	Infusion	Tag 1, 8, 22, 29
Folinsäure	400 mg/m²	i. v.	Infusion	Tag 1, 8, 22, 29

- Wiederholung der Chemotherapie wöchentlich (4mal) während laufender Strahlentherapie (1,8 Gy 5mal/Woche bis zu einer Gesamtdosis von 54 Gy), anschließend 3 Behandlungskurse einer Konsolidierungstherapie (gleiche Dosierung Tag 1 – 3)

Als dosislimitierend gelten neben Myelosuppression Mukositis, besonders im Strahlenfeld. Ob eine Fortsetzung der Chemotherapie nach Abschluß der Bestrahlung im Sinne einer Konsolidierungstherapie eine Verbesserung der Behandlungsergebnisse bringen kann, ist derzeit noch unklar.

In der Vergangenheit haben sich in der Behandlung des Zervixkarzinoms Operation und Bestrahlung als wirksame Therapiemodalitäten erwiesen. Die Chemotherapie spielte bisher nur eine untergeordnete Rolle. Möglicherweise können in Zukunft aktive Zytostatika vermehrt in den Behandlungsplan primär fortgeschrittener Zervixkarzinome einbezogen werden (Vermorken 1993), um die lokale Tumorkontrolle zu verbessern und die immer noch hohe pelvine Rezidivrate zu verringern.

nichtrandomisierten Studien beziehen sich auf etwa 200 Patientinnen (Tab. 6.**49**).

Bei diesen High-risk-Patientinnen wurden in 71 % der Fälle ohne Chemotherapie Rezidive registriert. Nach erfolgter adjuvanter Chemotherapie sank diese Rezidivrate auf 25 % ab (Ueki u. Mitarb. 1987). Auch mit einer adjuvanten Chemotherapie mit Carboplatin 500 mg/m² und Bleomycin 30 mg für 6 Zyklen bei Patientinnen mit nachgewiesenem Tumoreinbruch in Gefäße bzw. erfolgter Metastasierung in die Lymphknoten konnte eine deutliche Reduktion der Rezidivrate erzielt werden (Lahousen u. Mitarb. 1988). Bestätigt werden diese Behandlungsergebnisse auch durch ein Kombinationsschema mit Cisplatin, Vinblastin und Bleomycin nach erfolgter erweiterter Zervixkarzinomoperation. Die 3-Jahres-Überlebensrate bei Patientinnen mit High-risk-Tumoren ohne postoperative Chemotherapie betrug 47 % und stieg nach adjuvanter Chemotherapie auf 75 % an (Lai u. Mitarb. 1989).

Da in alle Studien ein hoher Anteil nodal positiver Patientinnen eingeschlossen wurde, können die bisher publizierten mittelfristigen Überlebensraten mit 75 – 87 % als insgesamt günstig interpretiert werden. Die Überlegenheit einzelner Substanzen oder einer Kombinations- gegenüber einer Monochemotherapie konnte bisher auch im Rahmen der adjuvanten Behandlung

Tab. 6.**49** Adjuvante Chemotherapie nach Primäroperation eines Zervixkarzinoms

Stadium	Anzahl der Patientinnen	CT-Kombination	Zusätzliche Behandlung	Überleben (%) (mittlere Nachbeobachtung)	Autor/Jahr
Ib – II	60	PB	+	79 % (51 Monate)	Hakes (1987)
Ib – IIb	40	PBV	–	75 % (22 Monate)	Lai (1989)
Ib	16	Mitomycin	–	87 % (29 Monate)	Sivenasaratnam (1989)
Ib – IV	52	5-Fu per os	+	75 % (36 Monate)	Ueki (1987)
Ib – II	32	PB	+	79 % (51 Monate)	Friedländer (1984)

P Cisplatin
B Bleomycin
V Vinblastin
5-Fu 5-Fluorouracil
CT Chemotherapie
RT Strahlentherapie

nicht gezeigt werden. Die in der Mehrzahl der Untersuchungen im Anschluß an die Chemotherapie durchgeführte Nachbestrahlung konnte ohne wesentliche zeitliche Verzögerung mit ingesamt akzeptabler Toxizität vorgenommen werden.

Chemotherapie bei Rezidiv

Bei Vorliegen eines Karzinomrezidivs liegen ungünstige Voraussetzungen für eine sekundäre Chemotherapie vor, da infolge der vorangegangenen Behandlung – Operation, Bestrahlung – mit einer ausgeprägten Sklerosierung von Bindegewebe und Gefäßen zu rechnen ist. Von einer verminderten Anflutung des Zytostatikums muß ausgegangen werden. In diesen Fällen kommt u. U. eine *lokoregionäre Chemotherapie* (Baltzer u. Mitarb. 1997) in Frage. Für dieses Vorgehen ist eine im Angio-CT nachgewiesene ausreichende Gefäßversorgung des Rezidivbereichs Voraussetzung. Über den liegenden Katheter wird Mitoxantron 10 mg und Mitomycin C 1 mg intraarteriell für mindestens 3 Zyklen verabreicht. Obwohl mit dieser Behandlung eine günstige lokale Tumorkontrolle zu erzielen war, starben die behandelten Patientinnen im weiteren Verlauf an einer nachfolgenden generalisierten metastatischen Absiedlung des Karzinoms.

Zur *systemischen Chemotherapie* des Rezidivs liegen für Cisplatin bzw. Carboplatin Ansprechraten zwischen 30–40% vor. Die mittlere Dauer der Remission beträgt 3–6 Monate und die mittlere Überlebenszeit 5–9 Monate. Bei gegebener Indikation ist eine Monochemotherapie z. B. mit Cisplatin 50–75 mg/m^2 pro 24 Stunden alle 3 Wochen berechtigt.

Zervixkarzinom: Therapieschemata bei palliativer Indikation:

Cisplatin				*DDP (Bonomi 1985)*
Cisplatin	50–75 mg/m^2	i. v.	2-Stunden-Infusion	Tag 1
➤ Wiederholung Tag 22, maximal 6 Behandlungskurse				

Cisplatin/5-Fluorouracil				*DDP/5-Fluorouracil (Bonomi 1989)*
Cisplatin	50 mg/m^2	i. v.	Infusion	Tag 1
5-Fluorouracil	1000 mg/m^2	i. v.	24-Stunden (Dauerinfusion)	Tag 1–5
➤ Wiederholung Tag 22, maximal 6 Behandlungskurse				

Polychemotherapieschemata haben auch hier bei höherer Belastung der Patientin nicht zu signifikant besseren Behandlungsergebnissen geführt (Schmidt-Matthiesen u. Kühnle 1991).

Hormonbehandlung

Eine hormonelle Behandlung entfällt, da es sich um nichthormonsensible Karzinome handelt.

Differenzierte Tumortherapie bei Sonderfällen

Schwangerschaft. Auf die Sondersituation der Behandlung des Zervixkarzinoms in der Schwangerschaft wird auf S. 318 eingegangen.

Behandlung der älteren Patientin. In der zusammenfassenden Darstellung der Altersgynäkologie von Lauritzen (1997) wird deutlich, daß bei der ständigen Zunahme der Lebenserwartung der Frau mit einer ansteigenden Rate von Zervixkarzinomen zu rechnen ist. Die altersbedingte negative Compliance der Teilnahme dieser betagten Patientinnen an Vorsorgeprogrammen erklärt möglicherweise, daß bei älteren Frauen fortgeschrittenere Stadien des Karzinoms beobachtet werden. Bedingt durch Fortschritte in Anästhesie und Intensivmedizin stellt jedoch allein das kalendarische Lebensalter heute keine absolute Kontraindikation gegen eine erweiterte Krebsoperation dar, so daß auch Patientinnen mit über 70 Jahren einer solchen Operation unterzogen werden können, wenn der Allgemeinzustand bzw. das biologische Lebensalter es zuläßt.

Bei der Therapieplanung dieser Altersgruppe muß berücksichtigt werden, daß nicht nur die ausgedehnte Operation, sondern auch die primäre Strahlentherapie eine erhebliche Belastung darstellt, bedenkt man die typischen strahlenbedingten Veränderungen an Blase und Darm (Lauritzen 1997).

Nachsorge

Aufgabe der Nachsorgeuntersuchungen ist nicht nur die möglichst frühzeitige Erkennung von Rezidiven und Metastasen, sondern auch die Diagnostik von behandlungsbedingten Folgeveränderungen. Auch auf die Erkennung von Zweitmalignomen muß im Rahmen der Nachsorge geachtet werden (Tab. 6.**50**).

Gegenüber früheren starren Nachsorgeschemen hat sich eine risikoadaptierte Nachsorge der Patientinnen bewährt. Entsprechend den auf S. 165 genannten Prognosekriterien wird zwischen Low- und High-risk-Tumoren unterschieden. Im 1. und 2. Jahr haben sich Untersuchungsintervalle von 3 Monaten, im 3. Jahr von 4 Monaten, im 4. Jahr von 5 Monaten und im 5. Jahr von 6 Monaten bewährt. Ab dem 5. Beobachtungsjahr ist nur noch selten mit einem Karzinomrezidiv zu rechnen, so daß jährliche Kontrollintervalle ausreichend sind.

Die Nachuntersuchung legt spezielles Gewicht auf eine sorgfältige Erhebung der Zwischenanamnese. Von der Patientin geklagte Beschwerden können wertvolle diagnostische Hinweise liefern, die den Einsatz spezieller diagnostischer Verfahren rechtfertigen. Bei der *gynäkologischen Untersuchung* wird insbesondere auf Ödembildung im Bereich der unteren Extremitäten geachtet; die *Spekulumuntersuchung* des Scheidenabschlusses wird durch die *Kolposkopie* und *zytologische Abstrichentnahme* ergänzt. Zu berücksichtigen ist, daß die Bewertung der zytologischen Abstriche nach vorausgegangener Strahlentherapie erschwert ist. Hilfreich kann die „Aufhellungsbehandlung“ mit lokaler Östrogenapplikation sein. Der Kontrollabstrich nach einer solchen

Tab. 6.50	Ziele der Nachsorge bei Patientinnen mit Zervixkarzinom

- Frühzeitige Erkennung evtl. Rezidive und Behandlungsmißerfolge
- Erkennung und Behandlung von Therapienebenwirkungen
- Durchführung und Überwachung ambulanter Zusatzbehandlungen und adjuvanter Therapieformen
- Psychische Betreuung und Führung der Patienten
- Hilfe bei der sozialen Rehabilitation
- Leistungs- und Erfolgskontrolle der behandelnden Klinik

Behandlung ermöglicht eine verbesserte Beurteilbarkeit des Zellmaterials.

Die *Ultraschalluntersuchung* ergänzt den Tastbefund.

Bei der *abdominalen Sonographie* kann frühzeitig das Vorliegen von Harnabflußstörungen diagnostiziert werden. Dem Ausschluß bzw. der Erkennung von Metastasen dient die *Oberbauch- bzw. Lebersonographie.*

Die *CT- bzw. MRT-Untersuchung* kommt nur bei speziellen Fragestellungen zur Anwendung. Eine generelle Indikation für diese Untersuchungen im Rahmen der Nachsorge existiert nicht.

Bei Frauen mit histologisch nachgewiesenem Tumoreinbruch in Blutgefäße sollte die regelmäßige *Röntgenuntersuchung des Thorax* zum Ausschluß einer bei diesen Patientinnen häufigeren pulmonalen Metastasierung erfolgen.

Tumormarkeruntersuchungen sind nur dann sinnvoll, wenn zu Behandlungsbeginn erhöhte Werte z.B. von CEA bzw. SCC vorlagen.

Eine *skelettszintigraphische Untersuchung* ist bei Frauen mit einem Zervixkarzinom nicht indiziert, sie kommt gezielt bei entsprechender Symptomatik in Frage.

Im Rahmen der Nachsorge wird der *sozialen und beruflichen Rehabilitation* der Patientin besondere Bedeutung beigemessen (S. 331). Sozialberater der Versicherungsträger oder die Sozialdienste der Krankenhäuser können Aufklärung und Hilfestellung geben, wenn es um die Betreuung von Kindern erkrankter Frauen bzw. anderer Familienangehöriger während der stationären Heilmaßnahmen geht (Delbrück u. Haupt 1996).

In der Regel erfolgt zunächst die Krankschreibung. Bei operierten Patientinnen sind 6 Wochen, bei bestrahlten Patientinnen 8–10 Wochen gerechtfertigt.

Die Aspekte einer *Rente auf Zeit bzw. Dauerrente* müssen sehr sorgfältig abgewogen werden. Im Stadium Ib und II wird eine zeitlich begrenzte Berentung von 2–3 Jahren, bei Patientinnen im Stadium Ib auch von 1–1½ Jahren als ausreichend angesehen. Bei primär ungünstigen Fällen der Gruppe III und IV sollte im allgemeinen eine zeitlich unbegrenzte Rente gewährt werden (Schmidt 1992). Während diese Form der Berentung auf der zu erwartenden Prognose basiert, wird heute zunehmend die Frage einer Berentung aufgrund des bisherigen Verlaufs und jetzigen Status diskutiert (Schmidt-Matthiesen u. Kühnle 1991). Die Entscheidung sollte nicht aufgrund eines starren Schemas erfolgen, im Gegenteil wirkt es sich günstig aus, Patientinnen so früh wie möglich wieder in den gewohnten Arbeitsprozeß einzugliedern, da der Stellenwert der beruflichen Tätigkeit zur psychischen Stabilisierung der Frauen nicht zu unterschätzen ist (Schmidt 1992). Als Maßstab zur gutachterlichen Beurteilung können folgende Aspekte hilfreich sein:

- Anhaltende Besserung nicht erreichbar, z.B. fortschreitende Metastasierung; eine Dauerrente sollte beantragt werden,
- langfristige Besserung durch palliative Maßnahmen zu erwarten; eine Zeitrente sollte beantragt werden,
- kurables Malignom; die Beantragung einer Rente ist nicht erforderlich.

Bei der Beurteilung von Tumorfolgeerscheinungen haben sich ähnliche Bewertungskriterien bewährt:

- Funktionsstörung schwer und nicht besserungsfähig; die Dauerrente sollte beantragt werden,
- Funktionsstörung schwer, aber besserungsfähig; eine Zeitrente ist zu beantragen,
- Funktionsstörung gering; die Beantragung einer Rente ist nicht gerechtfertigt.

Insgesamt erfolgt die Beurteilung nach dem Alter, dem Allgemeinzustand und den beruflichen Anforderungen. Eine Berentung auf Dauer stellt den letzten Schritt dar. Die Möglichkeit zur Rehabilitation sollte zuvor ausgeschöpft sein. Eine Rente auf Zeit ist der Empfehlung der Dauerrente vorzuziehen (Ostendorf 1985).

Literatur

Abeler, V. M., R. Holm, J. M. Nesland, A. E. Kjolstad: Small cell carcinoma of the cervix a clinical pathologic study of 26 patients. Cancer 73 (1994) 672–677

Andersen, M. C.: Glandular lesions of the cervix: diagnostic and therapeutic dilemmas. In Jones III, H. W.: Cervical Intraepithelial Neoplasia. Bailliers Clinical Obstetrics and Gynaecology. Bailliers-Tindall, London 1995

Andras, E., G. Fletcher, F. Rudledge: Radiotherapy of carcinoma of the cervix following simple hysterectomy. Amer. J. Obstet. Gynecol. 115 (1973) 647–655

Arai, T., T. Nakano, S. Morita: High dose rate remote afterloading intracavitary radiation therapy for cancer of the uterine cervix – a 20 year experience. Cancer 69 (1992) 173–190

Austin, J. P., S. Degefu, J. Torres et al.: Cervical carcinoma in young women less than 35 years of age. Sth. medi. J. 87 (1994) 375–379

Averette, H. E., B. U. Sevin, R. E. Girtanner, J. H. Fort: Prätherapeutische Staging-Laparotomie beim Zervixkarzinom. Gynäkologe 14 (1981) 164–169

Baltzer, J.: Die Bedeutung der Prognosefaktoren für die Therapie des Zervixkarzinoms. In Teufel, G., A. Pfleiderer, H. A. Ladner: Therapie des Zervixkarzinoms. Springer, Berlin 1990

Baltzer, J., W. Koepcke: Tumor size and lymphnode metastasis in squamous cell carcinoma of the uterine cervix. Arch. Gynecol. 227 (1979) 271–278

Baltzer, J., W. Koepcke, K. J. Lohe, K. G. Ober, J. Zander: Age and 5-year-survival-rates in patients with operated carcinoma of the cervix. Gynecol. and Oncol. 14 (1982) 220–224

Baltzer, J., K. J. Lohe, W. Koepcke, J. Zander: Histologic criteria for the prognosis of patients with operated squamous cell carcinoma of the cervix. Gynecol. and Oncol. 13 (1982) 183–194

Baltzer, J., W. Koepcke, K. Lohe, C. Kaufmann, K. G. Ober, J. Zander: Die operative Behandlung des Zervixkarzinoms. Geburtsh. u. Frauenheilk. 44 (1984) 279–285

Baltzer, J., K. G. Ober, J. Zander: Adjuvant radiotherapy in patients undergoing surgical treatment for carcinoma of the cervix. In Burghardt, E., J. M. Monaghan: Bailliers Clinical Obstetrics and Gynaecology. Bailliers-Tindall, London 1988

Baltzer, J., W. Poleska, V. Fiedler: Locoregional chemotherapy of gynecological cancer. Onkologie 20 (1997) 60 – 63

Barter, J. F., S. J. Soong, H. M. Shingleton: Complications of combined radical hysterectomy – postoperative radiation therapy in women with early stage cervical cancer. Gynecol. and Oncol. 32 (1989) 292 – 296

Bender, H. G.: Operative Behandlung des Karzinoms der Cervix uteri – Indikationsgesichtspunkte zur Beckenexenteration. In Zander, J., H. Graeff: Gynäkologische Operationen, 3. Aufl. Springer, Berlin 1991

Bender, H. G.: Komplikationen im Zusammenhang mit der radikalen Hysterektomie. In Beck, L., H. G. Bender: Intra- und postoperative Komplikationen in der Gynäkologie und Geburtshilfe, 2. Aufl. Thieme, Stuttgart 1996

Benedet, J., M. Anderson: Stage Ia carcinoma of the cervix revisited review. Obstet. and Gynecol. 87 (1996) 1052 – 1059

Bonomi, P., J. A. Blessing, F. B. Stehman et al.: Randomized trial of three cisplatin dose schedules in squamous cell carcinoma of the cervix: a Gynecologic Oncology Group study. J. clin. Oncol. 3 (1985) 1079 – 1085

Bonomi, P., J. Blessing, H. Ball et al.: A phase II evaluation of Cisplatin and 5-Fluorouracil in patients with advanced squamous cell carcinoma of the cervix – a gynecologic oncology group study. Gynecol. and Oncol. 34 (1989) 357 – 359

Brenner, D. J., E. J. Hall: Fractionated high dose rate vs. low dose rate regimes for intracavitary brachytherapy of the cervix. Brit. J. Radiol. 64 (1991) 132 – 141

Brenner, D. J., E. J. Hall, Y. Huang: Potential reduced late effects for pulsed brachytherapy compared with conventional LDR. IJROBP 31 (1995) 201 – 202

Broadman, M., F. Friedman, P. Dottino, C. Janus, St. Plaxe, C. Cohen: A comparative study of computerized tomography, magnetic resonance imaging and clinical staging for the detection of early cervix cancer. Gynecol. and Oncol. 36 (1990) 409 – 412

Brown, J. V., Y. S. Fu, J. S. Berek: Ovarian metastasis are rare in stage I adenocarcinoma of the cervix. Obstet. and Gynecol. 76 (1990) 623 – 628

Buckley, S. L., D. M. Tritz, L. van Lee et al.: Lymphnode metastasis and prognosis in patients with stage Ia2 cervical cancer. Gynecol. and Oncol. 63 (1996) 4 – 9

Burghardt, E.: Problem des mikroinvasiven Karzinoms in der Gynäkologie. In Burghardt, E.: Spezielle Gynäkologie und Geburtshilfe. Springer, Berlin 1985

Burghardt, E.: Formale Genese des Plattenepithelkarzinoms der Zervix. In Burghardt, E.: Spezielle Gynäkologie und Geburtshilfe. Springer, Berlin 1985

Burghardt, E.: Cervical cancer results clinical cancer. In Burghardt, E., M. J. Webb, J. M. Monaghan, G. Kindermann: Surgical Gynecologic Oncology. Thieme, Stuttgart 1993

Burghardt, E.: Cervical cancer prognostic factors, criteria of spread. In Burghardt, E., M. J. Webb, J. M. Monaghan, G. Kindermann: Surgical Gynecologic Oncology. Thieme, Stuttgart 1993

Burghardt, E., E. Holzer: Diagnosis and treatment of microinvasive carcinoma of the cervix uteri. Obstet. and Gynecol. 49 (1977) 541 – 652

Burghardt, E., H. Pickl, J. Haas: Prognostische Faktoren und operative Behandlung des Zervixkarzinoms. In Burghardt, E.: Spezielle Gynäkologie und Geburtshilfe mit Andrologie und Neonatologie. Springer, Berlin 1985

Burghardt, E., H. Hofmann, F. Ebner, J. Haas, K. Tamussino, E. Justich: Magnetic resonance imaging in cervical cancer: a basis for objektive classification. Gynecol. and Oncol. 33 (1989) 61 – 67

Burghardt, E., J. Baltzer, A. H. Tulusan, J. Haas: Results of surgical treatment of 1.028 cervical cancers studied by volumetry. Cancer 70 (1992) 648 – 655

Burghardt, E., J. M. Monaghan: Operative Treatment of Cervical Cancer. Bailliers-Tindall, London 1988

Burke, T. W.: Evaluation of the scalene lymphnodes in primary and recurrent cervical carcinoma. Gynecol. and Oncol. 28 (1987) 312 – 317

Buxton, E. J., N. Saunders, D. R. P. Blackledge et al.: The potential for adjuvant therapy in early stage cervical cancer. Cancer Chemother. Pharmacol. 26, Suppl. (1990) 17 –21

Chanen, W.: Electrocoagulation diathermy. In Jones, H.W.: Cervical intraepithelial neoplasia. Bailliers Clinical Obstetrics and Gynaecology. Bailliers-Tindall, London 1995

Chassagne, D., B. Pierquin: La plesiocurietherapie cancer du vagin par moulageplastique avec iridium 192. Preparation nonradioactive. J. Radiol. 46 (1965) 89 – 93

Comerci, G., B. S. Bolger, G. Flannelly: Prognostic factors in surgically treated stage Ib – IIb carcinoma of the cervix with negative lymphnodes. Int. J. Gynecol. Cancer 8 (1998) 23 – 26

Copeland, L. J.: Microinvasive cervical cancer: the problem of studying a decrease with an excellent prognosis. Gynecol. and Oncol. 63 (1996) 1 – 3

Cox, J. Th.: Epidemiology of cervical intraepithelial neoplasia – the role of human papilloma virus. In Jones III, H. W.: Cervical intraepithelial neoplasia. Bailliers Clinical Obstetrics and Gynaecology. Bailliers-Tindall, London 1995

Creasman, W. T.: New gynecologic cancer staging. Gynecol. and Oncol. 58 (1995) 157 – 158

Creasman W., R. Paker: Microinvasive carcinoma of the cervix. Clin. Obstet. Gynecol. 16 (1973) 261 – 275

Curtin, J. B., W. J. Hoskins, E. S. Venkatraman et al.: Treatment of cervical intraepithelial neoplasia. In Rubin St. C., W. J. Hoskins: Cervical Cancer and Preinvasive Neoplasia. Lippincott-Raven, Philadelphia 1996

Dall, P., H.-G. Meerpohl, K. Henne, A. du Bois et al.: Combined radiochemotherapy in advanced cervical cancer: a phase II trial with weekly applied carboplatin, 5-Fluorouracil and folinic acid. Int. J. Gynecol. Cancer 6 (1996) 20 – 26

Dargent, D. S. G., P. Mathevet: Radical vaginal hysterecomy in the primary treatment of invasive cervical cancer. In Rubin, St. C., W. J. Hoskins: Cervical Cancer and Pre-invesive Neoplasia. Lippincott-Raven, Philadelphia 1996

Delbrück, H., E. Haupt: Rehabilitationsmedizin. Urban & Schwarzenberg, München 1996

Dey, M. P., D. B. J. Woodman: Epidemiology and pathogenesis of cervical cancer. In Shingleton, H. M., W. C. Fowler, J. Jordan, W. D. Lawrence: Gynecologic Oncology. Saunders, Philadelphia 1996

Di Paolo, M., C. Breuel, T. W. Engelmann, A. H. Tulusan, N. Lang: Die Skalenusbiopsie: Eine Erweiterung der Ausbreitungsdiagnostik beim Zervixkarzinom. In Teufel, G., A. Pfleiderer, H. A. Ladner: Therapie des Zervixkarzinoms. Springer, Berlin 1990

Dische, S., D. Chassagne, H. F. Hope-Stone: A trial of R003 – 8799 (pimonidazole) in carcinoma of the uterine cervix: an interim report from the medical research council working party on advanced carcinoma of the cervix. Strahlenther. u. Onkol. 26 (1993) 93 – 103

Durrance, F. Y.: Radiotherapy following simple hysterectomy in patients with stage I and stage II carcinoma of the cervix. Amer. J. Roentgenol. 106 (1969) 165 – 174

Ebeling, K., K. Bielk, D. Johannsmeyer et al.: Mikroinvasives Karzinom der Cervix uteri Stadium Ia – Ergebnisse einer multizentrischen klinikbezogenen Analyse. Geburtsh. u. Frauenheilk. 49 (1989) 776 – 781

Ebner, F.: Magnetic resonance imaging. In Burghardt, E., M. J. Webb, J. M. Monaghan, G. Kindermann: Surgical Gynecologic Oncology. Thieme, Stuttgart 1993

Eifel, P. J., M. Morris, M. J. Oswald: Adenocarcinoma of the uterine cervix: prognosis and patterns of failure in 267 cases. Cancer 65 (1990) 2507 – 2514

Finan, M. A., St. De Cesare, J. V. Fiorica et al.: Radical hysterectomy for stage Ib1 vs. Ib2 carcinoma of the cervix: Does the new staging system predict morbidity an survival. Gynecol. and Oncol. 62 (1996) 139 – 147

Fowler, J. F.: Dose reduction factors when increasing dose rate in LDR or HDR brachytherapy of carcinoma of the cervix. Radiother. u. Onkol. 45 (1997) 49–54

Fowler, J. F., M. Mount: Pulsed brachytherapy: the conditions for no significant loss of therapeutic ratio compared with traditional low dose rate brachytherapy. IJROBP 23 (1992) 661–669

Friedberg, V.: Operative therapy for stage II b cervical cancer. In Burghardt, E., J. M. Monaghan: Operative treatment of cervical cancer. Bailliers Clinical Obstetrics and Gynaecology. Bailliers-Tindall, London 1998

Friedberg, V.: Indikationen und operatives Vorgehen bei der paraaortalen Lymphonodektomie. In Hepp, H., P. Scheidl, J. M. Monaghan: Lymphonodektomie in der gynäkologischen Onkologie. Urban & Schwarzenberg, München 1988

Friedberg, V., R. E. Herzog: Die Therapie der Zervixkarzinome. In Käser, O., V. Friedberg, K. G. Ober, K. Thomsen, J. Zander: Gynäkologie und Geburtshilfe. Band 3, Spezielle Gynäkologie, 2. Aufl. Thieme, Stuttgart 1988

Fuller, A. F., N. Elliott, C. Kosloff: Determinants of increased risk for recurrence in patients undergoing radical hysterectomy for stage I b and II a carcinoma of the cervix. Gynecol. and Oncol. 33 (1989) 34–39

Genz, T. M., M. Stumpfe, T. Dimpfl: Lymphozelen nach pelviner und/oder paraaortaler Lymphonodektomie – Inzidenz, Behandlung, Prognosefaktoren. Gynäkologe 25 (1992) 55–58

Gerbaulet, A., M. Maher, C. Haie-Meder: The Paris method. In Vahrson, H. W.: Radiation Oncology of Gynecologic Cancers. Springer, Berlin 1997 (pp. 198–205)

Girardi, S.: Die klinische Bedeutung der HPV-Infektion für das Zervixkarzinom. Ther. Umsch. 46 (1989) 847–854

Greer, B. E., D. C. Figge, H. K. Tamini, J. C. Cain, R. B. Lee: Stage Ia2 squamous carcinoma of the cervix: Difficult diagnosis and therapeutic dilemma. Amer. J. Obstet. Gynecol. 162 (1990) 1406–1411

Grigsby, P. W., C. A. Perez: Radiotherapy alone for medically inoperable carcinoma of the cervix: Stage I a and carcinoma in situ. IJROBP 21 (1991) 375–378

Grimad, L., P. Genest, A. Girard et al.: Prognostic significance of endometrial extension in carcinoma of the cervix. Gynecol. and Oncol. 31 (1988) 301–309

Gross, G., S. Jablonska, H. Pfister, H. E. Stegner: Genital Papilloma Virus Infections – Modern Diagnosis and Treatment. Springer, Berlin 1990

Hänsgen, G., A. Diestelhorst, A. Becker: Simultane Radiochemotherapie bei Uteruszervixkarzinom-Rezidiven. 3. Kongreß der Deutschen Gesellschaft für Radioonkologie (DEGRO), Dresden, 15.–18.11.1997

Hallum, A. V., J. L. Childers: Operative laparoscopy in the management of cervical cancer. In Rubin, St. C., W. J. Hoskins: Cervical Cancer and Pre-invasive Neoplasia. Lippincott-Raven, Philadelphia 1996

Hatch, K. D., Cryotherapy. In Jones, H. W.: Cervical intraepithelial neoplasia. Bailliers Clinical Obstetrics and Gynaecology. Bailliers-Tindall, London 1995

zur Hausen, H.: Human papilloma viruses in the pathogenesis of ano-genital cancer. Virology 184 (1991) 9–15

Hirsch, H. A., O. Käser, F. A. Ikle: Atlas der gynäkologischen Operationen. Thieme, Stuttgart 1995

Höckel, M., P. G. Knapstein: Uterine cervix combined treatment modalities, surgery and radiation, the CORT procedure. In Sevin, B. U., P.G. Knapstein, O. R. Köchli: Multimodality Therapy in Gynecologic Oncology. Thieme, Stuttgart 1996

Hopkins, M. P., G. W. Morley: Stage I b squamous cell cancer of the cervix: Clinical pathologics related to survival. Amer. J. Obstet. Gynecol. 164 (1991) 1520–1529

Hornback, N. B., H. Shidnia, R. E. Shupe: Advanced stage III b cancer of the cervix treatment by hyperthermia and radiation. Gynecol. and Oncol. 3 (1986) 160–167

Hreshchshyn, M. M., B. S. Aron, R. C. Boronow: Hydroxyurea or placebo combined with radiation to treat stages III b and IV cervical cancer confined to the pelvis. IJROBP 5 (1979) 317–322

Hunter, R. D.: Low dose rate afterloading: the Manchester system. In Vahrson, H. W.: Radiation Oncology of Gynecologic Cancers. Springer, Berlin 1997 (pp. 183–188

Jones, H. W.: Cone Biopsy and hysterectomy in the management of cervical intraepithelial neoplasia. In Jones, H. W.: Cervical intraepithelial neoplasia. Bailliers Clinical Obstetrics and Gynaecology. Bailliers-Tindall, London 1995

Joslin, C. A. F., G. Kilara, G. Khoury: Influence of HDR fractions and dose on the 5 year results and complications of cervix cancer. In Vahrson, H., G. Rauthe: High Dose Rate Afterloading in the Treatment of Cancer of the Uterus, Breast and Rectum. Urban & Schwarzenberg, München 1988 (pp. 100–105)

Käser, O., V. Friedberg, K. G. Ober, K. Thomsen, J. Zander: Gynäkologie und Geburtshilfe, Band 3/2, 2. Aufl. Thieme, Stuttgart 1988

Kaku, T., T. Kamura, K. Sakai et al.: Early adenocarcinoma of the uterine cervic. Gynecol. and Oncol. 65 (1997) 281–285

Kavanagh, J., S. Wallace, L. Declos et al.: Update of results of intra-arterial chemotherapy for advanced squamous cell carcinoma of the cervix. Proc. Amer. Soc. clin. Oncol. 3 (1984) 172 (abstract)

Kim, P., J. H. Kim, S. Y. Park et al.: Relationship between squamous cell-carcinoma antigen levels and tumore volumes in patients with cervical carcinoma undergoing neoadjuvant chemotherapy. Gynecol. and Oncol. 63 (1996) 105–113

Kim, R. Y., H. M. Shingleton: Treatment of locally advanced and recurrent cervical cancer. In Shingleton, H. M., W. G. Fowler, J. A. Jordan: Gynecologic Oncology. Saunders, Philadelphia 1996 (pp. 96–108)

Kindermann, G.: Cervical cancer – diagnosis – ectocervical scraping with endocervical curettage. In Burghardt, E., M. J. Webb, J. M. Monaghan, G. Kindermann: Surgical Gynecologic Oncology. Thieme, Stuttgart 1993

Kindermann, G., V. Maaßen: Die Ausbreitung des Zervixkrebses. In Käser, O., V. Friedberg, K. G. Ober, K. Thomsen, J. Zander: Gynäkologie und Geburtshilfe, Band 3/2, 2. Aufl. Thieme, Stuttgart 1988

Kinney, W. K., R. D. Alvarez, G. C. Reid: Value of adjuvant whole-pelvis irradiation after Wertheim hysterectomy for early stage squamous carcinoma of the cervix with pelvic nodal metastasis: a matched control study. Gynecol. and Oncol. 34 (1989) 258–262

Kinney, W. K., D. O. Hodge, E. V. Egershin, D. J. Ballard, K. C. Podratz: Identification of a low risk subset of patients with stage I b invasiv squamous cancer of the cervix possibly suited to less radical surgical treatment. Gynecol. and Oncol. 57 (1995) 3–6

Knapstein, P. G., V. Friedberg: Plastische Chirurgie in der Gynäkologie. Thieme, Stuttgart 1987

Kühnle, H., H.-G. Meerpohl, W. Eiermann et al.: Phase II study of carboplatin, ifosfamide in untreated advanced cervical cancer. Cancer Chemother. Pharmacol. 26 (1990) 33–35

Kuhn, W., W. Rath: Typische erweiterte abdominale Operationstechniken. In Zander, J., H. Graeff: Gynäkologische Operationen, 3. Aufl. Springer, Berlin 1991

Lahousen, M., H. Pickel, J. Haas: Adjuvant chemotherapy after radical hysterectomy for cervical cancer. In Burghardt, E., J. M. Monaghan: Operative treatment of cervical cancer. Bailliers Clinical Obstetrics and Gynaecology. Bailliers-Tindall, London 1988

Lai, Ch., T. S. Lynn, Y. K. Soong, A. F. Chen: Adjuvant chemotherapy after radical hysterectomy for cervical cancer. Gynecol. and Oncol. 35 (1989) 193–198

Lai, Ch., A. Ch. Chang, T. Ch. Chang, S. Hsueh, S. G. Tank: Prognostic factors and impacts of adjuvant therapy in early stage cervical carcinoma with pelvic node-metastasis. Gynecol. and Oncol. 51 (1993) 390–396

Lauritzen, Ch.: Altersgynäkologie. Thieme, Stuttgart 1997

Lee, R. B., G. S. Weisbaum, P. B. Heller, R. C. Park: Scalene node-biopsy in primary and recurrent invasive carcinoma of the cervix. Gynecol. and Oncol. 11 (1981) 200–206

Leibel, S., M. Bauer, T. Wassermann: Radiotherapy with or without misonidazole for patients with stage IIIb or stage IVa squamous cell carcinoma of the uterine cervix: Preliminary report of a radiation therapy oncology group randomized trial. IJROBP 13 (1987) 541 - 549

Lohe, K. J.: Early squamous cell carcinoma of the uterine cervix: definition and histology. Gynecol. and Oncol. 6 (1978) 10 - 30

Look, K. Y., V. L. Brunetto, D. L. Clarke-Perrson et al.: Analysis of cell type in patients with surgically stage Ib carcinoma of the cervix: a gynecologic oncology group study. Gynecol. and Oncol. 63 (1996) 304 - 311

Lopez, A., P. R. Morgan, J. B. Murdoch: The case of conservative management of „incomplete excision of CIN after laser-conisation". Gynecol. and Oncol. 19 (1993) 247 - 249

von Lübke, M.: Analyse rezidivierter Kollumkarzinome. Diss., Hamburg 1993

Maaßen, V., J. Baltzer: Malignome der Cervix uteri. In Bender, H.G.: Gynäkologische Onkologie. Thieme, Stuttgart 1991

Meanwell, C. A., K. A. Kelly, S. Wilson et al.: Young age as a prognostic factor in cervical cancer: Analysis of population based data from 10.022 cases. Brit. med. J. 296 (1988) 386 - 391

Meier, W., W. Eiermann, P. Stieber, A. Fateh-Moghadam, H. Hepp: Der Tumormarker SCC als zusätzlicher Parameter zur Therapieverlaufskontrolle beim Zervixkarzinom. In Teufel, G., A. Pfleiderer, H. A. Ladner: Therapie des Zervixkarzinoms. Springer, Berlin 1990

Mestwerdt, G.: Die Frühdiagnose des Kollumkarzinoms. Zbl. Gynäkol. 69 (1947) 198 - 202

Miller, B., M. Morris, F. Tufledge et al.: Aborted exenterative procedures in recurrent cervical cancer. Gynecol. and Oncol. 50 (1993) 94 - 99

Monaghan, J. M.: Laser vaporisation and excisional technics in the treatment of cervical intraepithelial neoplasia. In Jones, H.W.: Cervical intraepithelial neoplasia. Bailliers Clinical Obstetrics and Gynaecology. Bailliers-Tindall, London 1995

Moore, D. H.: Anatomy, natural history and patterns of spread of invasive cervical cancer. In Rubin, St. C., W. J. Hoskins: Cervical Cancer and Pre-invasive Neoplasia. Lippincott-Raven, Philadelphia 1996

Morley, E. W.: Die Eviszeration des Beckens. In Hirsch, H. A., O. Käser, F. A. Ickle: Atlas der gynäkologischen Operationen. Thieme, Stuttgart 1995

Morrow, P. C.: Is pelvic radiation beneficial in the postoperative management of stage Ib squamous cell carcinoma of the cervix with pelvic node metastasis treated by radical hysterectomy and pelvic lymphadenectomy. Gynecol. and Oncol. 10 (1980) 105 - 110

Nogushi, H., I. Shiozawa, T. Kitahara, T. Yamacaki, T. Fukuta: Uterine body invasion of carcinoma of the uterine cervix as seen from surgical specimen. Gynecol. and Oncol. 30 (1988) 173 - 182

Orton, C. G., G. A. Ezzell: Physics and dosimetry of high dose rate brachytherapy. In Perez, C.A., L.W. Brady: Principals and Practice of Radiation Oncology. Lippincott, Philadelphia 1997 (pp. 469 - 485)

Ostendorf, P.: Maßstäbe zur Berentung bei bösartigen Geschwulsterkrankungen. Z. Allg.-Med. (1985) 128 - 133

Östör, A. G.: Natural history of cervical intraepithelial neoplasia - a critical review. Int. J. Gynecol. Pathol. 12 (1993) 186 - 192

Overgaard, J., S. Bentzen, P. Kolstad: Misonidazole combined with radiotherapy in the treatment of carcinoma of the uterine cervix. IJROBP 16 (1989) 1069 - 1072

Panici, P. B., G. Scambia, G. Baiocchi et al.: Neoadjuvant chemotherapy and radical surgery in locally advanced cervical cancer - prognostic factors for response and survival. Cancer 67 (1991) 372 - 379

Pettersson, F.: Annual Report on the Results of Treatment in Gynecological Cancer, Vol. 20. FIGO. Stockholm 1988

Pettersson, F.: Annual Report on the Results of Treatment in Gynecological Cancer, Vol. 21. International Federation of Gynecology and Obstetrics, Stockholm 1990

Pettersson, F.: Annual Report on the Results of Treatment in Gynecological Cancer, Vol. 22. Editorial Office Radium Hemmet, Stockholm 1995

Pickel, H., M. Lahousen, J. Haas: Frühinvasives Zervixkarzinom FIGO 1994. Gynäkol. Rundsch. 36 (1996) 37 - 45

Piver, M. S., J. J. Barlow, V. Vongtama et al.: Hydroxyurea as a radiation sensitizer in women with carcinoma of the uterine cervix - a randomized double blind study. Amer. J. Obstet. Gynecol. 129 (1977) 379 - 383

Poleska, W., J. Baltzer, U. Schulz: Combination of surgery with the cavitational ultrasonic surgical aspirator (CUSA) and intraoperative afterloading (IOAL) in the treatment of pelvic recurrence. 9. Int. meeting of gynecological oncology. ESGO 9, Knocke 1995

Possover, M., N. Krause, R. Kühne-Heid, A. Schneider: Laparoscopic assistance for extended radicality of radical vaginal hysterectomy: description of a technique. Gynecol. and Oncol. 70 (1998) 94 - 99

Richard, R. M.: Natural history of cervical intraepithelial neoplasia. Gynecol. Obstet. Invest. 10 (1976) 748 - 751

Rotte, K.: Long time results of HDR afterloading in comparison with radium therapy in endometrium cancer in Würzburg. In Vahrson, H., G. Rauthe: High Dose Rate Afterloading in the Treatment of Cancer of the Uterus, Breast and Rectum. Urban & Schwarzenberg, München 1988 (pp. 218 - 221)

Ruch, R., J. Pitcock, W. Ruch: Microinvasive carcinoma of the cervix. Amer. J. Obstet. Gynecol. 125 (1976) 87 - 92

Rutledge, F. N., M. F. Mitchell, M. Munsell, S. Bass, V. McGuffee, P. N. Atkinson: Youth as a prognostic factor in carcinoma of the cervix: a matched analysis. Gynecol. and Oncol. 44 (1992) 123 - 130

Samlal, R. A. K., J. van der Velden, T. van Eerden: Recurrent cervical carcinoma after radical hysterectomy: an analysis of clinical aspects and prognosis. Int. J. Gynecol. Cancer 8 (1998) 78 - 84

Sardi, J., A. Giaroli, C. Sananes et al.: Int. J. Gynecol. Cancer 6 (1996) 85 -93

Sardi, J. E., A. Giaroli, C. Sananes et al.: Longterm follow up of the first randomised trial using neoadjuvant chemotherapy in stage Ib squamous carcinoma of the cervix: the final result. Gynecol. and Oncol. 67 (1997) 61 -69

Scarabelli, C., S. Tumulo, A. de Paoli et al.: Intermittend pelvic arterial infusion with peptichemio, Doxorubicin and Cisplatin for locally advanced and recurrent carcinoma of the uterine cervix. Cancer 60 (1987) 25 - 30

Scheider, J. G., L. G. Mensah: Adjuvant therapy following radical hysterectomy for cervical carcinoma. In Rubin St. C., W. J. Hoskins: Cervical Cancer and pre-invasive Neoplasia. Lippincott-Raven, Philadelphia 1996

Schiffman, M. H., H. M. Bauer, R. N. Hoover et al.: Epidemiologic evidence showing that human papillom virus infection causes most cervical intraepithelial neoplasia. J. nat. Cancer Inst. 85 (1993) 958 - 964

Schmidt, H.: Probleme der ärztlichen Begutachtung aus der Frauenheilkunde - maligne gynäkologische Tumoren. In Fritze, E.: Die ärztliche Begutachtung - Rechtsfragen, Funktionsprüfungen, Beurteilungen, Beispiele, 4. Aufl. Steinkopf, Darmstadt 1992

Schmidt-Matthiesen, H.: Spezielle gynäkologische Onkologie I, 3. Aufl. Urban & Schwarzenberg, München 1991

Schmidt-Matthiesen, H., H. Kühnle: Präneoplasien und Neoplasien der Cervix uteri. In Schmidt-Matthiesen, H.: Spezielle gynäkologische Onkologie I, 3. Aufl. Urban & Schwarzenberg, München 1991

Schneider, A., M. Possover, J. P. Reiher, R. Kühne-Heid, H. Nöschel, N. Krause: Vergleich von peri- und postoperativen Parametern bei laparoskopisch-vaginalem oder abdominalem Vorgehen zur Behandlung des Zervixkarzinoms Stadium I und II. Geburtsh. u. Frauenheilk. 57 (1997) 31 - 36

Schorge, J. O., K. L. Molpus, D. Koelliker: Stage I b and II a cervical cancer with negativ lymphnodes: the role of adjuvant radiotherapy after radical hysterectomy. Gynecol. and Oncol. 66 (1997) 31 – 35
Schrader, R., J. Bahnsen, D. Schrader: Messung des Abstandes der Rektumschleimhaut von einem gynäkologischen Afterloadingapplikator beim Collumkarzinom. Strahlenther. u. Onkol. 170 (1994) 103 – 106
Schrage, H.: Hinweise für den Zellabstrich an der Zervix und für die Bewertung der Befunde. Frauenarzt 34 (1993) 187 – 190
Sevin, B. U., M. Nadji, A. E. Averette, S. Hilsenbeck, D. Schmith, B. Lampe: Microinvasive carcinoma of the cervix. Cancer 70 (1992) 2121 – 2128
Sevin, B. U., Y. Lu, G. A. Loch, M. Nadjii, O. R. Koechli, A.E. Averette: Surgically defined prognostic parameters in patients with early cervical carcinoma – A multivariate survival tree analysis. Cancer 78 (1996) 1438 – 1446
Shingleton, H. M., J. W. Orr: Cancer of the Cervix. Lippincott, Philadelphia 1995
Soost, H. J., S. Baur: Gynäkologische Zytodiagnostik. Thieme, Stuttgart 1990
Spirtos, N. M., J. B. Schlaerth, R. E. Kimball, V. M. Leiphart, S. C. Ballon: Laparoscopic radical hysterectomy (Typ III) with aortic and pelvic lymphadenectomy. Amer. J. Obstet. Gynecol. 174 (1996) 1763 – 1768
Stehman, F. B., B. N. Bundy, G. Thomas: Hydroxyurea versus misonidazole with radiation in cervical carcinoma: Long term follow up of a gynecologic oncology group trial. J. Clin. Oncol. 11 (1993) 1523 – 1528
Stitt, J. A.: Use of postoperative irradiation for carcinoma of the cervix. Semin. Radiat. Oncol. 4 (1994) 41 – 45
Stuart, G. C. E., D. I. Robertson, D. M. Fedorkow, A. Duggan, J. G. Nation: Recurrent and persistant squamous cell cervical carcinoma in women under age 35. Gynecol. and Oncol. 30 (1988) 163 – 172
Sugimura, M. et al.: Clinical significance of urokinase-type-plasminogen activator (UPA) in invasive cervical cancer of the uterus. Gynecol. and Oncol. 46 (1992) 330 – 336
Suid, H. D., E. B. Moore, G. H. Fletcher: Modificators of Fletcher ovoid system for afterloading using standard sized radium tubes (milligram and microgram). Radiology 81 (1963) 126 – 131
Sutton, G. P., J. Blessing, W. McGuire, T. Patton: Phase II trial of ifosfamide and mesna in chemotherapy naive patients with recurrent or advanced squamous carcinoma of the cervix. Proc. Soc. Gynecol. Oncol. (1991)
Sutton, G. P., B. N. Bundy, G. Delgado et al.: Ovarial metastasis in stage I b carcinoma of the cervix: a gynecologic oncology group study. J. Obstet. Gynecol. 166 (1992) 50 – 53
Syed, A. M., A. A. Puthawala: Interstitial-intracavitary „Sysed-Neblett“ applicator in the treatment of carcinoma of the cervix. In Nori, D., B. S. Hilaris: Radiation Therapy of Gynecologic Cancer. Liss, New York 1987 (pp. 297 – 307)
Tattersall, M. H. N., C. Ramirez, M. Coppelson: A randomized trial of adjuvant chemotherapy after radical hysterectomy in stage I b – II a cervical cancer patients with pelvic lymph node metastases. Gynecol. Oncol. 46 (1992) 176 – 181
Toki, N., N. Tsukamoto, T. Kaku et al.: Microscopic ovarial metastasis of uterine cervical cancer. Gynecol. and Oncol. 41 (1991) 46 – 51
Tseng, Ch. J., L. H. Tseng, Ch. H. Lai, Y. K. Soong, S. Hsueh, Ch. C. Pao: Identification of human papilloma virus types 16 and 18 deoxyribonucleic acid sequences in bulky cervical cancer after chemotherapy. Amer. J. Obstet. Gynecol. 176 (1997) 865 – 869
Tsukamoto, N. T., K. Kaku, T. Matsukuma et al.: The problem of stage I (FIGO) 1985 carcinoma of the uterine cervix. Gynecol. and Oncol. 34 (1989) 1 – 6
Ueki, M., S. Okamura, T. Maeda: Adjuvant chemotherapy after surgical treatment of cervical cancer. Brit. J. Obstet. Gynecol. 94 (1987) 185 – 190
Vahrson, H., G. Römer: 5-year results with HDR afterloading in cervix cancer: Dependence on fractionation and dose. In Vahrson, H., G. Rauthe: High Dose Rate Afterloading in the Treatment of Cancer of the Uterus, Breast and Rectum. Urban & Schwarzenberg, München 1988 (pp. 139 – 146)
Vermorken, J. B.: The role of chemotherapy in squamous cell carcinoma of the uterine cervix: a review. Int. J. Gynecol. Cancer 3 (1993) 129 – 142
Vermorken, J. B., N. Colombo, M. E. L. van der Burg et al. (1992): Combination chemotherapy of bleomycin (B), vindesine (E), mitomycin (M) and cisplatin (BEMP) versus single agent cisplatin (P) in disseminated squamous cell carcinoma of the uterine cervix (SCCUC). A phase III trial. Proc. ESMO 12 (1992) abstract 0705
Walker, J. L., M. A. Manetta, R. S. Mannel, M. L. Berman, P. J. Di Saia: The influence of endometriosis on the staging of cervical cancer. Obstet. and Gynecol. 75 (1990) 543 – 546
Watson, E. R., K. E. Halnan, S. Dische: Hyperbaric oxygen and radiotherapy: a medical research council trial in carcinoma of the cervix. Brit. J. Radiol. 51 (1978) 879 – 887
Winter, R., E. Petru, J. Haas: Pelvic and paraaortic lymphadenectomy in cervical cancer. In Burghardt, E., J. M. Monaghan: Operative treatment of cervical cancer. Bailliers Clinical Obstetrics and Gynaecology. Bailliers-Tindall, London 1988
Wong, L. C., Y. C. Choo, D. Choy et al.: Long term follow up of potentiation of radiotherapy by cisplatinum in advanced cervical cancer. Gynecol. and Oncol. 35 (1989) 159 – 163

Endometriumkarzinom

Epidemiologie

Die Inzidenz liegt in Deutschland bei 10 500 Patientinnen pro Jahr, das sind 15 – 24 Erkrankungen pro 100 000 Frauen. Das Life time risk für die Erkrankung beträgt 1,1 %, für den Tod am Karzinom 0,4 % (Beral 1995). Die Mortalität liegt in Deutschland bei ca. 1300 Frauen pro Jahr.

Ätiologie

In den letzten Jahren hat die Inzidenz des Endometriumkarzinoms deutlich zugenommen. Diese Zunahme wird inbesondere in den industrialisierten Ländern der westlichen Welt registriert (Parazzini u. Mitarb. 1990). Gleichzeitig mit der Zunahme der Inzidenz hat sich auch die Relation der Häufigkeit von Endometriumkarzinomen zu Zervixkarzinomen deutlich verschoben. Lag diese Relation in den 20er Jahren bei 1 : 15, beträgt die Relation heute 1 : 1 und erreicht z. B. nach Zahlen der Arbeitsgemeinschaft Schweizerischer Frauenkliniken ein Verhältnis von nahezu 2 : 1 (Hochuli u. Rageth 1990). Betroffen von der Erkrankung sind überwiegend *Frauen im Klimakterium bzw. in der Postmenopause.* Der Häufigkeitsgipfel des Endometriumkarzinoms liegt um das 55. – 60. Lebensjahr. Allerdings wird das Karzinom auch bei jüngeren Frauen in der Geschlechtsreife beobachtet, der Prozentsatz von Frauen unter 40 Jahren liegt bei 2 – 14 % (Gitsch u. Mitarb. 1995). Das Endometriumkarzinom tritt überwiegend bei *kinderlosen Frauen* auf. Als charakteristisch wird auch eine Verlängerung der geschlechtsreifen Zeit mit früher Menarche und später Menopause angesehen (Brinton u. Mitarb. 1992). Als begünstigender Faktor gilt eine *langdauernde Östrogenein-*

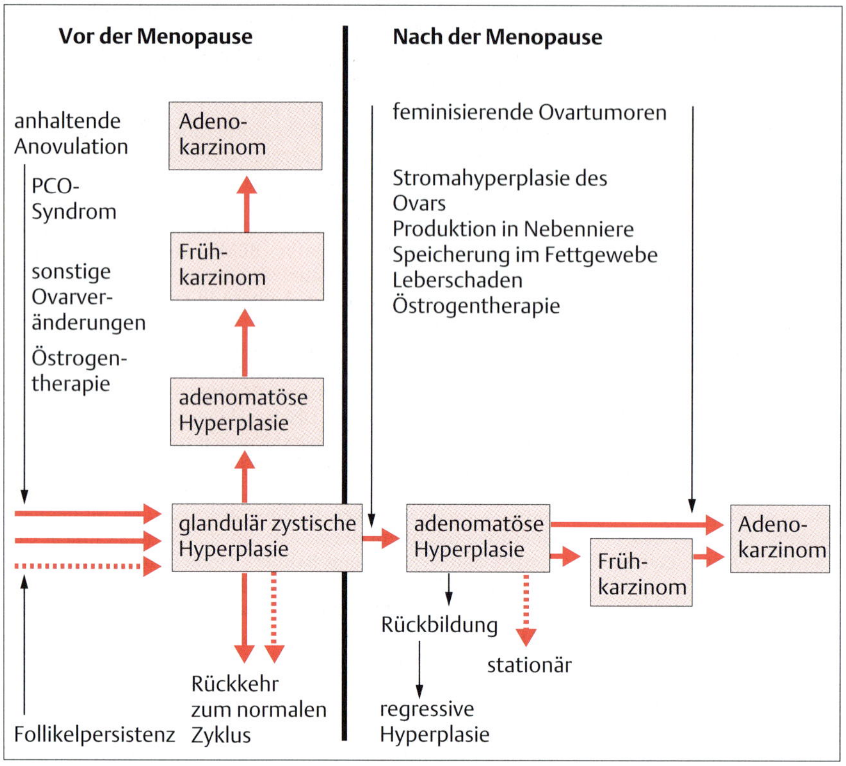

Abb. 6.**25** **Endometriumveränderungen vor bzw. nach der Menopause** (nach Dallenbach u. Hellweg).

wirkung auf das Endometrium. Hierfür sprechen Beobachtungen bei Frauen mit wiederholten *anovulatorischen Zyklen,* mit *hormonproduzierendem Ovarialtumor* oder mit *PCO-Syndrom* (Abb. 6.**25**).

> Allgemein akzeptiert ist, daß eine alleinige Östrogensubstitution in der Postmenopause, abhängig von Dosis und Dauer, zu einer Risikoerhöhung für die Entstehung eines Endometriumkarzinoms führt.

Bei jeder hormonellen Substitutionsbehandlung klimakterischer Beschwerden sind Indikation, Kontraindikation und Risikofaktoren zu berücksichtigen. Östrogene sollten in möglichst niedriger Dosierung, zyklisch und in Kombination mit Gestagenen verabreicht werden. Prospektive Untersuchungen haben gezeigt, daß bei der Kombination von Östrogenen mit Gestagenen das Risiko, an einem Endometriumkarzinom zu erkranken, sogar vermindert werden konnte (Tab. 6.**51**) (Woodruff u. Mitarb. 1994).

Selten werden Endometriumkarzinome auch bei Frauen beobachtet, die diese charakteristischen Risikofaktoren nicht aufwiesen. Die Prognose dieser hormonell nicht stimulierten Karzinome wird als besonders ungünstig angesehen (Bokhman 1983). Gehäuft treten Endometriumkarzinome bei *Patientinnen mit hereditären, nichtpolypösen kolorektalen Karzinomen* auf (Lynch-Syndrom Typ II) (Lynch u. Mitarb. 1979). Dieser Aspekt hat für die Planung simultaner chirurgisch-gynäkologischer Operationen bei Patientinnen mit kolorektalem Karzinom Bedeutung. Bei diesen Frauen in der Postmenopause ist anläßlich der Operation des kolorektalen Karzinoms im Hinblick auf das erhöhte Endometriumkarzinomrisiko die gleichzeitige Entfernung von Uterus und Adnexe zu erwägen (Baltzer u. Mitarb. 1997).

Tab. 6.**51** Risikofaktoren für die Entstehung eines Endometriumkarzinoms (nach Baker)

Faktor	Risiko	Relatives Risiko
Adipositas: ➤ Übergewicht	↑	3–10
Menopausaler Östrogengebrauch	↑	4,5–13,9
Orale Kontrazeptiva	↓	0,5
Sequentielle orale Kontrazeptiva	↑	unbekannt
Diabetes mellitus	↑	2,0
Nullipara	↑	
Tamoxifengebrauch	↑	7,5
Späte Menopause	↑	2,4
Frühe Menarche (< 12 Jahre)	↑	1,6–2,4
PCO-Syndrom	↑	unbekannt
Rauchen	↓	0,7–0,9

PCO-Syndrom polyzystisches Ovariensyndrom

Histopathologie

Das Endometriumkarzinom entwickelt sich über Vorstufen zum infiltrierenden Krebs. Es entsteht niemals aus intaktem Endometrium. Der *glandulär-zystischen Hyperplasie* des Endometriums kommt nur geringe Bedeutung als Vorstufe für das Endometriumkarzinom zu, die unterschiedlichen Formen der *adenomatösen Hyperplasie Grad I–III* gelten dagegen als potentielle Vorstufen des Karzinoms. Während bei der adenomatösen Hyperplasie leichten Grades eine Rückbildung in 62% der Fälle möglich ist, sinkt dieser Prozentsatz bei den adenomatösen Hyperplasieformen schweren Grades auf 40% ab (Baltzer u. Maassen 1991). Diese Zahlen machen deutlich, daß mit zunehmendem Ausmaß der Atypie die spontane Rückbildung adenomatöser Hyperplasien seltener wird.

Bei den Endometriumkarzinomen handelt es sich nahezu ausschließlich um *Adenokarzinome*, ein *primäres Plattenepithelkarzinom* des Corpus uteri stellt eine Rarität dar. Histologisch werden die in Tab. 6.**52** aufgeführten Tumorformen unterschieden (Silverberg u. Kurman 1992).

Diese Typisierung ist aufgrund ihrer prognostischen Bedeutung von erheblicher klinischer Relevanz für die Therapieplanung, darüber hinaus wird aus gleichen Gründen das histopathologische Grading von G-1- bis G-3-Tumoren ermittelt: bei G-1-Tumoren handelt es sich um gut differenzierte Karzinome, bei G-2-Tumoren um mäßig differenzierte Karzinome, und bei G-3-Karzinomen um schlecht bzw. undifferenzierte Tumoren.

Tab. 6.**52** Häufigkeit der unterschiedlichen Formen des Endometriumkarzinoms (nach Silverberg u. Kurmann)

Karzinom	**Häufigkeit (%)**
➤ Endometrioides Adenokarzinom:	ca. 60%
– glanduläres	
– glandulär papilläres	
– sekretorisches	
– solides	
– mit Plattenepithelmetaplasien	
➤ (Adenokankroid)	ca. 21%
➤ (Adenosquamöses Karzinom)	ca. 7%
➤ Mukoepidermoides Adenokarzinom	
➤ Muzinöses Adenokarzinom	
➤ Klarzelliges Adenokarzinom	ca. 6%
➤ Serös-papilläres Adenokarzinom	ca. 5%

Mit abnehmender Differenzierung sinkt der Gehalt an Östrogen- und Progesteronrezeptoren; auch die DNA-Diploidie geht zunehmend in eine Aneuploidie über. Beide Aspekte sind mit einer Zunahme der Aggressivität des Karzinoms verbunden.

Adenokankroide sind durch reife Plattenepithelknötchen gekennzeichnet, während die *adenosquamösen Karzinome* nebeneinander maligne drüsige und maligne plattenepitheliale Tumoranteile aufweisen. Diese aus prognostischer Sicht erfolgte Unterscheidung wird allerdings zunehmend in den letzten Jahren fallengelas-

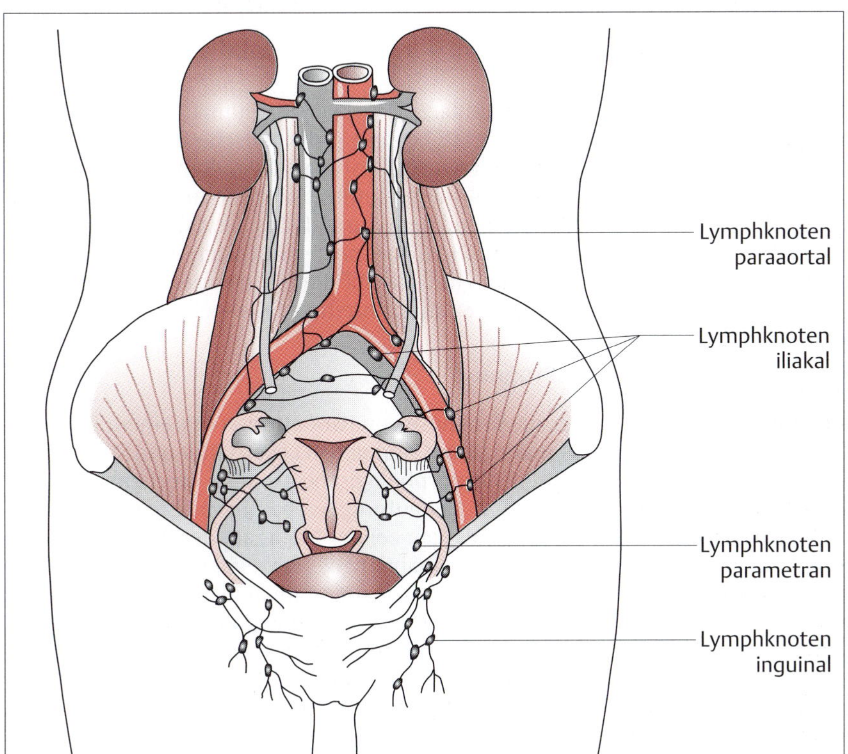

Abb. 6.**26** **Lymphdrainage des Corpus uteri.**

sen, da deutlich wurde, daß der plattenepithelialen Komponente beim Endometriumkarzinom keine entscheidende prognostische Bedeutung zukommt (Zaino u. Kurman 1988). Das *muzinöse Adenokarzinom* muß differentialdiagnostisch vom *Adenokarzinom der Zervix* abgegrenzt werden. Für das *klarzellige Adenokarzinom* sind Zellen charakteristisch, die dem Hypernephrom ähnlich sind; bei den *serös-papillären Karzinomen* liegt ein besonders aggressives Karzinom vor, das in seiner metastatischen Ausbreitung dem Ovarialkarzinom entspricht (Abeler u. Kjorstad 1990, Lampe u. Mitarb. 1991, Gitsch u. Mitarb. 1995). In der Mehrzahl der Fälle geht das Karzinomwachstum vom Fundus uteri aus und entwickelt sich entweder exophytär in die Uteruslichtung oder zerstört mit seinem endophytären Wachstum die angrenzenden Myometriumschichten. Die lymphogene Ausbreitung kann bei einem auf das Corpus uteri beschränkten Karzinom nicht nur in die pelvinen, sondern auch in die paraaortalen Lymphknoten erfolgen. Bei Befall der Zervix entspricht die lymphogene Ausbreitung der des Zervixkarzinoms (Abb. 6.**26**).

Die Angaben zu einem metastatischen Lymphknotenbefall schwanken zwischen 7,5 und 28%. Eine metastatische Absiedlung in die Lymphknoten wird durch Tumormorphologie, Grading, Lokalisation, Tumorgröße und Ausmaß der myometranen Infiltration beeinflußt. Bei G-1-Tumoren wird eine metastatische Absiedlung in die Lymphknoten von 3%, bei G-3-Tumoren von 36% beschrieben. Liegt ein Befall nur des inneren Drittels des Myometriums vor, beträgt die Rate pelviner Lymphknotenmetastasen 5,5% und steigt bei Infiltration des äußeren Myometriumdrittels auf 46% an (Monaghan 1988). Mit einer metastatischen Absiedlung in die Ovarien ist in etwa 6 – 12% der Fälle zu rechnen. Ein metastatischer Befall der Vagina liegt in etwa 12% der Fälle vor. Zu berücksichtigen ist, daß unreife Karzinome gehäuft zu einem Vaginalbefall führen.

Mit einer hämatogenen Fernmetastasierung ist erst bei fortgeschrittenem Endometriumkarzinom zu rechnen. Bei der Obduktion wurden in 21,2% der Fälle Metastasen in der Leber, in 10% der Fälle in der Lunge und in 5% der Fälle im Skelettsystem registriert.

Stadieneinteilung

Die prätherapeutische Stadieneinteilung erfolgt nach den Richtlinien der *FIGO-* bzw. der *UICC-(TNM-)Einteilung)*. Diese aufgrund klinischer Kriterien festgelegte Stadieneinteilung differiert naturgemäß mit den operativ erhobenen Befunden. Neuerdings wird die FIGO- bzw. TNM-Klassifikation nach operativer Exploration propagiert. Sie berücksichtigt auch das prognostisch bedeutsame Ausmaß einer myometranen Tumorinfiltration bzw. das Ausmaß eines Tumorbefalls von Zervixdrüsen bzw. -stroma im Stadium II (Creasman 1989). Diese abgeänderte Stadieneinteilung zieht eine Reihe von therapierelevanten Veränderungen nach sich (Boronow 1997) (Tab. 6.**53**).

Die prognostische Aussagekraft der Stadieneinteilung für die Stadien I und II ist eingeschränkt, da sich zeigt, daß nahezu 75% der Patientinnen mit einem Endometriumkarzinom dem Stadium I zugeordnet werden. Um eine bessere prognostische Bewertung zu ermöglichen, wurde deshalb das Stadium I entsprechend der myometranen Infiltrationstiefe und das Stadium II entsprechend dem Ausmaß des Zervixbefalls zusätzlich unterteilt. Die früher noch berücksichtigte Sondenlänge wurde im Hinblick auf die nur geringe Aussagekraft in der neuen Stadieneinteilung fallengelassen.

Tab. 6.**53** Stadieneinteilung des Endometriumkarzinoms (FIGO- und UICC-[TNM-]Nomenklatur)

TNM-Kategorie	FIGO-Stadien	
TX		Primärtumor kann nicht beurteilt werden
T0		kein Anhalt für Primärtumor
Tis	0	Carcinoma in situ
T1	I	Tumor begrenzt auf Corpus uteri
T1a	Ia	Tumor begrenzt auf das Endometrium
T1b	Ib	Myometriuminvasion < 50%
T1c	Ic	Myometriuminvasion > 50%
T2	II	Beteiligung der Zervix
T2a	IIa	Beteiligung der endozervikalen Drüsen
T2b	IIb	Beteiligung des Zervixstromas
T3	III	Ausbreitung jenseits des Uterus
T3a	IIIa	Beteiligung der Serosa und/oder der Adnexe und/oder Spülzytologie
T3b	IIIb	Vaginalmetastasen
T3c	IIIc	Metastasen in pelvinen und/oder paraaortalen Lymphknoten
T4	IVa	Tumor infiltriert die Mukosa der Harnblase oder des Rektums und/oder überschreitet die Grenzen des kleinen Beckens
MI	IVb	Fernmetastasen

Prognose

Für die Prognose von Patientinnen mit einem Endometriumkarzinom sind neben Lebensalter und Stadium sowohl histomorphologische als auch biochemische Faktoren von Bedeutung, wobei berücksichtigt werden muß, daß es sich bei der Mehrzahl der Prognosekriterien nicht um unabhängige Einzelfaktoren handelt, sondern um ein voneinander abhängiges Netzwerk unterschiedlicher Kriterien. Erst die multivariate Analyse dieser unterschiedlichen Prognosekriterien kann zu einer verbesserten Bewertung der Einzelfaktoren beitragen. In der Tab. 6.**54** sind die unterschiedlichen Prognosefaktoren zusammengestellt.

Tab. 6.54 Prognosefaktoren bei Patientinnen mit einem Endometriumkarzinom

- Lebensalter
- Tumorstadium
- Tumortyp
- Tumorgrading
- Myometrane Invasionstiefe
- Gefäßeinbruch
- Lymphknotenmetastasen
- Metastatischer Befall der Adnexe
- Peritonealzytologie
- Rezeptorstatus
- Tumormarker

Bei der in der Literatur günstigen Prognose jüngerer Patientinnen muß bedacht werden, daß die nichttumorbedingte Alterssterberate bei alten Patientinnen nicht immer berücksichtigt wurde. Auf die ungenügende Übereinstimmung von klinischer Stadieneinteilung und histologisch erwiesener Tumorausbreitung ist wiederholt hingewiesen worden (Baltzer u. Mitarb. 1982, Garl u. Mitarb. 1992). Im Stadium I betrugen die 5-Jahres-Überlebensraten 86%, im Stadium II 66%, im Stadium III 44% und im Stadium IV 16% (Pettersson, 22. Annual Report 1995). Prognostisch bedeutsamer sind histomorphologische Parameter wie Tumortyp, Grading und Ausmaß der myometranen Infiltration, da diese Tumorkriterien unmittelbar mit der Häufigkeit der metastatischen Absiedlung in pelvine oder paraaortale Lymphknoten korrelieren. Eine derartige metastatische Absiedlung beeinflußt neben Lymphangiosis, Hämangiosis und metastatischem Befall der Adnexe entscheidend die Prognose operierter Patientinnen. In Tab. 6.**55** ist die Häufigkeit pelviner bzw. paraaortaler Lymphknotenmetastasen für die wichtigsten histomorphologischen Kriterien zusammengestellt (Sevin u. Angioli 1996).

Zwischen dem histologischen Tumortyp und der Häufigkeit einer Lymphknotenmetastasierung bestehen gesicherte Beziehungen. Auch zwischen Tumorreife, Myometriuminfiltration und Metastasierung in die Lymphknoten liegt eine deutliche Abhängigkeit vor. Mit zunehmender Entdifferenzierung des Karzinoms kommt es zu einer fortschreitenden Wandinfiltration und damit zur häufigeren metastatischen Absiedlung in die pelvinen bzw. paraaortalen Lymphknoten. In Kenntnis dieser Zusammenhänge beträgt bei Patientinnen mit operiertem G-1-Karzinom die 5-Jahres-Überlebensrate 89%, bei unreifem G-3-Karzinom sinkt die 5-Jahres-Überlebensrate auf 40% ab. Liegt eine Wandinfiltration im Stadium I bis zu ⅓ vor, beträgt die 5-Jahres-Überlebensrate 90%, bei ⅔ 66,7% und bei 3/3 33,3%.

Im Gegensatz zu diesen gesicherten Korrelationen zwischen Ausmaß der Myometriuminfiltration und Überlebensrate liegt beim serös-papillären Adenokarzinom des Endometriums auch bei Vorliegen einer nur geringen Wandinfiltration schon frühzeitig eine Lymphangiosis carcinomatosa und ein metastatischer Befall

Tab. 6.55 Histomorphologische Tumorkriterien und Häufigkeit eines metastatischen Befalls pelviner bzw. paraaortaler Lymphknoten (nach Sevin u. Angioli)

Risikofaktor	n	Pelvine Lymphknoten	Paraaortale Lymphknoten
Stadium:			
➤ Ia	346	7%	3%
➤ Ib	275	13%	8%
Histologie:			
➤ Adenokarzinom	180	9%	5%
➤ Adenoakanthom	41	10%	0%
➤ adenosquamöses Karzinom	99	12%	9%
➤ andere Karzinome	22	9%	18%
Grade:			
➤ 1	180	3%	2%
➤ 2	288	9%	5%
➤ 3	153	18%	11%
Myometrane Invasion:			
➤ nur endometrial	87	1%	1%
➤ superfiziell	279	5%	3%
➤ Mitte	116	6%	1%
➤ tief	139	25%	17%
Peritoneale Zytologie:			
➤ negativ	537	7%	4%
➤ positiv	75	25%	19%
Tumorlokalisation:			
➤ Fundus	524	8%	4%
➤ Isthmus – Zervix	97	16%	14%
Beteiligung der Adnexe:			
➤ positiv	34	32%	20%
➤ negativ	587	8%	5%
Andere extrauterine Metastasierung:			
➤ positiv	35	51%	23%
➤ negativ	586	7%	4%
Gefäßbeteiligung:			
➤ positiv	93	27%	19%
➤ negativ	528	7%	9%

von Lymphknoten vor, weshalb dieser Tumor als prognostisch besonders ungünstige Sonderform des Endometriumkarzinoms berücksichtigt werden muß (Lampe u. Mitarb. 1991, Goff u. Mitarb. 1994).

Von prognostisch-therapeutischer Bedeutung ist bei nachgewiesenem metastatischen Befall von Lymphknoten die Frage, wie häufig bei pelvinen Metastasen mit einem Befall paraaortaler Lymphknoten gerechnet werden muß. Hierzu haben operativ-histopathologische Untersuchungen ergeben, daß bei Vorliegen pelviner Lymphknotenmetastasen in etwa 30% der Fälle mit paraaortalen Lymphknotenmetastasen gerechnet werden muß, hingegen beträgt die Häufigkeit paraaortaler Lymphknotenmetastasen bei tumorfreien pelvinen Lymphknoten nur 2% (Creasman u. Mitarb. 1987).

Ein metastatischer Befall der Adnexe ist mit einer erniedrigten 5-Jahres-Überlebensrate dieser Patientinnen von 68,5% verbunden. Dem Tumorzellnachweis in der Peritoneallavage wird unterschiedliche prognostische Bedeutung beigemessen. Nach Imachi u. Mitarb. (1988) soll die Prognose von Frauen mit unauffälliger Peritoneallavage jedoch günstiger sein.

Neben den genannten histopathologischen Prognosekriterien kommt dem Rezeptorstatus prognostische Bedeutung zu. In jedem Ausbreitungsstadium der Erkrankung ist die Überlebenswahrscheinlichkeit am günstigsten, wenn die Östrogen- und Progesteronrezeptorkonzentration über 50 fmol/mg Protein liegen und am ungünstigsten bei fehlendem Rezeptornachweis (Burghardt u. Mitarb. 1993). Bei Berücksichtigung der DNA-Ploidie wird deutlich, daß Patientinnen mit einem diploiden Karzinom günstigere Überlebensraten hatten als Frauen mit einem aneuploiden Tumor. Ferner besteht eine enge Korrelation zwischen Ploidie, Reife und Rezeptorstatus. Auch der Antikörper Ki-67 korreliert beim Endometriumkarzinom mit weiteren Prognosekriterien wie Grading, Ausmaß der myometranen Karzinominfiltration und Tumoreinbruch in Gefäße.

Aufgrund der genannten Faktoren läßt sich ein postoperatives und histologisches Risikoprofil zusammenfassen (Tab. 6.**56**).

Tab. 6.**56** Postoperatives und histologisches Risikoprofil

Merkmal	Low-risk-Merkmal	High-risk-Merkmal
Stadium (FIGO)	I a (I b)	I c – IV
Stadium TNM	pT1N0 M0	T2–T4 pN +/M +
Myometriumbefall	0–⅓	⅓–⅔
Karzinomtyp	sekretorisches Adenokarzinom	adenosquamöses Karzinom
	Adenokankroid	Clear-cell-Karzinom
		papillär-seröses Karzinom
Grading	G1	G3
Wachstumsart	exophytisch	endophytisch
Einbruch in Lymphspalten	0	+
Östrogen-rezeptoren	+	0
Progesteron-rezeptoren	+	0
Ploidie	Diploidie	Aneuploidie
Lymphknoten-befall	0	pelvin + paraaortal +
Adnexbefall	0	+
Peritoneallavage	0	+
Alter	< 50	> 60

Diagnostik

Bei der Diagnostik von Vorstufen des Endometriumkarzinoms ist im Gegensatz zur Früherfassung der CIN (I–III) die Treffsicherheit der verschiedenen vaginalen, zervikalen oder intrauterinen *Smear-Entnahmen* nicht befriedigend, zumal bei den zumeist älteren Patientinnen in etwa 20% der Fälle wegen eines stenosierten Zervikalkanals eine intrauterine Zellgewinnung nicht möglich ist.

Des weiteren stellen *intrauterine Screeninguntersuchungen* im Gegensatz zum Screening bei zervikalen Veränderungen einen intrauterinen Eingriff dar, der mit der Möglichkeit entsprechender Komplikationen (Infektion, Uterusperforation) verbunden ist. Deshalb können die unterschiedlichen Verfahren einer intrauterinen Zellgewinnung mittels Prevical, Abradul, Jet-Wash-Verfahren u.a. entweder blind oder unter Zuhilfenahme des Hysteroskops (S. 41) nicht als generelle Screeningmethoden angesehen werden. Sie kommen nur bei bestimmten Risikokonstellationen zur Anwendung. Hierzu zählen Patientinnen in der Postmenopause mit Übergewicht, Hypertonus, Diabetes mellitus sowie Patientinnen mit langfristig anovulatorischen Zyklen oder einer mehrjährigen hormonellen Substitutionsbehandlung bzw. Tamoxifentherapie.

Als nichtinvasive Methode ermöglicht die *Vaginalsonographie* die sonomorphologische Beurteilung endometrialer Veränderungen (Osmers u. Mitarb. 1989). Eine Endometriumdicke von 4–5 mm bei Patientinnen in der Postmenopause wird als verdächtig und bei fehlender Symptomatik als Indikation zur weiteren histologischen Klärung durch die *Kürettage* angesehen. Systematische Untersuchungen zu dieser Problematik haben gezeigt, daß bei dieser Endometriumdicke in 32% der Fälle therapierelevante Endometriumveränderungen (atypische Hyperplasie, Endometriumkarzinom) vorlagen (Osmers 1993). Zu berücksichtigen ist die Endometriumdicke während der Hormonersatztherapie, die dann bis 8 mm betragen kann.

Unter den am häufigsten aufgetretenen Symptomen steht die pathologische Blutung bei 80–90% der erkrankten Frauen im Vordergrund, sie entspricht bei der geschlechtsreifen Frau zumeist einer Hypermenorrhö, im Klimakterium einer Metrorrhagie und nach der Menopause einer ein- oder mehrfachen regellosen Blutung in der Postmenopause. Die Wahrscheinlichkeit, daß eine Blutung in der Postmenopause durch ein Karzinom verursacht wird, beträgt je nach Alter bis zu 30%; bei Blutungen in den ersten beiden Jahren nach der Menopause wurde ein Endometriumkarzinom in 2% der Fälle diagnostiziert; 11 Jahre nach der Menopause stieg dieser Prozentsatz auf 66% an. Demgegenüber läßt sich aus der Dauer und Stärke der Blutung kein Hinweis auf die Dignität ableiten; auch eine minimale Blutung in der Postmenopause bedarf der eindeutigen histologischen Klärung durch die Kürettage. Wie auf S. 25 ausgeführt, muß die Kürettage generell fraktioniert erfolgen, d.h. es wird zunächst die Zervix kürettiert, anschließend die Sondenlänge bestimmt und erst dann nach Dilatation des inneren Muttermunds die Kürettage des Cavum uteri durchgeführt. Durch dieses Vorgehen läßt sich eine Tumorverschleppung und damit eine histomorphologische Fehlbeurteilung der Kürettage vermeiden. Bei nichtnarkosefähigen Patientinnen kann die diagnostische *Saugkürettage* ohne Narkose zur Anwendung kommen (Baltzer u. Lohe 1988).

Bei der histopathologischen Beurteilung des Abradats werden vom beurteilenden Pathologen folgende Informationen erwartet:

- Tumortyp,
- Grading,
- Tumoreinbruch in Lymph- oder Blutgefäße,
- Tumorinfiltration mitgeförderter Muskulaturstreifen,
- Karzinombefall der Zervix (nur Schleimhautbefall oder auch Stromainvasion).

Anläßlich der Narkoseuntersuchung wird eine sorgfältige *Inspektion der Scheide* durchgeführt, um bei fortgeschrittenerem Tumorwachstum eine metastatische Absiedlung auszuschließen. Bevorzugte Lokalisation dieser Absiedlungen ist das vordere Scheidengewölbe bzw. der suburethrale Bereich. Die *vaginale, rektale* und *rektovaginale Untersuchung* ist nur bei fortgeschritteneren Krankheitsbildern aussagekräftig, es findet sich dann eine deutlich vergrößerte weiche Gebärmutter, z.B. im Sinne einer Hämato- oder Pyometra bzw. ein erst im fortgeschrittenen Stadium vorhandener Tumorbefall von parametranem Gewebe und Beckenwand.

> Gewarnt werden muß vor dem Aspekt, jeden pathologischen Tastbefund vorbehaltlos als karzinombedingt anzusehen und aus diesem Grund von einer operativen Behandlung zugunsten einer primären Strahlentherapie abzusehen

Zur Verbesserung der z.T. ernüchternden Trefferquote bzw. Sicherheit der fraktionierten Kürettage kommt die zusätzliche *Hysteroskopie* mit gezielter Gewebeentnahme in Frage. Nach Kommig u. Mitarb. (1993) lag in 6% der Fälle ein falsch negatives Abrasionsergebnis vor, bei 5% der kürettierten Patientinnen konnte am Abradat ein Zervixbefall nicht diagnostiziert werden, der später am Operationspräparat histologisch nachzuweisen war (Hepp u. Neis 1991) (S. 41).

Die früher häufig angewandte *Hysterographie* erlaubte aus dem Nachweis von Wand- und Füllungsdefekten Rückschlüsse auf die Lokalisation und Ausdehnung des Karzinoms. Diese Untersuchungsmethode wurde bei operablen Patientinnen weitgehend verlassen. Für beide diagnostischen Maßnahmen gilt das methodisch bedingte Risiko einer Verschleppung von Tumorzellen bzw. von infiziertem Uterusinhalt über die Tuben in die Bauchhöhle. Allerdings konnten bisher keine stichhaltigen Hinweise für ein derartiges Ereignis gewonnen werden (Neis u. Hepp 1991).

Als weiterführende Diagnostik stellt die *Ultraschalluntersuchung* beim prätherapeutischen Staging eine wertvolle diagnostische Hilfe dar, wobei sowohl die Beschreibung des Lokalbefunds als auch der pelvinen Nachbarschaft von Bedeutung ist. Es gelingt, wenn auch mit gewissem Vorbehalt, die Infiltrationstiefe des Endometriumkarzinoms zu erfassen (Osmers 1993). Bei der Bewertung der Untersuchungsergebnisse ist zu berücksichtigen, daß selbst am histologischen Schnittpräparat des Uterus bei Vorliegen weiterer Veränderungen wie ausgedehnter Adenomyosis uteri interna oder ausgeprägter entzündlicher Infiltration des umgebenden Stromas eine exakte Messung der Infiltrationstiefe unter dem Mikroskop nicht möglich ist. Abgesehen von Frühfällen lassen sich prognostisch bedeutungsvolle Angaben zu Lokalisation und Ausbreitung des Karzinoms durch die Ultraschalluntersuchung ermitteln, weitere Informationen betreffen Sekundärveränderungen im Bereich der Adnexe oder der ableitenden Harnwege. Die Beurteilung eines metastatischen Befalls von Lymphknoten ist erschwert. Größere Bedeutung kommt hier der *CT* zu, insbesondere wenn es um die Beurteilung paraaortaler Lymphknotenstationen geht.

Die *MRT* ermöglicht es im Gegensatz zur CT-Untersuchung, einen Tumorübergang auf die Zervix zu erfassen. Beide Untersuchungsmethoden sind jedoch beim operablen Karzinom zumeist entbehrlich. Wegweisend sind sie in der Diagnostik des fortgeschrittenen nichtoperablen Karzinoms bzw. bei der Diagnostik eines Tumorrezidivs (Hricak u. Mitarb. 1991).

Von den *röntgenologischen Untersuchungen* ist die *Thoraxkontrolle* sowohl für die internistische Bestandsaufnahme als auch zur Beurteilung einer evtl. erfolgten Metastasierung in die Lunge von Bedeutung. Auf eine *Urographie (Infusionsurographie)* kann verzichtet werden, außer wenn die Sonographie von Nieren und ableitenden Harnwegen einen auffälligen Befund ergeben hat. Auch auf die *röntgenologische Untersuchung des Magen-Darm-Trakts* kann verzichtet werden, es sei denn, bei anamnestischem bzw. klinischem Verdacht auf eine Tumorbeteiligung. Gleiches gilt für die *Rektoskopie*, die im operablen Stadium I und II entbehrlich ist. Die *Zystoskopie* ist im Fall der vorgesehenen Laparotomie als Routinemaßnahme anzusehen, um präoperativ vom Tumor unabhängige Blasenveränderungen auszuschließen, die den postoperativen Verlauf ungünstig beeinflussen können. Bei beiden Untersuchungen ist allerdings auch die Möglichkeit der Aufdeckung von Mehrfachkarzinomen zu bedenken, die unter anderem Rektum und Blase betreffen (Schünemann u. Jourdain 1989).

Die präoperative Erfassung von Lymphknotenmetastasen durch CT ist mit einer Sensitivität von 70% und einer Spezifität von 78% möglich. Für die paraaortalen Lymphknoten liegt eine Sensitivität von 75% und eine Spezifität von 81% vor (Kuhns u. Mitarb. 1989). Zu berücksichtigen ist, daß diese Indizes von der Metastasengröße abhängig sind, so sinkt bei einer Größe von Lymphknotenmetastasen unter 0,5 cm die Sensitivität auf 56% ab, die Spezifität steigt auf 90% an.

Fernmetastasen liegen überwiegend in Lunge und Leber vor. Für die Röntgenuntersuchung des Thorax besteht eine Sensitivität von 85% und eine Spezifität von 59%, für die CT eine Sensitivität von 100% und eine Spezifität von 95% (Kuhns u. Mitarb. 1989).

Die sonographische Aufdeckung von Lebermetastasen ist mit einer Sensitivität von 61% und einer Spezifität von 80% möglich. Die CT weist eine Sensitivität von 80% und eine Spezifität von 90% auf (Kuhns u. Mitarb. 1989).

Tumormarkeruntersuchungen haben bei Patientinnen mit einem Endometriumkarzinom sowohl in der Primärdiagnostik als auch bei der Verlaufskontrolle nur geringen Aussagewert.

Im Hinblick auf Lebensalter und zumeist vorhandene internistische Begleiterkrankungen (Hypertonus, Diabetes mellitus) kommt der *präoperativen internistisch-anästhesiologischen Untersuchung* besondere Bedeutung zu. Das Lebensalter alleine oder eine schlecht behandelte Begleiterkrankung (z.B. Diabetes mellitus) sollten keine Kontraindikation gegen eine geplante Operation sein.

Diagnostikprogramm bei klinischem Verdacht auf ein Endometriumkarzinom

- Gynäkologische Untersuchung,
- Sonographie,
- diagnostische Abrasio,
- Hysteroskopie,
- intravenöses Pyelogramm,
- (Zystoskopie),
- (Rektoskopie),
- (CT),
- (MRT).

Bewertung der regionären Lymphknotenstationen:

- CT,
- MRT.

Behandlungsplanung

Operative Behandlung

Präneoplastische Veränderungen. Bei der Behandlung der unterschiedlichen Formen der Endometriumhyperplasie richtet sich das Vorgehen nach dem Schweregrad der histologisch nachgewiesenen Veränderungen und dem Alter der Patientin.

Bei *jüngeren Patientinnen mit bestehendem Kinderwunsch* wird zunächst versucht, ovulatorische Zyklen herbeizuführen. Die Kontrollkürettage/Hysteroskopie nach 3 Monaten ist ratsam.

Bei *Patientinnen in der Prämenopause bzw. ohne Kinderwunsch* ist bei Vorliegen einer adenomatäsen Hyperplasie Grad I und II die Gestagentherapie (z.B. 5–10 mg Primolut Nor, 5–10 mg Orgametril, 5–10 mg Clinofem über 6 Monate) mit nachfolgender Kontrollkürettage/Hysteroskopie gerechtfertigt. Bei Fortbestehen der Veränderungen ist ein autonomes Wachstum anzunehmen, so daß die Uterusexstirpation ratsam wird. Bei der Hyperplasie Grad III läßt sich ein gemeinsames Vorkommen von Hyperplasie und reifem Endometriumkarzinom durch die Kürettage nicht mit letzter Sicherheit ausschließen, so daß bei diesen Patientinnen mit abgeschlossener Familienplanung die Hysterektomie mit Adnektomie wie bei den Patientinnen mit einem Endometriumkarzinom zu diskutieren ist.

Bei *Patientinnen in der Postmenopause* ist bei Vorliegen einer Hyperplasie Grad I ebenfalls zunächst eine Gestagenbehandlung mit angeschlossener Kontrollkürettage/Hysteroskopie möglich, bei Fortbestehen der Hyperplasie oder Hyperplasie Grad II und III ist die Uterusexstirpation indiziert. Im Hinblick auf das höhere Lebensalter der Patientinnen mit erloschener Ovarialfunktion wird die Uterusexstirpation mit der Entfernung der Adnexe kombiniert.

Liegt bei alten Patientinnen mit Hyperplasie Grad III ein erhöhtes Operationsrisiko mit Kontraindikation gegen eine Operation vor, ist in ausgesuchten Fällen auch bei diesen Patientinnen der Versuch einer Gestagenbehandlung mit nachfolgender Kontrollkürettage gerechtfertigt. Die Kontrollkürettage kann ohne Narkose als Saugkürettage durchgeführt werden (Tab. 6.**57**).

Für Patientinnen mit adenomatöser Hyperplasie Grad I und II besteht auch die Möglichkeit einer Endometriumablation durch Laser oder Rollerball. Baggish u. Sze (1996) berichten über eine derartige Behandlung bei 568 Patientinnen über einen Zeitraum von 11 Jahren. Vorbedingung für diese hysteroskopisch gezielte Behandlung war der Ausschluß maligner Veränderungen. In 58% der Fälle wurde Blutungsfreiheit erzielt, bei 34% der Fälle kam es noch zur normalen Blutung, bei 8% der Patientinnen war kein Behandlungserfolg zu verzeichnen. Von Bedeutung ist, daß auch nach einer Endometriumablation eine weitere klinisch-sonographische Kontrolle der Patientinnen erfolgt, um den – wenn auch seltenen – Fall eines Endometriumkarzinoms nach Endometriumablation frühzeitig erkennen und behandeln zu können (Horowitz u. Mitarb. 1995).

Tab. 6.**57** Therapeutisches Vorgehen bei den unterschiedlichen Formen der Endometriumhyperplasie

Endometrium	Junge infertile Patientin	Prämenopause, kein Kinderwunsch		Postmenopause
Hyperplasie I	Stimulation der Ovulation	Gestagentherapie Kontrollkürettage		Gestagentherapie Kontrollkürettage
Hyperplasie II	Gestagentherapie, Kontrollkürettage	(Gestagentherapie) (Kontrollkürettage)	Exstirpation des Uterus	Exstirpation des Uterus mit Adnexe
Hyperplasie III	Gestagentherapie, Kontrollkürettage	Exstirpation des Uterus (mit Adnexe)		Exstirpation des Uterus mit Adnexe

Chirurgisches Vorgehen

Basistherapie im klinischen Stadium I ist die abdominale Hysterektomie mit beidseitiger Adnektomie, die vom Längsschnitt aus vorgenommen wird. Vorteil des abdominalen Vorgehens ist die geringere mechanische Traumatisierung des karzinombefallenen Uterus und die Möglichkeit einer exakten Beurteilung der Lymphabflußwege im kleinen Becken. In ausgewählten Ausnahmefällen bei extrem adipösen Patientinnen mit hohem internistischen Risiko ist ein vaginales operatives Vorgehen zu verantworten (Peters u. Mitarb. 1983). Zu Beginn der Operation wird die Zervix durch einen mit Alkohol getränkten Streifen verschlossen, um eine intraoperative Verschleppung von Tumorzellen in den vaginalen Wundrand zu verhindern (Kindermann 1993). Nach Eröffnen des Peritoneums erfolgt die zytologische Abstrichentnahme von den Kolonrinnen und aus dem Douglas-Raum zum Ausschluß bzw. Beweis eines peritonealen Tumorbefalls. Dem gleichen Zweck dient auch die Gewinnung von Spülzytologie aus dem Douglas-Raum, von den Kolonrinnen und u. U. aus dem subdiaphragmatischen Raum. Das Ergebnis der peritonealen Zytologie geht in die Klassifizierung des FIGO-Stadiums ein, ein positiver Befund wird dem FIGO-Stadium III a zugeordnet.

Eine intraoperative transtubare Verschleppung von Tumorzellen wird dadurch verhindert, daß zu Beginn der Hysterektomie die Tubenabgänge als erstes mit langen geraden Klemmen abgeklemmt und verschlossen werden. Mit diesen Klemmen läßt sich der Uterus schonend während der einzelnen Operationsschritte dirigieren, das Fassen des Corpus uteri mit einer scharfen Faßzange sollte unter allen Umständen vermieden werden, um zu verhindern, daß bei fortgeschrittener myometraner Karzinominfiltration Tumormaterial in die freie Bauchhöhle verschleppt wird.

Es schließt sich die sorgfältige Inspektion des gesamten Abdomens, speziell der Lymphabflußwege, an.

Bei Patientinnen mit einem am Abradat gesicherten High-risk-Tumor (G 3, serös-papillär, clear cell, Rezeptor negativ) und erhöhter Wahrscheinlichkeit einer metastatischen Absiedlung in die Lymphknoten schließt sich an die Hysterektomie mit Adnektomie die pelvine Lymphknotenentfernung an, die um eine paraaortale Lymphonodektomie erweitert wird, sollten die Lymphknoten im Bereich der A. iliaca communis schon befallen sein. Auch die am aufgeschnittenen Operationspräparat schon makroskopisch erkennbare Wandinfiltration über ⅓ der Wandung gilt als Indikation für die zusätzliche Lymphonodektomie. Der Radikalität des Eingriffs setzen allerdings der Allgemeinzustand der Patientin, die Operabilität und die Adipositas Grenzen. Von Vorteil für die Patientin ist, daß bei nodal negativem High-risk-Tumor auf die zusätzliche Strahlentherapie verzichtet werden kann (Orr u. Mitarb. 1997).

Die obligatorische Entfernung einer Scheidenmanschette zur Verhinderung von Vaginalmetastasen ist bei einem auf das Corpus uteri beschränkten Karzinom nicht erforderlich.

Im Stadium II ist bei Zervixbefall mit lymphogener Ausbreitung entsprechend dem Zervixkarzinom die erweiterte operative Behandlung mit Resektion einer Scheidenmanschette und obligatorischer Lymphonodektomie indiziert, bei schlechtem Allgemeinzustand der Patientin kann die einfache Hysterektomie mit Adnektomie und anschließender Strahlentherapie erfolgen.

Bei der Behandlung des *invasiven Karzinoms* steht im Stadium I und II die Operation im Vordergrund, da sich gezeigt hat, daß bei dem weniger strahlensensiblen Endometriumkarzinom durch die Operation in vergleichbaren Stadien um 10–20% günstigere Behandlungsergebnisse zu erzielen waren als durch eine primäre Strahlentherapie dieser Patientinnen (s. chirurgisches Vorgehen [Box]).

In Abb. 6.**27** ist die stadienangepaßte Behandlung von Patientinnen mit einem Endometriumkarzinom dargestellt.

Um die Aussagekraft und therapeutische Bedeutung der Lymphonodektomie sicherzustellen, sollten nach Möglichkeit 20–40 pelvine Lymphknoten entfernt werden, bei pelviner und paraaortaler Lymphonodektomie liegt die Anzahl entfernter Lymphknoten bei insgesamt 44–75 (Kindermann 1993).

Beim serös-papillären Karzinom mit bekanntem Risiko einer metastatischen Absiedlung wie beim Ovarialkarzinom ist die Erweiterung der Operation um die Entfernung des großen Netzes und die Appendektomie ratsam. Mit diesen operativen Maßnahmen können die für dieses Karzinom typischen Metastasenlokalisationen beseitigt werden.

In ausgesuchten Fällen kann bei gutem Allgemeinzustand auch die operative Behandlung im FIGO-Stadium III erfolgen, wobei im Stadium III b mit dann vorliegendem Befall der Vagina die ausgedehntere Scheidenresektion notwendig wird. In seltenen Fällen ist bei Patientinnen im Stadium IV mit isoliertem Befall von Blase und/oder Rektum und bei gegebener Operabilität eine der Ausdehnung des Karzinoms entsprechende Behandlung gerechtfertigt. Im Vordergrund dieser Überlegungen steht die möglichst ausgedehnte operative Tumorresektion, wobei die Operation durch die zusätzliche postoperative Strahlentherapie komplettiert wird. Vermieden werden sollte allerdings, daß durch den Tumor hindurch operiert wird; die Prognose dieser anoperierten Patientinnen ist besonders schlecht. Wird anläßlich der Laparotomie erkennbar, daß das Karzinom nicht reseziert werden kann, sollte der Eingriff als Staginglaparotomie abgebrochen werden.

■ Strahlentherapie

Bei keinem anderen gynäkologischen Tumor hat sich in der Indikationsstellung zur Strahlentherapie ein so gründlicher Wandel vollzogen wie beim Endometriumkarzinom. Während in früheren Jahrzehnten die primäre kombinierte Strahlentherapie bei der Mehrzahl der Patientinnen zur Anwendung kam, steht heute die primäre Operation im Vordergrund (Pfleiderer 1991). Als Indikation für eine Strahlentherapie des Endometriumkarzinoms gilt heute überwiegend eine postoperative

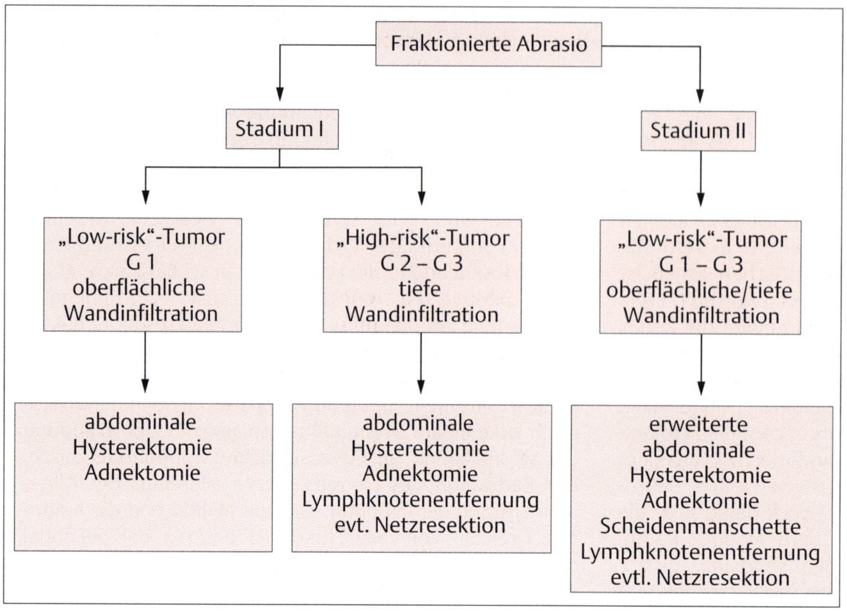

Abb. 6.**27** **Behandlung von Patientinnen mit Endometriumkarzinom entsprechend der Bedeutung bekannter Risikofaktoren.**

Afterloadingbehandlung des Scheidenendes (Tab. 6.**58**). Die früher geübte Zurückhaltung bei der operativen Therapie war mit der Multimorbidität vieler Patientinnen mit Endometriumkarzinom begründet. Hohes Alter, Bluthochdruck, Diabetes mellitus sind typische Risikokonstellationen bei diesen Patientinnen. Die Operation wird häufig durch das Übergewicht der Patientin zusätzlich erschwert.

Diese Risikofaktoren belasten jedoch auch die Durchführung einer kombinierten primären Strahlentherapie.

Fortschritte in Anästhesie und perioperativer Versorgung haben dazu geführt, daß zumeist auch bei internistisch belasteten Risikopatientinnen eine erweiterte tumorangepaßte Primäroperation möglich ist.

Primäre Strahlentherapie. Die primäre Strahlentherapie ist heute nur bei nichtoperablen Patientinnen indiziert, da durch die Operation günstigere Heilungsraten zu erzielen sind als durch die primäre Bestrahlung (Jones u. Stout 1975, Aalders u. Mitarb. 1980, Stokes u. Mitarb. 1986, Grigsby u. Mitarb. 1987, Wang u. Mitarb. 1987). Hierbei muß berücksichtigt werden, daß bei allen nichtrandomisierten Studien in der Strahlentherapiegruppe selektionsbedingt eine höhere Mortalität beobachtet wird, da ältere und multimorbide Patientinnen häufiger bestrahlt als operiert werden (Glassburn u. Mitarb. 1997).

Die primäre Strahlentherapie erfolgt typischerweise als *Kombination von intrauteriner Afterloadingtherapie und perkutaner Strahlentherapie,* ergänzt durch eine *Afterloadingtherapie der Scheide* (Rauthe u. Mitarb. 1988, Rotte 1988, Herbolsheimer u. Rotte 1997). Da in diesen Fällen ein operatives Staging nicht vorliegt, sollten Schnittbildverfahren zur Therapieplanung herangezogen werden, um z. B. einen Zervixbefall oder die myometrane Infiltrationstiefe abschätzen zu können. Die vaginale Sonographie liefert für diesen Zweck gute Bilder mit hoher Auflösung (Cacciatore u. Mitarb. 1989). Allerdings ist im MRT eine untersucherunabhängige, geometrisch reproduzierbare Darstellung der Tumorausdehnung eher möglich und bietet somit optimalere Voraussetzungen für Indikationsstellung, Staging und Planung einer kombinierten Strahlentherapie (Hricak u. Mitarb. 1986, Belloni u. Mitarb. 1990). Eine reine intrauterine Afterloadingtherapie ist in kurativer Intention nur im Stadium I a indiziert. Eine ausschließliche perkutane Strahlentherapie wird dann durchgeführt, wenn eine Afterloadingbehandlung nicht möglich ist. Die Unmöglichkeit einer intrauterinen Afterloadingtherapie kann z. B. durch anatomische Besonderheiten wie Scheidenstenose, beidseitige Hüftversteifung oder

Tab. 6.**58** Ergebnisse der Therapie von Endometriumkarzinomen des Stadiums FIGO I nach Zahlen des 21. Annual Report (Pettersson 1991). Sammelstatistik unter Einbeziehung operativer und strahlentherapeutischer Varianten

Therapie	**Grad 1**		**Grad 2**		**Grad 3**	
	n	**% Surv.**	**n**	**% Surv.**	**n**	**% Surv.**
Nur OP	1 688	90,7	661	80,5	193	68,1
OP, AL	1 381	98,4	676	90,4	97	75,3
OP, Rad	444	85,2	451	80,1	258	69,9
OP, AL, Rad	914	89,1	936	95,3	332	75,8

AL Brachytherapie der Scheide (Radium oder Afterloading)
OP Operation
Rad perkutane Strahlentherapie
% Surv. Überlebensrate nach 5 Jahren

durch die Tumorausbreitung, z.B. transmurales Tumorwachstum, Perforationsgefahr, Blasen-Scheiden-Fistel, uterovesikale Fistel, Rektum-Scheiden-Fistel, ausgemauertes Becken u.a. bedingt sein.

Eine intrauterine Applikation setzt immer eine ausreichende Analgesie voraus, da der Zervikalkanal erheblich dilatiert werden muß und der Uterus mechanisch stark belastet wird. Bei nichterzielbarer Analgesie bzw. zu hohem Narkoserisiko bleibt als alleinige Therapieoption die perkutane Strahlentherapie.

Zur Überprüfung des Behandlungserfolgs sollte anläßlich der letzten Kontakttherapie und 3–4 Monate nach Abschluß der Behandlung eine Kontrollabrasio erfolgen (Schmidt-Matthiesen u. Bastert 1993). In 17,2% der Fälle wurde bei der Kontrollabrasio noch vitales Tumorgewebe festgestellt. In ausgesuchten Fällen kann in dieser Situation eine sekundäre Hysterektomie mit bilateraler Adnektomie sinnvoll sein.

Frauen mit einem Uterus myomatosus sind aufgrund der unregelmäßigen Verformung des Cavum uteri für eine intrakavitäre Strahlentherapie nicht geeignet. Eine Pyometra muß prätherapeutisch durch Einlage eines Fehling-Röhrchens zum Ablassen des aufgestauten Eiters und ggf. durch eine Antibiotikagabe behandelt werden. Neben diesen genannten Aspekten gilt auch der Adnextumor unbekannter Dignität als weniger geeignet für eine primäre Strahlentherapie, abgesehen davon, daß z.B. eine Metastasierung in die Ovarien (FIGO-Stadium III a) die Heilungsrate nach primärer Strahlentherapie erheblich vermindert.

Präoperative Bestrahlung. Eine präoperative Strahlentherapie wurde in einigen amerikanischen und französischen Zentren durchgeführt (Underwood 1977, Lanciano u. Mitarb. 1990, Pernot u. Mitarb. 1994). Da sich eindeutige Vorteile gegenüber anderen Behandlungssequenzen nicht nachweisen ließen, kommt die präoperative Strahlentherapie nicht mehr zum Einsatz (Herbolsheimer u. Rotte 1997).

Postoperative Afterloadingtherapie. Zur Verhinderung eines Scheidenrezidivs wird heute eine Afterloadingbehandlung der Scheide durchgeführt. Die Häufigkeit von Vaginalmetastasen läßt sich durch dieses Vorgehen erheblich senken (Sorbe u. Smeds 1990, Vergote u. Mitarb. 1991, Kucera 1992, Ladner u. Mitarb. 1997). Bei diesen Vaginalrezidiven handelt es sich vermutlich um lymphogen entstandene Absiedlungen, deren Häufigkeit mit dem Vorhandensein histologisch nachweisbarer Risikofaktoren (hohes Grading, prognostisch ungünstiger Tumor, tiefe myometrane Infiltration) korreliert. Die Rolle der adjuvanten Strahlentherapie ist letztlich nicht geklärt (Willgeroth 1994).

Scheidengrundrezidive, die als mögliche Implantationsmetastasen während der Operation angesehen werden können, lassen sich durch den operativen Verschluß der Zervix verhindern (S. 203). Bei eigenen Untersuchungen am Krankengut der Frauenklinik im Klinikum Krefeld wurden bei vergleichbaren Patientinnen, die zwischen 1985 und 1988 operiert wurden und bei denen in 80% der Fälle eine postoperative Bestrahlung angeschlossen wurde, 2 Lokalrezidive in der Bestrahlungsgruppe registriert. Von 1989–1993 erfolgte eine postoperative Bestrahlung nur bei 41% der Patientinnen. Es fanden sich im zweiten Erhebungszeitraum ebenfalls 2 Rezidive in der Bestrahlungsgruppe. Die Anzahl der verstorbenen Patientinnen betrug im ersten Behandlungszeitraum 23, im zweiten Behandlungszeitraum 20 (Krick u. Mitarb. 1996).

Petterson (21st Annual Report 1991) zeigte an einer Auswertung von 7491 Endometriumkarzinomen des Stadiums I, daß bei einem Grading 3 die 5-Jahres-Überlebensrate mit alleiniger Operation 68,1% betrug, mit zusätzlicher Brachytherapie 75,3%. Auch bei geringeren Gradingstufen fand sich ein Überlebensvorteil der Brachytherapiegruppe. Auch wenn es sich nicht um Behandlungsergebnisse einer randomisierten Studie handelt, muß angenommen werden, daß die ungünstigeren Fälle mit schlechterer Prognose eher eine zusätzliche Brachytherapie erhielten und trotzdem bessere Überlebensraten hatten. In einer Sammelstatistik von Ladner u. Mitarb. (1997) wurde eine Überlebensrate nach einem vaginalen Rezidiv von 41,1% (24–56%) registiert. Daraus folgt, daß die Verhinderung eines Vaginalrezidivs durchaus zur Verbesserung der Überlebensraten von Patientinnen beitragen kann.

Herbolsheimer u. Rotte (1997) weisen darauf hin, daß aufgrund der minimalen Komplikationsrate einer vaginalen Brachytherapie (Kucera 1992) ein Einsatz auch bei geringer Risikosituation zu verteten sei. Schmidt-Matthiessen u. Bastert (1995) sind der Meinung, daß man mit einer ausgiebigen Scheidenresektion zwar ebenfalls die Rate vaginaler Rezidive senken könne, das Gesamtergebnis durch den Erhalt der vollen Scheidenlänge mit einer adjuvanten Afterloadingtherapie der Scheide allerdings günstiger sei.

Die Empfehlungen zur Indikation einer postoperativen Afterloadingtherapie reichen von der Bestrahlung aller operierten Endometriumkarzinome bis zum völligen Verzicht. Der Erfolg einer solchen Therapie korreliert mit dem möglichen Risiko eines Scheidenrezidivs. Dieses Risiko kann im Einzelfall (Kucera u. Vavra 1990, Ladner u. Mitarb. 1997, Shumsky u. Mitarb. 1997) aufgrund der Operationstechnik, des Gradings, des Zervixbefalls, des Ausmaßes einer Myometriuminfiltration sowie der histologischen Differenzierung abgewogen werden und hiernach die Indikation zur Afterloadingbehandlung gestellt werden. Für eine obligatorische Afterloadingbehandlung besteht keine Indikation.

Postoperative Teletherapie. Die früher häufig durchgeführte Strahlentherapie des kleinen Beckens hat an Bedeutung verloren. Zwar senkt eine postoperative Bestrahlung die Zahl der pelvinen Rezidive, ein daraus resultierender Überlebensvorteil konnte jedoch nicht nachgewiesen werden (Aalders u. Mitarb. 1980, Morrow u. Mitarb. 1980, Marchetti u. Mitarb. 1990). In einer randomisierten Studie der GOG 99 (Robert 1997) bei Patientinnen mit operiertem Endometriumkarzinom im FIGO-Stadium I der Gradingstufen 2 oder 3 und myometraner Invasion wird gegenwärtig geprüft, ob eine pelvine Nachbestrahlung einen Überlebensvorteil bringt.

Afterloadingtechniken der Vaginalbestrahlung

Die Afterloadingtherapie erfolgt mit unterschiedlich geformten Kolpostaten. Die Quelle wird durch eine zentrale Bohrung eingeführt. Die klassische Form des Applikators besteht aus einem Zylinder mit abgerundeter Kappe. Einige Anwender verfügen über elliptisch geformte Applikatoren. Es ist darauf zu achten, daß der Kolpostat nicht zu dünn gewählt wird, da eine ungenügende Entfaltung der Scheide zur Folge hat, daß seitlich Falten bestehen bleiben, in denen die Scheidenhaut zu weit vom Applikator entfernt ist und somit eine Unterdosis erhält. Die Länge des Bestrahlungsbereichs wird unterschiedlich gehandhabt. Einige Zentren bestrahlen nur das Scheidenende (Pernot u. Mitarb. 1994, Klötzer u. Mitarb. 1997). Dieser Modus ist auch bei höherer Dosis relativ nebenwirkungsarm. Im Falle einer Schrumpfung oder Verklebung der Scheide besteht lediglich eine funktionelle Verkürzung. Bei diesem strahlentherapeutischen Vorgehen ist andererseits zu berücksichtigen, daß die Mehrzahl der Scheidenrezidive bei Patientinnen mit operiertem Endometriumkarzinom weiter distal auftreten (Elliott u. Mitarb. 1994). Daher wird empfohlen, den Bestrahlungsbereich bis zu Urethramündung auszudehnen, zumal suburethrale Manifestationen des Rezidivs besonders häufig sind. Kucera (1992) bestrahlt die proximalen ⅔ der Scheide. Bei wiederholter intravaginaler Applikation scheint es notwendig, zu überprüfen, ob sich die Scheidenlänge verkürzt hat. Im Fall einer Verkürzung verschiebt sich der Bestrahlungsbereich nach kaudal über die Urethramündung in den Vulvabereich. Dieser Aspekt ist zur Vermeidung von unerwünschten Nebenwirkungen bei der Bestrahlungsplanung zu berücksichtigen.

Die Fixierung des Kolpostaten muß so erfolgen, daß ein Zurückgleiten ausgeschlossen ist. Ein unerwünschtes Zurückgleiten des Kolpostaten hätte zur Folge, daß der Scheidenabschluß nicht ausreichend bestrahlt wird und der Introitus bzw. die Innenfläche der kleinen Labien einer unnötigen Strahlenbelastung ausgesetzt werden.

Dosisspezifikation der vaginalen Afterloadingtherapie. Die Dosisangaben sind in der Literatur unterschiedlich. Einige Therapeuten geben die Dosis an der Applikatoroberfläche an. Dies ist gleichzeitig die Maximaldosis der Anwendung. Andere nennen die Dosis in 5 mm Gewebetiefe. Dies entspricht der Scheidenwanddicke und stellt gleichzeitig die Belastung der dorsal der Scheide anliegenden Rektumwand dar. Aufgrund des Abstandsquadratgesetzes ist bei dünnen Applikatoren die Oberflächendosis erheblich höher als in 5 mm Tiefe.

Die empfohlenen Strahlendosen verschiedener Autoren bei postoperativer Afterloadingtherapie ist in Tab. 6.**59** wiedergegeben.

Die Gesamtdosis ist bei alleiniger Afterloadingtherapie höher als in der Kombination mit einer Teletherapie, es sei denn, der zentrale Bereich wird bei der Perkutanbestrahlung durch eine Ausblockung nicht mitbestrahlt. In der adjuvanten Situation wird eine Dosis von 5 Gy in 5 mm Gewebetiefe 4mal im Abstand von 1 Woche empfohlen. Bei der Therapie manifester Scheidenrezidive sind höhere Dosen erforderlich, z. B. 8mal 5 Gy in 5 mm Gewebetiefe. Berücksichtigt man die hohe Einzeldosis, so entsprechen 40 Gy mit einer Einzeldosis von 5 Gy bei einem α/β von 3 einer Dosis von etwa 58 Gy mit einer Einzeldosis von 2 Gy.

Bei der Verwendung von Low-dose-rate-Verfahren können höhere Strahlendosen eingestrahlt werden (Pernot u. Mitarb. 1994, Herbolsheimer u. Rotte 1997).

Tab. 6.**59** Dosierung der Brachytherapie der Vagina nach Operation eines Endometriumkarzinoms

Postoperativ ohne Perkutanbestrahlung	
Herbolsheimer u. Rotte (1997)	3mal 8 Gy Oberflächendosis
Klötzer u. Mitarb. (1977)	4mal 10 Gy in 10 mm Tiefe (später in 5 mm Tiefe)
Kucera (1992)	3mal 7 Gy in 20 mm von der Applikatorachse
Ladner u. Mitarb. (1977)	4mal 10 Gy 20 mm von der Applikatorachse
Pernot u. Mitarb. (1994)	50 Gy in 5 mm Tiefe Moulagentechnik LDR
Postoperativ mit Perkutanbestrahlung	
Shumsky u. Mitarb. (1977)	20 Gy Oberflächendosis
Ladner u. Mitarb. (1997)	21 Gy 20 mm von der Applikatorachse

LDR Low dose rate

Eine Risikoabschätzung für das Vorliegen pelviner Lymphknotenmetastasen ist anhand von Zervixbefall, myometraner Infiltrationstiefe und Grading möglich (Creasman u. Mitarb. 1987, Kindermann 1992). In der Mehrzahl der Fälle wurde entsprechend diesem Risikoscore das Ausmaß der operativen Behandlung inklusive Lymphknotenentfernung modifiziert. Dennoch bleibt festzuhalten, daß bei tumorfreien Lymphknoten anzunehmen ist, daß sich das Risiko einer pelvinen Lymphknotenmetastasierung nicht realisiert hat. Damit entfällt die wichtigste Begründung für die Notwendigkeit einer postoperativen Strahlentherapie.

Wurde keine suffiziente Lymphknotenentfernung vorgenommen und lag ein High-risk-Tumor (Shumsky u. Mitarb. 1997) mit ausgedehnter Wandinfiltration, ungünstigem Grading oder Befall der Zervix vor, besteht im Hinblick auf das in diesen Fällen begründete Risiko einer lymphogenen Absiedlung die Indikation zu einer perkutanen postoperativen Bestrahlung. Gleiches gilt bei nachgewiesenem Karzinombefall von pelvinen Lymphknoten. Im Rahmen der GOG-33-Untersuchung konnte nachgewiesen werden, daß bei bestehender iliakaler Metastasierung in 37% der Fälle auch eine metastatische Absiedlung in paraaortale Lymphknoten erfolgt war (Creasman u. Mitarb. 1987). Für die Bestrahlung der paraaortalen Lymphknotenregion sind ausgedehnte Felder und komplizierte Therapieverfahren (extended field irradiation) erforderlich, die die Kompli-

Afterloadingtechniken der intrauterinen Bestrahlung

Die primäre Brachytherapie des intrauterinen Tumors erfolgte in Form der Heymann-Packtechnik (Heymann u. Mitarb. 1941). Durch das systematische Füllen des Uterus mit Strahlenquellen erhält man eine Isodosenverteilung, die der Form des Cavum uteri gut angenähert ist.

Die Einführung der Afterloadingtechnik anstelle der genannten Radiumbehandlung bedeutete zunächst für die Brachytherapie des Endometriumkarzinoms einen Rückschritt. An die Stelle einer individuellen Raumanpassungsmethode durch zahlreiche Radiumeinzelfilter trat nunmehr eine punktförmige Strahlenquelle, die in der Mitte des Uterus hin und her bewegt wurde. Die möglichen Isodosenverteilungen sind im Querschnitt kreisrund, während für den Uterus der abgeplattete Querschnitt charakteristisch ist. Hierdurch wird an der Vorder- und Hinterwand des Uterus sowie an den benachbarten Darmschlingen bzw. der Blase eine relativ hohe Dosis erreicht, während in den Tubenecken, dem häufigen Sitz von Endometriumkarzinomen, eine wesentlich geringere Dosis erzielt wird, da die Tubenecken von der Strahlenquelle weiter entfernt sind. Zahlreiche Lösungen des Problems sind heute implementiert. Zunächst wurden 2 gekrümmte Applikatoren in die rechte und linke Tubenecke positioniert (Rotte 1985, 1988), in der Uterusmitte addieren sich die Strahlen beider Applikatoren, so daß auch hier eine ausreichende Dosis erzielt wird. Pernot u. Mitarb. (1994) erreichten die Entfaltung des Kavums durch einen Spreizmechanismus. Bauer u. Mitarb. (1989) entwickelten in Freiburg einen Applikator, der aus zahlreichen dünnen Applikationskanälen bestand, die durch einen Metallring zusammengehalten wurden. Dieser Applikator wird bis zum Fundus uteri vorgeschoben. Nach dem Zurückziehen des Metallrings spreizen sich die Applikationskanäle wie beim Öffnen eines Regenschirms und verteilen sich gleichmäßig im Kavum.

In Gotenburg (Lundberg u. Mitarb. 1989) wurde die Heymann-Packtechnik an Afterloadingbedingungen adaptiert. Jeder Einzelfilter ist mit einem Applikationskanal versehen. Das Verfahren wurde in modifizierter Form von Herbolsheimer u. Rotte (Herbolsheimer 1989, Herbolsheimer u. Mitarb. 1991, Herbolsheimer u. Rotte 1997) weiterentwickelt. Alle Afterloadingverfahren mit multiplen Quellen erfordern eine schnelle sofortige 3-D-Planung nach Einführung der Sonden vor der eigentlichen Bestrahlung. Um den extraluminalen Tumor sichtbar zu machen, empfiehlt sich ein CT oder MRT mit liegenden Applikatoren. Eine sonographische Darstellung der Sondenposition ist hilfreich, in das Planungssystem allerdings nicht übertragbar. Die Durchführung einer intrakavitären Afterloadingbehandlung mit multiplen Quellen mit Online-3-D-Planung ist aufgrund des enormen technischen und personellen Aufwands nur an wenigen Zentren möglich.

kationsrate deutlich erhöhen. Potish u. Mitarb. (1985) konnten mit einer extended field irradiation eine 5-Jahres-Überlebensrate von 40% erzielen. Bei nichtresektablen fortgeschrittenen paraaortalen Lymphknotenmetastasen muß jedoch von einer palliativen Situation ausgegangen werden und die Aggressivität einer derartigen Strahlentherapie dem palliativen Ziel angepaßt werden (s. Bestrahlungstechniken [Boxen, S. 206 u. 207]).

Technik der Teletherapie

Die Bestrahlung des kleinen Beckens und der Lymphabflußwege erfolgt durch eine 4-Felder-Box-Technik und die Anwendung von Individualabsorbern. Mit dieser Technik läßt sich die optimale Form des Zielvolumens erreichen. Daneben gibt es eine lange Tradition von Pendelmethoden, die in der Kobaltära notwendig waren, um im Bereich der Lymphabflußwege eine ausreichend hohe Dosis zu erzielen, ohne die Haut der Bestrahlungsfelder zu schädigen. Die Beckenmitte kann durch Bleiblöcke abgeschirmt werden, um eine Überdosis im Bereich des Afterloadingstrahlungsfelds zu vermeiden. Eine Ausblockung der Beckenmitte wird von den Arbeitsgruppen durchgeführt, die der Brachytherapie einen besonderen Stellenwert beimessen. Andere Arbeitsgruppen betrachten die Afterloadingtherapie als Boost zusätzlich zur perkutanen Bestrahlung. Letztere verzichten auf einen zentralen Block und applizieren zum Ausgleich eine geringere Afterloadingdosis.

Nebenwirkungen der Afterloadingtherapie im Bereich der Scheide und deren Vermeidung. Bei der Afterloadingtherapie der Scheide werden Nebenwirkungen seltener beobachtet. Eine Auswertung der Universitätsfrauenklinik Wien (Kucera 1992) ergab in 13% der Fälle eine *postaktinische Kolpitis,* in 4,2% der Fälle *zystitische* und in 2,1% der Fälle *proktitische Beschwerden.* Schwere Nebenwirkungen (Fistelbildung u. ä.) wurden bei alleiniger Brachytherapie nicht registriert.

Belastende mögliche Nebenwirkungen sind *Scheidenstenosen* und *-verklebungen.* Eine Scheidenverklebung kann durch einen Epitheldefekt der Scheidenwand am Ende der Bestrahlungsserie entstehen. Es bilden sich zunächst feine Fibrinfäden, die nach einigen Monaten zu schwer lösbaren Verklebungen führen. Bei sexuell aktiven Frauen sind in der Regel keine vorbeugenden Maßnahmen zur Verhinderung von Verklebungen erforderlich, andernfalls sollten beginnende Verklebungen bei der gynäkologischen Untersuchung gelöst werden und die Neuentstehung durch mit Dexpanthenolsalbe bestrichene Tampons oder geeignete Scheidenzäpfchen verhindert werden. Die gynäkologische Nachkontrolle erfolgt im 14tägigen Abstand, bis das Scheidenepithel vollständig regeneriert ist und eine Verklebung des Scheidenabschlusses nicht mehr zu erwarten ist.

Die fibrosebedingte Scheidenstenose ohne Verklebung entwickelt sich wesentlich langsamer und kann durch regelmäßige Einlage eines Scheidenphantoms gemildert werden.

Vorhandene Verklebungen müssen gelegentlich unter Allgemeinanästhesie gesprengt werden, um einen rezidivverdächtigen Befund am Scheidenende abklären zu können. Bei unverdächtigem rektalen Palpationsbefund sollte eine riskante Sprengung von Scheidenverklebungen unterlassen werden.

Adjuvante Systemtherapie

Chemotherapie. Es gibt bisher keine prospektiv randomisierten Sudien, die einen Überlebensvorteil einer adjuvanten systemischen gegenüber einer lokalen Therapie (adjuvante Strahlentherapie) oder einer therapiefreien Beobachtung gezeigt hätten.

> Derzeit ist die adjuvante Chemo- oder Hormontherapie als experimentelle Behandlung einzustufen.

Ausnahme bilden Patientengruppen mit hohem Rezidivrisiko wie z. B. mit einem *papillär serösen Karzinom/hellzelligen Karzinom.* Bei diesen histologischen Subtypen besteht ein deutlich erhöhtes Fernmetastasierungsrisiko. Eine adjuvante Chemotherapie mit Platinkombinationen kann daher erwogen werden auch wenn bisher keine Ergebnisse aus prospektiv randomisierten Studien vorliegen.

Therapieschemata: adjuvante Chemotherapie bei Patientinnen mit High-risk-Endometriumkarzinomen:

Cisplatin/Adriamycin/Cyclophosphamide				*PAC (Levenback 1992)*
Cisplatin	50 mg/m²		1-Stunden-Infusion	Tag 1
Adriamycin	50 mg/m²	i. v.	Bolus	Tag 1
Cyclophosphamide	500 mg/m²	i. v.	Bolus	Tag 1

➤ Wiederholung Tag 22, maximal 6 Behandlungskurse; bei vorbestrahlten Patientinnen ist eine Dosisreduktion von 20–25% zu empfehlen

Hormontherapie. In der adjuvanten Situation haben die meisten der vorliegenden Untersuchungen keinen Therapievorteil bei Einsatz einer Gestagentherapie erkennen lassen. Piver u. Mitarb. (1992) weisen auf günstige Behandlungsergebnisse einer adjuvanten Gestagentherapie bei postiver Peritonealzytologie hin. Von Kim u. Mitarb. (1997) wurde kürzlich im Rahmen einer Publikation auch auf die Möglichkeit einer primären Gestagentherapie bei prämenopausalen Patientinnen mit einem Endometriumkarzinom hingewiesen. Weitere klinische Studien zur Überprüfung dieser Indikation sind erforderlich.

Rezidivbehandlung

Operative Behandlung

Bei Vorliegen eines solitären Tumorrezidivs im Bereich des Scheidenabschlusses steht die erneute operative Behandlung bei gegebener Operabilität im Vordergrund.

Präoperativ muß allerdings durch die Staginguntersuchung ausgeschlossen werden, daß ein schon metastasiertes Karzinom vorliegt (Lebersonographie, Röntgenaufnahme des Thorax). Der Eingriff kann in Abhängigkeit von der Ausdehnung des Rezidivs ein kombiniert abdominal-vaginales Vorgehen erforderlich machen. Bei Frauen mit metastasiertem Endometriumkarzinom kommt ein operatives Vorgehen nicht in Frage.

> Die Gefahr eines Tumorrezidivs nach der Behandlung eines Endometriumkarzinoms ist in den ersten Jahren besonders groß. 34% der Rezidive traten im 1. Jahr, bei 76% der Fälle innerhalb der ersten 3 Jahre nach der Behandlung ein (Aalders u. Mitarb. 1984).

Im Vordergrund steht das *Lokalrezidiv,* wobei die Lokalisation wesentlich von der vorausgegangenen Behandlung abhängig ist. War der Uterus nicht entfernt, lag bei diesen Patientinnen am häufigsten das Lokalrezidiv im Bereich des Uterus vor. Wurde der Uterus anläßlich der Primärbehandlung entfernt, ist mit einem Lokalrezidiv am häufigsten im Bereich des Scheidenstumpfs zu rechnen. Von Bedeutung ist, daß von diesen Rezidiven etwa 70% im proximalen Anteil der Scheide und nur 17% im distalen Anteil der Scheide lokalisiert sind. Die histologische Sicherung des Tumorrezidivs erfolgt bei noch vorhandenem Uterus durch die fraktionierte Kürettage, beim Zustand nach der Operation durch die Gewebeentnahme mit dem scharfen Löffel bzw. mit dem Skalpell. Das weitere Vorgehen richtet sich nach den Ergebnissen der zusätzlichen Staginguntersuchung, wobei die vorausgegangene Behandlung und der jetzige Zustand der Patientin nicht unberücksichtigt bleiben darf.

Scheidet die operative Behandlung aus, ist die Indikation zur Strahlentherapie gegeben (Afterloadingkontakttherapie oder perkutane Hochvoltbestrahlung).

Nach vorausgegangener primärer Bestrahlung ist die neuerliche Strahlenbehandlung im Hinblick auf die nicht zu verantwortende Belastung der Nachbarorgane nicht möglich, es bleibt beim operablen Lokalrezidiv nur die operative Entfernung des Rezidivs.

Da auch bei einem lokalen Rezidiv die Gefahr der *Fernmetastasierung* gegeben ist, sollte die Behandlung des Rezidivs (Operation, Bestrahlung) auch eine systemische Therapie einschließen. Die Art dieser systemischen Behandlung richtet sich nach dem neuerlich bestimmten Rezeptorstatus.

> Von den Rezidivpatientinnen überleben trotz einer aggressiven Behandlung lediglich 10%.

Strahlentherapie

Rezidive eines Endometriumkarzinoms liegen am häufigsten im suburethralen Bereich der Scheide, im Scheidenstumpf oder an der Beckenwand. Ein *Scheidenrezidiv* wird in der Regel primär operativ entfernt. Die histologische Untersuchung gibt Auskunft über die Tiefenausdehnung der Läsion. Bei einer Durchsetzung der Scheidenwand muß auch mit weiteren mikroskopischen Absiedlungen in das Parakolpium oder in die Lymphknoten der Beckenwand gerechnet werden. Daher ist zur lokoregionären Sanierung eine Bestrahlung des kleinen Beckens erforderlich. Liegt ein oberflächlicher Befall vor, ist mit weiteren oberflächlichen mikroskopischen Läsionen zu rechnen. Bei diesen Patientinnen stellt die Afterloadingbehandlung eine gute Alternative zur Kolpektomie dar.

Ist das *Rezidiv oberhalb des Scheidenendes* in größter Distanz zur Scheidenoberfläche lokalisiert, ist eine Afterloadingbehandlung der Scheide nur von begrenztem Wert. Eine Operation kann den makroskopischen Befund zwar entfernen, wegen des fehlenden Uterus hat der Rezidivtumor jedoch Kontakt zur Blase und zum Rektum, so daß der zu fordernde Sicherheitssaum zur lokalen Sanierung nicht vorhanden ist. In diesen Fällen ist eine zusätzliche perkutane Strahlentherapie notwendig.

Besonders problematisch sind *Rezidive an der Beckenwand* zu bewerten. Diese lassen sich meistens nicht mit ausreichender Sicherheit operativ sanieren.

Die alleinige perkutane Strahlentherapie des Beckenwandrezidivs ist wenig erfolgreich, da aufgrund der Nähe des Darms die therapeutische Dosis limitiert ist. Bei Überschreiten dieser Dosis ist mit typischen Darmkomplikationen zu rechnen. Dennoch sind die operative Rezidivverkleinerung und die Strahlentherapie in Kombination gegenwärtig die einzigen verfügbaren Therapieoptionen. Einige Zentren kombinieren bei einem Beckenwandrezidiv die Operation mit der Einlage von intraabdominalen Afterloadingkanälen (Höckel u. Mitarb. 1993, Höckel u. Knapstein 1996). Die Möglichkeit einer operativen Beseitigung von Tumoren mit dem CUSA-Gerät und der Kombination einer intraoperativen Afterloadingbehandlung ist nicht nur bei Patientinnen mit einem Rezidiv eines Zervixkarzinoms (S. 185), sondern auch bei Patientinnen mit einem Beckenwandrezidiv eines Endometriumkarzinoms möglich (Poleska u. Mitarb. 1995). Die intraoperative Strahlentherapie (IORT) stellt einen anderen Weg zur Reduzierung der Strahlenbelastung von Risikoorganen dar. Sie befindet sich noch in der Erprobung (Garton u. Mitarb. 1993).

Häufiger als beim Zervixkarzinom findet man bei Frauen mit Endometriumkarzinom *paraaortale Rezidive*, allein oder *in Kombination mit Rezidiven im kleinen Becken*. Sie sind in der Regel Ausdruck einer Tumorgeneralisation. Aufgrund der oft langen Tumorverläufe sollte dennoch eine paraaortale Bestrahlung mit palliativer Zielsetzung versucht werden. Die Indikation zur palliativen Behandlung paraaortaler Metastasen läßt sich mit dem oft sehr schmerzhaften Tumorprogreß in der Paraaortalregion begründen. Neben der zunehmenden Ummauerung der Ureteren kommt es zur schmerzhaften Einengung der Spinalnervenwurzeln und zur Arrosion von Wirbelkörpern bzw. zur tumorösen Infiltration des M. psoas.

Systemische Therapie

Bei den bekannten und typischen Begleiterkrankungen (Hypertonus, Diabetes mellitus, Adipositas u.a.) und dem in der Regel höheren Lebensalter von Patientinnen mit einem Endometriumkarzinom müssen im Falle eines Rezidivs die zur Verfügung stehenden systemischen Therapiemöglichkeiten sorgfältig bzgl. des Für und Wider und auch des Aspekts der Lebensqualität abgewogen werden.

Hormonbehandlung. Zwischen dem morphologischen Differenzierungsgrad und dem Rezeptorstatus besteht beim Endometriumkarzinom eine besonders enge Korrelation. Hohe Progesteronrezeptorkonzentrationen werden bei reifen Adenokarzinomen in etwa 70% der Fälle nachgewiesen. Dies führt dazu, daß bei Patientinnen mit Rezidiven eines G-1-Karzinoms die Ansprechraten auf eine Gestagentherapie bei 32% liegen. Auch ein langes rezidivfreies Intervall oder das solitäre Vorliegen von Lungenmetastasen sind eher günstige Kriterien für das Ansprechen auf eine Hormontherapie.

Progression oder rezidivierendes Tumorwachstum gehen allerdings häufig mit einem Verlust an Differenzierung und damit auch mit dem Absinken der Rezeptorkonzentration einher. Bei unreifen Karzinomen sinkt die Ansprechrate auf 10–15%. Ob bei G-3-Karzinomen eine höhere Dosierung der Gestagene zu besseren Remissionsraten führt, ist unklar. In Tab. 6.**60** sind die unterschiedlichen Responseraten in Abhängigkeit vom Rezeptorstatus zusammengestellt.

Der Wirkungsmechanismus der Gestagene ist nicht exakt bekannt. Neben der hormonellen Beeinflussung reifer Karzinome mit histologisch nachweisbaren Veränderungen des Tumorgewebes wird bei höherer Dosierung der Gestagene auch ein direkter zytostatischer Effekt diskutiert.

Tab. 6.**60** Response Rate einer Gestagenbehandlung in Abhängigkeit vom Rezeptorstatus (nach Sevin u. Angioli)

Autor/Jahr	Response Rate (%) Ungeachtet des Rezeptorstatus	Rezeptor-positiv	Rezeptor-negativ
Martin (1979)	14/19 (74)	13/14 (93)	1/5 (20)
McCarthy (1979)	4/13 (31)	4/5 (80)	0/8 (0)
Bernaard (1980)	5/11 (46)	5/6 (83)	0/5 (0)
Creasman (1980)	4/13 (31)	3/5 (60)	1/8 (12)
Kauppila (1982)	4/19 (21)	2/3 (67)	2/16 (13)
Pollow (1983)	9/22 (41)	9/9 (100)	0/13 (0)
Quinn (1985)	3/20 (15)	3/7 (43)	0/13 (0)
Thigpen (1985)	7/35 (20)	4/10 (40)	3/25 (12)
Ehrlich (1988)	10/38 (26)	6/12 (50)	4/26 (15)
Gesamt	60/190 (32)	49/71 (69)	11/119 (9)

Zu berücksichtigen sind die dosisabhängig zunehmenden Risiken und Nebenwirkungen der Gestagene wie:

- Gewichtszunahme,
- Herzinsuffizienz,
- Muskelkrämpfe,
- Thrombophlebitis,
- Thromboembolie.

Von den verfügbaren Gestagenen haben sich Medroxyprogesteronacetat (MPA) in einer Dosierung von 200 – 500 mg täglich bzw. Megestrolacetat (MGA) in einer Dosierung von 80 – 160 mg täglich als optimale Dosierungen herausgestellt.

Therapieschemata: endokrine Therapie bei Patientinnen mit rezidiviertem Endometriumkarzinom:

Medroxyprogesteronacetat (MPA)			*(Thigpen 1991)*
Medroxy-progesteron-acetat (MPA)	200 – 500 mg	per os	täglich
➤ Therapiedauer bis zur Progression			

Megestrolacetat			*(Muss 1990)*
Megestrol-acetat	80 – 160 mg	per os	täglich
➤ Therapiedauer bis zur Progression			

Tamoxifen			*TAM (Kauppila 1984)*
Tamoxifen	20 – 40 mg	per os	täglich
➤ Therapiedauer bis zur Progression			

Neben der Gestagentherapie werden andere hormonelle Behandlungsmaßnahmen bei Patientinnen mit einem Endometriumkarzinom eingesetzt. *Tamoxifen* (30 mg per os pro Tag) kann ein Ansteigen der intrazellulären PGR-Konzentration induzieren. Diese Überlegung greift das Konzept einer alternierenden sequenziellen oder kombinierten Therapie von Tamoxifen und Progesteron auf. Über klinische Remissionen wird bisher nur in Einzelfällen berichtet. Auch bei Patientinnen, die bereits auf eine Gestagentherapie angesprochen haben, kann mit einer Tamoxifentherapie eine erneute Remission induziert werden.

Gonadotropin-releasing-Hormone (GnRH-Analoga) vermindern die Serumkonzentration des luteinisierenden Hormons (LH) durch Aufhebung der pulsatilen Stimulation der Hypophyse. Der Nachweis von GnRH-Rezeptoren im Endometrium und in Tumorzellen ist die Basis für den klinischen Einsatz der GnRH-Analoga beim Endometriumkarzinom. In ersten Phase-II-Studien bei Patientinnen mit rezidivierenden Endometriumkarzinomen konnten bei der Depotgabe von GnRH-Analoga Remissionen von 20 – 30 % beobachtet werden (Gallagher u. Mitarb. 1991).

Zytostatische Behandlung. Zytostatika kommen dann zum Einsatz, wenn ein fortgeschrittenes oder rezidiviertes Karzinom vorliegt, das auf eine hormonelle Behandlung nicht angesprochen hat. Die Ansprechraten einer Monotherapie mit ADM (Adriamycin), CPM (Cyclophos-

Praktisches Vorgehen bei der zytostatischen Behandlung

Adriamycin (50 – 60 mg/m^2 alle 3 Wochen) und Cisplatin (60 – 75 mg/m^2 alle 3 Wochen) sind die wirksamsten Substanzen bei Patientinnen mit Endometriumkarzinom. Epirubicin (80 – 90 mg/m^2) und Carboplatin (AUC 5) sind möglicherweise gleich wirksam.

Außerhalb klinischer Studien sollten diese Substanzen in der Monotherapie oder in Kombination bei primär metastasierter oder rezidivierender Erkrankung nur dann eingesetzt werden, wenn mit Operation und/oder Strahlentherapie kein Behandlungserfolg erreicht werden kann und eine endokrine Therapie ohne Erfolg blieb. Werden nach 3 Behandlungskursen mit einer Chemotherapie keine Anzeichen einer Remission erkennbar, ist die Behandlung abzubrechen. Bei gesichertem Ansprechen sind 6 bis maximal 10 Behandlungskurse möglich (Abb. 6.**28**).

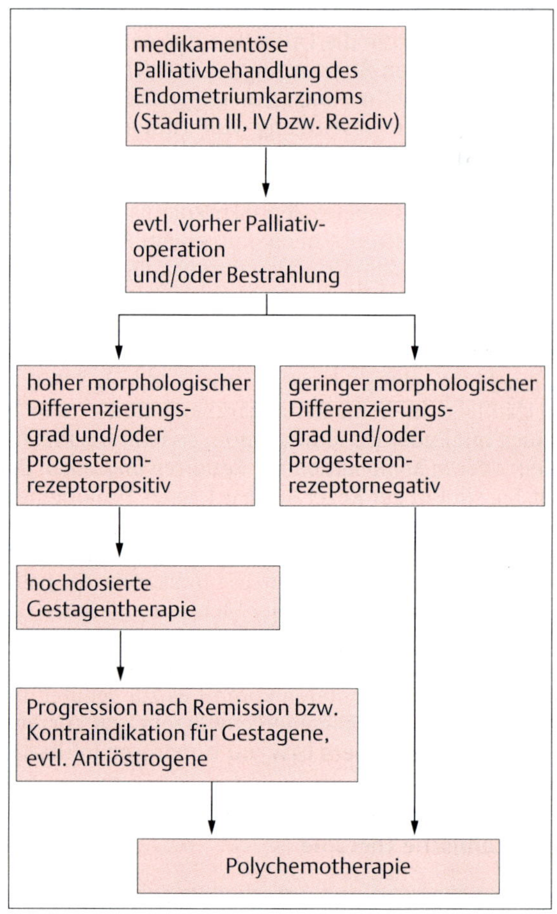

Abb. 6.**28** **Therapiekonzept bei Patientinnen mit fortgeschrittenem bzw. metastasiertem Endometriumkarzinom.**

phamid), 5-Fluorouracil und DDP (Cisplatin) liegen zwischen 20 und 40%, wobei dem Adriamycin die größte Wirksamkeit zuzukommen scheint. Die Kombination verschiedener Zytostatika hat die Behandlungsergebnisse nicht wesentlich verbessern können. DDP, ADM und CPM (CAP) in Kombination führten in ersten Untersuchungen zu Responseraten von etwa 60% mit knapp 30% kompletten Remissionen. Neben einer Monotherapie mit Adriamycin kann in Analogdosierung zum Ovarialkarzinom eine Behandlung mit DDP, CPM bzw. CAP vorgenommen werden. Der Vergleich zwischen einer Monochemotherapie mit Doxorubicin (60 mg/m² intravenös) mit einer kombinierten Chemotherapie mit Doxorubicin (60 mg/m² intravenös) und Cisplatin (50 mg/m² intravenös) hat Hinweise ergeben, daß die kombinierte Chemotherapie einer Monochemotherapie überlegen ist. Allerdings dürfen die aufgetretenen Nebenwirkungen nicht unberücksichtigt bleiben (Aapro u. Mitarb. 1994) (s. praktisches Vorgehen bei der zytostatischen Behandlung [Box, S. 210]).

Therapieschemata: Chemotherapie bei Patientinnen mit primär metastasiertem oder rezidivierendem Endometriumkarzinom:

Adriamycin A				*(GOG 48)*
Adriamycin (Doxorubicin)	60 mg/m²	i.v.	Bolus	Tag 1

➤ Wiederholung Tag 22, bei Ansprechen maximal 8 Behandlungskurse; bei vorbestrahlten Patientinnen ist eine Dosisreduktion von 20–25% zu empfehlen

Adriamycin/Cisplatin				*AP (Seltzer 1984)*
Adriamycin (Doxorubicin)	50 mg/m²	i.v.	Bolus	Tag 1
Cisplatin	50 mg/m²	i.v.	2-Stunden-Infusion	Tag 1

➤ Wiederholung Tag 22, bei Ansprechen maximal 8 Behandlungskurse; bei vorbestrahlten Patientinnen ist eine Dosisreduktion von 20–25% zu empfehlen

Differenzierte Tumortherapie bei Sonderfällen

Bei Patientinnen mit prognostisch als besonders ungünstig bekanntem *papillär-serösen Karzinom* ist die Erweiterung der Operation unter Berücksichtigung der dem Ovarialkarzinom ähnlichen Tumorausbreitung notwendig, selbst wenn die myometrane Infiltrationstiefe des Karzinoms nur gering ausgeprägt ist. Trotz der erweiterten Operation wird bei der Mehrzahl der Patientinnen auch eine adjuvante systemische Behandlung der zumeist rezeptornegativen Karzinome nach dem nachfolgenden Therapieschema erforderlich.

Therapieschemata: adjuvante Chemotherapie (papillär-seröse, hellzellige Karzinome):

Cisplatin/Adriamycin/Cyclophosphamide				*PAC (Levenback 1992)*
Cisplatin	50 mg/m²		1-Stunden-Infusion	Tag 1
Adriamycin	50 mg/m²	i.v.	Bolus	Tag 1
Cyclophosphamide	500 mg/m²	i.v.	Bolus	Tag 1

➤ Wiederholung Tag 22, maximal 10 Behandlungskurse; bei vorbestrahlten Patientinnen ist eine Dosisreduktion von 20–25% zu empfehlen

Vorgehen bei positiver Peritonealzytologie

Eine Sondersituation stellt die *positive Peritonealzytologie bei Endometriumkarzinom* dar, wobei – wie bereits dargelegt – die prognostische Bewertung einer positiven Peritonealzytologie nicht einheitlich ist. Bei diesen Patientinnen wurde zur Verbesserung der Prognose früher die Möglichkeit einer intraabdominalen Radiokolloidinstillation diskutiert; auch eine Ganzabdomenbestrahlung wurde empfohlen, um eine metastatische Absiedlung zu verhindern. In einer neueren Übersicht wird darauf hingewiesen, daß eine positive Peritonealzytologie durch eine Becken- und evtl. Aortalbestrahlung nicht sicher zu beeinflussen ist. Die Zellablagerungen erfolgen entsprechend dem Strom der Peritonealflüssigkeit zumeist zwischen Zwerchfell und Leber; es ist kaum vorstellbar, daß in diesen Bereichen eine tumorizide Dosis zu applizieren ist, da die Toleranzdosen der Nachbarorgane dies verhindern. Kadar u. Mitarb. (1992) und Willgeroth u. Mitarb. (1994) konnten anhand ihres Krankenguts nachweisen, daß der positiven Peritonealzytologie nicht per se prognostische Bedeutung zukommt, sondern der hiermit verbundenen fortgeschritteneren Tumorausdehnung, d.h. bei Frauen mit alleiniger positiver Peritonealzytologie bei sonst auf den Uterus begrenztem Tumor trat keine Verschlechterung der Überlebensrate ein. Eine Indikation für eine Zusatzbehandlung war nicht gegeben; lag eine peritoneale Tumorausbreitung bei Karzinomen vor, die auf Lymphknoten oder parametranes Gewebe übergegangen waren, sank die 5-Jahres-Überlebensrate von 73 auf 13% ab. In diesen Fällen wurde eine gezielt auf diese Bereiche ausgerichtete postoperative Strahlentherapie des kleinen Beckens durchgeführt. Es zeigte sich, daß spätere Rezidive nicht in diesem Bereich, sondern in anderen Regionen auftraten bzw. sich als Fernmetastasen manifestierten, so daß auch von diesen Autoren eher die Notwendigkeit einer systemischen Behandlung gesehen wird. Eine alleinige positive Peritonealzytologie bei einem auf den Uterus beschränkten, im gesunden Gewebe entfernten Tumor stellt somit keine Indikation für adjuvante Maßnahmen (Bestrahlung, systemische Therapie) dar (Kadar u. Mitarb. 1992).

Nachsorge

Im Rahmen der Nachsorge gilt die vorrangige Aufmerksamkeit der frühzeitigen Erkennung des Rezidivs bzw. typischer Behandlungsfolgen. Gegenüber früheren starren Nachsorgeschemen hat sich eine risikoadaptierte Nachsorge der Patientinnen bewährt. Entsprechend den auf S. 200 genannten Risikofaktoren wird zwischen Low- und High-risk-Tumoren unterschieden (Shumsky u. Mitarb. 1997). Im 1. und 2. Jahr haben sich Untersuchungsintervalle von 3 Monaten, im 3. Jahr von 4 Monaten, im 4. Jahr von 5 Monaten und im 5. Jahr von 6 Monaten bewährt. Ab dem 5. Beobachtungsjahr ist nur noch selten mit einem Karzinomrezidiv zu rechnen. Jährliche Kontrollintervalle sind als ausreichend anzusehen.

Bei der Nachsorgeuntersuchung wird besonderes Gewicht auf die sorgfältige Erhebung der *Zwischenanamnese* gelegt. Von der Patientin geklagte Beschwerden können wertvolle Hinweise liefern, die eine entsprechende weitere diagnostische Klärung erforderlich machen. Besonderes Augenmerk wird auf Veränderungen von Scheide, Blase und Darm gerichtet. Häufigster Manifestationsort einer Fernmetastasierung ist die Lunge mit etwa 16%. Diese metastatische Absiedlung kann durch die *Röntgenuntersuchung der Lunge* festgestellt bzw. ausgeschlossen werden. Die zweithäufigste Organmanifestation, die Leber mit nahezu 6%, ist der *sonographischen Untersuchung* gut zugänglich.

Darüber hinaus muß gerade bei Patientinnen mit einem Endometriumkarzinom an die Möglichkeit eines Zweitkarzinoms gedacht werden, im Vordergrund stehen Mamma- und Kolonkarzinom (Schünemann u. Beaufort 1982). Hieraus ergibt sich die Bedeutung der regelmäßigen *mammographischen Untersuchung*.

Eine CT- bzw. MRT-Untersuchung kommt nur bei speziellen Fragestellungen zur Anwendung, eine generelle Indikation im Rahmen der Nachsorgeuntersuchung besteht nicht.

Tumormarkeruntersuchungen sind bei Patientinnen mit einem Endometriumkarzinom in der Nachsorge entbehrlich, es sei denn, es lagen zu Behandlungsbeginn hohe CEA-Werte vor, die postoperativ auf Normwerte zurückgefallen waren, so daß sich hieraus eine Möglichkeit der Therapiekontrolle ergibt. Andere Markeruntersuchungen scheiden aus.

Eine *skelettszintigraphische Untersuchung* ist bei Patientinnen mit einem Endometriumkarzinom nicht indiziert, sie kommt nur bei entsprechender Symptomatik in Frage.

Im Rahmen der Nachsorge wird der *sozialen* und *beruflichen Rehabilitation* der Patientin besondere Bedeutung beigemessen (S. 311), obwohl es sich bei diesen Patientinnen zumeist um ältere, nicht mehr berufstätige Frauen handelt. Sozialberater der Versicherungsträger oder die Sozialdienste der Krankenhäuser können entsprechende Aufklärung und Hilfestellung vermitteln (Delbrück u. Haupt 1996).

Von besonderer Bedeutung ist bei diesen älteren Patientinnen die Frage nach einer möglichen *hormonellen Substitutionsbehandlung* nach vorausgegangener Therapie eines Endometriumkarzinoms zur Verbesserung der behandlungsbedingten typischen hormonellen Ausfallerscheinungen. Obwohl die exogene Zufuhr von Östrogenen ohne begleitende Gestagene mit einem erhöhten Erkrankungsrisiko assoziiert ist, gibt es keinen gesicherten Hinweis darauf, daß nach adäquater chirurgischer Therapie eines lokal begrenzten Endometriumkarzinoms die Hormonersatztherapie grundsätzlich kontraindiziert ist. Trotz der theoretischen Möglichkeit einer hormonellen Stimulation von Tumorzellen bei rezeptorpositivem Karzinom haben alle bisherigen Untersuchungen keine erhöhte Rezidiv- bzw. Metastasenfrequenz erkennen lassen. Die ersten Behandlungsergebnisse von Creasman u. Mitarb. (1986) konnten durch die Untersuchungen von Lee u. Mitarb. (1990) und Chapman u. Mitarb. (1996) bestätigt werden.

Somit wird deutlich, daß für Patientinnen mit einem im gesunden Gewebe entfernten Endometriumkarzinom keine Risikoerhöhung durch eine hormonelle Substitutionsbehandlung zu befürchten ist. Eine kombinierte Östrogen-/Gestagentherapie ist bei diesen operierten Patientinnen möglich. Kommt eine derartige Behandlung nicht in Frage, lassen sich klimakterische Beschwerden auch durch eine Gestagentherapie (5–10 mg Medroxyprogesteronacetat [MPA]/die) beseitigen.

Literatur

Aalders, J., V. Abeler, P. Kolstad et al.: Postoperative external irradiation and prognostic parameters in stage I endometrial carcinoma – clinical and histopathologic study of 540 patients. Obstet. and Gynecol. 56 (1980) 419–427

Aalders, J. G., V. Abeler, P. Kolstad: Recurrent adenocarcinoma of the endometrium – a histopathological study of 379 patients. Gynecol. and Oncol. 17 (1984) 85–103

Aapro, M., G. Bolis, P. Chevallier et al.: An EORTC-GCCG randomised face 2-trail of Doxorubicin (Dox) versus Dox-Cisplatin (CDDP) in endometrial carcinoma. Proc. ann. Meet. Amer. Soc. clin. Oncol. 13 (1994) 275

Abeler, V. M., A. E. Kjorstad: Serous papillary carcinoma of the endometrium: A histopathological study of 22 cases. Gynecol. and Oncol. 39 (1990) 266–271

Alberts, D. S., S. Green, E. V. Hannigan et al.: Improved therapeutic index of carboplatin plus cyclophosphamide versus cisplatin plus cyclophosphamide: final report by the Southwest Oncology Group of a phase III randomized trial in stage III and IV ovarian cancer. J. clin. Oncol. 10 (1992) 706–717

Baggish, M. S., E. H. M. Sze: Endometrial ablation: a series of 568 patients, treated over an 11 year period. Amer. J. Obstet. Gynecol. 174 (1996) 908–913

Baker, T. R.: Endometrial carcinoma. In Piver, M.St.: Handbook of Gynecologic oncology, 2nd ed. Little, Brown and Comp., Boston 1995

Baltzer, J.: Therapeutic procedure for minimal endometrial cancer. Recent Results Cancer Res. 106 (1988) 39–46

Baltzer, J., K. J. Lohe: Pathologie, Diagnostik und Behandlung des Endometriumkarzinoms und seiner Vorstufen. In Käser, O., V. Friedberg, K. G. Ober, K. Thomsen, J. Zander: Gynäkologie und Geburtshilfe, Band 3/II. Thieme, Stuttgart 1988

Baltzer, J., V. Maaßen: Präneoplasien und Neoplasien des Endometriums. In Schmidt-Matthiesen, H.: Spezielle gynäkologische Onkologie. Urban & Schwarzenberg, München 1991

Baltzer, J., K. J. Lohe, R. Kürzl, K. P. Scheer, J. Zander: Prognostische Aussagekraft des Stadiums bei Patientinnen mit operiertem Endometriumkarzinom. Geburtsh. u. Frauenheilk. 42 (1982) 453–456

Baltzer, J., W. Poleska, M. Krick, S. Walter: Simultaneous operations – cooperation between the gynecologist and the general surgeon. Onkologie 20 (1997) 132 – 155

Bauer, M., R. Schultz-Wendtland, E. van't Hooft et al.: A new afterloading applicator for brachytherapy of corpus cancer. In Mould, R. F.: Brachytherapie II. Nucletron Niederlande 1989

Belloni, C., R. Vigano, A. del Maschio et al.: Magnetic resonance imaging in endometrial carcinoma staging. Gynecol. and Oncol. 37 (1990) 172 – 177

Beral, V.: Prevention of cancers of the female genital tract. In The Biology of Gynecological Cancer. Leake, R., W. Gore, H. Ward: RCOG, London 1995

Björnsson, M.: Intracavitary irradiation of endometrial carcinoma of the uterus in stage I using a „bulb-technique". Brit. J. Radiol. 55 (1982) 56 – 62

Bokhman, V.: Two pathogenetic types of endometrial carcinoma. Gynecol. and Oncol. 15 (1983) 10 – 17

Boronow, R. C.: Surgical staging of endometrial cancer: evolution, evaluation and responsable challenge – a personal perspective. Gynecol. and Oncol. 66 (1997) 179 – 189

Brinton, L. A., M. L. Berman, R. Mortel et al.: Reproductive menstrual and medical risk factors for endometrial cancer: Results from a case control study. Amer. J. Obstet. Gynecol. 167 (1992) 1307 – 1325

Cacciatore, P., P. Lehtovirta, C. Wahlstrom et al.: Contribution of vaginal scanning to sonographic evaluation of endometrial cancer invasion. Acta oncol. 28 (1989) 585 – 588

Chapman, J. A., Ch. J. Disaya, H. Osan, P. D. Roth, D. L. Gillotte, M. L. Berman: Oestrogen replacement in surgical stage I and II-endometrial cancers survivors. Amer. J. Obstet. Gynecol. 175 (1996) 1195 – 1200

Creasman, W. T.: Announcement FIGO-Stages: 1988 Revisions. Gynecol. and Oncol. 35 (1989) 125 – 127

Creasman, W. T., P. Henderson, W. Hinshaw, P. L. Clark-Pearson: Oestrogen replacement therapy in patients treated for endometrial cancer. Obstet. and Gynecol. 67 (1986) 326 – 330

Creasman, W. T., C. P. Morrow, B. N. Bundy, H. D. Homesley, J. E. Graham, P. B. Heller: Surgical pathologic spread patterns of endometrial cancer. Cancer 60 (1987) 2035 – 2041

Curtin, J. P., C. P. Morrow: Surgical Oncology. Thieme, Stuttgart 1993

Delbrück, H., E. Haupt: Rehabilitationsmedizin. Urban & Schwarzenberg, München 1996

Einhorn, N., K. Sjoevall, R. C. Knapp, P. Hall et al.: Prospective evaluation of serum CA 125 levels for early detection of ovarian cancer. Obstet. and Gynecol. 80 (1992) 14 – 18

Elliott, P., D. Green, A. Coats et al.: The efficacy of postoperative vaginal irradiation in preventing vaginal recurrence in endometrial cancer. Int. J. gynecol. Cancer 4 (1994) 84 – 93

Gallagher, C.J., R. T. D. Oliver, D. H. Oram et al.: A new treatment of endometrial cancer with gonadotropin releasing hormon analog. Amer. J. Obstet. Gynecol. 98 (1991) 1037 – 1041

Garl, D., F.O. Recio, D. Zamurovic: The new international federation of gynecology and obstetrics surgical staging and survival rates in early endometrial carcinoma. Cancer 69 (1992) 200 – 202

Garton, G. R., L. L. Gunderson, M. J. Webb: Intraoperative radiation therapy in gynecologic cancer: the Mayo-Clinic experience. Gynecol. and Oncol. 48 (1993) 328 – 332

Gitsch, G., E. Hanzal, D. Jensen, N. F. Hacker: Endometrical cancer in premenopausal women, 45 years and younger. Obstet. and Gynecol. 85 (1995) 504 – 508

Gitsch, G., M. L. Friedlander, G. V. Wain, N. F. Hacker: Uterine papillary-serous carcinoma – a clinical study. Cancer 75 (1995) 2239 – 2243

Glassburn, J. R., L. W. Brady, P. W. Grigsby: Endometrium. In Perez, C.A., L.W. Brady: Principals and Practice of Radiation Oncology. Lippincott, Philadelphia 1997

Goff, P. A., D. Cato, R. A. Schmidt et al.: Uterine papillary-serous carcinoma: patterns of metastatic spread. Gynecol. and Oncol. 54 (1994) 264 – 268

Grigsby, P. W., R. Kußke, C. A. Perez et al.: Medically inoperable stage I adenocarcinoma of the endometrium treated with radiotherapy alone. Int. J. Radiat. Oncol. Biol. Phys. 13 (1987) 483 – 488

Hepp, H., K. J. Neis: Hysteroskopie – Standortbestimmung und Perspektiven. Gynäkologe 24 (1991) 64 – 71

Herbolsheimer, M.: Intrauterine packing by remote HDR-afterloading in endometrical carcinoma. In Rotte, K., J. D. Kiffer: Changes in Brachytherapy. Wacholz, Nürnberg, 1989

Herbolsheimer, M., K. Beier, U. Gotz-Gersitz et al.: Endometrial carcinoma remote HDR-afterloading using modified Heyman packing. Brachyther. J. 5 (1991) 17 – 20

Herbolsheimer, M., K. Rotte: Cancer of endometrium. In Vahrson, H.W.: Radiation Oncology of Gynecologic Cancers. Springer, Berlin 1997

Heymann, J., O. Reuterwall, S. Brenner: The Radium Hemmet experiences with radiotherapy in cancer of the corpus of the uterus. Acta radiol. 22 (1941) 14 – 96

Höckel, M., P. G. Knapstein: Uterine cervix. In: Sevin, B. U., P. G. Knapstein, O. R. Köchli: Multimodal Therapy in Gynecologic Oncology. Thieme, Stuttgart 1996

Höckel, M., P. G. Knapstein, R. Hohenfellner et al.: Die kombinierte operative und radiotherapeutische Behandlung (CORT) von Beckenwandrezidiven: Erfahrungsbericht nach drei Jahren. Geburtsh. u. Frauenheilk. 53 (1993) 169 – 176

Hochuli, E., Ch. Rageth: Zur Effizienz gynäkologischer Vorsorgeuntersuchungen – Perspektiven. Geburtsh. u. Frauenheilk. 50 (1990) 483 – 487

Horowitz, I. R., P. R. Copas, M. Aaronoff, C. O. Spann, W. P. McGuier: Endometrial adenocarcinoma following endometrial ablation for postmenopausal bleeding. Gynecol. and Oncol. 56 (1995) 460 – 463

Hricak, H., J. L. Stern, M. R. Fisher et al.: Endometrial carcinoma staging by MR imaging. Radiology 162 (1986) 297 – 305

Hricak, H., L. V. Rubinstein, G. M. Gehrman, N. Karstaedt: MR-imaging evaluation of endometrial carcinoma: Results of an NCE-cooperative study. Radiology 179 (1991) 829 – 832

Imachi, M., N. Zukamoto, T. Matsuyama, H. Nakano: Peritoneal-cytology in patients with endometrial carcinoma. Gynecol. and Oncol. 30 (1988) 76 – 86

Jones, D. A., R. Stout: Results of intracavitary radium treatment for adenocarcinoma of the body of the uterus. Clin. Radiol. 37 (1986) 167 – 171

Kadar, N., H. D. Homesley, J. H. Malfetano: Positive peritoneal cytology is an adverse-factor in endometrial carcinoma only if there is other evidence of extrauterine disease. Gynecol. and Oncol. 46 (1992) 145 – 149

Kim, Y. B., Chr. Hohlschneider, K. Gosh, R. K. Nieberg, F. J. Montz: Progestin alone as a primary treatment of endometrial carcinoma in premenopausal women. Cancer 79 (1997) 320 – 327

Kimmig, R., U. Hasbargen, H. Hepp: Hysteroskopisches Staging des Endometriumkarzinoms. Geburtsh. u. Frauenheilk. 53 (1993) 433 – 434

Kindermann, G.: The value of pelvic lymphadenectomy in endometrial cancer. Nat. roy. Coll. Surg. 4 (1992) 281 – 282

Kindermann, G.: Endometrial cancer, Frank carcinoma. In Burghardt, E., M. J. Webb, J. M. Monaghan, G. Kindermann: Surgical Gynecologic Oncology. Thieme, Stuttgart 1993

Klötzer, K. H., R. Günther, T. Wendt: Die Vaginalstumpfrezidivrate beim Endometriumkarzinom in Abhängigkeit des Zielvolumens der postoperativen HDR-Afterloading Brachytherapie. Strahlenther. u. Onkol. 173 (1997) 13 – 17

Krick, M., J. Baltzer, F. Sievert, U. Schulz: Ist die obligatorische Nachbestrahlung beim operierten Endometrium-Carcinom erforderlich? 195. Tagung der Niederrheinisch-Westfälischen Gesellschaft für Gynäkologie und Geburtshilfe. Münster 1996

Kucera, H.: Ergebnisse und Nebenwirkungen der postoperativen Strahlentherapie beim Korpuskarzinom. In Ladner, H. A., A. Pfleiderer, C. Z. Profous: Gynäkologische Radiologie. Springer, Berlin 1992

Kucera, H., N. Vavra, K. Weghaupt: Benefit of external irradiation in pathologic stage I endometrial carcinoma: a prospective clinical trial of 605 patients who received postoperative vaginal irradiation and additional pelvic irradiation in the presence of unfavourable prognostic factors. Gynecol. and Oncol. 38 (1990) 99 – 104

Kuhns, L. R., J. R. Thornbury, D. G. Freyback: Decision Making in Imaging. Yearbook, Chicago 1990

Ladner, H. A., A. Pfleiderer, J. Bahnsen et al.: The Freiburg experience. In Vahrson, H. W.: Radiation Oncology of Gynecologic Cancers. Springer, Berlin 1997

Lampe, B., R. Kürzl, G. Kindermann: Das serös-papilläre Adenokarzinom des Endometriums. Geburtsh. u. Frauenheilk. 51 (1991) 45 – 50

Lanciano, R. M., W. J. Curran, K. M. Greven et al.: Influence of grade histologic subtype and timing of radiotherapy on outcome among CAP patients with stage II carcinoma of the endometrium. Gynecol. and Oncol. 39 (1990) 368 – 375

Lee, R. B., Th. W. Burke, R. C. Park: Oestrogen replacement therapy following treatment for stage I-endometrial carcinoma. Gynecol. and Oncol. 36 (1990) 189 – 191

Lundberg, L. M., O. Mattsson, I. Ragnhult: Remote afterloading of the uterine cavity using a microselectron LDR unit. In Mould, R. F.: Brachytherapy II. Nucletron Niederlande 1989

Lynch, H. T., H. L. Follet, P. M. Lynch, W. A. Albano, J.L. Mailliard, R. L. Pierson: Family history in an oncology clinic. J. Amer. med. Ass. 242 (1979) 1268 – 1272

Marchetti, D. L., A. Caglar, D. L. Driscoll et al.: Pelvic radiation in stage I endometrial adenocarcinoma with high risk attributes. Gynecol. and Oncol. 37 (1990) 51 – 54

Monaghan, J. M.: Der Lymphknotenstatus und sein Einfluß auf intra- und postoperative Therapieplanung des Zervix-, Endometrium- und Vulvakarzinoms. In Hepp, H., P. Scheidl, J. M. Monaghan: Lymphonodektomie in der gynäkologischen Onkologie. Urban & Schwarzenberg, München 1988

Morrow, C. P., B. N. Bundy, R. J. Kurman et al.: Relationship between surgical pathological risk factors and outcome in clinical stage I and II carcinoma of the endometrium: a gynecologic oncology group study. Gynecol. and Oncol. 40 (1991) 55 – 65

Neis, K. J., H. Hepp: Hysteroskopie – Lehrbuch und Atlas. Thieme, Stuttgart 1991

Orr, J. W., J. L. Holimon, P. F. Orr: Stage I corpus cancer: Is teletherapy neccessary? Amer. J. Obstet. Gynecol. 176 (1997) 777 – 789

Osmers, R.: Ultrasonographie. In Burghardt, E., M. J. Webb, J. M. Monaghan, G. Kindermann: Surgical Gynecologic Oncology. Thieme, Stuttgart 1993

Osmers, R., M. Völksen, W. Rath, A. Teichmann, W. Kuhn: Vaginosonographische Messungen des postmenopausalen Endometriums zur Früherkennung des Endometriumkarzinoms. Geburtsh. u. Frauenheilk. 49 (1989) 262 – 265

Parazzini, F., C. Lavecchia, L. Bocciolone, S. Franceschi: The epidemiology of endometrial cancer. Gynecol. and Oncol. 41 (1991) 1 – 16

Pernot, M., S. Hoffstetter, D. Peiffert et al.: Praeoperative, postoperative and exclusive irradiation of endometrial adenocarcinoma. Strahlenther. u. Onkol. 170 (1994) 313 – 321

Peters, W. A., W. A. Anderson, N. J. Tharton, G. W. Morley: The selective use of vaginal hysterectomy in the management of adenocarcinoma of the endometrium. Amer. J. Obstet. Gynecol. 146 (1983) 285 – 293

Pettersson, F.: Annual report on the results of treatment in gynecologic cancer, Vol. 21: statements of results obtained in patients 1982 to 1986 inclusive 3 and 5 year survival up to 1990. Int. J. gynecol. Obstet. 36 (1991) 1 – 315

Pettersson, F.: Annual report on the results of treatment in gynecological cancer, Vol. 22: statements of results obtained in patients treated in 1987 to 1989 inclusive actuarial survival up to 1993. Editorial Office Radium Hemmet, Stockholm 1995

Pfleiderer, A.: Die Therapie des Endometriumkarzinoms. Geburtsh. u. Frauenheilk. 51 (1991) 787 – 797

Piver, M. St., F. O. Recio, T. Baker, R. E. Hempling: A prospective trial of progesteron therapy for malignant peritoneal cytology in patients with endometrial carcinoma. Gynecol. and Oncol. 47 (1992) 373 – 376

Poleska, W., J. Baltzer, U. Schulz: Combination of surgery with the cavitational ultrasonic surgical aspirator (CUSA) and intraoperative afterloading (IOAL) in the treatment of pelvic recurrence. 9. Int. meeting of gynecological oncology. ESGO 9, Knocke 1995

Potish, R. A., L. B. Twiggs, L. L. Adcock et al.: Periaortic lymphnode radiotherapy in cancer of the uterine corpus. Obstet. and Gynecol. 65 (1985) 251 – 256

Rauthe, G., H. Vahrson, G. Giers: 5 year results and complications in endometrium cancer: HDR-afterloading vs. conventional radium therapy. In Vahrson, H., G. Rauthe: High Dose Rate Afterloading in the Treatment of Cancer of the Uterus, Breast and Rectum. Urban & Schwarzenberg, München 1988

Robert, J. A.: Gynecologic Oncology Group: Phase III Randomized Evaluation of Adjuvant Postoperative Pelvic Radiotherapy Versus No Adjuvant Therapy for Surgical Stage I and Occult Stage II Intermediate Risk Endometrial Carcinoma. Cancer Net, National Cancer Institute, Washington 1997

Rotte, K.: Klinische Ergebnisse der Afterloadingkurzzeittherapie im Vergleich zur Radiumtherapie. Strahlenther. u. Onkol. 161 (1985) 323 – 328

Rotte, K.: Long time results of HDR-afterloading in comparison with a radium therapy in endometrium cancer in Würzburg. In Vahrson, H., G. Rauthe: High Dose Rate Afterloading in the Treatment of Cancer of the Uterus, Breast and Rectum. Urban & Schwarzenberg, München 1988

Schmidt-Matthiesen, A., G. Bastert: Gynäkologische Onkologie. Schattauer, Stuttgart 1995

Schünemann, H., F. Beaufort: Mehrfachtumoren beim Korpuskarzinom. Geburtsh. u. Frauenheilk. 42 (1982) 517 –519

Schünemann, H., M. Jourdain: Mehrfachtumoren beim Endometriumkarzinom. Geburtsh. u. Frauenheilk. 49 (1989) 743 – 746

Sevin, B. U., R. Angioli: Uterine corpus. In Sevin, B. U., P. G. Knapstein, O. R. Köchli: Multimodality Therapy in Gynecologic Oncology. Thieme, Stuttgart 1996

Shumsky, A. G., E. M. H. Brasher, G. C. E. Stuart, J. G. Nation: Risk specific follow up for endometrial carcinoma patients. Gynecol. and Oncol. 65 (1997) 379 – 382

Silverberg, S. G., R. J. Kurman: Tumors of the Uterine Corpus and Gestational Trophoblastic Disease. Atlas of Tumor Pathology. Armed Forces Institute of Pathology, Washington 1992

Sorbe, W., G. Smeds: Postoperative vaginal irradiation with high dose rate afterloading technique in endometrial carcinoma stage I. IJROBP 18 (1990) 305 – 314

Stokes, S., J. Bedwinek, M. S. Kao et al.: Treatment of stage I adenocarcinoma of the endometrium by hysterectomy and adjuvant irradiation: a retrospective analysis of 304 patients. IJROBP 12 (1986) 339 – 344

Underwood, P. J., M. H. Lutz, A. Kreutner et al.: Carcinoma of the endometrium: radiation followed immediately by operation. Amer. J. Obstet. Gynecol. 128 (1977) 86 – 98

Vergote, I., K. Kjorstad, V. Abeler et al.: Postoperative vaginal irradiation by high dose rate cobalt afterloading in Stage I endometrial cancer: Experience from the Norwegian Radium Hospital. In Kleine, W., H. G. Meerpohl, A. Pfleiderer: Therapie des Endometriumkarzinoms. Springer, Berlin 1991

Wang, M. L., D. Hussey, A. Vigliotti et al.: Inoperable adenocarcinoma of the endometrium: radiation therapy. Radiology 165 (1987) 561 – 565

Willgeroth, F.: Adjuvante Brachy- und perkutane Strahlentherapie beim primär operierten Endometriumkarzinom. Gynäkologe 27 (1994) 76 – 83

Woodruff, J. D., J. H. Pickar, for the Menopause Study Group: Incidence of endometrial hyperplasia in postmenopausal women taking conjugated oestrogens (Premarin with Medroxyprogesteronacetat or conjugated oestrogens alone). Amer. J. Obstet. Gynecol. 170 (1994) 1213–1223
Zaino, R. J., R. J. Kurman: Squamous differentiation in carcinoma of the endometrium: a critical appraisal of adenoacanthoma and adenosquamous carcinoma. Semin. diagn. Pathol. 5 (1988) 154–171

Maligne Ovarialtumoren

Die malignen Ovarialtumoren nehmen mit ca. 32000 Neuerkrankungen pro Jahr in der Rangfolge aller Karzinome der Frau in den Ländern der Europäischen Union (EU) derzeit die 5. Position ein. Dabei sind die Inzidenzraten mit 12–17 Neuerkrankungen/100000/Jahr in Westeuropa, Skandinavien und in den USA vergleichbar. Unter den hochentwickelten Industrieländern bildet nur Japan mit 3–6 Neuerkrankungen/100000/Jahr eine Ausnahme.

Die Gesamtmortalitätsraten sind in den genannten Ländern mit 7–11 Todesfällen/100000/Jahr in die letzten 30 Jahre nur geringfügig zurückgegangen (La Vecchia u. Mitarb. 1992). In Westeuropa hat eine Frau bei der Geburt ein Risiko von 5–7%, im Verlauf ihres Lebens an einem benignen oder malignen Ovarialtumor zu erkranken und ein Risiko von 1%, an den Folgen eines malignen Ovarialtumors zu versterben. Für die weibliche Gesamtbevölkerung in der EU errechnen sich auf der Basis dieser Risikodaten ca. 17000 karzinombedingte Todesfälle im Jahr. Der Anteil der malignen Ovarialtumoren an der krebsbedingten Gesamtmortalität ist etwa 5%, was der 5. Position nach dem Mammakarzinom, den kolorektalen Karzinomen, dem Bronchialkarzinom und dem Magenkarzinom entspricht. Unabhängig von Stadium und histologischem Typ beträgt die Chance, einen malignen Ovarialtumor nach der Diagnosestellung 5 Jahre zu überleben, in Europa und den USA derzeit knapp 40% (Nguyen u. Mitarb. 1993).

Ein charakteristisches Merkmal maligner Ovarialtumoren ist deren tumorbiologische und morphologische Heterogenität.

WHO-Klassifikation der 4 Hauptgruppen unter histogenetischen Aspekten

- Epitheliale Tumoren,
- Tumoren des gonadalen Stromas,
- Lipidzelltumoren,
- Keimzelltumoren.

Bei den malignen Ovarialtumoren stellen die *Karzinome vom epithelialen Typ* mit ca. 75% die weitaus größte Untergruppe, wobei Frauen unter 30 Jahren nur sehr selten an diesem Tumor erkranken. Kinder und junge Frauen erkranken weit häufiger an malignen Keimzelltumoren.

Ovarialkarzinom vom epithelialen Typ

Epidemiologie

Die Inzidenz der Ovarialkarzinome vom epithelialen Typ ist mit über 15 Neuerkrankungen pro 100000 Frauen/Jahr in den Industrieländern Westeuropas, in Skandinavien und in den USA vergleichbar hoch. In Deutschland wird mit jährlich etwa 8000 Neuerkrankungen und etwa 5000 krankheitsbedingten Todesfällen gerechnet (Tab. 6.**61**). Das Erkrankungsrisiko steigt mit zunehmendem Alter an. 90% aller Erkrankungen werden erst nach dem 40. Lebensjahr diagnostiziert. Frauen unter 30 Jahren erkranken äußerst selten. In der Altergruppe der 40- bis 44jährigen beträgt die Rate bereits 15 Neuerkrankungen pro 10^5 Frauen/Jahr und steigt in der Altersgruppe der 75- bis 79jährigen auf 54 pro 100000 Frauen/Jahr an (Yancik u. Mitarb. 1986). Das mittlere Alter bei der Diagnosestellung beträgt 58 Jahre.

Die Ätiologie des Ovarialkarzinoms ist weitgehend unklar. Faktoren, die unter physiologischen und pathologischen Bedingungen an der Wachstumsregulation der Ovarkapselzellen beteiligt sind, werden zur Zeit intensiv untersucht. Besonderes Interesse gilt zur Zeit den Steroidhormonen, verschiedenen Wachstumsfaktoren, deren Rezeptoren und Regulationsproteinen (M-CSF, EGF und EGF-Rezeptor, TGF-α, TGF-β, p53) sowie Zytokinen IL-1 und IL-6 (Bauknecht u. Mitarb. 1990, Berchuk u. Mitarb. 1991, Kacinski u. Mitarb. 1993).

Risikofaktoren. Epidemiologische Risikofaktoren sind:
- zunehmendes Lebensalter,
- Nulliparität,
- ständiger Lebensraum in West- und Nordeuropa oder Nordamerika,
- gehäuftes familiäres Vorkommen der Erkrankung.

Tab. 6.**61** Ovarialkarzinom: epidemiologische Daten

	Europäische Gemeinschaft[1]	Bundesrepublik Deutschland[2]
Neuerkrankungen/Jahr	32000	7900
Karzinombedingte Todesfälle/Jahr	19200	5100
Inzidenzrate (pro 100000 Fälle)	4,7–17,0	14,5
Mortalitätsrate (pro 100000 Fälle)		11,1
Kumulative Inzidenzrate[3]		1,09%
Kumulative Mortalitätsrate		0,70%

[1] IARCT Lyon 1996
[2] Krebsregister Saarland 1996
[3] Wahrscheinlichkeit eines Individuums, bis zum 74. Lebensjahr an einem Ovarialkarzinom zu erkranken

➤ *Genetische Prädisposition:* Bei etwa 90% aller Ovarialkarzinome ist keine familiäre Häufung der Erkrankung erkennbar. Diese „sporadischen" Ovarialkarzinome werden den 10% familiär erblichen Karzinomen gegenübergestellt. Bei der überwiegenden Mehrzahl der familiären Fälle findet man unter den weiblichen Familienmitgliedern gehäuft Mamma- und Ovarialkarzinome *(BOC-[Breast-ovarian-cancer-]Syndrom)* und seltener auch Hinweise auf gehäuftes Auftreten nonpolypöser Kolon- und Endometriumkarzinome *(HNPCC-[Hereditary-non-polyposis-colorectal-cancer-]Syndrom).* Familiäre Ovarialkarzinome treten in der Regel etwa 10 Jahre früher auf als sporadische Karzinome. Bei 80–90% der Erkrankungsfälle in BOC-Familien und etwa 5% der sporadischen Karzinome können Mutationen des BRCA-1-Gens auf dem Chromosom 17q und/oder Mutationen des BRCA-2-Gens auf Chromosom 13q nachgewiesen werden. Beide Gene sind Tumorsuppressorgene, deren Inaktivierung unkontrolliertes Zellwachstum begünstigt oder ermöglicht. Für die Gruppe von Frauen ohne Erkrankung, aber mit BRCA-1-Mutationen beträgt das Risiko, im Verlauf des Lebens an einem Ovarialkarzinom zu erkranken, etwa 80%. Bei der großen Zahl möglicher Mutationen (auch Nonsense-Mutationen) des BRCA-Gens ist die Sequenzierung des gesamten Gens sinnvoll, was derzeit sehr aufwendig und teuer ist. Für die USA und Westeuropa wird die BRCA-1-Carrierfrequenz auf etwa 1 : 800 Frauen und die Frequenz für Carrier eines mutierten BRCA-2-Gens auf 1 : 1600 geschätzt. In einigen ethnischen Gruppen, wie z. B. bei den Askenazi-Jüdinnen, ist die Frequenz bestimmter Mutationen auf den BRCA-Genen mit 1–1,5% wesentlich höher. Das bedeutet, daß unabhängig von der Familienanamnese etwa 50% der Frauen mit einem Ovarialkarzionom in dieser Bevölkerungsgruppe eine BRCA-Mutation aufweisen, während schätzungsweise in Westeuropa nur ca. 3% der Ovarialkarzinome bei Frauen unter 70 Jahren und etwa 6% bei Frauen unter 30 Jahren in einem Zusammenhang mit BRCA-Mutationen zu sehen sind (Beller u. Mitarb. 1997).

> Für die Beratung von Patientinnen mit einem familiären Risiko gibt es noch keine klaren Richtlinien. Eine Vorstellung in einem Zentrum, wo nach entsprechender Beratung unter definierten Voraussetzungen eine DNA-Analyse möglich ist, ein mögliches Überwachungskonzept und verschiedene prophylaktische Therapie- und Betreuungsmaßnahmen diskutiert werden können, ist zu empfehlen.

➤ *Weitere Risikofaktoren:*
- Umweltfaktoren: Gesicherte Zusammenhänge zwischen definierten chemischen Karzinogenen und der Entstehung maligner Ovarialtumoren sind nicht bekannt. Ein erhöhtes Erkrankungsrisiko nach Strahlenexposition konnte bisher nicht überzeugend nachgewiesen werden.
- Exogene Noxen: Eine höhere Inzidenz peritonealer Karzinome bei Arbeiterinnen, die mit Asbest in Berührung gekommen sind, ist lange bekannt. Klinische Beobachtungen stützen die Hypothese einer retrograden Kontamination des pelvinen Peritoneums sowie der Ovaroberfläche bei Benutzung von asbesthaltigem Talkumpuder oder von mit Talkumpuder kontaminierten Menstruationsbinden. Es ist nicht auszuschließen, daß über diesen Weg auch andere Umweltnoxen in die Abdominalhöhle gelangen können. Interessant ist die Beobachtung, daß Patientinnen nach einer Tubenligatur oder Hysterektomie seltener an einem Ovarialkarzinom erkranken (Hankinson u. Mitarb. 1993). Schlüssige Beweise für einen direkten Zusammenhang zwischen der Exposition der Ovaroberfläche oder des Peritoneums gegenüber exogenen Noxen und einer erhöhten Ovarialkarzinominzidenz stehen aus (Cramer u. Mitarb. 1982, Whittemore u. Mitarb. 1988).
- Diätetische Faktoren: Eßgewohnheiten in den westlichen Industrienationen mit einem hohen Anteil an Fleisch und tierischen Fetten werden seit langem als Risikofaktor angesehen. Ein erhöhter Konsum von Milch und Milchprodukten gilt beim epithelialen Karzinom als potentieller Risikofaktor (Cramer u. Mitarb. 1989).
- Infektionen: Ein erhöhtes Erkrankungsrisiko durch genitale Virusinfektionen konnte bisher nicht nachgewiesen werden. Ein protektiver Effekt nach Mumpsinfektionen wird diskutiert, gilt aber als eher unwahrscheinlich.
- Endokrine Faktoren: Patientinnen mit einem Ovarialkarzinom sind häufiger Nulliparae oder haben eine geringe Anzahl von Schwangerschaften aufzuweisen. Infertilität, frühe Menarche, späte Menopause oder eine späte erste Schwangerschaft sind weitere Risikofaktoren. Ob die repetitive Ovulationsauslösung durch Gonadotropine im Rahmen einer Sterilitätstherapie ohne eingetretene Schwangerschaft das Erkrankungsrisiko erhöht, wird diskutiert.

➤ *Protektive Faktoren:* Abgesichert ist die klinische Erfahrung, daß Faktoren, die die Ovulation unterdrücken, das Erkrankungsrisiko vermindern. Bei einem relativen Risiko von 1,0 für Nulliparae sinkt das Risiko nach 1–2 Schwangerschaften auf 0,49–0,97 und nach 3 Schwangerschaften auf 0,36–0,76 ab (Freene u. Mitarb. 1984). Das relative Risiko für Frauen, die langfristig Ovulationshemmer eingenommen haben, beträgt nach einer Untersuchung der WHO (1989) 0,75. Der protektive Effekt von Ovulationshemmern wird in der Unterdrükkung der Follikelruptur und der anschließenden Regenerationsvorgänge des Kapselepithels gesehen.

Tubenligatur und Hysterektomie reduzieren das Erkrankungsrisiko in der Größenordnung von 30–40% (Banks u. Mitarb. 1997).

Histopathologie

Die Komplexität und Schwierigkeit bei der makroskopischen und pathomorphologischen Beurteilung maligner Ovarialtumoren erfordert eine enge Kooperation mit dem zuständigen Pathologen. Um im Ergebnis eine möglichst hohe Qualität sicherzustellen, sind von klinischer Seite relevante Angaben zur klinischen und familiären Anamnese der Patientin, zu onkologischen Vorbehandlungen, zur Art und Radikalität der durchgeführten Operation sowie zu Besonderheiten des intraoperativen Situs erforderlich.

> Die pathohistologische Aufarbeitung und Befundung sollte eine detaillierte makroskopische und mikroskopische Beurteilung aller eingesandten Präparate sowie ein alle Befunde einbeziehendes diagnostisches Statement enthalten (Tab. 6.**62**) (Scully u. Mitarb. 1996).

Bei fortgeschrittener Erkrankung sind die *Hauptmanifestationen* des Tumors das parietale Peritoneum, die Dünn- und Dickdarmserosa, die Radix mesenterii des Dünndarms sowie die retroperitonealen Lymphknoten des Beckens und entlang der großen Gefäße. *Fernmetastasen* sind selten und häufig erst in der Finalphase der Erkrankung zu beobachten. *Knochenmetastasen* kommen bei einem primären Ovarialkarzinom selten vor.

Ausbreitungsformen der Erkrankung

- Direkte intraabdominale Tumorausbreitung mit peritonealem Befall benachbarter pelviner und/oder anderer abdominaler Strukturen,
- lymphogene Ausbreitung über pelvine und iliakale Lymphknoten sowie entlang der ovariellen Blutgefäße, der Ligg. infundibulopelvica zu den paraaortalen und renalen Lymphknoten,
- hämatogene Ausbreitung.

Intraabdominale Tumorausbreitung. Die direkte intraabdominale Tumorausbreitung ist die häufigste und wahrscheinlich zeitlich früheste Form der Tumorausbreitung. Sie erfolgt durch Tumorzellexfoliation. Tumorzellen implantieren sich in die Serosa der Peritonealhöhle, wobei sie der physiologischen Zirkulation der peritonealen Flüssigkeit folgen. Typische Lokalisationen früher peritonealer Tumorimplantate sind:

- parakolische Rinne rechts,
- rechtes Hemidiaphragma.

Es folgen Leberkapsel, Mesenterium des Dünndarms und Omentum. Auch in fortgeschrittenen Stadien findet man nur selten eine Invasion des Tumors in das intestinale Lumen des Dünn- oder Dickdarms oder in andere Hohlorgane. Klinische oder radiologische Zeichen eines Dünndarmmilieus sind zumeist Folge karzinomatöser Verklebung des Darmkonvoluts durch multiple Tumorimplantate im Mesenterium und auf der Darmserosa.

Tab. 6.**62** Klinische Angaben und pathohistologischer Befundbericht (nach Scully u. Mitarb.)[1]

Klinische Angaben	Makroskopischer Befund	Mikroskopischer Befund
➤ Angaben zur Eigenanamnese ➤ Angaben zur Familienanamnese (Mamma, Ovar?) ➤ Relevante klinische Symptome (z. B. uterine Blutung?) ➤ Relevante Vorbehandlung (CT, Strahlentherapie, Hormonbehandlung?) ➤ Voroperationen ➤ Alte Histologiebefunde ➤ Angaben zur Art, Ausdehnung und Radikalität der durchgeführten Operation ➤ Markierung von Resektionsrändern (falls für die weitere Therapieplanung bedeutsam)	Ovar: ➤ Gewicht, Größe ➤ Ruptur, Adhäsionen, Granulationen der Oberfläche ➤ Lokalisation des Tumors (Oberfläche, Kortex, Hilus u. a.) ➤ Tumorgröße (falls von Organgröße unterschiedlich) ➤ Zystisch, solide Anteile des Tumors Zysteninhalt, Zysteninnenwand, Tube und kontralaterales Ovar, Uterus, Omentum, Lymphknoten: ➤ Größe, Gewicht, Tumorbefall ➤ im Netz: wenn möglich Anzahl/Größe Tumorknoten (Einzelknoten/konfluierende Karzinose) ➤ Lymphknoten: Anzahl, Größe, Tumorbefall Biopsien, evtl. anderer Organe: ➤ Tumorbefall, evtl. Resektionsränder	Ovar: ➤ Tumor ja/nein ➤ Lokalisation (Oberfläche, Kortex usw.) ➤ histologischer Typ ➤ Differenzierungsgrad ➤ Gefäßeinbruch ➤ Angaben zu Resektionsrändern ➤ Zusatzbefunde (z. B. Endometriose) Tube, kontralaterales Ovar, Uterus, Netz: ➤ wie oben, evtl. Zusatzangaben (Endosalpingiose)

[1] In Anlehnung an ein Protokoll des College of American Pathologist

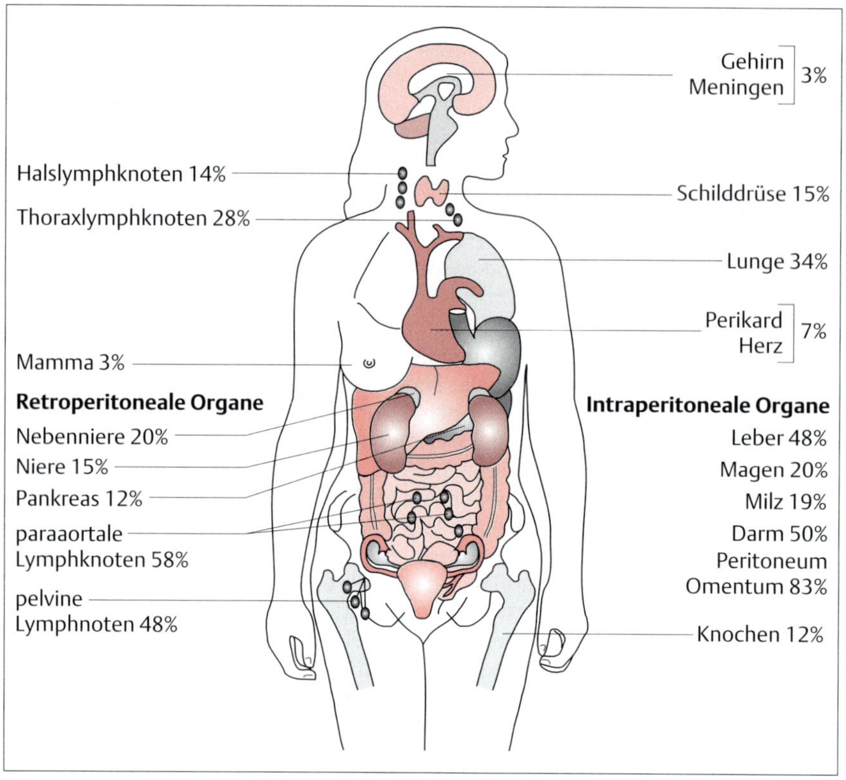

Abb. 6.**29** **Metastasenlokalisationen bei 381 Autopsien mit epithelialem Ovarialkarzinom** (nach Rose u. Mitarb.).

Lymphogene Ausbreitung. Die subklinische Tumorausbreitung in pelvine und paraaortale Lymphknoten wird bereits in den Frühstadien beobachtet, ist aber in den fortgeschrittenen Stadien der Erkrankung besonders häufig. Eine Ausbreitung der Tumorzellen durch die Lymphspalten des Diaphragmas oder über die retroperitonealen Lymphknoten führt nicht selten auch zu supraklavikularen und axillaren Lymphknotenmetastasen. Burghardt u. Mitarb. (1986) berichten bei 78% aller Patientinnen im Stadium III von pelvinen Lymphknotenmetastasen. Von anderen Autoren wird die Rate positiver paraaortaler Lymphknoten im Stadium I mit 18%, im Stadium II mit 20%, im Stadium III mit 42% und im Stadium IV mit 67% angegeben (Chen 1983).

Hämatogene Ausbreitung. Zum Zeitpunkt der Diagnosestellung ist eine klinisch manifeste hämatogene Ausbreitung äußerst selten. Leber- oder Lungenmetastasen werden nur in 2–3% der Fälle beobachtet. Häufige Manifestation einer extraabdominalen Tumorausbreitung sind Pleuraergüsse überwiegend rechtsseitig. Im weiteren Krankheitsverlauf treten zunehmend Fernmetastasen auf:

- Pleuraerguß: 25%,
- pulmonale Metastasen: 7%,
- subkutane Tumormetastasen: 4%,
- Perikardergüsse: 2,5%,
- ZNS-Metastasen: 2%,
- Knochenmetastasen: 1,6%.

Als Risikofaktoren für eine Fernmetastasierung gelten:

- Aszites,
- peritoneale Karzinose,
- große intraabdominale Tumormassen,
- manifeste retroperitoneale Lymphknotenmetastasierung zum Zeitpunkt der Diagnosestellung.

Die Autopsiebefunde zeigen nochmals ein etwas anderes Verteilungsmuster der Metastasenlokalisation (Abb. 6.**29**).

Histomorphologie. Die histomorphologische Klassifikation der Ovarialtumoren folgt den Empfehlungen der WHO (Tab. 6.**63**) (Serov 1973, Scully u. Mitarb. 1996).

Untergruppen der malignen epithelialen Neoplasien (biologisch und therapeutisch bedeutsam)

- Borderline-Tumoren, die auch als Karzinome geringer maligner Potenz (LMP-[Low-malignant-potential-]Tumoren) bezeichnet werden,
- multifokale extraovarielle Karzinome, die ebenfalls vom Zölom.-, Keim- oder Müller-Epithel ausgehen,
- invasive, vom Kapselepithel des Ovars ausgehende epitheliale Karzinome.

➤ *Borderline-Tumoren:* Auf der Basis pathomorphologischer Kriterien können sog. Borderline-Tumoren *(LMP-Tumoren)* abgegrenzt werden. Die Tumorzellen weisen morphologisch alle Kriterien der Malignität auf, zeigen aber an keiner Stelle eine Invasion in das Stroma-

Tab. 6.63 Histologische Klassifikation der Ovarialtumoren. Die Klassifikation folgt den Beschlüssen der WHO (nach Serov u. Mitarb. und Scully u. Mitarb.)

Epitheliale Tumoren:
- seröse Tumoren
- muzinöse Tumoren
- endometrioide Tumoren
- hellzellige Tumoren
- übergangszellige Tumoren (einschließlich Brenner-Tumoren)
- plattenepitheliale Tumoren
- gemischte epitheliale Tumoren
- undifferenziertes Karzinom

Stromatumoren:
- Granulosastromazelltumoren
  - Granulosazelltumoren
  - Tumoren der Thekom-Fibrom-Gruppe
- Androblastome; Sertoli-Leydig-Zell-Tumoren
- Gynandroblastome
- unklassifizierte Stromatumoren

Lipidzelltumoren

Keimzelltumoren:
- Dysgerminom
- endodermaler Sinustumor
- embryonales Karzinom
- Polyembryom
- Chorionkarzinom
- Teratom
- gemischte Formen

Gemischte Keimzelltumoren und Stromatumoren:
- reine Gonadoblastome
- gemischt mit Dysgerminom oder anderen Keimzelltumoren

Bindegewebige, nichtovarspezifische Tumoren

Unklassifizierte Tumoren

Sekundäre (metastatische) Tumoren

Tumorähnliche Veränderungen

gewebe. Nach aktuellem Verständnis handelt es sich um eine eigenständige Tumorentität und nicht um eine Übergangsform von einem benignen Tumor in ein invasives Karzinom. Am häufigsten werden Borderline-Tumoren vom *serösen* und *muzinösen Typ* gefunden (zusammen ca. 80% aller Borderline-Tumoren). Bei den muzinösen Tumoren unterscheidet man einen Müller- oder endozervikalen Typ von einem intestinalen Typ. Letzterer gilt als prognostisch ungünstiger und wird für das Pseudomyxoma peritonei verantwortlich gemacht (Siriaunkul u. Mitarb. 1995). Etwa 80–90% der LMP-Tumoren werden im Stadium I diagnostiziert. Junge Frauen zwischen 20–40 Jahren sind am häufigsten betroffen. Die Prognose ist ohne jede Form der adjuvanten Therapie günstig. Selbst bei einem Nachweis von Borderline-Läsionen außerhalb des kleinen Beckens (FIGO-Stadium III) beträgt die 5-Jahres-Überlebensrate > 75%. Die Einschätzung der Prognose kann möglicherweise durch die Bestimmung weiterer Tumorzellcharakteristika wie Ploidiestatus und S-Phase zum Zeitpunkt der Diagnose verbessert werden (Kaern u. Mitarb. 1990). Rezidive treten häufig erst nach langer Latenz auf.

Tab. 6.64 Klassifikation epithelialer Ovarialkarzinome: histologische Subtypen

Histologischer Subtyp	**Häufigkeit (%)**
Seröse Karzinome	40–50
Muzinöse Karzinome	10–15
Endometrioide Karzinome	10–15
Hellzellige (mesonephroide) Karzinome	2–6
Karzinome mit Übergangsepithel (Brenner-Tumoren)	1
Plattenepithelkarzinome	1
Gemischte Formen (verschiedene Subtypen)	1
Undifferenzierte Karzinome	5–10
Unklassifizierbare Karzinome	2–3
Sonderform: ➤ Müller-Mischtumoren (Karzinosarkom)	

➤ *Multifokale extraovarielle Ovarialkarzinome:* Das Auftreten multifokaler, serös-papillärer Adenokarzinomherde des pelvinen und extrapelvinen Peritoneums ohne Nachweis eines intra- oder extraperitonealen Primärtumors ist zwar insgesamt selten, wird aber zunehmend häufiger beobachtet. Bei der explorativen Laparotomie sind die Ovarien der betroffenen Patientinnen meist nicht vergrößert und makroskopisch allenfalls von kleinen papillären Strukturen bedeckt. Mikroskopisch können im Kapselepithel des Ovars identische maligne Transformationen wie im Peritoneum nachgewiesen werden. Extraovarielle Ovarialkarzinome sind auch nach lange Zeit vorangegangener bilateraler Ovarektomie beschrieben worden (Tobacman u. Mitarb. 1982). Klinik und Therapie dieser Erkrankungsvariante unterscheiden sich nicht von der eines epithelialen Ovarialkarzinoms mit ausgedehnter Peritonealkarzinose (Piver u. Mitarb. 1997).

➤ *Invasive Ovarialkarzinome:* Epithelzellen der Ovarialkapsel haben eine hohe metaplastische Potenz und können sich im Verlauf der Karzinogenese in unterschiedlicher Weise differenzieren. Insgesamt 9 histomorphologische Subtypen sowie Sonderformen (z. B. die Karzinosarkome des Ovars) werden unterschieden (Tab. 6.**64**). Während seröse Karzinome in den Stadien III und IV häufig (> 70%) und muzinöse, endometrioide und hellzellige Subtypen nur selten (20%) vorkommen, findet man in den Stadien I und II seröse Karzinome nur in 35% der Fälle und die anderen Subtypen entsprechend häufiger. Besonders bei jüngeren Frauen in den Stadien I und II werden etwa 20% der Ovarialkarzinome zusammen mit einer Endometriose gefunden.

- Seröse Adenokarzinome: Dieser histologische Subtyp ist mit etwa 50% aller Karzinome der häufigste. Makroskopisch sind die Tumoren entweder zystisch oder solide. Papilläre Strukturen werden bei den besser differenzierten Tumoren häufig zusammen mit Psammomkörpern beschrieben. Im Stadium I sind etwa bei 30% der Patientinnen die Tumoren bilateral vorzufinden.
- Muzinöse Adenokarzinome: Der Anteil der muzinösen Karzinome liegt bei 10–15%. Diese Tumoren sind häufig multilokular, mit muzinöser Flüssigkeit gefüllt und können sehr groß werden. Bei der makroskopischen Inspektion imponieren sie eher als benigne Tumoren mit glatter Oberfläche.
- Endometrioide Adenokarzinome: Der Anteil der endometrioiden Karzinome liegt bei 10–15%. Sie sind zumeist zystisch, häufig unilokular und mit brauner, visköser Flüssigkeit gefüllt. Die Randstrukturen der Zysten zeigen polypöse Strukturen. Eine Endometriose wird bei 10–15% dieser Patientinnen in der Umgebung der Karzinome gefunden. Ein Karzinom des Endometriums wird bei ebenfalls etwa 10% der Patientinnen beschrieben.
- Hellzellige Adenokarzinome: Dieser meistens unilateral wachsende Tumortyp ist selten (etwa 2% aller Ovarialkarzinome). Häufig werden in der histologischen Beurteilung Mischformen mit endometrioiden Karzinomen beschrieben. Eine Tumorruptur ist bei einem hellzelligen Karzinom ungünstiger als bei den anderen Subtypen einzuschätzen. Im Vergleich zu anderen histologischen Subtypen ist die Prognose ungünstiger (Tab. 6.**65**).

Grading. Die prognostische Bedeutung des Gradings bei epithelialen Ovarialkarzinomen ist groß. Eine standardisierte, leicht reproduzierbare Klassifikation konnte aber bis heute nicht etabliert werden (Baak 1987). Für das *histologische (architektonische) Grading* bei den serösen, muzinösen und endometrioiden Subtypen wird am häufigsten eine 3teilige Klassifikation verwendet (Tab. 6.**66**). Hochdifferenzierte Karzinome der FIGO-Stadien I und II (G 1) zeigen in der Regel einen weniger aggressiven Verlauf als entdifferenzierte Karzinome (G 3) (Tab. 6.**68**). Bei fortgeschrittener Erkrankung (FIGO-Stadium III/IV) verliert der Differenzierungsgrad an prognostischer Bedeutung.

Zytologische und nukleäre Kriterien. Verschiedene Kriterien der Differenzierung wurden untersucht, sind aber als Prognosefaktoren noch wenig bedeutsam (Sorbe u. Mitarb. 1982, Malkasian 1984).

Molekulargenetik. Es gibt Hinweise darauf, daß *Onkogene* bei der Tumorentstehung epithelialer Ovarialkarzinome beteiligt sind. Der Oberflächenrezeptor für den Wachstumsfaktor M-CSF, der durch das Onkogen *c-fms* kodiert wird, kann auf zahlreichen Ovarialkarzinomen nachgewiesen werden. Da M-CSF ebenfalls von diesen Tumoren überexprimiert wird, ist eine autokrine Stimulation vorstellbar. Bei etwa 30% aller Ovarialkarzinome wird das Onkogen *c-erbB2 (HER/neu)* überexprimiert, das für den Wachstumsfaktorrezeptor EGF-R kodiert. EGF-R-positive Tumoren haben eine ungünstigere Prognose als rezeptornegative Tumoren. Am besten ist das Tumorsuppressorgen p53-Protein untersucht, das bei etwa 50% der Ovarialkarzinome mutiert ist, aber nicht auf Borderline-Tumoren. Auf die Bedeutung der Suppressorgene BRCA1 und BRCA2 wurde bereits hingewiesen (S. 216).

Tab. 6.65 Vergleich zwischen serösen und hellzelligen Ovarialkarzinomen (nach Griffiths u. Mitarb.)

Faktor	Seröse Karzinome	Hellzellige Karzinome
Nulliparae	24%	50%
Endometriose	12%	58%
Hyperkalzämie	< 1%	10%
Stadium I	22%	50%
Rezidiv (Stadien I–II)	10%	34%
Lymphknotenrezidive (pelvin und paraaortal)	7%	40%
Viszerale Metastasen (Leber, Lunge)	13%	40%
Überlebende Stadium III (< 2 cm)	35 Monate	19 Monate
Überlebende Stadium III (> 2 cm)	16,4 Monate	6,7 Monate

Tab. 6.66 Epitheliale Ovarialkarzinome: Richtlinien für das histologische Grading

Grad	Beschreibung
1	überwiegend papilläre und/oder glanduläre Tumorstrukturen
2	papilläre und/oder glanduläre Tumorstrukturen und solide Tumoranteile
3	überwiegend solide Tumoranteile

Stadieneinteilung

Für alle malignen Ovarialtumoren gilt, daß die definitive Stadienzuordnung chirurgisch erfolgen muß. Diese Definition der Tumorstadien spiegelt die Tumorausbreitung sowie den klinischen Verlauf wider. Die gültige Fassung der *FIGO-Klassifikation* für das epitheliale Ovarialkarzinom wurde 1985 erstellt (FIGO Cancer Committee 1990) (Tab. 6.**67**). Neben der FIGO-Klassifikation findet die *TNM-Klassifikation der UICC* breitere Anwendung.

Prognose

Für die Prognosebeurteilung und die prospektive Einschätzung des Therapieerfolgs werden neben dem Stadium, dem Tumorrest und dem Allgemeinstatus eine

Tab. 6.**67** Stadieneinteilung der malignen Ovarialtumoren nach der UICC-(TNM-)/FIGO-Nomenklatur

TNM-Stadien	FIGO-Stadien	
Tx		Primärtumor nicht beurteilbar
T0		kein Anhalt für Primärtumor
T1	I	begrenzt auf Ovarien
T1a	Ia	auf ein Ovar begrenzt, Kapsel intakt, kein Tumor auf der Ovaroberfläche
T1b	Ib	beide Ovarien befallen, Kapsel intakt, kein Tumor auf der Ovaroberfläche
T1c	Ic	wie Ia oder Ib zusätzlich: Kapseldurchbruch oder maligne Zellen in Aszites/Peritonealspülung (Zytologie)
T2	II	Befall eines oder beider Ovarien, Tumorausbreitung im Becken
T2a	IIa	Ausbreitung auf Uterus und/oder Tube(n)
T2b	IIb	Ausbreitung auf andere Beckengewebe
T2c	IIc	wie IIa oder IIb und maligne Zeilen im Aszites oder in der Peritonealspülung
T3	III	Befall eines oder beider Ovarien, Peritonealmetastasen außerhalb des Beckens und/oder Metastasen an der Leberkapsel
T3a	IIIa	mikroskopische Peritonealmetastasen außerhalb des Beckens
T3b	IIIb	makroskopische (< 2 cm) Peritonealmetastasen außerhalb des Beckens
T3c (N1)	IIIc	Peritonealmetastasen außerhalb des Beckens > 2 cm und/oder befallene retroperitoneale oder inguinale Lymphknoten (oder beides)
M1	IV	Fernmetastasen: z. B. Leberparenchymmetastasen, Pleura (zytologisch nachgewiesen)

Vielzahl weiterer Faktoren diskutiert. Bei einer systematischen Auflistung lassen sich biologische, pathohistologische und klinische Parameter unterscheiden:

Tumorstadium. Die chirurgisch und pathohistologisch abgesicherte Tumorausdehnung zum Zeitpunkt der Diagnosestellung ist der wichtigste Prognoseparameter, der zugleich auch indirekt etwas über die Biologie des Tumors aussagt. Es besteht eine enge Korrelation zwischen Tumorstadium (FIGO-Klassifikation) und Überlebenszeit (Tab. 6.**68**). Der prognostische Wert des Tumorstadiums wird in hohem Maße von der Sorgfalt des Operateurs beim intraoperativen Staging (Operationsbericht!) sowie vom Ausmaß der pathohistologischen Aufarbeitung beeinflußt (pathohistologischer Befundbericht) (Tab. 6.**62** u. S. 51).

Tab. 6.**68** FIGO-Stadium, Grading und Überlebenszeit (n = 5156) (nach Pettersson)

Stadium	% 5-Jahres-Überlebenszeit Alle Patientinnen[1]	G 1	G 2	G 3
Ia	85	92	86	63
Ib	69	85	90	79
Ic	59	78	49	51
IIa	62	64	65	39
IIb	51	79	43	42
IIc	43	68	46	20
IIIa	31	58	38	20
IIIb	38	73	42	21
IIIc	18	46	22	14
IV	8	14	8	6

[1] Nur Patientinnen mit serösen Tumoren

Postoperativer Tumorrest. Bei Patientinnen mit primär fortgeschrittener Erkrankung ist das Volumen des residuellen Tumors nach Abschluß der Primäroperation eng mit der Prognose korreliert (Stadium III und IV). Allgemein wird der Tumorrest als eindimensionaler Durchmesser der größten residuellen Läsion und nicht über die Anzahl der Läsionen oder das verbliebene Tumorvolumen definiert (Griffiths 1979, Hacker 1983). Zu beachten ist, daß in der aktuellen FIGO-Klassifikation des Stadiums III nicht die Größe des postoperativen Tumorrests, sondern nur die Größe und Lokalisation der intraabdominalen Läsionen zum Zeitpunkt des operativen Stagings Berücksichtigung findet. Patientinnen ohne postoperativen Tumorrest haben eine 5-Jahres-Überlebensrate von 50–60%, bei einem residuellen Tumor von < 2 cm von 30–40%, während sich bei Patientinnen mit einem Tumorrest von > 2 cm die Lebenserwartung auf < 10% reduziert.

Histologischer Subtyp und Differenzierungsgrad. Der histologische Subtyp hat eine geringere Bedeutung für die Prognose im Vergleich zu den bereits genannten Parametern Tumorstadium und -rest. Das Vorliegen hellzelliger Karzinome wird im allgemeinen mit einer ungünstigeren Prognose assoziiert (Tab. 6.**65**). Der Differenzierungsgrad eines Tumors ist in den Stadien I und II für die Therapieentscheidung und Prognoseabschätzung von Bedeutung. Bei den fortgeschrittenen FIGO-Stadien III und IV haben multivariante Analysen wiederholt gezeigt, daß histologischer Subtyp und Differenzierungsgrad mit anderen Prognosefaktoren interferieren und nur einen marginalen Einfluß auf die Gesamtprognose haben. Die Etablierung des Differenzierungsgrads als Prognosefaktor beim Ovarialkarzinom setzt voraus, daß die Festlegung auf eine verbindliche Klassifikation gelingt (Malkasian 1984, Berek u. Mitarb. 1987).

Weitere Prognosefaktoren. Als prognostisch ungünstig einzustufen sind:

- prä- oder intraoperativ eingetretene Tumorkapselruptur,
- Auslaufen von Zysteninhalt in die Abdominalhöhle,
- histologisch nachgewiesene Invasion der Tumorkapsel,
- tumorzellhaltiger Aszites,
- Vorliegen derber Verwachsungsstränge des Tumors mit seiner Umgebung, insbesondere im Stadium I.

Kontrovers wird dagegen die prognostische Bedeutung folgender Parameter eingeschätzt:

- Größe des Primärtumors,
- Bilateralität des Primärtumors,
- tumorzellfreier Aszites.

Prognosefaktoren in klinischer Erprobung. Die aktuell geübte Praxis, Therapieentscheidungen auf die Kenntnis konventioneller Prognosefaktoren zu gründen, ist unbefriedigend, da diese Faktoren z.T. einer individuellen und damit subjektiven Bewertung unterliegen oder der tumorbiologischen Heterogenität der Tumoren nicht gerecht werden. Um Verlauf und Prognose einer Tumorerkrankung präziser einschätzen zu können, sind z.Z. zahlreiche neue Parameter in klinischer Erprobung:

- Ploidiestatus,
- S-Phasen-Fraktion,
- Mitoseindex,
- Onkogenamplifikation (c-fms, Her2/neu, c-myc, fos, jun),
- Suppressorgene (p53, BRCA1 und 2),
- Wachstumsfaktoren (EGF, FGF, CSF-1),
- Steroidhormonrezeptorstatus,
- postoperativer CA-125-Abfall,
- Parameter der Chemoresistenz: Glykoprotein P170, Metallothionein, Glutathion.

Die Bestimmung eines oder mehrerer der aufgeführten neuen Parameter ist in der Routinediagnostik außerhalb klinischer Studien nicht indiziert, da ihre Wertigkeit als unabhängige Prognosefaktoren noch unklar ist.

Prävention und Screening

Ein allgemeines Screening zur Früherkennung des Ovarialkarzinoms ist bis heute nicht etabliert. Durch die intraabdominale Lokalisation und die Art des Wachstums ist der positive Vorhersagewert niedrig, die Versagerquote hoch. Folgende Untersuchungsmethoden stehen zur Verfügung:

- *Bimanuelle gynäkologische Tastuntersuchung:*

> Mit der gynäkologischen Palpationsuntersuchung ist eine Früherkennung nur in Ausnahmefällen möglich (Cave: Tastbar vergrößerte Ovarien in der Menopause sind suspekt!).

Die jährliche bimanuelle Palpationsuntersuchung ist trotz einer Limitierung die wichtigste konventionelle Vorsorgemaßnahme.

Tab. 6.69 Erhöhter Ca-125-Spiegel: Differentialdiagnosen

Maligne Erkrankungen	Benigne Erkrankungen
➤ Ovarialkarzinom ➤ Tubenkarzinom ➤ Endometriumkarzinom ➤ Adenokarzinom der Zervix ➤ Pankreaskarzinom ➤ Kolonkarzinom ➤ Mammakarzinom	➤ Endometriose ➤ entzündliche Erkrankungen des inneren Genitales ➤ Pankreatitis ➤ Peritonitis ➤ Leberzirrhose ➤ Nierenversagen ➤ Schwangerschaft

- *Tumormarker:* Ob wiederholte Bestimmungen von CA 125 unter Berücksichtigung aller Werte >10 E/ml Möglichkeiten zur Früherkennung eröffnen, ist unbekannt, und ob dadurch die Mortalität gesenkt werden kann, erscheint fraglich. Tumormarkerbestimmung in der Prämenopause sind mit einem hohen Anteil falsch positiver Befunde belastet (z.B. erhöhte Werte bei Endometriose, Adnexitis, Uterus myomatosus) (Einhorn u. Mitarb. 1992) (Tab. 6.**69**). Ein Ca-125-Screening bei 5500 gesunden Schwedinnen erbrachte bei 15 Frauen (3,1%) einen erhöhten CA-125-Wert. Nach intensiver klinischer und radiologischer Diagnostik wurde aber nur bei 6 dieser Patientinnen ein Karzinom diagnostiziert. Die Anzahl unnötiger Operationen ist also erheblich.

- *Transvaginaler Ultraschall:* Die transvaginale Sonographie hat gegenüber dem transabdominalen Ultraschall deutliche Verbesserungen in der Beurteilung von Adnexbefunden erbracht. In Screeningstudien schlägt sich das in einer Steigerung der Sensitivität, nicht aber der Spezifität und des positiven Vorhersagewerts nieder.

> Auch mit Hilfe des transvaginalen Ultraschalls gelingt keine sichere Diskriminierung zwischen benignen und malignen Ovarialtumoren.

Bei postmenopausalen Patientinnen kann mit der Kombination aus transvaginalem Ultraschall und der Bestimmung des CA-125-Werts eine Sensitivität von etwa 95% und eine Spezifität von 50% erreicht werden (Bourne u. Mitarb. 1991, van Nagell u. Mitarb. 1993).

Screening und Prophylaxe bei familiärem Risiko. Bei einem familiären Risiko können regelmäßige gynäkologische Tastuntersuchungen, der Einsatz der vaginalen Sonographie sowie die Bestimmung des Ca-125-Werts als Screeningmaßnahmen erwogen werden. Zur Prävention sind die Einnahme von Ovulationshemmern oder die prophylaktische Ovarektomie nach abgeschlossener Familienplanung zu diskutieren (s. oben). Ein genetisches Screening für weibliche Mitglieder aus Risikofamilien kann solange nicht empfohlen werden, bis tumorrelevante BRCA-1-Mutationen von sog. Nonsense-

Mutationen unterschieden werden können. Bei bekanntem familiären Risiko (> 2 Erkrankungen bei Verwandten 1. Grades) ist die prophylaktische Einnahme von Ovulationshemmern zu empfehlen. Nach Abschluß der Familienplanung ist die prophylaktische Ovarektomie zu erwägen. Bei Frauen ohne belastete Anamnese ist die Indikation zu einer prophylaktischen Ovarektomie nach abgeschlossener Familienplanung in der Prä- oder Perimenopause zurückhaltend zu stellen. Neben dem potentiellen Risiko durch eine langandauernde Steroidsubstitution ist hier zu bedenken, daß auch nach bilateraler Ovarektomie eine extraovarielle Tumormanifestation eintreten kann (Tobacman u. Mitarb. 1982) (S. 219).

■ Diagnostik

Funktionelle, benigne und maligne Prozesse der Ovarien sind typischerweise symptomlos. Eine akute abdominale Symptomatik im Zusammenhang mit Adnextumoren ist eher selten. Ausnahmen sind die Ruptur eines Ovarialtumors, die Stieldrehung eines frei beweglichen Ovarialtumors oder ausgedehnte maligne Tumoren. Bei einer malignen Ovarialerkrankung werden anamnestisch am häufigsten Bauchschmerzen (53%), Zunahme des Leibesumfangs (46%), gastrointestinale Beschwerden (Völlegefühl; 22%), Obstipation (17%) oder eine abnormale vaginale Blutung (14%) angegeben. Die Prodromalphase ist in der Regel kurz (3–6 Monate, häufig noch kürzer). Nach einer Zusammenstellung des American College of Surgeons bei über 12000 Patientinnen mit einem Ovarialkarzinom sind die häufigsten klinischen Befunde bei der Erstuntersuchung Aszites (46%), ein tastbarer Tumor im Abdomen (37%) oder im Becken (51%) sowie ein Pleuraerguß (15%) (Averette u. Mitarb. 1993).

Präoperative Diagnostik:

➤ *Adnextumoren:* In der Prämenopause sind die häufigsten Veränderungen an den Ovarien reversible, funktionelle Zysten oder Retentionszysten. Anamnese, gynäkologische Tastuntersuchung sowie die Charakterisierung des Adnextumors durch transvaginale Sonographie bringen zumeist eine Klärung. Im Zweifelsfall ist ein expektatives Vorgehen über einen Zeitraum von 3 Monaten vertretbar (evtl. Gabe von Ovulationshemmern). Zeigt sich nach einem Beobachtungszeitraum von 3–6 Monaten bei erneuter sonographischer Kontrolle (postmenstruell!) ein persistierender Adnexbefund, ist eine chirurgische Exploration indiziert (Abb. 2.**12**, S. 43). Gleiches gilt für solide und zystisch-solide Adnextumoren. In der Postmenopause ist das Risiko, daß es sich bei einem zystischen oder zystisch soliden Tumor im kleinen Becken um ein Ovarialneoplasma handelt, um ein vielfaches höher. Ein expektatives Vorgehen ist nur eingeschränkt vertretbar. Als Voraussetzungen sind zu fordern: eine unilokulare, glattwandige und unilaterale Zyste mit < 4 cm Durchmesser, ein negativer CA-125-Tumormarker, Beschwerdefreiheit und ein negativer PAP-Smear.

➤ *Verdacht auf Ovarialkarzinom:* Bei dem klinischen Verdacht auf ein Ovarialkarzinom soll die präoperative Diagnostik zur Beantwortung folgender Fragen beitragen:

- ➤ Ausmaß der intraabdominalen Tumorausdehnung,
- ➤ Erfassen/Ausschluß einer retroperitonealen Lymphknotenbeteiligung,
- ➤ viszerale Metastasierung (Leber, Lunge),
- ➤ Ausschluß einer pelvinen Metastasierung anderer Primärtumoren (Krukenberg-Tumor),
- ➤ Erfassung subklinischer Metastasen (Diaphragma, Peritoneum).

Noninvasive Untersuchungsmethoden. Das Spektrum der zur Verfügung stehenden Untersuchungsmethoden ist breit gefächert und wird nicht immer rational eingesetzt. Bei kritischer Würdigung der positiven Vorhersagekraft der einzelnen Methoden sowie unter Berücksichtigung der Patientenbelastung und der Kosten erscheint eine Beschränkung auf das für den Einzelfall Notwendige geboten.

Praktisches Vorgehen bei der Diagnostik von Ovarialtumoren

➤ *Allgemeine körperliche Untersuchung:* Die körperliche Untersuchung erfolgt zum Ausschluß anderer Erkrankungen sowie zum Ausschluß/zur Erfassung von sichtbaren Metastasen (axillare und inguinale Lymphknoten, Brust, Nabel, das gesamte Integument).

➤ *Gynäkologische Untersuchung:* Maligne Ovarialtumoren sind bei der rektovaginalen Palpation zumeist gut tastbar. Sie sind schlecht beweglich, von höckriger Oberfläche, wechselnder Konsistenz, unterschiedlicher Größe und fast nie druckdolent. Eine Bilateralität spricht eher für einen malignen Tumor. Mit der Tastuntersuchung werden außerdem Tumorgröße und evtl. Ausbreitung auf Vagina, Uterus, Douglas-Raum, Parametrien, Rektum und die Blase miterfaßt.

➤ *Bildgebende Verfahren:* Der transvaginale und abdominale Ultraschall sowie eine CT des Abdomens können bei der Sicherung der Diagnose hilfreich sein. Der sonographische oder CT-Nachweis einer soliden Struktur im Adnexbereich von > 5 cm Durchmesser macht diesen Befund bis zum Beweis des Gegenteils verdächtig für das Vorliegen eines malignen Tumors. Die wesentlichen Vorteile des Ultraschalls und hier insbesondere der transvaginale Ultraschall bei der Beckendiagnostik gegenüber der CT sind:

- keine Strahlenexposition,
- bessere Differenzierung zystischer von soliden Strukturen innerhalb von Ovarialtumoren,
- kein Einsatz von Kontrastmittel erforderlich,
- weniger Kosten,
- schneller und universell verfügbar.

Die grundlegende Schwäche aller bildgebenden Verfahren besteht darin, daß intra- und retroperitoneale Läsionen von < 2 cm nicht (sicher) erkannt werden können. Interenterisch gelegene Tumoren sowie Metastasen im Omentum majus kommen häufig auch bei größerer Ausdehnung nicht zur Darstellung. Gleiches gilt für die Peritonealkarzinose und eine evtl. bestehende Karzinose des

Diaphragmas. Auch der Einsatz von Kontrastmitteln bei der CT-Untersuchung hat daran nichts Wesentliches verändert. Retroperitoneale Lymphknoten können zwar dargestellt, in ihrer Dignität aber nicht sicher eingeschätzt werden.

➤ *Röntgenaufnahme des Thorax:* Ungefähr 10 % der Patientinnen mit einem fortgeschrittenen Ovarialkarzinom weisen einen Pleuraerguß auf. Pulmonale Metastasen sind selten.

➤ *Mammographie:* Metastasen eines Mammakarzinoms in den Ovarien sind auszuschließen.

➤ *Labordiagnostik:* Blutbild, Leber-, Nieren- und Schilddrüsenfunktionsparameter.

➤ *Endoskopische Untersuchung:* Bei einem differentialdiagnostisch bestehenden Verdacht auf ein Darmkarzinom oder auf einen Tumoreinbruch in das Rektum/Colon sigmoideum oder die Blase ist eine entsprechende endoskopische Abklärung durch Rektoskopie, Kolonoskopie und Zystoskopie indiziert. Eine präoperative Darmvorbereitung ist in allen Fällen zu empfehlen, da sich die Indikation für einen darmchirurgischen Eingriff oft erst während der Operation ergibt.

➤ *Tumormarker:* CA 125 ist derzeit der wichtigste Tumormarker bei der Absicherung der klinischen Verdachtsdiagnose eines epithelialen Ovarialkarzinoms. Spezifität (80 – 90 %) und Sensitivität (80 %) sind besonders hoch bei Tumoren vom serösen Typ und bei undifferenzierten Karzinomen. Ungefähr 80 % aller Patientinnen mit einer fortgeschrittenen Erkrankung (Stadium III/IV) haben einen erhöhten Serumspiegel (> 35 E/ml). Im Stadium I und II dagegen kann das CA 125 bei bis zu 50 % der Patientinnen falsch negativ sein. Zu beachten ist, daß erhöhte CA-125-Werte auch bei entzündlichen Erkrankungen des Beckens, der Endometriose sowie bei anderen Genitalkarzinomen, dem Mammakarzinom sowie gastrointestinalen Karzinomen vorliegen können (Tab. 6.**69**). Die Bestimmung anderer Tumormarker wie CEA, TPA (Tissue polypeptide antigen), CA 15-3 und CA 72-4 bringen keine zusätzlichen Informationen und sollten daher nicht bestimmt werden. Bei Keimzelltumoren sind AFP, hCG und LDH zu bestimmen.

➤ *Weitere Untersuchungsmethoden bei gezielter Indikation:* CT des Thorax und des Abdomens, MRT des Abdomens, Magen-Darm-Passage, Kolonkontrasteinlauf.

➤ *Radioimmunologische Untersuchungsmethoden:* Radioimmunologische Untersuchungsmethoden haben für das Screening und die Primärdiagnostik bei epithelialen Ovarialkarzinomen derzeit keine Bedeutung. Für die Detektion okkulter Rezidive oder im Rahmen des Restagings nach Abschluß der primären Chemotherapie (Differenzierung zwischen Narbe und vitalem Tumorgewebe) kann der Einsatz unter strenger Indikation gelegentlich sinnvoll sein. Nachteil ist die begrenzte Wiederholbarkeit der Methode durch die Bildung humaner Anti-Maus-Antikörper (HAMA).

➤ *Untersuchungsmethoden ohne Indikation:* Knochenszintigramm, Leberszintigraphie.

Invasiv diagnostische Methoden:

➤ *Diagnostische Punktion:*

> Von einer diagnostischen Punktion zystischer Ovarialtumoren ist abzuraten.

Die Risiken einer Tumorzellverschleppung sowie die Tatsache, daß die zytologische Sicherung maligner Ovarialtumoren häufig nicht gelingt, sprechen dagegen. Die diagnostische Aszitespunktion präoperativ bringt nur selten eine relevante Vorabinformation, wenn eine Laparotomie geplant ist (Gefahr einer Bauchdeckenimplantationsmetastase). Bei dem Verdacht auf einen Pleuraerguß ist die Indikation zu einer Punktion dagegen großzügig zu stellen (für das Staging erforderlich, da nur bei positiver Zytologie von einem Stadium IV ausgegangen werden darf).

➤ *Laparoskopie:* Zur Abklärung eines Adnextumors unklarer Dignität ist die Laparoskopie nicht geeignet, da den meisten Tumoren von außen nicht anzusehen ist, ob sie benigne oder maligne sind. Eine Biopsie aus der Tumorwand ist nicht repräsentativ.

Die Adnex- oder Zystenexstirpation in toto mit Bergung in einem Sack ist in diesen Fällen das Vorgehen der Wahl; eine Schnellschnittuntersuchung des Operationspräparats ist anzustreben.

Wenn im Rahmen der laparoskopischen Diagnostik ein Ovarialmalignom diagnostiziert wird, sollte umgehend eine adäquate *Stagingoperation* mit nachfolgender chirurgischer Therapie, möglichst in gleicher Narkose,

Vorgehen bei der Staginglaparotomie

In der Regel wird bei allen Patientinnen die Operation vom Längsschnitt aus begonnen. Bei Patientinnen mit einem lokoregionär begrenzten Ovarialkarzinom (FIGO-Stadium I und II) erfolgt eine systematische bioptische, zytologische und histologische Diagnostik mit der Suche nach makroskopischen und/oder mikroskopischen Tumorläsionen insbesondere außerhalb des kleinen Beckens (Tab. 6.**70**). Bei adäquatem Staging können intra- oder retroperitoneale Mikrometastasen bei ca. 30 % der Patientinnen nachgewiesen werden (Young u. Mitarb. 1983). Das diagnostische Vorgehen sowie alle Befunde werden im Operationsbericht dokumentiert.

Tab. 6.**70** Subklinische Metastasenlokalisation bei Patientinnen mit makroskopisch begrenzt erscheinender Tumorausdehnung (FIGO-Stadium I und II) (nach Young u. Mitarb. u. Berek u. Mitarb.)

Lokalisation	% positiv
Pelvine Lymphknoten	6 – 9
Paraaortale Lymphknoten	12 – 18
Omentum	9 – 11
Diaphragma	7
Abdominales Peritoneum	9

angeschlossen werden. Erfolgt die histologische Sicherung eines malignen Ovarialtumors erst im Intervall, muß die Relaparotomie in zeitlich engem Abstand zum Ersteingriff erfolgen (< 10 Tage), da sonst mit einem ungünstigeren Verlauf der Tumorerkrankung gerechnet werden muß (Kindermann u. Mitarb. 1995, Kruitwagen u. Mitarb. 1996). Patientinnen mit einem Ovarialmalignom als Zufallsbefund oder mit einem primär nicht adäquaten Staging (Operationsbericht!) ist vor Beginn einer adjuvanten Therapie ein chirurgisches Restaging zu empfehlen.

➤ *Staginglaparotomie:* Bei dem Verdacht auf ein Ovarialmalignom können weder die intra- und retroperitoneale Tumorausdehnung noch die Möglichkeiten einer erfolgreichen chirurgischen Tumorreduktion auf der Basis der präoperativen Diagnostik sicher eingeschätzt werden. Mit Hilfe der Stagingoperation ist die Erfassung der Tumorausdehnung sowie, bei fortgeschrittener Erkrankung, die Überprüfung und Festlegung der chirurgischen Behandlungsstrategie möglich.

Behandlungsplanung

Die Behandlungsplanung beim Ovarialkarzinom orientiert sich im wesentlichen an der primären Tumorausdehnung der Erkrankung. Sie ist in der Regel stadienadaptiert angelegt. Die wichtigsten Therapieoptionen sind:
- chirurgische Tumorreduktion,
- Chemotherapie,
- Strahlentherapie,
- Kombination der genannten Methoden.

Bei begrenzter Tumorausdehnung (Stadium I und II) ist das Behandlungsziel die Kuration. Bei der adjuvanten Therapie werden heute überwiegend Zytostatika eingesetzt.

Bei primär fortgeschrittener Erkrankung sind relativ günstige therapeutische Voraussetzungen dann gegeben, wenn eine maximale chirurgische Tumorreduktion möglich ist. Mit Chemotherapieregimen unter Einschluß von Platinderivaten können Remissionsraten von 70% und Heilungsraten von 30% und mehr erreicht werden. Für Patientinnen mit einer primären viszeralen Fernmetastasierung (Stadium IV) oder bei chirurgisch nicht oder nur teilweise resezierbaren großen Residualtumoren ist das Therapiekonzept in der Regel bereits primär palliativ ausgerichtet (Abb. 6.**30a**).

Operative Behandlung

Der chirurgischen Primärtherapie kommt im Behandlungskonzept epithelialer Ovarialkarzinome eine zentrale Rolle zu. Das Vorgehen richtet sich nach Diagnose, Ausbreitung der Erkrankung und nach Parametern wie Alter, Vor- bzw. Begleiterkrankungen. Die chirurgische Erstbehandlung von Ovarialkarzinomen erfolgt stadienangepaßt und prognoseorientiert.

Vorgehen bei der Operation von Borderline-Tumoren

Bei einem einseitig mobilen zystisch-soliden Adnextumor noch unklarer Dignität kann bei Frauen unter 40 Jahren und bestehendem Kinderwunsch zunächst eine *abdominale Lavage* und *Ovarektomie* unter Einschluß des Lig. infundibulopelvium erfolgen. Wird ein Borderline-Tumor diagnostiziert (intraoperativer Schnellschnitt), kann die Operation mit einer *Biopsie* aller sicht- und tastbaren Knötchen, einer infrakolischen Omentektomie und evtl. einer *Keilexzision* aus dem kontralateralen Ovar (Risiko der Bilateralität ca. 25%) komplettiert werden. Der diagnostische und therapeutische Nutzen der Keilexzision ist allerdings umstritten. Wird die Schnellschnittdiagnose definitiv bestätigt, ist bei diesem Vorgehen keine weitere Therapie erforderlich. Verschiedene Autoren verweisen auf die ungünstige Prognose aneuploider Borderline-Tumoren und empfehlen die zusätzliche *pelvine* und *paraaortale Lymphonodektomie.* Bei *fertilitätserhaltender Operation* beträgt das Rezidivrisiko im belassenen Ovar etwa 5–7%. Nach Abschluß der Familienplanung ist den Patientinnen zu einer *Hysterektomie* und *Adnexexstirpation* zu raten. Steht nicht der Wunsch nach Erhaltung der Fertilität, sondern mehr der nach Erhaltung der endokrinen Funktion des Ovars im Vordergrund, muß die Patientin auf das Risiko eines Spätrezidivs hingewiesen werden, insbesondere darauf, daß im Rezidivfall nach einem Borderline-Tumor invasive Karzinome beschrieben worden sind. Dasselbe Vorgehen ist auch bei Borderline-Tumoren der FIGO-Stadien II und III gerechtfertigt.

Primär tumorreduktive Chirurgie:

➤ *Lokalisiertes, invasives Ovarialkarzinom:* Etwa 20–25% aller Patientinnen mit einem invasiven Ovarialkarzinom weisen ein makroskopisch auf das kleine Becken begrenztes Tumorgeschehen auf (FIGO-Stadium I und II).

> Bei nahezu allen Patientinnen ist eine *R0-Resektion* im Rahmen der Primäroperation möglich.

Chirurgisches Vorgehen Stadium I/II (FIGO)

Eine R0-Resektion sollte daher auch unter ungünstigen Bedingungen unbedingt angestrebt werden. Bei der Operation werden entfernt:
- beide Adnexe unter ausgedehnter Mitresektion der Ligg. infundibulopelvica sowie des Uterus,
- bei Verwachsungen im kleinen Becken oder bei erkennbaren Tumorabsiedlungen auf dem Peritoneum müssen die befallenen Areale, in seltenen Fällen auch Abschnitte des Sigmas/Rektums, mitreseziert werden,
- die infrakolische Resektion des Omentum majus erfolgt aus diagnostischen Gründen,
- die selektive oder radikale Resektion der pelvinen und infrarenalen paraaortalen Lymphknoten ist aus diagnostischer Sicht gerechtfertigt; ob sich mit diesem zusätzlichen Eingriff ein therapeutischer Vorteil verbindet, ist noch umstritten.

Ist der Tumor makroskopisch auf ein Ovar begrenzt, die Ovarkapsel mikroskopisch an keiner Stelle vom Tumor durchbrochen und liegt weiterhin ein hohes Differenzierungsmuster vor (FIGO-Stadium I a, G 1), kann bei bestehendem Kinderwunsch eine fertilitätserhaltende Operation durchgeführt werden. Da alle notwendigen pathohistologischen Informationen während der Primäroperation zumeist nicht vorliegen, ist ein konservatives Vorgehen auch dann gerechtfertigt, wenn dabei evtl. ein zweiter chirurgischer Eingriff in Kauf genommen werden muß. Das Rezidivrisiko im kontralateralen Ovar beträgt 5–7%. Nach Abschluß der Familienplanung ist den Patientinnen zu einer Hysterektomie und Adnexexstirpation zu raten. Im Stadium I b, (G 1) ist die alleinige Erhaltung des Uterus nach bilateraler Adnexektomie denkbar.

➤ *Im Abdomen ausgedehntes Ovarialkarzinom:* Auch bei fortgeschrittener Erkrankung (FIGO-Stadium III) ist eine *R0-Resektion* – wenn möglich – anzustreben.

Chirurgisches Vorgehen bei fortgeschrittener Erkrankung

Bei Patientinnen mit primär fortgeschrittener Erkrankung werden folgende chirurgische Maßnahmen durchgeführt:
- Enfernung des Tumorkonglomerats von Uterus und beiden Adnexe,
- Resektion des Beckenperitoneums,
- Resektion von Sigma-/Rektumabschnitten,
- Resektion befallener Dünndarmabschnitte,
- infragastrische Resektion des Omentums,
- Resektion des parietalen Peritoneums einschließlich des Zwerchfellperitoneums (Debulking),
- Splenektomie,
- Abschälen des Tumorbelags,
- vollständige pelvine und paraaortale Lymphonodektomie.

Bei diffusem Tumorwachstum ist eine R0-Resektion aber primär häufig nicht möglich. Die *tumorreduktive Chirurgie* verfolgt folgende Zielsetzung:
- das Allgemeinbefinden der Patientinnen soll verbessert werden,
- die Ileusgefahr wird beseitigt,
- durch verbesserte Tumordurchblutung und Steigerung der Tumorzellwachstumsfraktion sollen die Bedingungen für eine nachfolgende Chemotherapie optimiert werden.

Die Größe des postoperativen Tumorrests ist der wichtigste prognostische Parameter für Remission und Überleben.

Als Maß für einen verbliebenen Tumorrest wird allgemein der Durchmesser der größten verbliebenen Metastase angegeben. Von den meisten Kliniken wird derzeit die „2-cm-Grenze“ als Trennungslinie zwischen „optimalem“ und „suboptimalem“ postoperativen Tumorstatus angesehen. Erfahrungen zahlreicher Arbeitsgruppen haben gezeigt, daß bei konsequenter Chirurgie für > 50% aller Patientinnen mit einem Stadium III oder IV eine Tumorreduktion < 2 cm möglich ist. Ziel der chirurgischen Therapie bei Patientinnen mit fortgeschrittener Erkrankung ist eine maximale Tumorreduktion möglichst unter 1 cm, besser < 0,5 cm. Darmchirurgische Eingriffe oder operative Maßnahmen an den harnableitenden Organen sind nur dann in Erwägung zu ziehen, wenn eine R0-Resektion möglich erscheint oder eine funktionell bedeutsame Stenose vorliegt. Die postoperative Morbidität ist gegenüber vergleichbaren Operationen nicht erhöht (5%), die operative Mortalität bewegt sich unter 1% (Heintz u. Mitarb. 1986). Eine Metaanalyse von 58 Studien und über 6900 Patientinnen hat gezeigt, daß bei einem Anstieg der Rate von Patientinnen mit einem optimalen postoperativen Status (< 2 cm) im Stadium III um 10%, die mediane Überlebenszeit um 16,3%, im Stadium IV lediglich um 2,3% gesteigert werden kann (Hunter u. Mitarb. 1992). Die Bedeutung der tumorreduktiven Chirurgie als unabhängigem Parameter auf den weiteren Krankheitsverlauf wird solange kontrovers diskutiert werden, bis die Ergebnisse aus den derzeit laufenden prospektiven Untersuchungen vorliegen.

➤ *Debulking:* Bei einem Teil der Patientinnen mit fortgeschrittener Erkrankung ist eine Tumorreduktion auf weniger als 2 cm im Rahmen der Primäroperation nicht möglich. Die Lokalisation von Metastasen z. B. am Leberhilus, am Milzhilus oder im Mesenterium verbieten bei einem derartigen Situsbefund eine chirurgische Intervention. In diesen Fällen ist der operative Eingriff auf Maßnahmen zu beschränken, die den Patientinnen in der postoperativen Phase eine unmittelbare Erleichterung verschaffen. Hierzu zählt die Resektion großer Adnextumoren oder die Entfernung von Netztumoren. Urologische oder darmchirurgische Eingriffe sind nur dann indiziert, wenn eine unmittelbare Obstruktion droht. Patientinnen nach einem Debulking sollten postoperativ möglichst umgehend einer Chemotherapie zugeführt werden.

➤ *Intervalloperation:* Ist eine optimale Tumorreduktion im Rahmen der Primäroperation nicht erreichbar und ein Debulking nicht sinnvoll oder nicht möglich, kommt als weitere Option ein zweiter chirurgischer Eingriff nach einer initialen Chemotherapie von 2–4 Behandlungskursen in Betracht. Dieser auch als Interventionslaparotomie bezeichnete Eingriff hat aber nur dann Aussicht auf Erfolg, wenn eine adäquate Induktionschemotherapie durchgeführt werden kann und darunter eine klinische Remission eintritt. Nach der Interventionslaparotomie wird die Chemotherapie über weitere 3–5 Behandlungskurse fortgesetzt. Dieses Konzept ist bisher durch klinische Studien noch nicht ausreichend abgesichert worden, so daß es weder abschließend bewertet noch allgemein empfohlen werden kann (van der Burgh 1995). Patientinnen mit einem Stadium-IV-Karzinom sind in Zukunft eine mögliche Zielgruppe für dieses Behandlungskonzept, insbesondere dann, wenn ihnen bei bestehender Inoperabilität durch eine suffiziente prätherapeutische Diagnostik der operative Ersteingriff erspart werden kann.

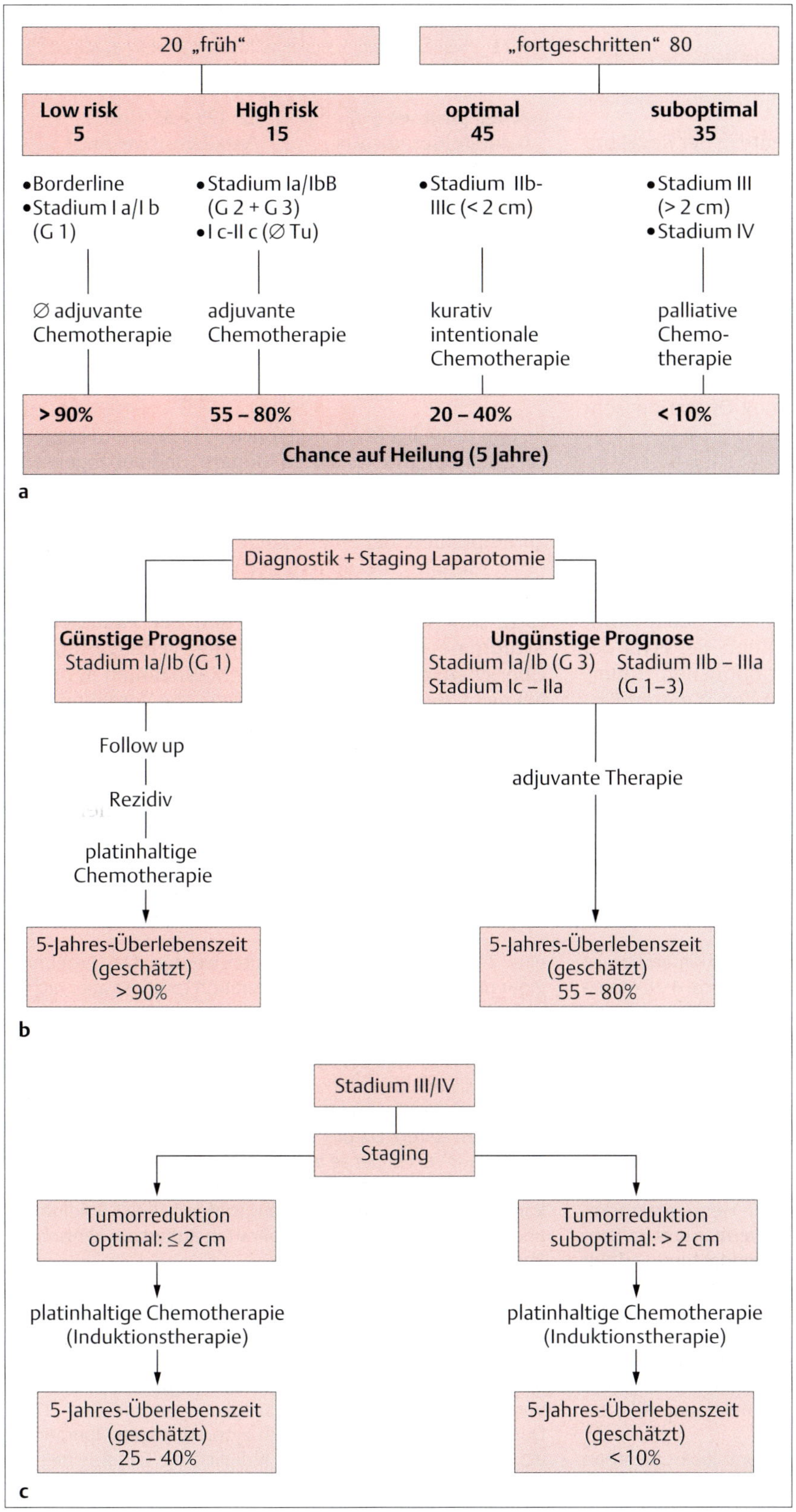

Abb. 6.**30 a – c** **Ovarialkarzinom:**
a Stadium I – IV (FIGO): Algorithmus bei 100 Patientinnen.
b Stadium I – II a (FIGO): Therapie und Prognose.
c Stadium III/IV: Therapie und Prognose.

➤ *Second-look-Operation (SLO):*

Die Second-look-Operation dient der Überprüfung der Ergebnisse der primären Chemotherapie.

Eine Second-look-Operation wird heute in der Regel nur den Patientinnen angeboten, bei denen nach der Primäroperation und nachfolgender Chemotherapie mit klinischen und bildgebenden Verfahren kein Tumor nachweisbar ist und ein Normalwert für den Tumormarker CA 125 vorliegt. Ein hoher Anteil negativer Befunde der Second-look-Operation ist bei Patientinnen im Stadium I (80%) sowie bei Patientinnen ohne residuellen Tumor nach der Primäroperation (75%) zu erwarten. Bei einem erhöhten CA-125-Wert ist dagegen ein positiver Befund der Second-look-Operation sehr wahrscheinlich (Tab. 6.**71**).

➤ *Sekundäre zytoreduktive Operation:* Der Nutzen einer sekundären zytoreduktiven Operation bei persistierendem Tumor im Rahmen der Second-look-Operation ist bisher in prospektiven Untersuchungen nicht gezeigt worden. Von 100 Patientinnen mit einer Second-look-Operation sind etwa 40 potentielle Kandidatinnen für eine sekundäre Tumorreduktion. Bei etwa der Hälfte kann die Operation mit einer optimalen Tumorreduktion abgeschlossen werden. Ob durch diesen Eingriff die Überlebenszeit wesentlich verlängert werden kann, ist umstritten (Meerpohl u. Mitarb. 1987, Hoskins 1993).

Tab. 6.**71** Präoperativer CA-125-Spiegel und Second-look-Befund (nach Berek u. Mitarb., Rubin u. Mitarb. u. Patsner u. Mitarb.)

Anteil positiver SLO-Befunde/Gesamtzahl Patientinnen	CA 125 > 35 E/ml Anteil positiver SLO/ Gesamtzahl Patientinnen
19/43	12/12
18/29	66/67
56/102	97/102
93/174 (53,4%)	97/102 (95,0%)

SLO Second-look-Operation

➤ *Operation bei Rezidiv oder Ileus:* Nach einem längeren rezidivfreien Intervall (> 24 Monate) und bei abgegrenztem Rezidivtumor ist der Versuch einer erneuten Tumorreduktion vor Einleitung einer Zweitchemotherapie zu empfehlen. Bei einem kurzen rezidivfreien Intervall (< 12 Monate), bei Ileus oder großen Rezidivtumoren tragen operative Maßnahmen nur selten zur Verbesserung des Allgemeinbefindens und zur Palliation der Symptome bei. Eine wesentliche Verlängerung der Überlebenszeit ist durch solche Maßnahmen in der Regel nicht zu erreichen. Das chirurgische Vorgehen sollte in dieser Situation auf die Beseitigung der vorliegenden Symptome, z. B. Anlage eines Anuspraeter bei bestehendem Ileus, und nicht auf eine maximale Tumorreduktion konzentriert sein.

Zeitpunkt und Technik der Second-look-Operation

Der optimale Zeitpunkt für eine Second-look-Operation ist nach Abschluß der primären Chemotherapie ca. 4–6 Monate nach der Diagnosestellung. Das technische Vorgehen bei der Second-look-Operation ist identisch mit dem bei der Staginglaparotomie. Nach vertikaler Inzision des Abdomens erfolgt eine sorgfältige Inspektion mit Entnahme von Spülflüssigkeit für die Zytologie. Biopsien sind insbesondere dort zu entnehmen, wo Adhäsionen vorliegen und/oder wo bei der Primäroperation ein Tumor nachgewiesen werden konnte. Eine pelvine und paraaortale Lymphonodektomie ist dann anzustreben, wenn makroskopisch intraabdominal kein Tumor nachweisbar und im Rahmen der Primäroperation keine Lymphonodektomie erfolgt ist. Bei einem persistierenden Tumor ist Gewebe für eine erneute histologische Beurteilung und die Rezeptorbestimmung usw. zu entnehmen. Die Kosten dieses Eingriffs sind hoch und die Belastung für die Patientinnen erheblich. Die medizinische Morbidität dagegen ist relativ gering. Die häufigsten Komplikationen sind Wundinfektionen (6%) sowie Verletzungen des Urogenitaltrakts.

Für die Durchführung einer Second-look-Operation spricht, daß bei ca. 50% der oben definierten Patientinnen makroskopisch oder mikroskopisch noch ein Tumor nachgewiesen werden kann. Die gewonnenen Informationen können für die Planung einer Konsolidierungstherapie oder eine 2-line-Therapie herangezogen werden. Das Ergebnis einer negativen Second-look-Operation (pCR) ist aber nicht gleichbedeutend mit der Heilung.

Gegen die Second-look-Operation spricht, daß nach einer pCR bis zu 50% der Patientinnen innerhalb von 5 Jahren ein Rezidiv erleiden. Bei makroskopischem Tumornachweis im Rahmen der Second-look-Operation sind anhaltende Remissionen selten. Da die Second-look-Operation keinen erkennbaren Vorteil per se bringt, ist die Indikation außerhalb klinischer Studien streng zu stellen; bei Patientinnen mit lokoregionär begrenztem Ausgangsbefund (FIGO-Stadium I und II) ist eine Second-look-Operation außerhalb klinischer Studien nicht indiziert.

Laparoskopische Eingriffe im Rahmen der Second-look-Diagnostik werden kontrovers diskutiert. Nach wie vor muß von einer höheren Falsch-negativ-Rate für die Erkennung kleiner intraperitonealer Tumoren, insbesondere im Bereich des Mesenteriums sowie im Retroperitoneum, im Vergleich zur Laparotomie ausgegangen werden. Die Durchführung einer sekundären zytoreduktiven Operation ist ebenfalls erschwert. Steht lediglich die allgemeine Sicherung des Remissionsstatus im Mittelpunkt des Interesses, kann die Laparoskopie eingesetzt werden. Zur Sicherung einer pathohistologischen Komplettremission ist sie dagegen nur mit Einschränkungen geeignet.

Chemotherapie

Epitheliale Ovarialkarzinome sind chemosensibel. Die systemische Therapie mit Zytostatika bildet neben der Chirurgie den zweiten Hauptpfeiler des aktuellen Therapiekonzepts. *Melphalan* und *Cyclophosphamid* waren die ersten Substanzen mit gesicherter Monoaktivität und galten bis in die Mitte der 70er Jahre als Standardtherapie. Ab Mitte der 80er Jahre wurden die Kombinationen *Cyclophosphamid/Adriamycin/Cisplatin (CAP)* und *Cyclophosphamid/Cisplatin (CP)* als neuer Standard in der Primärtherapie definiert. Die Nebenwirkungen des Cisplatins verstärkten die Suche nach äquieffektiven, aber weniger toxischen Modifikationen dieser Kombinationen. *Carboplatin*, ein Platinanalogon mit günstigerem Toxizitätsspektrum als Cisplatin, konnte in den letzten Jahren beim Ovarialkarzinom als vergleichbar wirksam etabliert werden. Seit Mitte der 90er Jahre steht mit *Paclitaxel*, dem ersten Vertreter aus der Substanzklasse der Taxanen, eine weitere Substanz mit gesicherter Aktivität beim Ovarialkarzinom zur Verfügung. Die Kombination Platin/Paclitaxel ist der Kombination aus Platin und einem Alkylans überlegen. Die Ergebnisse aus 2 randomisierten Studien belegen, daß Kombinationen aus Platinanaloga und Taxanen derzeit den aktuellen Standard in der Primärtherapie fortgeschrittener Ovarialkarzinome darstellen (McGuire 1996, Piccart u. Mitarb. 1997).

Hohe Rezidivraten und nur langsam ansteigende Heilungsraten machen aber deutlich, daß beim Ovarialkarzinom, ähnlich anderen chemosensiblen soliden Tumoren, die Resistenzentwicklung gegenüber aktiven Zytostatika ein Hauptproblem darstellt und besseren Heilungserfolgen möglicherweise entscheidend entgegensteht. In naher Zukunft sind günstigere Behandlungsergebnisse und eine schrittweise Steigerung der Heilungsraten mit Hilfe von Zytostatika am ehesten durch die Entwicklung neuer, aktiver Substanzen, durch die Etablierung optimaler Behandlungssequenzen und Substanzkombinationen sowie durch neue Konzepte zur Überwindung der primären und sekundären Chemoresistenz zu erwarten.

Monoaktivität. Eine Vielzahl von Substanzen ist in den letzten Jahren systematisch in Phase-I- bis -III-Studien untersucht worden. Neben zahlreichen Zytostatika haben sich auch einzelne endokrine und biologische Substanzen als wirksam erwiesen (Tab. 6.**72**). Bei z.T. unterschiedlichen Einschluß- und Bewertungskriterien in den einzelnen Studien schwanken die Ansprechraten erheblich. Ein direkter Vergleich ist daher nicht zulässig. Bei den nachfolgenden Substanzen kann von einer gesicherten oder zumindest wahrscheinlichen Monoaktivität ausgegangen werden:

➤ *Platinanaloga:* Cisplatin ist eine der am breitesten untersuchten Substanzen beim Ovarialkarzinom. In randomisierten Studien zeigte Cisplatin gegenüber Cyclophosphamid in der Primärtherapie seine Überlegenheit mit längeren Remissionsdauern (18 gegenüber 8 Mona-

Tab. 6.**72** Monoaktivität verschiedener Zytostatika beim Ovarialkarzinom (nach Meerpohl, Thigpen, Sutton u. Mitarb., Peters u. du Bois)

Substanz	Patientinnen nach Ansprechen auf eine Platinvortherapie (n)	Ansprechrate (CRPR) (%)	Patientinnen mit platinrefraktärem Tumor (n)	Ansprechrate (CRPR) (%)
Cisplatin/Carboplatin	723	31	230	9
Paclitaxel	722	32	1482	19
Docetaxel				
Etoposid	309	22	178	24
Doxorubicin/Epirubicin	111	22	97	19
Mitoxantron	39	26	38	6
Topotecan	215	21	188	14
Navelbine	58	22	45	18
5-Fluorouracil/% FUDR	76	9	193	11
Gemcitabine	38	13	49	22
Treosulfan	98	16	46	20
Hexamethylmelamin	180	21	98	13
Ifosfamid	100	22	77	13
Mitomycin	k.A.		25	12
Tamoxifen[1]	238	12		
Gestagene[1]	250	4		
Leuprorelin[1]	46	20		
Goserilin[1]	85	11		
INF-α[2]	21	19		
INF-γ[2]	14	29		

[1] Nach Platinvortherapie aber ohne Angaben zur Platinsensibilität
[2] Ohne Angaben zur Vortherapie
k.A. keine Angabe

te) und signifikant verlängerten Überlebenszeiten (19 gegenüber 12 Monate) (Lambert u. Mitarb. 1985). Daten aus einer Metaanalyse von mehr als 60 klinischen Studien legen die Vermutung nahe, daß für Cisplatin in einem Dosisbereich von 6–36 mg/m²/Woche eine positive Korrelation zwischen der applizierten Dosisintensität und dem Überleben besteht (Levin u. Mitarb. 1993). Dosislimitierende Nebenwirkungen von Cisplatin sind:

- periphere Neuropathie,
- Nephro- und Ototoxizität,
- Myelosuppression.

Carboplatin ist beim Ovarialkarzinom bei vorbehandelten und nichtvorbehandelten Patientinnen intensiv geprüft worden und kann unter der Voraussetzung einer adäquaten Dosierung als vergleichbar wirksam angesehen werden (Metaanalyse der Advanced Ovarian Trialist Group 1991). Das wesentlich günstigere Toxizitätsspektrum von Carboplatin sowie die Tatsache, daß aufwendige Prä- und Posthydratationsschemata bei der Applikation entfallen, sind die wichtigsten Vorteile dieser Substanz. Carboplatin kann ambulant verabreicht werden. Die dosislimitierende Nebenwirkung bei konventioneller Dosierung ist die Myelotoxizität. Eine Dosierung von Carboplatin nach AUC (area under the curve) unter Berücksichtigung der renalen Funktion der Patientin (Calvert-Formel: Carboplatindosis (mg) = AUC [GFR-25]) wird heute aufgrund der besser zu kalkulierenden Myelotoxizität allgemein bevorzugt (Calvert 1989). Carboplatin steht wegen seiner begrenzten Toxizität auch für den Einsatz in der Hochdosistherapie zur Verfügung.

➤ *Alkylanzien:* Mit Melphalan und Cyclophosphamid können in der Primärbehandlung objektive Remissionen erreicht werden, wobei der Anteil der pathohistologisch gesicherten Remissionen im Stadium III und IV mit weniger als 10% angenommen werden muß. Die mediane Überlebenszeit nach einer Alkylanzientherapie beträgt 10–14 Monate. Responder haben eine Lebenserwartung von 17–20 Monaten und Nonresponder von 6–13 Monaten (Meerpohl 1984). Die Heilungsrate (5-Jahres-Überlebensrate) nach einer Alkylanzientherapie liegt im Stadium III bei 5–10%. Ifosfamid, ein dem Cyclophosphamid verwandtes Alkylans, zeigt ebenfalls Aktivität bei diesem Tumor. Es wird über Remissionen in der Second-line-Therapie nach Vorbehandlung mit Cisplatin und Cyclophosphamid berichtet (Sutton 1990). Das Toxizitätsspektrum umfaßt Myelosuppression, Blasen- und Neurotoxizität. Bei eingeschränkter Nierenfunktion ist das Risiko einer zentralnervösen Toxizität während der Behandlung mit Ifosfamid erhöht.

➤ *Anthracycline:* Die Monoaktivität der Anthracycline ist insgesamt schlecht untersucht. Für Doxorubicin (Adriamycin) wird sie mit ca. 30% angegeben (Meerpohl 1984). Intensiv sind die Anthracycline in Kombination mit Platin und Alkylanzien in der Primärbehandlung eingesetzt worden. Daten aus einer Metaanalyse zeigen, daß Patientinnen mit anthracyclinhaltigen Kombinationen (CAP [Cyclophosphamid/Adriamycin/Cisplatin] oder CEP [Cyclophosphamid/Epirubicin/Cisplatin]) nach 6 Jahren einen Überlebensvorteil von 5–7% gegenüber Patientinnen mit anthracyclinfreien Kombinationen aufweisen (CP [Cyclophosphamid/Cisplatin], P [Cisplatin]) (Ovarian Cancer Meta-Analysis Project 1991). Als Zweit- oder Dritttherapie nach der Platinvorbehandlung sind Anthracycline in konventioneller Dosierung wahrscheinlich wenig wirksam (< 10% Remissionen). Epirubicin wurde kürzlich von der EORTC in einer hohen Dosierung von 150–180 mg/m² bei platinvorbehandelten Patientinnen mit unterschiedlichem therapiefreien Intervall in einer Phase-II-Studie untersucht (Vermorken u. Mitarb. 1995). Die Remissionsrate von 20% legt die Vermutung einer evtl. dosisabhängigen Aktivität der Anthracycline bei diesem Tumor nahe. Ausgeprägte Myelosuppression, Alopezie sowie Mukositis sind limitierende Nebenwirkungen während einer hochdosierten Epirubicintherapie. Neuere Untersuchungen mit liposomal verkapseltem Doxorubicin zeigen erfolgversprechende Ergebnisse bei platinvorbehandelten Patientinnen (Muggia u. Mitarb. 1996).

➤ *Taxane:* Paclitaxel und Docetaxel sind Vertreter dieser neuen Substanzgruppe. Klinisch ist Paclitaxel nicht kreuzresistenz mit den anderen aktiven Substanzen und daher auch bei Patientinnen mit einer sog. Platinresistenz wirksam. Aus Daten einer kanadisch-europäischen Studie (OV-9-Studie) ergibt sich für die Monotherapie bei platinvorbehandelten Patientinnen eine optimale Dosierung von 175 mg/m² in einer 3-Stunden-Infusion (Eisenhauer u. Mitarb. 1994). Je nach Dauer des progressionsfreien Intervalls nach Abschluß der vorangehenden Therapie kann während der Behandlung mit Paclitaxel mit Remissionsraten bis zu 30% und einer Remissionsdauer von bis zu 10 Monaten gerechnet werden. Zur Vermeidung von Hypersensitivitätsreaktionen während der Behandlung mit Paclitaxel ist eine standardisierte Prämedikation mit Dexamethason, Diphenhydramin und Cimetidin erforderlich. Dosislimitierende Nebenwirkungen von Paclitaxel sind die Myelosuppression und die periphere Neuropathie sowie Alopezie und Myalgien/Arthralgien.

➤ *Weitere Zytostatika mit nachgewiesener Monoaktivität:*

- Etoposid,
- Treosulfan,
- Hexamethylmelamin,
- Navelbine,
- Gemcitabine,
- Topotecan.

Gemcitabine: Gemcitabine ist ein neuer Antimetabolit. Als eine nichttoxische Prodrug steigert Gemcitabine einerseits in konzentrationsabhängiger Weise die zelluläre Akkumulation des zytotoxischen Trophosphats und hemmt andererseits seine Elimination aus der Tumorzelle. Die Verlängerung der zellulären Elimination führt dazu, daß die Aktivität von Gemcitabine nicht auf die S-Phase des Zellzyklus beschränkt bleibt. Es liegen Ergebnisse aus 4 Phase-II-Studien mit insgesamt 107 Patientinnen vor. Die Gesamtremissionsrate nach Platinvorbehandlung beträgt 17%.

Topotecan: Topotecan gehört zur Gruppe der Topoisomerase-I-Inhibitoren. In einer Phase-II-Studie bei platinrefraktären Patientinnen konnte mit Topotecan in einer Dosierung von 1,5 mg/kg/m²/Tag über 5 Tage eine objektive Remissionsrate von 25% erreicht werden (Armstrong u. Mitarb. 1995). In einer prospektiv randomisierten Studie wurden mit einer Topotecanmonotherapie gleichwertige Ergebnisse wie mit Paclitaxel beobachtet (ten Bokkel Huinink u. Mitarb. 1997). Wichtigste Nebenwirkungen sind Neutropenie und Thrombozytopenie.

Kombinationstherapie:

➤ *Kombinationen ohne Cisplatin:* Die erste prospektiv randomisierte Studie, in der ein Alkylans (Melphalan) mit einer Kombination (Hexa-CAF) verglichen wurde, ist 1978 publiziert worden (Young u. Mitarb. 1978). Es wurden signifikant höhere Remissionsraten (OR [Gesamtansprechen, overall response] 75% gegenüber 54%, $p < 0{,}05$), mehr Komplettremissionen (CR [Komplettremission] 33% gegenüber 16%, $p = 0{,}06$) sowie eine signifikant verlängerte Überlebenszeit (29 gegenüber 17 Monate) erreicht. In zahlreichen nachfolgenden Studien mit einem ähnlichen Design wurden diese Ergebnisse grundsätzlich bestätigt (s. Cisplatinkombinationen in der Primärtherapie des Ovarialkarzinoms [Box]).

➤ *Carboplatinkombinationen:* Ob Cisplatin durch Carboplatin ohne Einbuße an relativer Wirksamkeit in der Primärtherapie ersetzt werden kann, wurde in zahlreichen klinischen Studien untersucht. 2 nordamerikanische Studien sowie die Studie der deutschen kooperativen Arbeitsgruppe GOCA haben Carboplatin/Cyclophosphamid und Cisplatin/Cyclophosphamid bei Patienten mit primär fortgeschrittener Erkrankung miteinander verglichen (Alberts 1992, Swenerton 1992, Meerpohl 1997). Alle 3 Studien sowie insgesamt 9 weitere Untersuchungen konnten keinen signifikanten Überlebensvorteil für Patienten während einer Cisplatinmonotherapie oder -kombinationstherapie im Vergleich zu Carboplatinkombinationen beobachten. Eine Metaanalyse der Advanced Ovarian Trialist Group (AOCTG 1991) hat die Überlebensdaten von 8139 Patientinnen mit fortgeschrittenem Ovarialkarzinom analysiert.

Die Schlußfolgerungen dieser Untersuchung, bezogen auf den Einsatz einer Kombinationstherapie gegenüber einer Monotherapie, lassen sich wie folgt zusammenfassen:
- ➤ Platinkombinationen sind wirksamer als Platinmonotherapien bei gleicher Platindosis,
- ➤ Platinkombinationen induzieren höhere Remissionsraten, insbesondere einen höheren Anteil an Komplettremissionen, als Kombinationen ohne Platin,
- ➤ Cisplatin und Carboplatin sind in ihrer Wirkung beim Ovarialkarzinom vergleichbar.

Cisplatinkombinationen in der Primärtherapie des Ovarialkarzinoms

Zur Etablierung von Cisplatin in der Primärbehandlung hat die amerikanische GOG-Studie 47 wesentlich beigetragen. In dieser Studie wurden die Kombinationen Adriamycin/Cyclophosphamid (AC) und Cisplatin + AC (CAP) miteinander verglichen. Bei insgesamt 227 Patientinnen mit meßbarem Tumorrest nach der Primäroperation war die komplette Remissionsrate (CR 51% gegenüber 26%), die Ergebnisse für das progressionsfreie Intervall (15 gegenüber 9 Monate) und die Überlebenszeit (20 gegenüber 16 Monate) für die platinenthaltende Kombination statistisch signifikant besser (Omura u. Mitarb. 1986). Weitere Studien konnten einen statistisch signifikanten Überlebensvorteil von Platinkombinationen nicht immer bestätigen, wobei zu erwähnen ist, daß die Mehrzahl der Patientinnen ohne Platin in der Primärtherapie diese Substanz später im Rahmen der Rezidivtherapie erhalten hat, was eine Wirksamkeitsbeurteilung der jeweiligen Primärtherapie erschwert. Die Zugabe von Doxorubicin zur Kombination Cyclophosphamid/Cisplatin ist in mehreren randomisierten Studien untersucht worden. In der GOG-Studie 52 fanden sich bei insgesamt 349 Patientinnen mit fortgeschrittener Erkrankung (Stadium III weniger als 1 cm residueller Tumorrest) zum Zeitpunkt der Publikation keine statistisch relevanten Unterschiede bei der pathohistologisch gesicherten Komplettremission (pCR für CP 24% gegenüber CAP 26%, beim progressionsfreien Intervall 23 gegenüber 25 Monate und bei der Überlebenszeit 31 gegenüber 29 Monate) (Omura u. Mitarb. 1989). Die Langzeitergebnisse dieser Studie zeigen jedoch einen Vorteil für die Dreierkombination (persönliche Mitteilung Omura 1997). In 3 weiteren Studien zu dieser Fragestellung wird jeweils kein signifikanter Therapievorteil für eine Dreierkombination unter Einschluß von Adriamycin erkennbar. Aufgrund der begrenzten Zahl der Patientinnen in den Einzelstudien wurden 1991 in der Ovarian Cancer Meta-Analysis die CAP-Daten zur Primärtherapie beim fortgeschrittenen Ovarialkarzinom zusammenfassend aufgearbeitet:
- ➤ für die CAP-Kombination errechnet sich im Vergleich zu CP ein höherer Anteil an pathohistologisch gesicherten Komplettremissionen (CAP 30 gegenüber CP 23%, $p < 0{,}01$),
- ➤ für die CAP-Kombination ergibt sich ein rechnerischer Überlebensvorteil von 5–7% über das 2. bis 6. Jahr nach Abschluß der Chemotherapie.

Zu bedenken ist, daß für diese insgesamt geringe Überlegenheit von CAP gegenüber CP möglicherweise auch Unterschiede in der Dosisintensität und Behandlungsdauer (CAP > CP) von Bedeutung sein könnten. In jedem Fall ist die Dreierkombination mit höherer Toxizität verbunden. In prospektiven Studien werden zur Zeit neue Dreierkombinationen z. B. aus Carboplatin, Paclitaxel und Epirubicin gegenüber einer Zweierkombination (Carboplatin/Paclitaxel) geprüft (AGO-Studiengruppe).

➤ *Cisplatin und Paclitaxel:* Für die neue Kombination Cisplatin/Paclitaxel liegen Ergebnisse aus 2 prospektiv randomisierten Studien aus den USA (GOG-Protokoll 111, McGuire 1996) und aus Europa (Piccart u. Mitarb. 1997) vor. In beiden Studien hat sich die Kombination Cisplatin/Paclitaxel (PT) gegenüber einer Kombination aus Cisplatin und Cyclophosphamid (PC) bzgl. Remissionsraten, progressionsfreier Überlebenszeit und Gesamtüberlebenszeit als überlegen erwiesen. Der Unterschied im medianen Überleben betrug in der GOG-Studie 14 Monate zugunsten von PT und in der europäischen Studie knapp 12 Monate. In 2 weiteren europäischen Studien wurden Cisplatin bzw. Carboplatin als Kombinationspartner von Paclitaxel miteinander verglichen (Neijt 1997, AGO-Studie 1997). Bei gleicher Effektivität, gemessen an der Ansprechrate und dem progressionsfreien Überleben, hat die Kombination Carboplatin/Paclitaxel bei einzelnen Toxizitätsparametern signifikante Vorteile aufzuweisen. Dieser Vorteil drückt sich auch in einer besseren Lebensqualität während der Chemotherapie aus. In den 3 zuletzt genannten Studien (Piccart 1997, Neijt 1997, AGO 1997) wurde Paclitaxel als 3-Stunden-Infusion verabfolgt, was im Gegensatz zu einer 24-Stunden-Infusion (GOG-Studie 111) eine ambulante Applikation möglich macht. Ein Effektivitätsvergleich der Kurzzeit- gegenüber der Langzeitinfusion von Paclitaxel in der Primärtherapie steht noch aus (GOG-Studie 158).

Übereinstimmend bestätigen die Daten aller bisher diskutierten Studien, daß Patientinnen mit minimalem postoperativen Tumorrest (weniger als 2 cm), unabhängig von der gewählten Substanzkombination, während einer Chemotherapie eine bessere Prognose aufweisen als Patientinnen mit großem residuellen Tumor.

In der palliativen Situation ist eine Kombinationstherapie zumeist wenig erfolgversprechend und einer Monotherapie wahrscheinlich nicht überlegen. Kombinationstherapien sind in der Regel mit einer erhöhten Toxizität und in der Palliativsituation mit einer schlechteren Patientencompliance verbunden. In einer Untersuchung aus den Niederlanden wurde die Kombination Hexa-CAF und CHAP-5 sowie CHAP-5 gegenüber CP bzgl. der erreichten Langzeitergebnisse analysiert (Neijt u. Mitarb. 1984, 1987). Nach 10 Jahren waren in dieser Untersuchung noch 9% der Patientinnen aus dem Hexa-CAF-Arm, aber 21% der Patientinnen aus dem CHAP-Arm am Leben. Günstiger sind die Ergebnisse nach primär induzierter Komplettremission: Nach 5 Jahren leben noch 60%, nach 10 Jahren noch 40% der Patientinnen.

➤ *Neue Kombinationen in klinischer Erprobung:* Großes Interesse findet derzeit die Überlegung, die Kombination Carboplatin/Paclitaxel um jeweils eine Substanz zu erweitern. Als mögliche dritte Substanz werden Epirubicin (AGO-Studiengruppe), Topotecan, Etoposid und Gemcitabine diskutiert.

Neue Therapieansätze:

➤ *Intraperitoneale Therapie:* Untersuchungen zur intraabdominalen Applikation von Zytostatika beim Ovarialkarzinom erscheinen folgerichtig, da das Ovarialkarzinom ein überwiegend intraabdominales Wachstum zeigt und mit der intraperitonealen Applikation erkennbare pharmakologische Vorteile verbunden sein können. Durch eine verlangsamte Clearance verschiedener Zytostatika aus der Abdominalhöhle werden z.T. wesentlich höhere Spitzenkonzentrationen im Vergleich zur intravenösen Darbietung erzielt (Tab. 6.**73**).

Technik und klinische Erfahrungen mit der intraperitonealen Therapie

Eine gleichmäßige intraabdominale Verteilung des Zytostatikums wird bei ca. 70% der Patientinnen erreicht (20–30% der Patientinnen haben intraabdominale Verwachsungen). Für eine optimale intraabdominale Verteilung ist die Gabe von ca. 2 l Volumen erforderlich, das in der Regel über einen intraabdominalen Katheter instilliert wird. Die therapiebedingten Nebenwirkungen sind im allgemeinen akzeptabel, Katheterprobleme bei ca. 30% der Patientinnen sind nach wie vor die häufigste Komplikation. Daten zahlreicher Phase-II-Studien zeigen, daß mit verschiedenen Substanzen in der Second-line-Therapie Remissionsraten von 20–35% erzielt werden können. Die meisten Erfahrungen liegen mit der intraperitonealen Zytostatikagabe bei den Patientinnen vor, die auf eine primäre Chemotherapie angesprochen haben und/oder deren intraabdominale Tumorknoten vor Therapiebeginn eine Größe von 0,5 cm nicht überschreiten. Im Rahmen einer Phase-III-Studie wurde eine intraperitoneale Therapie primär bei Patientinnen mit keinem oder minimalem postoperativen Tumorrest geprüft. Die erste Analyse der Daten (Intergroup-Studie SWOG/GOG) deutet auf einen möglichen Therapievorteil einer kombinierten intraperitonealen/intravenösen Therapie (Cisplatin intraperitoneal/Cyclophosphamid intravenös) gegenüber einer ausschließlichen intravenösen Therapie (Cisplatin intravenös/Cyclophosphamid intravenös) hin (Alberts 1995). Diese Studie wurde aufgrund methodischer Probleme kritisiert, und das Konzept wird derzeit in einer neuen prospektiven Studie geprüft. Ergebnisse sind nicht vor dem Jahr 2000 zu erwarten. Indikationen, bei denen eine intraperitoneale Therapie mit Cisplatin oder auch mit anderen Zytostatika außerhalb klinischer Studien eingesetzt werden kann, sind selten. Unter klinisch kontrollierten Bedingungen werden folgende Indikationen geprüft:

- bei Patientinnen mit einer chirurgisch gesicherten Komplettremission am Abschluß der Primärtherapie im Sinne einer Erhaltungstherapie,
- als Zweittherapie bei Patientinnen mit < 0,5 cm großen intraabdominalen Tumorknoten, die auf eine Primärtherapie mit Platin angesprochen haben,
- als adjuvante Therapie bei Patientinnen mit einem undifferenzierten Tumor (G 3) im Stadium I/II,
- als dosisintensivierte Primärtherapie mit kurativer Intention bei Patientinnen mit einer R1-Resektion und minimalem, vorwiegend intraabdominal gelegenen Tumorrest (derzeit nur unter Studienbedingungen!).

➤ *Dosisintensivierung:* Voraussetzung für bessere Behandlungsergebnisse nach Dosiseskalation ist das Vorliegen einer Dosis-Wirkungs-Beziehung. Für Cisplatin ist ein solcher Zusammenhang bereits vor Jahren auf der Basis einer Metaanalyse postuliert worden (Levin 1987).

➤ *Konversion der Chemoresistenz:* Die Wirksamkeit von Zytostatika ist durch die Entwicklung einer Chemoresistenz eingeschränkt. Diese Resistenz ist zwar substanzspezifisch, aber häufig assoziiert mit einer Kreuzresistenz auch gegen strukturell unterschiedliche Substan-

Therapiestudien zur dosisintensivierten Chemotherapie

2 randomisierte Studien, in denen unterschiedliche Dosisintensitäten (mg/m²/Woche) von Cisplatin verglichen wurden, sind an dieser Stelle zu diskutieren. Die GOG-Studie 97 wurde als reine Dosisintensivierungsstudie konzipiert. Insgesamt 458 Patientinnen mit großvolumigem Tumorrest postoperativ von > 1 cm oder einem Stadium IV erhielten entweder 8 Behandlungskurse mit CP (500 mg/m²/50 mg/m²) alle 3 Wochen oder 4 Kurse einer CP-Kombination (100 mg/m²/1000 mg/m²). In beiden Therapiearmen wurde die gleiche Gesamtdosis von Cisplatin und Cyclophosphamid appliziert, während die geplante Dosisintensivierung im Hochdosisarm um den Faktor 2 gesteigert wurde (McGuire 1992). Signifikante Unterschiede konnten weder bzgl. der klinischen Ansprechrate (High-dose-Arm 59% gegenüber Low-dose-Arm 65%) noch beim progressionsfreien Intervall (High-dose-Arm 13 Monate gegenüber Low-dose-Arm 12 Monate) noch bei der medianen Überlebenszeit (High-dose-Arm 21 Monate gegenüber Low-dose-Arm 24 Monate) beobachtet werden. Die Toxizität (WHO Grad 3 und 4) dagegen war im Hochdosisarm signifikant höher.

In einer zweiten, schottischen Studie wurden insgesamt 190 Patientinnen der Stadien I–IV behandelt. Im Hochdosisarm wurde sowohl eine höhere Dosisintensität als auch eine höhere Gesamtmenge an Cisplatin appliziert (Hochdosisarm: Cisplatin 100 mg/m²/Cyclophosphamid 750 mg/m²; Low-dose-Arm: Cisplatin 50 mg/m²/Cyclophosphamid 750 mg/m²). In beiden Therapiearmen wurden 6 Kurse appliziert (Kaye u. Mitarb. 1992). Die schottische Studie wurde vorzeitig beendet, da sich bei einer Interimsanalyse für die Patientinnen im Hochdosisarm ein signifikanter Überlebensvorteil ergab (High-dose-Arm: 125 Wochen gegenüber Low-dose-Arm 69 Wochen). Bei einer zweiten Analyse 1996 konnte jedoch kein signifikanter Überlebensvorteil für die dosisintensivierte Therapie mehr dargestellt werden (Kaye u. Mitarb. 1996).

Da sich eine weitere Eskalation der Cisplatindosis aufgrund der dosislimitierenden Toxizität dieser Substanz verbietet, sind Studien mit intensivierter Carboplatindosis durchgeführt worden. In einer prospektiv randomisierten dänischen Studie wurde die Frage der Dosisintensivierung wie folgt untersucht. Carboplatin AUC 4 wurde mit Carboplatin AUC 8 bei jeweils gleicher Dosierung von Cyclophosphamid verglichen. Die Verdopplung der Dosis von Carboplatin erbrachte keine verbesserten Behandlungsergebnisse (Jakobsen u. Mitarb. 1997).

zen. Das Glucoprotein P170 als Produkt des MDR-1-Gens ist der Indikator für diesen pleiotropen Resistenztyp. Die Resistenz besteht gegen Vincaalkaloide, VP 16, Adriamycin und wahrscheinlich gegen die Taxane. Cyclosporin sowie PSC 833, ein Cyclosporinanalogon, werden als mögliche Modulatoren der Multidrugresistenz derzeit in Phase-I- bis -II-Studien erprobt.

Ein zweiter, für das Ovarialkarzinom wahrscheinlich ebenso wichtiger Resistenzmechanismus besteht in einem Anstieg des intrazellulären Gluthations, verbunden mit einem verstärkten DNA-Reparaturmechanismus. Klinische Studien mit Buthioninsulfoximin (BSO)

Tab. 6.73 Intaperitoneale Zytostatikagabe bei Patientinnen mit Ovarialkarzinom (nach Markman)

Substanz	Verhältnis der Spitzenkonzentration Peritonealhöhle/Plasma
Cisplatin	20
Carboplatin	18
Doxorubicin	474
Mitoxantron	620
Mitomycin	71
5-Fluorouracil	298
Paclitaxel	1000

zur Verminderung des intrazellulären Gluthationspiegels oder mit dem Polymeraseinhibitor Aphidicolin zur Blockierung des DNA-Repairs und zur partiellen Wiederherstellung einer Chemosensibilität gegen Platin und Alkylanzien sind derzeit die wichtigsten klinischen Ansätze in diesem Bereich.

Weitergehende experimentelle Untersuchungen zum Verständnis der Chemoresistenz sind erforderlich, um den wahrscheinlich multifaktoriellen Mechanismus der Resistenzentstehung gegen aktive Zytostatika beim Ovarialkarzinom besser zu verstehen und pharmakologisch zu überwinden (s. Therapiestudien zur dosisintensivierten Chemotherapie [Box]).

➤ *Hochdosistherapie:* Die konsequente Weiterführung des Dosisintensitätskonzepts ist die Anwendung einer Hochdosischemotherapie. Mehrere Phase-I- bis -II-Studien mit verschiedenen Hochdosiskombinationen und nachfolgender autologer Knochenmarktransplantation oder der Substitution zuvor gewonnener autologer peripherer Progenitorzellen (PBPC [peripheral blood progenitor cells]) haben deren Durchführbarkeit sowie die mit einer solchen Therapie assoziierte Toxizität offengelegt. Hohe Remissionsraten bei den zumeist vorbehandelten Patientinnen mit leider nur kurzer Remissionsdauer lassen eine prognoserelevante Einschätzung der Wertigkeit einer Hochdosistherapie im Vergleich mit einer konventionell dosierten Therapie für das Ovarialkarzinom bisher noch nicht zu.

Hormontherapie

Mehr als 60% aller epithelialen Ovarialkarzinome exprimieren Östrogen- und/oder Progesteronrezeptoren. Klinische Studien u. a. mit Antiandrogenen, Gestagenen, GnRH-Analoga und Antiöstrogenen wurden in der Vergangenheit durchgeführt und verliefen im Ergebnis überwiegend enttäuschend. Während bei Antiandrogenen, Aromatasehemmern und Gestagenen keine nennenswerten Ansprechraten zu beobachten waren, weisen einzelne Studien mit Tamoxifen und GnRH-Analoga Remissionsraten bis zu 20% auf. In einer kürzlich publizierten Phase-II-Studie der GOG mit Tamoxifen wird bei insgesamt 105 eingeschlossenen Patientinnen über eine Gesamtremissionsrate von 18% und eine mediane Remissionsdauer von 8 Monaten berichtet (Hatch u. Mitarb. 1991). Therapeutische Vorteile bei Einsatz einer Chemohormonkombination konnten bisher nicht beobachtet werden.

Biologicals/Immuntherapie

Das Prinzip der nichtspezifischen Immunstimulation, z.B. mit Corynebacterium parvum, Levamisol oder Interferonen war bisher der am häufigsten praktizierte immuntherapeutische Ansatz beim Ovarialkarzinom. Klinische Remissionen sind allenfalls bei der intraperitonealen Applikation von Interferonen ± Zytostatika im Rahmen der Zweittherapie bei minimalem intraabdominalen Tumor berichtet worden (Berek 1985, Pujade-Lauraine 1991).

Phase-I- und -II-Studien mit adoptiver Immuntherapie (z.B. IL-2 + LAK-Zellen) waren bisher, insbesondere aufgrund der beobachteten Toxizität, wenig überzeugend. Die klinische Effektivität monoklonaler Antikörper nach Ankopplungen der AK (Antikörper) an Radioisotope, verschiedene Toxine wie Ricin oder Pseudomonas-aeruginosa-Exotoxin oder Chemotherapeutika ist ebenfalls untersucht worden. In Phase-II-Studien wurden schwerwiegende Nebenwirkungen mit zentraler Toxizität, Neuropathie und Panzytopenie beschrieben (Epenetos 1987, Bookman 1990).

Stadienabhängige Therapie

Adjuvante Chemotherapie. Patientinnen mit einem lokoregionär begrenzten Tumor (FIGO-Stadium I und II) lassen sich auf der Basis etablierter Prognosefaktoren in 2 Gruppen klassifizieren: in eine Low-risk-Gruppe mit einem Rezidivrisiko von < 10%, die von einer adjuvanten Chemotherapie derzeit nicht profitiert und in eine High-risk-Gruppe mit einem Rezidivrisiko > 20%. Damit besteht für die zuletzt genannte Gruppe grundsätzlich die Indikation für eine adjuvante Therapie. Der Einsatz von Platinkombinationen erscheint gerechtfertigt, auch wenn bisher aus randomierten Studien noch kein definitiv überzeugendes Ergebnis vorliegt.

➤ *Borderline-Tumoren und Low-risk-Gruppe:* Bei Patientinnen mit einem Borderline-Tumor sowie bei Patientinnen mit Stadien I a und I b (G 1) ist nach adäquatem chirurgischen Staging und operativer Therapie keine adjuvante Chemotherapie erforderlich. Die erwartete 5-Jahres-Überlebensrate beträgt etwa 90%. Durch eine adjuvante Chemotherapie können diese Ergebnisse nicht verbessert werden (GOG-Studie 7601) (Young 1990) (Abb. 6.**30 a**, S. 227).

➤ *High-risk-Gruppe (Patientinnen der Stadien I a, I b [G 2 + G 3] sowie alle Patientinnen mit den Stadien I c – II c ohne makroskopischen Tumorrest):* Bei Patientinnen mit diesen Kriterien muß mit einer Rezidivhäufigkeit von 20 – 45% gerechnet werden. Um über die Indikation für eine adjuvante Chemotherapie entscheiden zu können, sind die genaue Kenntnis des Stadiums (Operationsbericht), der intraoperativ durchgeführten Diagnostik (Operationsbericht) sowie die Einsichtnahme in den histologischen Befund (Tumorausbreitung und Differenzierungsgrad) erforderlich. Sind diese Informationen nicht vollständig verfügbar, ist über eine evtl. Nachoperation zu entscheiden. In Zweifelsfällen ist die Indikation zu einer adjuvanten Chemotherapie eher großzügig zu stellen. Eine fertilitätserhaltend durchgeführte Operation ist allein keine Indikation für eine adjuvante Chemotherapie. Die GOG-Studie 7602 (Young 1990) hat gezeigt, daß das Rezidivrisiko in einer High-risk-Gruppe durch ein systematisches Staging, eine radikale (komplette) chirurgische Primärtherapie sowie eine sich anschließende adjuvante Therapie (Melphalan oder ^{32}P) auf etwa 20% gesenkt werden kann. Adjuvante Chemotherapien mit platinhaltiger Therapie wurden unter kontrollierten Bedingungen bisher nur vereinzelt durchgeführt. Eine randomisierte Studie einer nordita-

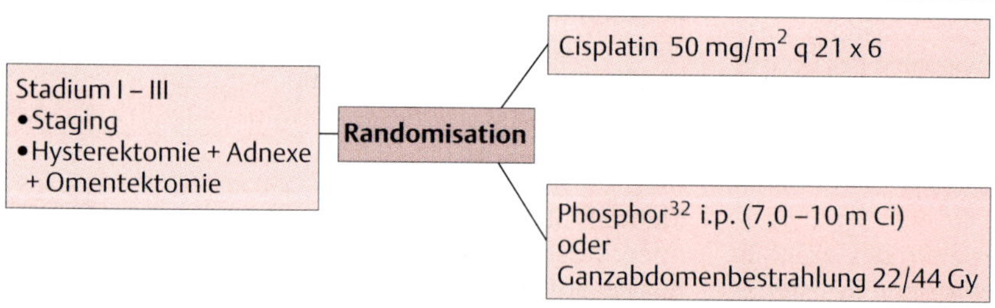

	Cisplatin	Phosphor	
Patientin mit Follow up	171	169	340
5-Jahres-Überlebenszeit	81%	83%	p 0,57
5 Jahre tumorfrei	75%	81%	p 0,60
• Stadium I	80%	86%	p 0,57
• Stadium II	68%	55%	p 0,15
Ileus/Subileus	—	4,5%	—

Abb. 6.**31** **Adjuvante Therapie bei Patientinnen mit epithelialem Ovarialkarzinom der Stadien I – III.**

Praktisches Vorgehen bei der adjuvanten Therapie

Eine Standardtherapie gibt es bis heute nicht. Sowohl die adjuvante Chemotherapie als auch die adjuvante Strahlentherapie kommen zum Einsatz. Eine adjuvante Chemotherapie soll möglichst innerhalb von 14–28 Tagen nach der Primäroperation begonnen werden. Nach einem Intervall von >6 Wochen zur Primäroperation ist die Effektivität einer adjuvanten Therapie in Frage zu stellen. Die Behandlungsdauer einer adjuvanten Chemotherapie sollte minimal 3, maximal 6 Behandlungskurse betragen. Eine Second-look-Operation nach Abschluß der Chemotherapie ist nicht indiziert, da postoperativ kein Tumor zurückgelassen wurde und makroskopisch erkennbare Frührezidive praktisch nicht beobachtet werden. Allgemeine Anerkennung findet das nachfolgend skizzierte Vorgehen:

- *Borderline-Tumoren (Stadium I–III):*
  - keine adjuvante Chemotherapie.
- *Stadium Ia/Ib (G 1, low risk):*
  - keine adjuvante Chemotherapie.
- *Stadium Ia/Ib (G 2–G 3, Ic–IIa, G 1–G 3, high risk):*
  - platinhaltige Kombinationen: Cisplatin/CYC oder Carboplatin/CYC 4–6 Behandlungszyklen alle 21 Tage.

  Alternativen:
  - Cisplatin- oder Carboplatinmonotherapie 3–6 Behandlungszyklen alle 21 Tage,
  - Ganzabdomenbestrahlung 50 Gy Becken, 22–28 Gy Oberbauch,
  - ^{32}p intraperitoneal.
- *Stadium IIb, IIc, IIIa (G 1–G 3, makroskopisch kein Tumorrest):*
  - platinhaltige Kombinationen: Cisplatin/CYC oder Carboplatin/CYC 6 Behandlungszyklen alle 21 Tage.

  Alternativen:
  - Cisplatin- oder Carboplatinmonotherapie 6 Behandlungszyklen alle 21 Tage,
  - Ganzabdomenbestrahlung 50 Gy Becken, 22 Gy Oberbauch.

Platinkombinationen:

Cyclophosphamid/Cisplatin				*CP (Neijt 1987)*
Cyclophosphamid	750 mg/m^2	i.v.	Infusion	Tag 1
Cisplatin	75 mg/m^2	i.v.	Infusion	Tag 1
➤ Wiederholung Tag 22, für 6 Behandlungszyklen				

Cyclophosphamid/Carboplatin				*CC (Anderson u. Mitarb. 1988)*
Cyclophosphamid	600 mg/m^2	i.v.	Infusion	Tag 1
Carboplatin	300 mg/m^2	i.v.	Infusion	Tag 1
➤ Wiederholung Tag 21, für 6 Behandlungszyklen				

Platinmonotherapie:

Carboplatin				*C (Mangioni 1989)*
Carboplatin	400 mg/m^2 (alternativ: AUC 6)		Infusion	Tag 1
➤ Wiederholung Tag 29, für 5 Behandlungszyklen				

Cisplatin und Carboplatin in Kombination mit Paclitaxel wurden in der adjuvanten Therapie bisher noch nicht in klinischen Studien geprüft.

lienischen Arbeitsgruppe konnte für eine Gruppe von Patientinnen im Stadium I mit Risikokriterien einen signifikanten Vorteil nach 5 Jahren beim krankheitsfreien Intervall mit 84% nach 6 Kursen Cisplatin 50 mg/m^2 gegenüber der Kontrollgruppe mit 61% nach ^{32}P zeigen (Bolis 1992). Eine norwegische Arbeitsgruppe hat ^{32}P mit einer Platinmonotherapie (50 mg/m^2) verglichen und bei Patientinnen im Stadium I keinen, im Stadium II und III einen nichtsignifikanten Vorteil für die Chemotherapie gesehen (Vergote 1992) (Abb. 6.**31**) (s. praktisches Vorgehen bei der adjuvanten Therapie [Box]).

Kombinationstherapien unter Einschluß von Anthracyclinen (z.B. CAP, CEP oder CHAP) sind aufgrund der höheren Nebenwirkungsrate in der adjuvanten Therapie nicht zu empfehlen. Zu beachten sind die bekannten Dosiseinschränkungen für Cisplatin und Carboplatin bei eingeschränkter Nierenfunktion sowie die Kontraindikationen für den Einsatz der verschiedenen Zytostatika (s. Anhang).

Primäre Chemotherapie mit kurativer Intention (Stadien IIb–IV und residueller Tumor <2 cm). Patientinnen mit einem residuellen Tumor nach Abschluß der Primäroperation (R1-Resektion) sind selten im Stadium II, überwiegend in den Stadien IIIb und IIIc und vereinzelt im Stadium IV anzutreffen. Durch die Operation allein ist eine Kuration nicht zu erreichen. Wird der verbliebene größte Einzeltumor mit <2 cm angegeben, dann bestehen gute Aussichten für eine potentiell kurative Chemotherapie. Da es bis heute aber keine Standards für die Vermessung des Tumorrests gibt, ist von erheblichen Unterschieden bei der Einschätzung des Resttumors durch verschiedene Operateure auszugehen.

> Die Chance auf Kuration ist um so höher, je kleiner der residuelle Tumor ist (gute Prognose <0,5 cm Resttumor).

Praktisches Vorgehen bei der Chemotherapie mit kurativer Intention

Der erste Zyklus der kurativ intentionierten Chemotherapie sollte möglichst zwischen Tag 10–14 nach der Operation geplant werden, um eine optimale Wirksamkeit sicherzustellen. Auch bei Wundheilungsstörungen kann dieser Termin im allgemeinen ohne erhöhtes Risiko eingehalten werden. Ein Therapiebeginn > 28 Tage nach der Operation sollte vermieden werden. Der aktuelle Standard stellt die Behandlung mit 6–8 Kursen einer Kombinationstherapie von Platinanaloga (Cisplatin oder Carboplatin) mit Paclitaxel im Abstand von 3 Wochen dar. Zu beachten sind die bekannten Dosiseinschränkungen für Cisplatin und Carboplatin bei eingeschränkter Nierenfunktion sowie für Paclitaxel.

Therapieschemata: primäre Chemotherapie bei Patientinnen mit Ovarialkarzinom Stadium IIb–IV (FIGO): Platin-Paclitaxel-Kombinationen:

Cisplatin/Paclitaxel				*PT (McGuire u. Mitarb. 1996)*
Cisplatin	75 mg/m²	i. v.	Infusion	Tag 1
Paclitaxel	135 mg/m²	i. v.	24-Stunden-Infusion	Tag 1
➤ Wiederholung Tag 22, für 6 Behandlungszyklen				

Cisplatin/Paclitaxel				*PT (Piccart u. Mitarb. 1997)*
Cisplatin	75 mg/m²	i. v.	Infusion	Tag 1
Paclitaxel	175 mg/m²	i. v.	3-Stunden-Infusion	Tag 1
➤ Wiederholung Tag 22, für 6 Behandlungszyklen				

Carboplatin/Paclitaxel				*Carbo/T (Meerpohl u. Mitarb. 1995, Neijt 1997)*
Carboplatin	AUC 6	i. v.	Infusion	Tag 1
Paclitaxel	175–185 mg/m²	i. v.	3-Stunden-Infusion	Tag 1
➤ Wiederholung Tag 22, für 6 Behandlungszyklen				

Ob der Tumornachweis in den pelvinen und/oder paraaortalen Lymphknoten die Chance auf eine Kuration verschlechtert, ist unbekannt (Burghardt 1989). Nur Patientinnen mit einem residuellen Tumor deutlich unter 1 cm haben eine Chance auf eine durch Zytostatika vermittelte 5-Jahres-Überlebensrate von über 30% (Abb. 6.**30**, S. 227). Platinenthaltende Kombinationsregime sind als potentiell kurative Behandlung etabliert. Cisplatin und Carboplatin gelten dabei als gleichwertig. Vorteile für die Kombination aus mehr als 2 Zytostatika (z. B. CAP, CEP, CHAP-5, CHAC) sind in prospektiven Studien nicht nachweisbar, wenn Cisplatin/Carboplatin in Kombination mit einem Alkylans in adäquater Dosisintensität appliziert wurde. Mit der Kombination Cisplatin und Paclitaxel können bei Patientinnen mit Bulky disease (> 1 cm Resttumor) signifikant bessere Remissionsraten, progressionsfreie Überlebenszeiten sowie Gesamtüberlebenszeiten als mit der Kombination CP (75/750) erreicht werden (McGuire 1996, Piccart 1997).

Praktisches Vorgehen bei palliativ-orientierter Chemotherapie

Der häufig schlechte Allgemeinzustand dieser Patientinnen sowie die nur selten gegebene Möglichkeit der Kuration lassen ein individuelles Vorgehen mit Einsatz nur begrenzt toxischer Kombinationen sinnvoll erscheinen. Platinanaloga und Taxol haben sich auch bei dieser Patientengruppe als wirksam erwiesen. Bei gegebener Wirksamkeit und Verträglichkeit werden 6–8 Behandlungskurse angestrebt. Carboplatin sollte gegenüber Cisplatin der Vorzug gegeben werden. Dosis und Therapiedauer werden am Krankheitsverlauf und den therapiebedingten Nebenwirkungen orientiert. Zu beachten sind die bekannten Dosiseinschränkungen für Cisplatin und Carboplatin bei eingeschränkter Nierenfunktion. Im übrigen gelten die bekannten Kontraindikationen für den Einsatz der verschiedenen Zytostatika.

Palliativ orientierte Chemotherapie (Patientinnen mit FIGO-Stadium III und großen residuellen Tumoren [> 5 cm] sowie mit einem Stadium IV und viszeraler Metastasierung und/oder peripherer Lymphknotenmetastasierung). Bei diesen Patientinnen sind kurative Chancen nur in begrenztem Umfang gegeben. Eine Standardbehandlung gibt es nicht. Die Chemotherapie ist dennoch in fast allen Fällen indiziert. Remissionsraten von > 50% und eine Verminderung tumorassoziierter Symptome wie Aszitesproduktion, Subileusbeschwerden, abdominales Spannungsgefühl u. a. können erreicht werden. Auch eine Verlängerung der Gesamtüberlebenszeit ist durch den Einsatz einer Chemotherapie möglich. Gibt es keine Kontraindikationen, kommen zunächst die gleichen Kombinationen wie bei der kurativ intendierten Chemotherapie zum Einsatz. Eine palliative Chemotherapie sollte nur bei erkennbarer Remission oder bei Symptomverminderung über 3 Kurse hinaus fortgesetzt werden. Bei den Fällen mit klinischer Komplettremission kann bei der weiteren Therapieplanung ähnlich wie bei Patientinnen im Stadium III/IV (< 2 cm) verfahren werden. Bei Nebenwirkungen der Therapie, bei fehlenden Anzeichen für eine Remission oder auch aus anderen Gründen ist frühzeitig ein Abbruch der Chemotherapie oder die Umstellung auf eine nebenwirkungsärmere Therapie zu erwägen. In der Regel wird in dieser Situation eine Monotherapie z. B. mit Alkylanzien, Busulfan, Carboplatin oder Etoposid als Alternative gewählt. Bei Kontraindikationen gegen Zytostatika können Tamoxifen, GnRH-Analoga oder auch Medroxyprogesteronacetat (MPA) eingesetzt werden.

Neoadjuvante Chemotherapie. Für eine neoadjuvante Chemotherapie kommen derzeit nur Patientinnen in Betracht, bei denen eine allgemeine Kontraindikation gegen eine Vollnarkose besteht oder die nach Aufklärung keinen chirurgischen Eingriff wünschen. Wichtigstes Ziel der neoadjuvanten Chemotherapie beim Ovarialkarzinom ist es, eine Reduktion der intraabdominalen Tumormasse zu erreichen. Alter und/oder schlechter Allgemein- und Ernährungszustand sind allenfalls relative Kontraindikationen gegen eine primäre Operation. Kommt es bei Patientinnen mit inkompletter Operation oder primär inoperablem Situs nach 2–4 Kursen einer neoadjuvanten Chemotherapie zu einer klinischen Remission, kann diese unterbrochen und eine Intervalloperation angeschlossen werden. Die Chemotherapie wird anschließend über 3–6 Behandlungskurse fortgesetzt. Prospektiv angelegte Untersuchungen gibt es bis heute kaum. Das wichtigste Argument gegen dieses Konzept ist, daß mit nichtinvasiver Diagnostik allein in der Regel keine sichere Entscheidung für oder gegen eine erfolgreiche primäre Tumorreduktion getroffen werden kann. Solange keine sicheren Parameter für die Inoperabilität definiert sind, sollte außerhalb klinischer Studien möglichst bei jeder Patientin – sofern keine allgemeine Kontraindikation besteht – ein primär chirurgischer Eingriff mit dem Ziel einer maximalen Tumorreduktion angestrebt werden. Die Durchführung einer Chemotherapie nach einer initialen Laparotomie ohne wesentliche Tumorreduktion mit histologischer Sicherung des klinischen Befunds kann im strengen Sinne nicht als neoadjuvanter Therapieansatz bezeichnet werden.

Adjuvante Strahlentherapie. Die Rolle der Strahlentherapie im Behandlungskonzept epithelialer Ovarialkarzinome wird insgesamt kontrovers diskutiert. Es gibt nur wenige prospektiv randomisierte Studien bei Patientinnen in den FIGO-Stadien I und II (Declos u. Mitarb. 1975, Dembo u. Mitarb. 1979, Klaassen u. Mitarb. 1988, Sell u. Mitarb. 1990). Die meisten Untersuchungen sind retrospektiv und stammen überwiegend aus einer Zeit, als ein systematisches Staging vor Therapiebeginn noch nicht routinemäßig erfolgte. Trotz dieser unbefriedigenden Situation sind auch auf der Basis der vorliegenden Daten einige Feststellungen möglich:

- Eine pelvine Nachbestrahlung im Stadium I a (G 1) erbringt keine besseren, möglicherweise sogar schlechtere Behandlungsergebnisse, als wenn keine adjuvante Behandlung durchgeführt wird (Dembo u. Mitarb. 1979, Hreshchyshyn u. Mitarb. 1980).
- Im Stadium II ist eine Ganzabdomenbestrahlung einer pelvinen Bestrahlung überlegen (Dembo 1979).
- Die Mehrzahl der Strahlentherapeuten bevorzugt die Ganzabdomenbestrahlung mit der Open-field-Technik, wobei in der Regel zunächst eine Dosis von 22–28 Gy über ein Abdominalfeld in täglichen Einzeldosen eingestrahlt wird, woran sich die Aufsättigung des Beckens bis zu einer Gesamtdosis von 50 Gy anschließt. Aufgrund der Möglichkeiten einer erfolgreichen Chemotherapie gibt es nur selten sinnvolle Indikationen für eine postoperative Strahlentherapie.

Die Instillation von Radionukliden in das Abdomen wird in Mitteleuropa nicht mehr durchgeführt.

Additive Strahlentherapie. Die externe Strahlentherapie als Teil eines multimodalen Therapiekonzepts bei Patientinnen nach zytoreduktiver Chirurgie, Induktionschemotherapie und Second-look-Operation ist in 4 randomisierten Studien geprüft worden. 2 dieser Studien sahen für die Strahlentherapie schlechtere Ergebnisse als für eine Konsolidierungschemotherapie; in 2 weiteren Studien waren keine Unterschiede im Vergleich zu Chlorambucil bzw. Carboplatin im Vergleichsarm zu erkennen (Mangioni u. Mitarb. 1987, Lambert u. Mitarb. 1989, Bruzzone u. Mitarb. 1990, Lawton u. Mitarb. 1990).

Bei einem persistierenden Tumor nach Abschluß der Primärbehandlung von > 0,5 cm kann eine externe Strahlentherapie als sequentielle Therapie aufgrund fehlender Wirksamkeit nicht empfohlen werden. Eine vorangehende Chemotherapie unter Einschluß von Cisplatin sowie möglichen Adhäsionen nach vorangehenden operativen Eingriffen erhöhen das Morbiditätsrisiko der Strahlentherapie erheblich im Vergleich zu einer adjuvanten Strahlentherapie. Des weiteren muß mit einer relativen Radioresistenz nach der Chemotherapie gerechnet werden. Eine Verminderung der akuten Toxizität kann evtl. durch eine Hyperfraktionierung der Strahlendosis erzielt werden (Eifel u. Mitarb. 1991).

Palliative Strahlentherapie. Indikationen für eine palliative Strahlentherapie sind:

- Hirnmetastasen,
- arrodierende Metastasen am Vaginalabschluß,
- Lymphknotenmetastasen,
- Schmerzbekämpfung.

Kontraindikationen sind:

- Palliation des Aszites.

Technik: möglichst kleinvolumig auf den Tumor (maximal 40 Gy).

Erhaltungstherapie/Konsolidierungstherapie

Der Wert einer Erhaltungstherapie bei pathohistologischer Komplettremission/mikroskopischem Tumorrest nach Abschluß einer platinhaltigen Primärtherapie ist nicht gesichert. Systemisch oder intraperitoneal applizierte Zytostatika, Ganzabdomenbestrahlung sowie immunologische Therapieansätze werden verfolgt. Außerhalb kontrollierter Studien kann derzeit keine Therapiemaßnahme empfohlen werden. Auch bei Patientinnen mit einer klinischen Partialremission nach Abschluß der Primärtherapie oder mit persistierendem Tumorrest bei der Second-look-Operation sollte eine Fortsetzung der Therapie mit Zytostatika systemisch oder intraperitoneal nur innerhalb kontrollierter klinischer Studien erfolgen, da ein positiver Effekt durch die Fortsetzung der Therapie bisher nicht zweifelsfrei gezeigt werden konnte, sich die Chancen für eine Rezidivtherapie aber möglicherweise verschlechtern.

Rezidivbehandlung

> Patientinnen mit einem persistierenden oder rezidivierenden Tumor nach Abschluß der Primärtherapie sind derzeit nicht heilbar.

Etwa 80% der Patientinnen im Stadium III/IV können nicht definitiv geheilt werden, sondern werden unter verschiedenen Voraussetzungen einer 2-Line-Chemotherapie (Abb. 6.**32**) zugeführt.

Ziele einer erneuten Chemotherapie sind Erreichen einer möglichst lang andauernden zweiten Remission, Verminderung evtl. bestehender krankheitsbedingter Symptome und Verbesserung der Lebensqualität. Die Wahl einer geeigneten Zweittherapie hängt von verschiedenen Faktoren ab. Patientinnen, die primär keine platinhaltige Therapie erhalten haben oder auf eine primäre Platintherapie mit einer Remission angesprochen haben, die anschließend > 12 Monate andauerte, haben eine gute Chance, erneut auf eine Platintherapie anzusprechen (33% bei 13–24 Monaten und 59% bei > 24 Monaten nach Markman). In den meisten Fällen wird man für die Reinduktion das Platinanalogon Carboplatin wählen, um die Toxizität der Therapie möglichst gering zu halten. In Fällen, in denen eine primäre Chemotherapie mit Carboplatin zu einer starken oder prolongierten Myelosuppression geführt hat, kann der Einsatz von Cisplatin insbesondere zur Vermeidung einer erneuten dosislimitierenden Thrombozytopenie günstig sein.

Patientinnen, die auf eine primäre Platintherapie nicht angesprochen haben oder nach einem kurzen Intervall ein Rezidiv erleiden, sind nicht für eine erneute Platintherapie geeinget (< 5% Ansprechen). Bei dieser Indikation kann auch Paclitaxel mit akzeptablem Spektrum an Toxizität und Remissionschancen von ca. 20% erfolgreich eingesetzt werden. Weitere Alternativen sind Ifosfamid, Etoposid, Treosulfan oder Hexamethylmelamin. Gelegentlich kann auch durch die Gabe endokriner Substanzen (Tamoxifen, GnRH, MPA) eine Remission induziert werden.

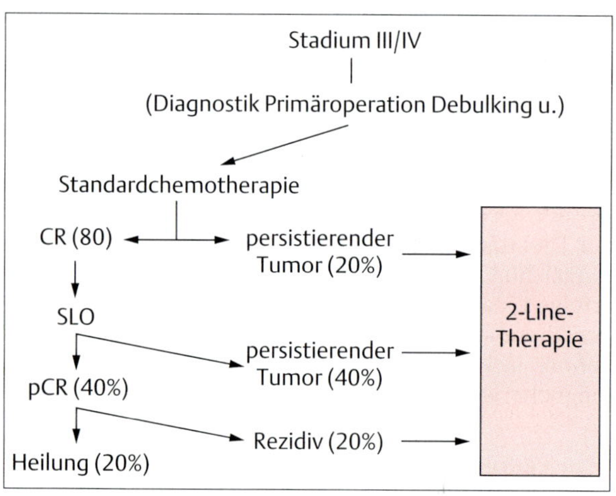

Abb. 6.**32** **Patientinnen für eine 2-Line-Therapie.**
CR komplette Remission
pCR partielle komplette Remission

Therapieschemata:

Rezidiv-/Salvagetherapie (Reinduktion s. Primärtherapie)			
Etoposid			*E (Hoskins 1994)*
Etoposid	100 mg/m²	per os	Tag 1–14
➤ Wiederholung Tag 22, bis zur Progression			
Paclitaxel			*T (Eisenhauer 1994)*
Paclitaxel	135–175 mg/m²	3-Stunden-Infusion	Tag 1
➤ Wiederholung Tag 22, 6–10 Behandlungskurse			
Hexamethylmelamin			*HMM (Vergote 1992)*
Hexamethylmelamin	6 mg	per os	Tag 1–21
➤ Wiederholung Tag 29, nach Ansprechen evtl. bis Progression			
Treosulfan			*Treo (Meier 1995)*
Treosulfan	5–7 g/m²	Infusion	Tag 1
➤ Wiederholung Tag 29, für 6 Zyklen oder bis zur Progression			
Epirubicin			*Ep (Vermorken 1995)*
Epirubicin	150 mg/m² i.v.	Infusion	Tag 1
➤ Wiederholung Tag 22, für 5–6 Zyklen			
Topotecan			*(ten Bokkel Huinink 1997)*
Topotecan	1,25–1,5 mg/m² i.v.		Tag 1–5
➤ Wiederholung Tag 22, für 6 Zyklen			
Tamoxifen			*TAM (Hatch 1991)*
Tamoxifen	20–40 mg	per os	täglich
➤ Dauertherapie bis zur Progression			

➤ *Substanzen in klinischer Erprobung:* Docetaxel, die Topoisomerasehemmer Irinotecan und Topotecan sowie der Antimetabolit Gemcitabine. Alle genannten Substanzen haben bereits in Phase-II-Studien in der Second-line-Therapie Wirksamkeit gezeigt.

Der Einsatz einer Hochdosistherapie sollte in der Rezidivsituation nur unter Studienbedingungen erwogen werden. Verschiedene Schemata mit autologer KMT (Knochenmarktransplantation) oder unter Einsatz von PBSC (peripheral blood stem cells) werden derzeit erprobt.

Maßnahmen zur Therapiekontrolle

In der adjuvanten Situation sind regelmäßige Kontrollen während der Therapie durch die gynäkologische Tastuntersuchung, ergänzt durch vaginale Sonographie, ausreichend.

In der kurativen und palliativen Situation ist eine sorgfältige Kontrolle des Therapieerfolgs durch bildgebende Verfahren, die gynäkologische Untersuchung sowie durch die Kontrolle präoperativ erhöhter Tumormarker erforderlich. Bei Patientinnen mit suboptimaler Primäroperation kann die Möglichkeit einer Interventionsoperation bei klinischer Remission nach 2–4 Behandlungskursen erwogen werden. Eine Second-look-Operation zur Sicherung der Remission sollte nur angestrebt werden, wenn sich aus den gewonnenen Informationen eine relevante Therapieentscheidung ergibt. In der palliativen Situation sollte die Überwachung der Tumorparameter auf ein sinnvolles Mindestmaß begrenzt werden. Nach chirurgischer R0-Resektion oder klinischer Komplettremission sind regelmäßige Nachsorgekontrollen in den ersten 2 Jahren alle 3 Monate, danach alle 6 Monate zu empfehlen.

Literatur

Advanced Ovarian Cancer Trials Group: Chemotherapy in advanced ovarian cancer: an overview of randomized clinical trials. Brit. med. J. 303 (1991) 884–893

Alberts, D. S., P. Y. Liu: Proc. V. Biannual Meeting International Gynecological Cancer Society (IGCS) Philadelphia 1995 (abstract)

Alberts, D. S., S. Green, E. V. Hannigan, R. O'Toole et al.: Improved therapeutic index of carboplatin plus cyclophosphamide versus cisplatin plus cyclophosphamide: final report by the Southwest Oncology Group of a phase III randomized trial in stage III and IV ovarian cancer. J. clin. Oncol. 10 (1992) 706–717

Anderson, H., J. Wagstaff, D. Crowther et al.: Cooperative toxicity of cisplatin, carboplatin (CBDCA) and iproplatin (CHIP) in combination with cyclophosphamide in patients with advanced epithelial-ovarian cancer. Europ. J. Cancer clin. Oncol. 24 (1988) 1471–1479

Averette, H. E., W. Hoskins, H. N. Nguyen et al.: National survey of ovarian carcinoma: I. A patient care evaluation study of the American College of Surgeons. Cancer 71 (1993) 1629–1638

Baks, E., V. Beral, G. Reeves: The epidemiology of epithelial ovarian cancer: a review. Int. J. Gynecol. Cancer 7 (1997) 1629–1638

Bauknecht, T. H., G. Birmelin, F. Kommoss: Clinical significance of oncogenes and growth factors in ovarian cancer. J. Steroid. Biochem. 37 (1990) 855–862

Beller, U., D. Halle, R. Catane et al.: High frequency of BRCA 1 and BRCA 2 germline mutations in Ashkenazi jewish ovarian cancer patients, regardless of family history. Gynecol. and Oncol. 7 (1997) 123–126

Berchuk, A., G. C. Rodrigues, A. Kamel, R. K. Doge et al.: Epidermal growth factor receptor expression in normal ovarian epithelium and ovarian carcinoma in correlation of receptor expression with prognostic factors in patients with ovarian cancer. Amer. J. Obstet. Gynecol. 164 (1991) 669–674

Berek, J. S., N. F. Hacker, A. Lichtenstein et al.: Intraperitoneal recombinant alpha interferon for salvage immunotherapy in stage III epithelial ovarian cancer. A GOG study. Cancer Res. 45 (1985) 4447–4453

Berek, J. S., N. F. Hacker: Staging and second look operations in ovarian cancer. In Piver, M. S.: Ovarian Malignancies. Churchill Livingstone, Edinburgh 1987 (p. 112)

Berek, J. P., F. A. Langley, A. Talerman, J.F. Delemarre: The prognostic variability of ovarian tumor grading by different pathologists. Gynecol. Oncol. 27 (1989) 166

Bolis, G., N. Colombo, S. Pecorelli, V. Torri et al.: Adjuvant treatment for early opithelial ovarian cancer. Results of two randomized trials comparing cisplatin to no further treatment or chromic phosphate (32P). Ann. Oncol. 6 (1995) 887–893

Bookman, M., S. Godfrey, K. Padavic et al.: Anti-transferrin receptor immunotoxin therapy phase I intraperitoneal trial. Proc. Amer. Soc. clin. Oncol. 9 (1990) 772 (abstract)

Bourne, T. H., M. I. Whitehead, S. Campell et al.: Ultrasound screening for familial ovarian cancer. Gynecol. Oncol. 43 (1991) 92–97

Bruzzone, M., L. Repetto, S. Chiara, E. Campora et al.: Chemotherapy versus radiotherapy in the management of ovarian cancer patient with pathological complete response or minimal residual disease at second look. Gynecol. Oncol. 37 (1990) 367–373

van der Burgh, M. E. L., M. van Lent, A. Kobierska et al.: Intervention debulking surgery does improve survival in advanced epithelial ovarian cancer: An EORTC Gynecological Cancer Cooperative group study. Proc. Amer. Soc. clin. Oncol. 12 (1993) 258 (abstract)

van der Burgh, M. E. L., M. van Lent, M. Buyse, A. Kobierska et al.: The effect of debulking surgery after induction chemotherapy on the prognosis in advanced epithelial ovarian cancer. New Engl. J. Med. 332 (1995) 629–634

Burghardt, E., R. Winter: The effect of chemotherapy on lymph node metastases in ovarian cancer. Baillieres clin. Obstet. Gynaecol. 3 (1989) 167–171

Burghardt, E., P. Hellmuth, M. Lahousen, H. Stettner: Pelvic lymphadenectomy in operative treatment of ovarian cancer. Amer. J. Obstet. Gynecol. 155 (1986) 315–321

Calvert, A. H., D. R. Newell, L. A. Gumbrell et al.: Carboplatin dosage: prospective evaluation of a simple formula based on renal function. J. clin. Oncol. 7 (1989) 1748–1756

Chenn, S. S., L. Lee: Incidence of paraaortic and pelvic lymph node metastasis in epithelial ovarian cancer. Gynecol. Oncol. 16 (1983) 95–100

Chiara, S., P. F. Conte, M. Bruzzone et al.: Cisplatin and cyclophosphamide in early epithelial ovarian cancer. Chemotherapia 6 (1987) 180–383

Colombo, N., M. Pitteli, G. Parma et al.: Cisplatin dose intensity in advanced ovarian cancer: a randomized study of conventional dose versus dose intense cisplatin chemotherapy. Proc. Amer. Soc. clin. Oncol. 12 (1997) 255 (abstract)

Cramer, D. W., W. R. Welch, R. E. Scully, C.A. Wojciechowski: Ovarian cancer and talc. Cancer 50 (1982) 372–376

Cramer, D. W., W. C. Willett, D. A. Bell et al.: Galactose consumption and metabolism in relation to risk of ovarian cancer. Lancet 2 (1989) 66–71

Declos, L., J. P. Smiths: Ovarian cancer with special regard to types of radiotherapy. NCI Monogr. 42 (1975) 129–135

Dembo, A. J., R. S. Bush, F. A. Beale et al.: Improved survival following abdomino-pelvic irradiation in patients with a completed pelvic operation. Amer. J. Obstet. Gynecol. 134 (1979 a) 793–800

Dembo, A. J., R. S. Bush, F. A. Beale et al.: The Princess Margaret Hospital study of ovarian cancer: stages I, II and asymptomatic III presentations. Cancer Treatm. Rep. 63 (1979 b) 249–254

DiCioccio, A., S. T. Piver: The genetics of ovarian cancer. Cancer Invest. 10 (1992) 135–141

Dottino, P. R., S. C. Plaxe, C. J. Cohen: A phase II trial of adjuvant cisplatin and doxorubicin in stage I epithelial ovarian cancer. Gynecol. Oncol. 43 (1991) 203–204

Eifel, P. J., D. M. Gershenson, L. Declos, C. Stringer et al.: Twice dayly split course abdominopeltic radiation therapy after chemotherapy and positive second look laparotomy for epithelial ovarian carcinoma. Int. J. Radiat. Oncol. Biol. Phys. 21 (1991) 1013–1018

Einhorn, N., K. Sjovall, R. Knapp, P. Hall et al.: Prospective evaluation of serum Ca125 levels for early detection of ovarian cancer. Obstet. and Gynecol. 80 (1992) 14–18

Eisenhauer, E. A., W. W. ten Bokkel Huinink, K. D. Swenerton et al.: European-canadian randomized trial of paclitaxel in relapsed ovarian cancer: high dose versus low dose and long versus short infusion. J. clin. Oncol. 12 (1994) 2654–2666

Epenetos, A. A., G. Hooker, T. Kraus et al.: Antibody-guided irradiation of advanced ovarian cancer with intraperitoneally administered radiolabelled monoclonal antibodies. J. clin. Oncol. 5 (1987) 1180–1190

FIGO Cancer Committee: Staging announcement. Gynecol. Oncol. 25 (1990) 40

Ford, D., D. F. Easton, J. Peto: Estimates of the gene frequency of BRCA 1 and its contributions to breast and ovarian incidence. Amer. J. hum. Genet. 57 (1995) 1457–1462

Fuks, Z.: The role of radiation therapy in the management of ovarian carcinoma. Israel. J. med. Sci. 13 (1977) 815–828

Gallion, H. H., D. E. Powell, J. K. Morrow et al.: Molecular genetic changes in human epithelial ovarian malignancies. Gynecol. Oncol. 47 (1992) 137–142

Geisler, H.: Megestrol acetate for the palliation of the advanced ovarian cancer. Obstet. and Gynecol. 61 (1983) 95–98

Gore, M. E., I. Triatt, E. Wiltshaw et al.: Cisplatin/Carboplatin crossresistance in ovarian cancer. Brit. J. Cancer 60 (1989) 767–769

Greene, M. H., J. W. Clark, D. W. Blayney: The epidemiology of ovarian cancer. Semin. Oncol. 11 (1984) 209–226

Hacker, N. F., J. S. Berek, L. D. Lagasse: Primary cytoreductive surgery for epithelial ovarian cancer. Obstet. and Gynecol. 61 (1983) 413–420

Hakinson, S. E., D. J. Hunter, G. A. Colditz et al.: Tubal ligation, hysterectomy, and risk of ovarian cancer. J. Amer. med. Ass. 270 (1993) 2813–2818

Hatch, K. D., J. B. Beecham, J. A. Blessing, W. T. Creasman et al.: Responsiveness of patients with advanced ovarian carcinoma to tamoxifen. Cancer 68 (1991) 269–271

Heintz, A. M., N. F. Hacker, J. S. Berek: Cytoreductive surgery in ovarian carcinoma: feasibility and morbidity. Obstet. and Gynecol. 67 (1986) 783–788

Henriksen, R., P. Strang, E. Wilander et al.: p53 expression in epithelial ovarian neoplasms: relationship to clinical and pathological parameters, ki-67 expression and flow cytometry. Gynecol. Oncol. 53 (1994) 301–306

Hoskins, P. J., K. D. Swenerton: Oral etoposide is active against platinum-resistant epithelial ovarian cancer. J. clin. Oncol. 12 (1994) 60–63

Hoskins, W. J., S. C. Rubin, E. Dulaney et al.: Influence of secondary cytoreduction at the time of second look laparotomy on the survical of patients with epithelial ovarian cancer. Gynecol. Oncol. 34 (1989) 365–371

Hreshchyshyn, M. W., R. C. Park, J. A. Blesing et al.: The role of adjuvant therapy in stage I ovarian cancer. Amer. J. Obstet. Gynecol. 138 (1980) 139–145

Hunter, R. W., N. D. E. Alexander, W. P. Soutter, W. R. Welch: Metaanalysis of surgery in advanced ovarian carcinoma: Is maximum cytoreductive surgery an independent determinant of prognosis? Amer. J. Obstet. Gynecol. 166 (1992) 504–511

Jacobsen, A., K. Bertelsen, J. F. Andersen et al.: Dose effect study of carboplatin in ovarian cancer: A Danish Ovarian Cancer Group Study. J. clin. Oncol. 15 (1997) 193–198

Kaern, J., C. Trope, K. E. Kjorstad, V. Abeler et al.: Cellular DNA content as a new prognostic tool in patients with borderline tumors of the ovary. Gynecol. Oncol. 38 (1990) 452–457

Kacinski, B.: Ovarian carcinoma: tumor- and molecular biology. In Meerpohl, H. G., A. Pfleiderer, Ch. Profous: Das Ovarialkarzinom I. Tumorbiologie, Screening, Staging. Springer, Berlin 1993 (S. 7–19)

Kaye, S. B.: Importance of cisplatin dosage in advanced ovarian cancer: survival benefit in a randomized trial. Proc. Amer. Soc. clin. Oncol. 11 (1992) 226 (abstract)

Kaye, S. B., P. J. Cassidy, Ch. Lewis et al.: Mature results of a randomized trial of two doses of cisplatin for the treatment of ovarian cancer. J. clin. Oncol. 14 (1996) 2113–2119

Kerlikowske, K., J. S. Brown, D. G. Grady: Should women with familial ovarian cancer undergo prophylactic oophorectomy? Obstet. and Gynecol. 80 (1992) 700–707

Kiechle-Schwarz, M., L. Walz, A. Pfleiderer: Der Verlust von genetischem Material vom kurzen Arm des Chromosoms 11: Ein häufiger Befund beim Ovarialkarzinom. In Meerpohl, H. G., A. Pfleiderer, Ch. Profous: Das Ovarialkarzinom I. Tumorbiologie, Screening, Staging. Springer, Berlin 1992 (S. 20–27)

Kindermann, G.: Laparoscopic management of ovarian malignancies: data of an early follow up study in 273 german departments of GYN/OBST Proc. 47. Annual Meeting Soc. Pelvic Surgeons, Lexington 1995

Kindermann, G., V. Maaßen, W. Kuhn: Laparoskopisches Anoperieren von ovariellen Malignomen. Erfahrungen aus 127 deutschen Frauenkliniken. Geburtsh. u. Frauenheilk. 55 (1995) 687–694

Klaassen, D., W. Shelly, A. Stainveld et al.: Early ovarian cancer: a randomized clinical trial comparing whole abdominal radiotherapy, melphalan and intraperitoneal chromic phosphate: a National Cancer Institute of Canada Clinical Trial Group Report. J. clin. Oncol. 6 (1988) 1254–1263

Kruitwagen, R. F. P. M., B. M. Swinkels, K. G. Keysers et al.: Incidence and effect on survival of abdominal wall metastases at troicar or picture sites following laparoscopy or paracentesis in women with ovarian cancer. Gynecol. Oncol. 60 (1996) 233–237

Lambert, H. E., R. J. Berry: High dose cisplatin compared with high dose cyclophosphamide in the management of advanced epithelial ovarian cancer (FIGO stages III and IV): report from the North Thames Cooperative Group. Brit. med. J. 290 (1985) 889–892

Lambert, J. E., The North Thames Ovary Group: Advanced carcinoma of the ovary: a comparative trial between carboplatin versus radiotherapy as maintenance therapy. Proc. 2. Int. Gynecol. Cancer Society, Toronto 1989

La Vecchia, C., F. Levi, F. Lucchini et al.: Descriptive epidemiology of ovarian cancer in Europe. Gynecol. and Oncol. 46 (1992) 208–215

Lawton, F. G., D. Luesly, G. Blackledge, C. Hilton, K. Kelly et al.: A randomized trial comparing whole abdominal radiotherapy with chemotherapy following cisplatinum cytoreduction in epithelial ovarian cancer. West Midlands Ovarian Cancer Group Trial II. Clin. Oncol. 2 (1990) 4–9

Levin, L., W. M. Hryniuk: Dose intensity analysis of chemotherapy regimens in ovarian carcinoma. J. clin. oncol. 5 (1987) 756–767

Levin, L., R. Simon, W. Hryniuk: Importance of multiagent chemotherapy regimens in ovarian carcinoma: dose intensity analysis. J. nat. Cancer Inst. 85 (1993) 1732–1742

Malkasian, G. D., Jr., L. J. Melton III., P. C. O'Brien, M.H. Greene: Prognostic significance of histologic classification and grading of epithelial malignancies of the ovary. Amer. J. Obstet. Gynecol. 149 (1984) 274–284

Mangioni, C., A. Epis, L. Vassena, S. Scalambrino et al.: Radiotherapy (RT) versus chemotherapy (CH) as second line treatment of minimal residual disease (MRD) in advanced epithelial ovarian cancer (EOC). Proc. I Int. Gynecol. Cancer Soc. Amsterdam 1987

Markman, M.: The role of intraperitoneal chemotherapy in ovarian cancer. Cancer Treatm. Res. 70 (1994) 73–82

Markman, M., B. Reichman, T. Hakes et al.: Evidence supporting the superiority of intraperitoneal cisplatin compared to intraperitoneal carboplatin for salvage therapy of small-volume residual ovarian cancer. Gynecol. Oncol. 50 (1993) 100–104

McGuire, W. P., W. J. Hoskins, M. F. Brady et al.: A phase III trial of dose intense versus standard dose cisplatin and cytoxan in advanced ovarian cancer. Proc. Amer. Soc. clin. Oncol. 11 (1992) 226 (abstract)

McGuire, W. P., W. Hoskins, M. Brady et al.: A phase III trial comparing cisplatin/cytoxan and cisplatin/taxol in advanced ovarian cancer. Proc. Amer. Soc. clin. Oncol. 12 (1993) 255 (abstract)

McGuire, W., W. J. Hoskins, M. F. Brady, P. R. Kucera et al.: Cyclophosphamide and cisplatin compared with paclitaxel and cisplatin in patients with stage III and stage IV ovarian cancer. New Engl. J. Med. 334 (1996) 1 – 6

Meier, W., M. Gropp, H. Hepp: Efficacy of treosulfan in platinum refractory ovarian cancer. Proc. Amer. Soc. clin. Oncol. 14 (1995) 266 (abstract)

Meerpohl, H. G.: Chemotherapie fortgeschrittener epithelialer Ovarialkarzinome: Onkologie 7, Suppl. 2 (1984) 22 – 34

Meerpohl, H. G., E. Giese, G. Teufel et al.: Die sekundäre Tumorreduktion bei Patientinnen mit fortgeschrittenem Ovarialkarzinom. Arch. Gynecol. Obstet 242 (1987) 411 – 413

Meerpohl, H. G., W. Sauerbrei, H. Kühnle et al.: Cyclophosphamide/Carboplatin (CTX/CarboPt) versus Cyclophosphamide/Cisplatin (CTX/PT) in patients with small volume stage II/IV ovarian cancer (< 23 cm): an interimreport by the German Ovarian Cancer Study Group (GOCA). Proc. 3. Int. Gynecol. Cancer Soc. 1991 (abstract)

Meerpohl, H. G., A. duBois, H. Kühnle, H. J. Lück et al.: Paclitaxel combined with carboplatin in the first-line treatment of advanced ovarian cancer. Semin. Oncol. 22, Suppl. 6 (1995) 7 – 12

Meerpohl, H. G., A. du Bois, H. J. Lück, H. Kühnle et al.: Paclitaxel combined with carboplatin in the first-line treatment of ovarian cancer: a phase I trial. Semin. Oncol. 24, Suppl. 2 (1997) 17 – 22

Muggia, F., J. Hainsworth, S. Jeffers, S. Groshen et al.: Liposomal doxorubicin (doxil) is active against refractory ovarian cancer. Proc. Amer. Soc. clin. Oncol. 15 (1996) 287

van Nagell, J. R., P. D. DePriest, H. H. Gallion, E. J. Pavlik: Ovarian cancer screening. Cancer 73 (1993) 1523 – 1528

Narod, S., H. T. Lynch, T. Conway, J. Feunteun, P. Watson et al.: Familial breast ovarian cancer locus on chromosome 17q 12-q23. Lancet 338 (1991) 82 – 83

Neijt, J. P., M. E. L. van der Burg, R. Vriesendorp et al.: Randomized trial comparing two combination chemotherapy regimens (hexa-CAF vs. CHAP-5) in advanced ovarian carcinoma. Lancet 2 (1984) 594 – 598

Neijt, J. P., W. W. ten Bokkel Huinink, M. E. L. van der Burgh et al.: Randomized trial comparing two combination chemotherapy regimens (CHAP-5 vs. CP) in advanced ovarian carcinoma. J. clin. Oncol. 5 (1987) 1157 – 1168

Nguyen, H. N., H. E. Averette, W. Hoskins, B. U. Sevin et al.: National survey of ovarian carcinoma IV. Cancer 72 (1993) 3007 – 3011

Omura, G., J. A. Blessing, C. E. Ehrlich et al.: A randomized trial of cyclophosphamide and doxorubicin with or without cisplatin in advanced ovarian carcinoma. Cancer 57 (1986) 1725 – 1730

Omura, G., B. Bundy, J. Berek et al.: Randomized trial of cyclophosphamide plus cisplatin with or without doxorubicin in ovarian carcinoma: a Gynecologic Oncology Group Study. J. clin. Oncol. 7 (1989) 457 – 465

Omura, G. A., M. Buyse, S. Marsoni et al.: CP versus CAP chemotherapy of ovarian carcinoma: a metaanalysis. J. clin. Oncol. 9 (1991) 1668

Orilliths, C. T.: Surgical resection of tumor bulk in the primary treatment of ovarian cancer. Monogr. Natl. Cancer Inst. 42 (1975) 101 – 104

Ovarian Cancer Meta-Analysis Project: Cyclophosphamide plus cisplatin versus cyclophosphamide, doxorubicin, and cisplatin chemotherapy of ovarian carcinoma: a meta-analysis. J. clin. Oncol. 9 (1991) 1668 – 1674

Peters, H. D., J. Blatter, S. Ermisch: Gemcitabin: pharmakologisches Profil und klinische Anwendung. Onkologe 1 (1995) 367 – 382

Petterson, F.: Annual report of the results of treatment in gynecologic cancer. International Federation of Gynecology and Obstetrics (FIGO), Vol. 21. Panoramic, Stockholm 1991

Piccart, M. I., K. Bertelsen, G. Stuart et al.: Is cisplatin-paclitaxel (P-T) the standard in first line treatment of advanced ovarian cancer. The EORTC-GCCG, NOCOVA, NCI-C and Scottish Intergroup Experience. Proc. Amer. Soc. clin. Oncol. 16 (1997) (abstract)

Piver, S. T., T. R. Baker, M. Piedmonte, A. M. Sandecki: Epidemiology and etiology of ovarian cancer. Semin. Oncol. 18 (1991) 177 – 185

Piver, M. S., G. H. Eltabbakh, R. Hempling et al.: Two sequential studies for primary peritoneal carcinoma: induction with weekly cisplatin followed by either cisplatin-doxorubicin-cyclophosphamide or paclitaxel-cisplatin. Gynecol. Oncol. 67 (1997) 141 – 146

Pujade-Lauraine, E., J. P. Guastella, N. Colombo et al.: Intraperitoneal human γ-IFN gamma as treatment of residual carcinoma after second look (SLL). Proc. Amer. Soc. clin. Oncol. 10 (1991) 195 (abstract)

Schwartz, P. E., J. P. Chambers, E. J. Kohorn et al.: Tamoxifen in combination with cytotoxic chemotherapy in advanced epithelial ovarian cancer. Cancer 63 (1989) 1074 – 1078

Scully, R. E., D. E. Henson, M. L. Nielsen et al.: Practice protocol for the examination of specimens removed from patients with ovarian tumors. A basis for checklists. Gynecol. Oncol. 63 (1996) 276 – 289

Scully, R. E., D. E. Henson, M. L. Nielsen, S. G. Ruby et al.: Practice protocol for the examination of specimens removed from patients with ovarian tumors: a basis for checklists. Cancer 78 (1996) 927 – 940

Sell, A., K. Bertelsen, J. E. Andersen et al.: Randomized study of whole abdomen irradiation versus pelvic irradiation plus cyclophosphamide in treatment of early ovarian cancer. Gynecol. Oncol. 37 (1979) 67 – 73

Serov, S. F., R. E. Scully, L. H. Sobin: Histological typing of ovarian tumors: international histological classification of tumors. No. 9. World Health Organization, Genf 1973

Siriaunkul, S., K. M. Robbins, L. McGowans et al.: Ovarian mucinous tumors of low malignant potential. A clinicopathologic study of 54 tumors of intestinal and Muellerian type. Int. J. gynecol. Pathol. 14 (1995) 198 – 208

Sorbe, B., B. Frankendal, B. Veress: Importance of histologic grading in the prognosis of epithelial ovarian cancer. Obstet. and Gynecol. 59 (1982) 576 – 582

Sutton, G. P., J. A. Blessing, G. Photopoulos, M. L. Berman, H. D. Homesley: Gynecologic Oncology Group experience with ifosfamide. Semin. Oncol. 17, Suppl. 4 (1990) 6 – 10

Swenerton, K., J. Jeffrey, G. Stuart, M. Roy et al.: Cisplatin-cyclophosphamid versus carboplatin cyclophosphamid in advanced ovarian cancer: a randomized study of the National Cancer Institute of Canada Clinical Trial Group. J. clin. Oncol. 10 (1992) 718 – 726

ten Bokkel Huinink, W., M. Gore, J. Carmichael et al.: Topotecan versus paclitaxel for the treatment of recurrent epithelial ovarian cancer. J. clin. Oncol. 15 (1997) 2183 – 2193

Thigpen, T., R. Vance, L. Puncky, T. Khansur: Chemotherapy in advanced ovarian carinoma: current standards of care based on randomized trials. Gynecol. and Oncol. 55 (1994) S97 – S107

Tobacman, J. K., M. H. Greene, M. A. Tucker et al.: Intraabdominal carcinomatosis after prophylactic oophorectomy in ovarian cancer-prone families. Lancet 2 (1982) 795 – 797

Vergote, I. B., A. Himmelmann, B. Frankendal, M. Scheistroen et al.: Hexamethylmelamine as second line therapy in platin-resistant ovarian cancer. Gynecol. and Oncol. 47 (1992) 282 – 286

Vergote, I. B., L. N. Vergote-deVos, V. Abeler, M. Aas et al.: Randomized trial comparing cisplatin with radioactive phosphorus or whole-abdomen irradiation as adjuvant treatment of ovarian cancer. Cancer 69 (1992) 741 – 749

Vermorken, J. B., A. Kobierska, B. Chevallier, F. Zanaboni et al.: Phase II study of high dose epirubicin (HDE) in ovarian cancer patients previously treated with cisplatin. Proc. Amer. Soc. clin. Oncol. 14 (1995) 276 (abstract)
Whittemore, A. S., M. L. Wu, R. S. Pfaffenberger et al.: Personal and environmental characteristics related to epithelial ovarian cancer. Exposures to talcum powder, tobacco, alcohol, and coffee. Amer. J. Epidemiol. 128 (1988) 1228 – 1240
World Health Organization: The World Health Organization collaborative study of neoplasia and steroid contraceptives: epithelial ovarian cancer and combined oral contraceptives. Int. J. Epidemiol. 18 (1989) 538 – 545
Yancik, R., L. G. Ries, J. W. Yates: Ovarian cancer in the elderly: an analysis of surveillance, epidemiology and end results program data. Amer. J. Obstet. Gynecol. 154 (1986) 639 – 647
Young, R. C., B. A. Chabner, S. P. Hubbard et al.: Prospective trial of melphalan (L-PAM) versus combination chemotherapy (Hexa-CAF) in ovarian adenocarcinoma. New Engl. J. Med. 299 (1978) 121 – 1266
Young, R. C., D. G. Decker, J. T. Wharton et al.: Staging laparotomy in early ovarian cancer. J. Amer. med. Ass. 250 (1983) 3072 – 3076
Young, R. C., L. A. Walton, S. S. Ellenburg et al.: Adjuvant therapy in stage I and stage II epithelial ovarian cancer. New Engl. J. Med. 322 (1990) 1021 – 1027

Maligne Stromazelltumoren des Ovars

Stromazelltumoren bilden mit ca. 5 – 7 % der Diagnosen die drittgrößte Gruppe aller Ovarialtumoren, wobei ihr Anteil an den malignen Ovarialtumoren etwa 2 % beträgt.

Stromazelltumoren entwickeln sich entweder aus gonadenspezifischem Gewebe oder aus undifferenziertem Mesenchym. Die WHO-Klassifikation unterscheidet nach Differenzierung und Struktur insgesamt 12 Tumorsubtypen. Bei einer „weiblichen" Differenzierung des gonadalen Stromagewebes werden diese Tumoren als *Granulosazelltumoren, Thekazelltumoren* oder als *sklerosierende Stromazelltumoren* beschrieben, bei „männlicher" Differenzierung als *Sertoli-* oder *Leydig-Zell-Tumoren* und bei Vorliegen beider Differenzierungsformen als *Gynandroblastome* klassifiziert. Als weitere Untergruppen unterscheidet die WHO-Klassifikation die *Keimstrangtumoren* mit annulären Tubuli sowie die Gruppe der *unklassifizierbaren Tumoren* (Tab. 6.**74**).

Tab. 6.**74**	Stromazelltumoren des Ovars (WHO-Klassifikation) (nach Serov u. Mitarb. und Fox u. Buckley)
Granulosazelltumoren: ➤ adulte Form ➤ juvenile Form	
Fibrome/Thekome: ➤ Thekom ➤ Fibrom ➤ Fibrosarkom	
Sklerosierende Stromatumoren	
Keimstrangtumoren mit annulären Tubuli	
Sertoli-Leydig-Zell-Tumoren: ➤ hochdifferenziert ➤ mäßig differenziert ➤ schlecht differenziert	
Gynandroblastome	
Unklassifizierbare Tumoren: ➤ Lipidzelltumoren ➤ Hiluszelltumoren	

Stromazelltumoren sind häufig *endokrin aktive Tumoren.* Östrogene, Androgene und Gestagenvorstufen werden produziert. Die endokrine Aktivität eines Tumors ist kein Indikator für Malignität.

Maligne Stromazelltumoren sind selten und systematische Untersuchungen daher die Ausnahme. Die nachfolgenden Angaben und Empfehlungen beruhen überwiegend auf retrospektiv ermittelten Einzelfallerfahrungen oder klinischen Fallzusammenstellungen.

Granulosazelltumoren

Epidemiologie

Granulosazelltumoren sind die häufigsten malignen Stromazelltumoren. Bei etwa 2 % aller malignen Ovarialtumoren handelt es sich um Granulosazelltumoren. Mehr als 80 % aller Granulosazelltumoren sind endokrin aktiv, wobei meistens Östrogene, gelegentlich aber auch Androgene oder Gestagenvorstufen produziert werden. Eine seltene juvenile Form (ca. 15 %) wird von einer adulten Form (ca. 85 %) unterschieden. Im Kindesalter ist die Pubertas praecox, im Erwachsenenalter sind Menorrhagien mit abdominalen Schmerzen die häufigsten Symptome, die zur Diagnose führen.

Histopathologie

Die mittlere Größe der zumeist unilateral wachsenden Granulosazelltumoren liegt zwischen 5 – 10 cm. Gelegentlich ist der Tumor bereits vor der Laparotomie rupturiert, und es liegt ein Hämoperitoneum vor. Auf der Schnittfläche finden sich häufig hämorrhagische Areale. Mikroskopisch weisen Granulosazelltumoren eine große Vielfalt unterschiedlicher Manifestationen auf, die die Diagnosestellung im Einzelfall schwierig gestalten können. Die verschiedenen histologischen Bilder sind nicht mit einer unterschiedlichen Prognose assoziiert. Pathognomonisch sind die *Call-Exner-Körperchen,* wobei die juvenile Form weniger Call-Exner-Körperchen aufweist.

Stadieneinteilung

Eine eigene Klassifikation für die Stromazelltumoren existiert nicht. Die Zuordnung erfolgt analog der FIGO-Klassifikation für die epithelialen Ovarialkarzinome. Über 90 % aller Granulosazelltumoren werden im Stadium I diagnostiziert (Bjorkholm u. Mitarb. 1981). Nur selten findet sich bei der Diagnosestellung eine Bilateralität (< 5 %). Tumorgröße und Stadium sind die wichtigsten Prognosefaktoren (Fox u. Mitarb. 1975). Wie bei allen Ovarialtumoren ist auch bei den Stromazelltumoren ein sorgfältiges intraoperatives Staging zur Festlegung der Tumorausbreitung von größter Bedeutung.

Prognosefaktoren

Wichtige Prognosefaktoren sind Stadium, Tumorgröße und -ruptur. Patientinnen mit einem Lebensalter von < 40 Jahren bei der Diagnosestellung weisen eine etwas schlechtere Prognose auf. Histologischer Typ oder Mitoseindex sind für die Prognoseabschätzung wahrscheinlich nur wenig bedeutsam. Ein Zusammenhang zwischen einem hohen S-Phasen-Anteil und ungünstigerer Prognose wurde von Klemi u. Mitarb. (1990) beschrieben.

Diagnostik

Die Mehrzahl aller Granulosazelltumoren wird im Erwachsenenalter diagnostiziert. Abdominale Schmerzen und uterine Blutungen sind die häufigsten Symptome. Ca. 10% aller Patientinnen weisen nach Tumorruptur mit Hämoperitoneum Zeichen eines akuten Abdomens auf. Bei der gynäkologischen Untersuchung kann bei > 80% aller Patientinnen ein Tumor im kleinen Becken diagnostiziert werden. Die vaginale Sonographie zeigt bei ca. 20% der Patientinnen Zeichen einer Endometriumhyperplasie als Zeichen einer östrogenen Überstimulation. Bei ca. 5 – 10% der Fälle findet sich gleichzeitig ein Endometriumkarzinom (Evans u. Mitarb. 1980). Klinische Zeichen der Virilisierung sind bei Granulosazelltumoren die Ausnahme.

Labordiagnostik. Außer der üblichen Routinediagnostik Bestimmung des Serumestradiols, evtl. von DHEAS (Dehydroepiandrosteronsulfat) und Serumtestosteron. Als Marker für eine Früherkennung und zur Verlaufskontrolle wird derzeit das Polypeptidhormon *Inhibin* diskutiert, ohne daß bisher eine abschließende Wertung erfolgen kann (Lapbohn u. Mitarb. 1998).

Klinisch-apparative Diagnostik:
- Bimanuelle *gynäkologische Tastuntersuchung* zur Beurteilung von Uterus und Adnexe.
- *Vaginale Sonographie:* Die Ovarien stellen sich überwiegend echoreich mit zystischen Anteilen dar. Gelegentlich findet man auch multizystische, dünnwandige Tumoren.
- Abdominale Sonographie: Blut im Abdomen?

Weitere präoperative Diagnostik:
- Röntgenaufnahme des Thorax, Ausschluß Harnstau (durch Sonographie),
- Zysto- und Rektoskopie,
- abdominales CT.

Die zusätzlichen Untersuchungsverfahren sind nur bei Verdacht auf eine extraovarielle Ausbreitung des Tumors oder bei gesichertem Zweitkarzinom (Endometrium) erforderlich.

Behandlungsplanung

Granulosazelltumoren sind insgesamt als Tumoren mit niedriger bis mäßiger Malignität einzustufen. Patientinnen mit einem Granulosazelltumor weisen häufig lange Krankheitsverläufe auf. Rezidive 10 – 15 Jahre nach der Erstdiagnose sind keine Seltenheit. Bei Auftreten eines Rezidivs ist der weitere Krankheitsverlauf dann allerdings häufig sehr rapide. Das mittlere Alter bei der Diagnosestellung beträgt 53 Jahre. Unterschiedliches Vorgehen bei Staging und Primärtherapie lassen bis heute keine genauen Angaben zum Langzeitüberleben zu. Nach Björkholm u. Silverswaard (1981) kann im Stadium I mit einer 5- und 10-Jahres-Überlebenswahrscheinlichkeit von 55% gerechnet werden.

Chirurgische Therapie

Bei zumeist lokoregionär begrenzter Tumorausdehnung wird bei der Mehrzahl der Patientinnen (Stadium I) mit der chirurgischen Therapie eine kurative Intention verfolgt. Die Heilungsrate nach alleiniger Operation beträgt bereits 90%. Ein sorgfältiges Staging ist von größter Bedeutung, da das Stadium der wichtigste Prognosefaktor ist. In der Regel werden Uterus und beide Adnexe entfernt. Die pelvine und paraaortale *Lymphonodektomie* wird unter diagnostischen Aspekten empfohlen, der therapeutische Nutzen ist unklar. Im Fall einer extraovariellen Metastasierung ist ein maximales *Debulking* anzustreben. Eine unilaterale Adnexexstirpation ist beim Granulosazelltumor streng zu indizieren und nur bei jugendlichen Patientinnen mit Fertilitätswunsch und einem gesicherten Stadium I zu rechtfertigen. Bei fertilitätserhaltendem Vorgehen ist bei vergrößertem kontralateralen Ovar eine entsprechende Biopsie zu entnehmen. Bei Belassen des Uterus in der Prämenopause ist eine Hysteroskopie mit Abrasio zum Ausschluß eines gleichzeitigen Endometriumkarzinoms zu empfehlen. Bei Verdacht auf ein Rezidiv ist eine operative Tumorreduktion mit nachfolgender Strahlen- oder Chemotherapie indiziert.

Strahlentherapie

Granulosazelltumoren gelten als mäßig strahlensensibel (Segal u. Mitarb. 1995). Bei guter Gesamtprognose im Stadium Ic (auch ohne adjuvante Therapie 10-Jahres-Überlebensrate von ca. 90%) ist der Effekt einer adjuvanten Strahlentherapie unklar. Im allgemeinen wird keine Indikation für eine *adjuvante Strahlentherapie* gesehen (Young u. Scully 1980). Bei primär ausgedehnter Erkrankung (Stadium II und III) oder im Fall eines Rezidivs kann eine Strahlentherapie in Einzelfällen mit Erfolg durchgeführt werden. Auch bei einem Rezidiv ist nach einer chirurgischen Tumorreduktion die Strahlentherapie eine mögliche Behandlungsoption.

Chemotherapie

Der Wert einer *adjuvanten systemischen Therapie* bei Patientinnen im Stadium I ist zweifelhaft. Eine gesicherte Indikation für den adjuvanten Einsatz von Zytostatika gibt es derzeit nicht. Bei *primär ausgedehnter Erkrankung* oder bei Rezidiven liegen größere Erfahrungen mit verschiedenen Therapieschemata vor (VAC, PVB und PAC). Bei *rezidivierender oder metastasierender Er-*

krankung wurden z. B. mit dem PVB-Schema Remissionsraten bis zu 50% beobachtet (Colombo u. Mitarb. 1986). Unterschiedliche Therapieempfehlungen für den juvenilen oder adulten Typ der Erkrankung gibt es nicht. Berichte über den Einsatz von Hormonen (Tamoxifen, Gestagenen, GnRH) können bzgl. Remission und Überlebensvorteil nicht bewertet werden. Theoretisch erscheint bei konservativer Operation eine Östrogensuppression sinnvoll, eine Hormonsubstitutionstherapie dagegen kontraindiziert.

Praktisches Vorgehen bei der Chemotherapie von Granulosazelltumoren

Keine adjuvante Therapie im Stadium I. Die Primärtherapie im Stadium II/III und beim Rezidiv sollte möglichst 14–28 Tage nach der Operation begonnen werden. Kombinationsregime sind zu bevorzugen, wobei heute in allen Indikationen eine Präferenz für eine platinhaltige Therapie gegeben ist. Die meisten Erfahrungen liegen neben VAC mit den Kombinationen PVB und PAC vor. Die Anzahl der Therapiekurse richtet sich nach dem Ansprechverhalten und beträgt bei VAC und PVB maximal 6 Kurse unter Beachtung der Bleomycin-Höchstdosierung. Bei PAC können je nach Ansprechen und Toxizität bis zu 10 Behandlungskurse erfolgen. Zu beachten sind die Dosismodifikationen für Cisplatin und Anthracycline entsprechend der renalen und kardialen Belastung.

Rezidivtherapie

In Abhängigkeit von der Lokalisation und dem rezidivfreien Intervall erfolgt zunächst ein chirurgisches Tumordebulking mit nachfolgender Strahlen- oder Chemotherapie.

Therapieschemata:

Vincristin/Actinomycin D/Cyclophosphamid				*VAC (Slayton u. Mitarb. 1985)*
Vincristin	1,5 mg/m² (maximal 2 mg)	i. v.	Infusion	Tag 1 (alle 2 Wochen)
Actinomycin D	350 µg/m²	i. v.	Infusion	Tag 1–5
Cyclophosphamid	150 mg/m²	i. v.	Infusion	Tag 1–5
➤ Wiederholung Tag 29, 6 Behandlungskurse				

Cisplatin/Vinblastin/Bleomycin				*PVB (Colombo u. Mitarb. 1986)*
Cisplatin	20 mg/m²	i. v.	Infusion	Tag 1–5
Vinblastin	2,0 mg/m²	i. v.	Infusion	Tag 1–2
Bleomycin	30 Units	i. v.	Infusion	wöchentlich (× 10)
➤ Wiederholung Tag 22, 4 Zyklen				

Cisplatin/Adriamycin/Cyclophosphamid				*CAP (Kaye u. Davies 1984)*
Cisplatin	50 mg/m²	i. v.	Infusion	Tag 1
Adriamycin	50 mg/m²	i. v.	Infusion	Tag 1
Cyclophosphamide	500 mg/m²	i. v.	Infusion	Tag 1
➤ Wiederholung Tag 22, 6–10 Behandlungszyklen				

Sertoli-Leydig-Zell-Tumoren

Epidemiologie

Sertoli-Leydig-Zell-Tumoren treten häufig in der 3. oder 4. Lebensdekade auf, sind aber insgesamt sehr selten (ca. 0,2% aller malignen Ovarialtumoren). Das Durchschnittsalter bei der Diagnosestellung beträgt 25 Jahre (11–45 Jahre). Nur 10% der Patientinnen sind bei der Diagnosestellung in der Postmenopause. Andere für diese Tumoren früher benutzten Begriffe wie Arrhenoblastom oder Androblastome werden nicht mehr verwendet, da durch diese Bezeichnungen eine virilisierende Aktivität unterstellt wird. Das ist nicht immer der Fall. Ungefähr 30% der Sertoli-Leydig-Zell-Tumoren sind nicht endokrin aktiv oder produzieren sogar Östrogene. Dennoch ist bei Vorliegen eines Adnextumors und gleichzeitig bestehenden Zeichen einer Virilisierung differentialdiagnostisch vorrangig an einen Sertoli-Leydig-Zell-Tumor zu denken.

Histopathologie

Bei ca. 90% der Tumoren liegt ein unilaterales Wachstum vor. Die mittlere Tumorgröße beträgt 10 cm im Durchmesser. Auf der Schnittfläche sind die Tumoren häufig gelb (bei hohem Lipidzellanteil) oder hämorrhagisch und mit nekrotischen Anteilen. Der typische Sertoli-Leydig-Zell-Tumor weist sowohl Sertoli- als auch Leydig-Zellen auf. Reine Sertoli- oder Leydig-Zell-Tumoren sind selten. Bei der Klassifikation werden hochdifferenzierte Tumoren von mitteldifferenzierten und entdifferenzierten Tumoren unterschieden. Die klinische Manifestation der unterschiedlichen Typen ist vergleichbar, die Prognose für die entdifferenzierten Tumoren deutlich schlechter.

Stadieneinteilung

Eine eigene Klassifikation existiert nicht. Die Zuordnung erfolgt analog zur FIGO-Klassifikation für epitheliale Ovarialkarzinome. Die Mehrzahl der Tumoren wird im Stadium I diagnostiziert.

Prognose

Die Prognose der Sertoli-Leydig-Zell-Tumoren ist insgesamt gut. Die meisten Tumoren sind auf ein Ovar begrenzt. Tumorgröße und Differenzierungsgrad des Tumors bestimmen entscheidend die Prognose. Kapselrupturen prä- oder intraoperativ gelten als prognostisch ungünstig. Hoch- und mitteldifferenzierte Sertoli-Leydig-Zell-Tumoren metastasieren nur äußerst selten, entdifferenzierte Tumoren hingegen häufiger. Bei etwa 20% der Patientinnen wird eine heterogene Differenzierung des Tumors beschrieben. Für den gastrointestinalen Tumor-Typ ist die Prognose gut (93% 5 Jahre). Bei Nachweis unreifer Muskel- oder Knorpelstrukturen dagegen ist die Prognose schlecht (20% 5 Jahre).

In allen Stadien ist nach chirurgischer Therapie mit einem Rezidivrisiko von ca. 20% zu rechnen.

Diagnostik

Die überwiegende Mehrzahl aller Patientinnen weist einen unilateralen, ca. 10 cm im Durchmesser messenden Adnextumor auf. Anamnestisch werden zunehmende Virilisierungserscheinungen angegeben. Hierzu zählen u. a.:

- Amenorrhö,
- Hirsutismus,
- Akne,
- tiefe Stimme,
- Brustatrophie,
- Klitoromegalie.

Nur selten werden Anzeichen einer östrogenen Stimulation beobachtet.

Labordiagnostik:

- Bestimmung der Plasmaandrogene Testosteron, Androstendion und DHEAS, welches in der Regel Normalwerte aufweist,
- Tumormarker AFP gelegentlich erhöht.

Klinisch-apparative Diagnostik:

- gynäkologische Tastuntersuchung,
- vaginaler Ultraschall.

Behandlungsplanung

Nach der chirurgischen Entfernung des androgenproduzierenden Tumors sind die Symptome zumeist rückläufig. Menstruationen treten nach 2–3 Monaten wieder auf. Die Fertilität der Patientinnen ist nicht vermindert. Andere Zeichen der Androgenisierung wie Hirsutismus, tiefe Stimme oder eine Klitoromegalie verschwinden trotz Ausschaltung der Androgenquelle nur sehr langsam, gelegentlich nie (Stimme!).

Chirurgische Therapie

Die *unilaterale Adnexexstirpation* ist bei prämenopausalen Patientinnen als ausreichende chirurgische Maßnahme anzusehen. Bei primär extraovarieller Metastasierung wird eine *zytoreduktive Chirurgie* empfohlen; in der Prämenopause ist aber auch in diesen Fällen die Entfernung von Uterus und kontralateralem Ovar nicht erforderlich. In der Postmenopause ist die *Totaloperation* die chirurgische Maßnahme der Wahl. Der Operation muß ein sorgfältiges Staging vorausgehen. Bei hoch- oder mitteldifferenzierten Tumoren ist die chirurgische Therapie allein als kurativ anzusehen. Nach operativer Behandlung muß mit einer Rezidivrate von etwa 20% gerechnet werden. Erst im Falle eines Rezidivs ist eine erneute chirurgische Tumorreduktion mit anschließender Bestrahlung oder Chemotherapie indiziert. Bei großvolumigen Resttumoren (> 2 cm) ist die Chemotherapie der Strahlentherapie überlegen. Rezidive treten deutlich früher auf als bei den Granulosazelltumoren. Nach einem Zeitraum von 5 Jahren werden nur selten noch Rezidive beobachtet.

Chemotherapie

Erfahrungen mit den Kombinationen Vincristin/Adriamycin/Cyclophosphamid (VAC) und Cisplatin/Vinblastin und Bleomycin (PVB) liegen bei metastasierter Erkrankung oder im Fall von Rezidiven vor. Die berichteten Behandlungsergebnisse sind nicht befriedigend. Nennenswerte Erfahrungen mit einer adjuvanten Therapie gibt es nicht.

Praktisches Vorgehen bei der Chemotherapie von Sertoli-Leydig-Zell-Tumoren

Im Stadium I besteht keine Indikation zur adjuvanten Chemotherapie. Im Stadium II/III und bei residuellem Tumor nach vorangehender chirurgischer Therapie ist eine Kombinationschemotherapie die Behandlungsmaßnahme der Wahl. VAC und PVB sind die Kombinationen mit der wahrscheinlich höchsten Wirksamkeit. Die Therapiedauer richtet sich nach dem Ansprechen und ist aufgrund der erheblichen Toxizität dieser Kombinationen auf 6 Behandlungskurse beschränkt.

Rezidivtherapie

In Abhängigkeit von der Lokalisation zunächst chirurgisches Tumordebulking mit anschließender Chemotherapie (VAC, PVB).

Therapieschemata: Siehe hierzu Therapieschemata auf S. 244.

Literatur

Björkholm, E., C. Silverswaard: Prognostic factors in granulosa cell tumors. Gynecol. and Oncol. 11 (1981) 261–274

Colombo, N., C. Sessa, F. Landon et al.: Cisplatin, vinblastine and bleomycine combination chemotherapy in metastatic granulosa cell tumors of the ovary. Obstet. Gynecol. 67 (1986) 265–268

Evans, A. T., T. A. Gaffey, D. G. Malkasian et al.: Clinicopathologic review of 118 granulosa and 82 theca cell tumors. Obstet. Gynecol. 55 (1980) 231–238

Fox, H., K. Agrawal, F. A. Langley: A clinicopathologic study of 92 cases of granulosa cell tumor of the ovary with special reference to the factors in influencing prognosis. Cancer 35 (1975) 231–241

Kaye, S. B., E. Bavies: Cyclophosphamide, adriamycin and cisplatinum for the treatment of advanced granulosa cell tumor using serum estradiol as tumor marker. Gynecol. and Oncol. 24 (1984) 261

Klem, P. I., H. Joensuu, T. Salm: Prognostic value of flow cytometric DNA content analysis in granulosa cell tumor of the ovary. Cancer 65 (1990) 189

Lapbohn, R. E., H. G. Burger, J. Bouma et al.: Inhibin as a marker for granulosa cell tumors. N. Engl. J. Med. 321 (1989) 790–794

Segal, R., A. D. De Petrillo, G. Thomas: Clinical review of adult granulosa cell tumors of the ovary. Gynecol. and Oncol. 56 (1995) 338–344

Serrov, S. F., R. E. Scully, I. H. Robin et al.: Histological typing of ovarian tumors. In WHO: International Histological Classification of Tumors, No. 9. WHO, Genf 1973

Slayton, R. E. et al.: Vincristine, dactomycin and cyclophosphamide in the treatment of malignant germ cell tumors of the ovary: Gynecologic Oncology Group study. Cancer 56 (1985) 243

Young, R. E., R. E. Scully: Ovarian sex cord stromal tumors: recent progress. Int. J. Gynecol. Pathol. 1 (1980) 153–159

Maligne Keimzelltumoren

Etwa 20% aller Ovarialtumoren sind Keimzelltumoren. Bei mehr als 90% dieser Tumoren handelt es sich um benigne Neoplasien. Am häufigsten werden *zystische Teratome* diagnostiziert. *Maligne Keimzelltumoren* des Ovars sind dagegen selten. Sie machen nur 2–3% aller malignen Ovarialtumoren aus. Keimzelltumoren treten typischerweise bei jungen Frauen auf. Das mediane Alter bei der Diagnosestellung liegt zwischen dem 16. und 20. Lebensjahr.

> Je jünger die Patientin mit einem Ovarialtumor ist, um so größer ist die Wahrscheinlichkeit, daß ein maligner Keimzelltumor vorliegt (Norris u. Jensen 1972).

Bei Vorliegen einer Gonadendysgenesie (XY-Karyotyp, XY-Mosaik) ist das Risiko für die Entstehung maligner Keimzelltumoren erhöht (Schellhas 1974).

Die WHO-Klassifikation von 1973 unterscheidet insgesamt 7 histomorphologische Untergruppen (Tab. 6.**75**). Die histogenetische Zuordnung der verschiedenen Tumoren durch Teilum (1965) sowie die besseren Möglichkeiten einer immunhistochemischen Klassifikation haben einen rationalen Zugang zu diesen Tumorarten ermöglicht (Abb. 6.**33**). Klinisch stehen *Dysgerminome, Teratome* sowie die *endodermalen Sinustumoren* im Vordergrund.

Häufige Symptome sind uncharakteristische Bauchschmerzen mit Völlegefühl oder Fremdkörpergefühl. In vielen Fällen ist der Tumor bereits durch die Bauchdecken tastbar. Dysurie oder rektales Druckgefühl können hinzukommen. Bei Torsion oder Ruptur des Adnextumors kann ein akutes Abdomen das Leitsymptom sein. Vor der Menarche ist ein zystisch solider Ovarialtumor von > 2 cm, bei jungen Frauen unter 20 Jahren ein zystisch solider Ovarialtumor > 8 cm dringend auf einen Keimzelltumor verdächtig. Obwohl die verschiedenen Keimzelltumoren große tumorbiologische Unterschiede aufweisen, ist das diagnostische und therapeutische Vorgehen für die gesamte Gruppe der Keimzelltumoren ähnlich.

Tab. 6.75 Keimzelltumoren des Ovars (WHO-Klassifikation)

- Dysgerminome
- Teratome:
  - immature Teratome
  - mature Teratome
  - „Highly-specified"-Teratome
- Endodermale Sinustumoren
- Embryonale Karzinome
- Polyembryome
- Chorionkarzinome
- Mischformen

Tab. 6.76 Maligne Keimzelltumoren: 5-Jahres-Überlebenszeit (%) nach postoperativer Chemotherapie mit BEP (Bleomycin-Vinblastin-Cisplatin) (nach Gershenson)

Stadium	Anzahl der Patientinnen	Überleben (%)
I	35	97
II	20	95
III	82	67
IV	19	58
Rezidive	57	40
Gesamt	213	67

Patientinnen mit einem Keimzelltumor hatten lange Zeit eine sehr schlechte Prognose. Mit der üblichen, ausschließlich chirurgischen Therapie überlebten < 30% der Patientinnen mit primär fortgeschrittener Erkrankung 5 Jahre. Auch im Stadium I wurden mit der Operation allein kaum bessere Ergebnisse erzielt. Die postoperative Bestrahlung des Beckens oder des gesamten Abdomens konnte nur bei den Dysgerminomen die Heilungsraten verbessern. Erst mit der Kombinationschemotherapie gelang der Durchbruch. Heute sind die Heilungsraten gut. Bei allen Formen der Keimzelltumoren können in den Stadien I und II Überlebensraten nach 5 Jahren von > 90% erreicht werden (Tab. 6.**76**). Aufgrund der hohen Effektivität einer Chemotherapie kann die Operation bei adäquatem Staging in vielen Fällen auf die Resektion des Primärtumors und die Biopsie suspekter Befunde unter Erhaltung der Fertilität beschränkt werden.

Dysgerminome

Epidemiologie

Die Dysgerminome sind mit einem Anteil von ca. 45% die häufigsten malignen Keimzelltumoren. In ca. 85% der Fälle wird die Diagnose vor dem 30. Lebensjahr gestellt, das mediane Alter beträgt 22 Jahre. Unter diesen Voraussetzungen ist es nicht verwunderlich, daß in

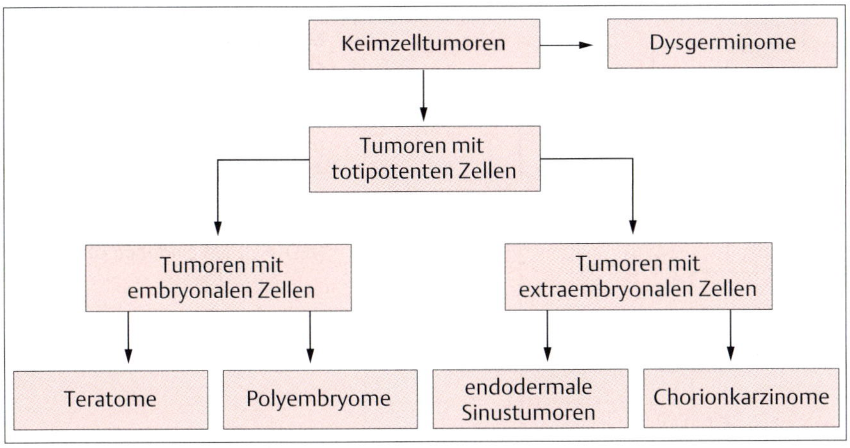

Abb. 6.**33** **Histogenese und Klassifikation der weiblichen Keimzelltumoren** (nach Teilum).

etwa 15% der Fälle Dysgerminome als Zufallsbefund in der Schwangerschaft entdeckt werden. Bei organüberschreitendem Wachstum ist die lymphogene Metastasierung häufiger als die intraabdominale Tumorausbreitung. Patientinnen mit dysgenetischen Ovarien (z.B. Turner-Syndrom) haben ein erhöhtes Erkrankungsrisiko.

Histopathologie

Dysgerminome entstehen aus undifferenzierten Primordialzellen. Makroskopisch handelt es sich im Mittel um etwa 15 cm im Durchmesser messende Tumoren, die typischerweise solide, relativ weich und an der Oberfläche gelappt erscheinen. Die Farbe ist blaß gelblich. Histomorphologisch sind diese Tumoren den männlichen Seminomen vergleichbar. Mikroskopisch werden große, abgerundete Zellen mit hellem Zytoplasma und großen Kernen beschrieben. Gelegentlich finden sich in Dysgerminomen Anteile von Synzytiotrophoblasten, die Gonadotropin (hCG) produzieren, was klinisch mit einer Pseudopubertas praecox einhergehen kann. Bei extraovarieller Manifestation des Tumors tritt eine intraabdominale Ausbreitung außerhalb des kleinen Beckens eher selten auf, eine retroperitoneale Lymphknotenmetastasierung ist dagegen häufiger. Bei fortgeschrittener Erkrankung oder bei Rezidiven sind auch Metastasen in Lunge und Leber sowie Knochenmetastasen beschrieben worden.

Stadieneinteilung

Die Stadieneinteilung erfolgt analog der FIGO-Klassifikation für epitheliale Karzinome. Mehr als 70% aller Dysgerminome werden im Stadium I diagnostiziert. Bei 85% der Patientinnen im Stadium I ist der Tumor auf ein Ovar beschränkt. Das Dysgerminom ist der einzige Keimzelltumor, bei dem ein bilaterales Tumorwachstum von etwa 15% vorliegt (de Paolo u. Mitarb. 1982). Eine fortgeschrittene Erkrankung entsprechend den Stadien III/IV weisen bei der Diagnosestellung ca. 25% der Patientinnen auf.

Prognose

Prognostisch ungünstige Faktoren sind:
- große Primärtumoren (> 15–20 cm),
- extraovarielle Metastasierung,
- jugendliches Alter bei der Diagnosestellung (< 20 Jahre),
- pathologischer Befund mit hoher Mitoserate und/oder Atypien.

Die Heilungsraten im Stadium Ia sind gut (95% 5 Jahre krankheitsfrei nach fertilitätserhaltender Operation). Auch bei extraovarieller Ausbreitung können noch etwa 65–70% der Patientinnen geheilt werden. Das Rezidivrisiko im Stadium I beträgt nach Operation ohne adjuvante Therapie insgesamt 15–20%. Im Rezidivfall kann mit einer chirurgischen Tumorreduktion und nachfolgender Strahlen- oder Chemotherapie mit guter Chance erneut eine Kuration erreicht werden (Abb. 6.**34**).

Diagnostik

Aufgrund des jugendlichen Alters der Patientinnen können gynäkologische Palpationsuntersuchungen häufig nur in begrenztem Umfang eingesetzt werden. Rektale Tastuntersuchung und abdominaler Ultraschall sind wegweisend. Eine Besonderheit der Dysgerminome ist die Tatsache, daß 15–20% der Tumoren in der Schwangerschaft oder in der Postpartalperiode diagnostiziert werden.

Basisuntersuchungen:
- gynäkologische Tastuntersuchung,
- vaginaler und/oder abdominaler Ultraschall,
- Röntgenaufnahme des Thorax.

CT oder MRT sind bei Verdacht auf eine fortgeschrittene Erkrankung zur Beurteilung der mediastinalen und retroperitonealen Lymphknotenstationen optional indiziert.

Labordiagnostik. Die Tumormarker hCG und LDH und CA 125 sind häufig erhöht. Bei reinen Dysgerminomen ist AFP im Normbereich. Bei erhöhtem AFP liegt eine

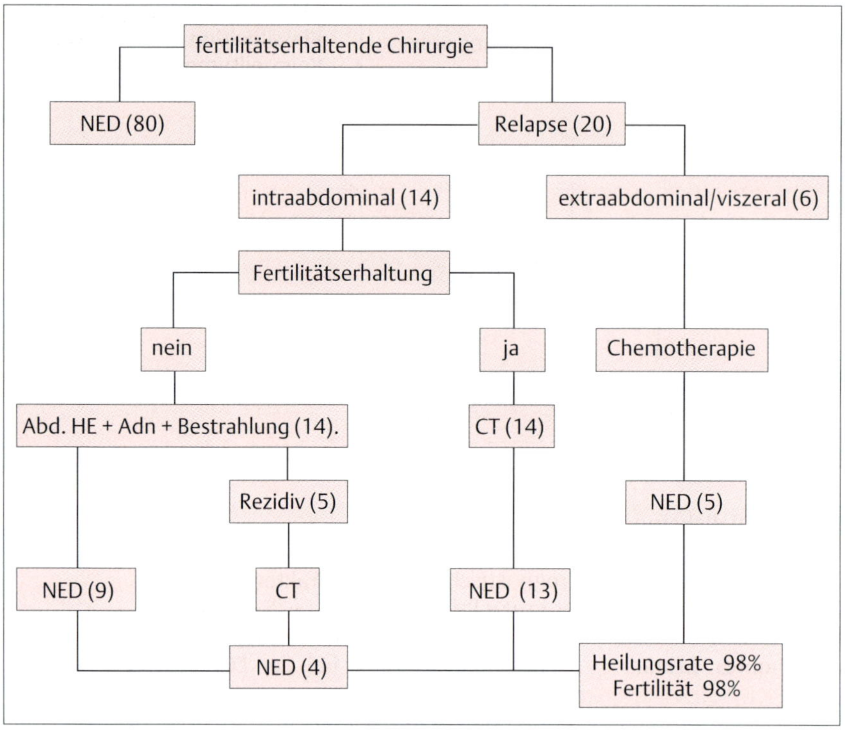

Abb. 6.**34** **Dysgerminom: Management und Heilungschancen bei einem Rezidiv nach fertilitätserhaltender Operation im Stadium I a** (n = 100 Patienten).
Abd. HE abdominale Hysterektomie
Adn Adnexe
NED No evidence of disease

Tab. 6.**77** Keimzelltumoren des Ovars: Tumormarker

Tumor	hCG	AFP	LDH	CA 125
Mischtumoren	+	+	+	+
Embryonales Karzinom	+	+	+/–	+
Endodermaler Sinustumor	–	+	+/–	+
Dysgerminome	+/–	–	+	+
Immatures Teratom	–	+/–	+/–	+/–

AFP α_1-Fetoprotein
hCG humanes Choriongonadotropin
LDH Lactatdehydrogenase
\+ typischerweise nachweisbar
– typischerweise nicht nachweisbar
+/– gelegentlich nachweisbar

Mischform vor. Die Gesamtprognose ist in diesen Fällen ungünstiger (Tab. 6.**77**).

Behandlungsplanung

Die Therapiekonzepte waren lange von der klinischen Erfahrung geprägt, daß Dysgerminome – im Gegensatz zu allen anderen weiblichen Keimzelltumoren – strahlensensibel sind. Erst die Beobachtung der hohen Chemosensitivität bei den testikulären Seminomen hat in den letzten Jahren auch bei den Dysgerminomen die Therapiestrategie verändert.

Chirurgische Therapie

Siehe praktisches Vorgehen bei der Operation von Dysgerminomen (Box, S. 249).

Strahlentherapie

Dysgerminome sind sowohl strahlen- als auch chemosensibel. Prinzipiell kann eine adjuvante Therapie wahrscheinlich gleichwertig mit einer Strahlentherapie oder einer Chemotherapie durchgeführt werden. Nach fertilitätserhaltender Operation ist der Einsatz der Strahlentherapie allerdings wenig sinnvoll. Bei nachgewiesener pelviner Metastasierung wird neben der Bestrahlung des gesamten Abdomens mit 2500 cGy eine paraaortale Bestrahlung mit 1500 cGy empfohlen. Bei Nachweis paraaortaler Lymphknotenmetastasen empfehlen einige Autoren zusätzlich eine Bestrahlung des Mediastinums und der Supraklavikularregion zur Verminderung des Rezidivrisikos. Ein sicherer Überlebensvorteil ist mit dieser Maßnahme nicht verbunden (Thomas u. Mitarb. 1982, 1987). Sie sollte daher nicht mehr empfohlen und durchgeführt werden.

Chemotherapie

Wurde ein komplettes Staging vorgenommen, prä- oder intraoperativ keine Kapselruptur beobachtet und histologisch ein reines Dysgerminom diagnostiziert, kann auf eine nachfolgende adjuvante Therapie verzichtet werden. Ausnahmen sind Patientinnen mit sehr großem Tumor (> 15 cm) und bei Vorliegen histologischer Mischformen. In diesen Fällen ist auch im Stadium I

Praktisches Vorgehen bei der Operation von Dysgerminomen

Gerade bei Patientinnen mit einer vermeintlich begrenzten Tumorausdehnung ist eine sorgfältige Exploration des Abdomens und des Retroperitoneums der erste Schritt, um okkulte Metastasen oder eine Mikrometastasierung auszuschließen. Der Längsschnitt ist hierzu am besten geeignet. Weitere Schritte des Stagings sind die Asservierung von Aszites oder die abdominale Lavage, die Entfernung des befallenen Ovars, die sorgfältige Inspektion und Palpation des kontralateralen Ovars (keine ungezielte Biopsie!), des Omentums sowie der retroperitonealen Lymphknotenstationen und die bioptische Klärung aller auffälligen Strukturen. Palpatorisch vergrößerte (suspekte) Lymphknoten sollten zur Diagnostik entnommen werden. Unklar ist, ob eine vollständige pelvine und paraaortale Lymphonodektomie aus diagnostischen und/oder therapeutischen Gründen indiziert und notwendig ist (Tab. 6.**78**). Therapeutisch wird bei den zumeist jugendlichen Patientinnen die fertilitätserhaltende Operation angestrebt. Im Stadium I a ist die *unilaterale Adnexexstirpation* die Therapiemaßnahme der Wahl (Tab. 6.**79**). Die 10-Jahres-Überlebensrate liegt bei 91 % und ist im historischen Vergleich besser als die von Patientinnen, die sich primär einer Totaloperation mit anschließender Radiotherapie unterzogen haben (10-Jahres-Überlebenszeit = 85 %) (Thomas u. Mitarb. 1987). Bei Bilateralität des Tumors muß eine *Ovarektomie beidseits* empfohlen werden. Die Entfernung des Uterus ist in diesen Fällen ratsam. Für alle Patientinnen des Stadiums I (Stadium I a – I c) muß mit einer Rezidivrate von ca. 20 % gerechnet werden (Gershenson u. Rutledge 1987). Wenn keine Fertilitätserhaltung gewünscht wird, bei bekannter Dysgenesie oder bei primär ausgedehnter Erkrankung ist die *Totaloperation* unter Einschluß des Uterus und beider Adnexe zu empfehlen. *Second-look-Operationen* (auch Laparoskopien) haben bei Keimzelltumoren keine Indikation. Im Fall eines Rezidivs kann in mehr als ⅔ der Fälle durch erneute Operation in Kombination mit Bestrahlung oder Chemotherapie eine Kuration erreicht werden.

Wird ein Dysgerminom in der Frühschwangerschaft diagnostiziert, kann im Stadium I unter Erhaltung der Schwangerschaft operiert werden. Bei Indikation für eine adjuvante Chemotherapie kann diese schon ab der 16. – 20. Schwangerschaftswoche durchgeführt werden. Bei Diagnosestellung nach der 32. Schwangerschaftswoche sollte vor Therapiebeginn eine geplante Beendigung der Schwangerschaft nach Induktion der Lungenreife (z. B. Celestan) erfolgen.

Tab. 6.78 Chirurgisches Staging bei Keimzelltumoren

- Längsschnittlaparotomie
- Befallenes Ovar entfernen
- Peritonealzytologie
- Abdomen und Retroperitoneum sorgfältig inspizieren
- Verdächtige Herde oder Knoten entfernen
- Vergrößerte Lymphknoten entfernen
- Keine ungezielte Biopsie aus dem unauffälligen Ovar

Unklar: diagnostischer und therapeutischer Nutzen einer vollständigen pelvinen und paraaortalen Lymphonodektomie

Tab. 6.79 Kriterien für ein konservatives Management bei reinen Dysgerminomen

- Wunsch nach Fertilitätserhaltung
- Negative Staginglaparotomie, einschließlich negativer retroperitonealer Lymphknoten
- Stadium IA (FIGO) = unilateral, nonadhärent, ohne Kapselruptur
- Kein Hinweis auf Gonadendysgenesie
- Aufklärung der Patientin (Eltern)

eine adjuvante Chemotherapie zu erwägen (Tab. 6.**80**). Bei Nachweis von Tumorherden außerhalb des Ovars ist eine primäre Chemotherapie indiziert. Das derzeit wirksamste Behandlungsschema beim Dysgerminom ist das BEP-Schema (Bleomycin, Etoposid, Cisplatin). Aufgrund der signifikanten Toxizität des Bleomycins wird in der adjuvanten Situation auch das EP-Schema (Etoposid, Cisplatin) empfohlen. Therapiealternativen der zweiten Wahl sind das PVB-Schema (Cisplatin, Vinblastin, Bleomycin) und das VAC-Schema (Vincristin, Actinomycin-D, Cyclophosphamid).

Mit den genannten Kombinationen steht für die Behandlung ausgedehnter oder rezidivierter Dysgerminome eine Therapiealternative zur Strahlentherapie zur Verfügung. Der Einsatz einer Chemotherapie ist auch dann indiziert, wenn die Erhaltung der Fertilität gewünscht wird. Die optimale Anzahl der Therapiezyklen bei Patientinnen ohne meßbaren Tumor in der adjuvanten Situation beträgt 3 Behandlungskurse, bei meßbaren Tumoren muß die Anzahl der Behandlungszyklen möglicherweise höher gewählt werden (4 – 6 Behandlungszyklen). Nach > 4 Behandlungskursen einer platinhaltigen Kombinationstherapie ist in begrenztem Umfang eine nachfolgende Beeinträchtigung der Fertilität gegeben.

Tab. 6.80 Indikationen für eine Chemotherapie von Dysgerminomen

Stadium I a	keine Indikation für eine postoperative adjuvante Chemotherapie bei einer Tumorgröße von > 15 cm kann eine adjuvante Therapie aufgrund des erhöhten Rezidivrisikos erwogen werden (relative Indikation)
Stadium I b – IV	adjuvante oder kurative Intention mit Kombinationschemotherapieregimen
Rezidiv	Kombinationschemotherapie nach chirurgischer Tumorreduktion

Endodermaler Sinustumor (Dottersacktumor)

Epidemiologie

Die endodermalen Sinustumoren sind mit einem Anteil von ca. 20% die zweithäufigsten Keimzelltumoren. Der endodermale Sinustumor gilt als der Keimzelltumor mit der höchsten malignen Potenz. Das mediane Alter bei der Diagnosestellung beträgt 19 Jahre. Die endodermalen Sinustumoren präsentieren sich überwiegend unilateral. Assoziiert mit einem endodermalen Sinustumor finden sich gelegentlich kontralateral oder ipsilateral zystische Teratome.

Histopathologie

Endodermale Sinustumoren wurden erstmals 1939 beschrieben. Erst durch den dänischen Pathologen Teilum wurden sie 1959 als eigenständige Entität etabliert (Teilum 1959). Weitere, heute nur noch selten benutzte *Synonyme* für den endodermalen Sinustumor sind

- embryonales Karzinom,
- immatures Mesonephrom,
- Teilum-Tumor,
- extraembryonales Mesoblastom.

Endodermale Sinustumoren sind größere Tumoren mit einem mittleren Durchmesser von ca. 15 cm (von 7–28 cm). Sie sind weich und zerfließlich. Häufig finden sich Spontanrupturen des Tumors. Auf der Schnittfläche finden sich zystische Strukturen, Nekrosebezirke und Einblutungen. Pathognomonisch für diesen Tumortyp sind die Schiller-Duval-Körperchen, histologische Strukturen, die aus mehreren Schichten von Keimzellen mit zentralen Kapillaren bestehen. Typischerweise sind neben dem endodermalen Sinus weitere histologische Strukturen vorhanden.

Stadieneinteilung

Die Stadieneinteilung erfolgt analog der FIGO-Klassifikation für epitheliale Ovarialkarzinome. Zum Zeitpunkt der Diagnosestellung sind 61% aller Patientinnen im Stadium I, 6% im Stadium II und 30% im Stadium III. Ein Stadium IV findet sich fast nie (Tab. 6.**81**).

Tab. 6.**81** Maligne Keimzelltumoren des Ovars

Tumor	Stadienverteilung (FIGO) I	II	III	IV
Dysgerminom	70%	7%	20%	5%
Endodermaler Sinustumor	60%	6%	30%	–
Immatures Teratom	65%	14%	18%	3%

Prognose

Stadium und Tumorgröße sind die wichtigsten Prognoseparameter. Dank sorgfältiger Diagnostik und vor allem bedingt durch eine hochwirksame Chemotherapie werden heute 5-Jahres-Überlebensraten im Stadium I von 94% erzielt, in allen anderen Stadien von etwa 70%.

Diagnostik

Es gibt keine charakteristischen Leitsymptome. Die Tumoren wachsen außerordentlich schnell und machen sich typischerweise durch die große Tumormasse bemerkbar. Der klinische Untersuchungsgang unterscheidet sich nicht von dem bei einem Dysgerminom.

Labordiagnostik. Das AFP kann bei den endodermalen Sinustumoren sowohl immunhistochemisch als auch im Serum nachgewiesen werden. Für das Follow up während der Therapie sowie für die Rezidiverkennung ist die Bestimmung des AFP unverzichtbar.

Behandlungsplanung

Chirurgische Therapie

Obwohl bei > 70% der Patientinnen anläßlich der Erstdiagnose ein Stadium vorliegt, kann mit chirurgischen Maßnahmen allein dieser Tumor nicht erfolgreich behandelt werden. Nach ausschließlicher Operation wird über 2-Jahres-Überlebensraten zwischen 15 und 25% berichtet (Jimmerson u. Woodruff 1977). Die Behandlung des endodermalen Sinustumors besteht in einem adäquaten chirurgischen Staging, einer konservativen Operation sowie in allen Fällen in einer adjuvanten oder additiv eingesetzten Kombinationschemotherapie. Unter der Maßgabe eines adäquaten chirurgischen Stagings kann im Stadium I eine *unilaterale Adnexexstirpation* erfolgen. Eine Steigerung der chirurgischen Radikalität *(Totaloperation)* hat gegenüber einer unilateralen Adnexexstirpation keinen erkennbaren Vorteil. Bei extraovariellem Tumornachweis ist eine zytoreduktive Operation anzustreben, dies gilt auch für retroperitoneale Lymphome.

> Endodermale Sinustumoren treten fast immer unilateral auf. Kontralaterale Ovarialtumoren sind zumeist benigne Teratome.

Bei Rezidivverdacht ist eine sekundäre Tumorreduktion aufgrund der hohen Chemosensibilität der Tumoren indiziert. Mit einer Tumorreduktion unter 2 cm werden die Chancen für einen erneuten kurativen Ansatz mit nachfolgender Chemotherapie erhöht. Für eine Second-look-Operation besteht praktisch keine Indikation.

Chemotherapie

Es besteht breiter Konsens, daß *alle* Patientinnen mit einem endodermalen Sinustumor einer postoperativen Anschlußbehandlung bedürfen. Weder durch eine postoperative Strahlentherapie, noch durch eine adjuvante Alkylanzientherapie sind wesentliche Verbesserungen der Behandlungsergebnisse zu erreichen. VAC war das erste Kombinationsschema, das beim endodermalen Sinustumor erfolgreich eingesetzt wurde. 2-Jahres-Überlebensraten von 60–70% unterstreichen die Chemosensibilität dieses Tumors (Slayton u. Mitarb. 1985). Noch bessere Ergebnisse können sowohl in der adjuvanten Situation als auch bei metastasierter Erkrankung mit der Kombination PVB erzielt werden. In einer Studie der GOG konnte mit PVB bei metastasierter Erkrankung in 60% der Fälle eine komplette Remission erzielt werden. Auch nach Vorbehandlung mit VAC sind Remissionen beschrieben worden (Slayton u. Mitarb. 1985). Günstige Behandlungsergebnisse konnten mit etoposidhaltigen Kombinationen erzielt werden (BEP [Bleomycin, Etoposid, Cisplatin], EP [Etoposid, Cisplatin]) (Williams u. Mitarb. 1989). Die optimale Anzahl der Therapiezyklen ist noch nicht etabliert. Im Regelfall sind 4–5 Behandlungskurse zu empfehlen. Im Stadium I ist PVB als adjuvante Chemotherapiekombination etabliert. Auch bei metastasierter Erkrankung oder Rezidiv nach Vorbehandlung mit VAC ist die PVB-Kombination noch wirksam. In ihrer Wirksamkeit gleichwertig einzuschätzen ist die Kombination BEP. Die Kombination Carboplatin plus Etoposid befindet sich in klinischer Erprobung.

Immature Teratome (maligne Teratome)

Epidemiologie

Immature Teratome sind die dritthäufigste Gruppe der Keimzelltumoren mit einem Anteil von ca. 15%. Das mediane Alter bei Diagnosestellung ist 19 Jahre. Zum Zeitpunkt der Diagnose findet sich in der Mehrzahl der Fälle eine Tumorausbreitung entsprechend dem Stadium Ia. Der Befall des kontralateralen Ovars ist selten.

Histopathologie

Der Begriff immatures Teratom hat heute einige ältere Begriffe für diese Tumorentität ersetzt:
- embryonales Teratom,
- malignes Teratom,
- Teratokarzinom,
- solides Teratom.

Der Tumor ist aus unterschiedlich differenzierten Anteilen aller 3 embryonalen Keimblätter zusammengesetzt. Die Primärtumoren sind groß mit einem mittleren Durchmesser von 18 cm. Die Tumoroberfläche ist glatt, auf der Schnittfläche erscheint der Tumor überwiegend solid. Zystische Anteile sind durchaus möglich. Histologisch präsentiert der Tumor unterschiedlich differenzierte embryonale Gewebsstrukturen. Immatures neuronales Gewebe wird häufig gefunden. Ein von Norris (1976) entwickeltes Gradingsystem bewertet Grad und Ausmaß der Immaturität und qualifiziert den Anteil des neuronalen Gewebes innerhalb des Tumors.

Stadieneinteilung

Etwa 60% der Tumoren werden im Stadium I diagnostiziert. Bei extraovarieller Dissemination breitet sich der Tumor bevorzugt im Bereich des Peritoneums aus. Sehr selten sind retroperitoneale Lymphknotenmetastasen. Eine hämatogene Ausbreitung mit Leber-, Lungen- oder zerebralen Metastasen ist ebenfalls selten und liegt zumeist erst in der Spätphase der Erkrankung vor.

Prognose

Bedeutsam für die Einschätzung der Prognose sind:
- Grading,
- Anteil höhergradiger maligner Strukturen, wie z.B. Anteile von endodermalen Sinustumoren,
- Stadium zum Zeitpunkt der Diagnosestellung.

Im Stadium I haben Patientinnen mit einem G1-Tumor zu 100%, mit einem G2-Tumor zu 55% und mit einem G3-Tumor lediglich zu 33% überlebt (Norris 1976).

Diagnostik

Das diagnostische Vorgehen entspricht dem bei anderen Keimzelltumoren.

Labordiagnostik. In der Regel werden von immaturen Teratomen keine Tumormarker sezerniert. In Einzelfällen wird ein erhöhtes AFP beschrieben.

Behandlungsplanung

Chirurgische Therapie

Nach operativem Staging ist eine *unilaterale Adnexexstirpation* bei gegebenem Wunsch nach Fertilität die Maßnahme der Wahl. Bei älteren Patientinnen ist die *abdominale Hysterektomie* mit bilateraler Adnexexstirpation zu empfehlen. Liegt eine extraovarielle Metastasierung vor, ist eine Tumorreduktion der Metastasen anzustreben. Die Sicherung des Therapieerfolgs stellt keine Indikation für eine Second-look-Operation dar.

Strahlentherapie

Für eine Strahlentherapie besteht keine Indikation.

Chemotherapie

> Tumoren entsprechend dem FIGO-Stadium Ia (G1) bedürfen keiner *adjuvanten Nachbehandlung*. Die Wahrscheinlichkeit, tumorfrei zu überleben, beträgt 100%.

Bei allen anderen Patientinnen auch im Stadium Ia (G2/G3) ist eine postoperative Chemotherapie obligat. Mit der Kombination VAC kann im Stadium I eine 5-Jahres-Überlebensrate von 94% erreicht werden. 4 – 6 Behandlungszyklen sind ausreichend. Als Alternative zu VAC oder bei ausgedehnter Erkrankung ist das PVB- oder EP-Schema einsetzbar.

Eine durch Chemotherapie induzierte irreversible Infertilität ist nach 4 – 6 Behandlungskursen einer VAC- oder PVB-Kombination nur selten zu erwarten. Erneute Schwangerschaften nach abgeschlossener Therapie mit gesunden Kindern sind wiederholt beschrieben worden. Das Abortrisiko ist nicht wesentlich erhöht (Williams u. Mitarb. 1989). In der klinischen Prüfung ist die Kombination Carboplatin plus Etoposid.

Weitere Keimzelltumoren

Chorionkarzinom

Epidemiologie

Chorionkarzinome des Ovars sind äußerst selten auftretende Malignome. Es werden 2 Gruppen unterschieden.

Gruppen des Chorionkarzinoms

- Schwangerschaftsassoziierte Tumoren (Metastasen maligner Trophoblasttumoren,
- Tumoren, die als eine Sonderform der Keimzelltumoren in der Prämenarche oder als Komponente von „Mixed-germ-cell-Tumoren" gefunden werden.

An dieser Stelle wird nur die Sonderform der Keimzelltumoren diskutiert.

Histopathologie

Histopathologisch handelt es sich zumeist um unilaterale Tumoren mit typischen hämorrhagischen Anteilen sowie nekrotischen Arealen auf der Schnittfläche. Sowohl Anteile des Synzytotrophoblasten als auch des Zytotrophoblasten liegen vor. Immunhistochemisch kann der Nachweis von hCG geführt werden.

Diagnostik

Bei der Diagnostik gibt es keine Unterschiede zum Vorgehen bei den anderen Keimzelltumoren. Nach Eintritt der Menarche ist eine Schwangerschaft oder eine gestationsassoziierte Erkrankung auszuschließen.

Tumormarker: β-hCG.

Behandlungsplanung

Chirurgische Therapie

Eine unilaterale Adnexexstirpation ist als diagnostische und therapeutische Maßnahme fast immer möglich und ausreichend. Die Empfehlung, in diesen Fällen den Uterus zu entfernen, kann nicht mehr aufrecht erhalten werden, da es sich um chemosensible Tumoren handelt. Eine seltene Indikation bildet evtl. die nicht stillbare Blutung ex utero. Eine diagnostische Abrasio ist nur in Ausnahmefällen indiziert.

Chemotherapie

Die Chemotherapie der Wahl ist das MAC-Schema (Methotrexat, Actinomycin D, Cyclophosphamid). Die Kombinationsschemata PVP und PEB sind ebenfalls möglich.

Andere Keimzelltumoren

Sehr selten werden embryonale Karzinome, Polyembryoma, Karzinoide, Mixed-germ-cell-Tumoren oder Gonadoblastome diagnostiziert. Diagnostik, Chirurgie und Chemotherapie dieser Tumoren werden in gleicher Weise wie bei den endodermalen Sinustumoren bzw. den immaturen Teratomen durchgeführt.

Therapieschemata:

Vincristin/Actinomycin D/ Cyclophosphamid				*VAC (Slayton u. Mitarb. 1985)*
Vincristin	1,5 mg/m² (maximal 2 mg)	i.v.	Infusion	Tag 1 (alle 2 Wochen)
Actinomycin D	350 µg/m²	i.v.	Infusion	Tag 1 – 5
Cyclophosphamid	150 mg/m²	i.v.	Infusion	Tag 1 – 5
➤ Wiederholung Tag 29, 6 Behandlungskurse				

Cisplatin/Vinblastin/Bleomycin				*PVB (Colombo u. Mitarb. 1986)*
Cisplatin	20 mg/m²	i.v.	Infusion	Tag 1 – 5
Vinblastin	2 mg/m²	i.v.	Infusion	Tag 1 – 2
Bleomycin	30 E	i.v.	Infusion	wöchentlich (× 10)
➤ Wiederholung Tag 22, 4 Behandlungskurse				

Cisplatin/Etoposid/Bleomycin				*BEP (Williams 1991)*
Cisplatin	20 mg/m²	i.v.	Infusion	Tag 1 – 5
Etoposid	100 mg/m²	i.v.	Infusion	Tag 1 – 5
Bleomycin	30 E	i.v.	Infusion	wöchentlich (× 9)
➤ Wiederholung Tag 22, 3 – 4 Behandlungskurse				

Cisplatin/Etoposid				*PE*
Cisplatin	20 mg/m²	i.v.	Infusion	Tag 1 – 5
Etoposid	100 mg/m²	i.v.	Infusion	Tag 1 – 5
➤ Wiederholung Tag 22, 3 – 6 Behandlungskurse				

Literatur

Gershenson, D. M.: Menstrual and reproductive function after combination chemotherapy for malignant ovarian germ cell tumors. J. Clin. Oncol. 6 (1988) 270–275

Gershenson, D. M., F. N. Rutledge: Dysgerminoma of the ovary. In Piver, M. S. (ed.): Ovarian Malignancies – Diagnostic and Therapeutic Advances. Churchill Livingstone, New York 1987

Jimmerson, G. K., J. D. Woodruff: Ovarian extra-embryonal teratoma. I. Endodermaler sinus tumor. Amer. J. Obstet. Gynecol. 127 (1977) 73–76

Norris, H. J., R. D. Jensen: Relative frequency of ovarian neoplasms in children and adolescents. Cancer 30 (1972) 713

Norris, H. J., H. J. Zirkin, W. L. Bensen: Immature (malignant) teratoma of the ovary. A clinical pathologic study of 58 cases. Cancer 37 (1976) 2359–2372

de Palo, G. et al.: Natural history of dysgerminoma. Amer. J. Obstet. Gynecol. 143 (1982) 799–807

Schellhas, H. F.: Malignant potential of the dysgenetic gonad. Obstet. and Gynecol. 44 (1974) 302–306

Serov, S. F., R. E. Scully, J. H. Robin: Histological Typing of Ovarian Tumors: International Histological Classifikation of Tumors No. 9. WHO, Genf 1973

Slayton, R. E., R. C. Park, S. C. Silverberg et al.: Vincristine, dactinomacin and cyclophosphamide (VAC) in the treatment of malignant germ cell tumors of the ovary: a Gynecologic Oncology Group study (a final report). Cancer 56 (1985) 243–248

Teilum, G.: Endodermal sinus tumors of the ovary and testis: comparative morphogenesis of the so called mesonephroma ovarii (Schiller) and extraembryonic (Yolk sac alantoic) structures of rat placenta. Cancer 12 (1959) 1029

Teilum, G.: Classification of endodermal sinus tumors (mesoblastoma vitellinum) and so miled embryonal carcinoma of the ovary. Acta pathol. microbiol. scand. 64 (1965) 407

Thomas, G. M., W. D. Rider, A. J. Dembo et al.: Seminoma of the testis: Results of treatment and patterns of failure after radiation therapy. Int. J. Radiat. Onkol. Biol. Phys. 8 (1982) 165–174

Thomas, G. M., A. J. Dembo, N. F. Hacker et al.: Current therapy for dysgerminoma of the ovary. Obstet. and Gynecol. 70 (1987) 268–275

Williams, S. D.: Treatment of germ cell tumors of the ovary. Semin. Oncol. 18 (1991) 292–296

Williams, S. D., J. A. Blessing, R. Slayton: Ovarian germ cell tumor: adjuvant trials of the Gynecologic Oncology Group. Proc. Amer. Soc. clin. Oncol. 8 (1989) 150 (abstract)

Williams, S. D., J. Blessing, K. Hatch et al.: Chemotherapy of advanced ovarian dysgerminoma: trials of the Gynecologic Oncology Group. Proc. Amer. Soc. clin. Oncol. 9 (1990) 155 (abstract)

Tubenkarzinom

Epidemiologie

Primäre Tubenkarzinome sind sehr selten. Üblicherweise wird das Tubenkarzinom daher im Zusammenhang mit dem epithelialen Ovarialkarzinom diskutiert. Sehr viel häufiger handelt es sich um Implantationsmetastasen eines benachbarten Ovarialkarzinoms oder um Fernmetastasen eines Mammakarzinoms oder gastrointestinaler Tumoren. Die Angaben zur Inzidenz schwanken zwischen 0,1–1,8% mit einem Durchschnittswert von 0,3% aller Karzinome des weiblichen Genitaltrakts (Hanton u. Mitarb. 1966). Das Verhältnis Ovarialkarzinom : Tubenkarzinom wird mit 150 : 1 angegeben. Bei postmenopausalen Patientinnen mit einem erhöhten CA-125-Wert ist die Relation Ovarialkarzinom : Tubenkarzinom 6 : 1 (Woolas u. Mitarb. 1994). Am häufigsten wird das Tubenkarzinom zwischen dem 40.–60. Lebensjahr diagnostiziert, das mittlere Erkrankungsalter beträgt 55 Jahre (Hanton u. Mitarb. 1966).

Die Ätiologie ist unbekannt. Als Risikofaktoren werden Infertilität in Verbindung mit Nulliparität sowie das gehäufte Auftreten von Adnexitiden in der Anamnese diskutiert (Backelandt u. Mitarb. 1993). Die Rolle der Östrogene bei der Tumorentstehung ist unklar. Eine *genetische Prädisposition* ist nicht bekannt.

Histopathologie

Tubenkarzinome entstehen in allen 3 Abschnitten der Tube, etwas häufiger im ampullären Teil. Der Fimbrientrichter ist häufig verschlossen, eine Auftreibung der Tube im Sinne einer Hämatosalpinx oder Pyosalpinx die Folge. In etwa 15–20% der Fälle finden sich bilaterale Karzinome. Histologisch werden am häufigsten papilläre Adenokarzinome beschrieben, die den serös-papillären Ovarialkarzinomen vergleichbar sind. Seltener werden auch hellzellige, endometrioide, adenosquamöse oder plattenepithelartige Tumoren diagnostiziert. Histomorphologische, ultrastrukturelle oder immunhistochemische Kriterien, die ein primäres Tubenkarzinom charakterisieren könnten, gibt es bis heute nicht. Sicher erscheint die Diagnose nur dann, wenn eine Beteiligung des Ovars und/oder des Endometriums nicht vorliegt und eine Metastasierung ausgeschlossen worden ist.

Stadieneinteilung

Seit 1992 gibt es eine eigene FIGO-Klassifikation für das Tubenkarzinom, die eng an die entsprechende FIGO-Klassifikation für das epitheliale Ovarialkarzinom angelehnt ist (Pettersson 1992) (Tab. 6.**82**). Als Besonderheit wurde ein Stadium 0 eingeführt, das einem auf die Tubenmukosa beschränkten Carcinoma in situ entspricht. Die Stadienverteilung zum Zeitpunkt der Diagnosestellung läßt vermuten, daß Tubenkarzinome im Vergleich zu den epithelialen Ovarialkarzinomen häufiger im Stadium I und II (nach FIGO) diagnostiziert werden (Tab. 6.**83**). Die sehr schlechte Prognose der frühen Stadien spricht allerdings auch dafür, daß bei den Patientinnen mit einem Tubenkarzinom nicht immer ein sorgfältiges Staging erfolgt ist.

Prognose

> Der wichtigste prognostische Parameter ist die dem Stadium entsprechende Tumorausdehnung.

Bei lokoregionärer Ausbreitung kann im Stadium I mit einer 5-Jahres-Überlebensrate von 60–70% und im Stadium II von 30–38% gerechnet werden. Bei primär fortgeschrittener Erkrankung sind die 5-Jahres-Überlebensraten im Stadium III 16% und im Stadium IV 0% (Tab. 6.**84**). Von Podratz u. Mitarb. (1986) wurde auf die

Tab. 6.82 FIGO-Stadieneinteilung Tubenkarzinom

Stadium	Beschreibung
0	Carcinoma in situ (begrenzt auf die Tubenmukosa)
I	Tumorwachstum auf die Tuben beschränkt
I a	Wachstum auf eine Tube begrenzt; Tumorausdehnung in die Submukosa und/oder Tunica muscularis, aber keine Infiltration der Serosa; kein Aszites
I b	Wachstum auf beide Tuben begrenzt; Tumorausdehnung in die Submukosa und/oder Tunica muscularis, aber keine Infiltration der Serosa; kein Aszites
I c	Tumor entsprechend Stadium I a oder I b mit Tumorausdehnung in die Serosa oder in die Kapseloberfläche; Aszites mit Tumorzellen oder positive Lavage
II	Tumorwachstum im Bereich einer oder beider Tuben mit Tumorausdehnung im Becken
II a	Tumorausdehnung auf den Uterus oder Metastasen im Uterus und/oder den Ovarien
II b	Tumorausdehnung auf andere Beckenorgane
II c	Tumorausdehnung entsprechend Stadium II a oder II b und Aszites mit Tumorzellen oder positiver Lavage
III	Tumorbefall einer oder beider Tuben mit peritonealen Implantaten außerhalb des Beckens und/oder positive retroperitoneale oder inguinale Lymphknoten, Metastasen der Leberkapsel
III a	Tumor makroskopisch auf das Becken begrenzt und negative Lymphknoten, aber mit mikroskopisch nachgewiesenen Tumorimplantaten des abdominalen Peritoneums
III b	Tumorbefall einer oder beider Tuben mit histologisch nachgewiesenen Tumorimplantaten des abdominalen Peritoneums nicht > 2 cm im Durchmesser
III c	Abdominale Implantate > 2 cm und/oder positive retroperitoneale/inguinale Lymphknoten
IV	Tumorbefall einer oder beider Tuben mit Fernmetastasen; bei einem Pleuraerguß muß eine positive Zytologie vorliegen; Parenchymmetastasen der Leber

mögliche Bedeutung der positiven Abdominalzytologie für die Prognose hingewiesen, was sich in der aktuellen FIGO-Klassifikation widerspiegelt. Histologischer Typ und Differenzierungsgrad sind beim Tubenkarzinom als Prognosefaktoren wahrscheinlich nur von untergeordneter Bedeutung.

Tab. 6.83 Vergleich von Risikofaktoren und der Tumorausbreitung beim Tuben- und Ovarialkarzinom (n = 396 Patientinnen mit einem Tubenkarzinom)

Risikofaktor	Tubenkarzinom	Ovarialkarzinom
Medianes Alter	55	63
Nulliparität	37%	23%
Stadium I und II	68%	35%
Lymphknotenmetastasen	38%	15%
Fernmetastasen	21%	13%

Tab. 6.84 Tubenkarzinom: 5-Jahres-Überlebensrate und Stadium (nach Denham u. Maclennan, McMurray u. Mitarb. u. Peters u. Mitarb.)

Stadium	Patientinnen (n)	5-Jahres-Überlebensrate (%)
I	58 (35%)	62%
II	54 (33%)	31%
III	43 (26%)	16%
IV	9 (6%)	0%

Diagnostik

Screening. Bei der insgesamt niedrigen Inzidenzrate der Tubenkarzinome sind Screeninguntersuchungen nur in Verbindung mit der Suche nach epithelialen Ovarialkarzinomen sinnvoll. Ein erhöhter Wert des Markers CA 125 kann bei einer klinisch symptomfreien Patientin auch auf ein frühes Tubenkarzinom hinweisen. Das Symptom einer schwallartigen Schleimentleerung aus der Scheide kann gelegentlich Hinweis auf ein Tubenkarzinom sein (Hydrops tubae profluens). Der transvaginale Ultraschall gewinnt bei der Früherkennung von Tubenveränderungen bzw. beim Nachweis einer durch Schleimabsonderung aufgetriebenen Tube zunehmende Bedeutung.

Präoperative Diagnostik. Präoperativ wird die Diagnose eines primären Tubenkarzinoms nur selten gestellt. Etwa 10% der Patientinnen haben einen positiven PAP-Abstrich mit schlecht differenzierten Plattenepithel- oder Adenokarzinomzellen als Folge der genannten Schleimabsonderung (Yoonesi 1979). Eine atypische vaginale Blutung oder das o. g. schwallartige Entleeren von Flüssigkeit in Verbindung mit kolikartigen, einseitigen Unterbauchschmerzen stellen gelegentlich Leitsymptome dar. Zumeist erfolgt die weitergehende Diagnostik im Rahmen der Abklärung eines Adnextumors und/oder uncharakteristischer Unterbauchschmerzen und unterscheidet sich nicht von der beim Ovarialkarzinom. Gelegentlich kann durch eine transvaginale Sonographie die Lokalisation des Tumors in der Tube wahrscheinlich gemacht werden. In der Regel wird die Dia-

Tab. 6.85 Tubenkarzinom: Verteilungsmuster von Lymphknotenmetastasen bei 26 Patientinnen zum Zeitpunkt der Erstdiagnose (21 Patientinnen) oder beim Rezidiv (5 Patientinnen) (Sammeldaten)

Lymphknotensitz	Patientinnen (n)	%[1]
Leisten	9	35
Becken	2	8
Paraaortal	7	27
Supraklavikulär	5	23
Axilla	3	12
Mediastinum	3	12

[1] Prozent > 100 wegen Mehrfachlokalisationen bei 2 Patientinnen

gnose aber erst bei einer Laparotomie im Rahmen des chirurgischen Stagings gestellt. Die Ausbreitungswege des Tubenkarzinoms sind nicht ganz vergleichbar mit denen des Ovarialkarzinoms: häufiger: lymphogene und hämatogene Metastasierung; etwas seltener: intraabdominale Ausbreitung mit Ausbildung einer peritonealen Karzinose (Tab. 6.**85**), da frühzeitig ein peripherer Tubenverschluß eintritt, ähnlich dem Verschluß des Eileiters bei schweren entzündlichen Veränderungen.

Labordiagnostik:

- Tumormarker: CA 125.

Klinische und apparative Diagnostik:

- Vaginale Sonographie (Differentialdiagnose: Hydrosalpinx, Pyosalpinx).
- Eine diagnostische Laparoskopie ist zur weiteren Abklärung nur selten indiziert, und zwar dann, wenn zu entscheiden ist, ob der notwendige operative Eingriff bei gutartiger Veränderung vom Querschnitt aus erfolgen kann oder bei Verdacht auf einen malignen Tumor vom Längsschnitt aus operiert werden muß.

Behandlungsplanung

Klinische Symptome sind uncharakteristisch und werden nur bei ca. 15–20% der Patientinnen beobachtet. In fortgeschrittenen Stadien liegt gelegentlich Aszites vor. Bei sorgfältigem Staging und der Anwendung der neuen FIGO-Klassifikation werden etwa 40% der Patientinnen in den Stadien I (10–15%) und II (15–25%) und ca. 60–70% der Patientinnen in den Stadien III und IV diagnostiziert. Häufiger (ca. 35% der Fälle) wird eine retroperitoneale Lymphknotenbeteiligung gefunden (Tamimi u. Figge 1981).

Chirurgische Therapie

Das Tubenkarzinom ist in der Vergangenheit häufig in seiner Ausbreitung falsch eingeschätzt worden („understaged"). Bei Verdacht auf ein primäres Tubenkarzinom ist ein systematisches Staging – wie beim epithelialen Ovarialkarzinom – angezeigt. Jede Lage- oder Formanomalie der Tuben ist durch Eröffnen der Tube weiter abzuklären. Bei bestehendem Verdacht ist eine *intraoperative Schnellschnittuntersuchung* anzuschließen. Um eine Lymphknotenmetastasierung nicht zu übersehen, wird ein sorgfältiges Staging des Retroperitoneums vorgenommen. Das chirurgisch-therapeutische Vorgehen ist mit dem epithelialen Ovarialkarzinom vergleichbar. Als Standardoperation gilt die *abdominale Hysterektomie* mit Entfernung beider Adnexe. Entsprechend der Häufigkeit einer metastatischen Absiedelung in die Lymphknoten wird diese um die pelvine bzw. paraaortale Lymphknotenentfernung erweitert. Im Hinblick auf die Aszitesbildung mit typischer Zellverschleppung ist die zusätzliche Netzresektion indiziert. *Konservative, fertilitätserhaltende Operationen* können bei einem Anteil von ca. 15% bilateraler Tumoren nicht empfohlen werden. Im Fall einer pelvinen oder extrapelvinen Metastasierung ist eine maximale Tumorreduktion anzustreben. Auch beim Tubenkarzinom wird der Größe des postoperativen Tumorrests eine besondere prognostische Bedeutung beigemessen (Podratz u. Mitarb. 1986). Eine Second-Look-Operation ist nur selten indiziert, da wirksame Zweittherapien derzeit nicht zur Verfügung stehen. Bei Auftreten eines Rezidivs kann ein erneutes Tumordebulking u. U. sinnvoll sein.

Strahlentherapie

Der Nutzen einer *adjuvanten* pelvinen Strahlentherapie wird mangels klarer Daten kontrovers diskutiert. Eine abgesicherte Indikation kann aus den publizierten Daten nicht gefolgert werden. Auch mit einer kombinierten Radiochemotherapie liegen keine reproduzierbar abgesicherten Erfahrungen vor. Außerhalb klinischer Studien kann zur Zeit nur eine Ganzabdomenbestrahlung als Alternative zu einer Chemotherapie bei Patientinnen ohne makroskopischen Tumorrest nach Abschluß der Primäroperation erwogen werden (Schray u. Mitarb. 1987). In der palliativen Situation ist bei Fehlen anderer Möglichkeiten eine Bestrahlung von Skelett- oder Weichteilmetastasen immer sinnvoll.

Chemotherapie

Als aktive Einzelsubstanzen werden Alkylanzien (insbesondere Cyclophosphamid, Doxorubicin und Cisplatin) angesehen. Für steroidrezeptorpositive Tumore kommt eine Gestagenbehandlung in Frage. Bei Kombinationen werden die günstigsten Erfahrungen mit Cisplatinkombinationen (CAP) beschrieben (Jacobs u. Mitarb. 1986, Maxson u. Mitarb. 1987).

Ob eine adjuvante Chemotherapie bei lokoregionär begrenzter Erkrankung (Stadium I und II nach FIGO) zur Verbesserung der Heilungsraten beiträgt, ist nicht gesichert. Die insgesamt hohen Rezidivraten beim Tubenkarzinom legen aber in der adjuvanten Situation den Einsatz einer platinhaltigen Kombination über 3–4 Behandlungskurse auch außerhalb kontrollierter Studien nahe (CAP oder CAC).

Therapieschemata:

Cisplatin/Adriamycin/Cyclophosphamid				*CAP (Jacobs u. Mitarb. 1986)*
Cisplatin	500 mg/m²	i.v.	Infusion	Tag 1
Adriamycin	50 mg/m²	i.v.	Infusion	Tag 1
Cyclophosphamid	50 mg/m²	i.v.	Infusion	Tag 1
➤ Wiederholung Tag 22, für 6 Behandlungszyklen				

Carboplatin/Adriamycin/Cyclophosphamid				*CAC (Giaccone u. Mitarb. 1989)*
Carboplatin	500 mg/m²	i.v.	Infusion	Tag 1
Adriamycin	60 mg/m²	i.v.	Infusion	Tag 1
Cyclophosphamid	300 mg/m²	i.v.	Infusion	Tag 1
➤ Wiederholung Tag 22, für Behandlungszyklen				

Bei fortgeschrittener Erkrankung ist der Einsatz einer platinhaltigen Primärtherapie analog zur Behandlung fortgeschrittener Ovarialkarzinome die Behandlungsmaßnahme der Wahl (6–8 Behandlungskurse, CAP-Schema) (Peters u. Mitarb. 1989). Carboplatin kann Cisplatin in der Kombination wahrscheinlich gleichwertig ersetzen (CAC). Insbesondere im Stadium IIIa sind hohe klinische Remissionsraten beschrieben (Maxson u. Mitarb. 1987). Es ist davon auszugehen, daß ähnlich wie beim epithelialen Ovarialkarzinom Kombinationen unter Einschluß von Platin und Taxanen auch beim Tubenkarzinom eine höhere Effektivität bzgl. Remission und Überlebenszeit aufweisen.

Praktisches Vorgehen bei der Chemotherapie

In der adjuvanten und kurativen Intervention sollte die Therapie innerhalb von 10–28 Tagen nach der Primäroperation begonnen werden. In der palliativen Situation kann der Therapiebeginn vom Allgemeinbefinden des Patienten und von der Beschwerdesymptomatik her bestimmt werden. Zu empfehlen sind Cisplatinkombinationen (s. oben).

Literatur

Backelandt, M., F., Kockx, F. Wesling, J. Gerris: Primary adenocarcinoma of the fallopian tube. Review of the literature. Int. J. Gynecol. Cancer 31 (1993) 65–71

Denham, J. W., H. A. MacLennan: The management of primary carcinoma of the fallopian tube Experience of 40 cases. Cancer 53 (1984) 166–172

Giaccone, G., M. Donadio, G. M. Bonardi et al.: Cisplatin and Carboplatin in combination chemotherapy for advanced ovarian cancer. In: Conte, P. F. et al.: Multimodal Treatment of Ovarian Cancer. Monograph. Series of the EORTC 20. Raven, New York (1989) 219–226

Hanton, E., G. Malkasian, D. Dahlin, J. Pratt et al.: Primary carcinoma of the fallopian tube. Am. J. Obstet. Gynecol. 94 (1966) 832–839

Jacobs, A. J., E. H. McMurray, J. Parham et al.: Treatment of carcinoma of the fallopian tube using cisplatin, doxorubicin and cyclophosphamide. Amer. J. Clin. Oncol. 9 (1986) 436–442

Lambert, H. E., R. J. Bern: High dose cisplatin compared with high dose cyclophosphamide in the management of advanced epithelial ovarian cancer (Figo stages III and IV): report from the North Thames Cooperative Group. Brit. Med. J. 290 (1985) 889–893

Maxson, W. Z. et al.: Primary carcinoma of the fallopian tube: evidence for activity of cisplatin combination therapy. Gynecol. and Oncol. 26 (1987) 305–310

McMurray, E. H., E. L. Jacobs, C. A. Perez et al.: Carcinoma of the fallopian tube: management and sites of failure. Cancer 58 (1986) 2070–2075

Meerpohl, H. G., W. Sauerbrei, H. Kühnle et al.: Cyclophosphamide/ Carboplatin (CTX CarboPt) versus cyclophosphamide cisplatin (CTX/PT) in patients with small volume stage II–IV ovarian cancer (< 2 cm), an interim report by the German Ovarian Cancer Study Group (GOCA). Proc. 3. Int. Gynecol. Cancer Soc. Meeting (1991) 199 (abstract)

Neijt, J. P., W. W. ten Bokkel Huinink an der Burg et al.: Randomized trial comparing two combination chemotherapy regimens (CHAP-5 vs CP) in advanced ovarian carcinoma. J. Clin. Oncol. 5 (1987) 1157–1168

Peters, W., W. Andersen, M. Hopkins: Results of chemotherapy in advanced carcinoma of the fallopian tube. Cancer 63 (1989) 836–838

Peters, W. A., W. A. Andersen, M. P. Hopkins: Prognostisc features of carcinoma of the fallopian tube. Obstet. Gynecol. 71 (1988) 757–762

Pettersson, F.: Staging rules for gestational trophoblastic tumors and fallopian tube cancer. Acta Obstet. Gynecol. scand. 71 (1992) 224–225

Podratz, K. C., E. S. Podczaski, T. A. Gaffey et al.: Primary carcinoma of the fallopian tube. Amer. J. Obstet. Gynecol. 154 (1986) 1319–1326

Schray, M., K. Podratz, G. Malkasian: Fallopian tube cancer: the role of radiation therapy. Radiother. and Oncol. 10 (1987) 267–275

Tamimi, H. K., D. C. Figge: Adenocarcinoma of the uterine tube: potential for lymph node metastasis. Amer. J. Obstet. Gynecol. 141 (1981) 1132–1137

Woolas, R., I. Jacobs, A. Prysdavies, J. Leake et al.: What is the true incidence of primary fallopian tube carcinoma? Int. J. Gynecol. Cancer 4 (1994) 384–388

Yoonessi, M.: Carcinoma of the fallopian tube. Obstet. Gynecol. Surv. 34 (1979) 257–270

Sarkome

Sarkome der Vulva

Der Anteil der Sarkome an den malignen Vulvaneoplasien beträgt etwa 1–2%. Das mittlere Alter bei der Diagnosestellung liegt bei etwa 50 Jahren und damit früher als beim Vulvakarzinom. Pathohistologisch wird zwischen *Leiomyosarkomen, Rhabdomyosarkomen, Fibrosarkomen, Neurofibrosarkomen* und *Angiosarkomen* unterschieden, wobei das Leiomyosarkom am häufigsten beobachtet wird. Frühformen dieser Erkrankungen sind nicht bekannt. Klinische Symptome werden durch die Lokalisation des zumeist rasch wachsenden Tumors bestimmt. Bei der Diagnosestellung findet man typischerweise einen schmerzhaften, exophytisch wachsenden, an der Oberfläche exulzerierenden Tumor. Von prognostischer Bedeutung sind neben Tumorgröße und -ausbreitung histologische Kriterien wie Differenzierungsgrad, Mitoserate, Nekroseareale, Kernpolymorphie sowie der Nachweis einer Hämangiosis. Eine Lymphangiosis ist bei diesen Tumoren eher selten. Die Prognose von Frauen mit einem Rhabdomyosarkom ist besonders schlecht.

Bei der Primärbehandlung steht die R0-Resektion des Tumors mit großzügiger Resektion in sano im Vordergrund. Zumeist ist hierzu eine ausgedehnte Vulvektomie erforderlich. Der resultierende Gewebsdefekt läßt sich ggf. durch eine plastische Lappendeckung verschließen. Inguinale Lymphknotenmetastasen sind bei Sarkoma nur in Ausnahmefällen zu beobachten (Moller u. Mitarb. 1990). Bei zu knapper lokaler Exzision des Tumors werden gehäuft Lokalrezidive beobachtet, die typischerweise 1–2 Jahre nach der Primärtherapie auftreten. Auf eine primäre Strahlentherapie sprechen Sarkome zumeist nicht an. Zur Verbesserung der Therapieergebnisse werden sowohl die postoperative Strahlentherapie als auch die adjuvante Chemotherapie diskutiert. Der Nutzen dieser Maßnahmen ist aber bisher noch nicht belegt. Bei einem inoperablen Rezidiv oder bei Auftreten von Fernmetastasen kann ein Behandlungsversuch mit einer Kombinationschemotherapie erwogen werden (z. B. VAC) (Hays u. Mitarb. 1988).

Sarkome der Vagina

Sarkome der Vagina sind mit einem Anteil von etwa 2% an den malignen Neoplasien der Vagina selten. Histologisch werden *2 Hauptgruppen* unterschieden:

- das botryoide Sarkom (embryonales Rhabdomyosarkom) typischerweise bei Kindern und jungen Mädchen,
- das Leiomyosarkom der Vagina bei der erwachsenen Frau.

Das botryoide Sarkom nimmt meistens von der Vaginalvorderwand seinen Ausgang. Die typischen Symptome sind vaginale Blutung, Schmerzen und Abgang von träubchenähnlichem Gewebsmaterial. Bei diesem hochmalignen Tumor ist relativ häufig eine frühzeitige pelvine und inguinale Lymphknotenmetastasierung, ein Einwachsen in Blase und/oder Rektum sowie eine hämatogene Metastasierung zu beobachten. Radikalchirurgische Eingriffe mit vorderer und hinterer Extenteration, die früher wegen des aggressiven Verlaufs dieser Erkrankung durchgeführt wurden, können heute nicht mehr empfohlen werden. Die Ergebnisse der Intergroup-Rhabdomyosarkom (IRS) haben gezeigt, daß mit einer primären Chemotherapie (VAC oder VAC + A), gefolgt von einer anschließenden Operation ohne Extenteration gute Behandlungsergebnisse mit Langzeitremissionen von über 70% erreicht werden können (Hays u. Mitarb. 1988). Leiomyosarkome der Vagina treten typischerweise bei Erwachsenen auf. Das biologische Verhalten dieser Tumoren ist dem der Leiomyosarkome des Uterus vergleichbar. Die Therapie besteht in der weiten Resektion in sano. Der Nutzen einer adjuvanten Strahlentherapie ist unklar.

Sarkome des Uterus

Epidemiologie

Uterussarkome sind relativ häufig. Die Inzidenz ist steigend. Aufgrund des aggressiven Krankheitsverlaufs und der hohen, meist hämatogen bedingten Metastasierungsrate sind Sarkome insgesamt für etwa 1,5% der durch gynäkologische Malignome verursachten Todesfälle verantwortlich.

Altersverteilung. Der Erkrankungsbeginn wird von der 2. bis zur 8. Lebensdekade beobachtet. Das mittlere Erkrankungsalter liegt bei 55 Jahren. Leiomyosarkome des Uterus treten zeitlich etwas früher auf als die anderen Sarkomtypen.

Ätiologie. Einzelheiten zur Genese sind nicht bekannt. Aus epidemiologischen Untersuchungen ist bekannt, daß Uterussarkome ebenso wie Endometriumkarzinome fast doppelt so häufig in schwarzen Bevölkerungsgruppen zu beobachten sind (Wheelock u. Mitarb. 1985). Als potentielle Risikofaktoren im Zusammenhang mit der Entstehung von Leiomyosarkomen wird die früher häufig angewandte pelvine Bestrahlung bei Menometrorrhagie sowie die primäre Strahlentherapie des Zervixkarzinoms diskutiert (Czesnin u. Wronkowski 1978, Rodrigues 1982). Ein direkter Zusammenhang mit der applizierten Strahlendosis besteht offensichtlich nicht. Wie beim Endometriumkarzinom werden auch für Uterussarkome Adipositas, Hypertonie und Diabetes als typische Begleiterkrankungen genannt, ohne daß ein unmittelbarer ätiologischer Zusammenhang erkennbar ist.

Die maligne Transformation von Leiomyomen stellt eine Rarität dar (< 0,3%).

Histopathologie

Sarkome des Genitale wachsen primär lokal invasiv und breiten sich im weiteren Krankheitsverlauf bevorzugt hämatogen und seltener lymphogen aus (Lunge, Leber, retroperitoneale Lymphknoten). Es gibt keine allgemein anerkannte histomorphologische Klassifikation. *Reine Sarkome* werden von *gemischten Formen* unterschieden. Weithin akzeptiert ist die GOG-Klassifikation, die aus der Klassifikation von Kempson und Bari (1970) entwickelt wurde (Tab. 6.**86**). In der Rangfolge werden Karzinosarkome mit einem Anteil von 40% am häufigsten, danach die Leiomyosarkome und an dritter Stelle die endometrialen Stromazelltumoren diagnostiziert.

> Die Prognose der Uterussarkome ist insgesamt ungünstig, wobei entdifferenzierte Formen innerhalb von 12–24 Monaten zum Tode führen, während bei hochdifferenzierten Tumoren tumorfreie Verläufe über viele Jahre beobachtet werden.

Tab. 6.86 Klassifikation der Uterussarkome (Vorschlag der GOG)

Mesenchymale Tumoren:
- Leiomyosarkom
- endometriale Stromazellsarkome
- gemischt differenzierte Sarkome ohne epitheliale Elemente
- andere Formen

Gemischt epitheliale Stromazellsarkome:
- Adenosarkom
- Karzinosarkom:
  - homologer Müller-Mischtumor
  - heterologer Müller-Mischtumor

Karzinosarkome. Maligne Müller-Mischtumoren werden typischerweise nicht vor dem 40. Lebensjahr diagnostiziert. Makroskopisch handelt es sich zumeist um große, polypöse Tumoren, die z. B. exophytisch aus der Zervix in die Vagina vorwachsen können. Bei der Operation findet man einen großen Uterus mit eingebluteten oder nekrotischen Anteilen in der Uteruswand sowie häufig eine primäre Ausdehnung des Tumors über den Uterus hinaus in das kleine Becken. Histologisch zeigt sich neben einem sarkomatösen Anteil ein zweiter karzinomatöser Anteil. Beide Elemente des Tumors weisen eindeutig maligne Kriterien auf. In der homologen Ausprägung der malignen Müller-Mischtumoren weist der sarkomatöse Anteil uterine Strukturen auf, während in der heterologen Variante extrauterine Elemente wie Knorpel, Knochen- oder Skelettmuskel beschrieben werden. Der epitheliale Anteil ist meistens als mäßig oder schlecht differenziertes Adenokarzinom ausgebildet. Ein wesentlicher Unterschied in der Prognose ist durch diese morphologische Unterscheidung wahrscheinlich nicht gegeben (Chuang u. Mitarb. 1970).

Adenosarkome. Es handelt sich um eine Mischform, bei der der epitheliale Anteil als benigne angesehen wird.

Leiomyosarkome. Sie machen einen Anteil von ca. 25% der uterinen Sarkome aus. Das typische Erkrankungsalter ist die Perimenopause. Obwohl Leiomyosarkome häufig zusammen mit uterinen Leiomyomen beschrieben werden, ist die Entwicklung eines Sarkoms aus einem Myom die Ausnahme. Leiomyosarkome sind im Gegensatz zu Myomen solitär wachsende Tumoren mit einer eher weichen, fischfleischartigen Konsistenz, einer unscharfen Begrenzung zur Umgebung sowie einer typischen gelblich-grauen Anschnittfläche. Histologisch sind zahlreiche Mitosen zusammen mit Atypien diagnoseweisend. Die histologische Klassifizierung in benigne oder maligne Formen des Tumors kann äußerst schwierig und am Schnellschnitt nicht möglich sein. Erst das eingebettete Gewebematerial läßt die eindeutige histologische Bewertung zu. Die geübte Praxis, Leiomyosarkome und endometriale Stromazellkarzinome aus der Anzahl der Mitosen pro Gesichtsfeld prognostisch zu bewerten (> 10 Mitosen/10 HPF [High power fields]), ist nicht unproblematisch (Kempson u. Hendrickson 1988). Die Bewertung der Mitoserate in Kombination mit speziellen morphologischen Aspekten (z. B. Atypie) kann zu einer besseren Bewertung führen (Abb. 6.**35**). Sowohl benigne Tumoren mit hoher Mitoserate als auch hochmaligne *myxoide Leiomyosarkome* mit niedriger Mitoserate werden beschrieben (Chen 1984).

Endometriales Stromazellsarkom. Die Diagnose wird bei Frauen zwischen dem 50.–70. Lebensjahr gestellt. In der Anamnese dieser Patientinnen wird häufiger über eine Vorbestrahlung des Uterus berichtet. Der Anteil dieses Tumortyps an den Uterussarkomen liegt bei ca. 10%. Eine prognostisch günstige hochdifferenzierte, mitosearme Variante (< 5 Mitosen/10 HPF) wird von einem hochmalignen Typ (> 10 Mitosen/10 HPF) unterschieden (Chang u. Mitarb. 1990).

Stadieneinteilung

Es gibt keine eigene Stadieneinteilung. Von den meisten Kliniken wird eine modifizierte Variante der FIGO-Klassifikation analog dem Endometriumkarzinom angewandt. Das klinische Staging ist unbefriedigend. Bei einer klinischen Tumorausdehnung auf den Uterus und die Zervix (Stadium I/II) muß in 15–40% der Fälle mit positiven pelvinen und/oder paraaortalen Lymphknoten gerechnet werden. Die myometrane Infiltrationstiefe und eine Zervixbeteiligung erhöhen das Risiko metastatisch befallener Lymphknoten (Silverberg u. Mitarb. 1990) (Tab. 6.**87**).

Prognose

Uterussarkome weisen mit einer frühzeitigen überwiegend hämatogenen Metastasierung ein aggressives Wachstumsverhalten und damit eine ungünstige Prognose auf. Als besonders ungünstig ist die Diagnose eines Karzinosarkoms, eines High-grade-Leiomyosarkoms oder eines High-grade-endometrialen Stromazellsarkoms einzuschätzen (Tab. 6.**88**). Histologisch nachgewiesenes Tumorstadium, myometrane Infiltrationstiefe, Hämangiosis sowie Lymphknotenbefall und pathohistologische Klassifikation (low grade gegenüber high grade) sind die wichtigsten Prognosefaktoren.

Tab. 6.87 Stadieneinteilung für Uterussarkome

Stadium	Definition
I	der Tumor ist auf das Corpus uteri beschränkt
II	der Tumor ist auf das Corpus uteri und die Zervix ausgedehnt
III	der Tumor ist auf das kleine Becken begrenzt
IV	extrapelvine Metastasierung

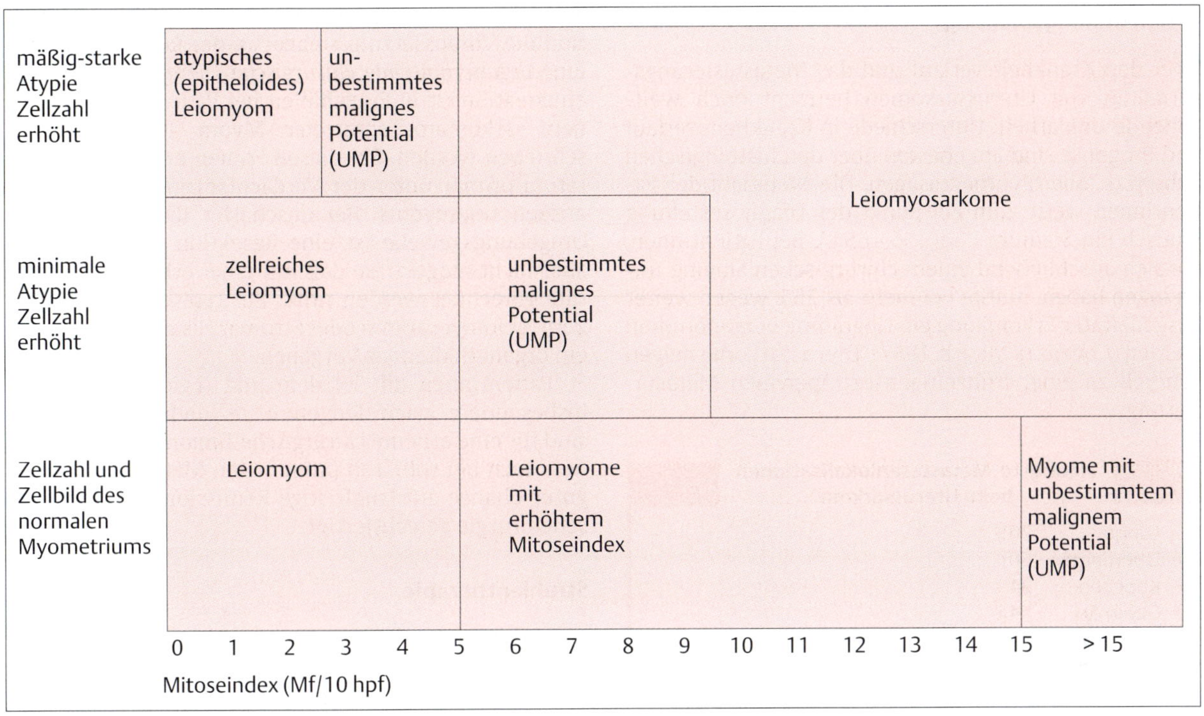

Abb. 6.**35** **Histopathologische Klassifikation von Uterussarkomen** (nach Kempson u. Hendrikson).

Tab. 6.**88** Klinisches Stadium und Überlebenszeit bei Patientinnen mit malignem Müller-Mischtumor des Uterus (Karzinosarkom) (nach Morrow u. Mitarb.)

Klinisches Stadium	Anzahl der Patientinnen	Überleben (%)
I	245	36
II	55	22
III	69	10
IV	30	6

Diagnostik

Symptome. Irreguläre vaginale Blutungen sind mit ca. 80% das häufigste Symptom bei allen Formen des Uterussarkoms. Weitere Symptome sind:

- abdominale oder pelvine Schmerzen (16%),
- vergrößerter Uterus (12%),
- extrauterine Tumoren im kleinen Becken oder im Abdomen (9%),
- Schmerzen/Druckgefühl in der Vagina (9%).

Zur Diagnosesicherung ist bei Patientinnen mit vaginaler Blutung neben klinischer Untersuchung und gynäkologischer Palpation (einschließlich transvaginaler Sonographie) zunächst eine fraktionierte Abrasio die diagnostische Maßnahme der Wahl. Die Sensitivität der Abrasio hängt vom histologischen Subtyp ab: Bei einem Karzinosarkom ist sie mit 91% hoch, bei einem Leiomyosarkom mit 25–50% dagegen häufig falsch negativ, da sich Leiomyosarkome im Gegensatz zum Karzinosarkom nicht immer bis zum Cavum uteri ausdehnen (Leibsohn u. Mitarb. 1990). Ist die Diagnose histologisch gesichert (z.B. nach fraktionierter Abrasio), sind präoperativ folgende Untersuchungen zu empfehlen:

Klinische und apparative Diagnostik:

- allgemeine körperliche Untersuchung mit besonderer Berücksichtigung der Lymphknotenstationen,
- Röntgenaufnahme des Thorax,
- andere radiologische und endoskopische Maßnahmen in Abhängigkeit vom individuellen Krankheitsbefund,
- *Optional* (evtl. vor Beginn einer Chemotherapie bei definitiv gesicherter Diagnose eines fortgeschrittenen Sarkoms):
  - Thorax-CT,
  - abdominales CT zur Beurteilung des Lymphknotenstatus,
  - MRT zur Beurteilung des Uterus und einer evtl. Tumorinfiltration von Nachbarorganen bzw. benachbarten Strukturen (z.B. Beckenwand).

Labordiagnostik. Blutbild, Leber- und Nierenfunktionsparameter.

Tumormarker. CA 125 (Bestimmung nur bei Karzinosarkomen sinnvoll).

Steroidrezeptoren. ER/PR (nur bei endometrialen Stromazelltumoren sinnvoll).

Behandlungsplanung

Über den Krankheitsverlauf und das Metastasierungsverhalten von Uterussarkomen herrscht noch weitgehende Unklarheit. Unterschiede in Krankheitsverlauf und Prognose sind am ehesten über den histologischen Subtyp (s. oben) vorherzusagen. Die Mehrzahl der Patientinnen weist zum Zeitpunkt der Diagnosestellung klinisch ein Stadium I auf (55–65%). Bei Patientinnen, die sich anschließend einem chirurgischen Staging unterzogen haben, mußte bei mehr als 25% wegen weiter ausgedehnter Erkrankung ein Upgrading vorgenommen werden (Covens u. Mitarb. 1987). Uterussarkome neigen generell zu einer frühzeitigen extrapelvinen Metastasierung.

Häufigste Metastasenlokalisationen beim Uterussarkom

- Lunge: 70%
- Oberbauch: 60%
- Knochen: 24%
- Gehirn: 4%

(Fleming u. Mitarb. 1984)

Die hohe Metastasierungsrate im Stadium I (50–80%) unterstreicht die Insuffizienz des klinischen Stagings.

Aufgrund der kleinen Patientenzahlen gibt es keine Standardempfehlungen für das therapeutische Vorgehen bei den einzelnen Sarkomtypen. Die chirurgische Therapie ist die akzeptierte Primärbehandlung für alle Formen des Uterussarkoms.

Chirurgische Therapie

Die Ausdehnung der operativen Behandlung kann in Abhängigkeit vom histologischen Subtyp und anderen Prognosefaktoren variieren. Bei allen Patientinnen beginnt die Operation mit einem Eröffnen des Abdomens vom Längsschnitt. Es folgt eine sorgfältige Inspektion und Palpation des gesamten Abdomens zum Nachweis bzw. Ausschluß extrauteriner Tumormanifestationen und zur Gewinnung einer Spülzytologie. Die GOG-Studie hat bei Patientinnen mit Stromazellsarkom im klinischen Stadium I eine pelvine Lymphknotenmetastasierung in 35% der Fälle und eine paraaortale Lymphknotenmetastasierung von 14% nachgewiesen. Patientinnen mit tiefer myometraner Infiltration, einer Tumorlokalisation in Isthmus oder Zervix sowie nachgewiesener Lymphangiose und/oder Hämangiose haben ein erhöhtes Metastasierungsrisiko. Ein sorgfältiges Staging der Lymphknoten ist in diesen Fällen indiziert. Bei extrauteriner Tumormanifestation ist ein gezieltes Lymphknotenstaging nicht sinnvoll. Die Standardoperation ist die *abdominale Hysterektomie mit bilateraler Salpingoophorektomie.* Ob bei einer Tumormanifestation außerhalb des Uterus durch eine radikale Debulkingoperation, ähnlich wie beim epithelialen Ovarialkarzinom, die Gesamtprognose verbessert werden kann, ist unklar. Die möglichst ausgedehnte Tumorresektion erscheint jedoch sinnvoll. Für eine anschließende Chemo- oder Radiotherapie werden durch eine radikale Tumorreduktion die Voraussetzungen aber in der Regel verbessert. Eine *organerhaltende chirurgische Therapie* mit Myomenukleation ist in Einzelfällen bei Patientinnen mit einem sarkomatös entarteten Myom (low grade) beschrieben worden. Bei diesen Frauen erfolgte die Operation primär unter der Verdachtsdiagnose eines gutartigen Leiomyoms. Bei unscharfer Begrenzung zum Umgebungsgewebe ist eine Resektion in sano häufig aber nicht möglich, so daß mit einer erhöhten Rezidivrate gerechnet werden muß. Ein typisches Uterussarkom (Leiomyosarkom oder Stromazellsarkom) verbietet ein organerhaltendes Vorgehen.

Patientinnen mit lokalem und regionalem *Rezidiv,* insbesondere nach längerem rezidivfreien Intervall, sind für eine erneute *chirurgische Tumorresektion* geeignet. Auch bei solitären pulmonalen Metastasen ist mit guter Chance auf langfristige Remission eine Metastasenchirurgie gerechtfertigt.

Strahlentherapie

Primäre Strahlentherapie:

> Die primäre Strahlentherapie sollte bei Patientinnen mit einem Uterussarkom unabhängig vom histologischen Subtyp nur erwogen werden, wenn eine Kontraindikation gegen die Operation besteht.

In der Literatur existieren kleine Fallzahlen. Die Lokalrezidivraten sind höher als nach Operation und postoperativer Bestrahlung. Ein Langzeitüberleben wurde nur bei Patientinnen im Stadium I beobachtet (Badid u. Mitarb. 1969, Di Saia u. Mitarb. 1973). Wenn eine primäre Strahlentherapie erfolgen soll, ist diese mit Photonen durchzuführen. Die pelvine Gesamtdosis beträgt 50 Gy. Der Nutzen einer intrakavitären Bestrahlung ist umstritten. Eine präoperative Strahlentherapie (extern oder intrakavitär) sollte nur in Ausnahmefällen durchgeführt werden.

Adjuvante Strahlentherapie. Bei einem hohen lokoregionären Rezidivrisiko nach alleiniger Operation ist eine effektive adjuvante Therapie wünschenswert. Die Wirksamkeit einer adjuvanten Strahlentherapie kann wegen fehlender randomisierter Studien bis heute nicht eindeutig eingeschätzt werden. Eine prospektiv randomisierte Studie der GOG mußte aufgrund fehlender Patientenaufnahmen abgebrochen werden. Die vorliegenden Daten aus zumeist retrospektiven Studien lassen allenfalls Vermutungen darüber zu, ob durch eine adjuvante Strahlentherapie über ein Unterbauchfeld die lokoregionäre Kontrolle bei Patientinnen mit Karzinosarkomen etwas verbessert werden kann. Eine Verlängerung der Überlebenszeiten ist durch diese Maßnahme nicht erkennbar (Hornback u. Mitarb. 1986). Bei reinen Leiomyosarkomen ist eine Verbesserung der Prognose durch die adjuvante Strahlentherapie nicht zu erwarten (Echt u. Mitarb. 1990).

Palliative Strahlentherapie. Bei primär ausgedehnter Metastasierung kann in Einzelfällen die palliative Bestrahlung des Beckens mit dem Ziel erwogen werden, eine bestehende Blutung zum Sistieren zu bringen oder eine symptomatische Schmerztherapie durchzuführen.

Chemotherapie

Die vorliegenden Erfahrungen mit Zytostatika bei Uterussarkomen sind begrenzt und ergeben sich z.T. aus übergreifenden Studien zu Weichteilsarkomen.

Adjuvante Chemotherapie. Die Wertigkeit einer adjuvanten Chemotherapie im Stadium I nach vorausgegangener chirurgischer R0-Resektion kann bei den Uterussarkomen derzeit nicht eingeschätzt werden. Nur eine prospektiv randomisierte Studie wurde bisher abgeschlossen, die keinen signifikanten Vorteil für eine adjuvante Chemotherapie erkennen läßt (Omura u. Mitarb. 1985). Kleine Patientenzahlen sowie keine optimale Auswahl der Substanzen müssen bei der Bewertung der Daten berücksichtigt werden.

Palliativ orientierte Chemotherapie. Bei Einsatz einer Chemotherapie sollte zwischen Karzinosarkomen und Leiomyosarkomen unterschieden werden. Bei den *Karzinosarkomen* sind Ifosfamid (I) und Cisplatin (P) die derzeit wirksamsten Substanzen. Die Kombination PI wird derzeit in klinischen Studien in der palliativen Situation geprüft. Der Einsatz dieser Substanzen ist unter strenger Indikationsstellung auch außerhalb klinischer Studien vertretbar. Bei Leiomyosarkomen ist Doxorubicin (Adriamycin) die einzige bekannte aktive Substanz. Die Indikation auch in der palliativen Situation ist streng zu stellen. Die Rolle neuerer Substanzgruppen wie der Taxane und der Topoisomerasehemmer in der palliativen und adjuvanten Situation ist unklar. In Abhängigkeit vom Ansprechen auf die Chemotherapie sind bei einer Kombinationschemotherapie 6 Kurse, bei einer Monotherapie mit Doxorubicin maximal 10 Behandlungskurse zu empfehlen (s. praktisches Vorgehen bei der Chemotherapie von Uterussarkomen [Box, S. 262]).

Therapieschemata:

Palliative Therapie ➤ *Karzinosarkome (maligne Müller-Mischtumoren)*				
Ifosfamid				*(Sutton u. Mitarb. 1989)*
Ifosfamid	1,5 g/m²	i.v.	1-Stunden-Infusion	Tag 1, 2, 3
Mesna	je 0,3 g/m²	i.v.		0, 4, 8 Stunden nach Ifosfamid
➤ Wiederholung Tag 29				

Cisplatin				*(Gernshenson u. Mitarb. 1987)*
Cisplatin	75–100 mg/m²	i.v.	30-Minuten-Infusion	Tag 1
➤ Wiederholung Tag 22				

➤ *Leiomyosarkome*				
Doxorubicin (Adriamycin)				*ADM (Gershenson u. Mitarb. 1987)*
Doxorubicin	50–90 mg/m²	i.v.	Bolus	Tag 1
➤ Wiederholung Tag 22				

Kombinationstherapie				
Cisplatin/Adriamycin				*PA (Peters 1989)*
Cisplatin	100 mg/m²	i.v.	1-Stunden-Infusion	Tag 1
Adriamycin	40–60 mg/m²	i.v.	Bolus	Tag 1
➤ Wiederholung Tag 22–29, maximal 5 Behandlungskurse				

ADM Adriamycin
CA Cisplatin (P)
Adriamycin (A)

Hormontherapie. Endometriale Stromazellsarkome weisen einen hohen Anteil an steroidrezeptorpositiven Tumorzellen auf. In Einzelfällen wurde während einer Hormontherapie ein langdauerndes Ansprechen bei Patientinnen mit Low-grade-Tumoren beobachtet. In einer Studie mit Tamoxifen konnte keine Wirkung nachgewiesen werden (Gynecological Group 1986).

Rezidivbehandlung

Ein Teil der lokoregionären Rezidive kann durch eine Operation und/oder eine Bestrahlung behandelt werden. Bei einem langen Intervall zwischen Primärtherapie und Rezidiv lassen sich durch chirurgische Maßnahmen allein erneut langandauernde Remissionen erzielen. Bei primär metastasierten Erkrankungen oder frühzeitigem Rezidiv mit extrapelviner Metastasierung ist eine systemische Therapie als Ultima ratio indiziert.

Maßnahmen zur Therapiekontrolle. Der medizinische Nutzen einer engmaschigen apparativen Nachsorge ist in Zweifel zu ziehen, da nur bei wenigen Patientinnen mit einem Spätrezidiv eine wirksame Therapieoption zur Verfügung steht.

Von wenigen Ausnahmen abgesehen (endometriale Stromazelltumoren mit präoperativ erhöhtem CA 125), sind Kontrolluntersuchungen mit Tumormarkerbestimmung nicht sinnvoll.

Praktisches Vorgehen bei der Chemotherapie von Uterussarkomen

Monoaktivität. Die wenigen vorliegenden Erfahrungen mit Zytostatika bei Uterussarkomen sind überwiegend den Studien der GOG zu entnehmen. Zu den aktiven Substanzen bei *Karzinosarkomen* zählen Cisplatin und Ifosfamid (Tab. 6.**89**). Die optimale Dosierung für Cisplatin liegt bei 75 mg/m^2 alle 3 Wochen (Gershenson u. Mitarb 1987). Ifosfamid wurde in einem 5-Tage-Schema mit einer täglichen Dosis von 1,5 g und einem Intervall von 4 Wochen erprobt (Sutton u. Mitarb. 1989). Auf der Basis der vorliegenden Daten scheint Ifosfamid derzeit die aktivste Monosubstanz zur Behandlung der meisten Formen der Uterussarkome zu sein. Adriamycin und Etoposid sind nur wenig wirksam.

Bei *Leiomyosarkomen* weist Adriamycin in einer Dosierung von 60 mg/m^2 alle 3 Wochen mit 25% (7/28 Patientinnen) die höchste Monoaktivität auf (Omura u. Mitarb. 1983). Ifosfamid ist hier nur mäßig wirksam. Cisplatin, Etoposid und Mitoxantron sind nicht aktiv.

Kombinationschemotherapie. Ergebnisse aus 2 randomisierten Studien liegen vor, die beide von der GOG durchgeführt wurden (Omura u. Mitarb. 1983, Muss u. Mitarb. 1985). In der ersten Studie wurde bei Patientinnen mit fortgeschrittenen oder rezidivierten Sarkomen Adriamycin mit und ohne DTIC (Darcabazin) verglichen. Ein erkennbarer Vorteil für die Kombination ist nicht nachweisbar. In der zweiten Studie wurden Adriamycin mit und ohne Cyclophosphamid verglichen. Die Studie wurde vorzeitig mit einer kleinen Patientenzahl beendet (Tab. 6.**90**). Die unterschiedliche Wirksamkeit von Adriamycin bei Karzinosarkomen und Leiomyosarkomen wurde in beiden Studien nicht berücksichtigt, was sinnvolle Aussagen über die Wertigkeit einer Kombinationstherapie bei den einzelnen Subtypen erschwert. In einer sehr kleinen Studie wurde von Peters u. Mitarb. (1989) bei insgesamt nur 11 Patientinnen mit fortgeschrittenen oder rezidivierten malignen Müller-Mischtumoren und Stromazelltumoren die Kombination Cisplatin 100 mg/m^2 und Adriamycin 40–60 mg/m^2 alle 3–4 Wochen über insgesamt 6 Behandlungskurse eingesetzt und ein Ansprechen bei 8 Patientinnen (73%) beobachtet.

Zusammenfassend ergibt sich derzeit kein überzeugend gesicherter Hinweis darauf, daß bei allen Formen der Uterussarkome mit einer Kombinationschemotherapie bessere Behandlungsergebnisse als mit einer Monotherapie erzielt werden könnten.

Tab. 6.**89** Monoaktivität verschiedener Substanzen bei Patientinnen mit primär fortgeschrittenem oder rezidiviertem Müller-Mischtumor (Karzinosarkom) (nach Hoskins)

Substanz	Vorbestrahlung	Anzahl der Patientinnen	Ansprechrate (CR/PR)	Autor/Jahr
Cisplatin	nein	63	19%	Thigpen (1991)
		12	42%	Gershenson (1987)
	ja	28	18%	Thigpen (1986)
Ifosfamid	nein	28	32%	Sutton (1989)
Adriamycin	nein	9	0%	Gershenson (1987)
		41	10%	Omura (1983)
Etoposid	ja	31	6%	Slayton (1987)

Tab. 6.**90** Doxorubicin mit und ohne Cyclophosphamid bei Patientinnen mit fortgeschrittenen oder rezidivierenden Uterussarkomen (GOG Studie)

Behandlungsgruppe	Anzahl der Patientinnen/ Ansprechen (%)
Therapie:	
➤ Doxorubicin	5/26 (19%)
➤ Doxorubicin + Cyclophosphamid	5/26 (19%)
Histologischer Subtyp:	
➤ Leiomyosarkom	3/23 (13%)
➤ Karzinosarkom	5/20 (25%)
➤ andere Sarkome	2/9 (22%)

Sarkome des Ovars und der Tube

Neben den Adenokarzinomen werden *endometriale Stromazellsarkome, Adenosarkome* und maligne *mesodermale Mischtumoren* des Ovars (maligne Müller-Mischtumoren) beschrieben. Unter diesen insgesamt seltenen Formen maligner Ovarialtumoren ist der maligne Müller-Mischtumor der am häufigsten anzutreffende Tumortyp. Entsprechend der WHO-Klassifikation wird der maligne Müller-Mischtumor des Ovars als Unterform des endometrioiden Ovarialkarzinoms klassifiziert. Bei etwa der Hälfte dieser Tumoren werden Tumoranteile als Chondrosarkom, Osteosarkom, Rhabdomyosarkom oder Liposarkom identifiziert. Das mittlere Alter bei der Diagnosestellung beträgt 60 Jahre. Der Anteil der heterologen Abschnitte hat auf die Prognose keinen Einfluß. Das Gesamtüberleben wird wie bei den epithelialen Ovarialkarzinomen im wesentlichen vom Stadium und postoperativem Tumorrest bestimmt. *Primäre Tubensarkome* sind extrem seltene, aber hochmaligne Tumoren. Neben *Leiomyosarkomen der Tube* werden auch *maligne Müller-Mischtumoren der Tube* beschrieben. Spezielle Therapieformen für diese seltenen Tumormanifestationen von Tube und Ovar konnten bisher nicht entwickelt werden. Kombinationschemotherapien unter Einschluß von Cisplatin und Anthracyklinen sind zu empfehlen (z. B. PA-Schema).

Literatur

Badib, A. O. et al.: Radiotherapy in the treatment of sarcomas of the uterus. Cancer 24 (1969) 724–729

Chang, K. I., G. S. Crabtree, S. K. LimTan et al.: Primary uterine endometrial stromal neoplasms: a clinicopathologic study of 117 cases. Amer. J. surg. Pathol. 14 (1990) 415–438

Chen, K. T. K.: Myxoid leiomyosarcoma of the uterus. Int. J. Gynecol. Pathol. 3 (1984) 339

Chuang, C. T., D. J. Van Velden, J. B. Graham: Carcinosarcoma and mixed mesodermal tumor of the uterine corpus: a review of 49 cases. Obstet. Gynecol. 35 (1970) 769–780

Covens, A. L. et al.: Uterine sarcoma: an analysis of 74 cases. Amer. J. Obstet. Gynecol. 156 (1987) 370–374

Czesnin, K., Z. Wronkowski: Second malignancies of the irridiated area in patients treated for uterine cervix cancer. Gynecol. and Oncol. 6 (1978) 309–315

DiSaia, P. J., J. R. Castro, F. N. Rutledge: Mixed mesodermal sarcoma of the uterus. Amer. J. Radiol. 117 (1973) 632–636

Echt, G., J. Jepson, J. Stel: Treatment of uterine sarcoma. Cancer 66 (1990) 35–39

Fleming, W. P. et al.: Autopsy findings in patients with uterine sarcoma. Gynecol. and Oncol. 19 (1984) 168–172

Gershenson, D. M., J. J. Kavanagh, L. J. Copeland: Cisplatin therapy for disseminated mixed mesodermal sarcoma of the uterus. J. clin. Oncol. 5 (1987 a) 618–624

Gershenson, D. M., J. J. Kavanagh, L. J. Copeland: High dose doxorubicin infusion therapy for disseminated mixed mesodermal sarcoma of the uterus. Cancer 59 (1987) 1264

Gynecological Group, Clinical Oncology Society of Australia and the Cancer Institute: Tamoxifen in advanced and recurrent uterine sarcomas: a phase II study. Cancer Treatm. Rep. 70 (1986) 811–812

Hannigan, E., J. P. Curtin, S. G. Silverberg et al.: Mesenchymal tumors. In Hoskins, W. J., C. A. Perez, R. C. Young: Principles and Practice of Gynecologic Oncology. Lippincott, Philadelphia (1992) 695–714

Hays, D. M., H. Shimada, R. B. Rancy: Clinical staging and treatment results in rhabdomyosarcoma of the female genital tract among children and adolescents. Cancer 61 (1988) 1893–1903

Hornback, N. B., G. Omura, F. J. Major: Observations of the use of adjuvant radiotherapy in patients with stage I and II uterine sarcoma. Int. J. Radiat. Oncol. Biol. Phys. 12 (1986) 2127–2130

Kempson, R. L., A. Hendrickson: The diagnostic labels for smooth muscle neoplasms. Semin. diagn. Pathol. 5 (1988) 172–198

Kempson, R. I., W. Bari: Uterine sarcomas: classification, diagnosis and prognosis. Hum. Pathol. 1 (1971) 131

Krag-Moller, I. B., M. N. Nygaard-Nielsen, C. Trolle: Leiomyosarcoma vulvae: case report. Acta Obstet. Gynecol. scand. 69 (1990) 187–189

Leibsohn, S., G. d Ablaing, D. R. Mishell, J. B. Schlaerth: Leiomyosarcoma in a series of hysterectomies performed for presumed uterine leiomyosarcomas. Amer. J. Obstet. Gynecol. 162 (1990) 968–976

Morrow, C. P.: Uterine sarcomas and related tumors. In Morrow, C. P., J. P. Curtin, D. F. Townsend: Synopsis of Gynecologic Oncology. Churchill Livingstone, New York (1993) 189–208

Muss, H. B., B. Bundy, P. I. DiSaia: Treatment of recurrent or advanced uterine sarcoma: a randomized trial of doxorubicin versus doxorubicin and cyclophosphamide (a phase III trial of the Gynecologic Oncology Group). Cancer 55 (1985) 1648–1653

O'Conor, D., H. J. Norris: Mitotically active leiomyomas of the uterus. Hum. Pathol. 21 (1990) 223–227

Omura, G. A., F. J. Major, J. A. Blessing et al.: A randomized study of adriamycin with or without dimethyl triazinoimidazole carboxamide in advanced uterine sarcomas. Cancer 52 (1983) 626–632

Omura, G. A., J. A. Blessing, F. Major et al.: A randomized clinical trial of adjuvant adriamycin in uterine sarcomas: a Gynecologic Oncology Group Study. J. Clin. Oncol. 3 (1985) 1240–1245

Peters, W. A. III., S. E. Rivkin, M. R. Smith, D. E. Thesh: Cisplatin and adriamycin combination chemotherapy for uterine stromal sarcomas and mixed mesodermal tumors. Gynecol. and Oncol. 34 (1989) 323–327

Rodrigues, J., W. R. Hart: Endometrial cancer occuring 10 or more years after pelvic irradiation for carcinoma. Int. J. Gynecol. Pathol. 1 (1982) 135

Silverberg, S. G., F. J. Major, J. A. Blessing et al.: Carcinosarcoma (malignant mixed mesodermal tumor) of the uterus: a Gynecologic Oncology Group pathologic study of 203 cases. Int. J. Gynecol. Pathol. 9 (1990) 1–19

Slayton, R. E., J. A. Blessing, P. J. DiSaia et al.: Phase II trial of etoposide in the management of advanced or recurrent mixed mesodermal sarcoma of the uterus: a Gynecologic Oncology Group study. Cancer Treatm. Rep. 71 (1987) 661–662

Sutton, G. P., J. A. Blessing, N. Rosenheim et al.: Phase II trial of ifosfamide and mesna in mixed mesodermal tumors of the uterus: a Gynecologic Oncology Group study. Amer. J. Obstet. Gynecol. 161 (1989) 309–314

Thigpen, J. T., J. A. Blessing, W. Orr, P. J. DiSaia: Phase II trial of cisplatin in the treatment of patients with advanced or recurrent mixed mesodermal sarcomas of the uterus: a Gynecologic Oncology study. Cancer Treatm. Rep. 70 (1986) 271

Thigpen, J. T., J. A. Blessing, J. Beecham et al.: Phase II trial of cisplatin as first line chemotherapy in patients with advanced or recurrent uterine sarcomas ,a Gynecologic Oncology study. J. Clin. Oncol. 9 (1991) 1962–1966

Wheelock, J. B. et al.: Uterine sarcoma: analysis of prognostic variables in 71 cases. Amer. J. Obstet. Gynecol. 151 (1985) 1016–1022

Trophoblasttumoren

Epidemiologie

Trophoblasttumoren weisen interessante Besonderheiten auf. Bei dem Tumorgewebe handelt es sich um ein paternales Allotransplantat. Die schwangerschaftsassoziierten Chorionkarzinome waren die ersten Karzinome, die im metastasierten Stadium durch eine Chemotherapie geheilt werden konnten.

Plazentaneoplasien

- Hydatiforme Blasenmole,
- invasive Blasenmole,
- schwangerschaftsassoziiertes Chorionkarzinom,
- Trophoblasttumoren der Plazenta.

Häufigkeit:

➤ *Hydatiforme Mole:* Die Diagnose einer hydatiformen Blasenmole wird in Europa und Nordamerika bei ca. 1/1500 Schwangerschaften gestellt. In Asien wird diese Diagnose weit häufiger gestellt (1 auf 100 Schwangerschaften). Bei sehr jungen Frauen (< 15 Jahre) sowie Frauen über 40 Jahre ist das Risiko erhöht. Des weiteren wird eine erhöhte Inzidenz mit einem Vitamin-A-Mangel assoziiert (Parazzini u. Mitarb. 1988).

➤ *Invasive Blasenmole:* Die invasive Blasenmole wird bei 1 auf 15 000 Schwangerschaften diagnostiziert. Ungefähr 15% der hydatiformen Blasenmolen gehen in eine invasive Blasenmole über (Morrow 1984).

➤ *Chorionkarzinom:* Schwangerschaftsassoziierte Chorionkarzinome entstehen bei 1 auf 40 000 Schwangerschaften. Ungefähr ca. 2–3% der hydatiformen Molen gehen in ein Chorionkarzinom über, das entspricht ca. 50% aller Fälle. 25% der Fälle werden nach Aborten oder Extrauteringraviditäten diagnostiziert. Weitere 25% der Fälle finden sich nach ausgetragenen Schwangerschaften.

➤ *Trophoblasttumor der Plazenta:* Es handelt sich hierbei um eine seltene, aber wichtige Variante der malignen Trophoblasttumoren. Diese Tumoren produzieren nur relativ geringe Mengen an hCG, sind zumeist auf den Uterus begrenzt, metastasieren spät und sprechen nur schlecht auf eine Chemotherapie an.

Ätiologie:
Abnormalitäten im paternalen Genom oder bisher unklare Störungen der Gametogenese werden im Zusammenhang mit der Tumorentstehung diskutiert. Das paternale Genom scheint für die Proliferationskontrolle des Trophoblasten, das maternale Genom für Entwicklung und Wachstum des Embryos von entscheidender Bedeutung zu sein (Ausschaltung maternaler Suppressorgene). Ein möglicher Einfluß von Umweltfaktoren, Infektionserkrankungen oder Ernährungsfaktoren konnte bis heute nicht nachgewiesen werden. Eine genetische Prädisposition für das Auftreten von Trophoblasttumoren ist nicht bekannt.

Histopathologie

Komplette hydatiforme Blasenmolen weisen typischerweise kein embryonales Gewebe auf. Charakteristisch sind die Hyperplasie des Trophoblasten sowie eine Aufweitung der intervillösen Räume. Zytogenetisch wird in der Regel ein XX-Karyotyp gefunden. Bei der *partiell hydatiformen Blasenmole* kann dagegen embryonales oder fetales Gewebe nachgewiesen werden. Der Karyotyp ist häufig triploid mit einem weiteren haploiden Chromosomensatz des Vaters. Falls ein Fetus vorhanden ist, weist dieser häufig eine Wachstumsretardierung und/oder Fehlbildung auf.

Bei der invasiven Blasenmole handelt es sich um einen überwiegend benignen Tumor, der per continuatatem oder über venöse Sinus in das Myometrium invadiert. Nur in ca. 15% der Fälle wird eine Metastasierung beobachtet, in der Regel in die Lunge oder in die Vagina.

> Eine Invasion kann nur nachgewiesen werden, wenn Myometrium (bei der Kürettage) zur histopathologischen Untersuchung zur Verfügung steht. Invasive Blasenmolen haben überwiegend die Tendenz, sich spontan zurückzubilden.

Das Chorionkarzinom ist die maligne Variante mit Trophoblasthyperplasie, fehlenden Chorionvilli und nachgewiesener Invasion in das Myometrium. Metastasen treten typischerweise in Lunge, Gehirn, Leber, Vagina oder in Milz, Nieren sowie im Intestinum auf.

Trophoblasttumoren der Plazenta stellen eine Sonderform des Chorionkarzinoms dar. Diese Tumoren bestehen überwiegend aus Zytotrophoblast und weisen nur einen geringen Anteil synzytialer Elemente auf. Sie wachsen typischerweise mehr lokalinvasiv und neigen weniger zur Metastasierung als das Chorionkarzinom (Paradinas u. Fisher 1995).

Stadieneinteilung

Unterschiedliche Klassifikationen auf der Basis anatomischer Kriterien (FIGO) (Tab. 6.**91**) sowie auf der Basis prognostischer Kriterien stehen zur Verfügung. Die in

Tab. 6.**91** FIGO-Stadieneinteilung der Trophoblasttumoren (nach Pettersson u. Mitarb.)

Stadium	Kriterien
I	Tumor auf das Corpus uteri beschränkt
II	Tumor breitet sich auf die Adnexe und/oder außerhalb des Uterus im kleinen Becken aus
III	Lungenmetastasen mit oder ohne Beteiligung des inneren Genitales
IV	Metastasierte Erkrankung

Tab. 6.**92** Klassifikation nach Prognosekriterien (nach Surwit u. Hammond)

Stadium	Kriterien
I	nicht metastasierende Trophoblasttumoren
II	metastasierende Trophoblasttumoren
II a	Low-risk-Tumoren: ➤ β-hCG < 40 000 IE/ml im Serum ➤ Symptomzeit < 4 Monate ➤ keine ZNS- oder Lebermetastasen ➤ keine Chemotherapievorbehandlung ➤ keine ausgetragene Schwangerschaft
II b	High-risk-Tumoren: ➤ β-hCG > 40 000 IE/ml im Serum ➤ Symptomzeit > 4 Monate ➤ ZNS- oder Lebermetastasen ➤ Vorangehende erfolglose Chemotherapie ➤ Vorangehende Schwangerschaft bis zum Termin

Tab. 6.**93** WHO-Scoringsystem (nach Bagshawe)

Prognosefaktoren	**Score** **0**	**1**	**2**	**6**
Alter	< 39	> 39	–	–
Vorausgehende Schwangerschaft	Mole	Abort oder unbekannt	am Endtermin	
Intervallschwangerschaft bis Therapie (Monate)	< 4	4 – 7	7 – 12	> 12
hCG (E/ml)	$< 10^3$	$10^3 - 10^4$	$10^4 - 10^5$	$> 10^4$
ABO-Konstellation (Frau × Partner)		A × O oder O × A	B × A oder O	
Zahl der Metastasen	0	1 – 4	4 – 8	> 8
Metastasenlokalisation	keine Lunge/Vagina	Milz/Niere	Gastrointestinal-trakt/Leber	Gehirn
Größter Tumor (cm) (einschließlich Uterus)	< 3	3 – 5	> 5	–
Vorangehende Chemotherapie	0	0	Monotherapie	Kombination

Tab. 6.**92** dargestellte prognoseorientierte Klassifikation hat sich in der Praxis weitgehend durchgesetzt.

Prognose

Zur Abschätzung der Prognose und für die Therapieentscheidung existieren verschiedene Scoringsysteme. Am gebräuchlichsten ist das Schema von Bagshawe (1988), das 3 Prognosegruppen unterscheidet:

- niedriges Risiko = 0 < 6 Punkte,
- intermediäres Risiko = 6 – 8 Punkte,
- hohes Risiko = > 8 Punkte (Tab. 6.**93**).

Diagnostik

Folgende Befunde können für eine Molenschwangerschaft diagnoseweisend sein:

- Ausgeprägte, länger andauernde Hyperemesis gravidarum,
- Blutungen bis zur 20. Schwangerschaftswoche,
- Diskrepanz zwischen Uterusgröße und Gestationsalter.

Die Diagnose eines malignen Trophoblasttumors wird zumeist über persistierend erhöhte hCG-Werte oder wiederansteigende Werte nach vorangehender Kürettage gestellt. Wenn bei bestehender Schwangerschaft der Verdacht auf eine Blasenmole auftaucht, dann sind folgende Symptome/Befunde wahrscheinlich:

- uterine Blutung zwischen der 6. und 16. Schwangerschaftswoche,
- Uterus größer als es der Gestationszeit entspricht,
- Sonographie: „Schneegestöber",
- Sonographie: Ovarialzysten beidseits (Teka-Luteinzysten),
- Labor: hohe Absolutwerte von β-hCG, persistierend hohe β-hCG-Werte über die 12.–14. Schwangerschaftswoche hinaus.

Bevorzugte Lokalisationen einer frühzeitigen Metastasierung sind Lunge, Gehirn, Leber, das kleine Becken und die Nieren. Differentialdiagnostisch muß eine erneut eingetretene intakte Gravidität bedacht werden.

Weitere apparative Diagnostik:

- Doppler-Untersuchung: hoher Blutfluß,
- diagnostische Kürettage (Saugkürettage mit nachfolgender stumpfer Kürettage zur Histologiegewinnung) (*Cave:* Biopsie von Metastasen z.B. in der Scheide wegen starker Blutungsneigung nur unter strenger Indikation [Zur Prophylaxe von Perforation bzw. verstärkter Blutung Ovastin intravenös 10 IE]),
- bei klinischem Verdacht zum Ausschluß von Metastasen CT-Untersuchung des Thorax oder evtl. durch eine PET-Untersuchung bei Verdacht auf zerebrale Metastasen Untersuchung durch MRT.

Labordiagnostik. hCG-Bestimmung.

Behandlungsplanung

Chirurgische Therapie

Durch die hohe Wirksamkeit der Chemotherapie hat sich das chirurgische Management in den letzten Jahren zunehmend gewandelt. Multimodale Therapiekonzepte wie eine Mono- oder Kombinationschemotherapie sind heute etabliert.

Das diagnostische und zugleich therapeutische Vorgehen bei der hydatiformen Blasenmole besteht in der

Entleerung des Uterus durch eine *Saugkürettage.* Eine *Hysterektomie* ist im Rahmen der hydatiformen Blasenmole nur in Ausnahmefällen indiziert. Bei abgeschlossener Familienplanung kann die Hysterektomie mit der Blasenmole in situ operiert werden. Das Risiko für eine maligne Entartung und evtl. Metastasierung wird durch die Operation nicht vermindert.

Bei den verschiedenen Formen der malignen Trophoblasttumoren ist ein prognoseadaptiertes Vorgehen zu empfehlen. Im Vordergrund steht die Chemotherapie und nicht die Operation In der *Low-risk*-Situation ist bei abgeschlossener Familienplanung oder bei starker uteriner Blutung eine primäre Hysterektomie zu erwägen. Bei Wunsch nach Fertilitätserhaltung kann nach Diagnosesicherung eine Chemotherapie unter Erhaltung des Uterus erfolgen. Eine chemotherapeutische Behandlung ist in allen Fällen erforderlich.

Bei primär metastasierter Erkrankung ist eine chirurgische Primärbehandlung nur in Ausnahmefällen indiziert, z.B. bei tumorbedingter, nicht chemotherapieresistenter uteriner Blutung. *Thorakotomien* zur Resektion pulmonaler Metastasen sind nicht primär, allenfalls bei Chemoresistenz zu erwägen.

Bei Trophoblasttumoren der Plazenta ist aufgrund der nur eingeschränkten Chemosensibilität die Indikation zur *chirurgischen Metastasenentfernung* wesentlich großzügiger zu stellen. Bei Rezidiv oder persistierendem Tumor ist die *sekundäre Hysterektomie* indiziert.

Die primäre Chemotherapie hat absolute Priorität.

Strahlentherapie

Nur bei ZNS-Metastasen ist eine Strahlentherapie indiziert (30 – 36 Gy). Bei Kombination mit einer intrathekalen Methotrexatinstillation werden 50 – 60% Remissionen der ZNS-Metastasen beobachtet.

Chemotherapie

Das Chorionkarzinom ist ein äußerst chemosensibler Tumor. Der Chemotherapie kommt bei der Behandlung der persistierenden Blasenmole, der invasiven Blasenmole oder des Chorionkarzinoms die zentrale Bedeutung zu.

Prophylaktische Chemotherapie. Für den prophylaktischen Einsatz einer Chemotherapie vor Uteruskürettage bei nur klinischem Verdacht auf eine hydatiforme Blasenmole gibt es keine Indikation. Das Risiko für das spätere Auftreten einer malignen Trophoblasterkrankung kann hierdurch nicht gesenkt werden. Nur in Ausnahmefällen sollte bei anamnestischen Risikofaktoren (Alter, rezidivierende Molenschwangerschaft) eine solche Maßnahme erwogen werden.

Adjuvante Chemotherapie. Eine Chemotherapie muß bei einem persistierenden Plateau des hCG-Titers oder einem Wiederanstieg des hCG-Titers nach einer Molenschwangerschaft erfolgen. Als Zeitraum für die Normalisierung des hCG-Titers werden 8 – 12 Wochen angesehen. Weiterhin ist eine adjuvante Chemotherapie bei destruierender (invasiver) Blasenmole ohne nachweisbare Metastasierung indiziert. Diese Patientinnen haben alle einen Risikoscore < 5. Unabhängig von einer evtl. notwendigen chirurgischen Therapie (Abrasio oder Hysterektomie) ist die systemische Therapie zur Vernichtung evtl. okkulter Metastasen indiziert. Bei Patientinnen mit einem *nicht metastasierenden Chorionkarzinom und Low-risk-Profil* erhalten eine adjuvante Chemotherapie.

Therapieschemata:

Low-Risk-Schema				
Methotrexat				*MTX (Hammond u. Mitarb. 1967)*
Methotrexat	0,4 – 0,6 mg/kg	i.m./i.v.	Bolus	Tag 1, 2, 3, 4, 5
➤ Wiederholung alle 12 – 14 Tage. Die Therapie erfolgt zunächst bis zur Normalisierung des hCG-Titers. Danach sind 2 weitere Therapiekurse zur Sicherung des Therapieerfolgs angezeigt				
Methotrexat plus Folinsäure				*MTX + Folinsäure (Bagshawe 1993)*
Methotrexat	50 mg/Tag	i.v.	Bolus	Tag 1, 3, 5, 7
Folinsäure	6 mg	i.v.	Bolus	jeweils 30 Stunden nach MTX
➤ Wiederholung alle 12 – 14 Tage. Die Therapie erfolgt bis zur Normalisierung des β-hCG-Titers. Danach sind 2 weitere Therapiekurse zur Sicherung des Therapieerfolgs angezeigt				
Actinomycin-D-Monotherapie				*A (Goldstein 1975)*
Actinomycin D	0,5 mg	i.v.	Kurzinfusion	Tag 1, 2, 3, 4, 5
➤ Wiederholung alle 10 – 14 Tage. Therapiewechsel bei Plateau der hcG-Werte. Toxizität: Stomatitis, gastrointestinale Ulzera. Konjunktivitis, Vulvovaginitis				

In diesen Fällen erfolgt die zytostatische Erstbehandlung mit Methotrexat plus Folinsäure. Die Heilungsraten betragen nahezu 100%. Mehr als 80% der Patientinnen sind bereits durch die Monotherapie dauerhaft geheilt. Bei etwa 15% der Patientinnen muß bei Resistenz gegen Methotrexat auf eine Kombinationstherapie umgestellt werden, und bei einigen Patientinnen wird dies wegen der Nebenwirkungen (Stomatitis) erforderlich. In der adjuvanten Behandlung sollte solange therapiert werden, bis hCG-Normwerte erreicht sind. Anschließend sind 2 weitere Sicherheitskurse zu empfehlen.

Auch bei nachgewiesenen Metastasen (Vagina/Lunge), aber insgesamt Low-risk-Profil ist als Primärtherapie eine Monotherapie mit Methotrexat und Leukoverin oder mit Actinomycin D indiziert. Auch für diese Patientengruppe kann eine 100%ige Heilungsrate erwartet werden. Allerdings tritt hier nach einer initialen Monotherapie bei ca. 40% der Fälle eine Therapieresistenz auf, die eine Umstellung erforderlich macht. Letztendlich bedürfen ca. 15% der Patientinnen nach einer Monotherapiesequenz noch einer Kombinationstherapie, um definitiv geheilt zu sein.

In der *Medium- und High-risk-Situation* erfolgt die primäre Kombinationschemotherapie mit kurativer Intention. Nach der Einführung von Etoposid in die Therapie als dritte aktive Substanz (Etoposid/Methotrexat/Actinomycin D – Cyclophosphamid/Vincristin [EMA-CO]) kann in 60–80% der Fälle eine Heilung erwartet werden.

Therapieschemata:

High-risk-Schema

Methotrexat/Actinomycin D/ Cyclophosphamid			*MAC (Lurain 1985)*
Methotrexat	7 mg/m²	i. v. oder i. m.	Tag 1, 2, 3, 4, 5
Actinomycin D	0,5 mg	i. v.	Tag 1, 2, 3, 4, 5
Cyclophosphamid oder	3 mg/kg	i. v.	Tag 1, 2, 3, 4, 5
Chlorambucil	10 mg	per os	Tag 1, 2, 3, 4, 5

➤ Wiederholung Tag 22

Etoposid/Methotrexat/Actinomycin D-Cyclophosphamid/Vincristin				*EMA-CO (Bagshawe 1984)*
Etoposid	100 mg/m²	i. v.	1-Stunden-Infusion	Tag 1, 2
Methotrexat gefolgt von	100 mg/m²	i. v.	Bolus	
Methotrexat	200 mg/m²	i. v.	12-Stunden-Infusion	Tag 1
Actinomycin D	0,5 mg	i. v.	Bolus	Tag 1, 2
Folinsäure	15 mg	i. m.		beginnend 24 Stunden nach MTX-Beginn. 4mal alle 6 Stunden
Vincristin	1 mg/m²	i. v.	Bolus	Tag 8
Cyclophosphamid	600 mg/m²	i. v.		Tag 8

➤ Wiederholung Tag 21, falls keine gravierende Toxizität, bis zur Normalisierung von hCG-Titer, danach 2–4 weitere Kurse

In Abhängigkeit vom Ausgangsbefund ist eine additive Strahlentherapie oder eine chirurgische Tumorresektion zusätzlich zur Kombinationschemotherapie indiziert. In der kurativen Behandlung richtet sich die Behandlungsdauer ebenfalls am hCG-Titer aus bzw. an der Remission der bekannten Metastasen. Die hCG-Titer sollten während der Therapie zunächst kurzfristig im Wochenabstand kontrolliert werden.

Rezidivbehandlung

Unter einem Rezidiv wird das Wiederansteigen des hCG-Titers oder manifester neuer Metastasen nach induzierter Remission verstanden. Beim nicht metastasierten Trophoblasttumor ist das Risiko ca. 5%, bei den Low-risk-Formen der metastasierten Erkrankung etwa 25%.

Patientinnen, die nach einer Monotherapie rezidivieren, werden mit einer Standardkombination behandelt. Bei Therapieresistenz nach einer Kombinationstherapie sind die weiteren Behandlungsmöglichkeiten begrenzt. Wirksame Substanzen sind Cisplatin und Etopsid.

Nachsorge und Therapiekontrolle. Da die Mehrzahl der Rezidive bei Trophoblasttumoren innerhalb der ersten 6–12 Monate nach Abschluß der Therapie auftritt, sollte während dieses Zeitraums eine kurzfristige Kontrolle der β-hCG-Werte erfolgen (alle 3–4 Wochen). Bleiben die Werte negativ, kann der Kontrollzeitraum nach 6 Monaten auf 4–6 Wochen, nach 1 Jahr auf 8–12 Wochen verlängert werden. Weitere Kontrolluntersuchungen entsprechend vorliegender Metastasierung. Die Kontrazeption sollte konsequent und mindestens über 12 Monate nach Abschluß der Chemotherapie erfolgen.

Nachfolgende Schwangerschaften sollten nicht vor 12 Monaten nach Abschluß der Chemotherapie geplant werden. Ein Zeitraum von 24 Monaten erscheint optimal und sicher. Zahlreiche ausgetragene Schwangerschaften sind berichtet worden. Es gibt keine Hinweise für eine erhöhte Abortrate, vermehrte kindliche Fehlbildungen oder eine erhöhte Frühgeburtsrate (Gershenson 1988).

Langzeittoxizität. Mit einer erhöhten Rate sekundärer Malignomen nach erfolgter Chemotherapie muß gerechnet werden. Die Analyse von Daten aus einem der europäischen Zentren für Trophoblasttumoren (Charing Cross Hospital London) zeigt, daß nach Methotrexat keine, nach einer intensiven Kombinations-Chemotherapie über einen längeren Zeitraum aber häufiger Zweitmalignome zu beobachten sind. Das relative Risiko für das Auftreten späterer Zweitmalignome wird insgesamt wie folgt angegeben:

- akute myeloische Leukämie RR 16,6 ($p < 0{,}005$),
- Adenokarzinome RR (relatives Risiko) 4,6 ($p < 0{,}005$),
- Melanome RR 4,6 ($p = 0{,}003$),
- Mammakarzinome RR 5,8 ($p = 0{,}016$) (Newlands u. Mitarb. 1995).

Literatur

Bagshawe, K. D.: Risk and prognostic factors in trophoblastic neoplasia. Cancer 38 (1976) 1373 – 1385

Bagshawe, K. D.: Treatment of high risk choriocarcinoma. J. Reprod. Med. 29 (1984) 813 – 820

Bagshawe, K. D., J. Dent, E. E. Newland et al.: The role of low dose methotrexate and folinic acid in gestational trophoblastic tumors (GTT). Brit. J. Obstet. Gynaecol. 96 (1989) 795 – 802

Gershenson, D. M.: Menstrual and reproductive function after combination chemotherapy for malignant ovarian germ cell tumors. J. Clin. Oncol. 6 (1988) 270 – 275

Goldstein, D. P., P. Winig, A. Shirley: Actinomycin D as initial therapy of gestational trophoblastic disease: a reevaluation. Obstet. Gynecol. 9 (1975) 18 – 49

Lurain, J. R., J. J. Brewer: Treatment of high risk gestational trophoblastic disease with methotrexate, actinomycin D and cyclophosphamide chemotherapy. Obstet. Gynecol. 65 (1985) 830 – 836

Morrow, C. P.: Postmolar trophoblastic disease: diagnosis and prognosis. Clin. Obstet. Gynecol. 27 (1984) 211 – 220

Newlanda, E. S., G. J. Rustin, J. Lutz et al.: Chemotherapy for gestational trophoblastic tumors (GTT) may increase the incidence of second tumors and may cause a premature menopause. Proc. Amer. Soc. clin. Oncol. 14 (1995) (abstract 774)

Paradinas, F., R. A. Fisher: Pathology and molecular genetics of trophoblastic disease. Curr. Obstet. Gynecol. 5 (1995) 6 – 12

Parrazini, F., G. Mangili, C. Belloni et al.: The problem of identification of prognostic factors for persistent trophoblastic disease. Gyn. ecol. and Oncol. 30 (1988) 57 – 62

Pettersson, F., P. Kolstadt, H. Ludwig et al.: Annual report on the results of treament of gynecologic cancer. Vol. 19. Figo, Stockholm 1985

Surwit, E. A., C. B. Hammond: Treatment of metastatic trophoblastic disease with poor prognosis. Obstet. Gynecol. 55 (1980) 565 – 570

Mammakarzinom

Epidemiologie

Das Mammakarzinom ist der häufigste maligne Tumor bei Frauen. Weltweit werden für das Jahr 2000 etwa 1 Mio., für die Länder der EU etwa 135 000 Neuerkrankungen erwartet (Parkin u. Mitarb. 1993). In Deutschland erkrankten im Jahr 1996 etwa 46 000 Frauen neu an einem Mammakarzinom. Die altersstandardisierten Inzidenzraten weisen große regionale Schwankungen auf. In Nordamerika (84/100 000 Frauen) sowie Nord- und Westeuropa (64/100 000) sind diese 4- bis 7fach höher als in Südasien oder Westafrika (11 – 19/100 000 Frauen). Eindeutige Hinweise auf eine genetische Prädisposition, die die Unterschiede der Inzidenzraten erklären könnten, gibt es bis heute nicht. In Westeuropa und Nordamerika war seit Anfang der 70er Jahre ein Anstieg der Inzidenzraten um jährlich ca. 2 % zu beobachten, bevor in den letzten Jahren ein Plateau erreicht wurde (Cancer Facts and Figures 1995), (100 – 110 Neuerkrankungen pro 100 000 Frauen/Jahr).

> Das kumulative Risiko (Lebensrisiko), an einem Mammakarzinom zu erkranken, beträgt für eine Frau in Westeuropa zur Zeit etwa 1 von 9.

Weltweit versterben etwa 340 000 Frauen jährlich an einem Mammakarzinom, das entspricht 6 % aller Krebstodesfälle und 13,3 % aller krebsbedingten Todesfälle bei Frauen.

Für Frauen zwischen dem 15.– 45 Lebensjahr ist das Mammakarzinom die häufigste krebsbedingte Todesursache überhaupt.

In Deutschland versterben jährlich etwa 19 000 Frauen an einem Mammakarzinom (44 Todesfälle pro 100 000 Frauen/Jahr). Die Mortalitätsraten sind lange Zeit fast parallel zu den Inzidenzraten angestiegen. Seit Mitte der 80er Jahre ist auch bei der tumorbezogenen Mortalität ein Plateau zu beobachten, ab 1989 sogar ein leichter Rückgang der Mortalitätsrate um 5 % (Ries 1994). Dieser Trend kann als Erfolg einer verbesserten Früherkennung und einer effektiveren Therapie interpretiert werden. Das kumulative Risiko für eine Frau weißer Hautfarbe in den USA, im Verlauf ihres Lebens an einem Mammakarzinom zu versterben, beträgt 3,26 % (1 von 31).

Ätiologie. Experimentelle und klinische Daten stützen immer deutlicher die Östrogenhypothese, d. h. bei der Entstehung des Mammakarzinoms spielt die Dauer der endogenen und exogenen Östrogeneinwirkung (evtl. auch des Progesterons) auf die Epithelzellen eine zentrale Rolle (Henderson u. Mitarb. 1988). Östrogene haben zwar keine unmittelbare DNA-toxische Potenz, sondern entfalten ihre potentiell kanzerogene Wirkung kumulativ als Proliferationsstimulus der Epithelzellen. Östrogene wirken also nicht mutagen, sondern mitogen. Die gesteigerte Teilungsfrequenz der epithelialen Zielzellen während einer langjährigen Östrogenstimulation macht diese anfälliger für genetisch fixierte Veränderungen während der Teilungsphase. Kommt es zu Mutationen im Bereich relevanter Suppressorgene (z. B. BRCA 1 oder BRCA 2), wird die Transformation benigner Zellen zu malignen Zellen noch beschleunigt (Abb. 6.**36**). Möglicherweise können Progestagene den stimulierenden Effekt von Estradiol an der Epithelzelle arretieren. Diskutiert wird in diesem Zusammenhang ein protektiver Effekt durch die kontinuierliche Applikation von Gestagenen (Norethisteronacetat, Medroxyprogesteronacetat) im Rahmen der perimenopausalen Substitutionstherapie (Plu Bureau u. Mitarb. 1994).

Risikofaktoren. Der wichtigste demographische Risikofaktor ist das *Alter.* Frauen unter 25 Jahren erkranken nur selten (< 1 %). Nach dem 30. Lebensjahr steigt das Erkrankungsrisiko kontinuierlich an, erreicht zwischen dem 50. und 60. Lebensjahr ein Plateau und steigt danach erneut an (Tab. 6.**94**). Weitere Risikofaktoren definieren sich über die *Exposition (Umwelt, Ernährung)* oder die *Disposition (endokrine Faktoren, familiäre Disposition)* (Tab. 6.**95**) (Ziegler u. Mitarb. 1993). Fettreiche Ernährung, deutliches Übergewicht (hoher Bodymass-Index [BMI]) oder eine Strahlenexposition der Mamma in jugendlichem Alter erhöhen das Erkrankungsrisiko.

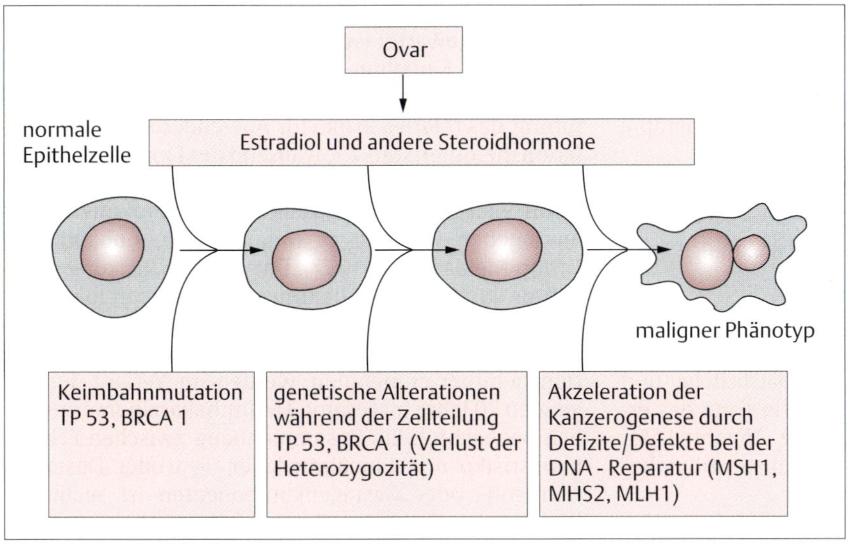

Abb. 6.**36** **Estradiol und in geringerem Umfang andere Steroidhormone fördern die Zellproliferation und erleichtern das Auftreten und die Fixierung genetischer Mutationen. Weiterhin werden Mutationen durch störende Einflüsse auf das DNA-Repairsystem gefördert. Vererbte Mutationen in relevanten Suppressorgenen (BRCA 1, BRCA 2) beschleunigen die Transformation einer Normalzelle in eine maligne Zelle** (nach Henderson u. Mitarb.).

Tab. 6.**94** Alter als Risikofaktor für die Entstehung eines Mammakarzinoms (Krebsregister Saarland 1993)

Alter (Jahre)	Inzidenz pro 100 000 Frauen/Jahr	Mortalität pro 100 000 Frauen/Jahr
30–35	24,5	
35–40	51,6	9,8
40–45	98,9	33,8
45–50	114,1	57,1
50–55	168,9	44,2
55–60	168,0	72,4
60–65	194,6	79,1
65–70	203,8	93,2
70–75	291,3	137,3
75–80	229,3	133,3
80–85	257,5	164,4
85 +	241,3	183,0
Gesamt	102,4	45,2

Tab. 6.**95** Risikofaktoren für die Entstehung eines Mammakarzinoms

- Alter (ansteigend ab dem 30. Lebensjahr)
- Parität (Nulliparität, Frauen mit nur einer Geburt)
- Frühe Menarche
- Späte Menopause
- Adipositas nach der Menopause (> 10 kg über Normalgewicht)
- > 10 Jahre endokrine Substitutionstherapie mit Östrogenen nach der Menopause
- benigne Mammaerkrankungen in der Anamnese
- Ovarialkarzinom, Endometriumkarzinom, kolorektale Karzinome in der Anamnese
- Strahlenexposition in der Jugend (dosisabhängig)
- Familiäres Risiko

➤ *Endokrine Risikofaktoren:* Frühe Menarche, gefolgt von einer späten Menopause, erhöhen das Karzinomrisiko, während eine frühzeitige Oophorektomie vor dem 35. Lebensjahr das Erkrankungsrisiko um etwa ⅔ senkt.

Allgemein gilt, je länger die reproduktive Phase einer Frau, um so höher ist das Erkrankungsrisiko.

Tritt die erste ausgetragene Schwangerschaft vor dem 18. Lebensjahr ein, so ist das Brustkrebsrisiko um 60% niedriger als bei einer ersten Schwangerschaft nach dem 30. Lebensjahr. Kontrovers ist die Diskussion bei der Risikoabschätzung der exogenen Östrogensubstitution (ERT [estrogen replacement therapy]) nach der Menopause. Die bisher publizierten epidemiologischen Studien erlauben keine eindeutige Bewertung. Ergebnisse einer kürzlich publizierten Metaanalyse zeigen, daß bei Frauen mit Hormonsubstitution die Anzahl der Mammakarzinome pro Behandlungsjahr um 2,3% zunimmt (Collaborative Group on Hormonal factors in Breast Cancer 1997). Nach Langzeiteinnahme von Östrogenen und Gestagenen über 5 oder mehr Jahre (im Durchschnitt 11 Jahre) ist die Anzahl der Mammakarzinome um ⅓ erhöht (relatives Risiko = RR 1,3) (Sillerno-Arrenas u. Mitarb. 1992, Colditz u. Mitarb. 1995). Typ und Dosis der Hormone spielen offensichtlich keine besondere Rolle. Konkret bedeutet dieser Risikozuwachs, daß bei 1000 Frauen, die mit dem 50. Lebensjahr beginnend über 5 Jahre eine *Hormonsubstitutionstherapie* durchführen, im Verlauf der nächsten 20 Jahre 2 Mammakarzinome mehr diagnostiziert werden als in einer Kontrollgruppe ohne Hormonsubstitutionstherapie. Nach einer Einnahmedauer von 10 Jahren werden 6 zusätzliche Fälle, nach 15 Jahren 12 zusätzliche Fälle beobachtet (RR 1,56). Ob die unter einer Hormonsubstitutionstherapie entstandenen Mammakarzinome klinisch günstiger verlaufen, ist derzeit Gegenstand wissenschaftlicher Diskussionen (Jones u. Mitarb. 1994). 5 Jahre nach Beendigung der Hormonsubstitutionstherapie ist kein erhöhtes Risiko mehr erkennbar.

> Bei der Bewertung der Risiken sollte der Nutzen einer Hormonsubstitutionstherapie für die Beratung nicht übersehen werden.

Bei 1000 Patientinnen treten während einer Hormonsubstitutionstherapie 7 Oberschenkelhalsbrüche und 60 Herzinfarkte weniger auf. Das bewirkt trotz des erhöhten Karzinomrisikos eine deutliche Abnahme der Gesamtmortalität unter einer Hormonsubstitutionstherapie.

Zusammenfassend läßt sich feststellen, daß eine bis zu 5 Jahren andauernde Hormonsubstitutionstherapie wahrscheinlich ohne erhöhtes Erkrankungsrisiko, eine mehr als 10 Jahre andauernde Hormonsubstitutionstherapie mit einem erhöhten und eine mehr als 15 Jahre andauernde Einnahme mit einem deutlich erhöhten Erkrankungsrisiko einhergehen. Eine Hormonsubstitution in der Peri- oder Postmenopause sollte daher nur bei entsprechender Indikation verordnet werden, wobei präventive und therapeutische Aspekte auf der Basis einer individuellen Nutzen-Risiko-Analyse abgewogen werden müssen. Die Einnahmedauer ist im Einzelfall festzulegen (Bettendorf u. Mitarb. 1966) (Tab. 6.**96**). Ob Frauen mit einem Mammakarzinom ohne bekannten Rezeptorstatus eine Hormonsubstitutionstherapie angeboten werden soll, ist umstritten. Die positiven Berichte ohne Nachweis eines erhöhten Rezidivrisikos während einer Hormonsubstitutionstherapie gründen sich überwiegend auf Pilotuntersuchungen oder Einzelfallberichte. Bevor eine Empfehlung gegeben werden kann, müssen die Ergebnisse prospektiv randomisierter Studien abgewartet werden.

Mit der Einnahme *oraler Kontrazeptiva* ist ein gering erhöhtes Erkrankungsrisiko verbunden. Insgesamt nimmt das relative Risiko für Anwenderinnen von Ovulationshemmern um 7%, während der Einnahmezeit um 24% zu. Nach Beendigung der Einnahme ist von einer schrittweisen Verminderung des Erkrankungsrisikos auszugehen (Malone u. Mitarb. 1993, Collaborative Group Metaanalysis 1997). Das relative Risiko der Einnahme von Ovulationshemmern läßt sich mit folgenden Zahlen beschreiben: Wenn 10000 Frauen im Alter von 25–29 Jahren über einen Zeitraum von 5 Jahren Ovulationshemmer einnehmen, werden im Verlauf der folgenden 20 Jahre insgesamt 3 Mammakarzinome zusätzlich beobachtet. Ein Zusammenhang zwischen Erkrankungsrisiko und Einnahmedauer, Typ oder Dosis der Östrogen- oder Gestagenkomponenten ist nicht bekannt. Reine Gestagenpräparate haben keinen protektiven Effekt.

Tab. 6.96 Hormone und Brustkrebsrisiko: Empfehlungen der DGGG zur Hormonsubstitutionstherapie (1997)

- Eine hormonelle Substitutionstherapie über den Zeitraum von 5 Jahren kann als bedenkenlos angesehen werden
- Bei einer langfristigen hormonellen Substitutionstherapie sollten die möglichen Risiken für die betroffenen Frauen berücksichtigt werden; es ist sinnvoll, die Patientin nach entsprechender Aufklärung in den Entscheidungsprozeß einzubeziehen
- Patientinnen nach behandeltem Mammakarzinom sollten dahingehend informiert werden, daß der aktuelle Kenntnisstand keine klaren Empfehlungen zuläßt; es erscheint aber nicht gerechtfertigt, allen Patientinnen nach einer Mammakarzinombehandlung kategorisch eine hormonelle Substitutionstherapie vorzuenthalten; neue Empfehlungen werden zur Zeit erarbeitet (AG der Deutschen Gesellschaft für Senologie)

➤ *Familiäres Risiko:* Sogenannte familiäre Mammakarzinome sind selten. Wenn Mutter oder Schwester an diesem Tumor erkranken, ist das relative Erkrankungsrisiko für weitere weibliche Familienmitglieder deutlich erhöht und kann je nach familiärer Konstellation bis auf das 20fache ansteigen (Tab. 6.**97**). Das gehäufte Auftreten eines Mammakarzinoms in einer Familie wird heute im Zusammenhang mit dem Vorliegen einer genetischen Alteration gesehen, wobei eine Vielzahl unterschiedlicher Gene involviert sein können. Familiäre Mammakarzinome sind häufiger mit hereditären Krebssyndromen assoziiert:
- Li-Fraumeni-Syndrom: Weichteilsarkome, Hirntumoren, Osteosarkome, Leukämien, adrenokortikale Karzinome,
- Cowden-Erkrankung: Papillomatose der Lippen und der oralen Schleimhäute, gastrointestinale Polypen, Uterusmyome,
- Muir-Syndrom: Basalzellkarzinom, benigne und maligne gastrointestinale Tumoren.

➤ *Tumorsuppressorgene/Onkogene:* Nach aktuellen Schätzungen weisen etwa 5% aller Frauen mit einem Mammakarzinom eine Mutation des BRCA-1-Gens auf. Beim BRCA-1-Gen handelt es sich um ein Tumorsuppressorgen. Angehörige aus Risikofamilien, die Trägerinnen einer BRCA-1-Mutation sind (lokalisiert auf Chromosom 17q21), haben ein sehr hohes kumulatives Lebensrisiko (50–80%). Weniger ausgeprägt scheint das Erkrankungs-Risiko bei einer Mutation des BRCA-2-Gens zu sein (lokalisiert auf Chromosom 13q12-13). Neben den BRCA-Genen werden weitere Tumorsuppressorgene diskutiert: Das p53-Gen, lokalisiert auf Chromosom 7p13-1, und das Retinoblastomagen, lokalisiert auf dem Chromosom 13q14. Möglicherweise erhöht sich auch durch die Amplifikation von Onkogenen das Risiko, eine maligne Mammaerkrankung zu entwickeln. In diesem Zusammenhang sind zu nennen: das AT-(Ataxia-teleangiectasia-)Gen, lokalisiert auf Chromosom 11q22-23, das Pradi-1- und das EMS-1-Gen, loka-

Tab. 6.97	Relatives Erkrankungsrisiko bei anamnestisch bekanntem familiären Mammakarzinom
	Relatives Risiko
Mutter/Schwester:	
➤ 1 Fall bekannt	1,5–2,0
➤ 2 Fälle bekannt	5,0
Mutter/Schwester:	
➤ bilaterales Karzinom postmenopausal	10
➤ bilaterales Karzinom prämenopausal	20

lisiert auf Chromosom 11q13. Für das EMS-1-Gen wird auch ein möglicher Zusammenhang mit dem Metastasierungsverhalten eines Karzinoms postuliert (Guterson u. Mitarb. 1994).

➤ *Weitere Risikofaktoren:*
- Frauen mit bereits behandeltem Mammakarzinom,
- Frauen mit anderen Karzinomen in der Anamnese (Uterus, Ovar, Darm).

Primäre Prävention. Die Beratung zielt in erster Linie auf eine fettreduzierte Ernährung (Milch, Käse). Ein präventiver Effekt, der möglicherweise von speziellen Nahrungsbestandteilen wie z.B. von Indol-3-carbinol (vermehrt in Broccoli und verschiedenen Kohlsorten) und von Vitamin A ausgeht, wird derzeit untersucht.

Chemoprävention. Wenn die Östrogenhypothese beim Mammakarzinom richtig ist, dann ist eine erfolgreiche Prävention durch Antiöstrogene denkbar (Chemoprävention, S. 10). In den letzten Jahren wurden umfangreiche Chemopräventionsstudien mit dieser Substanz bei Frauen mit erhöhtem Erkrankungsrisiko initiiert (Henderson u. Mitarb. 1993). Als weitere Substanzen, die sich möglicherweise für eine Chemoprävention eignen, gelten die Retinoide und weitere synthetische Analoga des Tamoxifens (Toremifen, Droloxifen, Raloxifen).

Histopathologie

Mammakarzinome zeigen ein unterschiedliches Wachstumsverhalten. Schnell wachsende Tumoren haben eine Tumorverdopplungszeit von wenigen Wochen, bei langsam und sehr langsam wachsenden Karzinomen können Verdopplungszeiten von Monaten oder sogar Jahren angenommen werden. Unter der Annahme, daß ein maligner Tumor aus einer transformierten Zelle entsteht (klonale Entstehung) und konstant eine durchschnittliche Verdopplungszeit von 100 Tagen aufweist, entsteht ein 1 cm im Durchmesser messender Tumor innerhalb von 8 Jahren. Viele Onkologen sehen das Mammakarzinom aufgrund seiner langen präklinischen Phase sowie der frühzeitigen Fähigkeit zur Metastasierung bereits zum Zeitpunkt der klinischen Diagnosestellung als systemische Erkrankung an.

> Mammakarzinome werden klinisch am häufigsten im Bereich des oberen äußeren Quadranten der Mamma gefunden (49%), im oberen inneren Quadranten werden 16%, im Mamillenbereich 17%, im unteren äußeren Quadranten 12% und im unteren inneren Quadranten etwa 6% der Malignome diagnostiziert.

Die Hauptlymphstrombahn zieht aus der Mamma zu den regionären Lymphknoten der Axilla. Bei Infiltration der medialen Lymphknoten im Bereich der A. mammaria interna besteht das Risiko der mediastinalen Lymphknotenmetastasierung sowie der Ausbildung einer Lymphangiosis carcinomatosa von Lunge und Pleura. Das Risiko eines Lymphknotenbefalls im Bereich der A. mammaria interna wird durch die Lokalisation des Primärtumors und den axillären Lymphknotenstatus mitbestimmt (Tab. 6.**98**). Mammakarzinome wachsen häufig multizentrisch. Die Wahrscheinlichkeit eines multizentrischen Wachstums wird u.a. durch Tumorgröße und -lokalisation des Primärtumors (zentraler Sitz) bestimmt. Bei invasiv lobulären Karzinomen wird häufiger ein bilaterales Auftreten beobachtet.

Die histopathologische Beurteilung ist trotz neuer molekularbiologischer und genetischer Untersuchungstechniken nach wie vor die wichtigste diagnostische Untersuchungsmaßnahme. Aufgrund der prognostischen Implikationen beeinflußt die histopathologische Diagnose unmittelbar nachfolgende Therapieentscheidungen. Der histopathologische Befund beim Mammakarzinom sollte obligat zu 5 Punkten Auskunft geben (Bässler 1995):
- ➤ zur histopathologischen Klassifikation,
- ➤ zum Tumorgrading,
- ➤ zum Lymphknotenstatus,
- ➤ zum Hormonrezeptorstatus,
- ➤ zur pTNM-Klassifikation.

Fakultative Parameter:
- ➤ Tumorzellkinetik: Ploidiegrad, S-Phase,
- ➤ Zellproliferation: Ki-67, Proliferationsantigen (PCNA), Bromdesoyuridin (BrdU), Transferrinrezeptor,
- ➤ Tumorprogession: Cathepsin D, Plasminogenaktivator, Wachstumsfaktoren,
- ➤ Onkogene: c-erbB2, p53, p185 (S. 46).

Tab. 6.98 Lokalisation des Primärtumors und Risiko für Lymphknotenbefall im Bereich der A. mammaria interna (nach Possinger u. Mitarb. 1997)

Lokalisation	Oben innen (%)	Unten innen (%)	Zentral (%)	Oben außen (%)	Unten außen (%)
Axillalymphknoten negativ	14	6	7	4	5
Axillalymphknoten positiv	45	72	46	22	19

Histopathologische Klassifikation

Dem invasiven Mammakarzinom geht wahrscheinlich in vielen Fällen eine präinvasive Phase des Karzinomwachstums (Carcinoma in situ) voraus. Die 1992 von Rosen vorgelegte Klassifikation des Mammakarzinoms geht vom histologischen Phänotyp des Tumors aus und unterscheidet 2 Hauptgruppen: noninvasive Karzinome (Carcinoma in situ) und invasive Karzinome (Rosen u. Oermann 1992) (Tab. 6.**99**).

Noninvasive Karzinome. Die Inzidenz der Carcinoma-in-situ-Veränderungen hat in den letzten 20 Jahren um das 4fache zugenommen. Unter dem Einfluß der modernen diagnostischen und bildgebenden Verfahren wird ein Anstieg von etwa 4% auf heute 15–20% beschrieben (Bässler 1996). Der Anstieg der Carcinoma-in-situ-Befunde bei Frauen nach, aber auch vor der Menopause kann insgesamt als Erfolg effektiverer Screeninguntersuchungen angesehen werden.

➤ *Intraduktales Karzinom (duktales Carcinoma in situ [DCIS]):* Der Inzidenzgipfel für das DCIS liegt bei Frauen zwischen 51–60 Jahren (Tab. 6.**100**). Das DCIS hat bei der Diagnosestellung häufig eine Ausdehnung von > 5 cm (51%) (palpabler Tumor!) und seltener (15%) ist die Läsion < 2 cm groß. In etwa 10% der Fälle muß mit einem multizentrischen oder multifokalen Wachstum des DCIS gerechnet werden. In 62% der Fälle sind Mikrokalzifikationen nachweisbar. In 15% der Fälle liegt eine spontane Sekretion aus der Mamille und in 8% ein Morbus Paget vor. Entstehungsort des DCIS ist die terminale duktulolobuläre Einheit (Abb. 6.**37**). Das DCIS stellt morphologisch keine einheitliche Erkankung dar. Auf der Basis architektonischer oder zytologischer Kriterien werden 5 verschiedene Wachstumsmuster unterschieden:
- mikropapillär (8–14%),
- papillär (4–7%),
- Komedotyp (30–50%),
- solide (9–22%),
- kribriformer Typ (20–28%) (Rosen u. Obermann 1992).

Die Dominanz eines Subtyps liegt bei 60–70% der Fälle vor, die restlichen sind Mischformen. Neuere Klassifikationsschemata unterscheiden auf der Basis des nukleären Gradings und nach dem Ausmaß der Nekrosen sowie der Zellpolarisierung. Weitere Diskriminierungskriterien des DCIS sind die Expression von c-erbB2, die Proliferationsrate (S-Phasen-Fraktion) oder der Thymidinlabeling Index (TLI). Für die Klinik ist die von Silverstein u. Mitarb. (1995) vorgeschlagene Nuys-Klassifikation des DCIS geeignet. Unter prognostischen Aspekten berücksichtigt diese Klassifikation ein nukleäres Grading sowie den Nachweis bzw. das Fehlen von Nekrosen (Tab. 6.**101**).

➤ *Lobuläres Carcinoma in situ (LCIS):* Nur etwa 20% aller In-situ-Karzinome sind LCIS. Patientinnen mit einem LCIS sind im Durchschnitt jünger als die mit einem

Tab. 6.99 Histopathologische Klassifikation des Mammakarzinoms (nach Manual for Staging of Cancer 1992; Rosen u. Oberman)

Nichtinvasive Karzinome (ca. 20%)	Invasive Karzinome (ca. 80–85%)
➤ Duktales Carcinoma in situ (DCIS)	➤ invasiv duktale Karzinome (mit/ohne extensiv intraduktaler Komponente)
➤ Morbus Paget der Mamille	➤ invasiv duktales Karzinom mit überwiegend intraduktaler Komponente ➤ invasiv lobuläres Karzinom ➤ invasiv papilläre, kribriforme, muzinöse,medulläre, tubuläre, adenoidzystische, sekretorische und apokrine Karzinome
➤ Lobuläres Carcinoma in situ (LCIS)	➤ Sonderformen: undifferenzierte Karzinome

Tab. 6.100 Klinische Charakteristik des DCIS

- ➤ Häufig tastbare Läsionen
- ➤ Mammographische Indikatoren:
  - Mikrokalzifikationen
  - Verdichtungsbezirke mit Mikrokalzifikationen
  - Verdichtungsbezirke allein
- ➤ Häufigste Inzidenz zwischen dem 51.–60. Lebensjahr
- ➤ Unterschiedliche histologische Subtypen mit unterschiedlicher Prognose

DCIS duktales Carcinoma in situ

DCIS: Etwa ⅔ sind prämenopausal und ⅓ postmenopausal. Das LCIS tritt häufig multizentrisch (50%) oder bilateral (40%) auf, bildet sich spontan zurück und hat die Tendenz zu rezidivieren. Zumeist wird das LCIS als histologische Zufallsdiagnose entdeckt. Direkte klinische oder mammographische Verdachtskriterien gibt es nicht. Die histologische Diagnose eines LCIS wird typischerweise in Zusammenhang mit einer anderen Indikatorläsion wie z.B. einer Zyste, einer Fettgewebsnekrose oder einem Fibroadenom gestellt. Entstehungsort des LCIS sind die endständigen Duktuli und Azini, die clusterartig mit einer weitgehend uniform erscheinenden Epithelzellpopulation ausgefüllt sind. Eine sichere Abgrenzung zu einer atypischen lobulären Hyperplasie kann aufgrund des Fehlens klarer Kriterien Schwierigkeiten bereiten. Das LCIS zeigt keine typischen Wachstumsmuster. Zytologisch findet man uniforme Zellen mit einem runden Nukleus und Vakuolen im Zytoplasma. Risikoabschätzungen für die Entwicklung invasiver Karzinome nach der Biopsie eines LCIS sind kaum möglich. Von vielen Experten wird das LCIS heute nicht mehr als eigentliches Carcinoma in situ (d.h. Vorstufe eines invasiven Karzinoms) angesehen, sondern als ein

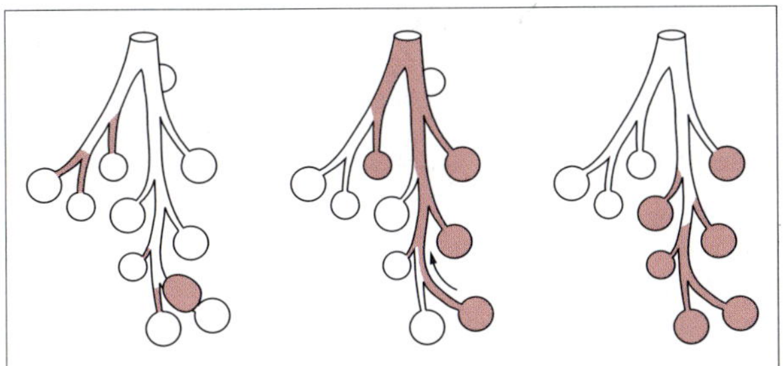

Abb. 6.**37** **Entstehungsort und Wachstumsverhalten der verschiedenen Mammakarzinome** (nach Bässler).

potentieller Risikofaktor für das spätere Auftreten eines invasiven Karzinoms (Haagensen-Theorie) (Carson u. Mitarb. 1994) (Tab. 6.**102**).

➤ *Morbus Paget:* Der Morbus Paget ist eine In-situ-Erkrankung der mamillennahen Milchgänge mit Einbeziehung der Mamillenepidermis. Die großen Paget-Zellen zeigen histochemisch und immunhistochemisch charakteristische Eigenschaften der Duktusepithelien. Für die zytologische Diagnostik können Zellen mit einem Holzspatel aus der suspekten Mamillenregion leicht gewonnen werden. Die Veränderungen der Mamille gehen zumeist mit einem Juckreiz einher und haben häufig krustig ekzematösen Charakter. Der Morbus Paget stellt eine intraepidermale Manifestation eines duktalen Mammakarzinoms dar, dem in ⅔ der Fälle ein intraduktales Karzinom zugrunde liegt (Bässler 1997). Der Inzidenzgipfel für die Paget-Erkrankung liegt im 6. Lebensjahrzehnt.

Invasive Karzinome. Histologischer Subtyp und Differenzierungsgrad sind beim invasiven Mammakarzinom unabhängige Prognosefaktoren, deren Bedeutung durch multivariate Analysen belegt ist (Reynolds 1994). Die aktuelle histologische Klassifikation ist eine Weiterentwicklung der WHO-Klassifikation von 1981 (Rosen und Obermann 1992) (Tab. 6.**99**).

➤ *Invasiv duktale Karzinome (IDC):* Die IDC stellen mit einem Anteil von 60–70% die weitaus größte Untergruppe aller invasiven Mammakarzinome. Dieser Tumortyp darf per difinitionem keine morphologischen Charakteristika anderer Subtypen aufweisen. Er wird deshalb auch als „not otherwise specified" (NOS) bezeichnet. Der Begriff ICD ersetzt frühere morphologische Bezeichnungen wie szirrhöses Karzinom, Carcinoma simplex, infiltrierendes Karzinom ohne speziellen Typ oder Adenokarzinom der Mamma mit oder ohne produktive Fibrose. IDC wachsen zumeist solide nodulär mit angedeutet sternförmiger Ausstrahlung in das umgebende Bindegewebe (Mammographie!). Die Schnittfläche ist weißlich-grau. Liegt ein IDC vor, sind Informationen über das Ausmaß der intraduktalen Komponente am Gesamttumor von Interesse. 3 Untergruppen sind zu unterscheiden:

- das IDC mit prädominierender intraduktaler Komponente (Verhältnis der intraduktalen Komponente zum invasiven Anteil mindestens 4 : 1),
- das IDC mit extensiver intraduktaler Komponente (EIC) (> 25%),
- Tumoren mit kleiner intraduktaler Komponente.

Kleinere intraduktale oder lobuläre Anteile kommen häufig vor, spielen unter therapeutischen Gesichtspunkten aber wahrscheinlich keine wesentliche Rolle. Für IDC mit EIC ist ein erhöhtes Lokalrezidivrisiko zu erwarten.

Tab. 6.**101** Nuys-Klassifikation des DCIS

Gruppe	Charakterisierung	Krankheitsfreies Intervall (%)[1]
I	gut differenziert (nukleäres Grading 1 oder 2) keine Nekrosen (Nonkomedotyp)	93%
II	gut differenziert (nukleäres Grading 1 oder 2) mit Nekrosen (Komedotyp)	84%
III	schlecht differenziert (nukleäres Grading 3)	61%

[1] 8 Jahre krankheitsfreies Intervall bei brusterhaltendem Vorgehen bezogen auf intramammäre Rezidive
DCIS duktales Carcinoma in situ

Tab. 6.**102** Klinische Charakteristik des LCIS

- ➤ Keine palpablen Läsionen
- ➤ Zufallsbefunde bei Biopsie aus anderen Gründen
- ➤ Keine mammographischen Indikatorkriterien
- ➤ Abnehmende Häufigkeit nach der Menopause
- ➤ Häufig multifokal, multizentrisch und bilateral
- ➤ Risikofaktor für das spätere Auftreten eines lobulären oder tubulären Karzinoms (Latenz 10–15 Jahre)

LCIS lobuläres Carcinoma in situ

Von *Multifokalität* spricht man, wenn invasive oder intraduktale Tumoranteile in der Nähe des Primärtumors innerhalb desselben Quadranten auftreten, von *Multizentrizität*, wenn andere, distante Quadranten betroffen sind.

➤ *Invasiv lobuläre Karzinome (ILC) einschließlich Mischformen:* Die ILC einschließlich der Mischformen haben einen Anteil von etwa 10–15% an der Gesamtheit der invasiven Mammakarzinome. Sie wachsen häufig multifokal und weisen histologisch ein uniformes Zellmuster auf. Von einem reinen ILC sollte nur bei einem ILC-Anteil von >90% gesprochen werden. Mischformen können alveoläre, tubulolobuläre oder pleomorphe Anteile in unterschiedlichem Ausmaß enthalten. Die Siegelringkarzinome der Mamma stellen wahrscheinlich eine Sonderform der ILC dar. Bei der Prognoseabschätzung sind keine wesentlichen Unterschiede zwischen einem ILC und einem IDC zu erwarten.

Histopathologische Sonderformen. Einige histologische Subtypen weisen bei negativem Nodalstatus der Patientinnen insgesamt eine bessere Prognose als die ILC oder IDC auf. Dazu gehören jeweils mit einem Anteil von etwa 2% die *muzinösen*, die *medullären* und die *tubulären Karzinome.* Bis auf das tubuläre Karzinom werden bei den genannten Tumoren in der Regel keine zusätzlichen In-situ-Anteile beobachtet. Muzinöses und medulläres Karzinom sind bei der Palpation und in der Mammographie auffällig runde abgegrenzte Tumoren, von weicher Konsistenz und ohne Kalzifikation (Differentialdiagnose: Fibroadenom).
Andere selten diagnostizierte Subtypen sind:

- *adenoidzystisches Karzinom,*
- mukoepidermoides Karzinom mit zumeist guter Prognose,
- *sekretorisches Karzinom* (auch bei Kindern beschrieben),
- *zystisch hypersekretorisches Karzinom,*
- *apokrines Karzinom* (wahrscheinlich eine Sonderform des intraduktalen Karzinoms),
- *lipidsezernierendes Karzinom,*
- *glykogenreiches Klarzellkarzinom.*

Gelegentlich enthalten Mammakarzinome Peptidhormone, die durch elektronenmikroskopische Untersuchung und/oder immunhistochemische Färbungen diagnostiziert werden können. Diese Gruppe von *Karzinomen mit endokriner Differenzierung* sind durch den Nachweis sog. argyrophiler Granula charakterisiert. Der Nachweis dieser Granula ist kein relevanter prognostischer Parameter (Scopis u. Mitarb. 1992).

Grading. Die histologische und zytologische Variabilität insbesondere der IDC hat zur Entwicklung verschiedener Graduierungsschemata geführt. Das bekannteste Schema ist die *Gradingklassifikation von Bloom u. Richardson* (1957). Nach Verbesserungen erfolgt heute die Graduierung durch semiquantitative Abschätzung auf der Basis architektonischer Charakteristika (drüsige Ausdifferenzierung), zytologischer Parameter (Zellkernmorphologie) und der Mitoserate. Eine aktuell modifizierte Version für das Grading von Mammakarzinomen ist in Tab. 6.**103** wiedergegeben. Hochdifferenzierte Karzinome (G1) werden nach dieser Klassifikation in 18%, mäßig differenzierte in 37% und entdifferenzierte (G3) Karzinome in 45% der Fälle beobachtet (Frierson u. Mitarb. 1995).

Tab. 6.**103** Histopathologisches Grading zur Beurteilung des Malignitätsgrads invasiver Mammakarzinome (nach Bässler)

Merkmale	Scorepunkte	
Tubulusbildung:		
➤ >75%	1	
➤ 10–75%	2	
➤ <10%	3	
Kernpolymorphie:		
➤ gering	1	
➤ mittelgradig	2	
➤ stark	3	
Mitoserate:		
➤ 0–10/10 HPF	1	
➤ 11–20/10 HPF	2	
➤ >20 HPF	3	
Scorepunkte	**Grad**	**Merkmal**
3–5	1	gut differenziert
6–7	2	mäßig differenziert
8–9	3	schlecht differenziert

HPF High power field

Zusammenarbeit bei der Bearbeitung von Tumorpräparaten bei Tumorexzision bzw. Quadrantenresektion. Einzelheiten wurden bereits ausführlich diskutiert (s. S. 46). Von Seiten des Operateurs sind folgende Punkte besonders zu beachten:

- Fadenmarkierung des unfixierten Präparats mit Angaben zur Seitenlokalisation,
- Tuschemarkierung der Präparatoberfläche erfolgt (in Absprache) zumeist durch den Pathologen,
- Einschneiden oder Lamellieren des Präparats im Operationssaal soll vermieden werden,
- Schnellschnittuntersuchung kann eine ausführliche Untersuchung von Paraffinschnitten nicht ersetzen,
- bei Verdacht auf ein Carcinoma in situ ist die Schnellschnittdiagnose allein nicht ausreichend.

Axillärer Lymphknotenstatus. Die histopathologische Beurteilung des axillaren Lymphknotenstatus ist für die prognostische Beurteilung der Erkrankung von besonderer Bedeutung. Voraussetzung für einen axillaren Lymphknotenbefall ist die lymphangische Karzinose im Primärtumor oder in dessen Umgebung, die bei etwa 25% der IDC festzustellen ist. Auf der Basis der Größe werden beim Staging unterschieden:

- Mikrometastasen <2 mm Größe, in ca. 4% der Fälle (pN1a),
- Metastasen >2 mm Größe (pN1b, pN2):
  - mit fokaler Lymphknotenkarzinose,
  - mit totaler Lymphknotenkarzinose,
  - mit extrakapsulärer Invasion.

Welche klinische Bedeutung der sog. intrasinusoidalen Tumorzellemboli oder dem heute möglichen gezielten Nachweis von Tumorzellen in Lymphknoten oder Knochenmark zukommt, ist unklar und zur Zeit Gegenstand wissenschaftlicher Untersuchungen (Diehl 1996). Die prognostische Bedeutung der Mikrometastasen wird nicht einheitlich beurteilt. Einzelne Beobachtungen sprechen dafür, daß das Metastasenrisiko nach > 12 Jahren bei Patientinnen mit axillaren Mikrometastasen gegenüber tumorfreien Kontrollgruppen erhöht ist.

Untersuchungen zur Topographie axillarer Lymphknotenmetastasen bei Patientinnen nach radikaler Mastektomie und axillarer Lymphknotendissektion zeigen, daß in 56% der Fälle ein Tumorzellnachweis ausschließlich im Level I, in 20% der Fälle im Level I und II und in weiteren 20% der Fälle im Level I–III geführt werden konnte. Skipmetastasen werden äußerst selten beobachtet (bei < 1% der Fälle). (Irreguläre Metastasierung, indem zuerst Lymphknoten der höheren Level besiedelt werden oder ein Level übersprungen wird.)

Hormonrezeptorstatus. Der Nachweis der *Östrogen-* (ER-R) und *Progesteronrezeptoren* (PR-R) erfolgt biochemisch aus einem Homogenat von mindestens 0,5 g Tumorfrischgewebe. Die biochemische Maßeinheit ist 1 Femto mol (1 fmol) gebundenes 3H-Estradiol pro mg Gewebeprotein. Als rezeptorpositiv werden Werte > 10 fmol/mg angegeben.

Das zweite heute gebräuchliche Verfahren ist die *immunhistochemische Erfassung der Steroidrezeptoren* am Kryostatschnitt oder nach Paraffineinbettung. Durch diese Technik ist es möglich, den Rezeptorstatus auch an Stanzbiopsien oder in tumorzellartigen Exsudaten biochemisch zu bestimmen. Auch retrospektive Untersuchungen an eingebettetem Material sind möglich. Ein positiver Rezeptorstatus ist an einer dunkelgelben bis braunen Anfärbung der Zellkerne erkennbar, die durch unterschiedliche Farbintensität und durch homogene oder heterogene Expression gekennzeichnet sein kann. Beide Kriterien werden in einer semiquantitativen Bewertung in einem immunreaktiven Score mit Punktwerten von 0–12 wiedergegeben. Der Schwellenwert für die Abgrenzung rezeptornegativ und -positiv liegt bei 0–2 Punkten, was einem biochemischen Wert von 10–20 fmol entspricht. IDC weisen zu 55–65% einen ER^+-Rezeptorstatus auf. Medulläre Karzinome sind dagegen nur in 5–25% ER-rezeptorpositiv.

Molekularbiologische/genetische Parameter. Erfassung der Überexpression von p53 oder der Amplifikation/Überexpression von c-erbB2 auf Tumorzellen, Erfassung der Tumorangiogenese, Nachweis von Plasminogenaktivator vom Urokinasetyp (uPA, PAI-1). Alle genannten Parameter werden seit geraumer Zeit als mögliche Prognoseparameter oder Indikatoren für Therapieentscheidungen diskutiert. Wegen widersprüchlicher oder noch unzureichender Ergebnisse kann zur Zeit keiner dieser Parameter für die routinemäßige Bestimmung außerhalb klinischer Studien empfohlen werden.

Besondere klinische Erscheinungsformen:

➤ *Inflammatorisches Karzinom:* Der Begriff des inflammatorischen Karzinoms wird zunächst durch klinische Kriterien bestimmt. Man findet typischerweise eine gerötete Kutis, Zeichen eines Kutisödems mit gelegentlicher grobporiger Struktur (peau d'orange). Tastbare Tumorknoten sind selten. Histomorphologisch handelt es sich um gering differenzierte, IDC mit meist deutlich ausgeprägter Lymphangiosis und Haemangiosis carcinomatosa und nicht um einen spezifischen histologischen Subtyp des Mammakarzinoms. Die histologische Diagnose läßt sich zumeist durch eine Stanzbiopsie stellen. Die Erkrankung wird mit einem Anteil von etwa 1% selten diagnostiziert. Der Tumor wird als T4-Tumor klassifiziert und hat insgesamt eine ungünstige Prognose.

➤ *Okkulte Mammakarzinome mit manifester Lymphknotenmetastasierung:* Gelegentlich ist ein tastbar vergrößerter, suspekter Lymphknoten in der Axilla das erste klinische Zeichen für ein okkultes Mammakarzinom. Differentialdiagnostisch sind entzündliche Erkrankungen und Metastasen gastrointestinaler Tumoren, der Lunge, der Schilddrüse sowie der Speicheldrüsen auszuschließen. Nur selten wird das okkulte Mammakarzinom simultan in der Mamma, häufiger im axillaren Ausläufer des Brustdrüsenkörpers oder im akzessorischen Brustdrüsengewebe der Axilla gefunden. Die Latenz bis zur Sicherung des Primärtumors kann bis zu 5 Jahre betragen. Histologisch handelt es sich bei den Primärtumoren zumeist um IDC. Zur Sicherung der Diagnose kann die Bestimmung des Steroidrezeptorstatus aus dem Lymphknoten hilfreich sein. Die Prognose dieser Erkrankungsvariante ist vergleichbar oder sogar etwas günstiger als bei Patientinnen mit einem intramammären Primärtumor und axillarer Metastasierung (Merson u. Mitarb. 1992).

Histomorphologische Veränderungen nach neoadjuvanter Chemotherapie des Mammakarzinoms

Histomorphologisch sind nach der Chemotherapievorbehandlung typische Veränderungen wie eine verstärkte Stromazellfibrose und eine inflammatorische Begleitreaktion zu beobachten. Verbliebene Tumorzellen haben ein histiozytenähnliches Erscheinungsbild, ein vakuoliges Zytoplasma oder eosinophile Granula. Die Kerne sind vergrößert und hyperchromatisch. Zur sicheren differentialdiagnostischen Beurteilung zwischen Histiozyten und residuellen Tumorzellen sind immunhistochemische Zusatzuntersuchungen hilfreich (Kennedy u. Mitarb. 1990, Sinn u. Mitarb. 1994).

➤ *Nonepitheliale Mammatumoren:* Sarkome der Mamma sind selten. Differentialdiagnostisch kann die Abgrenzung zu Phylloidtumoren schwierig sein. Häufiger werden intramammäre Metastasen von Weichteilsarkomen beobachtet. Klinisch bedeutsam ist das primäre *Angiosarkom,* das z.B. als Spätfolge (5–9 Jahre) eines chronischen Lymphödems auftreten kann. Angiosarkome der Thoraxwand wurden auch bei Patientinnen nach Mastektomie und postoperativer Strahlentherapie in einem Intervall von etwa 10 Jahren beschrieben (Jones u. Mitarb. 1992).

In jüngster Zeit gibt es auch Einzelbeobachtungen dieser Erkrankung bei Patientinnen nach konservativer Operation mit nachfolgender Bestrahlung des Brustdrüsenkörpers. Das Intervall ist möglicherweise deutlich kürzer als nach einem chronischen Lymphödem (Zucali u. Mitarb. 1994).

Während die Hodgkin-Erkrankung sich nur äußerst selten in der Mamma manifestiert, sind *Non-Hodgkin-Lymphome* mit einem Anteil von etwa 5% an den nonepithelialen Tumoren und einem Anteil von etwa 0,2% an allen malignen Mammaerkrankungen häufiger zu beobachten. Charakteristisch ist der bilaterale Befall der Mamma.

➤ *Phylloidtumoren (Cystosarcoma phylloides):* Phylloidestumoren können als benigne (60%), fraglich maligne (15%) und als maligne (25%) klassifiziert werden. Der Altersgipfel für diese Erkrankung liegt vor der Menopause bei etwa 45 Jahren. Die Größe des Tumors, das Ausmaß an zellulärer Atypie und die mitotische Aktivität sind die wichtigsten Kriterien der Malignität. Es gibt aber keine allgemein akzeptierten histomorphologischen Kriterien, die mit der Prognose assoziiert sind. Pylloidestumoren können lokal rezidivieren, ohne daß dies als Zeichen der Malignität interpretiert werden muß. Bei benignen Phylloidestumoren ist die lokale Exzision mit Sicherheitssaum, bei malignen Tumoren die Mastektomie zu empfehlen. Eine Lymphknotenentfernung ist nicht erforderlich.

Stadieneinteilung

Die exakte Erfassung der Tumorausbreitung ist eine wichtige Voraussetzung für eine differenzierte Therapieentscheidung. Die *TNM-Klassifikation* der UICC ist das in Deutschland gebräuchlichste Klassifizierungsschema. Die TNM-Klassifikation berücksichtigt ausschließlich anatomische Kriterien. Tumorbiologische Parameter wie z. B. der Steroidrezeptorstatus finden keine Berücksichtigung. Neben der TNM-Klassifikation findet die Stadienklassifikation der AJC (American Joint Committee on Cancer) klinische Anwendung. Die *pTNM-Klassifikation* erfolgt postoperativ anhand der pathologisch-anatomischen bzw. histopathologischen Befunde (Tab. 6.**104**). Die pT-Klassifikation erfordert die Untersuchung des vollständig exstirpierten Primärtumors. Die Tumorgröße wird nur durch den invasiven Tumoranteil bestimmt, auch wenn größere In-situ-Anteile vorliegen. In einem solchen Fall wird die Klassifikation durch das Suffix „is" vervollständigt (z. B. pT1a [is]). Bei multilokulären oder multizentrischem Tumorwachstum wird der Tumor mit der höchsten pT-Kategorie klassifiziert und die Multiplizität oder die Anzahl der Tumoren in Klammern aufgeführt (z. B. pT2 [m] oder pT2 [5]). Synchrone bilaterale Karzinome werden separat klassifiziert. Wenn ein neuer Primärtumor innerhalb von 2 Monaten diagnostiziert wird, wird er als synchron aufgefaßt. Der ausschließlich histologische Nachweis einer Haut- oder Mamilleninfiltration ohne makroskopischen Nachweis eines Ödems, einer Ulzeration oder von Satellitenknoten der Haut rechtfertigt nicht die Klassifikation pT4. Da zum Zeitpunkt der histopathologischen Untersuchung am Mastektomiepräparat ein Ödem der Haut evtl. nicht mehr zu erkennen ist, sollte eine entsprechende Information von klinischer Seite zur exakten Klassifikation vorliegen. Inflammatorische Karzinome werden als T4 d klassifiziert.

Die pN-Definitionen sind z. T. detaillierter als die N-Definitionen. Eine histopathologische Klassifikation der regionären Lymphknoten (pN) ist möglich, wenn wenigstens die Lymphknoten des Level I untersucht worden sind. Dabei sollten mindestens 6 Lymphknoten nachgewiesen werden. Die Mindestanzahl für 2 untersuchte Level beträgt 10 Lymphknoten.

Klassifikation der regionären Lymphknoten

- Level I (untere Axilla): Lymphknoten lateral des lateralen Rands des M. pectoralis minor,
- Level II (mittlere Axilla): Lymphknoten zwischen dem medialen und lateralen Rand des M. pectoralis minor und interpectoralis,
- Level III (apikale Axilla): Lymphknoten medial des medialen Rands des M. pecotralis minor einschließlich der als subklavikular, infraklavikular oder apikal bezeichneten Lymphknoten.

Jede andere Lymphknotenmetastase wird als Fernmetastase (pM1) klassifiziert, einschließlich der supraklavikularen, zervikalen oder kontralateralen Lymphknotenmetastasen.

M- und pM-Definitionen sind im wesentlichen identisch. Die pM-Klassifikation setzt eine histopathologische Identifizierung der Fernmetastasen voraus. Fakultativ können mikroskopische Residualtumoren als R1 und makroskopische Residualtumoren als R2 beschrieben werden.

Diagnostik der Knochenmarkmetastasierung. Die ossäre Metastasierung ist die häufigste Manifestation einer hämatogenen Metastasierung beim Mammakarzinom. Eine Klassifizierung entsprechend pM1 setzt eine histologische Untersuchung voraus, die in der Regel durch Beckenkammbiopsie erfolgt. Entsprechend der TNM-Klassifikation werden jetzt auch isolierte Tumorzellen im Knochenmark als Fernmetastasierung klassifiziert. Diese Befunde sollten durch das Suffix „i" kenntlich gemacht werden (z. B. pM1 [i]).

Prognose- und therapierelevante (prädiktive) Faktoren

Für das Mammakarzinom wurden seit Beginn der 80er Jahre mehr als 60 Prognosefaktoren beschrieben. Ausdruck der Unsicherheit beim Umgang mit dieser Vielzahl neuer Prognosefaktoren sind die restriktiven Consensusempfehlungen zum klinischen Einsatz und zur Relevanz insbesondere der neuen Prognosefaktoren (Tab. 6.**105**).

Tab. 6.104 pTNM-Klassifikation des Mammakarzinoms

pT-Primärtumor	
pTX	Primärtumor kann nicht beurteilt werden
pTO	kein Anhalt für Primärtumor
pTis	Carcinoma in situ: intraduktales Karzinom oder lobuläres Carcinoma in situ oder Morbus Paget der Mamille ohne nachweisbaren Tumor ➤ Anmerkung: Der Morbus Paget kombiniert mit einem nachweisbaren Tumor wird entsprechend der Größe des Tumors klassifiziert
pT1	Tumor 2 cm oder weniger in größter Ausdehnung
pT1 a	0,5 cm oder weniger in größter Ausdehnung
pT1 b	mehr als 0,5 cm, aber nicht mehr als 1 cm in größter Ausdehnung
pT1 c	mehr als 1 cm, aber nicht mehr als 2 cm in größter Ausdehnung
pT2	Tumor mehr als 2 cm, aber nicht mehr als 5 cm in größter Ausdehnung
pT3	Tumor mehr als 5 cm in größter Ausdehnung
pT4	Tumor jeder Größe mit direkter Ausdehnung auf Brustwand oder Haut ➤ Anmerkung: Die Brustwand schließt die Rippen, die interkostalen Muskeln und den vorderen Serratusmuskel mit ein, nicht aber die Pektoralismuskulatur
pT4 a	mit Ausdehnung auf die Brustwand
pT4 b	mit Ödem (einschließlich Apfelsinenhaut), Ulzeration der Brusthaut oder Satellitenmetastasen der Haut der gleichen Mamma
pT4 c	Kriterien 4 a und 4 b gemeinsam
pT4 d	entzündliches (inflammatorisches) Karzinom

pN-Regionäre Lymphknoten	
pNX	regionäre Lymphknoten können nicht beurteilt werden (zur Untersuchung nicht entnommen oder früher entfernt)
pN0	keine regionären Lymphknotenmetastasen
pN1	Metstasen in beweglichen ipsilateralen axillaren Lymphknoten
pN1 a	nur Mikrometastasen (keine größer als 0,2 cm)
pN1 b	Metastasen in Lymphknoten, zumindest eine größer als 0,2 cm
i	Metastasen in 1–3 Lymphknoten, eine größer als 0,2 cm, aber alle kleiner als 2 cm
ii	Metastasen in vier oder mehr Lymphknoten, eine größer als 0,2 cm, aber alle kleiner als 2 cm
iii	Ausdehnung der Metastasen über die Lymphknotenkapsel hinaus (alle kleiner als 2 cm in größter Ausdehnung)
iv	Metastasen in Lymphknoten 2 cm oder mehr in größter Ausdehnung
pN2	Metastasen in ipsilateralen axillaren Lymphknoten, untereinander oder an andere Strukturen fixiert
pN3	Metastasen in Lymphknoten entlang der Arteria mammaria interna
pM-Fernmetastasen	
pMX	Vorliegen von Fernmetastasen kann nicht beurteilt werden
pM0	keine Fernmetastasen
pM1	Fernmetastasen
Fakultativ ist eine Unterscheidung zwischen:	
pM1 a	Metastasen nur in supraklavikulären Lymphknoten (ipsi- und/oder kontralateral)
pM1 b	andere Fernmetastasen

Das klinische und wissenschaftliche Interesse an neuen Prognosefaktoren beruht u. a. auf dem Wunsch, aus der Gruppe der nodal negativen Patientinnen mit insgesamt guter Prognose diejenigen herauszufinden, die aufgrund eines hohen Rezidiv- und/oder Metastasierungsrisikos von einer adjuvanten Therapie profitieren könnten. Nur eine bessere Diskriminierung über Prognosefaktoren macht eine gezieltere, risikoadaptierte Therapie möglich.

Etablierte Prognosefaktoren

Tumorgröße (pT) und Lymphknotenstatus (pN). Tumorgröße und Lymphknotenstatus sind unabhängige Prognosefaktoren. Dennoch ist der Befall der ipsilateralen Lymphknoten mit der Tumorgröße eng korreliert: Bei T < 1 cm ist nur etwa in 20% der Fälle ein positiver N^+-Status zu erwarten, während bei einer Tumorgröße

Anforderungen an einen klinisch relevanten Prognosefaktor (McGuire 1991)

- Für den in Frage kommenden Faktor muß eine biologische Hypothese bestehen,
- die Nachweismethode muß validiert und reproduzierbar sein,
- die Grenzziehung (Cut off) muß optimiert und überprüft sein,
- die relative Bedeutung des Einzelfaktors muß im Kontext verschiedener etablierter Prognosefaktoren mittels einer Multivarianzanalyse bestimmt werden,
- der Faktor sollte in prospektiv randomisierten Studien überprüft sein.

Tab. 6.**105** Empfehlungen über relevante Prognosefaktoren beim Mammakarzinom zur Risikoabschätzung und Therapieplanung

Empfehlungen von	Prognosefaktoren
NIH (1990)	Nodalstatus Größe des Primärtumors ER, PR nukleäres Grading histologischer Subtyp Proliferation: ➤ S-Phase ➤ Cathepsin D
St. Gallen (1995)	Nodalstatus Größe des Primärtumors histologisches Grading Alter ER
American College of Pathologists (1995)	TNM-Klassifikation histologischer Subtyp histologisches Grading von möglichem Nutzen: ➤ Proliferation: – Mitoserate – S-Phase – Ki-67 ➤ c-erbB2 ➤ p53 ➤ Angiogenese ➤ vaskuläre Invasion

ER Östrogenrezeptor
PR Progesteronrezeptor

> 6 cm in 60% der Fälle ein positiver Nodalstatus gefunden wird. Die Größe des Primärtumors und die Anzahl der positiven Lymphknoten korrelieren direkt mit der Überlebensrate (Tab. 6.**106**). Bei nodal negativen Patientinnen ist der wichtigste prognostische Indikator die Tumorgröße. Bei nodal positiven Patientinnen hat der Lymphknotenstatus einen höheren Stellenwert. Die Prognose ist bei negativem Lymphknotenstatus gut, mäßig bei 1–3 positiven Lymphknoten und schlecht bei < 3 positiven Lymphknoten. Innerhalb der verschiedenen Lymphknotengruppen verschlechtert sich aber die Prognose mit zunehmender Tumorgröße.

Tumorgröße und Lymphknotenstatus lassen keinen direkten Rückschluß auf die Effektivität einer adjuvanten Chemotherapie zu. Sowohl bei nodal negativen als auch bei nodal positiven Patientinnen kann mit einer adjuvanten Chemotherapie eine Reduzierung des Rezidivrisikos erreicht werden (Early Breast Cancer Trialists' Collaborative Group 1992).

Histologischer Subtyp. Die histomorphologische Unterscheidung in ein Carcinoma in situ bzw. ein invasives Karzinom ist eine prognostisch relevante Aussage. Die Etablierung weiterer morphologischer Prognoseparameter beim DCIS befindet sich noch in der klinischen Erprobungsphase (Nuys-Klassifikation). Beim invasiven Mammakarzinom sind morphologische Prognose-Kriterien dagegen fest etabliert. Sonderformen des duktalen Karzinoms wie reines tubuläres oder medulläre Karzinom haben eine bessere Prognose. Die häufige Assoziation dieser Subtypen mit einem hohen Differenzierungsgrad (G1) und/oder mit einem negativen Lymphknotenstatus (pNo) begrenzt allerdings die Bedeutung dieser Parameter als unabhängige Prognosefaktoren. Eine im Tumorpräparat nachgewiesene Lymphangiose oder Hämangiose weist auf einen ungünstigen Krankheitsverlauf hin. Neue immunhistochemische Techniken erlauben die Darstellung des vaskulären Endothels. Die Bedeutung dieses angiogenen Faktors für die Metastasierung befindet sich ebenfalls noch im Status der klinischen Forschung.

Grading. Bloom und Richardson (1957) haben auf die prognostische Bedeutung des histologischen Gradings aufmerksam gemacht. Die heute etablierten Gradingklassifikationen berücksichtigen das nukleäre Grading, die Mitoserate und die architektonische Differenzierung. Wichtigster Einwand gegen das Grading ist die erhebliche Interobserver-Varibilität. Die begrenzte Reproduzierbarkeit der Aussage schränkt den klinischen Nutzen ein und erschwert vergleichende Untersuchungen. Bessere Gradingrichtlinien könnten dieses Problem in Zukunft evtl. vermindern. Trotz dieser Einwände unterstreicht die Untersuchung von Henson u. Ries (1991; SEER American Tumor Registry) die bedeutende Rolle des Gradings für die Prognose (Tab. 6.**107**).

Alter. Der Erkrankungsbeginn vor dem 35. Lebensjahr ist prognostisch ungünstig. In multivariaten Analysen wurde der Erkrankungsbeginn < 35 Jahre als unabhängiger Prognosefaktor bzgl. Rezidiv und Überleben identifiziert (RR 1,8–2,0). Mit dem frühen Erkrankungsbeginn sind häufiger Zweitkarzinome assoziiert (Nixon u. Mitarb. 1994). Bei diesen Patientinnen wird häufiger der hereditäre als der sporadische Typ des Mammakarzinoms gefunden (BRCA positiv). Welche weitergehenden Implikationen mit dieser Beobachtung verbunden sind, ist noch unklar. Unklar ist auch, ob bei frühem Erkrankungsalter bei sonst günstigen Prognoseparametern die Indikation für eine adjuvante Chemotherapie gegeben ist.

Steroidrezeptorstatus. Ein Expertenteam der ASCO (American Society of Clinical Oncology) hat kürzlich den Östrogen- und Progesteronrezeptor sowohl in der Prä- als auch in der Postmenopause als relativ schwachen Prognoseparameter für ein Rezidiv und das Überleben klassifiziert. Dennoch ist die konventionelle oder immunhistochemische Bestimmung der Rezeptoren im Tumorgewebe unverändert klinischer Standard und Basis für weitere Therapieentscheidungen. Bei nodal negativen Patientinnen scheint dem Östrogenrezeptorstatus, bei nodal positiven Patientinnen dem Progesteronrezeptorstatus die größere prognostische Bedeutung zuzukommen. Eine inverse Korrelation besteht zwischen

Tab. 6.106 Korrelationen zwischen Tumorgröße, Frequenz axillarer Lymphknotenmetastasen und 5-Jahres-Überlebensraten unter Verwendung der Daten von Fisher u. Mitarb. (1969), Nemoto u. Mitarb. (1980) und Carter u. Mitarb. (1989)

pTNM	Tumorgröße (cm)	Frequenz in %		% axillare Lymphknotenmetastasen (Mittelwerte)[1]		% 5 Jahres-Überlebensraten nodal-negative Fälle		% 5-Jahres-Überlebensraten nodal-positive Fälle[2]		
pT1 a	< 0,5	1,4		24		90,5		55		(95)
pT1 b	0,5 – 0,9	4,0	33,6 %	22	**26 %**	82		54		(94)
PT1 c	1,0 – 1,9	28,2		34		79		57		(86)
pT2	2,0 – 2,9	29,4		42		78		53		**(83)**
	3,0 – 3,9	17,5	55,4 %	50	**49 %**	72	**74 %**	44	**45 %**	**(86)**
	4,0 – 4,9	8,5		55		72		40		**(69)**
pT3	> 5,0	10,9		64		71		36		**(73)**

[1] Rubriken axillarer Lymphknotenmetastasen und 5-Jahres-Überlebensraten sind aus Mittelwerten gebildet worden

[2] Angaben beziehen sich auf Fälle mit > 4 Lymphknotenmetastasen, in Klammern sind die Werte für 1 – 3 Lymphknotenmetastasen angegeben

Tab. 6.107 Mortalitätsraten (%) nach 5 Jahren in Abhängigkeit von Tumorgröße und Lymphknotenstatus sowie dem histologischen Differenzierungsgrad (basierend auf 22 616 Fällen mit Mammakarzinom in der SEER-Datenbank)

TNM-Stadieneinteilung	Mortalitätsraten (%) und histologischer Differenzierungsgrad 1	2	3	4	Alle
NN T < 2 cm	1	2	6	11	4
NN T 2 – 5 cm	3	9	16	14	12
NP T < 2 cm	1	11	21	19	16
NP T 2 – 5 cm	15	21	35	37	30

NN nodal negativ
NP nodal positiv
T Tumor

dem Steroidrezeptorstatus und verschiedenen Proliferationsparametern wie TLI, S-Phase und Ki-67.

> Der Rezeptorstatus ist als wichtiger *prädiktiver Parameter* für das Ansprechen auf eine endokrine Therapie in der Prä- und Postmenopause etabliert.

Neue Prognosefaktoren

Tumorzellnachweis im Knochenmark. Der Tumorzellnachweis im Knochenmark ist nicht mit einer Mikrometastasierung gleichzusetzen. Bei klinisch lokaler Erkrankung gelingt ein Tumorzellnachweis bei 20 – 30 % aller Patientinnen. Nach erfolgreicher Primäroperation werden häufig keine Tumorzellen mehr nachgewiesen (3 % nach 18 Monaten Follow up). Es besteht aber allgemein eine Korrelation zwischen dem Nachweis von Tumorzellen und einem erhöhten Rezidivrisiko (Diel 1996). Multivariate Analysen zur Beurteilung des prognostischen Stellenwerts dieses Parameters fehlen noch. Der invasive Charakter der Materialgewinnung und der Aufwand bei der Analyse sind aktuelle Kritikpunkte. Die Auswertung prospektiver Untersuchungen unter standardisierten Bedingungen (Entnahmezeitpunkt, Entnahmeort, Anzahl der Entnahmen u. a.) steht noch aus.

Der Nachweis medullärer Mikrometastasen erfolgt ebenfalls zum Zeitpunkt der Diagnosestellung mit ähnlicher Technik und gleicher Zielsetzung (Mansi u. Mitarb. 1989).

Proliferationsmarker. Die Proliferationsaktivität als Ausdruck aggressiven Wachstums ist bei einer Vielzahl von Tumoren untersucht worden. Verschiedene Techniken wie die direkte Messung des Einbaus von radioaktiv markiertem Thymidin in frisches Tumorgewebe (TLI) oder indirekte Methoden wie die Bestimmung des intrazellulären DNA-Gehalts (diploid gegenüber aneuploid) oder der S-Phasen-Fraktion mit Hilfe der DNA-Flowzytometrie und der Nachweis von zellzyklusabhängigen Proteinen mit Hilfe monoklonaler Antikörper (Ki-67, MIB1, PCNA) sind heute verfügbar. An die Qualität der Bestimmung sind hohe Anforderungen zu stellen. Nach wie vor bestehen zwischen den einzelnen Arbeitsgruppen z. T. erhebliche methodische und technische Unterschiede, die die Interpretation vorliegender Daten erschwert und die Durchführung großer multizentrischer Studien verhindert. In multivariaten Analysen verlieren die Proliferationsmarker zumeist ihre Signifikanz als relevante Prognosefaktoren. Eine weitgehende Standardisierung der Methoden, der Cut-off-Level und anderer Parameter ist erforderlich. Die Messung der DNA-Aneuploidie ermöglicht zwar die Einschätzung der chromosomalen Imbalanz eines Tumors, trägt aber nur wenig zur genauen Abschätzung des Wachstums- und Metastasierungsverhaltens eines Tumors bei. Die prädiktive Aussagekraft aller Proliferationsmarker bzgl. der Wirksamkeit einer Chemotherapie ist enttäuschend.

> Fehlende Proliferationsaktivität ist nicht gleichzusetzen mit einer Chemoresistenz.

Tumorassoziierte Proteasen. Tumorassoziierte Proteasen kontrollieren den Abbau von Proteinen im Tumorstroma und an der Basalmembran. Sie sind Indikatoren für die Zellmobilität und damit für das Invasions- und Metastasierungspotential eines Tumors.

➤ *Cathepsin D:* Cathepsin D ist einer der am besten untersuchten Parameter. Der praktische Nutzen dieses Parameters als prognostischer Marker ist aber nach wie vor umstritten (Rochefort 1992). In einigen Untersuchungen hat es den Anschein, daß erhöhte Cathepsin-D-Level häufiger mit einem positiven Lymphknotenstatus assoziiert sind. Der Cathepsin-D-Level erlaubt keine Aussage über die Effektivität einer Chemotherapie.

➤ *Urokinaseplasminogenaktivator (uPA) und Plasminogenaktivatorinhibitor (PAI-1):* uPA kann in Mammakarzinomzellen vermehrt gebildet werden und führt nach Anbindung an spezifische Oberflächenrezeptoren der Tumorzelle zur Aktivierung von Plasminogen in Plasmin. Dieses an der Zelloberfläche lokalisierte Proteasesystem kann dann Proteine des Stromas und der Basalmembran andauen. Erhöhte uPA-Werte im Tumorgewebeextrakt korrelieren mit dem Auftreten von Frührezidiven in den ersten 24 Monaten postoperativ. Auch der Nachweis des uPA-Inhibitors PAI-1 ist mit einer ungünstigen Prognose assoziiert. Möglicherweise sind PAI-1 und uPA bei nodal negativen Patientinnen als unabhängige Prognosefaktoren bei der Abschätzung des Rezidivrisikos bedeutsam. Eine prospektiv kontrollierte Studie untersucht derzeit diesen Ansatz (Jänicke u. Mitarb. 1993).

Molekularbiologische Parameter (EGF-R, c-erbB2, p53). Molekularbiologische Faktoren haben sich für klinische Belange bisher noch nicht durchsetzen können. Die Überexpression des Rezeptors für den epidermalen Wachstumsfaktor EGF (EGF-R) ist auf Zellen unterschiedlicher Karzinomtypen nachweisbar. Über den EGF-Rezeptor können Tumorzellen von Wachstumsfaktoren in autokriner oder parakriner Weise stimuliert werden. Die Überexpression von EGF-R wird allgemein mit einem aggressiven Wachstumsverhalten des Tumors assoziiert. Mitbedingt durch methodische Probleme lassen die Daten zahlreicher, multivariater Analysen bisher nicht erkennen, daß der EGF-R ein unabhängiger Prognosefaktor ist. Eine inverse Korrelation mit dem Östrogenrezeptor wird beschrieben. Interessant erscheinen präliminare Untersuchungen, die bei einem positiven EGF-R-Status eine Insensitivität gegenüber einer endokrinen Therapie beobachtet haben (Nicholson u. Mitarb. 1993). Auch der Nachweis des Onkogens c-erbB2 oder des Proteinprodukts HER-2/neu ist allgemein mit einer ungünstigen Prognose assoziiert. Bei etwa 20% aller Mammakarzinome wird eine Amplifikation dieses Onkogens beobachtet. Ein signifikanter Effekt auf den Krankheitsverlauf wurde bisher nur bei lymphknotenpositiven Patientinnen bei 5facher Amplifikation des Onkogens beobachtet.

Widersprüchliche Hinweise gibt es über die Rolle der c-erbB2-Expression als prädiktiver Faktor für Resistenz/Sensibilität gegenüber einer adjuvanten zytostatischen und endokrinen Therapie (Muss u. Mitarb. 1994).

p53 ist ein nukleäres Protein, das bei der Tumorsuppression, der Kontrolle der Transkription, der Regulation des Zellzyklus und bei der Apoptose eine zentrale Rolle spielt. Mutationen im Bereich dieses Suppressorgens ziehen wahrscheinlich erhebliche Dysregulationen auf zellulärer Ebene nach sich. Der immunhistochemische Nachweis von p53-Protein als Ausdruck einer stattgehabten Mutation gelingt heute bei ca. 40–50% aller Mammakarzinome. Ein positiver p53-Status ist mit einer hohen S-Phasen-Fraktion, großvolumigen Primärtumoren und einem negativen Steroidrezeptorstatus korreliert. Bei fehlenden prospektiven Studien wird die Rolle des p53-Proteins insgesamt derzeit kontrovers diskutiert. Nur bei nodal negativen Patientinnen mit einem Mammakarzinom sind Hinweise für die prognostische Relevanz dieses Parameters erkennbar.

Angiogenese. Metastasen von < 0,2 cm sind auf eine Neovaskularisation angewiesen. Der Versuch, immunhistochemisch die Gefäßdichte im Primärtumor als Surrogat für die Angioneogenesekapazität des Tumors zu messen, hat zeitweilig großes Interesse gefunden. Etablierte Techniken konnten aber bis heute nicht entwikkelt werden. Eine bedeutsame Schwierigkeit dieses Ansatzes liegt darin, daß die Gefäßdichte innerhalb des Tumors offensichtlich sehr unterschiedlich ist, was reproduzierbare Messungen erschwert.

Prognosefaktoren und Therapieempfindlichkeit. Für die prädiktive Einschätzung der Wirksamkeit einer endokrinen Therapie ist der positive Steroidrezeptorstatus der wichtigste Faktor. Die Standardisierung der Methoden (biochemische Bestimmung im Zytosol, immunhistochemische Bestimmung im Zellnukleus) hat die klinische Bedeutung dieser Parameter weiter erhöht. Vor Therapiebeginn weisen etwa 70% der Tumoren einen positiven ER-Rezeptor auf, von denen wiederum 50% auch PR-positiv sind. Tumoren bei älteren Patientinnen (> 70 Jahre) und hochdifferenzierte Tumoren sind häufiger rezeptorpositiv. Bei etwa 20% der Patientinnen mit ER^+-/PR^+-Status ist eine endokrine Therapie nicht wirksam, während andererseits bei etwa 10% der ER-/PR-Patientinnen ein Ansprechen auf eine endokrine Therapie zu beobachten ist. Grundsätzlich hat der Rezeptorstatus für die Wirksamkeit einer endokrinen Therapie bei Patientinnen mit fortgeschrittener Erkrankung einen höheren Stellenwert als für Patientinnen mit begrenzter Erkrankung. Die Expression des Rezeptors ist möglicherweise nur der erste Schritt einer biochemischen Kaskade, der die Wirksamkeit einer endokrinen Therapie bestimmt. Eine Metaanalyse der Daten der Early Breast Cancer Trialist Collaborative Group zeigt, daß Tamoxifen unabhängig vom Rezeptorstatus das Rezidivrisiko minimiert. Eine erhöhte Wirksamkeit einer Chemotherapie kann bei Tumoren mit schlechter Differenzierung (G3), Aneuploidie oder anderen Anzeichen einer erhöhten Proliferationsaktivität angenommen werden.

Fazit. Zusammenfassend sind in der klinischen Routine zur Abschätzung der individuellen Prognose und zur Vorbereitung von Therapieentscheidungen die Erfassung folgender Parameter erforderlich bzw. sinnvoll:

- Tumorgröße,
- Lymphknotenstatus,
- histologisches Grading,
- Steroidrezeptorstatus,
- alle anderen Prognosefaktoren wie Proliferationsmarker, Wachstumsfaktorrezeptoren, Onkogene, der Nachweis von Mikrometastasen im Knochenmark sowie die Faktoren zur Bestimmung des Metastasierungspotentials sind noch in der Phase der klinischen Evaluation.

Diagnostik

Maligne Tumorerkrankungen der Mamma haben in der Regel lange Zeit einen asymptomatischen Verlauf. Auffälligkeiten oder Anzeichen für einen Tumor werden häufig zufälligerweise bei der Selbstuntersuchung oder bei Vorsorgeuntersuchungen im Rahmen der ärztlichen Inspektion und Palpation sowie mit Hilfe von Mammographie oder Sonographie entdeckt. Die Optimierung der Früherkennung ist eine medizinische, aber auch eine gesellschaftliche Herausforderung.

Screening

Trotz fehlender klarer Empfehlungen ist der Nutzen der Screeninguntersuchungen beim Mammakarzinom offensichtlich. Insgesamt 8 systematische Studien mit periodischem Mammographiescreening mit oder ohne zusätzliche Selbstuntersuchung und Untersuchung durch einen Arzt wurden seit 1963 durchgeführt (z.B. Health Insurance Plan NY = HIP Studie, Breast Cancer Detection Demonstration Project = BCDDP-Studie) (Baker 1982, Chu u. Mitarb. 1988). Betrachtet man jeweils die gesamte Studienpopulation, kommen alle Studien in der Tendenz zur gleichen Aussage, daß sich für die Mammographiegruppe ein Vorteil gegenüber der Kontrollgruppe in folgenden Punkten ergibt:

- kleinere Tumorgröße,
- günstigeres Stadium bei der Diagnosestellung,
- Reduktion der Mortalitätsrate.

Für Frauen zwischen 50–69 Jahren errechnet sich nach 10–12 Jahren Follow up eine Reduktion der Mortalität um etwa 30% (Fletcher u. Mitarb. 1993). Ob sich für Frauen zwischen 40–49 Jahren durch ein Mammographiescreening ein ähnlicher Vorteil ergibt, ist ebenfalls wahrscheinlich, aber auf statistischer Basis mit Hilfe der vorliegenden Untersuchungsdaten nicht zweifelsfrei zu belegen (Kopans 1995). Die Vorteile der regelmäßigen Selbstuntersuchung im Rahmen des Screenings lassen sich auf der Basis klinischer Studien bis heute nicht statistisch belegen. Der weniger ausgeprägte Vorteil des Mammographiescreenings in der Altersgruppe 40–49 Jahre läßt gerade für diese Altersgruppe zusätzliche Vorteile durch die Selbstuntersuchung erwarten.

Aktuelle Empfehlungen zum Screening beim Mammakarzinom

- Neben der Mammographie sind die Sonographie, die regelmäßige Mammaselbstuntersuchung sowie die ärztliche Palpationsuntersuchung wichtige komplementäre Untersuchungsmethoden zur Früherkennung von Mammakarzinomen und geeignet, die tumorbedingte Mortalität zu senken.
- Bei Frauen ohne anamnestisches Risiko und ohne klinischen Befund sollten regelmäßige Screeninguntersuchungen einschließlich der Mammographie mit dem 40. Lebensjahr beginnen. Ein Intervall von 2 Jahren erscheint bei unauffälligem Ausgangsbefund ausreichend.
- Frauen nach dem 50. Lebensjahr ist eine jährliche Mammographie zu empfehlen.
- Frauen mit bekannten Risikofaktoren sollten eine Basismammographie bereits mit dem 35. Lebensjahr durchführen lassen.

Genetisches Screening. Der Nutzen eines genetischen Screenings auf BRCA-1-Mutationen von weiblichen Mitgliedern aus Risikofamilien wird derzeit sehr kontrovers diskutiert. Mögliche Vor- und Nachteile werden in Deutschland im Rahmen einer Pilotstudie in verschiedenen Kliniken untersucht. Außerhalb kontrollierter Studien sollten solche Untersuchungen nicht oder allenfalls in Einzelfällen nach vorangehender ausführlicher Beratung durch einen Humangenetiker, einen erfahrenen Psychologen sowie durch einen onkologisch versierten Arzt veranlaßt werden.

Klinische Zeichen und Symptome. Neben präklinischen Indikatoren, die nur mit der Mammographie sicher erfaßt werden können, sind folgende Anzeichen oder Symptome auf ein malignes Tumorgeschehen verdächtig:

- tastbare Knoten,
- Hautverdickungen,
- Rötung oder Schwellungen,
- Hautirritationen und Ulzera,
- Einziehungen,
- Orangenhaut,
- Spannung, Schmerz oder Jucken der Mamille,
- Retraktionen,
- Verziehungen oder Sekretabsonderungen der Mamille.

Screening/Früherkennung. Die Mammographie ist bis heute die einzige Screeninguntersuchung mit gesicherter Effektivität. Sensitivität und Spezifität dieser Methode sind gut. Schätzungen zurfolge könnte die Mortalität bei Frauen ab dem 50. Lebensjahr bei 100% Teilnahme um 40%, bei 70% Teilnahme um 28% und bei 60% Teilnahme um bis zu 20% gesenkt werden (Feig 1988). Die Mammographie ist noch nicht als Regelleistung von den Krankenkassen für die Früherkennung zugelassen. Entsprechende Verhandlungen mit vertraglichen Vereinbarungen stehen noch aus.

Bei der Indiaktion zur Mammographie sind folgende Aspekte zu berücksichtigen:
Wie hoch ist das Risiko der Mammographie?
- Abfall der Dosis auf etwa 1/10 seit Beginn der 60er Jahre (1 – 5 mGy?),
- bei Frauen ab dem 40. Lebensjahr übersteigt der Nutzen das Risiko.

Technische Voraussetzungen der Mammographie:
- Anfertigung in 2 Ebenen,
- Rasterfolientechnik,
- qualifiziertes Personal,
- Qualität der Geräte.

Mammographieauswertung:
- Erfahrung bei der Auswertung,
- die wichtigsten mammographischen Hinweiszeichen auf ein Karzinom sind:
  - gruppierter Mikrokalk,
  - unscharf begrenzte parenchymatöse Verdichtungsbezirke innerhalb des Brustdrüsenkörpers,
  - ein strahlendichter Bezirk mit oder ohne zusätzliche Spiculae,
  - Hautverdickungen oder Zeichen eines Ödems.

Zusätzlich kommen bei speziellen Fragestellungen Spezialtechniken wie:
- Vergrößerungsmammographie.
- Galaktographie: Bei pathologischer Mamillensekretion.
- Schrägaufnahmen.
- Pneumozystographie: Nur noch sehr selten zur Beurteilung der Zystenwand und ihrer Umgebung nach vorangehender Zystenpunktion eingesetzt. Standardmethode ist heute die Sonographie.
- Thermographie: Klinisch heute ohne Bedeutung.

zur Anwendung (S. 30, bildgebende Verfahren).

Grenzen der Mammographie: 10 – 15 % Falsch-negativ-Rate, die dichte Mamma.

Klinische Untersuchungen. Vor der Durchführung eines operativen Eingriffs an der Mamma ist insbesondere bei der Abklärung unklarer Verdichtungsstrukturen ein systematisches Vorgehen dringend zu empfehlen, das Anamneseerhebung und klinische Untersuchung, Mammographie, Sonographie und evtl. Zytologie/Stanzbiopsie (Tetradiagnostik) als feste Säule umfasst.

- *Anamnese:* Zur Klärung prädisponierender Risikofaktoren sind die Familien-, Reproduktions- sowie Medikamentenanamnese mit Erfassung der Einnahmezeiträume von Steroidhormonen in der Prä-, Peri- und Postmenopause von besonderem Interesse. Weitere Fragen betreffen die Ernährungsgewohnheiten (Fettkonsum, Milch, Käse), die Alkoholanamnese und die persönliche Krankheitsanamnese (bekannte Karzinomerkrankungen).

- *Inspektion:* Die ärztliche Untersuchung beginnt mit der Inspektion. Die Patientin sollte hierzu auf einem Stuhl Platz nehmen und die Arme entspannt herabhängen lassen. In dieser Position werden die Mammae bzg. Symmetrie, Kontur und evtl. Hautveränderungen vergleichend inspiziert (S. 17).

- *Klinische Untersuchung/Selbstuntersuchung:* Die Palpation der Mamma und in gleicher Weise bildgebende Untersuchungen sollten bei prämenopausalen Patientinnen möglichst in der ersten Zyklushälfte durchgeführt werden. Bei der sitzenden Patientin wird jede Mamma systematisch untersucht. Es hat sich hierzu eine Untersuchungstechnik bewährt, bei der mit der einen Hand die Mamma von unten gestützt und mit der zweiten Hand und leicht gekrümmten Fingern die Mamma Quadrant nach Quadrant palpiert wird (S. 17). Anschließend wird die Axilla und der laterale Ausläufer des oberen äußeren Quadranten untersucht. Eine zweite Palpationsuntersuchung in liegender Position zur Beurteilung der thoraxwandnahen Anteile der Mamma sowie der subklavikularen Region schließt sich an. Duktale Karzinome sind meistens als nichtschmerzhafte, feste, eher unscharf begrenzte Knoten zu palpieren, die sich von nodulären Strukturen der Umgebung unterscheiden. Bei fortgeschrittenem Wachstum ist eine Fixation zur Haut oder zur Pektoralisfaszie zu beobachten.

Alle Frauen sollten zur *Selbstuntersuchung* der Mamma angeleitet werden, da in einer Gruppe von Frauen mit regelmäßiger Selbstuntersuchung Karzinome vergleichsweise früher erkannt werden als in einer nichtuntersuchenden Kontrollgruppe. Die Untersuchung sollte monatlich in der Woche nach Menstruationsbeginn erfolgen. Die Inspektion kann sitzend vor einem Spiegel, die Palpation z. B. unter der Dusche erfolgen, da der Drüsenkörper bei feuchter Haut besser abzutasten ist.

Bildgebende Verfahren (S. 30)

Mammographie (s. auch Screeningmammographie). Das wichtigste bildgebende Verfahren zur Untersuchung der Mamma ist die Mammographie. Eine bilaterale Mammographie sollte in folgenden Situationen durchgeführt werden:
- bei allen Frauen mit einem tastbaren Mammaknoten auch dann, wenn eine Biopsie geplant ist, um einen suspekten Befund kontralateral auszuschließen,
- bei allen Patientinnen mit einem tastbaren axillären oder supraklavikulären Lymphknoten,
- vor der Durchführung plastischer Operationen der Mamma.

Ultraschalluntersuchung. Die Sonographie ist eine wichtige ergänzende Methode der Mammadiagnostik. Größte Bedeutung hat die Sonographie in der Abklärung von Zysten. Solide Läsionen können in ihrer Größe exakt bestimmt werden. Aussagen zur Dignität sind aber wegen der weniger spezifischen Kriterien der Sonographie insbesondere bei Tumoren unter 10 mm bisher nur eingeschränkt möglich. Die Überwachung der Risikopatientinnen mit dichtem Brustdrüsenkörper ist dennoch eine Domäne der Ultraschalluntersuchung.

An apparativen Voraussetzungen ist ein Real-time-Gerät mit einem hochauflösenden Schallkopf von mindestens 5 MHz erforderlich. Durch die Doppler-Untersuchung erhält man zusätzliche Informationen über die Vaskularisation eines Tumors.

MRT. Die MTR sollte erst nach Ausschöpfung der anderen diagnostischen Möglichkeiten eingesetzt werden. Als bisher gesicherte Indikationen für eine MRT können angesehen werden:

- die Differenzierung zwischen narbiger und karzinomatöser Läsion, insbesondere bei brusterhaltend operierten Patientinnen,
- die Abklärung von verdächtigen Bezirken nach einer Prothesenimplantation.

Als relative Indikationen gelten:

- die Überwachung der dichten Mamma.

Die MRT sollte bei prämenopausalen Patientinnen in der 1. Zyklushälfte durchgeführt werden, da in der 2. Zyklushälfte falsche positive Anreicherungen beobachtet werden.

Untersuchungsmethoden mit beschränktem diagnostischen Wert. CT und Thermographie.

Neue Methoden. PET, SPECT (Single-Photon-Emissions-CT), Farb-Doppler-Mammasonographie haben für die Routinediagnostik bisher keine Bedeutung.

Zell- und Gewebsentnahme (S. 26)

Sekretzytologie. Diese Untersuchung wird bei pathologischer Mamillensekretion durchgeführt. Auch wenn die Sekretzytologie in ihrer Aussage häufig unergiebig ist, kann bei einem positiven Abstrich mit Tumorzellnachweis eine entsprechende Therapieplanung erfolgen.

Feinnadelpunktion. Bei der Feinnadelpunktion handelt es sich um eine in vielen Kliniken etablierte diagnostische Methode zur Abklärung von intramammären Zysten und zur Gewinnung von Zellmaterial bei mammographisch unklaren Verdichtungsbezirken. Bei der Abklärung von Zysten stellt die Punktion zugleich einen diagnostischen als auch einen therapeutischen Eingriff dar. Auch bei Vorliegen eines negativen Zytologiebefunds ist in aller Regel eine Biopsie des suspekten Areals indiziert, bei positivem Zytologiebefund können mit der Patientin bereits präoperativ die unterschiedlichen chirurgischen Therapieoptionen besprochen und festgelegt werden.

Stanzbiopsie. Mit der Stanzbiopsie (Hochgeschwindigkeitsstanze) wird im Gegensatz zur Feinnadelpunktion ein Gewebszylinder gewonnen, der für eine histopathologische Untersuchung geeignet ist. Bei den im Vergleich zur Punktion weitgehend identischen Vorteilen gewinnt diese Methode zunehmend an klinischer Bedeutung. Indikationen sind nicht nur die Abklärung unklarer Verdichtungsbezirke, sondern häufig auch die histologische Sicherung bei klinischem Verdacht auf ein Karzinom. Bei geplanter brusterhaltender Operation kann das Resektat primär weit im gesunden Gewebe umschnitten werden. Weitere Indikationen für die Stanzbiopsie sind die Diagnosesicherung vor Einleitung einer neoadjuvanten Therapie oder vor Behandlung eines inflammatorischen Karzinoms. Bei negativer Stanzbiopsie muß bei fortbestehendem klinischen Verdacht eine offene Biopsie erfolgen.

Gelegentlich tritt nach einer Stanzbiopsie ein intramammäres Hämatom auf. Eine Mammographie sollte daher immer vor einer Punktion oder Stanzbiopsie durchgeführt werden.

Unterschiedliche Formen der Materialgewinnung:

- Drillbiopsie
- Stanzbiopsie (heute als Hochgeschwindigkeitsstanzbiopsie ausgeführt),
- Vakuumstanzbiopsie (Heywang-Köbrunner 1997),
- Großzylinderbiopsie (Parker u. Mitarb. 1994, Liberman 1997).

Vakuumstanzbiopsie und Großzylinderbiopsie zielen auf die Gewinnung größerer Gewebeflächen, um histologisch benigne Befunde (z. B. Mikrokalkareale, Fibroadenome, mastopathische Knoten) vollständig zu entfernen. Alle Methoden sollten immer in Kombination mit einem leistungsfähigen Lokalisationsverfahren (stereotaktische Mammographie, sonographische Lokalisation oder MRT-Lokalisation) (Fischer u. Mitarb. 1994) durchgeführt werden.

Diagnostische Exstirpationsbiopsie. Wenn mit den bisher beschriebenen diagnostischen Maßnahmen keine eindeutige Diagnose gestellt werden kann, die entweder zur Entscheidung „Kontrolle" oder „Operation mit Schnellschnitt" führt, ist die weitergehende diagnostische Abklärung des Befunds durch eine offene Biopsie erforderlich.

Präoperative Herdmarkierung. Mammographisch suspekte, nichtpalpable Befunde müssen in aller Regel präoperativ markiert werden, damit die Exstirpation zuverlässig erfolgen kann. Die Markierung kann durch präoperative Methylenblau-, Kohlestaub- oder Nadelmarkierung erfolgen.

Die intraoperative Präparatradiographie stellt sicher, daß der mammographisch suspekte Bezirk entfernt wurde.

Zur Abklärung einer pathologischen Mamillensekretion kann zur exakten Lokalisierung des zu entfernenden Milchgangsystems der sezernierende Milchgang mit Methylenblau aufgefüllt werden (S. 29).

Weitere diagnostische Maßnahmen

Weitere diagnostische Maßnahmen zur Stadieneinteilung bei Verdacht auf ein Mammakarzinom sind:

- Apparative Diagnostik:
  - Röntgenaufnahme des Thorax in 2 Ebenen,
  - Skelettszintigraphie,
  - Sonographie oder CT des Abdomens,
  - fakultativ: CT des Thorax (vor Erwägung einer Hochdosischemotherapie).
- Labordiagnostik (Routineuntersuchungen) (S. 52):
  - zusätzlich: Calcium,
  - bei perimenopausalen Patientinnen oder nach Hysterektomie: FSH, LH, Gesamtöstrogene,
  - fakultativ: – Tumormarker CA 15-3, CEA.

Behandlungsplanung

Zum Zeitpunkt der Diagnosestellung befinden sich 80–90% aller Mammakarzinome in einem gut operablen und 5–10% der Patientinnen in einem lokal fortgeschrittenen oder selten in einem primär metastasierten Stadium. Eine Fernmetastasierung tritt bei ca. 60% aller Mammakarzinome im weiteren Krankheitsverlauf auf. Für die überwiegende Mehrzahl aller Patientinnen steht die *chirurgische Therapie* am Anfang des Behandlungskonzepts. Bei einem seit Anfang der 70er Jahre grundsätzlich veränderten tumorbiologischen Verständnis dieser Erkrankung wird heute nicht mehr ein radikal chirurgisches Vorgehen (Typ Rotter-Halsted-Operation), sondern eine operative Primärtherapie nach dem Grundsatz „so viel wie nötig, so wenig wie möglich" praktiziert. Zur lokalen Tumorkontrolle insbesondere bei brusterhaltenden Operationsverfahren steht postoperativ die *adjuvante Strahlentherapie* zur Verfügung. Die Häufigkeit von Lokalrezidiven und Fernmetastasen selbst bei kleinen Primärtumoren begründet das Konzept der frühzeitigen potentiellen Mikrometastasierung bereits zum Zeitpunkt der Diagnosestellung und ist die Grundlage der adjuvanten *Therapieverfahren* mit *Zytostatika* und *Hormonen.* Für die Behandlung von Lokalrezidiven stehen chirurgische Maßnahmen, Strahlentherapie und in seltenen Fällen auch *systemische Therapieverfahren* zur Verfügung. Bei Nachweis von Fernmetastasen sind in aller Regel die verschiedenen Möglichkeiten der Systemtherapie die Maßnahmen der Wahl.

Chirurgische Therapie

Aus ärztlicher Sicht müssen bei chirurgischen Eingriffen an der Mamma immer 2 Aspekte bedacht werden: die physische Morbidität und die mögliche psychische Morbidität als Folge des geplanten Eingriffs.

Ziele, die mit einem chirurgischen Eingriff an der Mamma verfolgt werden

- Sichere lokale und regionale Tumorkontrolle,
- relevante Information über die Tumorausbreitung (Staging),
- Vermeidung von Komplikationen,
- Minimierung kosmetisch relevanter Defekte oder Entstellungen an der Mamma,
- Berücksichtigung der Vorstellungen und Wünsche der Patientin, soweit diese medizinisch vertretbar erscheinen,
- Reduktion des Risikos für das Auftreten eines zweiten Mammakarzinoms.

Noninvasive Karzinome:

➤ *LCIS:* Das operative Verfahren beim LCIS hat sich in den vergangenen Jahren verändert. Das Spektrum reicht von der ipsilateralen Mastektomie mit spiegelbildlicher kontralateraler Biopsie über die bilaterale Mastektomie bis hin zum heute weithin vertretenen Konzept der ausschließlich lokalen Exzision der Läsion mit anschließender Überwachung. Nicht selten wird ein LCIS als Zufallsbefund bei einer Mammaprobeexzision diagnostiziert. In diesen Fällen sind weitergehende Maßnahmen nicht erforderlich. Ein engmaschiges Überwachungsprogramm kann vorgeschlagen werden (Tulusan u. Mitarb. 1998). Das Risiko, nachfolgend in einem Zeitraum von 15–20 Jahren ein invasives Karzinom zu entwikkeln, liegt bei 17–36%. Das Rezidivrisiko ist in der ipsilateralen und kontralateralen Mamma gleich hoch. Bradly u. Mitarb. (1992) konnten in einer Metaanalyse an 780 Patientinnen mit einem LCIS zeigen, daß sich die Mortalitätsraten nach einem Follow up von 10 Jahren für Frauen mit Mastektomie (0,9%) und lokaler Exzision (2,8%) nicht wesentlich unterscheiden. Der Stellenwert von Tamoxifen als chemopräventive Therapie wird derzeit in prospektiv randomisierten Studien untersucht. Wird ein LCIS in Verbindung mit einem DCIS diagnostiziert, wird das weitere Vorgehen durch die Prognoseparameter des DCIS bestimmt.

- Fazit: Bei fehlenden Standards sollten die Empfehlungen zum chirurgischen Vorgehen beim LCIS an den persönlichen Vorstellungen, der Risikobereitschaft bzw. den Ängsten der betroffenen Patientin orientiert werden. Eine lokale Entfernung im gesunden Gewebe kann als ausreichend angesehen werden.

➤ *DCIS:* Bei einem histopathologisch gesicherten DCIS sind folgende Punkte besonders zu beachten (Silverstein u. Mitarb. 1996):

- wurden die Exzisionsränder nicht in sano reseziert, ist eine Nachresektion bis zur zweifelsfreien Resektion in sano erforderlich,
- waren initial Mikrokalzifikationen vorhanden, sollte durch ein Mammogramm sichergestellt sein, daß diese vollständig entfernt wurden,
- liegen multifokale oder multizentrische Mikrokalzifikationsherde vor, müssen auch diese bei bestehendem Wunsch nach brusterhaltender Therapie zur diagnostischen Abklärung der Dignität entfernt werden.

Die chirurgische Standardbehandlung beim DCIS war lange Zeit die Mastektomie mit einer nahezu 100%igen Heilungschance. Diese grundsätzlich ablative Therapie ist heute nicht mehr gerechtfertigt. Die Behandlung richtet sich wie im weiteren dargestellt nach Lokalisation, Ausdehnung und Grading des DCIS (Silverstein u. Mitarb. 1994). Bei konservativem Vorgehen mit „weiter Exzision" und nachfolgender Nachbestrahlung des Brustdrüsenkörpers ist mit einer Lokalrezidivrate von 5–20% zu rechnen. Bei dieser hohen Rezidivrate bleibt die besondere Heterogenität des DCIS unberücksichtigt. Tritt ein Rezidiv auf, muß in etwa der Hälfte der Fälle mit einem invasiven Karzinom gerechnet werden. Die zusätzliche Bestrahlung des Brustdrüsenkörpers vermindert, wie beim invasiven Karzinom, die Lokalrezidivrate, führt aber möglicherweise im Vergleich zur nichtbestrahlten Kontrollgruppe zu keiner Verlängerung der Gesamtüberlebenszeit (NSABP B17) (Fisher u. Mitarb. 1993). Bei einer „weiten Exzision" der Läsion ohne Nachbestrahlung, die nur bei einem DCIS-Herd

Tab. 6.**108** Lokale Tumorkontrolle und Überleben nach brusterhaltender Therapie des Mammakarzinoms (nach Sauer u. Mitarb.)

Einschlußkriterien Tumorgröße – Grading	Therapie	Anzahl der Patienten	Lokalrezidive	Gesamtüberlebensrate (%)	Dauer der Nachbeobachtung (Jahre)
< 2,5 cm pN0/N1	Q Q + RT	273 294	8,8 % 0,3 %	96 97 (p = 0,85)	35
< 4 cm I/II	TE TE + RT	520 515	Risikoverhältnis 0,25 (0,18, 0,33) (p < 0,001)	65 71 (p = 0,04)	10
< 4 cm pN0	TE TE + RT	421 416	30 % 8 % (p < 0,001)	86 88 (p = 0,45)	5
≤ 2 cm pN0	TE TE + RT	197 184	18,4 % 2,3 % (p = 0,0001)	90,3 91,0 (p = 0,44)	5

Q Quadrantektomie
RT Radiotherapie
TE Tumorektomie

von < 25 mm erwogen werden sollte, ist in Abhängigkeit von der Größe der Neoplasie mit einer lokalen Rezidivrate von 10 – 20 % zu rechnen (Tab. 6.**108**).

Bei Patientinnen unter 30 Jahren mit einem DCIS ist die Indiaktion für eine brusterhaltende Therapie anhand des erhöhten Rezidivrisikos und der in der Regel ungünstigen Überwachungsmöglichkeiten besonders sorgfältig zu erwägen. Eine axillare Lymphknotendissektion ist bei einem DCIS nicht erforderlich.

- Fazit: Das Grading des DCIS, die Größe der Läsion, die Lokalisation (z. B. retromamillär) und das Alter der Patientin bei der Diagnosestellung bestimmen das Rezidivrisiko und müssen in die nach ausführlicher Beratung der Patientin getroffene Therapieentscheidung mit eingehen.

Invasive Karzinome. Bei der chirurgischen Therapie invasiver Mammakarzinome sind die radikalen Operationsverfahren zunehmend zugunsten brusterhaltender Verfahren verlassen worden. Auf der Basis hinreichend abgesicherter Daten können heute etwa ⅔ aller Patientinnen mit einem invasiven Mammakarzinom organerhaltend operiert werden (Tab. 6.**109**) (Metaanalyse von 6 randomisierten Studien [Abrams u. Mitarb. 1994]). Bei der Planung einer konservativen Operation (brusterhaltende Therapie) ist darauf zu achten, daß

- der Tumor sicher im gesunden Gewebe entfernt wird,
- eine axillare Lymphknotendissektion der Level I und II vorgenommen wird,
- eine postoperative Nachbestrahlung der betroffenen Mamma mit einer Dosis von 50 Gy erfolgt,
- adjuvante zytostatische oder endokrine Therapie zur Reduktion von Lokalrezidiven und Fernmetastasen bei Patientinnen mit erhöhtem Risiko durchgeführt werden.

Tab. 6.**109** Brusterhaltende Therapie (brusterhaltende Therapie gegenüber Mastektomie: Ergebnisse randomisierter Studien) (nach Abrams)

Studie	Brusterhaltende Therapie verstorbene Patientinnen	Mastektomie verstorbene Patientinnen
Dänische Studie	90/430	77/429
EORTC	107/456	89/422
Gustave Roussy	17/88	18/91
NCI-Bethesda	14/121	17/116
NCI-Milan	74/352	84/349
NSABP	176/515	188/492
Gesamt	478/1 962	473/1 899

Die Indikation zur brusterhaltnden Operation berücksichtigt hauptsächlich die Relation zwischen Tumor- und Mammagröße und die Möglichkeit einer postoperativen Bestrahlung. Nach Mastektomien werden zunehmend häufiger rekonstruktive Verfahren angewandt, wobei autologe Rekonstruktionen von Patientinnen und behandelnden Ärzten bevorzugt werden.

Brusterhaltende Therapie:

- *Tumorektomie („wide excision". Segmentresektion):* Bei diesem Eingriff handelt es sich um die Entfernung eines maximal bis zu 5 cm großen Mammatumors (abhängig von der Mamma) einschließlich eines Randsaums im gesunden Gewebe und um eine mehr oder minder ausgedehnte Defektrekonstruktion. Eine präoperativ durch Nadelbiopsie gesicherte Malignität ermöglicht eine bessere Operationsplanung. Grundsätzlich sollte der karzinomverdächtige Tumor aus der Mamma auf dem kürzesten und direktesten Weg entfernt werden. Die Inzision der Haut und des subkutanen Fettgewebes erfolgt direkt über dem Tastbefund. Eine zirkuläre Schnittführung konzentrisch zur Mamille ist einem radiären Schnitt vorzuziehen. Falls der Tumor nahe der Haut liegt oder eine bereits erkennbare Beziehung zur Haut aufweist, muß dieses Hautareal spindelförmig reseziert werden. Kosmetische Gründe dürfen niemals Priorität gegenüber der Sicherheit einer vollständigen Tumorentfernung haben. Der entfernte Tumor wird vermessen und mindestens an 2 Stellen markiert (S. 27). Stellt sich heraus, daß der Tumor exzentrisch im Exzisat liegt, sind schalenförmige Nachresektate erforderlich mit entsprechender Markierung der tumorabgewandten Seite der Nachresektate durch Tusche oder Faden. Nach Austastung der Wundhöhle ist eine sorgfältige Blutstillung durch Elektrokoagulation erforderlich, da aus kosmetischen Gründen nur Drainagen ohne Sog oder Jackson-Pratt-Drainagen eingelegt werden sollten. Auf eine Adaptation des Brustdrüsenkörpers zum Verschluß der Wundhöhle kann meistens verzichtet werden (bessere kosmetische Ergebnisse!). Falls eine Adaptation bei großen Defekten doch erforderlich wird, muß diese spannungsfrei nach Mobilisierung von Brustdrüsengewebe erfolgen. Der Wundverschluß erfolgt 2schichtig durch eine subkutan-koriale Naht sowie eine monofile Intrakutannaht.

Kontraindikationen gegen eine brusterhaltende Therapie

Relative Kontraindikationen:

- bei direkter Beziehung des Primärtumors zur Mamille; in diesen Fällen kann bei Wunsch nach Mammaerhaltung eine zentrale Segmentresektion unter Einschluß der Mamille durchgeführt werden,
- bei mammographisch oder sonographisch nachgewiesener Multizentrität,
- bei Karzinomen mit extensiver intraduktaler Komponente (EIC),
- bei lobulären Karzinomen,
- bei Karzinomen mit einer Lymphangiosis carcinomatosa bis in den Schnittrand,
- bei fehlender Zustimmung zu einer postoperativen Nachbestrahlung,
- bei sehr jungen Frauen unter 30 Jahren,
- bei einem Mammakarzinom in der Schwangerschaft (fetales Risiko).

Absolute Kontraindikationen:

- bei Makromastie, bei der eine Nachbestrahlung aus technischen Gründen nicht möglich ist,
- bei vorbestrahlter Mamma (z. B. Morbus Hodgkin),
- bei Kontraindikationen gegen eine Nachbestrahlung (z. B. Kollagenosen),
- bei diffus nachweisbarem gruppiertem Mikrokalk.

Das Alter der Patientin, die absolute Größe des Primärtumors und der Befall axillärer Lymphknoten sind keine Kontraindikationen gegen brusterhaltende Therapie.

➤ *Quadrantektomie (Teilmastektomie):* Bei der Quadrantektomie handelt es sich um eine erweiterte Gewebsentnahme im Sinne eines kompletten Brustdrüsenkörperquadranten. Die Dissektion des Brustdrüsenkörpers erfolgt als radiäre Dissektion mit dem Mammatumor im Zentrum des Resektats. Die Operation erfordert die Rekonstruktion des Entnahmedefekts durch epiglanduläre sowie retroglanduläre Mobilisation des Brustdrüsenkörpers sowie Dissektion der Mamille vom Brustdrüsenkörper. Die kosmetischen Ergebnisse sind in aller Regel schlechter als bei einer Tumorektomie (Veronesi u. Mitarb. 1990).

Low-risk-Gruppen von Patientinnen, bei denen nach einer brusterhaltenden Therapie auf eine Nachbestrahlung des Brustdrüsenkörpers verzichtet werden kann, sind bis heute noch nicht eindeutig identifiziert worden.

➤ *Mammaerhaltung ohne Entfernung des Primärtumors:* Eine Strahlentherapie ohne Entfernung des Primärtumors sollte nur Patientinnen vorbehalten bleiben, die absolut inoperabel sind. Die große Zahl verbliebener Tumorzellen verringert die lokale Kontrollrate drastisch (Amalric u. Mitarb. 1982). Die notwendigen hohen Strahlendosen führen zu kosmetisch ungünstigen Ergebnissen. Eine R0-Resektion vor einer Strahlentherapie hat mit Abstand die besten Ergebnisse (Laffer u. Mitarb. 1997).

➤ *Nachsorgecompliance als Voraussetzung für eine brusterhaltende Operation:* Die Regelmäßigkeit der Nachsorge wurde zwar immer für wichtig erachtet, jedoch nicht als Entscheidungskriterium für eine brusterhaltende Therapie angesehen. Unter dem Eindruck weniger weit fortgeschrittener intramammärer Rezidive erkennt man, daß nicht das Rezidiv an sich für die schlechte Prognose verantwortlich ist, sondern die Verschleppungszeit. Der Einfluß der Größe eines Rezidivs auf die Prognose ist von mehreren Arbeitsgruppen gut dokumentiert (Harris u. Mitarb. 1984, Kutz u. Mitarb. 1989, Barr u. Mitarb. 1989, 1991, Fisher u. Mitarb. 1991). Die kompetente und regelmäßige Nachsorge wird damit zur unverzichtbaren Voraussetzung für eine erfolgreiche brusterhaltende Therapie. Die Prognose des früh erkannten Rezidivs ist verglichen mit dem Thoraxwandrezidiv nach Ablatio gut. Das verschleppte Rezidiv wird lokal nicht mehr beherrschbar und führt über Fernmetastasen zum Tod.

➤ *Unkonventionelle Indikationen zur Mammaerhaltung:* Über die etablierten Indiaktionen zur Erhaltung der Mamma hinaus, kann es in bestimmten Situationen ein unnötiges Opfer sein, die Mamma zu entfernen. Wenn z. B. ein Mammakarzinom mit innerem Sitz die Thoraxwand infiltriert hat, so ist mit einer ablativen Operation allein eine Sanierung nicht möglich. Eine zusätzliche Strahlentherapie ist indiziert. Es stellt sich nun die Frage, ob die Entfernung der Mamma weitab vom Primärtumor überhaupt die lokale Kontrolle verbessert. Eine brusterhaltende Therapie ist bei ungünstigen lokalen Bedingungen immer dann zu vertreten, wenn die radikalere Operation nicht mehr Tumorgewebe entfernen kann und die nachfolgende Strahlentherapie durch die erhaltene Mamma nicht behindert wird.

Ist die Mamille infiltriert, so verbleiben bei einer Segmentresektion unter Erhalt der Mamille größere Tumoranteile in der Mamma. Entfernt man aber die Mamille, so lassen sich mit einer postoperativen Bestrahlung akzeptable Kontrollraten erzielen. Man sollte die Patientin mitentscheiden lassen, ob sie eine Ablatio mit Rekonstruktion oder einen Erhalt der Teilmamma mit Strahlentherapie bevorzugt.

Ablative Verfahren:

➤ *Mastektomie:* Die modifizierte radikale Mastektomie nach Patey wird dann durchgeführt, wenn absolute oder relative Kontraindikationen für eine brusterhaltende Operation bestehen. Die Operation wird mit einer schrägovalen Schnittfigur von kaudal medial nach kranial lateral begonnen (Patey u. Dyson 1947). Der genaue Verlauf der Umschneidungsfigur richtet sich im wesentlichen nach Lokalisation und Größe des Primärtumors. Nach Inzision von Haut und Subkutangewebe wird der Brustdrüsenkörper zunächst nach kranial und kaudal epiglandulär disseziert und anschließend unter Mitnahme der Fascia anterior des M. pectoralis parallel zu den Muskelfasern mobilisiert und entfernt. Eine Erweiterung der Radikalität im Sinne einer Rotter-Halsted-Operation mit vollständiger Entfernung der Brustdrüse unter Mitnahme des M. pectoralis major et minor ist nur noch in Ausnahmefällen bei vollständiger Infiltration der gesamten Pektoralismuskulatur indiziert (Halsted 1894).

Indikationen und Kontraindikationen für eine modifizierte radikale Mastektomie

Indikationen:

- invasive Mammakarzinome bei ungünstiger relativer Tumorgröße,
- multizentrisches DCIS,
- ILC,
- bei intramammärem Rezidiv nach brusterhaltender Therapie,
- aus prophylaktischer Indikation,
- Kontraindikationen gegen eine Nachbestrahlung,
- Wunsch der Patientin.

Kontraindikationen:

- inflammatorisches Mammakarzinom,
- primär inoperable Mammakarzinome (Indikation evtl. nach systemischer Vorbehandlung).

➤ *Axilladissektion:* Die axillare Lymphonodektomie ist sowohl Bestandteil der brusterhaltenden als auch der ablativen Operationsverfahren. Patientinnen mit einem Primärtumor > 10 mm oder Grad-2- oder Grad-3-Tumoren müssen in 8–20% der Fälle mit einem positiven Lymphknotenstatus rechnen (Carter u. Mitarb. 1989). Der Eingriff in der Axilla hat diagnostische und therapeutische Aspekte. Der histopathologisch abgesicherte Lymphknotenstatus ist der wichtigste Prognoseparameter und Prädiktor einer systemischen Metastasierung. Die LK-Dissektion sorgt sowohl bei negativem als auch bei positivem Befund für eine günstigere lokale Rezidivkontrolle.

Praktisches Vorgehen bei Axilladissektion

Der operative Zugang erfolgt nach einer brusterhaltenden Therapie in aller Regel über einen separaten, bogenförmigen, etwa 6 cm langen Schnitt, der 2 cm dorsal vom Rand des M. pectoralis und bei einer Ablatio über die Mastektomiewunde. Das Einzeichnen der Schnittführung bei der wachen, aufrecht sitzenden Patientin verhindert, daß der Schnitt zu weit medial plaziert wird. Bei der Präparation werden die V. axillaris, das thorakodorsale Nerven- und Gefäßbündel und der N. thoracicus longus dargestellt und unbedingt erhalten. Häufig können, insbesondere wenn keine makroskopisch verbackenen Lymphknoten vorliegen, auch die oberen Äste des N. intercostobrachialis erhalten bleiben, wodurch sich die Dys- und Parästhesien an der Oberarminnenseite verhindern lassen. Bei makroskopisch bzw. palpatorisch unauffälligen Lymphknoten im Level I und II sollte der Level III nur inspiziert, nicht aber reseziert werden. Zur optimalen Resektion der Level-III-Lymphknoten bei Tumorbefall ist eine bewegliche Lagerung des Arms vorzunehmen, so daß die Resektion bei über den Kopf gehaltenem Unterarm erfolgen kann. Die Lateralisierung des M. pectoralis minor durch einen Roux-Haken gibt den Zugang zum Lymphdrüsengewebe des Levels III frei. Das Risiko eines Lymphödems ist bei Level-III-Resektion erhöht, insbesondere wenn eine Skelettierung der V. axillaris oder eine Läsion des Truncus thoracicus erfolgt.

Unter welchen Voraussetzungen in Zukunft evtl. auf eine axilläre Lymphonodektomie verzichtet werden kann, ist bis heute nicht klar. Wenn es gelingen sollte, durch andere Prognosefaktoren das Wachstumsverhalten hinreichend sicher zu charakterisieren, könnte die Kenntnis des axillaren Lymphknotenstatus für die Prognoseabschätzung an Bedeutung verlieren, zumal bereits heute der Nodalstatus nicht mehr ausschließlich die Indikation für adjuvante systemische Therapiemaßnahmen bestimmt. Die bisher vorliegenden Erkenntnisse zu dieser Frage lassen aber noch keine Empfehlungen zu (Haffty u. Mitarb. 1997).

Wenig sinnvoll sind eingeschränkte Operationen an der Axilla mit der Entnahme nur makroskopisch suspekter Lymphknoten. Zur sicheren mikroskopischen Beurteilung des axillären Lymphknotenstatus sind mindestens 8–16 Lymphknoten aus Level I und II erforderlich (Axelson u. Mitarb. 1992).

> Es ist aber falsch verstandener Ehrgeiz des Operateurs und darüber hinaus onkologisch ohne Sinn, bei makroskopisch unauffälliger Axilla so viele Lymphknoten wie möglich aus der Axilla zu entfernen („Lymphknotenshopping").

Die Identifikation sog. Markerlymphknoten durch Lymphknotenmapping *(„sentinel lymphnodes")*, die bei begrenztem Eingriff den Tumorbefall der Axilla sicher vorhersagen, ist ein interessanter wissenschaftlicher Ansatz mit dem Ziel, die Radikalität bei der axillären Lymphonodektomie einzuschränken und die mit dem Eingriff verbundene Morbidität zu vermindern (Giuliano u. Mitarb. 1995).

➤ *Timing der chirurgischen Eingriffe:* Bereits seit geraumer Zeit wird darüber diskutiert, ob es bei Patientinnen in der Prämenopause für die Durchführung von onkologischen Mammaoperationen ein optimales Zeitfenster gibt (Hrushesky u. Mitarb. 1989). Veronesi u. Mitarb. publizierten 1994 eine retrospektive Untersuchung an 1175 prämenopausalen Patientinnen mit einem Mammakarzinom. Nur bei nodalpositiven Patientinnen konnte gezeigt werden, daß bei einer Operation in der ersten Zyklushälfte (Tag 0 – 14) das rezidivfreie Intervall kürzer war als für die Kontrollgruppe. Solange zu dieser Fragestellung keine überzeugenden Ergebnisse prospektiven Untersuchungen vorliegen, besteht kein Anlaß, bei der Operationsplanung auf diesen Umstand Rücksicht zu nehmen.

Mammarekonstruktion. Zunehmendes Körperbewußtsein läßt bei Frauen mit Mammakarzinom immer häufiger den Wunsch nach einem rekonstruktiven Eingriff aufkommen. Ein frühzeitiges Angebot durch den Arzt in diese Richtung kann darüber hinaus dazu beitragen, das psychische Trauma einer Mastektomie und die damit verbundene Zerstörung der körperlichen Integrität zu mindern.

Rekonstruktive Eingriffe an der Mamma erfordern spezielle chirurgische Erfahrung und sollten nur von Ärzten mit entsprechenden Kenntnissen durchgeführt werden. Diese Eingriffe können bereits im Rahmen der Primäroperation oder sekundär durchgeführt werden. Eine lokoregionale Bestrahlung ist keine Kontraindikation. Aus prospektiv randomisierten Studien gibt es keinen Anhalt dafür, daß durch eine Sofortrekonstruktion der Krankheitsverlauf und das Überleben gegenüber einer Kontrollgruppe verändert wird. Wenn primär keine Mammarekonstruktion vorgenommen wurde, ist eine sekundäre Wiederaufbauplastik in aller Regel nach Ablauf von etwa 6 Monaten möglich.

Für Rekonstruktionsoperationen stehen *autologes* und *heterologes Material (Implantate)* zur Verfügung. Für eine *autologe Rekonstruktion* wurden verschiedene Schwenklappentechniken entwickelt. Vorteile einer Sofortrekonstruktion mit autologen Hautmuskellappen sind, daß eine anatomisch korrekte Submammärfalte und der originale Hautmantel genutzt werden können.

Kontraindikationen gegen ein Silikonimplantat sind Rauchen und Erkankungen des rheumatischen Formenkreises (s. praktisches Vorgehen bei Brustrekonstruktion [Box]).

Die *Mamillenrekonstruktion* wird erst dann durchgeführt, wenn die endgültige Mammaform erreicht ist. Zur Rekonstruktion der Mamille wird die kontralaterale Warzenspitze, ein Teil des Labium minus, oder ein ortsständiger Lappen verwendet. Die Areola wird durch Tätowierung oder Vollhauttransplantation aus der Oberschenkelinnenseite nachgeahmt.

Praktisches Vorgehen bei Brustrekonstruktion

Der *M.-latissimus-dorsi-Lappen (LAT)* ist aufgrund seiner sicheren Durchblutung über die A. und V. thoracodorsalis eine relativ komplikationsarme Methode für die primäre und sekundäre Rekonstruktion. Die Technik eignet sich gut zur Versorgung von Defekten im oberen äußeren oder unteren äußeren Quadranten z. B. nach Quadrantektomie oder bei einer strahlengeschädigten Hautweichteildecke. Weitere Indikationen sind die Rekonstruktion der Mamma in Verbindung mit einer zusätzlichen Protheseneinlage oder die myokutane Konturierung der Inframammärfalte. Kontraindikationen für einen LAT sind die Flowinsuffizienz des Truncus dorsalis z. B. nach Voroperation, Bestrahlung oder bei bekannter Angiopathie (Doppler-Untersuchung). Keine Kontraindikationen für den LAT sind Diabetes, Rauchen und Adipositas. Nachteile der Methode sind Hebedefekt am Rücken und Operationszeit von 2 – 3 Stunden.

Besteht der Wunsch nach einer autologen Mammarekonstruktion, dann ist der *TRAM-(transversaler M.-rectus-abdominis-Lappen-)Flap* die Methode der Wahl. Der Eingriff kann als einfach oder doppelt gestielter TRAM-Flap durchgeführt werden. Mit diesem Verfahren kann auch eine relativ große Mamma nachgebildet werden. Die Operation kann als primäre oder sekundäre Rekonstruktion durchgeführt werden. Sie eignet sich auch für Patientinnen, bei denen eine erfolglose Rekonstruktion mit Implantaten oder andere implantatbedingte Komplikationen aufgetreten sind. Kontraindikationen für einen TRAM-Lappen bestehen bei bekannter Anämie, bei allgemein eingeschränkter physischer Belastbarkeit (lange Operationsdauer), bei Raucherinnen und ausgeprägter Adipositas. Bei einer sekundären Rekonstruktion ist eine Eigenblutspende dringend zu empfehlen. Nicht geeignet ist der TRAM-Flap für junge Frauen mit relativ straffer Bauchdecke. Nachteile der Operation sind der relativ lange stationäre Aufenthalt, die lange Rekonvaleszenzphase von 3 – 6 Wochen sowie der bestehende Bauchwanddefekt.

Für die Sofortrekonstruktion der Mamma ist die *Implantation einer Expanderprothese* die Methode der Wahl, da dieses Verfahren durch einen geübten Operateur relativ einfach und komplikationslos durchführbar ist und insgesamt befriedigende Resultate erbringt. Weitere Vorteile der Implantatrekonstruktion sind die nur geringgradig verlängerte Operationszeit (ca. 45 Minuten) und die Vermeidung zusätzlicher Hebedefekte. Nach der Implantation des Expanders erfolgt die regelmäßige Füllung der Prothese mit physiologischer Kochsalzlösung. Im Abstand von etwa 2 Wochen werden 50 – 100 ml NaCl appliziert. Eine gewisse Überdehnung des Hautmantels ist erwünscht, um später eine natürliche Ptose nachbilden zu können. Nach Erreichen des optimalen Füllvolumens bleibt die Prothese noch ca. 2 – 3 Monate in situ, bevor in einer zweiten Operation der Expander gegen ein definitives *Silikongelimplantat* ausgetauscht wird. Expander und Prothese können entweder prä- oder subpektoral implantiert werden. Bei großer Mamma kann zur Symmetrieherstellung zusätzlich eine angleichende Reproduktionsplastik der Gegenseite erforderlich sein.

Fakten zur Sicherheit von Silikonimplantaten

- Es gibt keinen Hinweis darauf, daß Silikonimplantate Krebserkrankungen verursachen können.
- Es gibt keine gesicherten Hinweise darauf, daß Silikonimplantate kausal für die Entstehung von Autoimmun- oder rheumatischen Erkrankungen verantwortlich sind.
- Es gibt keine Labortests, die zur Bestimmung eines möglichen Zusammenhangs zwischen Implantaten und anderen Erkrankungen benutzt werden könnten.
- Es gibt keine Hinweise darauf, daß bei Silikonträgerinnen Silikon in der Muttermilch vorkommt.
- Eine diffuse Ausbreitung von Silikon in nachweisbarer Menge ist selbst bei defekten Implantaten kaum möglich. Bei Defekt können aber lokale Fremdkörperreaktionen auftreten.
- Es besteht ein theoretischer Nachteil darin, daß ein präpektoral liegendes Rezidiv bei Kontrolluntersuchungen verspätet erkannt wird.

➤ *Fazit:* Die Mammarekonstruktion, wenn sie sorgfältig geplant und durchgeführt wird, bringt der Patientin mit einem Mammakarzinom in der Regel ein hohes Maß an subjektiver Zufriedenheit. Mögliche Komplikationen wie Infektionen, Lappennekrosen oder ein unbefriedigendes kosmetisches Ergebnis sind aber reale Gefahren, über die bereits vor der Operation gesprochen werden muß. Bei Abwägung der Vor- und Nachteile von Silikonimplantaten kann Frauen mit Wunsch nach Rekonstruktion auch weiterhin die Verwendung von Silikonimplantaten angeboten werden. Mögliche Komplikationen sind Kapselkontraktur und ein hierdurch bedingtes unbefriedigendes kosmetisches Ergebnis.

Prophylaktische Mastektomie. Die unilaterale oder auch bilaterale Mastektomie sind denkbare Eingriffe bei Frauen mit besonders hohem Risiko für die Entwicklung eines primären oder kontralateralen Mammakarzinoms. Aus onkologischer Sicht liegt in allen Fällen immer nur eine relative Indikation vor, die sehr sorgfältig auf der Basis der Persönlichkeitsstruktur der betroffenen Frau und der individuellen Überwachungsmöglichkeiten validiert werden muß. Onkologische Kriterien für einen prophylaktischen Eingriff sind z. B.:

- familiäre Hochrisikosituation mit Erkrankung von Mutter oder Schwester in der Prämenopause,
- bekanntes bilaterales Mammakarzinom bei Mutter oder Schwester,
- multifokales CDIS in der eigenen Anamnese.

Die prophylaktische Operation besteht in der Regel in einer Mastektomie ohne Axialladissektion und ggf. in einer Rekonstruktion des Brustdrüsenkörpers. Bei einer subkutanen Mastektomie unter Erhalt des Mamillen-Areola-Komplexes muß immer residuelles Brustdrüsengewebe zurückgelassen werden (ca. 5%), woraus sich sowohl ein Restrisiko ableitet als auch die Notwendigkeit zu einer engmaschigen Überwachung.

Chirurgische Threapieoptionen bei lokoregionärem Rezidiv:

➤ *Lokalrezidiv nach brusterhaltender Operation:* Tritt ein Lokalrezidiv ohne nachweisbare Fernmetastasen auf, ist die sekundäre Ablatio mammae die chirurgische Maßnahme der Wahl. Eine Rekonstruktion der Mamma kann in der Regel ohne zusätzliches Risiko durchgeführt werden. Nach ausführlicher Beratung kann in Einzelfällen auch eine erneute „weite Exzision" des Tumorknotens durchgeführt werden. Die Langzeitverläufe sind, unabhängig vom chirurgischen Vorgehen, wahrscheinlich nicht unterschiedlich. Die Prognose eines isolierten intramammären Rezidivs ist insgesamt günstiger einzuschätzen als die eines Lokalrezidivs an der Thoraxwand nach primärer Ablatio.

➤ *Lokalrezidiv nach Mastektomie:* Wie bereits ausgeführt, hat das Lokalrezidiv nach Mastektomie eine deutlich schlechtere Prognose als das intramammäre Rezidiv nach brusterhaltender Operation. Das Lokalrezidiv nach Mastektomie muß zumeist als der Beginn einer systemischen Metastasierung angesehen werden. Eine spätere Fernmetastasierung wird bei diesen Patientinnen in einem Intervall von 24 Monaten in etwa 60% der Fälle, nach 5 Jahren in 70% der Fälle und nach 10 Jahren in über 80% der Fälle beobachtet (Gilliland u. Mitarb. 1983, Lee 1984). Bedeutsam ist die Unterscheidung in prognostisch ungünstige „frühe" Lokalrezidive innerhalb von 24 Monaten, insbesondere nach einer adjuvanten Strahlentherapie, und in „späte" Lokalrezidive nach 6 und mehr Jahren eines krankheitsfreien Intervalls. Wird ein Lokalrezidiv in Verbindung mit Fernmetastasen diagnostiziert, gelten die Richtlinien für die Behandlung metastasierter Karzinome. Ergeben die Staginguntersuchungen keinen Hinweis auf eine Fernmetastasierung, ist die Indiaktion für eine chirurgische Revision gegeben. Für etwa ⅓ der Patientinnen besteht die Chance auf Kuration, die genutzt werden sollte. Zur Planung des chirurgischen Vorgehens müssen folgende weitere Fragen geklärt werden:

- lokale Ausdehnung des Tumors, Beteiligung der Thoraxwand oder intrathorakaler Organe,
- Vorliegen eines Pleuraergusses als Anzeichen einer Pleurakarzinose,
- viszerale oder ossäre Metastasierung,
- Hinweis für eine Peritonealkarzinose, Metastasierung im kleinen Becken.

Ist eine ausgedehnte Tumorrevision erforderlich und möglich, müssen plastische Deckungsmöglichkeiten durch thorakoepigastrische Hautfettlappen oder myokutane Lappentechniken angewandt werden. Auch eine Teilresektion des Rippenthorax und des Sternums kann ohne gravierende Stabilitätseinbuße durchgeführt werden. Das resezierte Tumorgewebe sollte in jedem Fall auch bzgl. des Rezeptorstatus untersucht werden. Wenn möglich ist eine postoperative Bestrahlung anzuschließen, deren Effektivität möglicherweise durch die simultane, modifizierte Applikation von Zytostatika (z. B. 30–50 Gy RT [Radiotherapie] plus CMF) gesteigert werden kann (Renner u. van Kampen 1994). Bei sehr ungünstiger Prognose ist neben der Radiatio der Einsatz einer erneuten systemischen Therapie, auch bei einer R0-Resektion, zu bedenken. Ob durch die systemische Therapie der gesamte Krankheitsverlauf günstig beeinflußt werden kann, ist durch Daten aus prospektiven klinischen Studien bisher nicht abgesichert. Das gilt sowohl für eine Behandlung mit Zytostatika als auch für eine endokrine Therapie.

➤ *Cancer en cuirasse:* Eine Sonderform des Lokalrezidivs ist der Cancer en cuirasse. Es handelt sich hierbei um ein ausgedehnt lymphangitisch sowie subkutan infiltrierend wachsendes lokoregionäres Rezidiv, das sich weit über den eigentlichen Operationsbereich hinaus zirkulär um den gesamten Thorax ausbreiten kann und nicht selten Spätfolge eines nicht beherrschbaren kutanen Lolakrezidivs ist. Eine sinnvolle, tumorbezogene Therapiemöglichkeit ist in diesen Fällen zumeist nicht mehr gegeben. Gelegentlich besteht noch die Möglichkeit einer lokoregionären Chemotherapie (Baltzer u. Mitarb. 1997).

Bei weniger ausgedehnten, aber nicht mehr operablen Veränderungen kommt auch eine lokale Behandlung mit Miltefosin (Miltex) in Frage. Bei weiterer Progression muß sich die Behandlung auf die lokale Hautpflege und auf eine suffiziente Schmerztherapie konzentrieren.

Strahlentherapie

Möglichkeiten des Einsatzes der Strahlentherapie beim Mammakarzinom

- Bestrahlung der Mamma,
- Bestrahlung der Thoraxwand nach Ablatio,
- Bestrahlung des axillaren Lymphabflußgebiets,
- Bestrahlung der Supra- und Infraklavikularregion,
- Bestrahlung der parasternalen Lymphbahn,
- Bestrahlung im Rahmen der Hochdosischemotherapie,
- Bestrahlung bei lokal fortgeschrittenem Mammakarzinom,
- Bestrahlung von lokalregionären Rezidiven,
- Bestrahlung von Knochenmetastasen,
- Bestrahlung von Hirnmetastasen.

Bestrahlung der Mamma. Die brusterhaltende Therapie stellt heute die häufigste Bestrahlungsindikation beim Mammakarzinom dar. Die Grundlagen und Grenzen der brusterhaltenden Therapie wurden bereits dargestellt (Morris u. Mitarb. 1997). Wie aus dem Vergleich bestrahlter und nichtbestrahlter Patientinnen in mehreren Studien hervorgeht, werden mit einer adäquaten postoperativen Strahlentherapie mikroskopische Tumorreste in etwa 80% der Fälle kontrolliert (Fisher u. Mitarb. 1995, Dalberg u. Mitarb. 1997). Für die Beratung von Patientinnen kann gelten, daß mit einer adäquaten lokoregionären postoperativen Bestrahlung das Risiko eines Lokalrezidivs auf etwa ⅓–⅕ gesenkt werden kann.

Trotz häufiger intramammärer Rezidive nach *brusterhaltender Therapie ohne Bestrahlung* hat die NSABP-Studie B06 bisher keinen Überlebensnachteil gegenüber der Bestrahlungsgruppe ergeben (Fisher u. Mitarb. 1995). Auch Forret u. Mitarb. (1996) fanden bei adjuvant systemisch behandelten Patientinnen keinen Überlebensnachteil ohne postoperative Strahlentherapie. Ein erheblicher Teil der Patientinnen verliert allerdings ohne die postoperative Strahlentherapie die befallene Mamma aufgrund eines intramammären Rezidivs. Ob bei ausgewählten Patientinnen mit einem geringen Rezidivrisiko (pT1, G1-G2, tumorfreie Zone, keine ungünstigen Prognoseparameter) auf eine Nachbestrahlung verzichtet werden kann, wird derzeit in klinischen Studien geprüft.

Bei Vorliegen eines DCIS profitieren Patientinnen der Nuys-Risikogruppe 2 (Silverstein u. Mitarb. 1997) von einer postoperativen Strahlentherapie der Mamma.

➤ *Beginn der Bestrahlung der Mamma:* Nach einer adäquaten Operation sollte zügig mit der Strahlentherapie begonnen werden. Voraussetzung ist eine verheilte Operationswunde, das Fehlen von entzündlichen Prozessen und eine ausreichende Armmobilität. Im Fall von bakteriellen Entzündungen führt die Verminderung der lokalen Abwehr zu einer Verschlechterung der Symptomatik, die eine Unterbrechung der Strahlentherapie nach sich zieht. Eine gute Armmobilität ist erforderlich, um den Arm nach kranial aus dem tangentialen Therapiestrahl zu entfernen. Auch große Hämatome und Serome beeinträchtigen die Durchführung und das Ergebnis der Strahlentherapie. Eine gute Operation und ein komplikationsloser postoperativer Verlauf sind also die besten Voraussetzungen für eine Strahlentherapie (s. praktisches Vorgehen bei der Strahlentherapie der Mamma nach brusterhaltender Operation bzw. nach Ablatio [Boxen, S. 291 u. 292]).

Bestrahlung des axillaren Lymphabflußgebiets. Bis Anfang der 80er Jahre wurde eine routinemäßige Radiatio der axillaren Lymphknoten durchgeführt. Als Folge der Kombination von radikaler Axillaausräumung und routinemäßiger Strahlentherapie entstanden in bis zu 30% der Fälle Armödeme (Brismar u. Ljungdahl 1983). Unter dem Einfluß der Mailänder Schule konnte in der Folgezeit die Technik der axillaren Operation entscheidend verbessert werden. Die Zahl der entfernten axillaren Lymphknoten wurde größer, das Risiko eines axillaren Rezidivs beträgt heute in allen großen Zentren deutlich unter 5% (Halversen u. Mitarb. [1993]: 2,1% axillare Rezidive). Die Abnahme des Rezidivrisikos mit der Zahl der entfernten Lymphknoten ist gut belegt (Recht u. Mitarb. 1991). Mit zunehmender operativer Radikalität wächst das Komplikationsrisiko einer adjuvanten Bestrahlung (Liljegren u. Holmberg 1997). Unter diesen Voraussetzungen ist lediglich eine elektive Indikationsstellung zur axillaren Bestrahlung zu rechtfertigen.

Das Risiko eines axillaren Rezidivs ist deutlich erhöht:
- bei exzessivem Lymphknotenbefall (z.B. mehr als 6 befallene Lymphknoten),
- bei extranodaler Metastasierung (z.B. Kapseldurchbruch, Tumorkonglomerat, diffuse Fettgewebsinfiltration),
- bei fehlender Sanierbarkeit (z.B. Lymphknoten fest mit der V. axillaris verbacken).

Praktisches Vorgehen bei der Strahlentherapie der Mamma nach brusterhaltender Operation

Technik der Mammabestrahlung. Die Bestrahlung erfolgt mittels opponierender Photonenstehfelder. Die Photonenergie sollte zwischen 4 und 8 MV liegen. Verwendet man härtere Strahlen, so wird die Haut durch den sog. Aufbaueffekt zu gering belastet, wodurch das Risiko von Narben- und Hautrezidiven der Mamma ansteigt. Bei geringerer Energie ist eine homogene Dosisverteilung nicht zu erzielen, so daß tiefer gelegene Teile der Mamma unterdosiert werden. Ein Keilfilter gleicht den kürzeren Strahlenweg im Bereich der Mamille gegenüber der Mammabasis aus.

Boost. Da ca. ⅔ aller Rezidive im ehemaligen Tumorgebiet entstehen, verwenden die meisten Strahlentherapeuten einen sog. Boost, d. h. eine zusätzliche Bestrahlung der Risikoregion. Die Boostbestrahlung kann das Risiko eines intramammären Rezidivs gering mindern, verschlechtert jedoch auch das kosmetische Ergebnis im Boostbereich (Romestaing u. Mitarb. 1997). Ein solcher Boost ist am einfachsten mit einem Elektronenfeld zu realisieren. In Einzelfällen kann ein Photonenboost günstiger sein. Wenige Zentren führen einen interstitiellen Afterloadingboost nach Spickung des Tumorgebiets durch (Löffler u. Rotte 1989). Eine interstitielle Bestrahlung erlaubt es, hohe Strahlendosen im Tumorgebiet zu applizieren, ohne die Mammahaut zu schädigen. Sehr hohe Strahlendosen werden jedoch nur benötigt, wenn ein makroskopischer Tumorrest verblieben ist (Kontraindikation zur brusterhaltenden Therapie!). Ein bedeutender Vorteil des interstitiellen Boosts gegenüber anderen Techniken ist bisher nicht nachweisbar (Vicini u. Mitarb. 1997). Die alleinige Nachbestrahlung mittels interstitiellem Afterloading führt zu schlechteren Ergebnissen als die Kombination mit einer perkutanen Bestrahlung (Fentiman u. Mitarb. 1996). Eine Boostbestrahlung erfordert ein lokalisierbares Tumorbett. Hilfreich sind intraoperativ gesetzte Metallclips (Titanclips). Wurde eine räumlich ausgedehnte Operation, z. B. eine innere Verschiebeplastik, durchgeführt, so ist das Tumorbett nicht mehr sicher abgrenzbar und es sollte dann auf einen Boost verzichtet werden.

Die Bestrahlung der Mamma kann zu akuten und späten Nebenwirkungen führen (Kindermann u. Genz 1997). Die Erkennung und Behandlung der Akutreaktionen wird in Kap. 13 beschrieben. Auch bei korrekter Durchführung der Therapie entwickeln einige Patientinnen eine z. T. schmerzhafte Fibrose der Mamma, die mit einer Größenabnahme kombiniert sein kann. Die Kontrollierbarkeit hinsichtlich eines Rezidivs ist in diesen Fällen zusätzlich erschwert. Bei einer Makromastie ist das Risiko von Nebenwirkungen höher (Clark u. Mitarb. 1983).

Brustbestrahlung und adjuvante Chemotherapie. Da ein immer höherer Prozentsatz der Patientinnen mit einem Mammakarzinom eine adjuvante Chemotherapie erhalten, muß eine Abstimmung mit der Strahlentherapie erfolgen. Ob unter simultaner Anwendung von Strahlen- und Chemotherapie stärkere Nebenwirkungen auftreten, ist noch umstritten. Markiewitz u. Mitarb. (1996) beobachteten ein schlechteres Ergebnis bei zusätzlicher Chemotherapie, jedoch keinen Unterschied beim Vergleich von sequentieller und paralleler Radiochemotherapie. Im Gegensatz dazu wurden an der Universität Washington (Perez u. Mitarb. 1997) signifikant schlechtere kosmetische Ergebnisse erzielt, wenn die Behandlung parallel erfolgte. Die meisten Therapeuten bevorzugen einen metachronen Einsatz von Strahlen- und Chemotherapie. Würde man postoperativ mit der Strahlentherapie beginnen, so würde sich die adjuvante Chemotherapie um etwa 8 Wochen verzögern. Eine solche Verzögerung verschlechtert die Kontrolle distanter Mikrometastasen und erhöht die Rate von Fernmetastasen. Recht u. Mitarb. (1996) verglichen Patientinnen, die postoperativ zuerst bestrahlt wurden mit solchen, die erst nach Abschluß der Chemotherapie eine Strahlentherapie erhielten. Bei Patientinnen mit mehr als 3 befallenen Lymphknoten war die Rate an distanten und regionalen Metastasen größer, wenn zuerst bestrahlt wurde. Die Zahl der intramammären Rezidive stieg mit der Verzögerung der Strahlentherapie. Auch Hartsell u. Mitarb. (1995) berichteten über eine Zunahme intramammärer Rezidive, wenn das Zeitintervall zwischen Operation und Bestrahlung 3 Monate und mehr beträgt.

Im Rahmen der GABG-Studie III (Jonat 1991) wurden zunächst 3 Zyklen CMF verabreicht, dann die Strahlentherapie angeschlossen und ggf. weitere Zyklen Chemotherapie durchgeführt (Sandwichverfahren). Dieses Vorgehen wird von Vertretern der Chemotherapie kritisiert mit dem Hinweis, daß eine Unterbrechung der Chemotherapie die Überlebensrate senke. Neuere Studien (Overgaard u. Mitarb. 1997, Ragaz u. Mitarb. 1997) fanden bei zusätzlicher Strahlentherapie nach Ablatio einen Überlebensvorteil, obwohl in diesen Fällen die Chemotherapie während der Bestrahlung unterbrochen wurde. Dies widerspricht der Ansicht, daß eine geplante Unterbrechung der Chemotherapie nach 3 Monaten die Überlebensraten verschlechtert. Diese Ergebnisse sprechen für eine Behandlung nach dem Sandwichverfahren.

Ein diskreter, nur bei sorgfältiger mikroskopischer Analyse erkennbarer extranodaler Befall führt nicht zu einer nachweisbaren Erhöhung des axillaren Rezidivrisikos und stellt für sich genommen keine Indikation zur Axillabestrahlung dar.

Bestrahlung der Supra- und Infraklavikularregion. Während die Rate axillärer Metastasen durch eine verbesserte Operationstechnik drastisch gesunken ist, läßt sich die Zahl supraklavikulärer Metastasen durch einen operativen Eingriff nicht verringern (Halverson u. Mitarb. 1990). Die Lymphknoten der Supraklavikularregion können auf 3 Wegen infiltriert werden: über die axillare Lymphbahn, die Mammaria-interna-Lymphbahn und über direkte Verbindungen. Die sog. supraklavikulare Bestrahlung sollte nicht nur die eigentliche Region kranial der Klavikula erfassen, sondern auch das Gebiet klavikular und infraklavikular bis zum Level III. Die Indikation zur Strahlentherapie dieser Region wird von einigen Zentren sehr großzügig gestellt,da ein supraklavi-

Praktisches Vorgehen bei der Strahlentherapie nach Ablatio

Nach der Abkehr von der Halsted-Operation wurde zunächst jede einfache Ablatio mammae durch eine Bestrahlung der Thoraxwand und des Lymphabflußgebiets ergänzt (Fletcher u. Mitarb. 1989). Dann zeigten mehrere Studien zwar eine bessere lokale Kontrolle nach der postoperativen Strahlentherapie, nicht aber eine höhere Überlebensrate (Fisher u. Mitarb. 1970, Host u. Mitarb. 1977). Eine Metaanalyse von Cuzick u. Mitarb. (1987) ergab sogar nach 10 Jahren eine höhere Mortalität in der Bestrahlungsgruppe. Eine Analyse der Todesursache konnte eine höhere Sterblichkeit an Herzerkrankungen nach Brustwandbestrahlung nachweisen (Cuzick u. Mitarb. 1994, Gynes u. Mitarb. 1996). Durch moderne Planungsmethoden konnte die Strahlenbelastung des Herzens auf ein Minimum reduziert werden (Gagliardi u. Mitarb. 1996, Gynes u. Mitarb. 1996, 1997, Rutqvist u. Mitarb. 1998). Die erneute Metaanalyse von Cuizick u. Mitarb. (1994) mit einem größeren Anteil von Patientinnen, die mit besseren Methoden bestrahlt worden waren, zeigten keine vermehrte Sterblichkeit in der Bestrahlungsgruppe.

Ein weiterer Nachteil der Brustwandbestrahlung liegt darin, daß die operativen Möglichkeiten beim Auftreten eines Rezidivs schlechter sind. Die Folge war zunächst eine völlige Abkehr von der postoperativen Bestrahlung der Thoraxwand. Damit wurde man aber solchen Frauen nicht gerecht, die ein hohes Risiko aufweisen, ein Thoraxwandrezidiv zu bekommen. Für die Frauen bedeutet ein erkennbar wachsender Tumor an der Körperoberfläche eine permanente psychische Bedrohung. Daher sollte eine Bestrahlung der Thoraxwand nach Ablatio dann vorgenommen werden, wenn ein hohes Risiko für ein Brustwandrezidiv besteht. Solche Risikofaktoren sind:

- ein lokal fortgeschrittener Tumor (T3),
- eine Infiltration des M. pectoralis major, der Thoraxwand, der Kutis,
- ein sehr exzentrischer Tumorsitz (z.B. sternumnah, an der unteren Umschlagfalte, sehr weit kranial), wenn die Haut über dem Tumor nicht reseziert werden kann.

Eine hohe Zahl positiver axillarer Lymphknoten wird oft als Indikation zur Bestrahlung der Thoraxwand nach Ablatio angesehen (Sack u. Thelen 1996) und darauf hingewiesen, daß Thoraxwandrezidive häufiger bei einer größeren Zahl von axillaren Metastasen auftreten. Da Tumorgröße und Zahl der axillaren Metastasen korrelieren, muß jedoch ein direkter Einfluß auf die Thoraxwandrezidivrate in Frage gestellt werden. Auch bei positivem Nodalstatus sollte eine elektive Strahlentherapie der Thoraxwand nur nach den oben genannten Kriterien durchgeführt werden.

Es gibt Hinweise dafür, daß eine lokoregionäre Strahlentherapie auch die systemische Tumorkontrolle verbessern kann. 2 prospektiv randomisierte Studien (Stockholm Trial II und Oslo-Studie) konnten zeigen, daß die Rate der hämatogenen Metastasen bei nodal positiven Patientinnen durch eine postoperative Radiatio ohne adjuvante medikamentöse Therapie signifikant gesenkt werden konnte (Auquier u. Mitarb. 1992). In den genannten Studien trat jedoch eine sehr große Zahl an lokoregionären Rezidiven auf. Es ist möglich, daß durch eine Verbesserung der operativen Technik ein ähnlicher Überlebensvorteil zu erzielen ist.

Overgaard u. Mitarb. (1997) konnten bei der Auswertung einer dänischen Langzeitstudie prämenopausaler High-risk-Fälle den Erfolg einer postoperativen Strahlentherapie bei prämenopausalen Patientinnen bestätigen. In der Bestrahlungsgruppe sank nicht nur die Rezidivrate, sondern auch die Zahl der Fernmetastasen. Auch eine kanadische Studie (Ragaz u. Mitarb. 1997) fand bei der Analyse nodal positiver prämenopausaler Frauen einen Überlebensvorteil bestrahlter Patientinnen.

Der potentielle Überlebensvorteil einer postoperativen Strahlentherapie ergibt sich aus der möglichen sekundären Metastasierung eines Lokalrezidivs. Ein Überlebensvorteil durch eine Bestrahlung ist also nur dann zu erwarten, wenn das Risiko eines Rezidivs groß ist, eine okkulte Generalisation aber noch nicht eingetreten ist.

In allen Studien wurde nicht nur die Brustwand, sondern überwiegend auch das gesamte Lymphabflußgebiet bestrahlt. Es bleibt unklar, welches Zielvolumen (Thoraxwand oder Lymphknotenregion) für den Erfolg verantwortlich ist.

kulares Rezidiv eine sehr schlechte Prognose hat und die klinischen Folgen (Plexusinfiltration, lymphatische und venöse Stauung des Arms) quälend sein können. Andere Strahlentherapeuten führen eine selektive Bestrahlung der supra- und infraklavikularen Region niemals ohne gleichzeitige Strahlentherapie der Axilla durch, da nach einer supraklavikularen Bestrahlung die Bestrahlung eines axillaren Felds technisch schwierig ist (Heilmann 1997).

Obwohl die Bestrahlung der Supraklavikularregion geringere Nebenwirkungen hat als die Behandlung der Axillar- oder der Sternalregion, sollte die Indikation elektiv gestellt werden. Ein Befall des axillaren Level-II-Lymphknoten macht das Vorhandensein von weiteren Metastasen in den supraklavikularen Lymphknoten sehr wahrscheinlich und rechtfertigen eine Bestrahlung der Supra-/Infraklavikularregion. Lymphknotenmetastasen im Level I ohne Befall des Level II führen nur in wenigen Prozent der Fälle zu sog. Skip-Metastasen mit Lymphknotenbefall der Supraklavikularregion. Auf eine Bestrahlung kann in diesen Fällen verzichtet werden.

Bei medial kranialem Sitz und großem Primärtumor sollte an die Möglichkeit einer Tumorausbreitung über die Mammaria-interna-Kette in die medialen und supraklavikulären Lymphknoten gedacht werden und die Bestrahlungsindikation der supraklavikularen Lymphknoten großzügig gestellt werden.

Bestrahlung der parasternalen Lymphbahn. Die Strahlentherapie der Sternalregion dient der Bekämpfung von Lymphknotenmetastasen der Mammaria-interna-Gruppe. Mit einem Befall dieser Lymphknoten muß gerechnet werden, wenn ein Tumor mediale Quadranten befällt oder submamillär sitzt. Eine generelle Bestrahlung der parasternalen Lymphbahn in diesen Fällen bringt jedoch auch Nachteile mit sich, z.B. Mukositis im oberen Ösophagus mit passageren Schluckbeschwerden. Gelegentlich kommt es zu kosmetisch ungünstigen Hautveränderungen im Dekolleté. Bei linksseitigen Mammakarzinomen muß eine Strahlenbelastung des Herzens in Betracht gezogen werden (Struikmans u. van Rijk 1996). Viele Frauen empfinden es als störend, das sternale Bestrahlungsfeld bei Sonneneinstrahlung abdecken zu müssen.

Die Technik der Strahlentherapie ist sehr vielfältig und reicht von einfachen Photonenstehfeldern, einer Photonen-Elektronen-Mischtechnik bis zu komplizierten 3-D-geplanten Mehrfelderplänen. Alle bekannten Techniken müssen Kompromisse hinsichtlich der vollständigen Erfassung der ersten 4 Interkostalräume und der Belastung von Risikoorganen eingehen.

Zudem ist der Überlebensvorteil einer solchen Bestrahlung bisher nicht sicher nachgewiesen. Bei makroskopischen Metastasen in der Mammaria-interna-Region ist die Prognose wegen der raschen Entwicklung distanter Metastasen ohnehin schlecht.

Es wird daher empfohlen, die Indikation zu einer parasternalen Strahlentherapie streng zu stellen und eine Behandlung nur bei Fällen vorzunehmen, die einen medialen oder retromamillären Tumorsitz haben und deren Tumorgröße mehr als 2 cm beträgt. Bei medialem Sitz und axillaren Metastasen wird auch bei kleinen Primärtumoren eine Bestrahlung der Parasternalregion empfohlen, da die lymphogene Ausbreitung in die viel nähere pasternale Lymphbahn wahrscheinlich ist.

Bestrahlung im Rahmen der Hochdosischemotherapie. Während die Chemotherapie in normaler Dosierung nicht zu einer meßbaren Verminderung von lokoregionären Rezidiven führt, hatte man gehofft, durch eine Hochdosischemotherapie mit Stammzellsupport nicht nur die distante Metastasierung, sondern auch die Lokalrezidivrate senken zu können. Erste Analysen zeigen jedoch, daß etwa ⅓ der Tumorrückfälle lokoregionäre Rezidive sind (Peters u. Mitarb. 1993). Daher wird von Hochdosisstudienprotokollen eine tumoradäquate postoperative Strahlentherapie gefordert. Da bisher nur begrenzte Erfahrungen bzgl. des Komplikationsrisikos nach einer Hochdosischemotherapie und Bestrahlung vorliegen, sind Dosisempfehlungen schwierig. Zur Vermeidung von möglichen Nebenwirkungen durch die Kombination von Strahlen und hochdosierten Chemotherapeutika wird die Strahlentherapie üblicherweise nach Abschluß der Hochdosisphase durchgeführt.

Bestrahlung beim lokal fortgeschrittenen Mammakarzinom. Bei fortgeschrittenen inoperablen Mammakarzinomen (T4, großes T3-Karzinom) ist die Prognose so schlecht, daß die lokale Kontrolle der Mamma gegenüber der systemischen Therapie ganz in den Hintergrund tritt. (S. 309). Ist eine Patientin trotz einer initialen Polychemotherapie lokal inoperabel, sollte eine Strahlentherapie der Mamma und des Lymphabflußgebiets angeschlossen werden. Allerdings erreicht man mit der Bestrahlung aufgrund der großen Resttumormasse meistens nur eine Größenreduktion, nicht aber eine dauerhafte, lokale Sanierung. Besteht Operabilität, so wird die Notwendigkeit einer zusätzlichen postoperativen Strahlentherapie von dem intraoperativen und histopathologischen Befund abhängig gemacht. Perez u. Mitarb. (1994) erzielten die höchste lokale Kontrolle mit der sequentiellen Anwendung von Chemotherapie, Mastektomie und postoperativer Bestrahlung.

Bestrahlung von lokoregionären Rezidiven:

➤ *Thoraxwandrezidiv:* Das Thoraxwandrezidiv wird von vielen Gynäkologen als erstes Symptom einer Generalisierung angesehen und daher als infaust eingeschätzt. Die Statistik zeigt jedoch, daß ⅓ der Fälle keine Fernmetastasen entwickeln (Stadler u. Kogelnik 1987, Halverson u. Mitarb. 1990, Recht u. Mitarb. 1991, Perez u. Mitarb.). Daher muß es das Ziel sein, eine hohe lokale Kontrollrate zu erzielen. Die Überlebensprognose und das Rezidivrisiko hängen von der Zahl, dem Ausbreitungsmuster und der Tiefe der Metastasen sowie dem zeitlichen Abstand der Primärtherapie ab. Günstig sind einzelne, in der Narbe gelegene, kleine Rezidive mit geringer Tiefenausdehnung und langem Intervall (Willich u. Groh 1989). Die Möglichkeiten einer operativen Resektion stehen im Vordergrund (S. 289). Aufgrund der hohen Wahrscheinlichkeit weiterer Thoraxwandrezidive sollte nur in günstigen Fällen auf eine Bestrahlung nach operativer Entfernung des Thoraxrezidivs verzichtet werden. Bei flächenhafter Ausdehnung oder tiefer Infiltration bis zur Thoraxwand sollte das Lymphabflußgebiet mitbestrahlt werden. Bei histologisch nachgewiesenem ausgedehntem Lymph- bzw. Blutgefäßeinbruch sollte neben der Strahlentherapie der Brustwand auch eine medikamentöse Zusatzbehandlung (endokrine oder zytostatische Behandlung) in Hinblick auf das erhöhte Fernmetastasierungsrisiko erfolgen (S. 289).

➤ *Axillare Rezidive:* Axillare Rezidive werden zunächst operativ beseitigt. Bei der Indikationsstellung einer zusätzlichen Bestrahlung ist das hohe Risiko von Armkomplikationen nach 2maliger Operation (Primärbehandlung und Rezidivoperation) und Strahlentherapie zu bedenken. Häufig bestehen gleichzeitig Fernmetastasen, welche die klinische Bedeutung einer axillaren Bestrahlung relativieren. Wenn der Operationsbefund (z. B. R2-Resektion) oder der histologische Befund (z. B. diffuse Durchsetzung des Präparats) ein erneutes axillares Rezidiv wahrscheinlich machen, so muß trotz des erheblichen Risikos von Nebenwirkungen nach entsprechender Aufklärung eine Bestrahlung der Region durchgeführt werden.

➤ *Supraklavikulare Rezidive:* Supraklavikulare Rezidive haben eine sehr schlechte Überlebensprognose. Eine radikale Entfernung ist selten möglich. Dennoch sollte vor einer Bestrahlung zumindest der makroskopische Tumor entfernt werden. Eine gute lokale Kontrolle erfordert Strahlendosen, die in einem gewissen Prozentsatz den Armplexus schädigen (radiogene Plexopathie).

➤ *Metastasen der parasternalen Lymphknoten:* Metastasen dieser Lokalisation haben eine schlechte Prognose. Sie fallen oft durch eine Arrosion des Sternums auf und

Praktisches Vorgehen bei der Bestrahlung von Metastasen

Knochenmetastasen. Knochenmetastasen sind die häufigsten distanten Manifestationen des Mammakarzinoms. Der Wert einer Bestrahlung von asymptomatischen, durch den Einsatz der Knochenszintigraphie in der Nachsorge entdeckten Knochenmetastasen erscheint fraglich. Symptomatische Metastasen, die neben Schmerzen auch Körperfunktionen bedrohen, erfordern hingegen eine Therapie, wobei neben der Strahlentherapie auch systemische medikamentöse und operative Maßnahmen einzubeziehen sind. Eine operative Therapie ist dann erforderlich, wenn eine pathologische Fraktur Körperfunktionen einschränkt, das Myelon oder Nervenstränge komprimiert. Eine medikamentöse Therapie ist dann vorzuziehen, wenn die Absiedlungen multipel sind und eine Gefährdung von Körperfunktionen nicht akut droht. Die medikamentöse Therapie sollte neben Zytostatika und endokrinen Medikamenten auch Bisphosphonate einschließen (S. 297). Die Strahlentherapie von ossären Metastasen mit moderaten Dosen (30–40 Gy) hat eine gute analgetische Wirkung und induziert eine Sklerose, die im Verlauf mehrerer Monate zu einer Stabilisierung frakturgefährdeter Areale führt. Wichtige Bestrahlungsindikationen bestehen bei Metastasen des Achsenskeletts (Köbl u. Mitarb. 1997), des Femurschenkelhalses und des Schulterbereichs. Die funktionell wichtigen Knochen sollten auch im Fall asymptomatischer Metastasen bestrahlt werden, da die Behandlungsergebnisse besser sind, als die Bestrahlung großer symptomatischer Metastasen.

Hirnmetastasen. Intrazerebrale Metastasen sind bei vielen Tumoren häufiger geworden, da die Blut-Hirn-Schranke die Wirksamkeit medikamentöser Therapien vermindert. Bei bestehenden Hirnmetastasen ist eine Chemotherapie dennoch wirksam (Kreuser u. Mitarb. 1991), da die Blut-Hirn-Schranke durch den metastatischen Befall gestört ist. Wenn die Prognose des Grundleidens nicht kurzfristig schlecht ist, sollten zumindest die größeren operablen Metastasen neurochirurgisch entfernt werden (Herrmann u. Bamberg 1997). Bei verbliebenen Hirnmetastasen von mehr als 20 mm Größe lassen sich mit der Strahlentherapie nur kurze Remissionen erzielen. In Einzelfällen kann der Einsatz einer stereotaktischen Strahlentherapie (Radiosurgery) indiziert sein (Flickinger u. Mitarb. 1989). Dabei wird der Bereich der Hirnmetastasen aus verschiedenen Richtungen mit hoher Präzision und hoher Dosis bestrahlt. Eine stereotaktische Bestrahlung erfordert ein spezielles Bestrahlungsgerät (γ-Knife) oder eine spezielle Ausrüstung eines Beschleunigers. Diese Möglichkeiten stehen nur in wenigen Zentren zur Verfügung.

Eine obligatorische postoperative Bestrahlung von Hirnmetastasen ist beim Mammakarzinom deshalb indiziert, da mit weiteren mikroskopischen Hirnmetastasen zu rechnen ist. Das Ausmaß der Aggressivität der Therapie muß allerdings an der kurzen Überlebensprognose der Patientinnen mit Hirnmetastasen nach einem Mammakarzinom gemessen werden. Die mediane Überlebenszeit beträgt je nach Prognoseparameter zwischen 2,5 und 11 Monaten (Herrmann u. Bamberg 1997).

werden dann als Knochenmetastasen des Sternums fehlinterpretiert. Früh brechen sie in den Interkostalraum ein und imponieren als derbe parasternale Vorwölbung der Brustwand. Eine operative Therapie ist selten indiziert und erfordert die Einbeziehung eines Thoraxchirurgen. Aufgrund der Nähe von Risikoorganen und der frühen Generalisation hat die Strahlentherapie nur einen vorübergehenden palliativen Effekt.

Systemische Therapie

Über mehr als 70 Jahre hat die von Halsted formulierte Hypothese einer streng lokoregionären Tumorausbreitung die Therapie des Mammakarzinoms bestimmt (Halsted 1894). Zweifel an diesem Konzept kamen auf, als durch die Intensivierung lokoregionärer Therapiemaßnahmen (Operation und Strahlentherapie) weder das Auftreten von Fernmetastasen verhindert, noch die Heilungsraten entscheidend verbessert werden konnten (Valagussa 1978, Fisher 1984). Fisher formulierte daher 1966 erstmals ein modifiziertes Tumorkonzept, dem 2 neue Thesen zugrunde lagen:

- die Tumorzellausbreitung beim Mammakarzinom findet frühzeitig und zwar lymphogen und/oder hämatogen statt,
- die Implantation von Mikrometastasen erfolgt bevorzugt in solche Gewebe und Organe, die mit ihrem lokalen Milieu günstige Voraussetzungen für die Implantation der jeweiligen Tumorzellpopulation bieten.

Konsequenterweise steht seither die verbesserte Kontrolle des systemischen Tumorwachstums bei der Entwicklung neuer Therapiekonzepte im Vordergrund.

Chemotherapie mit Zytostatika. Die Chemotherapie stellt rezeptorunabhängig die effektivste Systembehandlung bei Patientinnen mit fortgeschrittenem Mammakarzinom dar.

➤ *Monotherapie:* Einen Überblick über verschiedene Zytostatika, die zur Erstbehandlung metastasierter Mammakarzinome geprüft wurden, zeigt Tab. 6.**110**. Nur mit wenigen Substanzen werden Gesamtansprechraten (OR [Overall response]) von 50% und Komplettremissionsraten von > 10% erreicht. Die mediane Ansprechdauer beträgt etwa 12 Monate. Nach einer zytostatischen Vorbehandlung können nochmals etwa halb so hohe Ansprechraten und ein 6–8 Monate andauerndes medianes krankheitsfreies Intervall erreicht werden. Wirksame Einzelsubstanzen sind die Anthracycline Adriamycin (60 mg/m² alle 3 Wochen) und Epirubicin (75–90 mg/m² alle 3 Wochen).

An zweiter Stelle sind die Alkylanzien (Cyclophosphamid, Thiotepa, Melphalan) und die Antimetaboliten (5-Fluorouracil, Methotrexat) zu nennen.

Tab. 6.110 Aktive Substanzen in der Monotherapie bei metastasiertem Mammakarzinom

Substanzen	% Ansprechen (CR/PR)[1] Primär	Nach Vorbehandlung	Mittel
4-Epirubicin	37	27	34
Cyclophosphamid	36	22	33
Adriamycin	40–50	15–25	32
Thiotepa	25	–	25
Methotrexat	26	17	28
5-Fluorouracil	28	15	27
Ifosfamid	32	28	29
Vindesin	39	22	23
Mitomycin	42	22	31
Vinblastin			21
Vincristin	19	10	14
Melphalan	25	4	20
Mitoxantron	20–35	15–25	20
Paclitaxel	32–62	26–33	42
Docetaxel	50–73	44–66	59
Topotecan	36	–	–
Vinorelbine	37–60	–	45
Gemcitabine	18–40	–	28

[1] Mittelwerte aus verschiedenen Studien

An dritter Stelle stehen die Vincaalkaloide, Mitomycin und Platin. In den letzten Jahren sind neue Substanzen hinzugekommen, von denen die Taxane bisher am intensivsten untersucht worden sind. Paclitaxel und Docetaxel sind die wichtigsten Vertreter dieser neuen Substanzgruppe. Die Taxane zeigen sowohl in der Primärtherapie (OR 62%) als auch in der Zweittherapie bei anthracyclinresistenten Tumoren eine hohe Wirksamkeit (20–25%) (Tab. 6.**110**).

➤ *Kombinationschemotherapie:* Die Überlegenheit einer Kombinationschemotherapie konnte erstmals 1976 gezeigt werden (Casnellos u. Mitarb. 1976). Heute sind die Kombinationen FAC (5-Fluorouracil 500 mg/m^2), Doxorubicin 50 mg/m^2), Cyclophosphamid 500 mg/m^2 alle drei Wochen) oder CMF (Cyclophosphamid 600 mg/m^2, Methotrexat 40 mg/m^2, 5-Fluorouracil 600 mg/m^2 Tag 1 und 8) in der Klinik etabliert. Bei fortgeschrittener Erkrankung können in der Primärtherapie Gesamtremissionen von 50–70%, Komplettremissionsraten von 10–20% und eine mediane Ansprechdauer von 12 Monaten erreicht werden. Die mittlere Überlebenszeit beträgt 14–18 Monate (Tab. 6.**111**). In der Zweittherapie, ohne Anthracyclin in der Vorbehandlung, sind noch Gesamtremissionsraten von 30–40% und eine Remissionsdauer von etwa 6 Monaten zu erwarten. Neue Kombinationen aus Taxanen (Paclitaxel/Docetaxel) und etablierten Substanzen (z. B. Anthracyclinen) erbrachten in jüngster Zeit deutlich bessere Ergebnisse. In der Primärbehandlung der metastasierten

Tab. 6.111 First-line-Behandlung mit verschiedenen Kombinationschemotherapieprogrammen bei Patientinnen mit metastasierter Erkrankung

Schema	Anzahl der Patientinnen	Ansprechrate (CR/PR) (%)	Progressionsfreies Intervall	Überlebenszeit (Monate)
CMF	434	30–62	6– 8	16–20
FAC	709	43–82	9–12	18–26

Erkrankung wird über Gesamtremissionsraten von 70–90% und einem hohen Anteil an Komplettremissionen von 40% (Lück 1996, Gianni 1996) berichtet. Die Langzeitergebnisse dieser Studien müssen aber ebenso abgewartet werden, wie der Vergleich dieser neuen Kombinationen. Die neuen Substanzen lassen in Zukunft sowohl für Patientinnen mit metastasierter Erkrankung als auch für die adjuvante Therapie Verbesserungen der Behandlungsergebnisse erwarten.

Endokrine Therapie. Schinzinger (1889) und Beatson (1896) waren die ersten, die endokrine Therapiemaßnahmen zur Behandlung des Mammakarzinoms eingesetzt haben. Als Chirurgen nutzten sie die Oophorektomie zur palliativen Behandlung bei inoperabler, metastasierter Erkrankung. In den letzten 25 Jahren wurden mit der quantitativen Bestimmung des Steroidrezeptorstatus und der Entwicklung unterschiedlich wirksamer Substanzen die Voraussetzungen dafür geschaffen, daß sich die endokrine Therapie heute als zweite Option für eine systemische Therapie beim Mammakarzinom etabliert hat. Allgemein gesprochen sind eine fehlende oder gering ausgeprägte tumorbedingte Symptomatik, eine Weichteil- oder Lymphknotenmetastasierung sowie ein längeres tumorfreies Intervall nach der Primärdiagnose gute Voraussetzungen für eine endokrine Therapie. Bei einer unselektierten Patientenpopulation mit metastasierter Erkrankung können mit einer ablativen oder additiven endokrinen Therapie Gesamtremissionsraten (OR) von 30–40% und eine mediane Ansprechdauer von 8–14 Monaten erreicht werden. *Bei positivem ER-Status* steigen die Remissionsraten auf 50–60% an. *Bei negativem Rezeptorstatus* sind noch bei 5–10% der Patientinnen Remissionen zu erreichen. Die beste Wirksamkeit ist bei Patientinnen mit einem hochpositiven ER- und PR-Status zu erwarten.

Wird bei positivem Rezeptorstatus mit einer endokrinen Therapie keine Remission erreicht, ist auch die Umstellung auf eine weitere endokrine Therapie wenig erfolgversprechend. Bei einer Remissionsinduktion kann dagegen auch eine weitere endokrine Therapie erneut erfolgreich sein (> 100 fmol). Selten wird zu Beginn einer endokrinen Therapie eine kurzfristige Exazerbation tumorbedingter Symptome, auch mit einem Anstieg der Tumormarker, beobachtet („Flave"). Nach wenigen Tagen, selten erst nach einigen Wochen, gehen diese Symptome zurück. Auch bei diesen Patientinnen werden später objektive Remissionen beobachtet. Ein Absetzen der endokrinen Therapie ist in der Regel nicht indiziert. Die geringen Nebenwirkungen einer endokrinen Therapie sind in der Praxis ein weiterer Aspekt, der besonders bei älteren Patientinnen für die Wahl einer Therapie bedeutsam sein kann. Welche endokrine Therapiemodalität zum Einsatz kommt, wird durch den Tumorstatus und den Menopausenstatus der Patientin mitbestimmt.

➤ *Ablative Therapie:* Die *Oophorektomie* ist eine Option bei der Behandlung prämenopausaler Patientinnen mit einem endokrin sensiblen Tumor, zumal der Eingriff laparoskopisch erfolgen kann. Andere chirurgische Maßnahmen wie die *Adrenalektomie* oder *Hypophysektomie* haben keine Indikation mehr. Ebenso ist die *Radiomenolyse* als ablative Therapiemaßnahme heute ganz in den Hintergrund getreten. Bei Patientinnen mit metastasierter Erkrankung wird nach Oophorektomie eine durchschnittliche Remissionsrate von 33% (21–41%) angegeben (Henderson u. Mitarb. 1980). In der adjuvanten Situation zeigt eine Metaanalyse von 10 klinischen Studien mit insgesamt 1817 Patientinnen in der Prämenopause eine relative Abnahme der Rezidiv- und Mortalitätsrate von 26% im Vergleich zu einer Kontrollgruppe ohne chirurgische Ablation (EBCTCG 1992). Auch bei Patientinnen in der Peri- oder Postmenopause ist der Effekt statistisch signifikant (EBCTCG 1996). Unklar ist, welche Subgruppen von Patientinnen in der Prämenopause von einer irreversiblen chirurgischen Kastration als adjuvanter Maßnahme mit oder ohne zusätzliche Chemotherapie profitieren. Vergleichbare Effekte wie mit der Oophorektomie können in reversibler Form auch mit LHRH-(luteinisierendes Hormon-Releasinghormon-)Analoga erreicht werden (Buserilin, Goserilin, Leuprolide und Triptorelin). Die Substanzen liegen z.T. in Depotform vor und werden in der Regel subkutan oder intramuskulär appliziert. In verschiedenen prospektiv randomisierten Studien wird derzeit die LHRH-Therapie vergleichend mit der systemischen Therapie sowohl bei fortgeschrittener Erkrankung als auch in der adjuvanten Situation bei nodal positiven und nodal negativen Patientinnen untersucht (ZEBRA-Studie). Die wichtigsten Nebenwirkungen der ablativen Therapie in der Prämenopause sind endokrine Ausfallserscheinungen.

➤ *Antiöstrogene:* Die nachgewiesene Wirksamkeit in der Prä- und vor allem in der Postmenopause sowie das relativ günstige Toxizitätsspektrum machen die Therapie mit Antiöstrogenen für viele Patientinnen mit einem endokrin sensitiven Tumor im Stadium der Metastasierung, zur Behandlung der Wahl. Antiöstrogene wirken über eine kompetitive Verdrängung der zirkulierenden Östrogene am Rezeptor der Tumorzelle. Mit der Blockade des Rezeptors für Östrogene entwickeln diese Substanzen eine antiproliferative Aktivität. Andere biologisch relevante Effekte der Antiöstrogene sind Induktion oder auch Suppression verschiedener wachstumsstimulierender und -supprimierender Zytokine. Klinisch bedeutsam ist, daß ähnlich wie bei den Zytostatika über unterschiedliche Mechanismen auch eine Tamoxifenresistenz induziert werden kann.

Bei der Behandlung von Patientinnen mit metastasierter Erkrankung werden mit Tamoxifen Remissionsraten im Mittel von 32% (16–52%) erreicht (Henderson 1991). Die optimale Dosierung ist die kontinuierliche Gabe von 20 mg Tamoxifen täglich, wobei die Tagesdosis nicht gesplittet werden muß. Weitere Antiöstrogene wie z.B. das Toremifen, das Droloxifen, das Idoxifen oder neue Antiöstrogene ohne östrogene Restaktivität (ICI 182780) befinden sich in der klinischen Prüfung oder wurden bereits für die Behandlung der metastasierten Erkrankung zugelassen (Toremifen). Unter Abwägung von Nutzen und Risiko ist die Behandlung mit Antiöstrogenen heute die erste endokrine Therapiemaßnahme in der Postmenopause. Bei prämenopausalen Patientinnen mit fortgeschrittener Erkrankung kann die Wirksamkeit von Antiöstrogen als Prädiktor für die Wirksamkeit einer ablativen Behandlungsmaßnahme angesehen werden.

Zur Beurteilung der Wirksamkeit in der adjuvanten Situation bei post- und prämenopausalen Patientinnen liegen Ergebnisse aus über 40 prospektiv randomisierten Untersuchungen vor. Bei insgesamt 30081 unselektionierten Patientinnen (Metaanalyse der EBCTCG 1992) konnte während einer Tamoxifenbehandlung eine jährliche Reduktion der Rezidivrate von 26% und eine Reduktion der Mortalitätsrate von 17% erzielt werden. Die Subgruppenanalysen geben weitere interessante Detailinformationen:

- Patientinnen mit (hoch-)positivem ER-Status profitieren am meisten von einer adjuvanten Tamoxifenbehandlung,
- beim Vergleich nodal negativer und nodal positiver Patientinnen ist ein etwas deutlicherer Wirkeffekt bei den nodal positiven Patientinnen sowohl beim krankheitsfreien Intervall als auch bei der Überlebenszeit während der Tamoxifengabe zu beobachten,
- bei gleichzeitiger Gabe einer adjuvanten Chemotherapie sind die Tamoxifeneffekte etwas weniger deutlich nachweisbar als ohne gleichzeitige Chemotherapie; bei jüngeren Patientinnen mit Tamoxifen und gleichzeitiger Chemotherapie ist der Tamoxifeneffekt nicht mehr statistisch signifikant,
- bei Patientinnen über 50 Jahre und/oder in der Postmenopause ist der Effekt von Tamoxifen am deutlichsten nachweisbar; bei Patientinnen unter 50 Jahre kann zwar auch eine Verminderung des Rezidivrisikos erreicht werden, aber bisher keine signifikante Verlängerung der Überlebenszeit nach adjuvanter Therapie gezeigt werden.

Fazit: In der adjuvanten Situation profitieren Patientinnen in der Postmenopause mit (hoch-)positivem ER-Status und einem insgesamt niedrigen oder mäßigen Rezidivrisiko bzgl. rezidivfreiem Intervall und Überlebenszeit am meisten von einer Antiöstrogentherapie.

Prävention und Tamoxifen

Ein zusätzlicher Aspekt, der sich im Rahmen der Auswertung zahlreicher Daten zum Tamoxifen ergeben hat, ist die Beobachtung eines möglichen präventiven Effekts für das Auftreten von kontralateralen Zweitkarzinomen der Mamma. Die EBCTCG-Analyse weist zu dieser Frage folgende Zahlen aus: bei insgesamt 9128 Frauen wurden während der Tamoxifenbehandlung 12 Patientinnen mit einem kontralateralen Mammakarzinom und bei insgesamt 9135 Patientinnen ohne Tamoxifenbehandlung insgesamt 184 Karzinome registriert. Diese Daten ergeben eine rechnerische Reduktion des Inzidenzrisikos für ein kontralaterales Mammakarzinom von 39%. Der präventive Effekt ist am deutlichsten bei Patientinnen ausgeprägt, die Tamoxifen > als 2 Jahre eingenommen haben. Die optimale Dauer der adjuvanten Tamoxifentherapie wird seit langem diskutiert. Die vorliegende Datenlage ist nach wie vor nicht hinreichend klar. Vieles spricht dafür, daß eine 5 Jahre andauernde Gabe von Tamoxifen bessere Ergebnisse erbringt als eine 2 Jahre andauernde Therapie (Gallen u. Mitarb. 1994, Swedish Breast Cancer Cooperative Group 1996). Gesicherte Hinweise dafür, daß eine über 5 Jahre hinaus gehende Therapie weitere Verbesserungen erbringt, gibt es nicht (Fisher u. Mitarb. 1996).

Eine Tamoxifentherapie bis zu 30 mg wird im allgemeinen gut vertragen. Hitzewallungen werden bei 10–20% bei Patientinnen in der Postmenopause und bei 50–60% der Patientinnen in der Prämenopause angegeben. Weitere Effekte wie leichte Übelkeit, Brennen oder Jucken im Bereich von Vulva und Vagina sind in aller Regel nur vorübergehend. Bedeutsamere Effekte werden durch die *östrogene Partialwirkung* des Tamoxifens am Endometrium beobachtet. Aufgrund der jüngsten IARC-Analyse (1996) ist von einem gering erhöhten Risiko für das Auftreten von Endometriumkarzinomen bei Langzeiteinnahme von Tamoxifen auszugehen, wobei das Risiko für das Auftreten anderer Malignome in der Menopause z. T. gesenkt wird. Kardiotoxische Nebenwirkungen und thromboembolische Ereignisse werden mit einer Rate von 1% angegeben. Inwieweit sich östrogen-agonistische Effekte wie das Absenken des Cholesterinspiegels oder das Absenken der Low-density-Lipoproteine klinisch bedeutsam auswirken, ist noch unklar (Follow up der Patientinnen während der adjuvanten Tamoxifentherapie, z. B. Ultraschallkontrolle des Cavum uteri; bei auffälligem Befund Indikation für Hysteroskopie und fraktionierte Abrasio).

➤ *Gestagene:* Zu Medroxyprogesteronacetat (MPA), Megestrolacetat (MGA) und Norethisteron (NES) liegen Ergebnisse bei fortgeschrittener Erkrankung vor. MPA zeigt bei 1802 Patientinnen eine Ansprechrate von 33% (10–67%), MGA bei 1488 Patientinnen eine Ansprechrate von 28% (14–56%) und NES bei 149 Patientinnen eine Ansprechrate von 39% (25–42%) (Henderson 1991). NES spielt heute in der Therapie keine Rolle mehr. Die optimale Dosierung für MPA liegt bei 500 mg pro Tag, die für MGA bei 160 mg pro Tag. Über den Einsatz von Gestagenen in der adjuvanten Situation liegen zu wenige Daten vor. Angaben zur Wirksamkeit sind kaum möglich. Die wichtigsten Nebenwirkungen während einer Gestagentherapie sind Gewichtszunahme (18–50%), Eßlust (> 50%) Wasserretention (5–20%) Hypertension (7%), Obstipation (10%) und ein cushingoider Habitus (1–12%).

➤ *Aromatasehemmer:* Das Enzym Aromatase vermittelt die Konversion von Androgenen in Östrogene. Bei postmenopausalen Patientinnen erfolgt die Konversion von zirkulierendem Androstendion zu Estron und dann zu Estradiol durch eine Aromatisierung in der Leber, im Fettgewebe, der Muskulatur sowie in normalem und tumorumgewandeltem Brustdrüsengewebe: Aromatasehemmer vermindern die Östrogenproduktion und bewirken so einen meßbaren Abfall der zirkulierenden Östrogene. Aminoglutethimid (AG), ursprünglich als Antikonvulsivum entwickelt, supprimiert die Corticoidsynthese. Bei einer Dosierung von 750–1000 mg/Tag und einer gleichzeitigen Substitution von Corticosteroiden ist die beobachtete Wirkung der von Antiöstrogenen und Gestagenen weitgehend vergleichbar. Bei insgesamt 1500 Patientinnen mit metastasierter Erkrankung wird eine Remissionsrate von 32% angegeben. In der adjuvanten Therapie postmenopausaler Patientinnen konnte mit AG eine eindeutige Wirksamkeit nachgewiesen werden. Die minimale, sicher wirksame Dosierung von AG liegt bei etwa 500 mg/Tag. Aufgrund ausgeprägter Nebenwirkungen wird die Substanz aber kaum noch eingesetzt.

Zahlreiche neue Aromatasehemmer wie das Formestan und Substanzen der dritten Generation wie Anastrozol, Letrozol, Vorozol und Exemestan wurden in den letzten Jahren entwickelt. Diese Substanzen werden wegen ihrer insgesamt guten Verträglichkeit z. T. heute bereits anstelle oder nach Antiöstrogenen bei Patientinnen mit metastasiertem Mammakarzinom eingesetzt. Für die adjuvante Therapie stehen entsprechende klinische Studien noch aus.

➤ *Bisphosphonate:* Bei den Bisphosphonaten (synonym: Diphosphonate) handelt es sich um eine Substanzgruppe ohne gesicherte zytostatische Wirksamkeit. Klinisch verfügbar sind Etidronat, Clodronat, Pamidronat und Ibandronat. Bisphosphonate hemmen die Osteoklastenaktivität und damit den Knochenabbau bei ossärer Metastasierung. Ossäre Metastasen entstehen nicht allein durch die räumliche Verdrängung von Knochensubstanz, sondern Tumorzellen produzieren parathormonähnliche Polypeptide, Zytokine und Wachstumsfaktoren, die die Osteoklasten aktivieren. Die erste gesicherte Indikation für den Einsatz von Bisphosphonaten bestand in der Behandlung der tumorbedingten Hyperkalzämie. Mit Clodronat werden Erfolgsraten von etwa 60% mit Pamidronat von etwa 90% angegeben (Ralston u. Mitarb. 1989). Als additive Behandlung beim ossär metastasierten Karzinom kann bei etwa 25% der Patientinnen mit der objektiven Remission sowie bei etwa 50% der Patientinnen mit einer guten Palliation der metastasenbedingten Knochenschmerzen gerechnet werden. Ob präventiv das Auftreten von Knochenmetastasen verzögert oder gar verhindert werden kann, wird derzeit in klinischen Untersuchungen geklärt.

Primäre („neoadjuvante") Chemotherapie. Die primäre Chemotherapie gefolgt von Operation und postoperativer (adjuvanter) Therapie ist ein Behandlungskonzept, das in den letzten 20 Jahren schrittweise entwickelt worden ist. Die theoretischen Vorteile liegen in einer initialen Tumorverkleinerung, der Eliminierung von Mikrometastasen sowie der Prävention chemoresistenter Zellklone (s. neoadjuvante Therapiestudien [Box]).

Wenn der Wunsch nach Brusterhaltung für die betroffene Patientin im Vordergrund steht, kann bereits heute bei entsprechender Aufklärung und Beratung der Patientinnen ein neoadjuvanter Behandlungsansatz gewählt werden. In der Praxis löst allerdings auch bei nicht wenigen dieser Patientinnen die Vorstellung, daß das Karzinom über weitere Monate bis zum Abschluß der präoperativen Chemotherapie in der Mamma verbleibt, Ängste aus, zumal nicht in allen Fällen mit einem Ansprechen der Chemotherapie gerechnet werden kann (Sinn u. Mitarb. 1994). Die meisten präoperativen Schemata sind als 3–5 Behandlungskurse eines modifizierten CMF- oder FAC-Protokolls konzipiert. In klinischen Studien werden auch taxan-adriamycinhaltige Kombinationen eingesetzt. In einigen Zentren werden in Pilotstudien dosisintensivierte neoadjuvante Behandlungsregime erprobt (EC [Epiruhicin/Cyclophosphamid] 120/1600 mg/m² alle 3 Wochen).

Nach zwischenzeitlich erfolgter chirurgischer Therapie sollte die postoperativ adjuvante Chemotherapie nochmals 3–4 Behandlungskurse enthalten. Die Nachbestrahlung des Brustdrüsenkörpers sollte wegen der insgesamt geringeren Toxizität erst nach Abschluß der Chemotherapie erfolgen.

Adjuvante Therapie. Ziel der adjuvanten Therapie ist es, vermutete Mikrometastasen zu eliminieren. Vor Einleitung einer adjuvanten Therapie sollte konsequenterweise eine Makrometastasierung durch entsprechende Diagnostik ausgeschlossen sein.

Die ersten prospektiv randomisierten Studien zur Überprüfung der Effektivität einer adjuvanten Zytosta-

Neoadjuvante Therapiestudien

Mehrere internationale Studien konnten zeigen, daß mit einer neoadjuvanten Chemotherapie zumindest eine höhere Rate an brusterhaltenden Operationen durchgeführt werden kann (Tab. 6.**112**). Die größte Studie mit insgesamt 1313 Patientinnen wurde von der NSABP initiiert (Fisher u. Mitarb. 1994). Zunächst wurde die morphologische Diagnose bei allen Patientinnen zytologisch durch Nadelaspiration gestellt. Patientinnen mit einem operablen Tumor wurden entweder in einen chirurgisch-adjuvanten Therapiearm oder in einen primären Chemotherapiearm randomisiert. Im chirurgisch-adjuvanten Therapiearm erfolgte entweder eine Mastektomie mit axillarer Lymphonodektomie oder einer Tumorexzision mit getrennter Axilladissektion und postoperativer Bestrahlung. Anschließend erhielten alle Patientinnen eine adjuvante Chemotherapie mit 4 Kursen der Kombination Adriamycin/Cyclophosphamid (AC). Patientinnen der primären Chemotherapiegruppe erhielten zunächst 4 Behandlungskurse einer AC-Therapie. Anschließend wurde entweder eine Mastektomie oder eine Tumorexzision mit Axilladissektion und Nachbestrahlung durchgeführt. Der chirurgische Eingriff erfolgte spätestens 4 Wochen nach Ende des 4. AC-Zyklus. Die bisher berichteten klinischen Ansprechraten (CR/PR) liegen in allen randomisierten Studien im Bereich von 75–90%. Die Ablatiorate sinkt nach vorangehender Chemotherapie um 15–20% ab im Vergleich zur primär operativen Therapie. Ob eine Verlängerung des krankheitsfreien Intervalls und der Gesamtüberlebenszeit mit diesem Behandlungskonzept erreicht werden kann, bleibt abzuwarten.

Tab. 6.**112** Primäre Chemotherapie: Ergebnisse prospektiv randomisierter Studien

Autor/Jahr	Anzahl der Patientinnen (n)	Schema	Komplettremission (%) nach primärer CT		Krankheitsfreies Intervall	Gesamtüberleben
			Klinisch	Pathologisch		
Mauriac (1991)	272	EVM + MmTVd	33	k. A.	ns	p = 0,04
Scholl (1994)	390	FAC	39	k. A.	ns	p = 0,04
Powles (1995)	200	MMmMx	19	10	ns	ns
Danforth (1995)	35	FLAC + GM-CSF	k. A.	k. A.	ns	ns
NSABP (1997)	1313	AC	37	k. A.	ns	ns

EVM Epirubicin, Vincristin, Methotrexat
MmTVd Mitomycin, Thiotepa, Vindesin
FAC 5-Fluorouracil, Adriamycin, Cyclophosphamid
MMmMx Methotrexat, Mitomycin, Mitoxantron
FLAC 5-Fluorouracil, Leukovorin, Adriamycin, Cyclophosphamid
GM-CSF Granulozyten-Makrophagen-stimulierender Faktor
AC Adriamycin, Cyclophosphamid
k. A. keine Angaben
ns nicht signifikant

tikatherapie wurden von Fisher u. Mitarb. 1975 und Bonadonna u. Mitarb. 1973 bei nodal positiven Patientinnen begonnen. Mehr als 100 weitere klinische Studien folgten in den darauffolgenden Jahren, ohne ein klares Ergebnis. Erst die zusammenfassende Metaanalyse der Early Breast Cancer Trialist's Collaborative Group (EBCTCG 1992) von 133 randomisierten Studien mit 75 000 Patientinnen hat 1992 die bis dahin weit verbreiteten Zweifel an dem kurativen Potential einer adjuvanten Chemotherapie weitgehend beseitigen können. Zytostatika und Antiöstrogene sind aufgrund dieser Analyse heute integraler Bestandteil der adjuvanten Behandlung von Patientinnen mit einem primären Mammakarzinom. Die aus dieser Analyse abgeleiteten Empfehlungen orientieren sich im wesentlichen an Prognoseparametern wie Alter, Steroidrezeptorstatus und axillarer Nodalstatus. Für Therapieentscheidungen in der Praxis ist zu berücksichtigen, daß die prognose- und therapierelevanten Gruppeneinteilungen nicht so scharf und unumstößlich sind, sondern eher als fließende, kontinuierliche Übergänge zu sehen sind (Tab. 6.**113**).

➤ *Nodal negative Patientinnen:* Patientinnen mit einem negativen Nodalstatus können in etwa 70% der Fälle allein durch lokoregionär ausgerichtete Therapiemaßnahmen (Operation ± Strahlentherapie) kurativ behandelt werden, während etwa 30% ein Rezidiv erleiden und in einem Zeitraum von 10 Jahren an den Folgen der Erkrankung versterben (s. Therapiestudien bei N^+-Patientinnen [Box, S. 300]).

Die vorgestellten Studienergebnisse sind die Basis für Consensusempfehlungen zur adjuvanten Behandlung nodal negativer Patientinnen, die vom National Institute of Health (NIH) 1990 und einem Expertengremium in St. Gallen 1995 formuliert wurden. 3 therapierelevante Risikogruppen werden unterschieden (Tab. 6.**113**):

- Mimimal-Low-risk-Gruppe: kleiner Primärtumor (< 1 cm), positiver ER-Rezeptorstatus und hoher Differenzierungsgrad,
- „Intermediate"-risk-Gruppe: Primärtumorgröße von 1 – 2 cm, positiver ER-Rezeptorstatus und gute bis mäßige Tumordifferenzierung (G 1 und G 2),
- High-risk-Gruppe: großer Primärtumor > 2 cm oder negativer ER-Rezeptorstatus und mäßiger bis schlechter Differenzierung (G 2 und G 3).

Patientinnen der Low-risk-Gruppe sind mit einem tumorbedingten Mortalitätsrisiko von < 10% innerhalb von 10 Jahren keine Kandidatinnen für eine adjuvante Therapie. Der Effekt von Tamoxifen wird in klinischen Studien geprüft. Alle anderen Risikogruppen können von einer adjuvanten Therapie profitieren (Tab. 6.**115**). Patientinnen in der Postmenopause und im Senium mit negativem Lymphknotenstatus und intermediärem oder hohem Risikoprofil profitieren von einer Antiöstrogentherapie. Der günstige Effekt einer zusätzlichen Chemotherapie wird zunehmend deutlicher. In der Prämenopause ist eine adjuvante Chemotherapie die Maßnahme der Wahl. Bei ER-positiven Patientinnen kann als Alternative eine ablative endokrine Therapie erwogen werden. Bei Patientinnen mit einem positiven Lymphknotenstatus ist unabhängig von der Anzahl der positiven Lymphknoten eine adjuvante Chemotherapie zu erwägen. Nur noch bei Patientinnen im Senium sind Antiöstrogene bei positiven ER-/PR- Rezeptorstatus die Therapie der Wahl.

Tab. 6.**113** Risikogruppen bei Patientinnen mit nodal negativem Mammakarzinom (nach Glick u. Mitarb.)

Faktor	**Minimal/ Low risk**	**Intermediate risk**	**High risk (mindestens einer der Faktoren)**
Tumorgröße (cm)	< 1	1,1 – 2	> 2
ER-Status	positiv	positiv	negativ
Differenzierungsgrad	1	1 – 2	2 – 3
Alter			< 35 Jahre

Sonderformen von Patientinnen mit primärem Mammakarzinom und minimalem oder niedrigem Rezidiv- oder Todesrisiko:

➤ Carcinoma ductale in situ
➤ fokal invasives Karzinom (durch Screening oder während der Operation einer benignen Erkrankung entdeckt)
➤ medulläres, tubuläres, muzinöses oder papilläres Karzinom

ER Östrogenrezeptor

In der Praxis können bei der konsequenten Anwendung dieser Empfehlungen gelegentlich Schwierigkeiten auftreten. Bei der Beratung über den Gewinn einer adjuvanten Therapie müssen nicht nur das bestehende Rezidiv- und Mortalitätsrisiko, sondern auch die mögliche relative Reduktion der Rezidivraten bei Einsatz einer Hormon- oder Chemotherapie angesprochen werden. Für nodal negative Patientinnen der High-risk-Gruppe besteht ein Rezidivrisiko innerhalb von 10 Jahren von etwa 33%. Unter der Annahme einer relativen Reduktion der Rezidivrate von 26% (Mittelwert aller N0-Patientinnen) beträgt der absolute Gewinn durch die adjuvante Therapie etwa 8%. Bei einem angenommenen Rezidivrisiko von nur 10% in der Low-risk-Gruppe verringert sich bei gleicher Reduktionsrate der therapieinduzierte Gewinn für jüngere Patientinnen auf nur 3%.

Diese Berechnungen machen deutlich, daß Nutzen und Risiko einer adjuvanten Therapie bei nodal negativen Patientinnen trotz der vorliegenden Konsensusempfehlungen individuell abgewogen werden müssen und zur Zeit nicht mehr als der Rahmen für die individuelle Beratung der betroffenen Patientinnen sein können.

Therapiestudien bei N^+-Patientinnen

Für die adjuvante Therapie kommen Polychemotherapie und/oder Antiöstrogene in Betracht. 5 Therapiestudien bei nodal negativen Patientinnen werden mit ihren Ergebnissen genauer vorgestellt (Tab. 6.**114**). In allen Studien wird die Effektivität der adjuvanten Therapie gegenüber einer untherapierten Kontrollgruppe geprüft. Endpunkt aller Studien ist das rezidivfreie Überleben und die Gesamtüberlebenszeit. 3 Studien (Milan IV, NSABP-B-13, Intergroup 0011) untersuchten die Wirksamkeit einer 6–12 Monate dauernden Kombinationschemotherapie, die 4. Studie den Effekt einer adjuvanten Tamoxifentherapie (NSABP-B-14) und in der 5. Studie wird die Wirksamkeit einer einmaligen perioperativen Zytostatikaapplikation geprüft (Ludwig-Studie). In der Milan-IV-Studie mit insgesamt nur 90 Patientinnen wurden nach Abschluß einer lokoregionären Therapie insgesamt 12 Kurse CMF mit den Ergebnissen einer therapiefreien Beobachtungsgruppe verglichen. Nach 9jährigem Follow up finden sich statistisch signifikante Unterschiede sowohl für das rezidivfreie Überleben (80% in der CMF-Gruppe gegenüber 39% in der Kontrollgruppe) als auch bzgl. des Gesamtüberlebens (84% Behandlungsgruppe gegenüber 55% Kontrollgruppe) (Zambetti u. Mitarb. 1992). Trotz der kleinen Patientinnenzahl hat diese Studie die Diskussion und die Meinungsbildung zur Stellung der adjuvanten Therapie bei nodal negativen Patientinnen in Europa stark beeinflußt.

Die NSABP-B-13-Studie untersuchte die Wirksamkeit von 12 Therapiekursen Methotrexat (100 mg/m²) und 5-Fluorouracil (600 mg/m² Tag 1 alle 28 Tage) an insgesamt 735 Patientinnen mit nodal negativen, östrogenrezeptornegativen Patientinnen. Nach einem 7-Jahres-Follow-up findet sich in der Therapiegruppe ein signifikanter Effekt bzgl. rezidivfreiem und Gesamtüberleben sowohl bei Patientinnen < 50 Jahre als auch Patientinnen > 50 Jahre (Fisher 1992). Die Intergroup-Studie war nur für Patientinnen mit negativem Östrogenrezeptorstatus, für Patientinnen mit > 3 cm Primärtumorgröße oder für Patientinnen, bei denen beide Charakteristika vorlagen, zugelassen (High-risk-Kriterien). Insgesamt 425 Patientinnen wurden im Therapiearm alle 28 Tage mit CMFP (Cyclophosphamid 200 mg/m² Tag 1–14, Methotrexat 40 mg/m² Tag 1 und Tag 8, 5-Fluorouracil 600 mg/m² Tag 1 und 8 und Prednison 40 mg/m² per os Tag 1–14) behandelt oder im Kontrollarm ohne Therapie nachverfolgt. Nach einem medianen Follow-up von 4,5 Jahren wird das 5 Jahre rezidivfreie Intervall in der Therapiegruppe mit 83% und das der Kontrollgruppe mit 61% angegeben ($p < 0{,}0001$) (Mansour u. Mitarb. 1989). Vorteile im Therapiearm sind sowohl für prä- als auch für postmenopausale Patientinnen nachzuweisen. In der Ludwig-Studie waren sowohl nodal negative als auch nodal positive Patientinnen zugelassen. Alle Patientinnen erhielten innerhalb von 36 Stunden postoperativ nach erfolgter Mastektomie einen Therapiezyklus mit CMF plus Leukovorin. Insgesamt 1275 Patientinnen mit negativem Nodalstatus wurden in die Studie aufgenommen, von denen 427 keine postoperative Chemotherapie erhalten haben. Das 5 Jahre rezidivfreie Überleben wird für die Therapiegruppe mit 74% und für die Kontrollgruppe mit 68% angegeben. Ein signifikanter Unterschied im Gesamtüberleben konnte nicht beobachtet werden. Die NSABP-B14-Studie schließlich hat den Effekt der Langzeitgabe von Tamoxifen bei rezeptorpositiven, nodal negativen Patientinnen untersucht (Fisher u. Mitarb. 1989). Für diese Studie wurden insgesamt 2844 Patientinnen in einem TAM-(Tamoxifen-)Arm mit 2mal täglich 10 mg über insgesamt 5 Jahre und in einem Kontrollarm randomisiert. Nach einem Follow up von 5 Jahren findet sich ein statistisch signifikanter Unterschied im rezidivfreien und im Gesamtüberleben zugunsten der Behandlungsgruppe.

Tab. 6.**114** Randomisierte Therapiestudien bei nodal negativen Patientinnen mit adjuvanter Therapie und therapiefreiem Kontrollarm (nach Davidson u. Abeloff)

Studie	Jahr	ER-Status	Therapieschema	Anzahl der Patientinnen (n)	Mittlerer Beobachtungszeitraum	Rezidivhäufigkeit (Unterschied)	Gesamtüberleben (Unterschied)	Autor/Jahr
Milan IV	1980–1985	ER –	CMF gegenüber Ktr	90	8	0,0002	0,005	Zambetti (1992)
NSABP B-13	1981–1988	ER –	MF gegenüber Ktr	737	5	0,0007	0,09	Fisher (1992)
Intergroup	1981–1988	ER –	CMPF gegenüber Ktr und/oder T > 3 cm	425	4,5	< 0,0001	0,31	Mansour (1989)
Ludwig V	1981–1985	alle < 65 Jahre	ohne CMF gegenüber Ktr	1 275	5	0,02	0,31	Ludwig-Gruppe (1989)
NSABP B-14	1982–1987	ER +	TAM gegenüber Ktr	2 844	5	< 0,000005	0,2	Fisher (1989)

Tab. 6.115 Empfehlungen zur adjuvanten Chemo- und Hormontherapie zusammengestellt nach St. Gallen 1998)

Risiko	Prämenopause	Postmenopause	Senium (> 70 Jahre)
Ohne Lymphknotenbefall:			
➤ minimal	keine (ohne TAM)	keine (ohne TAM)	keine (ohne TAM)
➤ intermediär	TAM ± CT (OE, GnRH-A)	TAM ± CT	TAM ± CT
➤ hoch, ER/PR +	CT + TAM (OE, GnRH-A)	TAM ± CT	TAM ± CT
➤ hoch, ER/PR –	CT	CT ± TAM	TAM ± CT
Mit Lymphknotenbefall:			
➤ ER/PR +	CT ± TAM	CT ± TAM	TAM
➤ ER/PR –	CT	CT ± TAM	CT (wenn möglich) + TAM

TAM Tamoxifen
CT Chemotherapie (z. B. CMF 6 Behandlungskurse oder EC 4 Behandlungskurse)
OE Overektomie
GnRH Gonadotropin-releasing-Hormonagonisten

Wird eine Chemotherapie gewählt, sind 6 Behandlungskurse einer CMF-Kombinationstherapie, 4 Kurse EC (Epiruhicin/Cyclophosphamid) die Therapieschemata der Wahl.

Für die Zukunft ist zur Erhöhung der therapeutischen Effizienz und zur Vermeidung unnötiger adjuvanter Therapiemaßnahmen eine bessere prognoseorientierte Selektion der Patientinnen mit negativem Nodalstatus anzustreben. Hierzu müssen die etablierten und neuen Prognosefaktoren sowohl auf ihre statistische Stärke bzw. Unabhängigkeit der Vorhersage für Rezidiv und Tod als auch auf ihre prädiktive Aussagekraft bzgl. Ansprechen bzw. Resistenz gegenüber Hormon- und Chemotherapie untersucht werden.

➤ *Nodal positive Patientinnen:* Der Nachweis metastatisch befallener ipsilateraler Lymphknoten in der Axilla ist als Prognoseparameter derart bedeutsam, daß alle anderen Faktoren dahinter deutlich zurücktreten. Seit mehr als 15 Jahren ist die adjuvante Chemotherapie und/oder endokrine Therapie bei nodal positiven Patientinnen allgemein akzeptiert. Der NSABP und dem nationalen Krebsinstitut in Mailand kommt das Verdienst zu, als erste den Stellenwert der adjuvanten Chemotherapie in klinischen Studien herausgearbeitet zu haben (Fisher u. Mitarb. 1975, Bonadonna u. Mitarb. 1976). Im Jahr 1975 wurden erstmals Daten publiziert, die die Effektivität der CMF-Kombination (Cyclophosphamid, Methotrexat, 5-Fluorouracil) bei nodal positiven Patientinnen zeigten (Bonadonna 1975). Die Effektivität dieser „klassischen" 12monatigen CMF-Behandlung ist heute nach einem 20jährigen Follow up gut zu beurteilen. Es zeigt sich, daß der Anteil krankheitsfreier und überlebender Patientinnen in der CMF-Gruppe signifikant höher ist als in der Kontrollgruppe und daß die Ergebnisse im Verlauf der Jahre für die behandelte Patientengruppe immer günstiger geworden sind. Der wichtigste Effekt der CMF-Therapie liegt in der Verminderung der Inzidenz von Fernmetastasen, weniger in der Verminderung des Lokalrezidivs und des kontralateralen Mammarezidivs (Bonadonna u. Mitarb. 1995) (Tab. 6.**16**). Die häufig

Tab. 6.116 15-Jahres-Ergebnisse: adjuvante CMF-Therapie gegenüber Kontrolle (nach Bonadonna u. Mitarb.)

	Rezidivfreies Überleben (%) Kontrolle	CMF	p	Gesamtüberleben (%) Kontrolle	CMF	p
Alle Patientinnen	26	36	0,002	33	42	0,08
Prämenopause	28	42	0,002	35	51	0,02
Postmenopause	25	31	0,22	32	35	0,85
1 – 3 Lymphknoten positiv	31	42	0,009	37	48	0,08
> 3 Lymphknoten positiv	15	24	0,05	24	31	0,31

CMF Cyclophosphamid/Methatrexat/5-Fluorouracil

geäußerte Skepsis, durch eine adjuvante Chemotherapie würde möglicherweise nur das Auftreten von Rezidiven verzögert, nicht aber definitive Heilungen erzielt, hat sich als unbegründet erwiesen. Neben dem klassischen CMF-Schema sind auch zahlreiche Modifikationen erprobt und angewandt worden (Tab. 6.**117**). Bis heute kann nicht sicher entschieden werden, welches CMF-Schema das beste ist. Bei der intravenösen Modifikation des CMF-Schemas ist die Dosisintensität (applizierte Substanzmenge pro Woche) im Vergleich zur oralen Variante vermindert. Solange keine geringere therapeutische Effektivität für das intravenöse Schema gezeigt ist, wird dieses Schema in der adjuvanten Therapie eingesetzt. Die Vorteile des intravenösen Schemas liegen in der insgesamt verminderten Toxizität und der in der Regel besseren Akzeptanz durch die Patientinnen. Bei 6 Therapiekursen ist bei der intravenösen Modifika-

Therapiestudien bei N^+-Patientinnen

Der EBCTC kommt der unbestreitbare Verdienst zu, mit der umfassenden Metaanalyse die in prospektiv randomisierten Studien vorliegenden Daten zur adjuvanten Chemotherapie bei nodal positiven Patientinnen zusammenfassend aufbereitet zu haben (Peto 1992). Es zeigt sich, daß mit einer adjuvanten Polychemotherapie über einen Zeitraum von 10 Jahren eine jährliche Reduktion der Mortalität um 18 ± 8% gegenüber einer unbehandelten Kontrollgruppe erreicht wird. Bei prämenopausalen Patientinnen steigt die jährliche Reduktion der Mortalität sogar auf 23 – 25% an. Nach einem 10jährigen Follow up liegt der Anteil tumorfreier Patientinnen in der Therapiegruppe um 8,7% und der der überlebenden Patientinnen um 6,8% über der bei den Kontrollpatientinnen. Die günstigsten Ergebnisse werden bei prämenopausalen Patientinnen mit begrenzter Anzahl positiver Lymphknoten (1 – 3 Lymphknoten) erreicht (EBCTCG 1992). Bei den postmenopausalen Patientinnen sind die Erfolge einer adjuvanten Chemotherapie mit Daten aus prospektiv randomisierten Studien noch nicht eindeutig zu belegen. Vorteile sind insbesondere bei Patientinnen mit negativem Rezeptorstatus und bei Patientinnen mit einem positiven Nodalstatus zu erwarten.

Bereits seit längerer Zeit wurden Anthracycline auch in der adjuvanten Therapie erprobt (Budzar u. Mitarb. 1978). Zahlreiche klinische Studien konnten zunächst keine Überlegenheit von anthracyclinhaltigen Kombinationen im Vergleich zu CMF zeigen, wobei in vielen Studien die Anthracycline wahrscheinlich unterdosiert waren. Eine der größten Untersuchungen zu dieser Frage wurde von der NSABP durchgeführt. Sie vergleicht 4 Behandlungskurse AC mit dem klassischen CMF-Schema (NSABP B-15) (Fisher u. Mitarb. 1990). Mit beiden Kombinationen wurden vergleichbare Behandlungsergebnisse erzielt. Das AC-Schema wird aber sowohl von den Patientinnen als auch dem Pflegepersonal wegen der insgesamt kürzeren Laufzeit und der besseren Verträglichkeit besser beurteilt. Derzeit werden adriamycin- oder epirubicinhaltige Schemata in zahlreichen Studien im Vergleich zur CMF geprüft. Große Aufmerksamkeit hat eine Studie aus Mailand gefunden, in der sequentiell Adriamycin über 4 Behandlungskurse gefolgt von 3 Behandlungskursen CMF bei Patientinnen mit ≥4 positiven Lymphknoten untersucht wurde (Bonadonna u. Mitarb. 1995). Die sequentielle Therapie war nach 10jährigem Follow up dem klassischen CMF-Schema bzgl. rezidivfreier Überlebenszeit deutlich überlegen. Bei Patientinnen mit lokoregionär fortgeschrittener Erkrankung sollte daher eine sequentielle Behandlung mit A → CMF oder EC → CMF als adjuvante Therapie erwogen werden. Probleme der Kardiotoxizität unter Anthracyclinen, und das Risiko für das Auftreten von Sekundärmalignomen (myelodyspastische Syndrome, Leukämien), müssen zunächst noch weiter durch Langzeitbeobachtungen abgeklärt werden.

tion die Therapie bereits nach 16 Behandlungswochen beendet, während die orale Behandlungsmethode etwa 22 Wochen dauert (s. Therapiestudien bei N^+-Patientinnen [Box]).

Gebräuchliche Therapieschemata beim Mammakarzinom:

➤ *Monotherapie:*

Adriamycin „Mono"			*ADM*
Adriamycin	8 – 12 mg/m²	i. v.	Tag 1, 8, 15 usw.
➤ Wiederholung wöchentlich, mindestens 4mal, Dosissteigerung auf 15 mg/m² möglich			
Cave: Adriamycingrenzdosis!			

Epirubicin „Mono"			*4-Epi*
Epirubicin	20 (– 25) mg/m²	i. v.	Tag 1, 8, 15 usw.
➤ Wiederholung wöchentlich, mindestens 4mal, Dosissteigerung auf 25 mg/m² möglich			
Cave: Epirubicingrenzdosis!			

➤ *Adjuvante Chemotherapie:*

➤ *Kombinationsschemata zur adjuvanten Therapie*

Cyclophosphamid/Methotrexat/5-Fluorouracil			*CMF*
Cyclophosphamid	100 mg/m²	per os	Tag 1 – 14
Methotrexat	40 mg/m²	i. v.	Tag 1 + 8
5-Fluorouracil	600 mg/m²	i. v.	Tag 1 + 8
➤ Wiederholung Tag 29, 6 Behandlungskurse			

Cyclophosphamid/Methotrexat/5-Fluorouracil			*CMF*
Cyclophosphamid	500 mg/m²	i. v.	Tag 1 + 8
Methotrexat	40 mg/m²	i. v.	Tag 1 + 8
5-Fluorouracil	600 mg/m²	i. v.	Tag 1 + 8
➤ Wiederholung Tag 29, 6 Behandlungskurse			

Epirubicin/Cyclophosphamid			*EC*
Epirubicin	60 mg/m²	i. v.	Tag 1
Cyclophosphamid	600 mg/m²	i. v.	Tag 1
➤ Wiederholung Tag 22 – 29, 4 Behandlungskurse			
Cave: Epirubicingrenzdosis!			

Epirubicin/Cyclophosphamid			*HD-EC*
Epirubicin	90 – 120 mg/m²	i. v.	Tag 1
Cyclophosphamid	600 mg/m²	i. v.	Tag 1
➤ Wiederholung Tag 22 – 29, 4 Behandlungskurse			
Cave: Epirubingrenzdosis!			

Tab. 6.117	Adjuvante Chemotherapie: CMF-Therapieschemata	
	CMF „klassisch"	**CMF „intravenös"**
Cyclophosphamid	100 mg/m² per os Tag 1 – 14 Wiederholung Tag 29	500 mg/m² Tag 1 + 8
Methotrexat	40 mg/m² Tag 1 + 8	40 mg/m² Tag 1 + 8
5-Fluorouracil	600 mg/m² Tag 1 + 8	600 mg/m² Tag 1 + 8

➤ *Endokrine Therapie:* Die etablierte endokrine Therapie bei nodal positiven rezeptorpositiven Patientinnen ist die Antiöstrogenbehandlung. Daten aus mehreren prospektiv randomisierten Studien liegen vor (Tab. 6.**118**) (s. Therapiestudien endokrine Behandlung [Box]).

➤ *Zeitpunkt der Radiotherapie:* Der Zeitpunkt, an dem die Radiotherapie optimal im Rahmen der adjuvanten Therapie zu plazieren ist, wird unterschiedlich gesehen. Weitgehend unstrittig ist, daß bei einem Intervall bis 5 Wochen nach chirurgischer Primärtherapie kein Verlust an Effektivität zu beobachten ist (Recht u. Mitarb. 1991). Das von Strahlentherapeuten vorgetragene Argument, bei Verzögerung der lokalen Radiotherapie an den Schluß der Behandlungssequenz nach Abschluß der adjuvanten Chemotherapie impliziere das Risiko einer erhöhten Lokalrezidivrate, konnte bisher in prospektiven Untersuchungen nicht belegt werden. Die bisher einzige bekannte prospektiv randomisierte Untersuchung zu dieser Frage läßt erkennen, daß bei frühzeitiger Radiotherapie die Lokalrezidivrate zwar vermindert, die Fernmetastasierungsrate dafür aber erhöht ist (Recht u. Mitarb. 1995).

➤ *Adjuvante Hochdosistherapie:* Wegen der ungünstigen Prognose wird für Hochrisikopatientinnen mit >10 befallenen Lymphknoten die Möglichkeit einer adjuvanten Hochdosistherapie diskutiert. Erste therapeutische Erfolge werden aus den Studien von Peters u. Mitarb. (1993) und Gianni u. Mitarb. (1995) berichtet. Vor der Durchführung einer Hochdosischemotherapie müssen der Patientin Stammzellen entnommen werden, um diese unmittelbar nach der Chemotherapie wieder zu

Therapiestudien endokrine Behandlung

In der Studie der NSABP wurden 1891 Patientinnen mit positivem ER-Rezeptorstatus und positivem Lymphknotenstatus entweder mit der Kombination PF + TAM täglich über 2 Jahre (L-Phenylalaninmustard/5-Fluorouracil) oder nur mit PF behandelt (NSABP-Protokoll B-09) (Fisher u. Mitarb. 1987). Patientinnen mit einer über 3 Jahre andauernden Tamoxifentherapie zeigten nach 5 Jahren einen Behandlungsvorteil beim rezidivfreien Überleben und der Gesamtüberlebenszeit. Am bekanntesten sind die NATO-Studie und der Scottish Trial, die beide einen Behandlungsvorteil für die Tamoxifentherapie erbrachten (Breast Cancer Trial Committee 1987, NATO 1988). Die NATO-Studie konnte im Therapiearm (Tamoxifen) unabhängig von Menopausenstatus, Nodalstatus und Rezeptorstatus einen Rezidiv- und Überlebensvorteil zeigen. Im Scottish Trial verstarben 23% der Patientinnen während der Beobachtungszeit im Kontrollarm im Vergleich zu 18% im Therapiearm. Therapievorteile für Tamoxifen konnten sowohl bei nodal positiven als auch bei nodal negativen Patientinnen beobachtet werden. Die Ergebnisse der NATO-Studie und des Scottish Trial werden so interpretiert, daß in der adjuvanten Situation Patientinnen von einer verlängerten Tamoxifengabe profitieren und daß der Therapievorteil erst verzögert nach 3 – 4 Jahren in vollem Umfang eintritt. Die aktuellen Therapieempfehlungen bei nodal positiven Patientinnen berücksichtigen die vorliegenden Daten der großen Therapiestudien und empfehlen daher neben der Chemotherapie (CMF oder EC) den Einsatz von Antiöstrogenen über 3 – 5 Jahre (Tab. 6.**115**). Bei nodal negativen Patientinnen in der Prämenopause sind ablative Maßnahmen (Ovarektomie oder GnRH-Analoga) als Alternative zur Chemotherapie möglich. Der langfristige Einsatz von Tamoxifen wird neuerdings auch in der Prämenopause empfohlen (Tab. 6.**115**). Die regelmäßige Ultraschallkontrolle zum Ausschluß von Endometriumveränderungen ist angezeigt. Bei Patientinnen mit rezeptornegativem Tumorstatus in der Prä- und Postmenopause ist der Verzicht auf adjuvante endokrine Therapiemaßnahmen weiterhin sinnvoll und gerechtfertigt.

Tab. 6.118 Tamoxifenstudien bei nodal positiven Patientinnen

Studie	Design	Rezidivfreie Überlebenszeit	Überleben	Follow up
NSABP B-09	PF + T versus PF	75 versus 66% (p = 0,004)	88 versus 83% (p = 0,04)	5 Jahre
NATO	T versus Beobachtungen	71 versus 61% (s)	71 versus 63% (s)	8 Jahre
Scottish	T versus Beobachtungen	76 versus 62% (s)	82 versus 77% (s)	4 Jahre

PF Melphalan/5-Fluorouracil
T (TAM) Tamoxifen

reinfundieren. Es hat sich gezeigt, daß der entsprechende Vorteil der Übertragung peripherer Blutprogenitorzellen (PBPCs) im Vergleich zu autologen Stammzellen (aKTM) die wesentlich schnellere Erholung der Hämatopoese innerhalb von 10–14 Tagen nach der Hochdosistherapie ist. Damit verkürzt sich das Zeitintervall, währenddessen die Patientin durch Infektion oder Blutung gefährdet ist. Rezidivfreiheit von 93% nach 24 Monaten bei Gianni und 72% Rezidivfreiheit nach 40 Monaten bei Peters sind deutlich besser als eine erwartete Rezidivfreiheitsrate von etwa 40% bei konventioneller Therapie. Diese Ergebnisse müssen aber mit Vorsicht interpretiert werden, da in allen Hochdosisstudien eine Patientenselektion erfolgt, deren Einfluß auf die vorgelegten Daten nicht abgeschätzt werden kann. Ergebnisse aus randomisierten Vergleichsstudien, die einen Vorteil hochdosierter Chemotherapien gegenüber einer Standardtherapie in bezug auf eine Verlängerung der rezidivfreien Zeit beweisen, liegen bisher nicht vor. Außerhalb klinischer Studien kommt derzeit eine adjuvante Hochdosistherapie aufgrund der höheren Morbidität und des nach wie vor gegebenen Mortalitätsrisikos nicht in Frage.

Neue Substanzen/neue Modalitäten: Paclitaxel, Docetaxel und Navelbine sind 3 neue Substanzen, die grundsätzlich auch für die adjuvante Therapie zur Verfügung stehen. Erste klinische Erfahrungen mit der Kombination Paclitaxel und Adriamycin bei Patientinnen mit metastasierter Erkrankung müssen insgesamt wegen der erhöhten kardiologischen Begleittoxizität mit Zurückhaltung gesehen werden (Gianni u. Mitarb. 1995). Insgesamt positiver sind die Erfahrungen mit der Kombination Epirubicin/Paclitaxel, die in Deutschland im Rahmen einer Pilotstudie gesammelt wurden (Lück u. Mitarb. 1997). In klinischer Erprobung als adjuvante Therapie ist auch der sequentielle Einsatz von Taxanen und Anthracyclinen (Hudis u. Mitarb. 1995). Ebenfalls mit großem Interesse sind erste klinische Studien zu sehen, in denen mit monoklonalen Antikörpern gegen den Her2/neu Wachstumsfaktorrezeptor oder den EGF-Rezeptor eine potentielle Wachstumshemmung refraktärer Tumorzellen erreicht werden soll (Baselga u. Mendelsohn 1994).

Therapie der metastasierten Erkrankung:

➤ *Häufigkeit und Prognose:* Etwa 45–50% aller Patientinnen mit einem Mammakarzinom müssen im weiteren Krankheitsverlauf mit einem Rezidiv bzw. einer Metastasierung rechnen. Bei Patientinnen mit >10 positiven Lymphknoten steigt das Rezidivrisiko auf 70–80% an. Im Stadium der Metastasierung ist eine Heilung mit einer Standardtherapie nicht möglich. Bei etwa 46000 Neuerkrankungen pro Jahr in Deutschland wird jährlich bei etwa 20000 Frauen eine Metastasierung der Tumorerkrankung diagnostiziert. Die Prävalenz metastatischer Mammaerkrankungen ist aber deutlich höher und wird insgesamt auf weit über 100000 Frauen geschätzt. Die mediane Überlebenszeit bei metastatischer Erkrankung beträgt etwa 10–17 Monate. Nach 5 Jahren leben noch etwa 15% der betroffenen Frauen.

Tab. 6.**119**	Therapieoptionen bei metastasierter Erkrankung
	Radiotherapie Chirurgische Therapie Endokrine Therapie: ➤ ovarielle Ablation ➤ GnRH-Therapie ➤ Antiöstrogene ➤ Aromatasehemmer ➤ Progestagene Chemotherapie: ➤ Doxorubicin, Epirubicin Alkylanzien: ➤ Antimetaboliten ➤ Mitomycin, Mitoxantron ➤ Taxane ➤ Vinblastin, Vinorelbine Corticosteride Biphosphonate Isotopentherapie Symptomatische Therapie

Nur Patientinnen mit einer ausschließlich ossären Metastasierung haben eine bessere Prognose mit einer 5-Jahres-Überlebensrate von 30–40%. Deutlich schlechter ist die Prognose bei viszeraler Metastasierung mit einer medianen Überlebenszeit von nur 8–12 Monaten.

➤ *Therapieoptionen und -ziele:* Die therapeutischen Ansätze bei der metastasierten Erkrankung sind vielfältig und sollten auf die individuellen Gegebenheiten ausgerichtet sein (Tab. 6.**119**). Für den Arzt besteht die Möglichkeit, durch zeitlich richtigen Einsatz der zahlreichen Behandlungsoptionen für einen Teil der betroffenen Patientinnen über mehrere Jahre einen symptomfreien oder -armen Krankheitsverlauf zu erreichen. Im Stadium der Metastasierung steht nicht so sehr die Lebensverlängerung durch eine Therapie im Vordergrund, sondern die möglichst effektive Kontrolle von Symptomen oder ggf. die Remissionsinduktion bei einer rasch progredienten Metastasierung. Die Autoren dieses Buchs sind der Auffassung, daß der Beginn einer Therapie oder die Umstellung einer Therapie bei metastasierter Erkrankung nur dann erfolgen soll, wenn eine tumorbedingte Symptomatik vorliegt, in absehbarer Zeit Symptome zu erwarten sind oder durch die Metastasenlokalisation bedingte Komplikationen vorherzusehen sind. Jede Therapiemaßnahme im Stadium der Metastasierung muß sorgfältig bzgl. Nutzen und Nebenwirkungen erwogen werden, wobei die Erwartungen und Wünsche der Patientin für die Therapieentscheidung mit zu berücksichtigen sind.

➤ *Diagnostik:* Vor Beginn der Therapie oder bei Therapieumstellung im Stadium der Metastasierung ist eine sorgfältige klinische Untersuchung sowie Restaginguntersuchung sinnvoll, um diese Befunde als Basis für die Wirksamkeitsbeurteilung einer Behandlung heranziehen zu können. Routinemäßige, aufwendige apparative Untersuchungen ohne klinische Symptome oder relevante therapeutische Konsequenzen sollten unterbleiben. Laboruntersuchungen sind nur dann indiziert, wenn sie für die laufende Therapie von Bedeutung sind oder für die Funktionskontrolle von Organen erforderlich sind.

➤ *Therapieplanung:* Bei der Planung bzw. der Auswahl einer Behandlung sind 3 allgemeine Aspekte zu bedenken:
- Ausdehnung,
- Metastasenlokalisation,
- Aggressivität der Erkrankung,
- Kenntnis der Hormonsensitivität des Tumors,
- Menopausenstatus.

➤ *Endokrine Therapie:* Die sequentielle Anwendung endokriner Behandlungsmaßnahmen bei rezeptorpositivem Karzinom ist der Kombination verschiedener Substanzen vorzuziehen. *In der Prämenopause* besteht die erste Maßnahme in der Ausschaltung der Ovarialfunktion. GnRH-Analoga sind die Therapeutika der ersten Wahl („medikamentöse Kastration"). Ein gleicher Effekt kann prinzipiell auch mit einer Ovarektomie (als laparoskopische Untersuchung) oder einer Radiomenolyse erreicht werden. Die Applikation der GnRH-Analoga hat den Vorteil einer reversiblen Methode. Nach 4–8 Wochen kann mit einer vollständigen Suppression gerechnet werden. Die wichtigsten Nebenwirkungen sind klimakterische Beschwerden, gelegentlich mit Libidoverlust und Depressionen. Alle 3 Formen der Kastration sind bei metastasierter Erkrankung mit einer Remissionsrate von 30–40% als etwa gleichwertig einzustufen. Wenn durch GnRH eine Remission induziert wurde, kann evtl. später aus Gründen der Compliance oder der Kosten eine Ovarektomie erfolgen. Die erste Therapiemaßnahme wird solange fortgesetzt, bis eine Progression eintritt. Der Zeitraum bis zur Progression beträgt median etwa 10 Monate (Tab. 6.**120**). Ist durch Ausschaltung der Ovarialfunktion eine Remission oder ein NC-(no change-)Status erreicht worden, kann ein zweiter endokriner Therapieschritt, z. B. durch Blockade des Östrogenrezeptors mit Antiöstrogenen, sinnvoll sein. Hierbei wird die Therapie mit GnRH weiter fortgesetzt, um die Wirkung der Antiöstrogene durch einen Wiederanstieg der Östrogene nicht zu beeinträchtigen. Eine erneute Remission (CR/PR) kann in etwa 15–25% der Fälle erwartet werden. Wird auch während einer zweiten endokrinen Therapiemaßnahme eine Remission oder ein Wachstumsstillstand beobachtet, so kann bei erneuter langsamer Progression auch eine dritte endokrine Therapie z. B. mit Aromatasehemmern oder Gestagenen sinnvoll sein.

In der Postmenopause ist der erste endokrine Behandlungsschritt die Gabe von Antiöstrogenen. Bei Progreß folgen Aromatasehemmer und Gestagene. Östrogene und Androgene sollten bei der endokrinen Therapie des Mammakarzinoms keine Verwendung mehr finden.

Tab. 6.**120** Endokrine Therapie und Chemotherapie bei Patientinnen mit metastasierter Erkrankung: Übersicht über Studienergebnisse (nach Norton und Pokka)

Therapiemaßnahme	Ansprechrate (%)	Mediane Zeit bis zur Progression
Endokrine Therapie:		
➤ First-line-Therapie	30–60	ca. 10 Monate
➤ Second-line-Therapie	15–20	ca. 6 Monate
Chemotherapie:		
➤ First-line-Therapie	40–60	ca. 8 Monate
➤ Second-line-Therapie	20–40	ca. 4 Monate

Gebräuchliche Therapieschemata bei metastasiertem Mammakarzinom:

Goserilin (Zoladex)			
Goserilinacetat	3,6 mg	s. c.	Tag 1
Leuprorelin (Enantone)			
Leuprorelinacetat	3,75 mg	s. c.	Tag 1
Buserilin (ProFact)			
Buserilin	6,3 mg	s. c.	Tag 1
➤ Wiederholung nach 4/8/12 Wochen bis zur Progression			
Tamoxifen			*TAM*
Tamoxifen	20 (–40) mg	per os	täglich
➤ Therapiedauer mindestens 8–12 Wochen, bei Ansprechen weiter bis zur Progression			
4-Hydroxyandrostendion (Lentaron)			*4-OHA*
Formestan	250 mg	i. m.	alle 14 Tage
➤ Therapiedauer mindestens 8–12 Wochen, bei Ansprechen weiter bis Progression			
Anastrozol (Arimidex)			
Anastrozol	1 mg	per os	täglich
Letrozol (Femara)	2,5 mg	per os	täglich
➤ Therapiedauer mindestens 8–12 Wochen, evtl. bis zur Progression			
Medroxyprogesteronacetat			*MPA*
Medroxyprogesteronacetat	300–1 000 mg	per os	täglich fortlaufend
➤ Therapiedauer mindestens 8–12 Wochen, bei Ansprechen weiter bis zur Progression			
Megestrolacetat			*MA*
Megestrolacetat	160 mg	per os	täglich fortlaufend
➤ Therapiedauer mindestens 8–12 Wochen, bei Ansprechen weiter bis zur Progression			

➤ *Chemotherapie:* Zytostatika haben in der Behandlung des metastasierten Karzinoms einen etablierten Platz. Sie stellen die effektivste tumorreduktive Systembehandlung dar. Rezeptorunabhängig werden mit einer zytostatischen Chemotherapie objektive Tumorrückbildungen von 40–70% erreicht (Tab. 6.**120**). Bei konventioneller Dosierung ist der Anteil an kompletten Remissionen relativ klein und überschreitet nur selten 10%. Die mediane Zeit bis zum Wirkungseintritt beträgt etwa 2–3 Monate. Eine subjektive Besserung kann schon früher eintreten. Sofern keine eindeutigen Zeichen für eine Progression vorliegen, sollte eine Induktionschemotherapie mindestens über 3 Behandlungskurse (-monate) erfolgen. Üblich ist das Aussetzen der Chemotherapie nach Erreichen einer Vollremission oder nach 6monatiger Behandlung bei eingetretener Remission oder zumindest Stabilisierung des Krankheitsgeschehens. Als die wirksamsten Einzelsubstanzen sind die Anthracycline und die Taxane anzusehen. In der Regel werden heute in der Erstbehandlung der metastasierten Erkrankung Kombinationen verschiedener Zytostatika eingesetzt. Standardschemata sind AC, EC- oder FAC-Kombinationen.

Gebräuchliche Therapieschemata bei metastasiertem Mammakarzinom:

Epirubicin/Cyclophosphamid			*HD-EC*
Epirubicin	90–120 mg/m²	i.v.	Tag 1
Cyclophosphamid	600 mg/m²	i.v.	Tag 1
➤ Wiederholung Tag 22–29			
Cave: Epirubingrenzdosis!			

5-Fluorouracil/Epirubicin/Cyclophosphamid			*FEC*
5-Flourouracil	500 mg/m²	i.v.	Tag 1
Epirubicin	50–60 mg/m²	i.v.	Tag 1
Cyclophosphamid	500 mg/m²	i.v.	Tag 1
➤ Wiederholung Tag 22			
Cave: Epirubingrenzdosis!			

Adriamycin/Docetaxel			*AT*
Adriamycin	50–60 mg/m²	i.v.	Tag 1
Taxotere	75 mg/m²	i.v. (1 Stunde)	Tag 1
➤ Wiederholung Tag 22			
Cave: Adriamycingrenzdosis!			

Epirubicin/Paclitaxel			*ET*
Epirubicin	60 (–90) mg/m²	i.v.	Tag 1
Paclitaxel	135 mg/m²	i.v. (3 Stunden)	Tag 1
➤ Wiederholung Tag 22			
Cave: Epirubicingrenzdosis!			

Vinorelbin (Navelbine)			
Vinorelbin	30 mg/m²	i.v.	Tag 1, 8
➤ Wiederholung Tag 22–28			

Gemcitabin (Gemzar)			
Gemcitabin	1 000 mg/m²	i.v.	Tag 1, 8, 15
➤ Fortlaufend wöchentlich, Wiederholung Tag 29			

Mitoxantron			
Mitoxantron	12 (–14) mg/m²	i.v.	Tag 1
➤ Wiederholung Tag 29			
Cave: Mitoxantrongrenzdosis!			

Bei einer unselektionierten Patientenpopulation werden mit anthracyclinhaltigen Kombinationen Remissionsraten zwischen 30–40% zu erreichen sein. Die Taxane Paclitaxel und Docataxel sind derzeit noch in klinischer Erprobung. Die Remissionsraten könnten hier höher liegen und in Zukunft bei breiter Anwendung Bereiche von > 50% erreichen (Lück u. Mitarb. 1996).

➤ *Therapie nach adjuvanter Vorbehandlung:* Die Wahl der ersten palliativen Therapie hängt von der Prognoseabschätzung und den tumorbedingten Beschwerden ab (Tab. 6.**121**). Für die Therapieplanung ist es bedeutsam, Informationen über Art und Zusammensetzung der adjuvanten Therapie bei einer Patientin mit metastasierter Erkrankung zur Verfügung zu haben. 2 Behandlungsgruppen können unterschieden werden:

- Patientinnen mit Anthracyclin in der adjuvanten Vorbehandlung,
- Patientinnen ohne adjuvante Anthracyclingabe.

Für Patientinnen ohne Anthracycline stehen in aller Regel zunächst anthracyclinhaltige Kombinationen zur Verfügung (AC, EC, FEC, FAC). Im Fall einer Anthracyclinresistenz kann der Einsatz von Taxanen erwogen werden.

➤ *Neue zytostatische Substanzen:* In den letzten Jahren sind zahlreiche neue Substanzen für die klinische Prüfung beim Mammakarzinom bereitgestellt worden. Von besonderem Interesse ist dabei, daß einige dieser neuen Substanzen andere Wirkmechanismen aufweisen als die etablierten Substanzen (Tab. 6.**122**). Bereits heute ist erkennbar, daß die Taxane Paclitaxel und Docetaxel eine wichtige Bereicherung für die Behandlung des Mammakarzinoms darstellen. Der definitive Platz sowohl in der Therapie des metastasierten Karzinoms als auch in der adjuvanten Therapie muß aber noch definiert werden. Die vorliegenden Daten für Vinorelbine sind eindrucksvoll und zeigen, daß Vinorelbine in Zukunft wahrscheinlich das wichtigste Vincaalkaloid für die Behandlung des Mammakarzinoms sein wird. Von besonderem Interesse ist die Tatsache, daß Vinorelbine sowohl nach der Gabe von CMF als auch nach einer Anthracyclin- und Paclitaxeltherapie noch wirksam ist (Terenziani 1997). Alle anderen Substanzen be-

Tab. 6.121 Relevante prädiktive Faktoren für das Ansprechen einer Chemotherapie im Stadium der Metastasierung

Günstige Prognosefaktoren	Ungünstige Prognosefaktoren
➤ Guter Allgemeinzustand ➤ Begrenzte Anzahl von Metastasenlokalisationen (maximal 2) ➤ Ansprechen auf eine endokrine Therapie ➤ Lymphknotenmetastasen	➤ vorangehende Chemotherapie (auch adjuvante Chemotherapie) ➤ 3 oder mehr Metastasenlokalisationen ➤ Lebermetastasen ➤ rezeptornegative Tumoren

Tab. 6.122 Neue zytotoxischer Substanzen in der Behandlung des Mammakarzinoms

Antimetabolite	Anthracycline	Tubulinaktive Substanzen
Edatrexat	Losoxantron	Paclitaxel
Gemcitabine	Piroxantron	Docetaxel
Capecitabine	Liposomale Anthracycline	Vinorelbin

finden sich noch in einer frühen Phase der klinischen Entwicklung.

Bei Patientinnen mit Anthracyclinen in der adjuvanten Therapie ist die Dauer des rezidivfreien Intervalls wichtig. Im Fall einer Therapie kommen verschiedene Substanzen wie z.B. Vinorelbin, Vindesin, Mitomycin, Gemcitabin oder auch Ifosfamid in Betracht. Allgemein sollten Substanzen, die ambulant zu applizieren sind und keine Alopezie verursachen bevorzugt werden. Eine taxanhaltige Therapie kommt dann in Betracht, wenn ein kurzes krankheitsfreies Intervall oder eine viszerale Metastasierung vorliegt.

➤ *Hochdosischemotherapie:* Bei Patientinnen mit metastasiertem Mammakarzinom, die gegen eine Standardchemotherapie refraktär sind, konnte in Phase-I–II-Studien durch eine Hochdosischemotherapie mit Stammzellsupport hohe Ansprechraten von 50–70% erreicht werden (Eddy 1992, Antman 1997). Leider kam es bei den meisten Patientinnen nach 6 Monaten zur Progression und die Gesamtüberlebenszeit konnte im Vergleich zu einer Standardtherapie nicht verlängert werden. Vergleichsweise günstige Ergebnisse mit einer Hochdosistherapie wurden in unkontrollierten Studien bei solchen Patientinnen beobachtet, die auf eine Standardinduktionstherapie ansprachen. Zahlreiche Untersuchungen wurden publiziert, die für diese Subgruppe von Patientinnen Ansprechraten von 80% mit einem Anteil kompletter Remissionen von 40–60% zeigten. Die mediane Überlebenszeit konnte aber auch bei diesen Patientinnen im Vergleich zu einer Standardtherapie nicht verlängert werden (Tab. 6.**123**).

Tab. 6.123 Hochdosistherapie bei 5886 Patientinnen mit Mammakarzinom von 1989–1995: Kaplan-Meier-Schätzungen des 3 Jahre rezidivfreien Intervalls und der 3-Jahres-Überlebenszeit (nach Antman)

Stadium CI	PFS (%) 95% CI	Überleben (%) 95%
II	65 (59–71)	74 (68–80)
III	60 (53–67)	70 (63–77)
Inflammatorisches Karzinom	42 (21–53)	32 (40–64)
Metastasiertes Karzinom	18 (16–20)	46 (46–52)
Ansprechen auf Standard-CT:		
➤ CR	32 (27–37)	46 (46–52)
➤ PR	13 (9–17)	29 (25–33)
➤ kein Ansprechen	7 (4–10)	16 (12–20)

CI Confidence interval, Vertrauensbereich
PFS progressionsfreie Überlebenszeit
CT Chemotherapie
CR Komplettremission
PR Partialremission

➤ *Kombinationen von hormoneller und zytostatischer Therapie:*

Vorteile einer kombinierten endokrinen-zytostatischen Therapie konnten bisher nicht eindeutig gezeigt werden.

Patientinnen, für die aufgrund des positiven Rezeptorstatus oder anderer klinischer Umstände eine endokrine Therapie in Betracht kommt, sollten diese zunächst auch erhalten.

➤ *Einsatz knochenmarkstimulierender Substanzen:* Jede zytostatische Therapie wird so dosiert, daß eine mäßig ausgeprägte Knochenmarkdepression als erwartete Nebenwirkung auftritt. Unter bestimmten Voraussetzungen stehen zur Therapie der zytostatikaindizierten Neutropenie die knochemarkstimulierenden Substanzen G-CSF (granulocyte colony stimulating factor) oder GM-CSF (granulocyte macrophage colony stimulating factor) zur Verfügung (Tab. 6.**124**). Bei Unterschreiten eines Neutrophilenwerts von 500/µl wird eine erhöhte Infektneigung angenommen. Das Infektionsrisiko steigt bei einer rasch auftretenden oder lang andauernden Neutropenie an. Die Faktoren werden solange gegeben, bis die Zahl der Neutrophilen im peripheren Blut dauerhaft über 1000/ µl angestiegen ist. Im allgemeinen ist die Behandlung über 5–7 Tage erforderlich. Bei verlängerter Gabe kann es zu einer stark überschießenden Produktion von Granulozyten kommen. Liegt eine tumorbedingte Knochenmarkinfiltration vor, ist die Gabe knochenmarkstimulierender Faktoren im allgemeinen ohne Wirkung. Die Dosierung für G-CSF (Neupogen, Granocyte) und GM-CSF (Leukomax) beträgt

Tab. 6.124 Anhaltspunkte für den Einsatz hämatopoetischer Wachstumsfaktoren bei einer zytostatikainduzierten Neutropenie

Neutropenie	Neutrophile	Bemerkungen
Frühe	< 1 000/µl	vor dem 6. Tag nach Chemotherapie
Schwere	< 500/µl	> 3 Tage
Anhaltende	< 1 000/µl	> 1 Woche
Febrile Neutropenie	< 1 000/µl	> 38,5 °C

5 (– 10) µg/kg Körpergewicht täglich einmal subkutan. Die Nebenwirkungen der hämatopoetischen Wachstumsfaktoren sind im allgemeinen gering ausgeprägt, kurzfristig und reversibel. Am häufigsten werden Knochenschmerzen, Myalgie, und Arthralgie beobachtet.

➤ *Spezielle Komplikationen:*

- Knochenmetastasen: Mehr als 70% aller Patientinnen entwickeln im Stadium der Metastasierung klinisch manifeste Knochenmetastasen, die für eine Vielzahl von Beschwerden verantwortlich sind. Zu nennen sind: Schmerzen, pathologische Frakturen, Hyperkalzämie, Myelosuppression und Kompression des Spinalkanals und periphere Nervenaustrittspunkte. Der Krankheitsverlauf bei ossärer Metastasierung ist häufig nur mäßig schnell, so daß mehr als 20% dieser Patientinnen länger als 5 Jahre überleben. Bei isolierten Skelettmetastasen ist die Radiotherapie die Behandlung der Wahl. In 70 – 90% der Fälle kann ein Ansprechen und eine gute Palliation der Schmerzen erwartet werden. Eine ausreichende Feldgröße und die Miterfassung evtl. Weichteilbeteiligung ist erforderlich. Dosierung und Fraktionierung müssen sich nach der Lokalisation und der zu erwartenden Prognose richten. Im Normalfall sind in Hinblick auf eine möglichst lang andauernde Analgesie und Stabilisierung Fraktionen von 2 Gy bis zu einer Gesamtdosis von 40 – 50 Gy zu empfehlen. Bei Osteolysen kommt es etwa nach 2 – 3 Monaten zu einer Rekalzifizierung. Die Möglichkeit einer chirurgischen Therapie ist bei Frakturgefährdung zu erwägen, um eine rasche Stabilisierung zu erreichen. Eine absolute Indiaktion ist bei frischer kompletter oder inkompletter Querschnittlähmung gegeben. Nach chirurgischen Eingriffen wird in aller Regel nachbestrahlt. Unabhängig von der Prognoseeinstufung sollte bei Vorliegen einer osteolytischen Skelettmetastasierung die Behandlung mit Bisphosphonaten erfolgen (S. 297). Aufgrund der schlechten oralen Resorption ist bei schmerzhaften Knochenveränderungen eine parenterale Behandlung vorzuziehen (z. B. Pamidronat 60 – 90 mg intravenös alle 3 – 4 Wochen oder Clodronat 300 mg intravenös Tag 1 – 5 und dann 1mal wöchentlich). Neue, potentere orale Biphosphonate wie das Alendronat und das Ibrandronat sind in klinischer Erprobung. Ein weiterer neuer Therapieansatz bei diffusen Knochenschmerzen ist der Einsatz von Isotopen wie ^{153}Sm (Samarium) oder ^{186}Re (Renium), das in einer einmaligen Dosierung von 3,5 mCi appliziert wird. Ein Ansprechen wird in über 70% der Fälle beschrieben. Eine Schmerzreduktion ist durchschnittlich über einen Zeitraum von 7 Wochen möglich (Clarke 1991, Maxon 1992).
- Seröse Ergüsse: Pleuraergüsse können als solitäre Manifestation oder im Rahmen einer ausgedehnten Metastasierung auftreten. Vor einer Therapie sollte möglichst der Nachweis von Tumorzellen im Exsudat erbracht werden. Bei einer ausgedehnten Metastasierung steht die systemische Therapie im Vordergrund. Liegt ein isolierter Pleuraerguß vor, ist die Pleurodese zu erwägen. Geeignete Substanzen für eine intrapleurale Instillation sind Tetracycline (z. B. Supramycin 500 mg in 30 ml Aqua destillata), Mitoxantron (Novantron 30 mg in 50 ml 0,9% NaCl) oder Bleomycin (60 mg in 30 ml 0,9% NaCl) (S. 369).
- Lebermetastasen: Bei etwa 25% aller Patientinnen mit metastasiertem Mammakarzinom werden im Krankheitsverlauf Lebermetastasen diagnostiziert. Die Prognose ist in allen Fällen ungünstig insbesondere dann, wenn zusätzlich laborchemische Veränderungen der Leberfunktion vorliegen. Patientinnen mit einer Lebermetastasierung haben häufig einen rezeptornegativen Primärtumor. Endokrine Therapiemaßnahmen haben wenig Erfolgschancen. Die eingeschränkte Leberfunktion beschränkt auch den Einsatz einer effektiven Chemotherapie. Adriamycin wird weitgehend bilär ausgeschieden. Bei eingeschränkter Leberfunktion können daher hohe Blutspiegel persistieren und zu ausgeprägten substanzspezifischen Nebenwirkungen führen (Mukositis, Myelosuppression). Mit Epirubicin sind die Nebenwirkungen etwas weniger ausgeprägt. Bei eingeschränkter Leberfunktion bewährt sich die wöchentliche Applikation von Adriamycin (15 mg/m²) oder Epirubicin (25 mg/m²). Remissionen bis zu 30% werden während einer Anthracyclintherapie beschrieben.
- ZNS-Metastasen: Zerebrale Metastasen werden relativ selten diagnostiziert. Fokale neurologische Symptome, Verschlechterung mentaler Funktionen oder Zeichen des Hirndrucks führen meistens relativ rasch zur klinischen Verdachtsdiagnose. Die klinische Absicherung erfolgt durch die CT- oder MRT-Untersuchung. Die mediane Überlebenszeit nach der Diagnosestellung ist 3 Monate. Die erste Therapiemaßnahme ist der Beginn einer oralen Dexamethasonbehandlung mit 8 – 16 mg Fortecortin. Trotz der insgesamt sehr schlechten Prognose kann eine fokale oder vollständige Strahlentherapie des Hirnschädels (HD [Herddosis] 30 Gy) häufig zu einer Symptombesserung beitragen.

Die *Meningeosis carcinomatosa* als Sonderform wird in ähnlicher Weise therapiert: Unmittelbar nach der Diagnosestellung (Nachweis durch Liquorzytologie) Beginn einer Dexamethasongabe mit 8 mg per os alle 8 Stunden. Parallel erfolgt die Bestrahlung des Hirnschädels. Zusätzlich zur Strahlentherapie können 12 – 15 mg Methotrexat pro Dosis intrathekal appliziert werden. Die Methotrexatgabe wird 2mal wöchentlich durchgeführt. Jeweils unmittelbar nach jeder Zytostatikagabe wird Leukovorin in einer Dosierung von 6 mg per os alle 6 Stunden insgesamt 8mal appliziert. Falls eine Komplettremission erreicht wird, kann eine Erhaltungstherapie mit Methotrexat mit verlängerten Intervallen über einen Zeitraum von bis zu 12 Monaten erfolgen.

- Tumorkachexie: Neben einer optimalen Gestaltung der enteralen und in Ausnahmefällen auch parenteralen Ernährung mit mindestens 30 kcal, bei katabolen Patientinnen 40 – 50 kcal pro kg Körpergewicht kann der anabole Effekt von Gestagenen genutzt werden. Hierzu eignet sich die Gabe von Medroxyprogesteronacetat 500 – 1000 mg per os täglich oder Megestrolacetat 160 mg per os täglich. Diese Medikation kann zu Appetitsteigerung und Gewichtszunahme führen (*Cave:* Obstipation). Gelegentlich erreicht man auch einen „knochenmarkprotektiven" Effekt, wodurch die Chemotherapie besser verträglich wird.

Tab. 6.**125** Überleben von Patientinnen mit lokal fortgeschrittener Erkrankung in Abhängigkeit von der gewählten Behandlungsstrategie (nach Literaturübersicht von Hortobagyi)

Behandlung	**Anzahl Patientinnen**	**5-Jahres-Überlebenszeit (%)**
Lokal fortgeschrittenes Karzinom		
Operation	2453	36
Radiotherapie	2386	29
Operation + Radiotherapie	4249	33
Chemotherapie + Operation + Radiotherapie	1923	63
Inflammatorisches Karzinom		
Operation	398	2
Radiotherapie	334	3
Operation + Radiotherapie	142	5
Chemotherapie + Operation + Radiotherapie	708	47

Lokal fortgeschrittene Karzinome

Unter dem Begriff der lokal fortgeschrittenen Erkrankungen werden unterschiedliche Manifestationsformen zusammengefaßt. Das American Joint Comittee erfaßt diese Patientinnen in seiner Klassifikation im wesentlichen als Stadium-III-Erkrankungen:

- Primärtumoren mit > 5 cm Größe und mit mobilen axillaren Lymphknoten (T3, N1),
- Primärtumoren jeder Größe mit fixierten axillären Lymphknoten (T0-3, N2-3),
- Tumoren mit Infiltration der Thoraxwand und/oder der Haut,
- alle Formen des inflammatorischen Karzinoms mit und ohne axilläre Lymphknotenbeteiligung (T4 a – d, N0-3).

Die Prognose dieser Krankheitsbilder ist unterschiedlich. Neben einer hohen Lokalrezidivrate ist das Risiko einer frühzeitigen Fernmetastasierung evident.

Obwohl die publizierten Behandlungsergebnisse bei dieser sehr heterogenen Gruppe von Patientinnen nur mit großer Zurückhaltung verglichen werden können, so zeigt sich im Überblick doch insgesamt ein positiver Trend, der durch die Entwicklung multimodaler Behandlungsstrategien mit der Sequenz Chemotherapie-Operation-Radiotherapie eingeleitet worden ist (Tab. 6.**125**).

Bei der primären Chemotherapie (S. 298) werden zumeist Kombinationstherapien eingesetzt, die Anthracycline enthalten (z. B. AC, EC, FAC, FEC). Remissionsraten von 50 – 90 % im Bereich des Primärtumors und der regionalen Lymphknoten werden erzielt (Übersicht bei Hortobagyi 1994). Klinische Komplettremissionen sind bei 10 – 25 % dieser Patientinnen zu erwarten. In den meisten Studien werden primär 3 – 4 Behandlungskurse durchgeführt. Bei geplanter brusterhaltender Therapie kann die Anzahl der Behandlungskurse evtl. erhöht werden, um präoperativ einen optimalen Remissionsstatus zu erzielen.

Die Ergebnisse einiger prospektiv randomisierter Studien sind in Tab. 6.**126** zusammengestellt. Das Follow up der meisten Studien überschreitet fünf Jahre. Die Ergebnisse mit neuen Kombinationen unter Berücksichtigung von Paclitaxel, Docetaxel und Vinorelbinen bleiben abzuwarten. Bei welchen Krankheitsbildern den Patientinnen bereits heute eine brusterhaltende Operation im Rahmen eines multimodalen Therapieansatzes angeboten werden kann, ist unklar. Ebenso ist die Rolle der endokrinen Therapie bei der Behandlung lokal fortgeschrittener Mammakarzinome noch unklar. Über die Behandlung mit intraarterieller Chemotherapie wird in einzelnen Publikationen berichtet. Ein Vergleich mit einer konventionellen Therapie ist bei fehlenden vergleichenden Studien nicht möglich.

➤ *Inflammatorisches Karzinom:* Die Diagnose wird im wesentlichen aufgrund des klinischen Erscheinungsbilds gestellt (S. 275).

Oft ist ein eigentlicher Tumor nicht abgrenzbar. Die Patientinnen berichten über Schmerzen (29 %) und eine einseitige Zunahme des Mammaumfangs (48 %). Leider werden immer wieder differentialdiagnostisch benigne entzündliche Diagnosen erwogen und die Tumordiagnose durch Antibiotikatherapie oder lokale Behandlungsmaßnahmen verzögert. Zur histologischen Sicherung ist eine Stanzbiopsie ausreichend. Eine lokale Probeexzision sollte im Hinblick auf die schlechte Heilungstendenz vermieden werden. Die Bestimmung des Rezeptorstatus ist Standard.

Eine chirurgische Primärbehandlung sollte nicht erfolgen. Standardtherapie ist die primäre Chemotherapie mit einer anthracyclinhaltigen Kombination (FAC, FEC).

Tab. 6.126 Prospektiv randomisierte Studien zum Vergleich einer primären (neoadjuvanten) und einer postoperativ adjuvanten Chemotherapie bei Patientinnen mit lokal fortgeschrittener Erkrankung (nach Literaturübersicht bei Hortobagyi)

Autor/Jahr	Therapie	Anzahl der Patientinnen	Medianes Follow up	Ansprechen (%)	Krankheits-freies Intervall (Monate)	Gesamt-überleben
Schaake-Koning (1985)	primär postoperativ	39 34	66	k. A. –	24 24	37 37
de Olivera (1994)	primär postoperativ	81 90	120	k. A. –	42 40	57 53
Scholl (1994)	primär postoperativ	196 194	54	82 –	59 55	86 78
Semiglazov (1994)	primär postoperativ	137 134	53	69 –	86 72	86 79
Ragaz (1991)	primär postoperativ	69 30	48	k. A. –	57 47	69 60
Pierga (1992)	primär postoperativ	200 190	36	64 –	68 66	93 86
Mauriac (1991)	primär postoperativ	133 134	34	63 –	80 79	95 88

k. A. keine Angaben

Bei stark ausgeprägter entzündlicher Komponente kann mit der gleichzeitigen Gabe von Prednison 50 mg per os Tag über 2–4 Wochen die inflammatorische Symptomatik vermindert werden. Nach 3–4 Behandlungskursen wird bei klinischen Zeichen der Remission die eingeschränkte radikale Mastektomie durchgeführt. Im Anschluß an die Operation wird die Chemotherapie über weitere 4–6 Behandlungskurse fortgesetzt. Für die optimale lokale Kontrolle ist neben der Mastektomie auch die lokale Strahlentherapie in das Behandlungskonzept zu integrieren.

Mit der genannten multimodalen Therapie können krankheitsfreie Verläufe über einen Zeitraum von 5 Jahren bei 30–50% der Fälle erreicht werden.

Wenn nach der primären Chemotherapie keine Remission zu erreichen ist, kann u. U. eine Strahlentherapie angeschlossen werden. In einzelnen Zentren erfolgt in diesen Fällen die Hyperfraktionierung mit 2maliger Bestrahlung täglich von Mamma, Thoraxwand und regionalen Lymphabflußgebieten. Die Dosis beträgt 51 Gy in 40 Fraktionen über 4 Wochen. Eine Aufsättigung im Bereich der Mamma und der Lymphabflußwege mit weiteren 20 Gy in 16 Fraktionen ist möglich. Nach Abschluß der Bestrahlung muß im Einzelfall entschieden werden, ob eine Mastektomie durchgeführt wird.

Nachsorge

Die Tumornachsorge beginnt mit der abgeschlossenen Primärbehandlung. Die Zielsetzung der Nachsorge hat sich in den letzten Jahren allgemein und speziell beim Mammakarzinom deutlich verändert (S. 311). Wichtigste Aufgabe bei der Nachsorge von Patientinnen mit einem Mammakarzinom ist es, ein kurativ behandelbares Rezidiv möglichst frühzeitig zu erkennen. Nur lokoregionäre oder intramammäre Rezidive können durch eine erneute chirurgische und/oder radiotherapeutische Maßnahme kurativ behandelt werden. Leider ist die überwiegende Mehrzahl der Lokalrezidive Erstmanifestation einer inkurablen Metastasierung. Die Früherkennung von Metastasen und deren frühzeitige Behandlung bringt nach den heute vorliegenden Erfahrungen für die betroffene Patientin keinen statistisch erkennbaren Überlebensvorteil (Del Turco u. Mitarb. 1994, GiSEV Investigators 1994). Auch die Lebensqualität kann durch eine frühzeitige Rezidiverkennung nicht wesentlich verbessert werden. Im Gegenteil, für die meisten Patientinnen verkürzt sich durch eine intensive Metastasendiagnostik lediglich die subjektiv als positiv empfundene krankheitsfreie und therapiefreie Zeit. Deshalb wird heute kaum noch eine „programmierte" Nachsorge mit einer festgelegten Verwendung sog. technischer Untersuchungen gefordert. Eine sorgfältige und ausführliche Anamnese sowie die eingehende körperliche Untersuchung sind bereits in der Lage, bei mehr als 90% aller Frauen das Rezidiv oder die Metastasierung zu entdecken. Bei Symptomen und/oder Verdachtsbefunden sind gezielte weiterführende Untersuchungen zur endgültigen Abklärung selbstverständlich.

Früherkennung eines kontralateralen Mammakarzinoms. In Abhängigkeit von den Risikofaktoren entwickeln 5–20% aller Patientinnen mit einem Mammakarzinom ein kontralaterales Karzinom. Dabei haben Frauen unter 40 Jahren ein 3fach höheres Risiko als Frauen über 40 Jahren. Zur Risikoabsenkung können die monatliche

Tab. 6.**127** Nachsorgeuntersuchungen bei Patientinnen mit Mammakarzinom (nach Hellriegel)

	Nachsorge		Früherkennung
Jahre nach Primärtherapie	1, 2, 3	4, 5	6 und weitere
Zwischenanamnese: ➤ körperliche Untersuchung ➤ Beratung/Information	alle 3 Monate	alle 6 Monate	alle 12 Monate
Selbstuntersuchung		monatlich	
Mammographie nach brusterhaltender Operation: ➤ ipsilaterale Mamma ➤ kontralaterale Mamma nach Mastektomie	 alle 6 Monate alle 12 Monate	 alle 12 Monate alle 12 Monate	 alle 12 Monate
Alle anderen technischen Untersuchungen einschließlich Labor und Tumormarker	nur bei klinischem Verdacht auf Rezidiv und/oder Metastasen		

Selbstuntersuchung, die vierteljährliche ärztliche Inspektion und Palpation sowie die regelmäßige ipsilaterale (bei brusterhaltender Operation) und kontralaterale Mammographie beitragen. Bei suspekten Befunden ist eine histologische Abklärung durch Stanzbiopsie anzustreben.

Lokale Kontrolle nach Mastektomie. Nur etwa 50% der Lokalrezidive werden durch Selbstuntersuchung entdeckt. Bei einem Lokalrezidiv nach Mastektomie kann unter günstigen Voraussetzungen ein kuratives Behandlungskonzept verfolgt werden. Die Prognose ist günstig, wenn das rezidivfreie Intervall mehr als 2 Jahre beträgt, die maximale Größe des Rezidivtumors etwa 1 cm nicht überschreitet und kein multinoduläres Wachstum vorliegt.

Erkennung von Zweitneoplasien. Zweitmalignome kommen etwas häufiger vor. Das Risiko ist in aller Regel nicht so gravierend, daß spezielle diagnostische Maßnahmen erforderlich sind. Eine Sonderstellung nimmt derzeit allenfalls das Endometriumkarzinom während/nach Tamoxifenbehandlung ein. Eine jährliche gynäkologische Vorsorgeuntersuchung unter Einschluß einer vaginalsonographischen Beurteilung des Endometriums ist zu empfehlen.

Dauer der Nachsorge. Die Nachsorge sollte speziell bei Frauen mit Mammakarzinom, da Rezidive nach 15 Jahren nicht ungewöhnlich sind, mindestens 20 Jahre lang durchgeführt werden, davon 5 Jahre mit dem Schwerpunkt Nachsorge und danach im Rahmen der jährlichen Früherkennungsuntersuchung (Einzelheiten des Ablaufs s. Tab. 6.**127**).

Wertigkeit einzelner Untersuchungsmethoden:

➤ *Mammographie:* Als einzige routinemäßige apparative Diagnostik ist die Mammographie fester Bestandteil der Nachsorge. Frauen mit einem Mammakarzinom haben ein höheres Risiko ein kontralaterales Mammakarzinom zu entwickeln (s. oben). Ähnliches gilt für die bereits erkrankte Mamma nach brusterhaltend durchgeführter Operation. Ziel der Mammographie ist die Frühdiagnose eines mit guter Chance kurativ behandelbaren Zweittumors bzw. eines intramammären Rezidivs. Nach Mastektomie sollten Mammographiekontrollen der kontralateralen Mamma jährlich erfolgen. Nach brusterhaltender Operation ist in den ersten 3 Jahren postoperativ in halbjährlichem Abstand eine Mammographie der erkrankten Mamma zu empfehlen. Später können jährliche Kontrollen erfolgen. Bei einem Brustimplantat oder einem autologen Aufbau können Kontrollen analog wie nach der Mastektomie erfolgen. Die MRT-Untersuchung gehört nicht in das aktuelle Nachsorgeprogramm, sondern ist speziellen Fragestellungen vorbehalten. Die Sonographie der Mamma sowie der Lymphabflußwege stellt in der Hand des erfahrenen Untersuchers eine wichtige additive Untersuchungsmethode zur Erkennung nichtpalpabler Veränderungen dar.

➤ *Anamnese und körperliche Untersuchung:* Bei 85% aller Patientinnen mit einem Rezidiv weist die Anamnese und bei 83% die körperliche Untersuchung auf ein Tumorrezidiv hin (Streit u. Mitarb. 1987). Am häufigsten werden neu aufgetretene Schmerzen, Gewichtsverlust, Atemnot, Armödem, kutane und subkutane Knoten, tastbar vergrößerte Lymphknoten, Hepatomegalie und die physikalischen Zeichen eines Pleuraergusses beobachtet. Für die Betreuung und Beratung in der Nachsorge ist bedeutsam, daß etwa 40% der Patientinnen trotz neu aufgetretener Beschwerden keinen vorzeitigen Arztbesuch vereinbaren, sondern bis zum vereinbarten Kontrolltermin warten. Bei retrospektiven Analysen hat sich außerdem gezeigt, daß bereits etwa ⅓ der Patientinnen schon anläßlich der vorangehenden Untersuchung klinische Hinweise für ein Rezidiv aufwiesen.

➤ *Laboruntersuchungen:* Eine möglichst frühzeitige Kenntnis eines asymptomatischen („laborchemischen") Rezidivs ist für die betroffene Patientin zur Zeit ohne erkennbaren Nutzen. Darüber hinaus ist die Spezifität der am häufigsten durchgeführten Untersuchungen wie z. B.

der Tumormarkerbestimmung (CEA, CA 15-3), der Leberwerte (γ-GT, alkalische Phosphatase, LDH), des Serumcalciums, der BSG oder des Blutbilds nicht ausreichend hoch, um als prädiktive Parameter weit vor einer klinischen Symptomatik eine richtig positive Information zu liefern. Im Gegenteil, der Anteil falsch positiver Befunde ist erheblich. Als zwangsläufige Folge ergibt sich eine deutliche Beunruhigung der Patientin sowie die Notwendigkeit mit einer ganzen Kaskade weiterführender Untersuchungen den bestehenden Verdacht „weiter abzuklären".

➤ *Skelettszintigraphie:* Der klinische Nutzen einer Skelettszintigraphie bei der Früherkennung von Knochenmetastasen ist gering. Eine Zusammenstsellung verschiedener Untersuchungen weist aus, daß bei etwa ⅓ der Patientinnen mit einer röntgenologisch nachweisbaren ossären Metastasierung eine falsch negative Skelettszintigraphie vorgelegen hat (Hölzel u. Thieme 1986). Auch der Anteil falsch positiver Befunde ist bei dieser unspezifischen Untersuchungsmethode erheblich. Zur Beurteilung der Tumordynamik bei bereits eingetretener Skelettmetastasierung kann die szintigraphische Untersuchung hilfreich sein.

➤ *Röntgenaufnahme des Thorax:* Die „routinemäßig" durchgeführte Röntgenthoraxuntersuchung hat nur eine geringe diagnostische Bedeutung. In lediglich 2% der Fälle konnten in einer Untersuchung aus der Schweiz solitäre intrapulmonale Rezidive festgestellt werden, die nicht ebenfalls durch klinische Symptome bereits diagnostiziert werden konnten (Streit u. Mitarb. 1987).

➤ *Beratung* (S. 311): Die allgemeine Beratung sollte Informationen über die Arbeit von Selbsthilfegruppen sowie die Möglichkeiten der psychischen, sozialen, familiären, körperlichen und beruflichen Rehabilitation vermitteln. Zur körperlichen Rehabilitation gehört auch die Beratung über körperliche Belastbarkeit, Training und sportliche Betätigung. Weitere spezielle Punkte, die nicht ausgespart werden sollten, sind Fragen nach der Sexualität und Partnerschaft, die Beratung der Möglichkeiten der Mammarekonstruktion sowie ggf. die Beratung über die Möglichkeiten einer Substitutionstherapie mit Sexualhormonen.

> Die Empfehlungen einer 1995 in Berlin durchgeführten Konsensustagung fassen den aktuellen Stand der Diskussion folgendermaßen zusammen: „Statt einer technifizierten und vielfach psychisch belastenden Früherkennung von Fernmetastasen, die ohne Vorteil für Frauen mit Brustkrebserkrankung ist, soll eine längerfristige, individuelle ärztliche Begleitung erreicht werden, die die organisatorischen und psychischen Eigenheiten des Einzelfalls in besonderem Maße berücksichtigt" (Hellriegel 1996).

Literatur

Abrams, J., T. Chen, R. Giusti: Special communication from the National Cancer Institute. Survival after breast sparing surgery versus mastectomy. J. nat. Cancer Inst. 86 (1994) 1672 – 1673

Anonymous: Early stage breast cancer: consensus statement. NIH consensus development conference. June 18 – 21, 1990. In Henderson, I. C., M. A. Norwell: Adjuvant Therapy of Breast Cancer. Kluwer Academic, Boston 1992 (pp. 383 – 393)

Antman, K. H., P. A. Rowlings, W. P. Vaughan et al.: High dose chemotherapy with autologous hematopoetic stem cell support for breast cancer in North America. J. clin. Oncol. 15 (1997) 1870 – 1879

Antman, K., S. I. Bearman, B. Davidson: Dose intensive chemotherapy in breast cancer: current status. In Cale, R. P., R. E. Champlin: New Strategies in Bone Marrow Transplantation. Liss, New York 1991

Auquir, A., L. E. Rutqvist, H. Host et al.: Postmastectomy megavoltage radiotherapy: the Oslo and Stockholm trials. Europ. J. Cancer 28 (1992) 433 – 437

Axelsson, C. K., H. T. Mouridsen, K. Zedeler: Axillary dissection of level I and II lymphnodes is important in breast cancer classification. The Danish Breast Cancer Cooperative Group. Europ. J. Cancer 28 A (1992) 1415 – 1418

Baker, L. H.: Breast Cancer Detection Demonstration Project: five year summary report. Cancer 32 (1982) 194 – 224

Barr, L. C., A. M. Brunt, A. G. Goodman et al: Uncontrolled local recurrence after treatment of breast cancer with breast conservation. Cancer 64 (1989) 1203 – 1207

Barr, L. C., A. M. Brunt, R. I. I. Phillips: Salvage mastectomy after failed breast-conserving therapy for carcinoma of the breast. Ann. roy. Coll. Surgns. Engl. 73 (1991) 126 – 129

Bässler, R.: Histopathologische Kriterien und aktuelle Klassifikation des Mammakarzinoms. Onkologie 1 (1995) 180 – 189

Bässler, R.: Mamma. In Remmele, W.: Pathologie. 2. Aufl. Springer, Berlin 1997

Bässler, R.: Pathologie des Mammakarzinoms. Med. Prax. 84 (1995) 366 – 373

Bässler, R., W. Böcker, P. Hermanek et al.: Die gegenwärtige Situation des Gradings beim Mammakarzinom. Pathologe 13 (1992) 130 – 134

Baselga, J., J. Mendelsohn: The epidermal growth factor receptor as a target for therapy in breast carcinoma. Breast Cancer Res. Treatm. 29 (1994) 127 – 138

Beatson, G. T.: On the treatment of inoperable cases of carcinoma of the mamma: suggestion for a new method of treatment. Lancet 2 (1896) 162

Becker, N., J. Wahrendorf: Krebsatlas der Bundesrepublik Deutschland 1981 – 1990. Atlas of Cancer Mortality in the Federal Republic of Germany 1981 – 1990, 3. Aufl. Springer, Berlin 1998

Bloom, H. J. G., W. W. Richardson: Histological grading and prognosis in breast cancer. Brit. J. Cancer 11 (1957) 359 – 377

Bonadonna, G., E. Brusamolino, P. Valagussas et al.: Combination chemotherapy as an adjuvant treatment in operable breast cancer. New Engl. J. Med. 294 (1976) 405 – 410

Bonadonna, G., E. Brusamolino, P. Valagussa et al.: Adjuvant study with combination chemotherapy in operable breast cancer. Proc. Amer. Ass. Cancer Res. 16 (1980) 1135 a

Bonadonna, G., M. Zambetti, P. Valagussa: Sequential or alternating doxorubicin and CMF regimens in breast cancer with more than three positive lymphnodes. Ten year results. J. Amer. med. Ass. 273 (1995) 542 – 547

Bonadonna, G., P. Valagussa, A. Moliterni et al.: Adjuvant cyclophosphamide, methotrexate and fluorouracil in node positive breast cancer. New Engl. J. Med. 332 (1995) 901 – 906

Bradley, S. J., D. W. Weaver, D. L. Bouwman: Alternatives in the surgical management of in situ breast cancer. A metaanalysis of outcome. Amer. J. Surg. 56 (1990) 428 – 432

Breast Cancer Trials Comittee: Adjuvant tamoxifen in the management of operable breast cancer: The Scottish Trial. Lancet 2 (1987) 171–175

Brismar, B., I. Ljungdahl: Postoperative lymphoedema after treatment of breast cancer. Acta chir. scand. 149 (1983) 687–689

Buzdar, A. U., J. U. Gutterman, G. R. Blumenshein et al.: Intensive postoperative chemoimmunotherapy for patients with stage II and stage III breast cancer. Cancer 41 (1978) 1064–1075

Cancer Facts and Figures. American Cancer Soc. 1995

Carter, C., C. Allen, D. Henson: Relation of tumor size, lymphnode status and survival in 24740 breast cancer cases. Cancer 63 (1989) 181–187

Carson, W., E. Sanchez-Forgach, P. Stomper et al.: Lobular carcinoma in situ: observation without surgery as an appropriate therapy. Ann. Surg. Oncol. 1 (1994) 141–146

Casnellos, G. P., S. J. Pocock, M. E. Sears et al.: Combination chemotherapy for metastatic breast carcinoma. Prospective comparison of multiple drug therapy with L-Phenylealanine mustard. Cancer 38 (1976) 1882–1886

Chu, K. D., C. R. Smart et al.: Analysis of breast cancer mortality and stage disturbution by age for the Health Insurance Plan clinical trial. J. nat. Cancer Inst. 80 (1988) 1125–1132

Clarke, S. E. M.: Isotope therapy for bone metastases. In Rubens, R. D., I. Fogelman: Bone Metastases: Diagnosis and Treatment. Springer, Berlin 1991 (pp. 187–205)

Clarke, D., A. Martinez, R. S. Cox: Analysis of cosmetic results and complications in patients with stage I and II breast cancer treated by biopsy and irradiation. Int. J. Radiat. Oncol. Biol. Phys. 9 (1983) 1807–1813

Colditz, G. A., S. E. Hankinson et al.: The use of estrogens and progestins and the risk of breast cancer in postmenopausal women. New. Engl. J. Med. 332 (1995) 1589–1593

Collaborative Group on Hormonal Factors in Breast Cancer: Breast cancer and hormonal contraceptives: collaborative reanalysis of individual data on 53297 women with breast cancer and 100239 women without breast cancer from 53 epidemiological studies. Lancet 347 (1996) 1713–1727

Collaborative Group on Hormonal Factors in Breast Cancer: Breast cancer and hormone replacement therapy: Collaborative Reanalysis of data from 51 epidemiologic studies, of 52705 women with breast cancer and 108411 women without cancer. Lancet 350 (1997) 1047–1059

Cuzick, J., H. Stewart, R. Peto et al.: Overview of randomized trials of postoperative adjuvant radiotherapy in breast cancer. Cancer Treatm. Rep. 71 (1987) 15–29

Cuzick, J., H. Stewart, L. Ruthqvist et al.: Cause-specific mortality in long-term survivors of breast cancer who participated in trials of radiotherapy. J. Clin. Oncol. 12 (1994) 447–453

Danforth, D., J. Jacobson, J. O'Shaugnessy et al.: Effect of preoperative chemotherapy on axillary lymphnode metastasis in stage II breast cancer: a prospective randomized trial. Proc. Amer. Soc. clin. Oncol. 14 (1995) 128 (abstract)

Davidson, N., M. D. Abeloff: Adjuvant systemic therapy for axillary node negative breast cancer. In De Vita, V. T., S. Hellman, S. A. Rosenberg: Principles and Practice of Oncology. Lippincott, Philadelphia 1992

Del Turco, M. R., D. Palli, S. Carddi et al. (for the National Research Council Project on Breast Cancer Follow up): Intensive diagnostic follow up after treatment of primary breast cancer. A randomized trial. J. Amer. med. Ass. 271 (1994) 1593–1597

Diel, I. J., M. Kaufmann, S. D. Costa: Micrometastatic breast cancer cells in bone marrow at primary surgery: prognostic value comparison with nodal status. JNCI Monogr. 88 (1996) 1652–1658

Early Breast Cancer Trialist's Collaborative Group: Systemic treatment of early breast cancer by hormonal cytotoxic or immune therapy. 133 randomized trials involving 31000 recurrences and 24000 deaths among 75000 women. Lancet 339 (1992) 1–15, 71–85

EBCTCG: Ovarian ablation in early breast cancer: an overview of randomized trials. Lancet 348 (1996) 1189–1196

Eddy, D. M.: High dose chemotherapy with autologous bone marrow transplantation for the treatment of metastatic breast cancer. J. clin. Oncol. 10 (1992) 657–670

Feig, S. A.: Decreased breast cancer mortality through mammographic screening: results of clinical trails. Radiology 167 (1988) 659–665

Fentiman, I. S., C. Poole, D. Tong: Inadequacy of iridium implant as sole radiation treatment for operable breast cancer. Europ. J. Cancer 32 (1996) 608–611

Fernando, I. N., T. J. Powles, S. Ashley: An acute toxicity study on the effects of synchronous chemotherapy and radiotherapy in early stage breast cancer conservative surgery. Clin. Oncol. 8 (1996) 234–238

Fisher, B., N. H. Slack, P.J. Cavanaugh et al.: Postoperative radiotherapy in the treatment of breast cancer: results of the NSABP clinical trial. Ann. Surg. 172 (1970) 711–732

Fisher, B.: Laboratory and clinical research in breast cancer: a personal adventure. The David A. Karnofsky Memorial Lecture. Cancer Res. 40 (1980) 3863–3874

Fisher, B., P. Carbone, S. G. Economou et al.: L-Phenylalanine mustard (L-PAM) in the management of primary breast cancer: a report of early findings. New. Engl. J. Med. 292 (1975) 117–122

Fisher, B., C. Redmond, E. R. Fisher et al.: A summary of findings from NSABP: trials of adjuvant therapy. In Jones, S. E., S. E. Salmon: Adjuvant Therapy of Cancer IV. Grune and Stratton, New York 1984 (pp. 185–194)

Fisher, B., C. Redmond, E. R. Fisher et al.: Ten year results of a randomized clinical trial comparing radical mastectomy and total mastectomy with or without radiation. New. Engl. J. Med. 312 (1985) 674–681

Fisher, B., A. Brown, N. Wolmark et al.: Prolonging tamoxifen therapy for primary breast cancer: findings from the NSABP trial. Ann. intern. Med. 106 (1987) 649–654

Fisher, B., C.Redmond, N. V. Dimitrov et al.: A randomized clinical trial evaluating sequential methotrexate and fluouracil in the treatment of patients with node negative tumors. New. Engl. J. Med. 320 (1989) 473–478

Fisher, B., C. Redmond, E. R. Fisher: Eight year results of a randomized trial comparing total mastectomy and lumpectomy with or without radiation in the treatment of breast cancer. New. Engl. J. Med. 320 (1989) 822–828

Fisher, B., J. Costantino, C. Redmond et al.: A randomized clinical trial tamoxifen in the treatment of patients with node negative breast cancer who have estrogen receptor positive tumors. New. Engl. J. Med. 320 (1989) 479–484

Fisher, B., M. A. Brown, N. V. Dimitrov et al.: Two month of doxorubicin-cyclophosphamide with and without interval reinduction therapy compared with 6 month of cyclophosphamide methotrexate and fluorouracil in positive-node breast cancer patients with tamaxifen nonresponsive tumors: results form the National Surgical Adjuvant Breast and Bowel Project B-15 L. J. Clin. Oncol. 8 (1990) 1483–1496

Fisher, B., C. Redmond et al.: Systemic therapy in node-negative patients: updated findings from NSABP clinical trials. JNCI Monogr. 11 (1992) 105–116

Fisher, E. R., S. Anderson, C. Redmond et al.: Ipsilateral breast tumor recurrence and survival folowing lumpectomy and irradiation: pathological findings from NSABP protocol B-06. Semin. Surg. Oncol. 8 (1992) 161–166

Fisher, B., J. Costantino, C. Redmond et al.: Lumpectomy compared with lumpectomy and radiation therapy for the treatment of intraductal breast cancer. New. Engl. J. Med. 328 (1993) 1581–1586

Fisher, B., H. Rockette, A. Robidoux et al.: Effect of preoperative therapy for breast cancer on locoregional disease: first report of NSABP-B-18. Proc. Amer. Soc. clin. Oncol. 13 (1994) 64 (abstract)

Fisher, B., S. Anderson, C. K. Redmond et al.: Reanalysis and results after 12 years of follow-up in a randomized clinical trial comparing total mastectomy with lumpectomy with or without irradiation in the treatment of breast cancer. New. Engl. J. Med. 333 (1995) 1456–1461

Fisher, B., J. Dignam, S. Wienand et al.: Duration of tamoxifen (TAM) therapy for primary breast cancer: 5 versus 10 years (NSABP B14). Proc. Amer. Soc. clin. Oncol. 15 (1996) 113 (abstract)

Fisher, B., J. Dignam, J. Bryant: Five versus more than five years of tamoxifen therapy for breast cancer patients with negative lymph nodes and estrogen receptor-positive tumors. JNCI Monogr. 88 (1996) 1529–1542

Fisher, B., J. Dignam, E. P. Mamounas: Sequential methotrexate and fluorouracil for the treatment of node-negative breast cancer patients with estrogen receptor-negative tumors: eight-year results from National Surgical Adjuvant Breast and Bowel Project (NSABP) B-13 and first report of findings from NSABP B-19 comparing methotrexate and fluorouracil with conventional cyclophosphamide, methotrexate, and fluorouracil. J. clin. Oncol. 14 (1996) 1982–1992

Fletcher, G. H., M. D. McNeese, M. J. Oswald: Long-range results for breast cancer patients treated by radical mastectomy and postoperative radiation with and without adjuvant chemotherapy. An update. Int. J. Radiat. Oncol. Biol. Phys. 17 (1989) 11–14

Fletcher, S., W. Black et al.: Report of the International Workshop on Screening for Breast Cancer. J. nat. Cancer Inst. 85 (1993) 1644–1656

Flickinger, J. C., J. S. Loeffler, D. A. Larsen: Stereotactic radiosurgery for intracranial malignancies. Oncology 8 (1994) 81–86

Forrest, A. P., H. J. Stewart, D. Everington: Randomized controlled trial of conservation therapy for breast cancer: 6-year analysis of the Scottish trial. Scottish Cancer Trials Breast Group. Lancet 348 (1996) 708–713

von Fournier, D., J. Hüter, A. Müller, J. Klapp, U. Lorenz, F. Kubli: Wachstumsgeschwindigkeit des Mammakarzinoms und Folgerungen für Früherkennung und Therapie. Arch. Gynäkol. 224 (1977) 336–338

Frierson, Jr. H. F., R. A.Wolberg, K. W. Berean et al.: Interobserver reproducibility of the Nottingham modification of the Bloom and Richardson histologic grading sheme for infiltrating ductal carcinoma. Amer. J. clin. Pathol. 103 (1995) 195–198

Gagliardi, G., I. Lax, A. Ottolenghi: Long-term cardiac mortality after radiotherapy of breast cancer-application of the relative seriality model. Brit. J. Radiol. 69 (1996) 839–846

Gallen, M., M. C. Alonso, B. Ojeda et al.: Randomized multicentre trial comparing two different timespans of adjuvant tamoxifen therapy (ATT) in women with operable node positive breast cancer. Proc. Amer. Soc. clin. Oncol. 13 (1994) 76 (abstract)

Gervasio, H., C. F. de Olivera, J. Albano et al.: Neoadjuvant chemotherapy: a regimen (FNM) containing fluouracil, mitoxantrone and methotrexate for the treatment of locally advanced breast cancer. A randomized trial comparing an initial chemotherapy versus a chemotherapy + radiotherapy combination. 8th Int. Congress on Senology M. D. Anderson. Cancer Center Houston TX 1 (1994) 263 (abstract)

Gianni, L.: Paclitaxel plus doxorubicin in metastatic breast cancer: the Milan experience. Oncology 12, Suppl. 1 (1998) 13–5

Gianni, A. M., S. Siena, M. Bregni et al.: Five year results of high dose sequential adjuvant chemotherapy in breast cancer with > 10 positive nodes. Proc. Amer. Soc. clin. Oncol. 14 (1995) 90 (abstract)

Gianni, A. M., E. Munzone, G. Capri: Paclitaxel by 3 h infusion in combination with bolus doxorubicin in women with untreated metastatic breast cancer high antitumor efficacy and cardiac effects in a dose finding and sequence finding study. J. clin. Oncol. 13 (1995) 2688–2699

Gilliland, M. D., R. M. Barton, E.M. Copeland: The implications of local recurrence of breast cancer as the first site of therapeutic failure. Ann. Surg. 197 (1983) 284–287

GIVIO Investigators: Impact of follow up testing survival and health-related quality of life in breast cancer patients. A multicenter randomized controlled trial. J. Amer. med. Ass. 271 (1994) 1587–1592

Giuliano, A. E., D. M. Kirgan, J. M. Günther: Lymphatic mapping and sentenial lymphadenektomie for breast cancer. Ann. Surg. 220 (1994) 391–398

Glick, J. H., R. D. Gelber, A. Goldhirch et al.: Adjuvant therapy of primary breast cancer: closing summary. In Senn, H. J., R. D. Gelbert, A. G. Goldhirsch, B. Thurlimann: Adjuvant Therapy of Breast Cancer IV. Recents results in Cancer Research, Vol. 27. Springer, Berlin 1993 (p. 289)

Goldhirsch, A., W. C. Wood, H.-J. Senn: International consensus panel on treatment of primary breast cancer. Europ. J. Cancer 31 A (1995) 1754–1759

Gusterson, B. A., P. Mitchell, M. Crompton et al.: Molecular changes in breast cancer. Educational book. ESMO Meeting, Lissabon 1994 (pp. 3–7)

Gyenes, G., T. Fornander, P. Carlens: Myocardial damage in breast cancer patients treated with adjuvant radiotherapy: a prospective study. Int. J. Radiat. Oncol. Biol. Phys. 36 (1996) 899–905

Gyenes, G., G. Gaglioardi, I. Lax et al.: Evaluation of irradiated heart volumes in stage breast cancer patients treated with postoperative adjuvant radiotherapy. J. clin. Oncol. 15 (1997) 1348–1353

Gyenes, G., T. Fornander, P. Carlens: Detection of radiation-induced myocardial damage by technetium-99 m scintigraphy. Europ. J. nucl. Med. 24 (1997) 286–292

Haagensen, C. D., N. Lahne, R. Lattes, C. Bodian: Lobular neoplasia (so called lobulare carcinoma in situ) of the breast. Cancer 42 (1978) 737–769

Haffty, B., B. Ward, P. Pathcare, R. Salem et al.: Reappraisal of the role of axillary lymph node dissection in the conservative treatment of the breast. J. clin. Oncol. 15 (1997) 691–700

Halsted, W. S.: The results of operation for the cure of cancer of the breast performed at the John Hopkins Hospital from June 1889 to January 1894. Arch. Surg. 20 (1894) 497

Halverson, K. J., M. E. Taylor, C. A. Perez et al.: Regional modal management and patterns of failure following conservative surgery and radiation therapy for stage I and II breast cancer. Int. J. Radiat. Oncol. Biol. Phys. 26 (1993) 593–599

Harris, J. R., A. Recht, R. Amalric et al.: Time course and prognosis of local recurrence following primary radiotherapy for early breast cancer. J. clin. Oncol. 2 (1984) 37–41

Hartsell, W. F., C. A. Kelly, K.L. Griem et al.: Delaying the initiation of intact breast irradiation for patients with lymph node positive breast cancer increases the risk of local recurrence. Cancer 76 (1995) 2497–2503

Heilmann, H. P.: Persönliche Mitteilung, 1997

Hellriegel, K. P., H. D. Schulz: Nachsorge bei Mammakarzinompatientinnen. Empfehlungen einer Konsensus-Tagung. Berlin 23.–24. 2. 1995. Onkologe 1 (1995) 211–214, 405–412

Hellriegel, K. P., K. D. Schulz: Nachsorge von Mammakarzinom-Patienten. Münch. med. Wschr. 138 (1996) 99–101

Henderson, I. C.: Adjuvant Therapy of Breast Cancer. Kluwer, Boston 1992

Henderson, I. C., G. P. Canellos: Cancer of the breast, the past decade. New. Engl. J. Med. 302 (1980) 17–30, 78–90

Henderson, B. E., R. K. Ross et al.: Estrogens as a cause of human cancer. The Richard and Hilda Rosenthal Foundation Award Lecture. Cancer Res. 48 (1988) 246–253

Henderson, I. C.: Endocrine therapy of metastatic breast cancer. In Harris, J. R., S. Hellman, I. C. Henderson et al.: Breast Diseases. Lippincott, Philadelphia 1991 (pp. 559–603)

Henderson, B. E., R. Ross et al.: Hormonal chemoprevention of cancer in women. Science 259 (1993) 663–668

Henson, D. E., L. Riest: Relatinship among outcome, stage of disease and histologic grade in 22616 cases of breast cancer. Cancer 68 (1991) 2142–2149

Henson, D. E., L. P. Fielding, D. J. Grignon et al.: College of American Pathologists Conference XXVI on clinical relevance of prognostic markers in solid tumors. Arch. Pathol. Lab. Med. 119 (1995) 1109–1112

Herrmann, R., M. Bamberg: Hirnmetastasen. In Schmoll, H.-J., K. Höffken, K. Possinger: Kompendium Internistische Onkologie, Teil 2. Springer, Berlin 1997 (S. 1932–1935)

Holzel, D., C. Thieme: Skeletal scintigraphy in the follow up of breast cancer. Statistical and epidemiological viewpoints. Dtsch. med. Wschr. 111 (1986) 1191–1199

Hortobagy, G. W., A. U. Budzar: Locally advanced breast cancer: a review including the M. D. Anderson experience. In Ragaz, J., I. M. Ariel: High Risk Breast Cancer. Springer, Berlin 1991 (pp. 382–415)

Hortobagyi, G. N.: Multidisciplinary management of advanced primary and metastatic breast cancer (review). Cancer 74, Suppl. (1994) 416–423

Hortobagyi, G. N.: Locally Advanced breast cancer. In Bonadonna, G., G. Hortobagyi: Textbook of Breast Cancer. Dunitz, London 1997 (pp. 155–168)

Host, H., I. O. Brennhovd: The effect of postoperative radiotherapy in breast cancer. Int. J. Radiat. Oncol. Biol. Phys. 2 (1977) 1061–1067

Host, H., M. D. Brennhovd, M. Loeb: Postoperative radiotherapy in breast cancer – longterm results from the Oslo study. Int. J. Radiat. Oncol. Biol. Phys. 12 (1986) 727–732

Hrushesky, W. J., A. Z. Bluming, S. A. Gruber: Menstrual influence on surgical cure of breast cancer. Lancet 2 (1989) 949–952

Hudis, C., A. Seidman, J. Baselga et al.: Sequential adjuvant therapy with doxorubicin/paclitaxel/cyclophosphamide for resectable breast cancer involving four or more axillary nodes. Semin. Oncol. 22, Suppl. 15 (1995) 18–23

IARC Monograph Working Group: Some pharmaceutic drugs. Monogr. Evaluat. Carcinog. Risks to Humans 66 (1996) 260–274

Jänicke, F., M. Schmitt, L. Pache et al.: Urokinase (uPA) and its inhibitor PAI-I are strong independent prognostic factors in node negative breast cancer. Breast cancer Res. Treatm. 24 (1993) 195–208

Jones, M. W., H. N. Norris, E. S. Wargotz et al.: Fibrosarcoma-malignant fibrous histocytoma of the breast. A clinicopathologic study of 32 cases. Amer. J. surg. Pathol. 16 (1992) 667–674

Jones, C., D. Ingram, E.Mattes, R. Hahnel: The effect of hormone replacement therapy on prognostic indices in women with breast cancer. Med. J. Austr. 161 (1994) 106–110

Kennedy, S., M. J. Merino, S. M. Swain, M. E. Lippmam: The effect of hormonal chemotherapy on tumoral and nonneoplastic breast tissue. Hum. Pathol. 21 (1990) 192–198

Koelbl, O., I. C. Kiricuta, J. Willner: Skelettmetastase beim Mammakarzinom. Chir. 122 (1997) 97–102

Kopans, D. B.: Mammography screening for women ages 40–49. ASCO Educational Book 1995 (S. 260–267)

Kreuser, F. D., R. Herrmann, P. Krauseneck et al.: Systemische Therapie zerebraler Metastasen beim Mammakarzinom. Dtsch. med. Wschr. 116 (1991) 1203–1207

Kühn, W., D. von Fournier, G. Leppien, H. H. Rummel, A. Müller, G. Dick: Korrelation morphologischer Kriterien mit der Wachstumsgeschwindigkeit beim Mammakarzinom. Geburtsh. u. Frauenheilk. 43, Suppl. (1983) 24–29

Laffer, U., F. Harder, A. C. Almendral: Brusterhaltende Therapie beim Mamma-Karzinom: Analyse bei über 1300 in der Region Basel behandelten Patientinnen. Zbl. Chir. 122 (1997) 79–85

Lee, Y. T. N.: Breast carcinoma pattern of recurrence and metastasis after mastectomy. Amer. J. clin. Oncol. 7 (1984) 443–449

Liljegren, G., L. Holmberg, H. O. Adami et al.: Uppsala Örebro Breast Cancer Study Group. Sector resection with or without postoperative radiotherapy for stage I breast cancer: Five-year results of a randomized trial. J. natl. Cancer Inst. 86 (1994) 717–722

Liljegren, G., I. Holmberg: Arm morbidity after sector resection and axillary dissection with or without postoperative radiotherapy in breast cancer stage I. Results from a randomised trial. Uppsala-Orebro Breast Cancer Study Group. Europ. J. Cancer 33 (1997) 193–199

Löffler, E., K. Rotte: LDR/MDR brachytherapy in breast and gynecological cancer: Three years of experience of the Microselectron in Würzburg. In Mould, R. F.: Brachytherapy 2nd ed. Nucletron, Leersum 1989 (pp. 521–529)

Lück, H. J., C. Thomssen, A. duBois, B. Lisboa: Preliminary results of a phase II study of epirubicin and paclitaxel as first-line treatment in patients with metastatic breast cancer. Semin. Oncol. 24 (1997) 3–16

The Ludwig Breast Cancer Study Group: Prolonged disease free survival after one course of perioperative adjuvant chemotherapy for node negative breast cancer. New. Engl. J. Med. 320 (1989) 491–496

Malone, K., J. Daling et al.: Oral contraceptives and breast cancer risk. Epidemiol. Rev. 15 (1993) 30

Mansi, J. L., U. Berger, T. McDonnell: The fate of bone marrow micrometastases in patients with primary breast cancer. J. clin. Oncol. 7 (1989) 445–449

Mansour, E. G., R. Gray, A. H. Shatila et al.: Efficacy of adjuvant chemotherapy in high risk node negative breast cancer. New. Engl. J. Med. 320 (1989) 485–490

Markiewicz, D. A., D. J. Schultz, J. A. Haas: The effects of sequence and type of chemotherapy and radiation therapy on cosmesis and complications after breast conservation therapy. Int. J. Radiat. Oncol. Biol. Phys. 35 (1996) 661–668

Mauriac, I., M. Durand, A. Avril et al.: Effects of primary chemotherapy in conservative treatment of breast cancer patients with operable tumors larger than 3 cm: results of a randomized trial in a single centre. Ann. Oncol. 2 (1991) 347–354

Maxon, H. R. 3d, S. R. Thomas, V. S. Hertzberg et al.: Rhenium-186 hydroxyethylidene diphosphonate for the treatment of painful osseous metastases. Semin. nucl. Med. 22 (1992) 33–40

McGuire, W. L.: Breast Cancer prognostic factors: evaluation guidelines. J. nat. Cancer Inst. 83 (1991) 154–155

Mendenhall, N. P.: Palliative radiation therapy for disseminated breast cancer. In Bland, K. I., E. M. Copeland: The Breast. Saunders, Philadelphia 1991 (pp. 957–973)

Merson, M., S. Andreola, V. Galimberti: Breast carcinoma presenting as axillary metastases without evidence of a primary tumor. Cancer 70 (1992) 504–508

Morris, A. D., R. D. Morris, J. F. Wilson: Breast-conserving therapy vs mastectomy in early-stage breast cancer: a meta-analysis of 10-year survival. Cancer J. Sci. Amer. 3 (1997) 6–12

Muss, H. B., A. D. Thor, D. A. Berry et al.: c-erbB-2 expression and response to adjuvant therapy in women with node-positive breast cancer. New. Engl.J. Med. 330 (1994) 1260–1266

Nicholson, R. I., R. A. McClelland, P. Finlay: Relationship between EGF-R. c-erbB-2 protein expression and Ki67 immunostaining in breast cancer and hormone sensitivity. Europ. J. Cancer 72 (1993) 1259–1266

NIH: Consensus Conference Treatment of early stage breast cancer. J. Amer. med. Ass. 265 (1991) 391–395

Nixon, A. J., D. Neuberg, D. F. Hayes et al.: Relationship of patient age to pathologic features of the tumor and prognosis for patients with stage I or II breast cancer. J. clin. Oncol. 12 (1994) 888–894

Nolvadex Adjuvant Trial Organization: Controlled trial of tamoxifen as a single adjuvant agent in the management of early breast cancer. Brit. J. Cancer 57 (1988) 608–611

Overgaard, M., P. S. Hansen, J. Overgaard et al.: Postoperative radiotherapy in high-risk premeonopausal women with breast cancer who receive adjuvant chemotherapy. New. Engl. J. Med. 337 (1997) 949–955

Parkin, M. D., P. Pisani, J. Ferlay: Estimates of the worldwide incidence of eighteen major cancers in 1985. Int. J. Cancer 54 (1993) 594–606

Patey, D. H., W. H. Dyson: The prognosis of carcinoma of the breast in relation to the type of operation performed. Brit. J. Cancer 2 (1947) 7 – 13

Perez, C. A., M. L. Graham, M. F. Taylor et al.: Management of locally advanced carcinoma of the breast: I. Noninflammatory Cancer 74 (1994) 453 – 465

Perez, C. A., I. N. Fields, P.M. Fracasso et al.: Management of locally advanced carcinoma of the breast: II. Inflammatory carcinoma. Cancer 74 (1994) 466 – 476

Perez, C. A., M. E. Taylor: Stage Tis. T1 and T2 tumors. In Perez, C. A., L. W. Brady: Principles and Practice of Radiation Oncology. Lippincott, Philadelphia 1997 (pp. 1269 – 1414)

Peters, P., M. Ross, U. Vredenburgh et al.: High-dose chemotherapy and autologus bone marrow support as consolidation after standard-dose adjuvant chemotherapy for high-risk primary breast cancer. J. clin. Oncol. 11 (1993) 1132 – 1143

Peto, J., D. F. Easton, F. E. Matthews, D. Ford, A. J. Swerdlow: Cancer mortality in relatives of women with breast cancer: the OPCS Study. Office of Population Censuses and Surveys. Int. J. Cancer 65 (1996) 275 – 283

Plu Bureau, G., M. G. Lee, R. Sitruk-Ware, J. C. Thalabard, P. Mauvais Jarvis: Progesterone use and decreased risk of breast cancer in cohort study of premenopausal women with benign breast disease. Brit. J. Cancer 70; (1994) 270 – 277

Possinger, K., H. J. Schmoll, K. Höffken: Mammakarzinom der Frau. In Kompendium internistische Onkologie, Teil 2, 2. Aufl. Springer, Berlin 1997

Powels, T. J., T. F. Hickish, A. Makris et al.: Randomized trial of chemoendokrine therapie started before or after surgery for treatment of primary breast cancer. J. clin. Oncol. 13 (1995) 547 – 552

Ragaz, J., B. Baird, P. Rebbeck et al.: Early results of the Brithish Columbia breast cancer peroperative (neoadjuvant) chemotherapy trial. In Banzet, P., J. Holland, D. Khayat, M. Weil: Neoadjuvant Chemotherapy. Springer, Berlin 1991 (pp. 186 – 192)

Ragaz, J., S. M. Jackson et al.: Adjuvant radiotherapy and chemotherapy in node-positive premenopausal women with breast cancer. New. Engl. J. Med. 337 (1997) 956 – 962

Ralston, S. H., S. J. Gallbacher, U. Patel et al.: Comparison of three intravenous biphosphonates in cancer associated hypercalcaemia. Lancet 2 (1989) 1180 – 1182

Recht, A., S. F. Come, R. S. Gehman et al.: Integration of conservative surgery, radiotherapy, and chemotherapy for the treatment of early stage, node-positive breast cancer: sequencing, timing, and outcome. J. clin. Oncol. 9 (1991) 1662 – 1667

Recht, A., S. M. Pierce, A. Abner et al.: Regional nodal failure after conservative surgery and radiotherapy for early-stage breast carcinoma. J. clin. Oncol. 9 (1991) 988 – 996

Recht, A., T. I. Eberlein, N. L. Sadowsky: Local recurrence following breast conservation. In Harris, J. R., S. Hellman, I. C. Henderson: Breast Disease. Lippincott, Philadelphia 1991

Recht, A., S. E. Come, B. Silver et al.: The sequencing of chemotherapy and radiation therapy after conservative surgery for early-stage breast cancer. New. Engl. J. Med. 334 (1996) 1356 – 1361

Renner, H., M. van Kampen: Simultane Radiochemotherapie beim lokoregional rezidivierenden Mammakarzinom nach Mastektomie. Ergebnisse bei Patienten mit makroskopischem Residualtumor R2. Strahlenther. u. Onkol. 170 (1994) 441 – 52

Reynolds, T.: Breast cancer prognostic factors: the search goes on. J.. Natl. Cancer Inst. 86 (1994) 480 – 483

Rochefort, H.: Cathepsin D in breast cancer: a tissue marker associated with metastasis. Europ. J. Cancer 28 A (1992) 1780 – 1783

Rochefort, H.: Biological and clinical significance of cathespsin D in breast cancer. Acta oncol. 31 (1992) 125 – 130

Romestaing, P., Y. Lehingue, C. Carrid: Role of a 10-Gy boost in the conservative treatment of early breast cancer: results of a randomized clinical trial in Lyon France. J. clin. Oncol. 15 (1997) 963 – 968

Rosen, P. P., H. A. Oberman: Tumors of the Mammary Gland. Atlas of Tumor Pathology, Armed Forces Inst. Pathol. 3. Series, Vol. 7. Bethesda 1992

Rutqvist, L. F., A. Liedberg, N. Hammar et al.: Myocardial infraction among women with early-stage breast cancer treated with conservative surgery and breast irridation. Int. J. Radiat. Oncol. Biol. Phys. 40 (1998) 359 – 363

Sack, H., N. Thesen: Brustdrüse. In Scherer, F., H. Sack: Strahlentherapie. Radiologische Onkologie. Springer, Berlin 1996 661 – 681

Sauer, H.: Neue Nachsorgerichtlinien beim Mammakarzinom. Geburtsh. u. Frauenheilk. 56 (1996) 141 – 143

Sauer, R., J. Dunst: Risikoadaptierte Strahlenbehandlung des Mammakarzinoms. In Wulf, K.-H., H. Schmidt-Mathiesen: Spezielle Gynäkologische Onkologie, Bd. 11. Urban & Schwarzenberg, München 1989

Schaake-Koning, C., E. van der Linden, G. Hart, E. Engelsmann: Adjuvant chemo- and hormonal therapy in locally advanced breast cancer: a randomized clinical study. Int. J. Radiat. Oncol. Biol. Phys. 11 (1985) 1759 – 1763

Schinzinger, A.: Über das Carcinoma mammae. Verh. dtsch. Ges. Chir. 18 (1889) 28 – 29

Scholl, S. M,. A. Fourquet, B. Asselain et al.: Neoadjuvant versus adjuvant chemotherapy in premenopausal patients with tumours considered too large for breast conserving surgery: preliminary results of a randomized trial. Europ. J. Cancer 30 A (1994) 645 – 652

Scopsi, L., S. Andreola, S. Pilotti et al.: Argyrophila and granin (chromogranin/secretogranin) expression in female breast carcinoma. The relationship to survival and other disease parameters. Amer. J. surg. Pathol. 16 (1992) 561 – 576

SEER Cancer Statistic Review 1973 – 1991. National Cancer Institute NIH Pub. No. 94 – 2789, 1994

Semiglazov, V. F., E. F. Topuzov, I. L. Bavli et al.: Primary (neoadjuvant) chemotherapy and radiotherapy compared with primary relationship radiotherapy, alone in stage IIb – IIIa breast cancer. Ann. Oncol. 5 (1994) 591 – 595

Sillerno Arenas, M., M. Delgardo-Rodrigues, R. Rodrigues-Canteras et al.: Menopausal hormone replacement therapy and breast cancer. A metaanalysis. Obstet. Gynecol. 79 (1992) 286 – 294

Silverstein, M. J., D. N. Poller, J. R. Vaisman et al.: Prognostic classification of breast ductal carcinoma in situ. Lancet 345 (1995) 1154 – 1157

Silverstein, M. J. I., M. D. Lagios, P. H. Craig et al.: A prognostic index for ductal carcinoma in situ of the breast. Cancer 77 (1996) 2267 – 2274

Sinn, H. P., A. Schmid, H. Junkermann, J. Huober et al.: Histologische Regression des Mammakarzinoms nach primärer (neoadjuvanter) Chemotherapie. Geburtsh. u. Frauenheilk. 54 (1994) 552 – 558

Stadler, B., H. D. Kogelnik: Local control and outcome of patients irradiated for isolated chest wall recurrence of breast cancer. Strahlenther. u. Onkol. 8 (1987) 105 – 111

Stegner, H. E.: Gynäkologie und Geburtshilfe, 4. Aufl. Enke, Stuttgart 1986

Steinberg, K. K., S. B. Thacher, S. J. Smith: A metaanalysis of the effect of estrogen replacement therapy on the risk of breast cancer. J. Amer. med. Ass. 265 (1991) 1985 – 1990

Streit, A., L. Schmid, L. E. Jungi et al.: Welche Untersuchungen sind zur Diagnose von Rezidiven beim operablen Mammakarzinom geeignet. Schweiz. med. Wschr. 117 (1987) 1615 – 1619

Struikmans, H., P. P. van Rijk: Optimizing radiotherapy of the internal mammary chain in breast carcinoma by scintigraphy. Radiother. and Oncol. 41 (1996) 15 – 20

Swedish Breast Cancer Cooperative Group (1996): Randomized trial of 2 versus 5 years of adjuvant tamoxifen in postmenopausal early stage breast cancer. Proc. Amer. Soc. clin. Oncol. 15 (1996) 126 (abstract)

Terenziani, M., R. Demicheli, C. Brambilla, L. Ferrari et al.: Vinorelbine: an active, non cross-resistant drug in advanced breast cancer. Results from a phase II study. Breast Cancer Res. Treatm. 39 (1996) 285 – 291

TNM Suppl.: Zur TNM Klassifikation maligner Tumoren von 1992, 4. Aufl. Springer, Berlin 1993

Valagussa, P., G. Bonadonna, U. Veronesi: Patterns of relaps and survival in operable breast carcinoma with positive and negative axillary nodes. Tumori 64 (1978) 241 – 258

Veronesi, U., F. Volteranai, A. Luini et al.: Quadrantectomy versus lumpectomy for small size breast cancer. Europ. J. Cancer 26 (1990) 671 – 673

Veronesi, U.: Risk of internal mammary lymphnode metastases and its relevance on prognosis of breast cancer patients. Ann. Surg. 198 (1983) 681 – 684

Veronesi, U., A. Luini, L. Mariani et al.: Effect of menstrual phase on surgical treatment of breast cancer. Lancet 343 (1994) 1545 – 1547

Veronesi, U., A. Luini, V. Galimberti, S. Zurrida: Conservation approaches for the management of stage I/II carcinoma of the breast: Milan Cancer Institute Trials. Wld. J. Surg. 18 (1994) 70 – 75

Vicini, F. A., F. M. Horwitz, M. D. Lacerna: Long-term outcome with interstitial brachytherapy in the management of patients with early-stage breast cancer treated with breast-conserving therapy. Int. J. Radiat. Oncol. Biol. Phys. 37 (1997) 845 – 852

Vicini, F. A., F. M. Horwitz, M. D. Lecerna et al.: The role of regional node irradiation in the management of patients with early-stage breast cancer treated with breast-conservation therapy. Int. J. Radiat. Oncol. Biol. Phys. 39 (1997) 1069 – 1076

Wheelan, T., R. Clark, R. Roberts, M. Levine, G. Foster: Ipsilateral breast tumor recurrance postlumpectomy is predictive of subsequent mortality: Results from a randomized trial. Investigations of the Ontario Clinical Oncology Group. Int. J. Radiat. Oncol. Biol. Phys. 30 (1994) 11 – 16

WHO: Histological Typing of Breast Cancer Tumors. 2nd International Histological Classification of Tumors. WHO, Genf 1981

Willich, N., H. Groh: Behandlung des Lokalrezidivs durch Strahlentherapie. In Bohmert, H.: Brustkrebs: Organerhaltung und Rekonstruktion. Thieme, Stuttgart 1989 (S. 476 – 478)

Zambetti, M., G. Bonnadonna, P. Valagusssa et al.: Adjuvant CMF for node negative and estrogen receptor negative breast cancer patients. J. nat. Cancer Inst. Monogr. 11 (1992) 77 – 83

Ziegler, R. G., R. N. Hoover, M. C. Pike et al.: Migration patterns and beast cancer risk in Asian American women. J. natl. Cancer Inst. 85 (1993) 1819 – 1827

Zucali, R., M. Merson, M. Placucci, S. Di Palma et al.: Soft tissue sarcoma of the breast after conservative surgery and irradiation for early mammary cancer. Radiother. and Oncol. 30 (1994) 271 – 273

7 Karzinom und Schwangerschaft

Spezielle Aspekte der Koinzidenz von Karzinom und Schwangerschaft

Die Koinzidenz von Karzinom und Schwangerschaft ist selten. Im Schrifttum wird die Frage, ob schwangerschaftsspezifische hormonelle bzw. immunologische Veränderungen einen Einfluß auf die Entwicklung und das Wachstum von Karzinomen haben können, kontrovers diskutiert (Mills 1986). Trotz der kontroversen Diskussion sprechen mehr Befunde dafür, daß die Schwangerschaft *keinen* entscheidenden Einfluß auf den Verlauf eines Karzinoms hat (Shepherd 1993). Andererseits liegen bei der Seltenheit des Zusammentreffens von Schwangerschaft und Karzinom zumeist nur Einzelbeobachtungen vor, so daß die vergleichbare Bewertung von Therapie und Prognose unter der üblichen Berücksichtigung von Staging, Grading und Art der Behandlung bei der Mehrzahl der Patientinnen unmöglich ist (Allen u. Nisker 1986, Baltzer 1988, Koren u. Mitarb. 1996).

Aus der vorliegenden Literatur zum Thema lassen sich folgende Aspekte, die für die Diskussion der Problematik von Karzinom und Schwangerschaft von Bedeutung sind, zusammenfassen:

- Beeinflußt die Schwangerschaft die Prognose des Karzinoms?
- Welchen Einfluß hat das Karzinom auf den Fetus?
- In welchem Ausmaß beeinträchtigt die Behandlung des Karzinoms die Entwicklung des Fetus?
- Ist infolge der Behandlung eine Beendigung der Schwangerschaft unumgänglich?
- Muß einer jungen Frau nach der Behandlung eines malignen Tumors dringend von einer Schwangerschaft abgeraten werden oder ist das Austragen einer weiteren Schwangerschaft möglich?

Diese Aspekte werden im folgenden für die jeweiligen Organtumoren im einzelnen abgehandelt.

Tab. 7.**1** enthält Angaben zu Häufigkeit und Lokalisation von unterschiedlichen Malignomen in der Gravidität. Mit einem Zusammentreffen von Karzinom und Schwangerschaft ist in einer Häufigkeit von etwa 1 pro 1000 Schwangerschaften zu rechnen. Bei 1 von 118 diagnostizierten Karzinomen liegt eine Schwangerschaft vor (Donegan 1983, Allen u. Nisker 1986, Koren u. Mitarb. 1996). Im Vordergrund stehen die Karzinome der Cervix uteri und der Mamma.

Tab. 7.**1** Inzidenzraten Malignome und Schwangerschaft (nach Allen u. Nisker)

Lokalisation	Inzidenz/ 1000 Schwangerschaften
Cervix uteri:	
➤ Carcinoma in situ	1,3
➤ Karzinom	1,0
Mammakarzinom	0,33
Melanom	0,14
Ovarialkarzinom	0,10
Leukämie	0,01
Lymphom	0,01
Kolorektales Karzinom	0,02

Zervixkarzinom und Schwangerschaft

Das Alter der Patientinnen ist im Durchschnitt jünger als das nichtschwangerer Frauen, die Parität im Durchschnitt höher. Zumeist besteht eine charakteristische Symptomatik, 30% der Patientinnen bleiben symptomlos. Das häufigste Symptom, die *Blutung*, wird zumeist als schwangerschaftsbedingte Blutung gedeutet, so daß eine weiterführende Diagnostik unterbleibt (Baltzer u. Mitarb. 1990).

Bei der Diagnostik steht die *zytologische Abstrichentnahme* in Kombination mit der *Kolposkopie* zu Beginn jeder Schwangerschaft im Vordergrund. Hat sich ein verdächtiger zytologischer Abstrichbefund ergeben, kommt die *Biopsie* unter kolposkopischer Sicht in Frage. Bei fehlender Invasion erfolgt die Wiederholung des zytologischen Abstrichs im Abstand von 6–8 Wochen, bei fraglicher Invasion ist die Indikation zur *Konisation* gegeben, um das Ausmaß der Invasion, z. B. frühe Stromainvasion bzw. Mikrokarzinom, sicher bestimmen zu können (Melsheimer u. Rummel 1994). Die Indikation zu diesem Eingriff sollte im Hinblick auf die Risiken bei bestehender Schwangerschaft besonders streng gestellt werden (Abb. 7.**1**) (Shingelton u. Orr 1995). Bei der Konisation handelt es sich um den größten diagnostischen Eingriff an der Portio, deshalb ist besonders in der Schwangerschaft vermehrt mit Komplikationen zu rechnen. Im Vordergrund stehen Blutung und Frühgeburt. Um eine Zervixinsuffizienz mit nachfolgender Frühgeburt zu vermeiden, wird von uns nach erfolgter Konisation im gleichen operativen Eingriff die *Cerclage* durchgeführt. Neben der Verhinderung der Zervixinsuffizienz hat die Cerclage zusätzlich den Vorteil, daß es zu

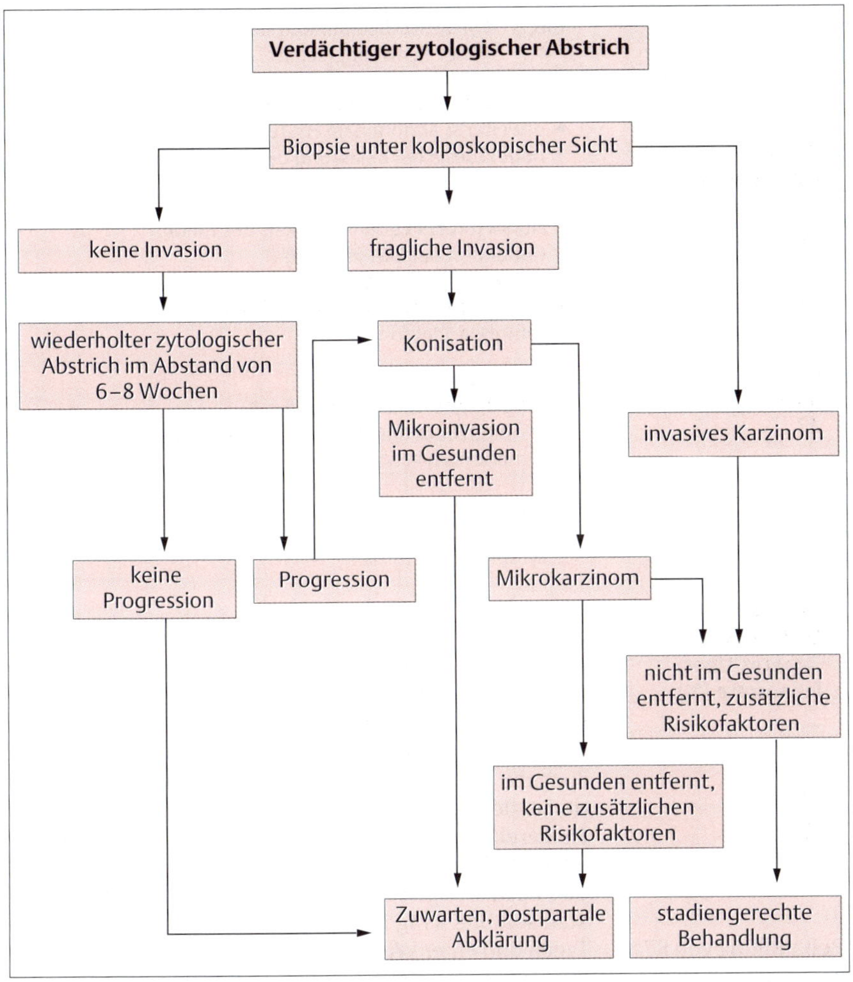

Abb. 7.**1** **Diagnostisches bzw. therapeutisches Vorgehen bei zytologisch-kolposkopisch verdächtigem Portiobefund in der Schwangerschaft.**

einer verbesserten Blutstillung kommt. Liegt histologisch am Konisationspräparat ein Carcinoma in situ vor, reichen zytologisch-kolposkopische Kontrollen im Abstand von 4 Wochen aus. Auch bei einem Carcinoma in situ mit früher Stromainvasion besteht die Möglichkeit eines weiteren Zuwartens unter engmaschiger zytologisch-kolposkopischer Kontrolle, da zu erwarten ist, daß die Veränderungen, wie für die Schwangerschaft typisch, nicht endozervikal, sondern an der Portiooberfläche lokalisiert sind. Diese Lokalisation erleichtert die adäquate zytologisch-kolposkopische Kontrolle. Voraussetzung ist allerdings, daß das Carcinoma in situ lokal im gesunden Gewebe entfernt wurde.

Ein Mikrokarzinom, das durch die Konisation lokal sicher im Gesunden entfernt wurde und keine zusätzlichen histopathologischen Risikofaktoren aufweist, rechtfertigt, von weiteren therapeutischen Maßnahmen abzusehen, vorausgesetzt, die regelmäßigen zytologischen Kontrollen sind sichergestellt. Ein nicht im Gesunden reseziertes Mikrokarzinom mit Vorliegen zusätzlicher histopathologischer Risikofaktoren ist mit einem deutlich erhöhten Risiko für die Patientin verbunden, so daß nur in Ausnahmesituationen von einer typischen operativen Behandlung Abstand genommen werden darf. Ansonsten wird die stadiengerechte operative Behandlung erforderlich.

Die Überlebensraten von schwangeren Frauen mit Zervixkarzinom im Stadium Ib und II korrelieren eher mit dem Stadium der Erkrankung als mit dem Alter der Schwangerschaft. Ungünstigere Überlebensraten wurden bei postpartaler Diagnosestellung registriert (Tab. 7.**2**) (Shingelton u. Orr 1983). Auffallenderweise hat der *Entbindungsmodus* auf die Überlebensraten keinen Einfluß. Nach Spontangeburten wurden keine statistisch nachweisbaren schlechteren Überlebensraten registriert (Tab. 7.**3**). Bei der vaginalen Entbindung ist die, wenn auch seltene, Komplikation einer metastatischen Absiedlung in die Episiotomie zu berücksichtigen (Hopkins u. Morley 1992, Cliby u. Mitarb. 1992).

Das therapeutische Vorgehen wird durch das Stadium der Erkrankung, das Alter der Schwangerschaft, die Parität der Patientin sowie die Einstellung der Frau bzw. des Ehepaars zu dieser Schwangerschaft geprägt. In Frage kommen Operation, Bestrahlung sowie eine kombinierte Behandlung von Operation und Bestrahlung.

Die Art der Behandlung hat keinen entscheidenden Einfluß auf die Überlebensraten. Nach operativer Behandlung im Stadium I wurden 5-Jahres-Überlebens-

Tab. 7.2 Überlebensraten von schwangeren Patientinnen mit Zervixkarzinom in Abhängigkeit vom Stadium der Erkrankung bzw. von der Dauer der Gravidität (n = 314)

Stadium	Dauer	5-Jahres-Überlebensrate
Ib	1. Trimester	84
	2. Trimester	89
	3. Trimester	77
	post partum	77
II	1. Trimester	52
	2. Trimester	67
	3. Trimester	45,4
	post partum	47

Tab. 7.3 Einfluß des Entbindungsmodus auf die Überlebensraten von Patientinnen mit Zervixkarzinom

Abdominale Entbindung 5-Jahres-Überlebensrate (%)	Stadium	Vaginale Entbindung 5-Jahres-Überlebensrate (%)
80,5	Ib	71,6
22,7	II	45,1
15	III, IV	21,5
46,1	alle	52,9

raten von 89%, nach radiologischer Behandlung von 87% und nach kombiniert operativ-radiologischer Behandlung von 82% erzielt (Shingelton u. Orr 1995).

Bei der Wahl des therapeutischen Vorgehens muß berücksichtigt werden, daß gerade bei jungen Frauen in der Geschlechtsreife der Operation der Vorzug gegeben werden sollte, um eine strahlenbedingte Kastration zu vermeiden, da die Ovarien bei der Operation in situ belassen bleiben können.

Auch das Risiko einer möglichen Schädigung des Kindes durch eine Strahlentherapie bei der schwangeren Frau läßt sich durch die Operation umgehen.

Bei der Seltenheit des Zusammentreffens von Zervixkarzinom und Schwangerschaft sind allgemein gültige Richtlinien nur schwer festzulegen. Zusammengefaßt wird im neueren Schrifttum bei Frauen mit einem operablen Zervixkarzinom im 1. und frühen 2. Trimester die erweiterte abdominale Hysterektomie mit Lymphonodektomie und Belassung des nicht lebensfähigen Fetus in utero geraten.

Im 3. Trimester ist bei lebensfähigem Kind die Indikation zur umgehenden Sectio mit anschließend erweiterter abdominaler Hysterektomie und Lymphonodektomie gegeben (Tab. 7.**4**). Operationsrisiko und Morbidität des Eingriffs unterscheiden sich nicht von Operationen bei nichtschwangeren Patientinnen (Sood u. Mitarb. 1996).

Tab. 7.4 Operative Behandlung des Zervixkarzinoms in der Schwangerschaft

1. Trimester und frühes 2. Trimester:
- erweiterte abdominale Hysterektomie mit Lymphonodektomie bei Belassung des Fetus in utero

Spätes 2. Trimester:
- Abwarten der Lebensfähigkeit des Kindes (Induktion der Lungenreife)
- Sectio zugleich mit
- erweiterter abdominaler Hysterektomie mit Lymphonodektomie

3. Trimester:
- umgehende Sectio zugleich mit
- erweiterter abdominaler Hysterektomie mit Lymphonodektomie

Post partum:
- erweiterte abdominale Hysterektomie mit Lymphonodektomie

Problematisch bleibt das Vorgehen im späten 2. Trimester bei noch nicht lebensfähigem Kind. Hier ist nur individuell zu entscheiden, ob die Lebensfähigkeit des Kindes bzw. die Induktion der Lungenreife nach Cortisongabe abgewartet werden darf oder ob die umgehende Sectio mit anschließender erweiterter abdominaler Hysterektomie und Lymphonodektomie erforderlich ist. Fortschritte in der Neonatologie haben dazu geführt, daß nach erfolgter Induktion der Lungenreife (z. B. Celestan solubile 4 mg i. v. 2mal an 2 aufeinanderfolgenden Tagen und einer Wiederholung nach 14 Tagen) mit einer günstigen Prognose für das Frühgeborene gerechnet werden darf.

Postpartal wird umgehend die erweiterte abdominale Hysterektomie mit Lymphonodektomie vorgenommen.

Bei Frauen mit fortgeschrittenem, nichtoperablem Zervixkarzinom ist nach Entleerung des Uterus die primäre kombinierte Strahlentherapie indiziert (Sablinska u. Mitarb. 1977) (s. wichtige Aspekte [Box, S. 321]).

Vulva- bzw. Vaginalkarzinom und Schwangerschaft

Ein Zusammentreffen von Schwangerschaft und Vulva- bzw. Vaginalkarzinom ist selten. Bei den Vulvakarzinomen handelt es sich zumeist um Tumoren der älteren und alten Frau. Einer längere Zeit zurückliegende Literaturübersicht (Barclay 1970) ist zu entnehmen, daß bei 31 Frauen ein Vulvakarzinom in der Schwangerschaft behandelt wurde. Die Therapie entspricht der von nichtschwangeren Patientinnen (Roberts 1983). Im 1. und 2. Trimester der Schwangerschaft wird die baldige *Vulvektomie mit Lymphonodektomie* vorgenommen, im 3. Trimester kann bei lebensfähigem Kind zunächst die Spontangeburt bei Vorliegen eines kleinen Primärtu-

Wichtige Aspekte

- Es gibt keine Hinweise darauf, daß die Schwangerschaft einen ungünstigen Einfluß auf den Verlauf eines Zervixkarzinoms hat. Zwischen der Prognose von Patientinnen mit einem Zervixkarzinom in der Schwangerschaft und nichtgraviden Frauen bestehen keine statistisch nachweisbaren Unterschiede (Schöll u. Mitarb. 1997). Dagegen ist die Prognose von Frauen, bei denen das Zervixkarzinom erst im Wochenbett diagnostiziert wurde, ungünstiger (Baltzer u. Mitarb. 1990) (Abb. 7.**2**).
- Hinweise für einen Einfluß des Karzinoms auf den Fetus bestehen nicht.
- Mit einer Beeinträchtigung des Fetus ist in Abhängigkeit vom Stadium der Erkrankung bzw. von Zeitpunkt und Art der Behandlung zu rechnen. Im 1. und frühen 2. Trimenon (≤ 24. Schwangerschaftswoche) kann eine Lebensfähigkeit des Kindes vor Einleitung einer Behandlung nicht abgewartet werden, im späten 2. Trimenon ermöglicht die medikamentöse Induktion der Lungenreife eine RDS-Prophylaxe und somit eine verbesserte Lebenswahrscheinlichkeit des Frühgeborenen.
- Bei Vorliegen von Frühveränderungen der Zervix ist eine Beendigung der Schwangerschaft nicht gerechtfertigt. Bei invasivem Karzinom ($> \mathrm{I a_1}$) hängt die Beendigung der Schwangerschaft vom Ausmaß der Erkrankung bzw. dem Zeitpunkt der Schwangerschaft ab.
- Nach der Behandlung von Frühveränderungen der Zervix in graviditate, z. B. Carcinoma in situ mit früher Stromainvasion, ist es nicht gerechtfertigt, einer Patientin von einer neuerlichen Schwangerschaft abzuraten. War am Konus eine eindeutige Beurteilung zur Frage der Entfernung im gesunden Gewebe nicht möglich, ist die Rekonisation nach Abschluß des Wochenbetts indiziert.

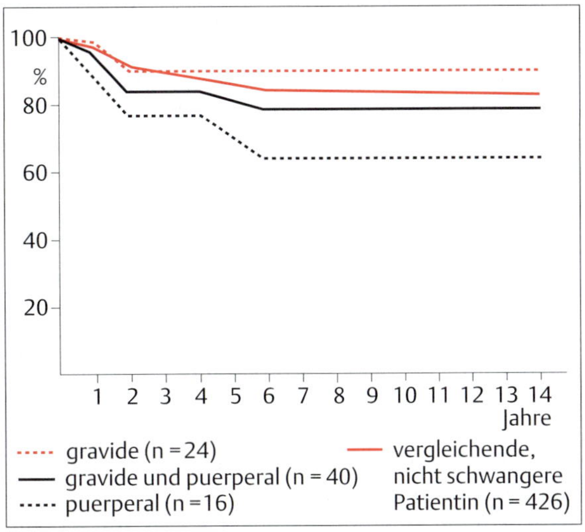

Abb. 7.**2** **Überlebensraten von einheitlich behandelten Patientinnen mit Zervixkarzinom in der Schwangerschaft bzw. im Wochenbett** (Baltzer u. Mitarb. 1990).

mors abgewartet werden. Im Intervall wird die notwendige Vulvektomie mit Lymphonodektomie durchgeführt. Bei großem Primärtumor und lebensfähigem Kind ist die Sectio erforderlich. Erst postpartal wird die erweiterte Vulvektomie mit Lymphonodektomie durchgeführt.

Für das Vaginalkarzinom existieren nur einzelne Kasuistiken (Lutz u. Mitarb. 1977). Auch hier erfolgt die Behandlung entsprechend den Richtlinien von nichtschwangeren Patientinnen. Zumeist handelt es sich um Plattenepithelkarzinome. Seltene Adenokarzinome der Scheide traten bei jungen Frauen auf, deren Mütter in der Frühschwangerschaft mit Diäthylstilböstrol behandelt wurden.

Endometriumkarzinom und Schwangerschaft

Das Zusammentreffen eines Endometriumkarzinoms mit einer Schwangerschaft ist extrem selten. Es liegen im Schrifttum nur Berichte von Einzelfällen vor (Karlen u. Mitarb. 1972, Sandstrom u. Mitarb. 1979).

Ovarialkarzinom und Schwangerschaft

Mit einem Ovarialkarzinom ist in einer Häufigkeit von etwa 1 pro 18 000 Schwangerschaften zu rechnen. Entsprechend dem Ovarialkarzinom bei nichtschwangeren Frauen ist auch bei schwangeren Patientinnen die fehlende Symptomatik sowie die ungenügende Früherkennungsmöglichkeit des Karzinoms charakteristisch. Die Diagnostik wird bei schwangeren Frauen insofern erschwert, als schwangerschaftsbedingte Veränderungen des Ovars, z. B. das Corpus luteum graviditatis, einen Ovarialtumor in der Frühschwangerschaft vortäuschen bzw. maskieren können. Jeder Adnextumor in graviditate, dessen Durchmesser größer als 6 – 8 cm ist und der jenseits der 14. Schwangerschaftswoche fortbesteht und im *Ultraschall* neben zystischen auch überwiegend solide Anteile erkennen läßt, sollte möglichst bald durch Zusatzuntersuchungen wie *Laparoskopie* bzw. *Laparotomie* bzgl. seiner Dignität geklärt werden (Almo u. Mitarb. 1986, Lishner u. Mitarb. 1996). Vor einer derartigen invasiven Diagnostik kann die *MRT-Untersuchung*, die in der Schwangerschaft gefahrlos möglich ist, Zusatzinformationen geben (Kier u. Mitarb. 1990). Von einer *CT-Untersuchung* in der Schwangerschaft sollte im Hinblick auf die vermeidbare Strahlenbelastung des Fetus Abstand genommen werden.

Da das weitere Schicksal von Patientinnen mit einem Ovarialkarzinom ganz entscheidend von einer möglichst frühzeitigen Diagnosestellung abhängt, gilt gerade bei diesem Tumor der Satz „look and see" anstatt „wait and see" (Graber 1974).

Das anläßlich der Operation vorgenommene Staging entspricht dem bei nichtschwangeren Patientinnen. Der gesamte Peritonealraum wird sorgfältig inspiziert. Zytologische Abstriche werden vom Peritoneum, vom Douglas-Raum und den Kolonrinnen entnommen. Bei vorhandenem Aszites wird Flüssigkeit zur zytologischen Untersuchung asserviert. Zusätzliche Peritonealbiopsien ergänzen das Staging.

Für das weitere operative Vorgehen ist der Lokalbefund entscheidend. Bei einem einseitigen *Low-grade-malignancy-Tumor* ohne Kapseldurchbruch, fehlendem Aszites und unauffälligem Befund des gesamten Peritoneums wird zusätzlich das große Netz in typischer Weise reseziert. Ergibt die histologische Untersuchung des gesamten Operationspräparats, daß ein Low-grade-malignancy-Tumor Stadium Ia vorliegt, ist die Fortsetzung der Schwangerschaft zu verantworten (Almo u. Mitarb. 1986, Colgan u. Norris 1983).

Für ein derartiges Vorgehen kommen Borderline-Tumoren, Keimzelltumoren sowie epitheliale Ovarialkarzinome im Stadium Ia, G1 in Frage. Vorbedingung für dieses organerhaltende Vorgehen ist eine engmaschige klinisch-sonographische Kontrolle (Halmo u. Mitarb. 1986).

Entsprechend auch heute noch gültigen Empfehlungen (Kolstad 1980) sollte bei diesen Patientinnen nach Abschluß der Familienplanung innerhalb von 5–6 Jahren das andere Ovar und der Uterus entfernt werden, da kein Zweifel besteht, daß für diese Frauen ein deutlich erhöhtes Risiko für die spätere Entwicklung eines Ovarialkarzinoms besteht.

Handelt es sich um ein Karzinom im fortgeschritteneren Stadium bzw. um einen *High-risk-Tumor*, ist die erweiterte operative Behandlung mit Hysterektomie, Adnektomie beidseits, Omentektomie und Lymphknotenentfernung sowie die Resektion befallener Peritonealanteile in gleicher Weise wie bei nichtschwangeren Frauen erforderlich.

Von Lishner u. Mitarb. (1996) werden 5-Jahres-Überlebensraten von 60–75% mitgeteilt. Aufgrund der nur geringen Fallzahl kann eine aussagefähige Stadienzuordnung nicht erfolgen (s. wichtige Aspekte [Box]).

Wichtige Aspekte

- Die Prognose von schwangeren Frauen mit einem Ovarialkarzinom entspricht der von nichtschwangeren Frauen (Shepherd 1993). Der Verlauf der Erkrankung wird durch die Schwangerschaft nicht beeinflußt. Typisch ist, daß auch in der Schwangerschaft die Diagnose zumeist erst spät gestellt wird, zumal im fortgeschrittenen Stadium der Schwangerschaft Adnexprozesse durch den ausladenden Uterus verdeckt werden und somit einer Diagnostik entgehen. Gelegentlich können Stieldrehung mit sekundärer Ernährungsstörung und Infarzierung des Tumors akute Symptome auslösen (Disaia u. Creasman 1989).
- Hinweise für einen Einfluß des Karzinoms auf den Fetus bestehen nicht.
- Mit einer Beeinträchtigung des Fetus in Abhängigkeit vom Stadium der Erkrankung und von Zeitpunkt und Art der notwendigen Therapie ist zu rechnen. Nur bei den genannten Voraussetzungen eines Borderline-Tumors, von Keimzelltumoren sowie epithelialen Ovarialkarzinomen im Stadium Ia, G1, kommt nach organerhaltender Operation die Fortsetzung einer Schwangerschaft in Frage.
- Nach fertilitätserhaltender Operation eines Ovarialkarzinoms, das den oben genannten Kriterien entspricht, ist es nicht gerechtfertigt, einer Patientin von einer neuerlichen Schwangerschaft abzuraten.

Mammakarzinom und Schwangerschaft

2–3% aller diagnostizierten Mammakarzinome treten im Zusammenhang mit einer Schwangerschaft auf. Gegenüber früheren Mitteilungen im Schrifttum, die für einen besonders ungünstigen Verlauf des Mammakarzinoms in der Schwangerschaft sprachen, haben neuere Untersuchungen erkennen lassen, daß eine Schwangerschaft die Prognose nicht ungünstig beeinflußt (Hoover 1990, Petrek u. Mitarb. 1991, Marchand 1994). Für die widersprüchlichen Angaben zur Prognose sind die zumeist kleinen Fallzahlen verantwortlich. Auch das Zusammentreffen von Schwangerschaft und Mammakarzinom wird unterschiedlich definiert, z.T. werden Patientinnen bis zu einem Zeitraum von 12 Monaten postpartal häufig mit in die Untersuchungen einbezogen.

Als weitere Ursache für widersprüchliche Angaben ist anzusehen, daß beide Kollektive, d.h. schwangere bzw. nichtschwangere Patientinnen mit einem Mammakarzinom, wenn überhaupt, nur hinsichtlich Alter und klinischem Tumorstadium verglichen wurden. Der wichtigste Prognosefaktor ist jedoch auch für die schwangere Patientin mit einem Mammakarzinom der histologisch gesicherte Nodalstatus. Werden 5-Jahres-Überlebensraten von schwangeren Patientinnen mit einem Mammakarzinom mit 5-Jahres-Überlebensraten von gleichaltrigen nichtschwangeren Frauen gleicher histologisch definierter Stadien, d.h. Tumorgröße und Nodalstatus, verglichen, bestehen keine statistisch belegbaren Unterschiede; vielmehr wird deutlich, daß die ungünstigen Überlebensraten von Frauen mit einem Mammakarzinom in der Schwangerschaft nicht durch schwangerschaftstypische Veränderungen, sondern duch eine verspätete Diagnosestellung verursacht werden. Die durchschnittliche Verzögerung im Behandlungsbeginn ist bei schwangeren mehr als doppelt so hoch wie bei nichtschwangeren Frauen. Entsprechend häufiger ist mit einem metastatischen Befall der Lymphknoten zu rechnen (King u. Mitarb. 1985). So wurde bei nichtschwangeren Patientinnen ein metastatischer Lymphknotenbefall in 37% der Fälle, bei schwangeren Frauen in 74% der Fälle registriert (Nugent u. O'Connell 1985).

Die durch Therapieverzögerung schlechteren Überlebensraten weisen auf die Bedeutung einer möglichst frühzeitigen Diagnosestellung trotz einer durch die Schwangerschaft erschwerten Diagnostik hin.

Auffallend ist, daß die Mehrzahl der Tumoren in der Schwangerschaft steroidrezeptornegativ sind, wobei unklar ist, ob es sich tatsächlich um rezeptornegative Karzinome handelt oder ob durch zirkulierende hohe Östrogenspiegel in der Schwangerschaft die Bindungskapazität der Rezeptoren blockiert wird, so daß ein falsch negativer Rezeptorstatus resultiert (Gallenberg u. Loprinzi 1989, Elledge u. Mitarb. 1992).

Die verspätete Diagnosestellung in der Schwangerschaft resultiert aus der erschwerten klinischen Beurteilbarkeit der Mamma mit den typischen schwangerschaftsspezifischen Veränderungen des Drüsenkörpers. Die *mammographische Untersuchung* wird aufgrund möglicher Strahlenbelastung nur selten indiziert. Dem ist entgegenzuhalten, daß eine bilaterale Mammographie mit kraniokaudaler und mediolateraler Aufnahme nach Abdeckung des Beckens eine minimale Streustrahlung von 50 mRad (500 µGy) erzeugt und daher ohne Bedenken selbst im 1. Trimenon vorgenommen werden kann (Liberman u. Mitarb. 1994). Zu berücksichtigen ist, daß die Aussagekraft der Mammographie in der Schwangerschaft aufgrund der spezifischen Parenchymveränderungen eingeschränkt ist (Petrek 1994). Die *Sonographie* stellt deshalb eine wertvolle Bereicherung der Diagnostik dar. Eine *Feinnadelaspirationszytologie* ist für die Diagnostik allein nicht ausreichend, so daß auch bei schwangeren Patientinnen die histologische Klärung durch Stanze oder Biopsie im Vordergrund steht. Das narkosebedingte Risiko für die Schwangerschaft ist bei einer notwendigen offenen Gewebeentnahme zu vernachlässigen (s. praktisches Vorgehen bei Mammakarzinom in graviditate [Box]).

Festzuhalten bleibt, daß unter Berücksichtigung der derzeitig vorliegenden Behandlungsergebnisse ein Schwangerschaftsabbruch zur Verbesserung der Prognose nicht indiziert ist. Die einzige Ausnahme stellt das inflammatorische Karzinom dar, das eine Beendigung der Schwangerschaft mit umgehender aggressiver Chemotherapie erforderlich macht (Shepherd 1993).

In Abhängigkeit vom Lymphknotenstatus und typischen Risikofaktoren stellt sich die Indikation zur *adjuvanten medikamentösen Behandlung*. Bei nachgewiesener metastatischer Absiedlung ist die adjuvante Chemotherapie indiziert. In der Frühschwangerschaft ist mit einem erhöhten teratogenen Risiko zu rechnen, hier muß die Indikation zu einem Schwangerschaftsabbruch mit der Patientin abgewogen werden, wenn eine zweifelsfreie Indikation für eine adjuvante zytostatische Behandlung vorliegt. Im nationalen Register des National Cancer Institute Bethesda ist bereits eine größere Anzahl von Frauen registriert, die im 1. Trimenon überwiegend wegen einer Leukämie oder wegen Lymphomen einer Chemotherapie ausgesetzt waren, und gesunde Kinder zur Welt gebracht haben.

Praktisches Vorgehen bei Mammakarzinom in graviditate

Wurde die Diagnose eines Mammakarzinoms in graviditate gestellt, ist die operative Behandlung, sei sie eingeschränkt oder organerhaltend, in gleicher Weise möglich, wie bei nichtschwangeren Patientinnen. Im Rahmen des apparativen Stagings erfolgt die übliche Oberbauchsonographie. Eine Röntgenaufnahme der Lunge zum Ausschluß von Lungenmetastasen kann bei minimaler Strahlenbelastung ohne Bedenken vorgenommen werden. Die Bestimmung der alkalischen Phosphatase zur möglichen Erkennung von Knochenmetastasen ist in der Schwangerschaft nur wenig aussagekräftig, sie kann schwangerschaftsbedingt erhöht sein. Von einer *skelettszintigraphischen Untersuchung* sollte in der Schwangerschaft abgesehen werden. Bei Knochenschmerzen ist eine gezielte röntgenologische Untersuchung der betroffenen Skelettabschnitte möglich.

Bei brusterhaltendem Vorgehen muß auf die Problematik einer adjuvanten Strahlentherapie hingewiesen werden. Von einer Reihe von Autoren wird wegen der Notwendigkeit einer adjuvanten Bestrahlung der Restbrust von einem brusterhaltenden Eingriff in graviditate abgeraten (Parente u. Mitarb. 1988, Barnavon u. Wallack 1990, ACOC 1992). Im Einzelfall wird die Indikation zu einer *postoperativen radiologischen Behandlung* mit der werdenden Mutter abzuwägen sein. Es stellt sich die Frage, ob der zu erwartende therapeutische Effekt so gesichert ist, daß ein Schwangerschaftsabbruch notwendig wird oder ob ein Hinausschieben dieser adjuvanten Behandlung bis zu einem Zeitpunkt nach Beendigung der Schwangerschaft bei lebensfähigem Kind möglich ist (Bentur 1996). Langzeitergebnisse über ein brusterhaltendes Vorgehen bei Schwangeren ohne Nachbestrahlung liegen derzeit nicht vor. In begründeten Fällen ist eine fokale Bestrahlung dann möglich, wenn die Dosis der auf den Embryo verabreichten Streustrahlung sicher unter 10 cGy bleibt.

Selbst nach erfolgter Ganzkörperbestrahlung wurden in keinem einzigen Fall Mißbildungen von Kindern, die nach erfolgter Knochenmarktransplantation geboren bzw. gezeugt wurden, beschrieben (Oidtmann u. Schaefer 1997).

Im 2. und 3. Trimenon ist eine Chemotherapie in der Schwangerschaft möglich (Parente u. Mitarb. 1988, Sutton u. Mitarb. 1990, Theriault u. Mitarb. 1992, Zemlickis u. Mitarb. 1996). Aufgrund erhöhter intrauteriner Risiken für das Kind mit Wachstumsretardierung und möglichem Risiko eines intrauterinen Fruchttods bedürfen diese Patientinnen einer engmaschigen geburtshilflich-sonographischen Kontrolle, um den optimalen Entbindungszeitpunkt zu ermitteln (Zemlickis u. Mitarb. 1992).

Im späten 2. Trimenon der Schwangerschaft ist abzuwägen, ob nach Abschluß der operativen Primärbehandlung die Möglichkeit besteht, die Schwangerschaft bis zum Zeitpunkt der Lebensfähigkeit des Kindes zu erhalten bzw. durch vorzeitige medikamentöse Induktion der Lungenreife einem RDS der Lunge vorzubeugen. Erst nach erfolgter Induktion der Lungenreife wird die

Wichtige Aspekte

- Zwischen den Überlebensraten von schwangeren Frauen mit einem Mammakarzinom bzw. nichtschwangeren Patientinnen besteht kein statistisch signifikanter Unterschied (Zemlickis u. Mitarb. 1992) (Abb. 7.**3**).
- Hinweise für einen Einfluß des Karzinoms auf den Fetus liegen nicht vor.
- Mit einer Beeinträchtigung des Fetus in Abhängigkeit vom Stadium der Erkrankung und von Zeitpunkt bzw. Art der Behandlung ist zu rechnen. Operation und Strahlentherapie der Restmamma sind unter Berücksichtung entsprechender Sicherheitsmaßnahmen möglich.
- Eine notwendige Chemotherapie birgt im 1. Trimenon der Schwangerschaft ein erhöhtes teratogenes Risiko. Hier muß die Indikation zu einem Schwangerschaftsabbruch mit der Patientin sorgfältig abgewogen werden. Im 2. und 3. Trimenon ist eine Chemotherapie möglich. Dennoch sollte geprüft werden, ob die therapeutische Alternative besteht, die Schwangerschaft bis zur Lebensfähigkeit des Kindes zu prolongieren (medikamentöse Induktion der Lungenreife zur RDS-Prophylaxe) und erst dann die Schwangerschaft durch Kaiserschnitt vorzeitig zu beenden und die notwendige zytostatische Behandlung einzuleiten.
- Bei einer Chemotherapie in graviditate gelten die in den Tab. 7.**5** u. 7.**6** aufgelisteten Überlegungen. Hieraus resultieren die folgenden Empfehlungen: (Tab. 7.**7** u. 7.**8**).
- Basis für die Therapieentscheidung sind Kenntnisse zu Pharmakologie und Pharmakokinetik einer zytostatischen Behandlung in graviditate (Tab. 7.**9**). Besondere Berücksichtigung findet bei dieser Therapieentscheidung das Fehlbildungsrisiko in Abhängigkeit vom Schwangerschaftszeitpunkt (Tab. 7.**10** u. 7.**11**). Die bei nodal positivem Karzinom übliche Kombinationstherapie mit Methotrexat kommt in graviditate im Hinblick auf den typischen zytotoxischen Effekt dieser Substanz auf den Trophoblasten nicht in Frage. Alternative z. B. FEC.

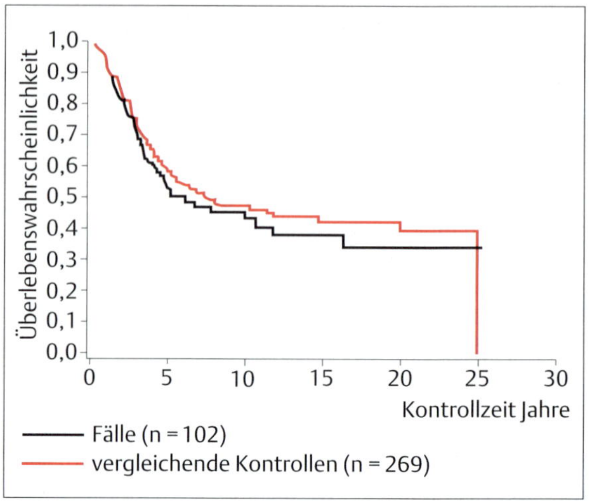

Abb. 7.**3** **Überlebensraten von schwangeren bzw. nichtschwangeren Frauen mit Mammakarzinom.**

- Bei erneuter Schwangerschaft nach erfolgter Behandlung eines Mammakarzinoms ist im Gegensatz zu früheren Auffassungen nicht mit einer Verschlechterung des Krankheitsverlaufs zu rechnen.
- Die im Schrifttum vorliegenden Daten lassen erkennen, daß weder die Rezidivrate zunahm, noch die Überlebenszeit der Patientin verkürzt wurde (Barnavon u. Wallack 1990, Theriault u. Mitarb. 1992, von Schoultz u.Mitarb. 1995, Zemlickis u. Mitarb. 1996). Berichte über einen möglichen günstigen Einfluß der Schwangerschaft auf die Prognose des Mammakarzinoms dürften am ehesten auf einen Selektionseffekt (healthy mother effect) zurückzuführen sein (Sankila u. Mitarb. 1994) (Abb. 7.**3**).

Tab. 7.**5** Kuration möglich

- Keine Therapieverzögerung
- Optimale Therapie
- Optimale Dosierung
- Keine Einschränkung bei Diagnostik

Tab. 7.**6** Palliation möglich

- Therapieverzögerung im Einzelfall möglich
- Therapiewahl auch nach Toxizitätsprofil
- Dosiskompromisse möglich, aber in ihrer Bedeutung für die Schwangerschaft nicht einschätzbar
- Einschränkung der Diagnostik im Einzelfall möglich

Tab. 7.**7** Kuration möglich (Empfehlungen)

Zeitpunkt	Empfehlung
1. Trimenon	➤ Schwangerschaftsabbruch (Fehlbildungsrisiko: 15 %)
2./3. Trimenon	➤ Intensive Überwachung (Zentrum) ➤ Geplante Geburt bei reifem Kind ➤ *Cave:* – Mangelentwicklung – Frühgeburtlichkeit – Myelosuppression
Ende 3. Trimenon	➤ Geburtseinleitung (vaginal/Sectio) ➤ Therapie nach erfolgter Geburt

Tab. 7.8 Palliation möglich (Einzelfallentscheid)

Zeitpunkt	Empfehlung
1. Trimenon	➤ Schwangerschaftsabbruch (wenn gewünscht)
2./3. Trimenon	➤ Therapieverzögerung bis zur Reife des Kindes möglich ➤ Therapiekompromisse bis zur Reife des Kindes möglich ➤ im Einzelfall Abbruch aus medizinischer Indikation möglich ➤ bei Therapie: intensive Überwachung im Zentrum
Ende 3. Trimenon	➤ Therapie nach der Geburt

Tab. 7.9 Pharmakologie und Pharmakokinetik

Physiologische Veränderungen	↓ Magenentleerung ↓ Darmmotilität ↑ Plasmavolumen ↑ renaler Plasmaflow ↑ glomeruläre Filtration ↑ biliäre Exkretion
Amniomflüssigkeit	Extrazellularraum?
Plazentaschranke	
Fetaler Stoffwechsel	Pharmakokinetik?

Tab. 7.10 1. Trimenon: Fehlbildungen (Zusammenstellung aus Literaturdaten, Meerpohl 1996)

Monotherapie	Alkylanzien	6/44	
	Antimetabolite	5/25	
	Vinca-Alkaloide	1/14	
	Sonstige	2/4	
		14/87	(16%)
Kombinationstherapie		10/70	(14%)

Tab. 7.11 2./3. Trimenon: Fehlbildungen (Zusammenstellung aus Literaturdaten, Meerpohl 1996)

Monotherapie	Alkylanzien	1/26	
	Antimetabolite	0/38	
	Vinca-Alkaloide	0/6	
	Anthracycline	0/1	
		1/71	(1,4%)
Kombinationstherapie		2/77	(2,6%)
	Myelotoxizität	8/77	(10,4%)

Schwangerschaft frühzeitig beendet, um dann erst mit der erforderlichen zytostatischen Behandlung zu beginnen.

Bei Frauen mit fortgeschrittenem bzw. in andere Organe metastasiertem Karzinom und besonders ungünstiger Prognose ist nur eine individuelle Entscheidung möglich. Ob die schlechte Prognose dieser Patientinnen durch einen Schwangerschaftsabbruch verbessert werden kann, bleibt fraglich (s. wichtige Aspekte [Box, S. 324]).

Malignes Melanom und Schwangerschaft

Obwohl Melanome seltener sind, werden sie relativ häufig bei Frauen im gebärfähigen Alter diagnostiziert. Für die Schwangerschaft ist typisch, daß unter dem Einfluß des melanozytenstimulierenden Hormons eine vermehrte Pigmentation der Haut an typischen prädilektionsstellen einsetzt. Vorbestehende Nävi werden dunkler. Als verdächtig gelten über den Nävus hinausgehende Hautpigmentierungen, Satellitenbildungen, Ulzerationen oder auch Blutungen. Diese Symptome bzw. Befunde machen eine umgehende *histologische Klärung durch eine Exzisionbiopsie* erforderlich.

Bisher vorliegenden Statistiken lassen erkennen, daß die Überlebensraten von Frauen signifikant besser sind als von Männern. Bei jüngeren Patientinnen ist die Prognose günstiger als bei älteren (Haensch 1985). Dennoch ist die Prognose eines Vulvamelanoms schlechter als die von Melanomen der Haut anderer Körperregionen (Stamm, Extremitäten). Dies hängt damit zusammen, daß die Vulvamelanome bei der Diagnosestellung bereits dicker sind als durchschnittliche Hautmelanome (Panizzon 1997).

Die Prognose wird durch den Einfluß einer Schwangerschaft nicht verändert. In der Häufigkeit von Lymphknotenmetastasen im Stadium I bestanden keine statistisch beweisbaren Unterschiede zwischen schwangeren bzw. nichtschwangeren Patientinnen. Gleiches gilt für den klinischen Verlauf, das symptomfreie Überleben sowie die Überlebensrate von schwangeren bzw. nichtschwangeren Patientinnen (Slingluff u. Mitarb. 1989, Ho u. Sober 1990, MacKie u. Mitarb. 1991, Slingluff u. Seigler 1992, Ravid u. Mitarb. 1996).

Charakteristisch für das Melanom im fortgeschrittenen Stadium ist die Gefahr einer metastatischen Absiedlung in die Plazenta mit Übergang auf den Fetus (Russell u. Laverty 1977, Ravid u. Mitarb. 1996).

Die Diagnostik bei Verdacht auf ein Melanom erfolgt in gleicher Weise wie bei nichtschwangeren Frauen. Von einer Biopsie aus der Veränderung ist abzusehen. Die Gesamtveränderung muß entfernt werden, um das gesamte Gewebsmaterial zur histologischen Diagnose mit exakter Bestimmung der Eindringtiefe heranziehen zu können. Außerdem stellt in solchen Fällen eine Exstirpation der Veränderung mit Sicherheitsabstand (1–2 cm) und primärem Wundverschluß oftmals bereits eine kurative Maßnahme dar. Im Zweifelsfall kann nach intraoperativer Schnellschnittdiagnose eine großzügige Exzision noch während derselben Operation vorgenommen werden (Balda u. Herrman 1995).

Das Ausmaß der *chirurgischen Behandlung* richtet sich auch in der Schwangerschaft nach dem Stadium der Erkrankung, wobei zu berücksichtigen ist, daß radikalere Operationsmethoden die rezidivfreie Zeit bzw. Überlebenszeit nicht beeinflussen (Panizzon 1997).

Diese neueren Erkenntnisse machen es erforderlich, den bisher geltenden Standpunkt der Vermeidung einer Schwangerschaft bzw. der absoluten Indikation zum therapeutischen Schwangerschaftsabbruch bei Patientinnen mit einem malignen Melanom zu überdenken (Barber 1981), zumal eine präzise Analyse unter Berücksichtigung von Eindringtiefe, Tumordicke und prognostischem Index vorliegt (Landthaler u. Mitarb. 1985).

Wichtige Aspekte

- Entgegen der früheren Auffassung hat die Schwangerschaft keinen ungünstigen Einfluß auf den Krankheitsverlauf von Frauen mit einem malignen Melanom.
- Im Spätstadium der Erkrankung kann es zum metastatischen Befall der Plazenta, zum Einbruch in das fetale Blutgefäßsystem und zur Metastasierung beim Fetus kommen.
- Im Frühstadium der Erkrankung ist mit einer Beeinträchtigung des Fetus durch die im Vordergrund stehende operative Behandlung nicht zu rechnen (Gormley 1990).
- Beim derzeitigen Stand der Forschung besteht keine absolute medizinische Indikation, eine Schwangerschaft wegen eines gleichzeitig bestehenden malignen Melanoms abzubrechen. Die sofortige operative Behandlung ist bei schwangeren Frauen in gleicher Weise wie bei nichtschwangeren Frauen möglich.
- In bezug auf eine erneute Schwangerschaft nach operativer Entfernung eines malignen Melanoms sind folgende Punkte zu berücksichtigen:
  - eine erneute Gravidität ist bei Frauen mit einem operierten Melanom unterhalb der Risikogrenze klinisch Stadium I, einer Invasionsstiefe Clark II nach 2–3 Jahren, bei größerer Invasionstiefe im klinischen Stadium I nach 5 Jahren vertretbar,
  - Frauen mit einem metastasierten Melanom sollten im Hinblick auf die Metastasierungsgefährdung des Fetus nicht mehr schwanger werden.

Literatur

ACOC: ACOC Technical Bulletin No. 158, August 1991. Int. J. Gyencol. Obstet. 39 (1992) 237–243

Allen, A. H., J. A. Nisker: Cancer in Pregnancy. Futura, Mount Cisco 1986

Almo, S. D., J. A. Nisker, A. H. Allen: Primary ovarian cancer in pregnancy. In Allen, A. H., J. A. Nisker: Cancer in Pregnancy. Futura, Mount Cisco 1986

Baltzer, J.: Onkologische Probleme in der Schwangerschaft. Internist 29 (1988) 618–629

Baltzer, J., M. E. Regenbrecht, W. Koepcke, J. Zander: Carcinoma of the cervix and pregnancy. Int. J. Gynecol. Obstet. 31 (1990) 317–323

Balda, P. R., R. Herrmann: Neoplasien der Haut, maligne Melanome der Haut. In Huhn, D., R. Herrmann: Medikamentöse Therapie maligner Erkrankungen, 3. Aufl. Fischer, Stuttgart 1995

Barber, H. R. K., M. Coppleson: Malignant tumors in pregnancy. In Coppleson, M.: Gynecologic Oncology. Churchill-Livingston, Edinburgh 1981

Barclay, D. L.: Surgery of the vulva, perineum and vagina in pregnancy, In Barber, H. R. K., E. A. Graber: Surgical Disease in Pregnancy. Saunders, Philadelphia 1970

Barnavon, Y., M. K. Wallack: Management of pregnant patients with carcinoma of the breast. Surg. Gynecol. Obstet. 171 (1990) 347–352

Bentur, J.: Prenatal irradiation and cancer. In Koren, G., M. Lishner, D. Farine: Cancer in Pregnancy – Maternal and Fetal risks. Cambridge University Press 1996

Cliby, W. A., M. K. Dodson, K. C. Podratz: Cervical cancer complicated by pregnancy: Episiotomy side recurrences following vaginal delivery. Obstet. Gynecol. 84 (1994) 179–192

Colgan, P. J., A. J. Norris: Ovarian epithelial tumors of low malignant potential: a Review. J. Gynecol. Pathol. 1 (1983) 367–382

Disaia, P. J., W. T. Creasman: Clinical Gynecologic Oncology. Mosby, London 1989

Donegan, W. L.: Cancer and pregnancy. Cancer J. Clin. 33 (1983) 194–197

Elledge, R. M., D. R. Cioccia, G. Langone, W. L. McGuiere: Oestrogenrezeptor, Progesteronrezeptor and HER-2/NEU-Protein in breast cancers from pregnant patients. Cancer 71 (1993) 2499–2506

Gallenberg, M. M., C. L. Loprinzi: Breast cancer and pregnancy. Semin. Oncol. 16 (1989) 369–376

Gormley, D. E.: Cutaneous surgery and the pregnant patient. J. Amer. Acad. Dermatol. 23 (1990) 269–279

Graber, E. A.: Gynecologic cancer complicating pregnancy. In Barber, H. R. K., E. A. Graber: Surgical Disease in Pregnancy. Saunders, Philadelphia 1970

Haensch, R.: Epidermale und mesenchymale Tumoren der Haut und malignes Melanom. In Groß, R., C. G. Schmitz: Klinische Onkologie, Thieme, Stuttgart 1985

Halmo, St. D., J. A. Nisker, H. H. Allen: Primary ovarian cancer in pregnancy. In Allen, H. H., J. A. Nisker: Cancer in Pregnancy – Therapeutic Guidelines. Futura, Mount Cisco 1986

Ho, V. C., A. J. Sober: Therapy for cutaneous melanoma – an update. J. Amer. Acad. Dermatol. 22 (1990) 159–180

Hoover, A. C.: Breast cancer during pregnancy and lactation. Surg. Clin. N. Amer. 70 (1990) 1151–1163

Hopkins, M. P., G. W. Morley: The prognosis and management of cervical cancer, associated with pregnancy. Obstet. Gynecol. 80 (1992) 9–13

Karlen, J. R., L. D., Stunburg, J. N. Abbotts: Carcinoma of the endometrium coexisting with pregnancy. Obstet. Gynecol. 40 (1972) 334–339

Kier, R., S. M. McCarthy, L. M. Scoutt: Pelvic masses in pregnancy: MR-imaging. Radiology 176 (1990) 709–713

King, R. M., J. S. Welch, J. K. Martin, C. B. Coulam: Carcinoma of the breast associated with pregnancy. Surg. Gynecol. Obstet. 160 (1985) 228–232

Kolstad, P.: Funktionserhaltende chirurgische Behandlung bei degenerativen und neoplastischen Erkrankungen der Ovarien. Gynäkologe 13 (1980) 160–162

Koren, G., M. Lishner, D. Farine: Cancer in Pregnancy – Maternal and Fetal Risks. Cambridge University Press, Cambridge 1996

Landthaler, M., U. Braun-Falko, K. Richter, J. Baltzer, J. Zander: Maligne Melanome der Vulva. Dtsch. med. Wschr. 110 (1985) 789–794

Liberman, L., C. S. Giess, T. D. Dershaw, D. M. Deutch, J. A. Petrek: Imaging of pregnancy-associated breast cancer. Radiology 191 (1994) 245–248

Lishner, M., D. Zemlickis, G. Koren: Pregnancy and ovarian cancer. In Koren, G., M. Lishner, D. Farine: Cancer in Pregnancy. Cambridge University Press, Cambridge 1996

Lutz, M. H., P. B. Underwood, J. C. Rozier, J. W. Putney: Genital malignancy in pregnancy. Amer. J. Obstet. Gynecol. 129 (1977) 536 – 542

MacKie, R. M., R. B. A. Morabito, C. Sutherland, N. Cascinelli: For the World Health Organization melanoma programm lack of effect of pregnancy on outcome of melanoma. Lancet 337 (1991) 653 – 655

Marchand, D. J.: Breast cancer in pregnancy. Clin. Obstet. Gynecol. 37 (1994) 993 – 997

Melsheimer, P., H. H. Rummel: CIN in der Schwangerschaft: Häufigkeit, Diagnostik und Therapie. Geburtsh. u. Frauenheilk. 54 (1994) 151 – 154

Mills, G. W.: Immunology of cancer pregnancy. In Allen, A. H., J. A. Nisker: Cancer in Pregnancy. Futura Publishing, Mount Cisco 1986

Nugent, Th., Th. O'Connell: Breast cancer and pregnancy. Arch. Surg. 120 (1985) 1221 – 1224

Oidtmann, M., U. W. Schaefer: Unkomplizierte Schwangerschaft und Geburt eines gesunden Kindes nach Ganzkörperbestrahlung, Hochdosischemotherapie und alogener Knochenmarktransplantation bei akuter myeloischer Leukämie. Geburtsh. u. Frauenheilk. 57 (1997) 529 – 532

Panizzon, R.: Das vulväre und vaginale Melanom. Geburtsh. u. Frauenheilk. 57 (1997) M112 – M114

Parente, J. T., M. Amsel, R. Lerner, F. Kinea: Breast cancer associated with pregnancy. Obstet. Gynecol. 71 (1988) 861 – 864

Petrek, J. A.: Breast cancer and pregnancy. Monogr. nat. Cancer Inst. 16 (1994) 113 – 121

Petrek, J. A., R. Dukoff, a., Rogatko: Prognosis of pregnancy-associated breast cancer. Cancer 67 (1991) 867 – 872

Ravid, M., M. Lishner, D. Zemlickis, G. Koren: Malignant Melanoma and pregnancy. In Koren, G., M. Lishner, D. Farine: Cancer in Pregnancy. Cambridge University Press, Cambridge 1996

Roberts, J. A.: Management of gynecologic tumors during pregnancy. Clin. Perinatol. 10 (1983) 369 – 382

Russell, P., C. R. Laverty: Malignant melanoma metastasis in the placenta – a case report. Pathology 9 (1977) 251 – 255

Sablinska, B., L. Tarlowska, J. Stelmachow: Invasive carcinoma of the cervix associated with pregnancy: Correlation between patient age, advancement of cancer and gestation and result of treatment. Gynecol. and Oncol. 5 (1977) 363 – 373

Sandstrom, R. E., W. R. Welch, Th. Green: Adenocarcinoma of the endometrium in pregnancy. Obstet. Gynecol. 53 (1979) 73 s – 76 s

Sankila, R., S. Heinävaara, T. Hakulinen: Survival of breast cancer patients after subsequent term pregnancy: „Healthy mother effect". Amer. J. Obstet. Gynecol. 170 (1994) 818 – 823

Schöll, W., J. Haas, A. Giuliani et al.: Zervixkarzinom in der Schwangerschaft und bei Nicht-Graviden: Langzeitprognose im Vergleich. Geburtsh. u. Frauenheilk. 57 (1997) 624 – 628

von Schoultz, G., A. Johansson, N. Wilking, L. E. Rutqvist: Influence of prior and subsequent pregnancy on breast cancer prognosis. J. clin. Oncol. 13 (1995) 430 – 434

Shepherd, J. H.: Malignant diseases during pregnancy. In Burghardt, E., M. H. Webb, J. M. Monaghan, G. Kindermann: Surgical Gynecologic Oncology. Thieme, Stuttgart 1993

Shingelton, H. M., J. W. Orr: Cancer of the Cervix. Churchill-Livingstone, Edinburgh 1983

Shingelton, H. M., J. W. Orr: Cervical cancer complicating pregnancy. In Shingelton, H. M., J. W. Orr: Cancer of the Cervix. Lippincott, Philadelphia 1995

Slingluff, C. L., E. S. Reintgen, R. T. Vollmer, H. F. Seigler: Malignant melanoma arising during pregnancy – a study of 100 patients. Ann. Surg. 211 (1990) 552 – 557

Slingluff, C. L., H. F. Seigler: Malignant melanoma and pregnancy. Ann. Plast. Surg. 28 (1992) 95 – 99

Sodd, A. K., J. I. Sorosky, S. Krogman, B. Anderson, J. Benda, R. B. Buller: Surgical management of cervical cancer complicating pregnancy.: a case controll study. Gynecol. and Oncol. 63 (1996) 294 – 298

Sutton, R., A. Buzdar, G. Hortobagyi: Pregnancy and offspring after adjuvant chemotherapy in breast cancer patients. Cancer 65 (1990) 847 – 850

Theriault, R. L., C. B. Stallings, A. U. Buzdar: Pregnancy and breast cancer: Clinical and legal issues. Amer. J. Clin. Oncol. 15 (1992) 535 – 539

Zemlickis, D., M. Lishner, P. Gegendorfer, T. Panzarella, S. B. Sutcliffe, G. Koren: Fetal outcome after in utero-exposure to cancer chemotherapy. Arch. intern. Med. 152 (1992) 573 – 576

Zemlickis, D., M. Lishner, G. Koren: Review of fetal effects of cancer chemotherapeutic agents. In Koren, G., M. Lishner, D. Farine: Cancer in Pregnancy – Maternal an Fetal Risks. Cambridge University Press, Cambridge 1996

8 Onkologie im fortgeschrittenen Lebensalter

Die durchschnittliche Lebenserwartung der Frau ist in diesem Jahrhundert stetig gestiegen. Sie lag 1988 für 80jährige Frauen z.B. in der Schweiz bei 8,4 Jahren, laut Schätzungen soll diese im Jahr 2010 bei 10,2 Jahren liegen (Bundesamt für Statistik der Schweiz 1992).

Epidemiologische Prognosen sagen voraus, daß in den Industrienationen der Anteil alter Menschen in der Bevölkerung ständig zunehmen wird. 4% der Bevölkerung ist über 80 Jahre, es gibt mehr als 4000 über 100jährige in Deutschland (Lauritzen 1997). Da es sich bei der Zunahme älterer Menschen überwiegend um Frauen handelt, kommt auf die Gynäkologie ein neues Aufgabengebiet zu. Immer mehr Menschen werden mit den im Alter häufigeren Erkrankungen zur Behandlung kommen, hierzu zählen auch gynäkologische Karzinome. Die Therapie dieser betagten Patientinnen setzt die Lösung von Problemen bei der anästhesiologischen und internistischen Vorbereitung zu Operation und Intensivnachbehandlung sowie bei der Operation und der medikamentösen Behandlung voraus. Das Argument, daß eine Patientin zu alt für eine bestimmte Therapie sei, wird durch die modernen Möglichkeiten der Anästhesiologie und der perioperativen intensiven Betreuung zunehmend in Frage gestellt (Köchli u. Mitarb. 1996).

30% der Brustkrebsfälle betreffen z.B. Frauen zwischen dem 60. und 79. Lebensjahr. Ein Altersgipfel ist im 55. Lebensjahr zu beobachten. Brustkrebs ist in den westlichen Industrienationen nicht nur die häufigste Tumorerkrankung bei Frauen, sondern auch die häufigste Todesursache. Ähnliche Aspekte ergeben sich für das Ovarialkarzinom. 50% der Frauen sind zwischen 60 und 79 Jahre alt. Auch für das Endometriumkarzinom gilt, daß 63% der Frauen zwischen 60 und 79 Jahren betroffen sind (Schmeiser-Rieder u. Kunze 1997) (Tab. 8.**1**).

Bei den im Vordergrund stehenden gynäkologischen Malignomen liegen außer für das Ovarialkarzinom günstige Voraussetzungen für die Erkennung von Krebsrisikoveränderungen vor (Zytologie, bioptische Klärung, Klärung durch fraktionierte Kürettage). Leider sind die Verschleppungszeiten, sei es durch die Patienten selbst, sei es durch den behandelnden Arzt, deutlich verlängert. Dieses gilt besonders für die Erkennung von Präneoplasien und Neoplasien der Vulva. Der endgültigen Diagnostik und Behandlung geht zumeist eine längere Zeit eines Behandlungsversuchs mit konservativen Maßnahmen voraus.

Zu betonen ist deshalb, daß bei der gynäkologischen Vorsorgeuntersuchung betagter Patientinnen in gleicher Weise vorzugehen ist wie bei Frauen in der Geschlechtsreife.

Tab. 8.**1** Altersverteilung der Patientinnen mit gynäkologischen Malignomen. Zeitraum 1984–1993 (Tumorzentrum München)

Organ	n	< 60 Jahre (%)	60–79 Jahre (%)	≥ 80 Jahre (%)
Ovar	561	46,5	50,1	3,4
Endometrium	452	29,1	62,6	8,2
Zervix	532	70,5	26,3	3,2
Vagina	29	51,7	41,3	7,0
Vulva	86	18,6	55,8	25,6
Mamma	1177	67,6	29,7	2,7

Zytologisch-kolposkopisch auffällige Veränderungen im Vulvabereich machen eine histologische Klärung notwendig, dies gelingt zumeist in Lokalanästhesie. Auch bei Blutungen im Senium ist die Indikation zur Untersuchung in Narkose mit Gewebeentnahme aus der Portio bzw. fraktionierter Kürettage gegeben (Sevelda u. Mitarb. 1986).

Bei der Planung notwendiger onkologischer Operationen hat sich die Festlegung einer vorgeschlagenen kritischen Altersgrenze nicht bewährt (Jaluvka u. Weitzel 1995). Das *biologische Lebensalter* kann für die Planung einer bevorstehenden Operation von größerer Bedeutung sein als das *kalendarische Alter.* Problematisch ist allerdings die Definition dieses biologischen Lebensalters. Die Einschätzung dieses Faktors erfolgt in enger Zusammenarbeit zwischen Internisten, Anästhesisten und Gynäkologen. Zu berücksichtigen ist für die Operationsplanung, daß eine 70jährige Frau heute noch im Mittel 13,5, eine 80jährige noch 7,8 und eine 90jährige noch 3,6 Jahre leben wird. Diese Zahlen und die Kenntnis von prognostischen Tumorparametern und perioperativen Morbiditätsraten erlauben dem Operateur eine realistische präoperative Einschätzung (Anthuber u. Hepp 1997).

Bei der Ermittlung der Zusammenhänge zwischen Lebensalter, Dignität der operierten Veränderung, Art des Operationswegs, internistischen Vorerkrankungen und postoperativen Komplikationen bei alten im Vergleich zu jungen Patientinnen wurde im Rahmen einer größeren Analyse festgestellt, daß im wesentlichen ein Zusammenhang zwischen Alter und postoperativen Komplikationen besteht, daß aber das Lebensalter allein von untergeordneter Bedeutung für das Auftreten von Komplikationen ist. Patientinnen mit malignen Tumoren sind mehr gefährdet als Frauen mit benignen Genitalveränderungen (Baltzer u. Mitarb. 1985). Als wichtig-

Tab. 8.2	Wichtigste Einflußfaktoren für die perioperative Morbidität und Mortalität
	Präoperative Faktoren: – Dringlichkeit der Operation – „biologisches Alter“ – Vorbereitung (ohne Zeitverlust, Interdisziplinär) – Korrektur von Begleiterkrankungen – Beschränkung der speziellen Vordiagnostik auf das Nötigste – Beginn mit Thromboseprophylaxe – Organisation: Wach-, Intensivbett Operation: – möglichst kurativer Ansatz – erfahrener Operateur – zügige atraumatische Operationstechnik – interdisziplinäre Kooperation Postoperative Faktoren: – rasche Mobilisation – intensive Atemgymnastik

ste Einflußfaktoren für die perioperative Morbidität und Mortalität gelten die in Tab. 8.**2** zusammengestellten Aspekte (Anthuber u. Hepp 1997).

Die Indikationsstellung zur Operation erfolgt bei den betagten Patientinnen nach gleichen Grundsätzen wie bei jüngeren Frauen. In einer Soll-Ist-Analyse, die sowohl die Diagnostik als auch die Therapie von über 80jährigen stationär behandelten gynäkologischen Patientinnen umfaßte, konnte ermittelt werden, daß bei rund 60% dieser betagten Frauen eine Diagnostik und Therapie ohne Einschränkung durchgeführt werden konnte. Bei 32 Patientinnen erfolgte eine Minderung von 5–50%, nur bei 2 Frauen lag dieser Anteil bei über 50% (Köchli u. Mitarb. 1996).

Die Häufigkeitsrate postoperativer Komplikationen bei gerontochirurgischen Eingriffen bei 204 Patientinnen wird mit 26% angegeben (Schaffer u. Winter 1997). Im Vergleich hierzu lag die Komplikationsrate von Frauen mit einem Durchschnittsalter von 45 Jahren, die wegen eines Zervixkarzinoms operiert wurden, bei 18,7%. Nur 1 von 782 Patientinnen oder 0,1% aller behandelten Frauen, die das 70. Lebensjahr überschritten hatten, verstarb bis zum 28. postoperativen Tag. Diese Patientin hatte ein inoperables Ovarialkarzinom.

Vulvakarzinom

Der Anteil der über 80jährigen an der Gesamtzahl der Patientinnen mit einem Vulvakarzinom ist mit 25,6% deutlich höher als bei den übrigen gynäkologischen Malignomen (Anthuber u. Hepp 1997). Die operative Behandlung unter kurativem Ansatz ist wie bei jüngeren Patientinnen, gerechtfertigt, zumal ein lokal fortschreitendes Tumorwachstum zu Exulzeration, Blutung und sekundärer Infektion führen wird, so daß die operative Behandlung zur Beseitigung des Primärtumors im Vordergrund steht. Das Ausmaß der inguinalen Lymphonodektomie richtet sich nach dem Allgemeinzustand der Patientin. Nach Möglichkeit sollte jedoch auf die Lymphknotenentfernung außer bei Tumoren mit einer Infiltrationstiefe von weniger als 1 mm nicht verzichtet werden. Nicht entfernte Inguinalmetastasen können später zu einem therapeutischen Problem werden, wenn es zu Exulzeration, Blutung und möglicher Arrosion der großen Gefäße kommt. Sekundäreingriffe sind dann mit deutlich höherem Risiko verbunden. Auf die pelvine Lymphonodektomie kann zumeist verzichtet werden. Bei Patientinnen mit nachgewiesenen Metastasen ist die Indikation zur Strahlentherapie gegeben. Wie bei jüngeren Frauen ist auch bei betagten Patientinnen größter Wert darauf zu legen, daß das Karzinom lokal im gesunden Gewebe entfernt wurde, auch wenn bei größeren Eingriffen mit einer deutlich erhöhten Morbiditätssteigerung zu rechnen ist. Geringere Rezidivraten und eine hiermit verringerte Morbidität von Sekundäreingriffen rechtfertigen dieses Vorgehen.

Zervixkarzinom

Bei Patientinnen mit Zervixkarzinom stellt das Alter keine Kontraindikation gegen eine operative Behandlung dar. Frauen über oder unter 75 Jahren wiesen keine Unterschiede hinsichtlich der Komplikationsraten und der postoperativen Mortalität bzw. der Morbidität auf (Lawton u. Hacker 1990). Die operative Behandlung kommt insbesondere im Stadium Ib bei reifen verhornenden exophytär wachsenden Plattenepithelkarzinomen der Zervix in Frage, bei denen nur selten mit einer metastatischen Absiedlung in die Lymphknoten zu rechnen ist, so daß die alleinige operative Behandlung zumeist ausreichend ist und auf eine postoperative Strahlentherapie verzichtet werden darf. Bei Verdacht auf das Vorliegen von regionären Lymphknotenmetastasen steht die primäre kombinierte Strahlentherapie als Behandlungsmodalität im Vordergrund. Von einer Staginglaparotomie sollte bei betagten Patientinnen im Gegensatz zu jüngeren Patientinnen Abstand genommen werden.

Endometriumkarzinom

Das Endometriumkarzinom ist insbesondere bei Patientinnen im fortgeschrittenen Lebensalter mit den typischen Begleiterkrankungen Diabetes, Hochdruck und Adipositas vergesellschaftet. Dennoch steht auch bei betagten Patientinnen im Hinblick auf die geringere Strahlensensibilität dieses Karzinoms die operative Behandlung im Vordergrund, die nach Möglichkeit die Entfernung der regionären Lymphknoten einschließen sollte, um auf diese Weise auf eine postoperative Strahlentherapie verzichten zu können. Eine typische Erweiterung der Operation bei Zervixbefall ist nicht bei allen Patientinnen gerechtfertigt, da bei dieser Erweiterung der Operation eher mit postoperativen Komplikationen an Blase oder Darm gerechnet werden muß.

Ovarialkarzinom

Die Forderung nach einer möglichst ausgedehnten tumorreduktiven Behandlung bei Patientinnen mit einem Ovarialkarzinom gilt auch für alte Patientinnen. Es konnte gezeigt werden, daß Frauen über 65 Jahre im Stadium III und IV deutlich länger überlebten als nicht mehr stadiengerecht behandelte Patientinnen (Yancik u. Mitarb. 1986, Moore 1994). Dieser ausgedehnten Tumorresektion kommt auch deshalb besondere Bedeutung zu, da im Hinblick auf die altersbedingte Multimorbidität bei der sonst üblichen aggressiven Chemotherapie eher mit unerwünschten Nebenwirkungen zu rechnen ist (Bokemeyer u. Lipp 1998). Eine mögliche Alternative stellt die Monochemotherapie mit Carboplatin dar, das selbst bei altersbedingt eingeschränkter Nierenfunktion in entsprechender Dosierung (AUC) verabreicht werden kann. Bestehen Kontraindikationen gegen eine Chemotherapie, so ist die hochdosierte Tamoxifentherapie, 40 mg/die, gerechtfertigt. Die Responserate reicht von 0–27,6% (Schwartz u. Naftolin 1994).

Mammakarzinom

Ähnlich wie bei jüngeren Patientinnen wird auch bei betagten Patientinnen nach Möglichkeit die brusterhaltende Operation vorgenommen. Auf eine notwendige Lymphonodektomie sollte nicht verzichtet werden. Bei brusterhaltender Operation eines linksseitigen Mammakarzinoms gilt es allerdings gemeinsam mit dem Strahlentherapeuten schon präoperativ das – wenn auch geringe – kardiovaskuläre Risiko einer postoperativen Strahlenbehandlung zu diskutieren. Bei eindeutig erhöhtem Risiko ist der Ablatio mit Lymphknotenentfernung mit Verzicht auf eine postoperative Bestrahlung der Vorzug zu geben. Eine als niedrig anzusehende perioperative Morbidität bei Mammaoperationen erlaubt aus Altersgründen kein Abweichen von onkologisch-chirurgischen Grundsätzen (Anthuber u. Hepp 1997). Auch wenn im Rahmen der Konsensuskonferenz zur adjuvanten Therapie (St. Gallen 1995) unter bestimmten Voraussetzungen eine adjuvante Chemotherapie für Frauen im Senium indiziert wird, kommt für die Mehrzahl der betagten Patientinnen bei einem metastasierten Karzinom keine Chemotherapie, sondern eine postoperative Tamoxifenbehandlung in Frage. Auch bei niedriger Rezeptorkonzentration ist in etwa 10–20% der Fälle mit einem Ansprechen der Behandlung zu rechnen, so daß einer hormonellen Behandlung auch bei niedriger Rezeptorkonzentration zumeist der Vorzug gegeben wird.

Literatur

Anthuber, C., H. Hepp: Gynäkologische Operationen. In Lauritzen, Ch.: Altersgynäkologie. Thieme, Stuttgart 1997

Baltzer, J., K. J. Lohe, I. Franke, D. Messerer, J. Zander: Postoperative Komplikationen nach gynäkologischen Operationen bei älteren Frauen mit benignen bzw. malignen Veränderungen des Genitale. Geburtsh. u. Frauenheilk. 45 (1985) 877–880

Bokemeyer, C., H. P. Lipp: Verminderung der zytostatikaassoziierten Toxizität bei älteren Patienten. In Bokemeyer, C., H. P. Lipp: Praktische Aspekte der supportiven Therapie in Hämatologie und Onkologie. Springer, Berlin 1998

Bundesamt für Statistik der Schweiz: Szenarien zur Bevölkerungsentwicklung 1991–2040. Bundesamt für Statistik, Bern 1992

Jaluvka, V., H. K. Weitzel: Zur Altersgrenze der operativen geriatrischen Gynäkologie. Zbl. Gynäkol. 117 (1995) 233–236

Köchli, O. R., M. Bajka, G. N. Schär, G. Alon, U. Haller: Die gynäkologische Behandlung von über 80jährigen Patientinnen. Gynäkol. Rdsch. 36 (1996) 63–68

Lauritzen, Ch.: Altersgynäkologie. Thieme, Stuttgart 1997

Lawton, F. G., N. F. Hacker: Surgery for invasive gynecologic cancer in the elderly female population. Obstet. Gynecol. 76 (1990) 287–291

Moore, B. H.: Ovarian cancer in the elderly patient. Oncology 8 (1994) 21–25

Schaffer, M., R. Winter: Gerontochirurgie an der Grazer Frauenklinik. Geburtsh. u. Frauenheilk. 57 (1997) M182–M186

Schmeiser-Rieder, A., M. Kunze: Epidemiologie, Demographie und Anforderungen an das Gesundheitswesen. In Lauritzen, Ch.: Altersgynäkologie. Thieme, Stuttgart 1997

Schwartz, P. E., F. Naftolin: Hormontherapy. In Berek, J. S., N. F. Hacker: Practical Gynecologic Oncology, 2nd ed. Williams & Wilkins, Baltimore 1994

Sevelda, P., N. Vavra, H. Kuchera, W. Grünberger: Operatvie gynäkologische Eingriffe bei Frauen über 75 Jahren. Geburtsh. u. Frauenheilk. 46 (1986) 520–523

Yancik, R., L. Ries, D. Gloeckler, J. W. Yates: Ovarian cancer in the elderly: an analysis of surveyance, epidemiology and end-results programm data. Amer. J. Obstet. Gynecol. 154 (1986) 639–647

9 Onkologische Rehabilitation

H. Delbrück

Ziele in der poststationären Nachbetreuung

- Sicherung des Heilerfolgs, d. h. die Lebensverlängerung,
- Optimierung der Lebensqualität in der verbliebenen Überlebenszeit.

Zum ersten Ziel sollen die *Tumornachsorgemaßnahmen* im engeren Sinne führen. Hierzu gehören adjuvante Therapien, Maßnahmen zur Rezidivfrüherkennung und Rezidivtherapien. Zum zweiten Ziel sollen die *Rehabilitationsmaßnahmen* führen (Abb. 9.**1**). Obwohl sich in der Praxis onkologische Nachsorge und Rehabilitation weder inhaltlich, noch zeitlich oder personell scharf trennen lassen, beschränke ich mich im folgenden ausschließlich darauf, eine Darstellung des medizinisch-somatischen, des psychischen, des sozialen und des beruflichen Rehabilitationsbedarfs und der hierfür möglichen rehabilitativen Hilfen. Die Evaluation und die Zugangswege werden gesondert kommentiert.

Medizinische Rehabilitationsmaßnahmen (Rehabilitation vor Invalidität)

Spektrum der möglichen rehabilitationsbedürftigen somatischen Behinderungen:

- Lymphödem,
- Lymphozelen
- Motilitätsstörungen,
- prothetische Probleme,
- hormonelle Entzugsstörungen bis hin zu sexuellen Störungen,
- Einschränkungen der Hämatopoese.

Die bei diesen Folgestörungen notwendigen Rehabilitationsmaßnahmen sind individuell je nach Rehabilitationsbedürftigkeit und je nach Rehabilitationszielen abzustimmen. Sie beinhalten nicht nur die direkte Behandlung bestehender Störungen und Funktionsbeeinträchtigungen (impairment und disabilities), sondern auch die Verhinderung drohender Einschränkungen (handicaps).

So sind nach einer radikalen Mastektomie mit axillarer Lymphknotenausräumung und zusätzlicher Strahlen-Chemotherapie andere Rehabilitationsmaßnahmen und Schulungen notwendig als nach einer ausschließlichen Quadrantenresektion. Natürlich beeinflussen auch Prognose, Krankheitsaktivität und Motivation (Tab. 9.**1**) Art und Ausmaß der notwendigen Rehabilitationsmaßnahmen (Tab. 9.**2**).

Tab. 9.**1**	Kriterien für die Einleitung einer Rehabilitationsmaßnahme bei Krebspatienten
	➤ Rehabilitationsbedürftigkeit ➤ Rehabilitationsfähigkeit ➤ Rehabilitationsbereitschaft

■ Lymphödem

Die Radikalität der Brustkrebsoperation, insbesondere die der axillaren Ausräumung, die Art und das Ausmaß der Strahlentherapie, das Ausmaß des Lymphknotenbefalls und die postoperative Narbenbildung sowie chronisch entzündliche Prozesse oder fibrotische, strahlenbedingte Veränderungen an der Axilla korrelieren mit dem Risiko von Häufigkeit und Schwere des Armödems (Földi 1993). Auch nach der Operation und Bestrahlung eines Genitaltumors kann es – wenngleich auch un-

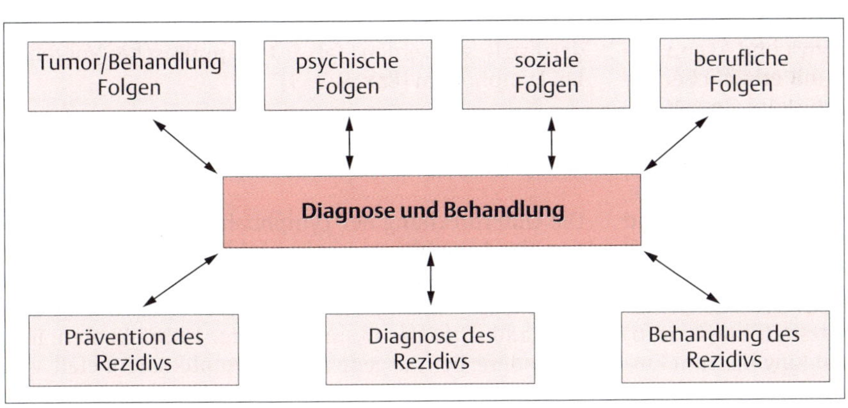

Abb. 9.1 **Onkologische Rehabilitation und Nachsorge.**

Tab. 9.2 Mögliche Therapieziele und deren Effektivitätsparameter in der Mammakarzinomrehabilitation

Therapieziel	Parameter
Verminderung eines Armlymphödems und der damit verbundenen Beschwerden	Volumen-/Umfangmessung, Verminderung der Parästhesien, Verbesserung der Funktionsfähigkeit, Verbesserung der ATL
Schmerzlinderung	Symptomlinderung, Schmerztagebuch, Analgetikareduzierung, Schmerzskala
Verbesserung der Mobilität bei Skelettmetastasierung	Verbesserung der Gehfähigkeit/Mobilität, Schmerzskalen
Vermeidung eines Lymphödems	Auftreten eines Lymphödems
Minderung postchirurgischer Beschwerden, z. B. Narben, Fehlhaltungen	klinisches Bild, langfristige Verminderung degenerativer Beschwerden
Verminderung einer posttherapeutischen Schultersteife, Erhaltung bzw. Verbesserung der Schulter-/Armfunktion	Messung der Abduktion/Adduktion
Linderung postradiogener Läsionen an der Brustwand	Photodokumentation
Linderung postradiogener Lungenfunktionsstörungen	Spiroergometrie
Verminderung von plexusbedingten Beschwerden	Schmerzskala, Mobilität, Fragebogen
Verbesserung der körperlichen Leistungsfähigkeit	Spiroergometrie, Gehschritte, subjektive Wertung in Fragebögen
Verminderung der Hormonausfallstörungen	Symptomlinderung (z. B. Hitzewallungen, Schlafstörungen usw.)
Optimierung der prothetischen Versorgung	subjektive und objektive Kriterien
Vermeidung von Fehlverhalten, Vermittlung von Kenntnissen	Fragebögen (Testbögen)
Informationen über und Erlernen eines krankheitsbeeinträchtigungsgerechten Verhaltens, Leben mit der Erkrankung	Fragebögen, Testbögen ATL
Eingliederung in Familie und Partnerschaft	Selbstsicherheitsskalen, Goal-attainment-Skalen
Verminderung von Angst/Depressionen	Rating-Skalen
Verbesserung des Selbstwertgefühls	I.S.K.N. (Selbstkonzeptskalen)
Erlernen von Entspannungstechniken	Selbstbeurteilung, Streßverarbeitungsbogen
Krankheitsverarbeitung	IKV- oder BEFO-Skalen, Goal-attainment-Skalen
Berufliche Wiedereingliederung	Aufnahme der beruflichen Tätigkeit, Länge der Arbeitsunfähigkeit
Häusliche Versorgung	Reduzierung der Pflegestufe bzw. Ausmaß der Fremdhilfen, Fragebögen bei Angehörigen

ATL Aktivitäten des täglichen Lebens

gleich seltener als beim Mammakarzinom – zu einem Lymphödem der unteren Extremitäten kommen.

Das Lymphödem ist ein chronisches und, wenn unbehandelt, ein progredientes Leiden mit erheblicher Beeinträchtigung der Lebensqualität für die Betroffene. Der Schweregrad des Lymphödems läßt sich in *Ödemgraden von Grad 0–6* unterscheiden. Bestimmt wird die Volumenvermehrung gegenüber der gesunden Seite. Hierbei wird der Umfang in Zentimetern gemessen und am Ödemgradmesser das Ödemvolumen abgelesen (Abb. 9.**2**).

Man unterscheidet zwischen einem latenten und einem manifesten Stadium. Als Latenzstadium (Grad 0) ist die Zeit von der Operation/Bestrahlung bis zum Eintritt des Ödems anzusehen. In diesem Stadium ist das Lymphödem anfangs symptomlos oder verursacht nur geringe Beschwerden (Tab. 9.**3**) (s. praktisches Vorgehen bei Lymphödem [Box, S. 333]).

■ Lymphozelen

Die Unterbrechung der Lymphbahnen nach der Resektion der Lymphknoten ist ursächlich für das Auftreten von Lymphozelen verantwortlich. Begünstigt wird die Lymphansammlung durch die Tumorausdehnung und die Radikalität der Exstirpation der Lymphknoten, insbesondere bei ausgedehntem Lymphknotenbefall von

Praktisches Vorgehen bei Lymphödem

Ist ein axillares Rezidiv bzw. eine venöse Abflußstörung als Ursache der Symptome ausgeschlossen, muß schon in diesem Stadium eine Lymphödembehandlung eingeleitet werden (Braun 1997). Hierzu eignen sich die manuelle Lymphdrainage, Armstrümpfe und eine angemessene Schonung (Földi u. Strößenreuther 1997). Die apparative Lymphdrainage, wie sie besonders in den anglo-amerikanischen Ländern praktiziert wird, ist zwar wesentlich kostengünstiger, hat sich jedoch im deutschsprachigen Bereich nicht bewährt.

Die Patientinnen sollten ausführlich über die Vorsichtsmaßnahmen aufgeklärt werden, um einer Verschlimmerung des Lymphödems entgegenzuwirken. Hierfür eignen sich neben *Ratgeberbroschüren* auch *Gruppengespräche*, die im Rahmen der stationären, ambulanten und teilstationären Rehabilitation angeboten werden sollten.

Bei nicht radikal operierten und nicht strahlenbehandelten Patientinnen ist eine prophylaktische Lymphdrainage überflüssig. Auch bei Risikopatientinnen ist der Wert einer prophylaktischen Lymphdrainage wissenschaftlich nicht erwiesen. Es reicht, wenn Risikopatientinnen auf die in Ratgebern (Delbrück 1998) ausführlich geschilderten Risiken und auf die Warnzeichen eines Lymphödems (Tab. 9.**3**) hingewiesen werden.

> Vor einer übertriebenen prophylaktischen Schonung ist zu warnen!

Übertriebene Prophylaxe ist nicht mit dem Grundsatz vereinbar, alles zu tun, um einer Isolierung der Krebspatientin vorzubeugen bzw. eine Reintegration in die Gesellschaft zu ermöglichen.

Bei ersten auf ein beginnendes Lymphödem hinweisenden Symptomen sollte eine Lymphdrainage erfolgen, da durch sie eine Manifestation und ein Fortschreiten des Ödems verhindert werden kann.

Die Therapie eines schon seit längerem bestehenden Lymphödems ist außerordentlich problematisch. Chirurgische Eingriffe sind wenig erfolgversprechend und komplikationsreich; eine antidiuretische Therapie gilt als kontraindiziert, da eine erhöhte Hämokonzentration eine geringere Durchblutung von Ödembereichen bewirkt; Massagen, Kurzwellenbestrahlung und Packungen können das vorhandene Spannungsgefühl und die evtl. eingeschränkte Beweglichkeit zwar zeitweilig lindern, das Lymphödem jedoch verstärken. Lediglich die Lymphdrainagebehandlung vermag das Lymphödem zu reduzieren, jedoch auch nur in den seltensten Fällen langfristig zu beseitigen. Sie muß lebenslang durchgeführt werden. Die für die Lymphtherapie geltenden Qualitätsstandards sind zu beachten (Braun 1997, Bökel 1997). Bei dem geringsten Verdacht auf Erysipel, zu dem lymphödembefallene Patientinnen neigen, muß sofort Penicillin G 30 Mio. E intramuskulär als Kurzinfusion und danach oral Penicillin V mindestens 8stündlich 0,5 Mio. IE (z. B. Isocillin 3mal 1 täglich) oder Propicillin 8stündlich 700 mg (z. B. Baycillin 3mal 1 täglich) verabreicht werden. Die Penicillintherapie muß auch noch einige Tage nach der Beschwerdefreiheit weitergeführt werden.

Tab. 9.3 Frühsymptome und Warnhinweise eines Armödems

- ➤ Ziehende Schmerzen in der Achselhöhle, die bis in die Fingerspitzen hineinstrahlen
- ➤ Fremdkörpergefühl, Parästhesien in den Armen
- ➤ Anschwellen des Armes, der Finger bei Belastungen

Genitaltumoren sowie bei subkutaner Heparinisierung. Zur Vermeidung der Lymphozelenbildung sollte die subkutane Heparinisierung möglichst fern des Operationsgebiets erfolgen (Stumpfe u. Mitarb. 1991).

Zeitlich entwickeln sich Lymphzysten 3–4 Tage nach der Operation und nehmen in der Folgezeit langsam an Größe zu. In den meisten Fällen kommt es zur spontanen Rückbildung. Klinisch deuten zunehmende Schmerzen, Vorwölbungen, Ödembildungen sowie u. U. Temperatur auf das Vorhandensein behandlungsbedürftiger Lymphzysten hin.

Bei kleinen Zysten und Beschwedefreiheit kann man abwarten. Bei Behandlungsnotwendigkeit empfiehlt sich eine sonographisch gesteuerte Punktion, evtl. erweitert durch Instillation von Antibiotika bzw. von Medikamenten zur Gewebesklerosierung. Leider läßt sich nicht immer das gelegentlich käseartig eingdickte Sekret aspirieren, so daß eine operative Fensterung notwendig wird. Auch durch eine milde Bestrahlung kann eine Verklebung versucht werden. Sie sollte nicht mehr als 5mal 2 Gy/Woche und insgesamt nicht mehr als 20 Gy betragen, da nach höheren, kurativen Dosen die Lymphozelenbildung eher zunimmt.

Einschränkung der Motilität

Die Aufgabe der Physiotherapie im Gesamtkonzept der Mammakarzinomrehabilitation konzentriert sich im wesentlichen auf 2 Schwerpunkte:

- ➤ Erhaltung und Besserung der Mobilität im Schulter-Arm-Gelenk,
- ➤ Verhütung und Behandlung von Therapiefolgestörungen.

Ziele und Aufgaben der Physiotherapie sind in der Tab. 9.**4** zusammengestellt. Sie beinhaltet aktive und passive Maßnahmen. Die *krankengymnastische Betreuung* sollte schon am 1. postoperativen Tag einsetzen. Sie beginnt schon am Krankenbett mit gezielten Atemübungen und Entspannungsübungen, um der Schrumpfungstendenz der Narbe vorzubeugen und einer Schonhaltung entgegenzuwirken (Morvai u. Goldstein 1989).

> Im Vordergrund der späteren *physikalisch-therapeutischen Bemühungen* steht die Linderung und Verhinderung von Beschwerden im Schulter-Arm-Bereich.

Medizinische Kompressions-Strümpfe

Gebrauchsanweisung

Wozu ist der Ödemgradmesser zu gebrauchen?

1. Zur Bestimmung der Ödemstärke einseitiger Ödeme (z. B. Lymphödeme, Phlebödeme) durch vergleichende Messung mit der gesunden Seite:

Die Bestimmung ist schnell und einfach, da nur die Umfänge sich entsprechender Stellen beidseits gemessen werden müssen. Es ist nur eine Einstellung auf dem Ödemgradmesser notwendig. Das Ödemvolumen ist direkt in % ablesbar.

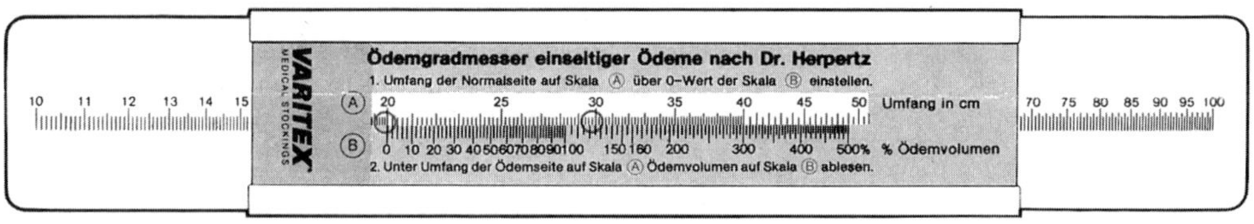

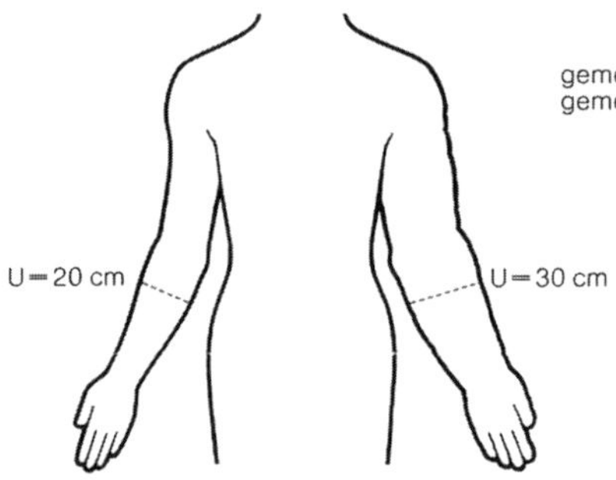

Lese-Beispiel

gemessener Umfang (gesunde Seite): 20 cm
gemessener Umfang (Ödemseite): 30 cm

1. Umfang der Normalseite (20 cm) auf Skala A über den Nullwert der Skala B einstellen.

2. Unter dem Umfang der Ödemseite (30 cm) auf Skala A das Ödemvolumen auf Skala B ablesen.

Ödemvolumen = 125 %
(= elephantiastisches Ödem)

Für die Praxis empfehlen sich 2- oder 3-Punkte Messungen an verschiedenen Meßpunkten der Extremitäten.

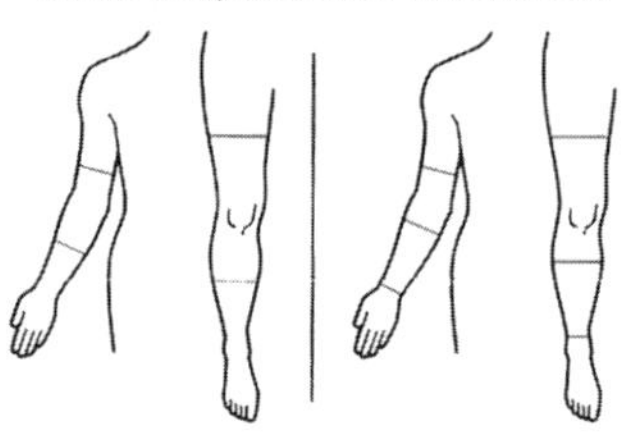

2. Als Entscheidungshilfe, ob eine ambulante physikalische Ödemtherapie ausreicht oder eine stationäre Behandlung notwendig ist, welche sich ab 40 % Ödemvolumen empfiehlt.

3. Als Entscheidungshilfe, ob eine Einfach-Bestrumpfung ausreicht oder eine Doppelbestrumpfung notwendig ist. Bei einem Lymphödem der Beine ab 40 % Volumen empfiehlt sich eine Doppelbestrumpfung.

Auf der Rückseite des Ödemgradmessers findet sich eine Gradeinteilung der Ödeme sowie ein Bestrumpfungsvorschlag für verschiedene Formen von Extremitätenödemen.

Wer kann den Ödemgradmesser benutzen?

1. Der Arzt, der mit der Behandlung von Ödemen beschäftigt ist.

2. Der Lymphtherapeut, der seine Behandlungsergebnisse einfach aber genau kontrollieren will.

VA 540

Abb. 9.2 **Gebrauchsanweisung eines Ödemgradmessers.**

Tab. 9.4 Zielsetzungen der Krankengymnastik in der Mammakarzinomrehabilitation (nach Morvai)

Körperlich motorische Aspekte:
- Verbesserung der funktionellen Einschränkung
- Vermittlung von Bewegungserfahrung
- Förderung der körperlichen Leistungsfähigkeit
- Verhinderung eines Lymphödems

Emotionale Aspekte:
- Spaß an der Bewegung, Stabilisierung, Selbstwertgefühl
- Beitrag zur Krankheitsbewältigung anstatt Verdrängung
- Motivation zu neuem, gesundheitsförderndem Freizeitverhalten

Sozialaspekte:
- Eingliederung in die Gesellschaft und Enttabuisierung der Krankheit Krebs
- Förderung der Kommunikation und des Gemeinschaftssinns

In der Tab. 9.**5** sind die wichtigsten balneophysikalischen Therapieverfahren und ihre Kontraindikationen für Patientinnen mit einem Karzinom aufgelistet. Die Patientinnen sollten grundsätzlich an der *Gymnastik* und am *Rücken-/Sitz-/Gehtraining* teilnehmen, wo sie u.a. auch Verhaltensmaßregeln für den Arbeitsplatz, den Haushalt und die Freizeit erhalten. Wichtig ist, daß die Patientinnen sich aktiv an der Prophylaxe und Therapie beteiligen.

Im Rahmen der *Bewegungstherapie* ist besonders die Wassergymnastik zu erwähnen. Sie sollte ebenso wie die Gymnastik nicht nur in den Rehabilitationskliniken durchgeführt, sondern auch danach ambulant fortgesetzt werden, so z.B. in Krebsnachsorgesportgruppen. Die meisten Nachsorgekliniken und Selbsthilfegruppen verfügen über eine Adressenliste der regional tätigen Sportgruppen, an die sich die Patientinnen wenden können. Notfalls sind die Adressen auch über den Landessportbund (S. 344) zu erhalten. Die Kassen fördern den „Rehabilitationssport" als „ergänzende Leistung der Rehabilitation". Rezeptiert wird „Sport nach Krebs" über Formulare, die über den jeweiligen Landessportbund zu beziehen sind (Abb. 9.**3** u. 9.**4**). Die Krankengymnastik kann hingegen formlos über ein Rezept verordnet werden, z.B. „Einzelgymnastik mit manueller Therapie (oder auf neurologischer Grundlage) bei Zustand nach Ablatio mammae links mit axillarer Ausräumung".

Oft besteht bei den Patientinnen eine innere Verkrampfung und mangelhafte Entspannungsfähigkeit. *Entspannungsverfahren* wie Yoga, Meditationsformen, Atemtherapie bzw. Atemschulung, Eutonie, Übungen aus dem Arbeitskreis nach Feldenkrais, die zur Physiotherapie im weiteren Sinne gezählt werden können, vermögen hier lindernd zu wirken.

Die Physiotherapie allgemein und die Bewegungstherapie im besonderen hat durchaus auch einen positiven psychosozialen Effekt. Die Empfehlung für eine Gruppentherapie bezieht sich daher nicht nur auf die

Tab. 9.5 Kontraindikationen in der physikalischen Therapie (nach Bökel)

Manuelle Lymphdrainage	grenzkompensierte Herzinsuffizienz Hautentzündungen im Behandlungsbereich Thrombophlebitis/Phlebothrombose laufende Radiatio
Medizinische Bäder	akute Entzündungen/Infekte Herzinsuffizienz hämodynamisch wirksame Herzvitien schwerer Hypertonus frischer Myokardinfarkt fortgeschrittene koronare Herzkrankheit
Klassische Massage	entzündliche/infektiöse Hauterkrankungen Urtikaria auf mechanische Reize Vaskulitis/Phlebitis Gerinnungsstörungen fieberhafte Infekte Weichteilverletzungen, Knocheninstabilitäten
Unterwassermassage	wie Massage, zusätzlich Herzinsuffizienz
Kryotherapie	Raynaud-Syndrom Kälteurtikaria Kryoglobulinämie paroxysmale Kältehämoglobinurie „cold-pressure-reaction" (Blutdruckanstieg)
Elektrotherapie	Metall im Stromflußbereich
➤ Nieder- und Mittelfrequenz	(Endoprothesen, Herzschrittmacher, Metallsplitter) Hautläsionen Thrombose Gravidität Spastik
➤ Hochfrequenz	Herzschrittmacher Metalleinschlüsse Entzündungen
Ultraschalltherapie	Entzündungen/Infektionen Phlebitis Herzschrittmacher (Kabelbruch) *Cave:* Augen, Epiphysenfugen, Lamineklomienarbe

funktionelle und körperliche, sondern auch auf die psychosoziale Ebene. Der Sport ist ein ideales Medium, bei dem neben den Aspekten der Gesundheit und der körperlichen Fitneß auch der soziale Aspekt „Miteinander – Füreinander" in hervorragender Weise zum Tragen kommt. Die Kommunikation innerhalb der Gruppe wird gefördert. Der gemeinsam betriebene Sport bietet die Möglichkeit zu Kontakten und zum Informationsaustausch mit Gleichbetroffenen. Durch die Eingliederung der Patientin in das Gruppengefüge einer Sportgruppe kann zum Abbau der Tabuisierung beigetragen werden. Der Isolierung wird durch die Sportgruppen entgegengearbeitet.

„Sport nach Krebs" kann jedoch niemals eine krankengymnastische Betreuung ersetzen, die bei sehr vielen Patientinnen mit einem Mammakarzinom zur Verbesserung der Schulter-Arm-Beweglichkeit im Anschluß an die Operation notwendig ist.

Prothetik

Die brustprothetische Versorgung ist in der Brustkrebsrehabilitation eine wichtige Aufgabe. Sie muß fachgerecht und individuell durchgeführt werden, wozu sich speziell ausgebildete Prothetikberaterinnen in den Tumornachsorgekliniken und den Sanitätsfachgeschäften anbieten.

Eine *Erstversorgungsprothese* kann bereits über dem Wundverbandspolster getragen werden. Die *endgültige Brustprothese* kann aber erst angepaßt werden, wenn kein oder nur noch ein dünner Wundverband notwendig ist. Ein Ödem sollte nicht mehr bestehen. Ist im Anschluß an die Operation eine Bestrahlung geplant, so sollte mit der Anpassung der Prothese noch gewartet werden.

> Rezeptiert wird die Prothese über ein formloses Rezept, z. B. „1 Siliconprothese mit Tasche und 1 Prothesenhalter". Die Patientin hat alle 2 Jahre Anspruch auf eine neue Prothese, bei Defekt oder Veränderung ihres Körperbilds auch früher.

Die Dauerversorgung mit einer Siliconprothese dient nicht nur der äußeren Wiederherstellung, sondern auch der Wiedergewinnung des natürlichen Gewichtsausgleichs am Brustkorb. Dies ist um so bedeutsamer, je schwerer die erhaltene Mamma ist. Findet ein Gewichtsausgleich nicht statt, so wird die ohnehin nach einer Mammaoperation vorhandene Neigung zur Fehlhaltung gefördert. Verspannungen der Schulter-, Nacken- und Rückenmuskulatur sind die Folge. Durch eine korrekt angepaßte Siliconprothese kann Verspannungen und hierdurch bedingten Kopfschmerzen vorgebeugt werden.

Hormonelle Störungen

Im Gefolge der hormonellen Therapie und der Ovarektomie treten häufig *hormonelle Entzugserscheinungen* auf. Sie können akuter Natur sein (z. B. Hitzewallungen und Depressionen usw.), aber auch später z. T. erst nach Jahrzehnten auftreten (z. B. Osteoporose und koronare Herzerkrankungen).

Hormone vermögen sowohl die akuten Ausfallserscheinungen als auch die Spätstörungen zu lindern.

> Bei Patientinnen mit einem Vulva-, Vaginal- und Zervixkarzinom bestehen keine Einwände gegen eine hormonelle Substitutionsbehandlung.

Gleiches gilt auch für Patientinnen mit einem Ovarialkarzinom, es sei denn, daß es sich um ein endometrioides Karzinom handelt. Auch Frauen mit einem Endometriumkarzinom und rezeptornegativem Tumor können substituiert werden, und zwar nicht nur mit einem Gestagen, sondern auch mit einem Östrogen-Gestagen-Präparat, z. B. Kliogest. Bei rezeptorpositivem Endometriumkarzinom werden insbesondere aus dem angloamerikanischen Raum keine Einwände gegen eine hormonelle Substitutionsbehandlung erhoben, wohingegen im deutschsprachigen Bereich aufgrund der möglichen Tumorzellstimulation Bedenken geäußert werden.

Bei Patientinnen mit rezeptornegativem Mammakarzinom bestehen keine Einwände gegen eine Hormonsubstitution. Auch bei rezeptorpositivem Tumor ist man in Anbetracht neuerer Untersuchungen nicht mehr so strikt wie in der Vergangenheit gegen eine Hormonsubstitution. Solange eine endgültige Bewertung noch aussteht, sollte man bei diesen Patientinnen immer zuerst das Beschwerdebild ohne Hormonpräparate zu bessern versuchen. Zu den Möglichkeiten gehören:

- pflanzliche Präparate (z. B. Remifemin, Cefakliman mono),
- Organpräparate (z. B. Solcosplen),
- Homöopathika (z. B. Ferminon N, Cefakliman N, Klimaktoplant),
- physikalische Maßnahmen.

Führen diese Alternativen nicht zu der erwünschten Linderung, sollten nichthormonelle Medikamente verabreicht werden. Hierzu zählen:

- Parasympathikolytika + Ergotamin + Barbiturat,
- α-adrenerge Agonisten wie Clonidin, Methyldopa.

Sie können evtl. mit Psychopharmaka kombiniert werden.

Erst danach werden *niedrigdosierte Gestagene* 5 – 20 mg/die (MPA), Megestrolacetat (MGA), *Tamoxifen* 20 – 30 mg/die oder bei weiterem Fortbestehen der Beschwerden *Östrogen-Gestagen-Präparate,* z. B. Kliogest, eingesetzt. Um spätere Regresse abzuwehren, empfiehlt es sich, beim Einsatz von Östrogenen das Einverständnis der Patientin schriftlich zu dokumentieren.

Sexuelle Störungen

Die Besprechung möglicher Auswirkungen der Therapie auf die Sexualität bzw. die Beratung bei sexuellen Problemen gehört mit zur Rehabilitation. Störungen des sexuellen Erlebens und Verhaltens treten als Begleit- oder Folgeerscheinungen häufig auf und können für die Betroffenen oft eine erhebliche Einbuße an Lebensqualität, Selbstwertgefühl und Zufriedenheit in der Partnerbeziehung bedeuten (Zettl u. Hartlapp 1996).

Durch Ausfall der Ovarialhormone muß es nicht automatisch zu Einschränkungen einer sexuellen Erlebnisfähigkeit kommen. Der Östrogenmangel kann allerdings zu Trockenheit der Vagina bzw. zu einer Kolpitis-

AOK	LKK	BKK	IKK	VdAK	AEV	Knappschaft

Name, Vorname des Versicherten

geb. am

Kassen-Nr. | Versicherten-Nr. | Status

Vertragsarzt-Nr. | VK gültig bis | Datum

Antrag auf Förderung von Rehabilitationssport/Funktionstraining

Antrag des Versicherten

Ich beantrage die Förderung zur Teilnahme am Rehabilitationssport/Funktionstraining. Die Maßnahmen sollen im/in

_______________________________ durchgeführt werden.

Verein, Träger usw.

Hinweis zum Datenschutz gem. § 76 Abs. 2 Ziffer 1 SGB X

Sie haben das Recht, der Übermittlung Ihrer in diesem Antragsformular enthaltenen personenbezogenen Daten an die in diesem Abschnitt „Antrag des Versichterten" genannte durchführende Stelle (Verein, Träger usw.) gegenüber Ihrer Krankenkasse zu widersprechen.

Datum

Unterschrift des Versicherten

Rehabilitationssport

Ärztliche Verordnung

☐ Erstverordnung ☐ Folgeverordnung

Aufgrund bestehender Funktionseinschränkungen ist die Teilnahme am Rehabilitationssport notwendig, um

☐ das Rehabilitationsziel zu erreichen. *)
☐ das erreichte Rehabilitationsziel zu sichern. *)

Diagnose/Funktionseinschränkung: _______________________________

Bemerkungen (z. B. Belastungseinschränkungen): _______________________________

(Bei Koronarkranken, die am Rehabilitationssport in Herzgruppen teilnehmen, sind Angaben zur Belastbarkeit, zum Trainingspuls, zur Medikation und andere ärztliche Vorbefunde erforderlich.)

Empfohlene Sportart: *) ☐ Gymnastik ☐ Leichtathletik ☐ Schwimmen
☐ Bewegungsspiele in Gruppen ☐ Sonstiges _______________

Der Rehabilitationssport wird für die Dauer von _____ Wochen/Monaten (höchstens 6 Monate) wöchentlich
☐ 1 mal ☐ 2 mal ☐ 3 mal *) verordnet.

Datum

Unterschrift und Stempel des Vertragsarztes

Funktionstraining

Ärztliche Bescheinigung

☐ Erstbescheinigung ☐ Folgebescheinigung

Aufgrund bestehender Funktionseinschränkungen ist die Teilnahme am Funktionstraining notwendig, um

☐ das Rehabilitationsziel zu erreichen. *)
☐ das erreichte Rehabilitationsziel zu sichern. *)

Diagnose/Funktionseinschränkung: _______________________________

Bemerkungen (z. B. Belastungseinschränkungen): _______________________________

Empfohlene Art des Funktionstrainings: *) ☐ Trockengymnastik ☐ Warmwassergymnastik

Der Funktionstraining wird für die Dauer von _____ Wochen/Monaten (höchstens 6 Monate) wöchentlich
☐ 1 mal ☐ 2 mal ☐ 3 mal *) verordnet.

Datum

Unterschrift und Stempel des Vertragsarztes

*) Zutreffendes bitte ankreuzen

- Für die ärztliche Verordnung/Bescheinigung ist die Gebühr nach Nr. 72 BMÄ/E-GO berechnungsfähig -

Abb. 9.3 **Antrag auf Förderung von Rehabilitationssport/Funktionstraining.**

Medizinischer Informationsbogen für Rehabilitationssport

LANDESSPORTBUND
Wir bringen Menschen in Bewegung

NORDRHEIN WESTFALEN

Träger der Rehabilitationssportgruppe (Adresse)

SPORT LAND Nordrhein-Westfalen
Kultus ministerium

Von der Patientin / vom Patienten auszufüllen

Name der Patientin/des Patienten	Vorname	Geb.-Datum	Sportgruppe
PLZ/Wohnort	Straße/Nr.		Telefon
wenn nicht selbst versichert, Name des/der Versicherten		Vorname	Geb.-Datum
Name der Krankenkasse			Mitgliedsnr. (wenn vorhanden)
Hausärztin/Hausarzt (Name/Anschrift)			

Von der Ärztin / vom Arzt auszufüllen

Untersuchung am.. Größe:...........................cm Gewicht:..................................kg

Diagnose: ○ Herzkreislauferkrankung ○ Krebserkrankung ○ Diabetes mellitus ○ Sonstiges

Verlauf: Eintritt der Erkrankung/Infarktdatum: __________ Operation am __________

sonstige Eingriffe (z. B. PTCA, Chemotherapie, Bestrahlung, medikamentöse Einstellung): __________

kurze Anmerkung zum Verlauf: __________

sonstige sportrelevante Befunde (z. B. Hypertonie, Arthrose etc.): __________

Art der Therapie (Medikamente, Dosierung): __________

Folgeerkrankung (z. B. Durchblutungsstörungen, Nephropathien, Polyneuropathien, Lymphödem): __________

Labortechnische Untersuchung (z. B. Cholesterin, Blutzucker, HBA_1): __________

Bemerkungen: __________

Belastungsuntersuchung auf dem Fahrrad-Ergometer (bei entsprechender Indikation, z. B. Herzerkrankung):

	Herzfrequenz	Blutdruck (RR)	
Ruhe			Die Patientin / der Patient kann im Training vergleichsweise belastet werden bis .... Watt
2 Minuten 25 Watt			
2 Minuten 50 Watt			Herzfrequenz beim Training bis .... Schläge / Minute
2 Minuten 75 Watt			
2 Minuten 100 Watt			Belastbarkeit in Watt pro kg / Körpergewicht: ....
2 Minuten 125 Watt			
2 Minuten 150 Watt			Besondere Hinweise zum Training:
2 Minuten 175 Watt			
1 Minute nach Belastung			
3 Minuten nach Belastung			
Grund des Belastungsabbruchs			

Datum Unterschrift Stempel

Für die Übungsleiterin / den Übungsleiter

Abb. 9.**4** **Medizinischer Informationsbogen für Rehabilitationssport.**

anfälligkeit führen und dadurch eine Dyspareunie bewirken. Östrogenhaltige Salben und Ovula (z. B. Ovestin) können beschwerdelindernd wirken. Die ursprünglichen Ängste einer systemischen Resorption und hierdurch bedingter negativer Auswirkungen auf das Tumorwachstum hormonempfindlicher Tumoren haben sich bislang als nicht berechtigt erwiesen.

Es ist davon auszugehen, daß nur ein kleiner Prozentsatz der Patientinnen von sich aus ihre sexuellen Probleme anspricht. Die meisten warten auf Fragen seitens des Arztes. Mit dem Thema Sexualität und insbesondere mit dem „sexuellen Versagen" sind erhebliche Hemmungen verbunden. Ängste und Schuldgefühle spielen eine zentrale Rolle. Sie können im Gespräch abgebaut werden. Es ist ratsam, den Partner zu diesen Gesprächen hinzuzuziehen oder ihn auch getrennt zu beraten. Oft führt das fehlende Verständnis des Partners erst zu Problemen. Manchmal bedarf es der Aufklärung, daß durch den Sexualverkehr die Krebserkrankung nicht übertragen wird.

Psychische Hilfen (Rehabilitation vor Resignation und Depression)

Viele Aspekte können als Grund dafür angeführt werden, warum gerade die psychische Betreuung der Patientin mit gynäkologischen Tumoren so notwendig ist und warum gerade von ihr psychische Hilfen so dankbar angenommen werden.

> Bei kaum einer anderen Tumorerkrankung ergibt sich eine für den Rehabilitationserfolg so günstige Ausgangskonstellation, daß nämlich psychische Hilfsbedürftigkeit, Rehabilitationsfähigkeit und -bereitschaft gleichzeitig vorliegen.

Depressionen sind bei Patientinnen mit gynäkologischen Tumoren häufig. Die Ursachen hierfür sind komplex (Staab u. Ludwig 1993). Der scheinbare Verlust von Fraulichkeit, Attraktivität sowie Störungen der Sexualität können als Ursache für die psychische Rehabilitationsbedürftigkeit in Frage kommen. Es besteht nicht nur das Risiko, daß sich der Lebenspartner von der Erkrankten zurückzieht, sondern nicht wenige Patientinnen ziehen sich von ihrem Partner zurück. Aus Angst, der Partner könne sich durch die gynäkologische Operation irritiert fühlen und es könne zu Auswirkungen auf die Erkrankung kommen, meidet die Patientin den Kontakt und weist häufig aus Angst vor Abwendung den Mann zurück. Psychische Probleme sind die Folge.

Allein die Diagnose „Krebs" führt – völlig unabhängig von der Schwere der Erkrankung und des therapeutischen Eingriffs – zur Angst vor der als „unheilbar" geltenden Erkrankung mit Siechtum und schmerzhaftem Krankheitsverlauf und schließlich zur Angst vor dem nahenden Tod. Mit besonderer Zuwendung, Gesprächen, „Schulterklopfen" oder sozialen Aktivitäten allein ist es hier häufig nicht getan. Vielmehr gilt es, diese Ängste anzugehen. Dies kann eine der Aufgaben eines *klinischen Psychologen* sein. Hilfreich können auch *Ratgeber* sein (Verres 1994, Tausch 1995, Kappauf u. Gallmeier 1995, Delbrück 1998).

In der Auseinandesetzung mit der Erkrankung und der tödlichen Bedrohung gibt es verschiedene Formen der Bewältigung (Coping), die in unterschiedlicher Weise geeigent sind, dieses Ziel zu erreichen (Tab. 9.**6**) (Muthny 1991). Unterstützt werden sollten hierbei die Verhaltensweisen, die eine aktive Form der Auseinandersetzung darstellen. Letztendlich ist jedoch nach wie vor ungeklärt, welche Strategie der Krankheitsbewältigung als effektiv anzusehen ist und bei welchem Bewältigungsverhalten psychologische Interventionen indiziert sind.

Praktisches Vorgehen bei einer Gruppentherapie

Wichtig ist, daß die Patientinnen lernen, unbefangen mit anderen Betroffenen über ihre Probleme zu sprechen. Dies kann sehr gut in *Gruppengesprächen* erreicht werden, die während der stationären Heilverfahren angeboten werden. Auch die *Ergotherapie* ist von Bedeutung. Sie hat in der Rehabilitation krebskranker Frauen weniger beschäftigungstherapeutische oder physikalisch rehabilitative Aufgaben als psychische Zielsetzungen. Schwerpunkt der Ergotherapie für Krebspatientinnen ist die Gruppenarbeit:

- therapeutisches Malen,
- therapeutisches Plastizieren,
- Kosmetikunterricht,
- Wandern auf Therapiewanderwegen.

Auch das Angebot eines Schminkkurses kann ein positiver Baustein im Gesamtpaket rehabilitativer Therapien gegen die Depressionen sein. Am steigenden Interesse der Patientinnen am Thema Körperpflege und Kosmetik läßt sich feststellen, daß es ihr besser geht und daß sie bereit ist, sich mit ihrer Umwelt wieder postitiv auseinanderzusetzen.

Diese und andere Rehabilitationsangebote, wie *Tanz- und Musiktherapie,* führen zu einer inneren Entspannung der Patientin. Sie setzt sich mit neuen Inhalten auseinander und gewinnt so eher die notwendige Distanz zu ihrer Krankheit. Kontakte mit den Mitpatientinnen können und sollen hier gefördert werden. Die Patientin soll in der Gruppe kommunizieren und lernen, sich mit neuen Inhalten auseinanderzusetzen und auf diese Weise aus einer Distanz heraus ihre Schwierigkeiten besser begreifen und vernünftiger angehen.

Neben den klassischen psychologischen Rehabilitationsangeboten (autogenes Training, Muskelrelaxation, Musik-, Tanztherapie usw.) trägt auch die ***landschaftliche Lage einer Rehabilitationsklinik*** mit zur psychischen Entspannung bei. Der positive Einfluß eines in schöner Umgebung stattfindenden Heilverfahrens auf die Stimmungslage der Betroffenen läßt sich nicht leugnen. Dieser positive Einfluß war einer der Gründe für die Rentenversicherungen, bevorzugt Tumornachsorgekliniken in landschaftlich schönen Gegenden zu errichten. Kritiker des Rehabilitations- und Kurswesens in der Bundesrepublik Deutschland machen heute den Kostenträgern allerdings häufig den Vorwurf, diese Faktoren in der

Tab. 9.6 Die Reaktionsphasen bei Patienten mit Krebs und Verhaltensempfehlungen für die Rehabilitation (nach Muthny)

Phase	Verhaltensweisen der Betroffenen	empfohlene Verhaltensweisen für Betreuende
Phase der Verleugnung	Verleugnen, Isolation	vorsichtige Aufklärung, Verhindern der Isolation
Phase des Schocks	Zorn, Aggression	Verständnis – keine Konfrontation, auffangen – nicht ärgern, Sachlichkeit, keine emotionalen Vorwürfe
Phase der Reaktion	Verhandeln, Gelöbnis	ein „Behandlungsbündnis" aufbauen, Fördern des „Positivdenkens"
Phase der Depression	Trauer, aktionistische Vergnügungsversuche	positive Aspekte betonen, aber Trauer ausleben lassen
Phase der Neuorientierung und Bewältigung	Zustimmung, Akzeptanz des Sterbens	Begleitung

Rehabilitation zu sehr betont zu haben und die Möglichkeiten der wohnortnahen sowie teilstationären/ambulanten Rehabilitation zu sehr zu vernachlässigen (Delbrück 1992).

Psychische Störungen und Depressionen können auch somatisch begründet sein und durch eine *somatische Therapie* erfolgreich beeinflußt werden. So muß bei plötzlich auftretenden psychischen Störungen auch an eine mögliche zerebrale Metastasierung gedacht werden. Hinter Depressionen und psychischen Auffälligkeiten kann sich auch ein Hyperkalzämiesyndrom verbergen. Der Hormonentzug bzw. die hormonellen Therapien können mit psychischen Alterationen einhergehen. Bei der Abklärung psychischer Störungen müssen daher auch organische Ursachen ausgeschlossen werden, bevor eine fachpsychologische Betreuung in Betracht gezogen wird.

Die enge Zusammenarbeit des Psychologen mit den ärztlichen Fachdisziplinen und den anderen Mitgliedern des Rehabilitationsteams ist notwendig.

Soziale Rehabilitationsmaßnahmen (Rehabilitation vor Pflege)

Durch soziale Rehabilitationsmaßnahmen soll die Gefahr einer Pflegebedürftigkeit reduziert werden. Ist eine selbständige Versorgung nicht mehr möglich, so soll im eingetretenen Pflegefall für eine entsprechende Unterbringung gesorgt werden. Die Initiierung von Fremdhilfe und Unterstützung ist häufig notwendig. Erste Ansprechpartner für die Initiierung sozialer Rehabilitationsmaßnahmen sind die Sozialarbeiter in den Krankenhäusern, den Rehabilitationskliniken, bei den Krankenkassen sowie den Rentenversicherungsträgern (s. praktisches Vorgehen bei sozialen Rehabilitationsmaßnahmen [Box, S. 341]).

Gerade in der Karzinomrehabilitation haben Selbsthilfegruppen eine besondere Bedeutung erlangt, auch wenn angemerkt werden muß, daß die Selbsthilfegruppe nicht für jede Patientin geeignet ist und in einigen Fällen auch kritisch beurteilt werden muß.

Die „Frauenselbsthilfe nach Krebs" ist in nahezu allen größeren Städten und auch in vielen ländlichen Regionen durch eine Gruppe vertreten. Ihre Adressen sind über den Bundesverband oder den Krebsinformationsdienst (KID) erhältlich (S. 344).

In den meisten Gruppen finden neben Krankenhausbesuchen, Einzelgesprächen und telefonischer Beratung regelmäßig Gruppentreffen statt, in denen Erfahrungen mit Mammaprothesen, sozialrechtlichen Problemen, Kuren und Prophylaxe ausgetauscht werden. Durch die Mitarbeit in einer Selbsthilfegruppe übernimmt die Patientin wieder einen Teil ihrer Eigenverantwortung; sie wird zur Agierenden, was auch ihr Selbstwertgefühl durch die Identifikation mit der Bezugsgruppe stärkt.

Selbsthilfegruppen helfen mit, die psychischen Belastungen der Frau aufzufangen. Selbst nahe Angehörige, Verwandte oder Bekannte – und natürlich auch Ärzte und Psychologen – stoßen hier häufig an Grenzen.

Eine psychosoziale Bedeutung haben auch die Gruppen „Sport nach Krebs". Diese Sportgruppen, die besonders in Nordrhein-Westfalen weit verbreitet sind und von Frauen gerne genutzt werden, werden von den Krankenkassen unterstützt. Sie wirken u.a. auch der sozialen Isolierung entgegen (S. 344).

Berufliche Rehabilitationsmaßnahmen

Je nach Tumorleiden sind 25 – 43 % der Patientinnen mit gynäkologischen Tumoren im erwerbstätigen Alter. Bei ihnen stellt sich die Frage der beruflichen Wiedereingliederung. 60 % der vor der Erkrankung berufstätigen Brustkrebspatientinnen sind 1 Jahr nach einer Rehabilitationsmaßnahme wieder berufstätig. Wichtige Prädiktoren für die Nichtwiederaufnahme des Berufs sind (Schwiersch u. Mitarb. 1995):

- EU-Rente auf Zeit,
- berufliche Unklarheit und Arbeitslosigkeit oder Umschulung,
- Wunsch nach Berentung,
- manifeste Tumorerkrankung.

Praktisches Vorgehen bei sozialen Rehabilitationsmaßnahmen

Spektrum der angebotenen sozialen Hilfen bei reduziertem Kräftezustand:

- Hilfen bei der Haushaltsführung,
- Einkaufen durch Zivildienstleistende,
- Haushaltshilfen durch Fachkräfte,
- medizinische Hilfe durch examinierte Kräfte,
- Essen auf Rädern,
- Hausnotrufdienst,
- Behindertenindividualbetreuung,
- Haus- und Krankenpflegedienste.

Viele der sozialen Rehabilitationshilfen und Unterstützungen sind im Bundessozialhilfegesetz festgelegt, wobei von dem Grundsatz ausgegangen wird, daß die sozialen Hilfen prinzipiell vom einzelnen selbst bezahlt werden müssen. Es müssen also zunächst alle persönlichen Ressourcen ausgenutzt sein, bevor auf staatliche Hilfen Anspruch erhoben wird. Das Gestaltungsprinzip der sozialen Hilfen ist also ein anderes als das der Versicherungen. Zu letzteren gehört auch die Pflegeversicherung, in der die pflegebedürftige Patientin auch dann Anspruch auf Fremdleistungen geltend machen kann, wenn ihre eigenen finanziellen Ressourcen zur Behebung oder Linderung der Beschwerden ausreichen würden.

Ein Anspruch auf Leistungen der Pflegeversicherung besteht in der Regel allerdings nur dann, wenn eine Pflegebedürftigkeit über mindestens 6 Monate vorliegt. Die Pflegebedürftigkeit wird in 3 Pflegestufen (I–III) eingestuft. Die Begutachtung erfolgt durch den Medizinischen Dienst der Krankenkassen (MDK). Von ihm werden die Pflegestufe und die Höhe der Leistungen festgelegt.

Mit Hilfe des Schwerbehindertenausweises sollen einige der durch die Krebserkrankung entstandenen Nachteile ausgeglichen werden. Je höher der Grad der Behinderung (GdB), desto mehr Vorteile hat die Patientin. Der GdB liegt bei Krebskranken in der Regel über 50%; er kann jedoch nach 5 Jahren „Heilungsbewährung" gekürzt, ja sogar völlig aufgehoben werden. Die Höhe des GdB hat – was Betroffene und Ärzte häufig nicht wissen – nichts mit dem Schweregrad der Erkrankung zu tun, sondern wird in Abhängigkeit zur Behinderung, also der Leistungsfähigkeit festgestellt.

Der Schwerbehindertenausweis („Behindertenstempel") kann insbesondere für junge Patientinnen mit Nachteilen verbunden sein. So können sich z.B. Schwierigkeiten bei der Berufswahl, beim Berufswechsel und im beruflichen Fortkommen ergeben. Die Vor- und Nachteile müssen bei jeder Antragstellerin individuell abgewogen werden.

Es gibt keine Hinweise dafür, daß Berufstätigkeit das Wiedererkrankungsrisiko beeinflussen könnte. Auch bestehen keine wesentlichen beruflichen Beeinträchtigungen. Eine Umschulung kommt nur selten, und dann nur bei jüngeren Patientinnen mit irreversiblen Beeinträchtigungen in Frage. Sie dauert in der Regel 2 Jahre und sollte in einem anerkannten Ausbildungsberuf mit Abschluß der Industrie- und Handelskammer enden. Im fortgeschrittenen Alter besitzen viele Frauen nicht mehr die geistige Flexibilität, die Ausdauer und das für eine erfolgreiche Umschulung notwendige Anpassungsvermögen. Die frustrierende Erfahrung der Vergangenheit, daß aus ehemals behinderten arbeitsunfähigen Krebspatientinnen dank der Umschulung zwar Arbeitsfähige, aber Arbeitslose wurden, darf sich nicht wiederholen.

Auch wenn bei palliativ behandelten Patientinnen, bei Tumoraktivität, bei Frauen im fortgeschrittenen Alter und bei unflexiblen und demotivierten Frauen aufwendigere berufliche Rehabilitationsmaßnahmen nicht mehr in Frage kommen, so bedeutet dies doch keineswegs, daß bei ihnen ganz auf berufliche Rehabilitation verzichtet werden sollte. Berufliche Rehabilitation bei diesen Krebspatientinnen beinhaltet weniger Maßnahmen mit dem Ziel einer beruflichen Neuorientierung, sondern solche zum Erhalt der Erwerbstätigkeit und des Arbeitsplatzes.

Welche arbeitsplatzerhaltenden Maßnahmen und andere berufliche Reintegrationshilfen (Tab. 9.**7**) in Frage kommen, wer diese finanziert, ab wann eine berufliche Neuorientierung sinnvoll und durchführbar ist, wo detaillierte Informationen erhältlich sind, kann die Krebspatientin am besten in der onkologischen Rehabilitationsklinik, notfalls auch beim Rehabilitationsberater der jeweiligen Rentenversicherung erfahren. Jede Krebspatientin im erwerbsfähigen Alter muß im Rahmen der stationären Anschlußheilbehandlung diesbezüglich beraten und betreut werden. Im Entlassungsschreiben einer Rehabilitationsklinik muß grundsätzlich auf die spezielle berufliche Situation der Krebspatientin eingegangen werden (Teichmann 1997).

Eine besondere Hilfe für die Rückkehr in das Arbeitsleben stellt die stufenweise Wiederaufnahme der Beschäftigung bei fortbestehender Arbeitsunfähigkeit dar. Der besondere Vorteil dieser Regelung liegt darin, daß die Arbeitsbelastung auf die Belastungsfähigkeit abgestimmt werden kann, ohne daß deswegen finanzielle Nachteile für die Betroffenen entstehen. Die Patientin

Tab. 9.7 Berufsfördernde Leistungen

- Eingliederungshilfen an Arbeitgeber
- Berufsfindung und Arbeitserprobung
- Berufliche Anpassung, Fortbildung und Umschulung
- Arbeits- und Berufsförderung
- Ergänzende Leistungen:
  - Übergangsgeld,
  - Reisekosten,
  - Haushaltshilfen,
  - Arbeitskleidung,
  - Arbeitsgerät,
  - Prüfungsgebühren,
  - Lernmittel,
  - Ausbildungszuschüsse

wird in regelmäßigen Abständen vom behandelnden Arzt untersucht, um über den planmäßigen Verlauf der Wiedereingliederung zu befinden und den Stufenplan entsprechend dem Gesundheitszustand anzupassen, vorzeitig zu beenden oder zu verlängern. Die erfolgreiche stufenweise Wiedereingliederung endet in der Regel nach 6 Wochen bis 6 Monaten und leitet in die volle Arbeitsaufnahme über.

Leider ist diese sinnvolle berufliche Rehabilitationsmaßnahme häufig nur in Großbetrieben und im öffentlichen Dienst möglich. (Bundesarbeitsgemeinschaft für Rehabilitation 1991). Auch ist zu bedenken, daß die Zeit der stufenweisen Belastung auf den insgesamt möglichen 78 Wochen andauernden Krankengeldbezug voll angerechnet wird, was für die evtl. Aussteuerung bzw. den Rentenbezug wichtig ist.

Beim Mammakarzinom bestehen nach einer komplikationslosen Behandlung keine beruflichen Beeinträchtigungen. Dies trifft sowohl auf den Zustand nach ablativer als auch nach brusterhaltender Therapie mit Strahlenbehandlung zu. Nach Ablatio mammae und axillarer Lymphknotenentfernung können allerdings in Einzelfällen Schmerzen bei längerem Schreibmaschinenschreiben, bei Computerarbeiten, beim Arbeiten am Fließband, beim Heben und Tragen bei Hausarbeiten auftreten.

> Auf Haltungsschäden durch Veränderung der Körperstatistik ist zu achten!

Sind irreversible Bewegungseinschränkungen oder ein Lymphödem aufgetreten, so muß von bestimmten beruflichen Tätigkeiten abgeraten werden. Hierzu gehören manuelle Tätigkeiten (Verkäuferinnen, Schreibkräfte, Reinigungskräfte, Handlangerarbeiten). Mehrstündige monotone leichte Arbeiten mit den Armen, wie z. B. Fließbandtätigkeit, Bügeln, Hand- und Maschinenarbeit, müssen gemieden werden. Tätigkeiten bei Hitze und bei längerer Sonnenbestrahlung mit Sonnenbrandgefahr sind außerordentlich ungünstig (Tab. 9.**8**).

Tab. 9.8 Arbeitsbelastungen, die Patientinnen mit manifestem Lymphödem meiden sollten

- Tätigkeiten von Schreibkräften, handwerklichen Hilfskräften und von Reinigungskräften
- Tätigkeiten bei ungünstiger Wärmeeinstrahlung oder längerer Sonnenbestrahlung
- Tätigkeiten, die mit einer Überbelastung des betreffenden Arms einhergehen
- Tätigkeiten, die mit einer evtl. Verletzungsgefahr des betroffenen Arms einhergehen
- Mehrstündige monotone leichte Tätigkeiten mit dem betroffenen Arm
- Tätigkeiten, bei denen eine abschnürende Kleidung notwendig ist oder Schulterriemen auf der Schulter der betroffenen Seite getragen werden müssen
- Tätigkeiten im Wasserbad oder Thermalbad über 33 °C

Eine adjuvante hormonelle Therapie beeinträchtigt in der Regel nicht oder nur unwesentlich die berufliche Leistungsfähigkeit. Während der bis ca. 6 Monate dauernden adjuvanten zytostatischen Polychemotherapie ist hingegen von erheblichen Einschränkungen auszugehen, die in der Regel eine Arbeitsunfähgkeit bedingen. Nach Abschluß einer Chemotherapie und Erreichen einer kompletten Remission ist mit einer 2- bis 3monatigen Arbeitsunfähigkeit zu rechnen. Der maximale Zeitraum bis zum Aussteuern durch die Krankenkasse beträgt 18 Monate.

Im metastasierten Stadium muß man nicht grundsätzlich von einer Arbeits- bzw. Erwerbsunfähigkeit ausgehen. Man hat sich auch bei diesen Patientinnen immer an der ganz individuellen Leistungsminderung zu orientieren (Verband Deutscher Rentenversicherungsträger 1995).

Evaluation der onkologischen Rehabilitation

Eine wesentliche Ursache für die nach wie vor bestehenden Mißverständnisse zwischen Kurativ- und Rehabilitationsmedizin ist die falsche Benutzung gleicher Evaluationskriterien. Wenn ein Kurativmediziner die Effektivität rehabilitativer Maßnahmen beurteilen soll, so ist zwangsläufig mit einer negativen Beurteilung zu rechnen. Natürlich wird die Ergebnisqualität einer kurativ orientierten Therapiestudie für einen Rehabilitationsonkologen auch unbefriedigend sein müssen.

> Die Evaluation von Rehabilitationsmaßnahmen bei Tumorpatientinnen richtet sich nicht nach Lebenszeit-, sondern nach Lebensqualitätskriterien.

Für diese gibt es in der onkologischen Rehabilitation objektive und subjektive Meßparameter, mit deren Hilfe der Erfolg durchgeführter Rehabilitationsmaßnahmen beurteilt werden kann. Einige Meßparameter für die Brustkrebsrehabilitation wurden schon in der Tab. 9.**2** aufgeführt (Delbrück 1997).

Zugangswege zur Rehabilitation

Voraussetzung für die Nutzung stationärer, teilstationärer und ambulanter Rehabilitationsmaßnahmen ist ein Versicherungsverhältnis der Betroffenen bei einem Träger der Rehabilitation. Je nach Zugehörigkeit kommen unterschiedliche Kostenträger in Betracht. Am häufigsten sind es die Landesversicherungsanstalten (LVA) und die Bundesversicherungsanstalt für Angestellte (BfA), die auch bei nicht im Erwerbsleben stehenden Krebspatienten die Rehabilitationsmaßnahmen zu finanzieren bereit sind. Zunehmend übernehmen jetzt auch die gesetzlichen und die privaten Krankenkassen sowie die Beihilfe die Kosten. Notfalls beteiligt sich auch die Sozialhilfe an den Kosten.

Praktisches Vorgehen zur Einleitung von Rehabilitationsmaßnahmen

Es gilt, die Rehabilitation zum richtigen Zeitpunkt und am richtigen Ort durchzuführen. Allgemein ist die Rehabilitationsbedürftigkeit nach Abschluß der Primärtherapie am größten, weswegen die Anschlußheilbehandlung (AHB) besonders wichtig ist. Sie darf nur in AHB-Kliniken durchgeführt werden, die nicht mehr als maximal 100 km vom Heimatkrankenhaus entfernt sind. Sie muß spätestens 2 Wochen nach der Krankenhausentlassung oder nach Abschluß der ambulanten Chemotherapie angetreten werden. In der Regel müssen die Patientinnen für die AHB keine Zuzahlungen leisten, anders hingegen, je nach Einkommensverhältnissen, bei Wiederholungsmaßnahmen.

Für die teilstationäre Rehabilitation gilt die Regel, daß die Fahrzeit zur Institution nicht mehr als 30 Minuten betragen sollte. Die Regeldauer aller stationären Rehabilitationsmaßnahmen beträgt 3 Wochen, kann jedoch je nach Rehabilitationsbedürftigkeit auch verlängert oder verkürzt werden. Für die AHB reichen 3 Wochen in der Regel nicht aus (Tab. 9.**9**).

Ob eine Wiederholungsmaßnahme finanziert wird, hängt im wesentlichen von der Rehabilitationsbedürftigkeit ab. Dies steht im Gegensatz zu dem früher in der Bundesrepublik Deutschland geltenden Rechtsanspruch auf 3 stationäre Heilmaßnahmen in den 3 nach Abschluß der Primärtherapie folgenden Jahren. Grundsätzlich sollten stationäre onkologische Rehabilitationsmaßnahmen nur in onkologisch eingerichteten Tumornachsorge- und Rehabilitationskliniken durchgeführt werden, die von der BfA bzw. den LVA anerkannt werden. In diesen Kliniken muß ein notwendiger Standard gewährleistet sein. Hierzu gehört auch die Tätigkeit eines Gynäkologen und eines Arztes mit nachweisbaren onkologischen Kenntnissen. Kliniken und Heilstätten, die nicht den Qualitätskriterien der Deutschen Krebsgesellschaft bzw. der Kommission zur Weiterentwicklung der Rehabilitation unter der Rentenversicherung (Delbrück 1997) enstprechen, kommen nicht in Frage, da von ihnen keine qualifizierte Rehabilitation zu erwarten ist.

Der überweisende Arzt sollte nur bei bestehender Rehabilitationsbedürftigkeit, bei -fähigkeit und bei -bereitschaft der Betroffenen eine stationäre Rehabilitation einleiten. Geschieht dies nicht, so ist eine Rehabilitation wenig erfolgversprechend. Die Rehabilitationsmaßnahme würde zur Erholungskur herabgewürdigt oder – das andere Extrem – mit einem Hospizaufenthalt gleichgesetzt.

Die Prüfung der Leistungszuständigkeit für die AHB erfolgt in der Regel erst nach Aufnahme in die AHB-Klinik. Die Einweisung erfolgt durch direkten Kontakt des Krankenhausarztes bzw. des Sozialdienstes mit der AHB-Klinik. Die Akutklinik hat also eine relativ freie Wahlmöglichkeit. Das Antragsverfahren bei späteren stationären Heilverfahren muß hingegen grundsätzlich über den finanziellen Träger eingeleitet werden, d.h. der Antrag muß bei den Rentenversicherungen bzw. den gesetzlichen Krankenversicherungen oder den jeweiligen anderen Kostenträgern gestellt werden. Diese bestimmen die zu belegende Rehabilitationsklinik.

Tab. 9.9 Zugangswege und Kriterien für die stationäre/teilstationäre Rehabilitation

Stationäre Anschlußheilbehandlung (AHB):
- wird vom Krankenhausarzt oder von der Ambulanz/dem niedergelassenen Arzt nach Abschluß der Operation oder Chemo- oder Strahlentherapie eingeleitet
- die Rehabilitationsklinik darf maximal 100 km vom Wohnort entfernt sein
- keine Zuzahlung des Patienten, wenn die stationäre Rehabilitationsmaßnahme binnen 14 Tagen eingeleitet wurde und der vorherige Krankenhausaufenthalt mindestens 14 Tage betrug
- der Arzt setzt sich direkt mit AHB-Kliniken in Verbindung, die einen Aufnahmetermin mitteilt
- die AHB-Klinik kümmert sich um die Kostenzusage bzw. ermittelt den Kostenträger
- ist nur in AHB-Kliniken, nicht in Kurkliniken möglich
- wird zwar vorerst nur für 3 Wochen genehmigt, kann jedoch und wird auch meist von dem AHB-Arzt um 1–3 Wochen verlängert

Stationäre Heilmaßnahmen:
- wird von dem Hausarzt bei den Kostenträgern (Krankenkassen bzw. Rentenversicherungen, Beihilfe usw. [in Nordrhein-Westfalen bei der Arbeitsgemeinschaft für Krebsbekämpfung]) beantragt
- darf auch in wohnortfernen Kur- und Rehabilitationskliniken durchgeführt werden
- der Kostenträger (und nicht der Arzt bzw. der Patient) bestimmt den Zeitpunkt und den Ort der Rehabilitationsmaßnahmen
- sollte nicht mehr als 3 Wochen dauern, kann jedoch bei besonderer Rehabilitationsbedürftigkeit verlängert werden
- der Patient muß in der Regel eine Zuzahlung leisten
- Wiederholungsmaßnahmen sind nur dann möglich, wenn eine spezielle Rehabilitationsbedürftigkeit nachgewiesen wird

Teilstationäre Rehabilitationsmaßnahmen:
- muß wohnortnah durchgeführt werden, d.h. die Fahrzeit darf nicht länger als 30 Minuten betragen
- kann vom Rehabilitationsarzt verlängert werden, aber auch verkürzt werden
- ist im allgemeinen preisgünstiger als die stationäre Maßnahme
- ist nur in wenigen Städten in Ballungsgebieten möglich
- setzt einen guten körperlichen Allgemeinzustand und gute Mobilität der Betroffenen voraus
- die Maßnahme dauert ca. 6–8 Stunden täglich, ist also nicht berufsbegleitend möglich
- setzt eine gute Zusammenarbeit der Rehabilitationsinstitution mit den Hausärzten voraus
- die Rehabilitationsstätte muß das gleiche diagnostische und therapeutische Angebot wie das einer onkologischen Rehabilitationsklinik anbieten können

Die Krebsrehabilitation ist ein Glied in der onkologischen Versorgungskette. Sie ist keine isolierte Maßnahme. Dies setzt eine enge Koordination und Kommunikation zwischen den vor- und weiterbetreuenden Ärzten und rehabilitativ tätigen Institutionen voraus.

Wenn der Tumorrehabilitationsklinik keine Basisinformation zum Krankheitsstand, zur Art und zum Ausmaß der durchgeführten Therapie, zur Aufklärung, zur Motivation, zu den Erwartungen usw. mitgeteilt werden, so ist keine qualifizierte medizinisch-onkologische Rehabilitation durchführbar. Fehlen derartige Informationen, ist die Einleitung einer stationären oder ambulanten Rehabilitation nicht erfolgversprechend. Entsprechend einer tumorangepaßten individualisierten Primärbehandlung verfolgt auch die differenzierte Krebsrehabilitation das gleiche Ziel einer individualisierten problemangepaßten Rehabilitation.

Gleiches trifft auch auf die Informationspflicht der Rehabilitationskliniken an die weiterbetreuenden Hausärzte zu, die für die Weiterführung der in der stationären Rehabilitation begonnenen Rehabilitationsmaßnahmen zuständig sind. Der ärztliche Entlassungsbericht einer onkologischen Rehabilitationsklinik muß prospektiv orientiert sein und Empfehlungen für die Zukunft beinhalten. Er muß in kürzester Zeit den Hausärzten und weiterbetreuenden Rehabilitationsärzten zur Verfügung stehen (Teichmann 1997). Der Entlassungsbericht einer Rehaklinik darf sich nicht nur auf medizinische Fakten beschränken. Die Tab. 9.**10** gibt einen Überblick über die wesentlichen Inhalte eines Reha-Entlassungsberichts.

Tab. 9.**10**	Wesentlicher Inhalt des Rehabilitationsentlassungsberichts

- Darstellung des Rehabilitationsbedarfs und der Rehabilitationsmotivation des Patienten
- Festlegung der Rehabilitationsziele und der Therapieziele
- Verlaufsbeschreibung der Rehabilitationsmaßnahme und Dokumentation der durchgeführten Therapiemaßnahmen
- Bewertung des erreichten Ergebnisses
- Vorschläge und Anregungen für die weitere Betreuung
- Sozialmedizinische Beurteilung

Literatur

Bökel, R.: Standards und Qualitätssicherung der Physiotherapie in der onkologischen Rehabilitation. In Delbrück, H.: Standards und Qualitätskriterien in der onkologischen Rehabilitation. Zuckschwerdt, München 1997 (S. 51)

Braun, G.: Standards rehabilitativer Maßnahmen bei Lymphödem. In Delbrück, H.: Standards und Qualitätskriterien in der onkologischen Rehabilitation. Zuckschwerdt, München 1997 (S. 101)

Bundesarbeitsgemeinschaft für Rehabilitation: Arbeitshilfe für die Rehabilitation Krebskranker. Schriftenreihe der Bundesarbeitsgemeinschaft für Rehabilitation, Heft 7, 1991

Delbrück, H.: Anliegen, Fehlentwicklungen und Zukunftsaspekte der stationären Rehabilitation. Strahlenther. u. Onkol. 11 (1992) 628

Delbrück, H.: Krebsnachsorge und Rehabilitation. Band 5. Der Krebskranke in der Arbeitswelt. Zuckschwerdt, München 1995

Delbrück, H.: Brustkrebs. Rat und Hilfe für Betroffene und Angehörige, 4. Aufl. Kohlhammer, Stuttgart 1998

Delbrück, H.: Standards und Qualitätskriterien von Rehabilitationsmaßnahmen nach Operation wegen Brustkrebs. In Delbrück, H.: Standards und Qualitätskriterien in der onkologischen Rehabilitation. Zuckschwerdt, München 1997 (S. 177)

Delbrück, H.: Standards und Qualitätskriterien beruflicher Rehabilitationsmaßnahmen bei Krebspatienten. In Delbrück, H.: Standards und Qualitätskriterien in der onkologischen Rehabilitation. Zuckschwerdt, München 1997 (S. 37)

Földi, K.: Lehrbuch der Lymphologie. Fischer, Stuttgart 1993

Földi, M., R. Strößenreuther: Grundlagen der manuellen Lymphdrainage. Fischer, Stuttgart 1997

Kappauf, H., W. Gallmeier: Nach der Diagnose Krebs – Leben ist eine Alternative. Herder, Freiburg 1995

Morvai, B., M. Goldstein, A. Schiemann-Conrad: Aufgaben der Krankengymnastik in der Nachsorge und Rehabilitation. In Delbrück, H.: Krebsnachsorge und Rehabilitation. Mammakarzinom. Zuckschwerdt, München 1989 (S. 56)

Muthny, F.: Wege der Krankheitsverarbeitung von Krebspatienten und Möglichkeiten von Hilfen. Hefte zur Krebsnachsorge. Hartmann Bund, Bad Neuenahr 1996

Schwiersch, M., J. Stepien, R. Schröck: Inwieweit beeinträchtigen psychosoziale Belastungen den Wiedereintritt ins Berufsleben bei Mammakarzinompatientinnen? In Delbrück, H.: Krebsnachsorge und Rehabilitation. Der Krebskranke in der Arbeitswelt. Zuckschwerdt, München 1995 (S. 41)

Staab, H. J., M. Ludwig: Depression bei Tumorpatienten. Thieme, Stuttgart 1993

Stangl, M. L., A. Stangl: Hoffnung auf Heilung. Seelisches Gleichgewicht bei schwerer Krankheit. Econ, Düsseldorf 1984

Statistisches Landesamt Saarland. Krebsregister Saarland: Morbidität und Mortalität an bösartigen Neubildungen im Saarland 1993. Statistisches Landesamt Saarland 1996

Stumpfe, M., Th. Diempfl, T. Genz: Die Lymphozele. Eine postoperative Folge der pelvinen und paraaortalen Lymphonodektomie und ihre Behandlung. Arch. Gynecol. Obstet. 250 (1991) 148

Tausch, A. M.: Gespräche gegen die Angst. Rowohlt, Reinbeck b. Hamburg 1981

Teichmann, J.: Standards und Qualitätssicherung des Entlassungsberichtes einer onkologischen Rehabilitationsklinik. In Delbrück, H.: Standards und Qualitätskriterien in der onkologischen Rehabilitation. Zuckschwerdt, München 1997

Verres, R.: Die Kunst zu leben – Krebsrisiko und Psyche. Pieper, München 1994

Verband Deutscher Rentenversicherungsträger: Sozialmedizinische Begutachtung in der gesetzlichen Rentenversicherung. Fischer, Stuttgart 1995

Zettl, S., J. Hartlapp: Krebs und Sexualität. Weingärtner, St. Augustin 1996

Anschriften:

- Frauenselbsthilfe nach Krebs
B610/11
68159 Mannheim
Tel. 0621/24434
- Krebsinformationsdienst (KID)
Postfach 101949
Im Neuenheimer Feld 280
69120 Heidelberg
Tel. 06221/410121
- Landessportbund Nordrhein Westfalen e.V.
Friedrich Alfred Str. 25
47055 Duisburg

10 Praktisches Vorgehen bei der Therapie mit Zytostatika

Therapieziele

Der Einsatz von Zytostatika ist für die betroffene Patientin mit einer z. T. erheblichen Gefährdung belastet.

> Eine auf die Zerstörung von Tumorgewebe ausgerichtete Behandlung mit Zytostatika trifft immer auch gesundes Gewebe.

Speziell dieser Aspekt wird von vielen Patientinnen zunächst einmal als Bedrohung empfunden. Mögliche Organschäden, Infektgefährdung und psychologische Belastungen machen es daher unabdingbar, ***therapierelevante Ein- und Ausschlußkriterien*** für eine Zytostatikatherapie im Einzelfall sorgfältig zu prüfen und anschließend der Patientin (und evtl. den Angehörigen) Therapieziel und Vorgehensweise bei der Behandlung nachvollziehbar und begreiflich zu machen (Tab. 10.**1**). Ein kuratives Therapieziel ist dabei vergleichsweise leichter zu vermitteln. Bei *Aussicht auf Heilung* oder *langfristige Lebensverlängerung* können einer Patientin kurzfristig höhere Belastungen zugemutet werden. Sehr viel schwieriger und komplexer ist die Situation, wenn *keine Aussicht auf Heilung* besteht und die verbleibende Lebenszeit überschaubar begrenzt ist. In diesem Fall muß es Aufgabe des Arztes sein, eine individuell adaptierte Therapieführung zu erreichen, die den Wünschen und der Leidensfähigkeit einer Patientin mindestens soviel Bedeutung beimißt wie dem Ziel, mit der eingeschlagenen Therapie z. B. noch eine zeitlich limitierte Remission zu erreichen.

> Therapieziele sollten nicht nur im Rahmen der Erstdiagnose zusammen mit der betroffenen Patientin konzipiert werden, sie müssen auch während des Krankheitsverlaufs überdacht und unter Berücksichtigung der jeweiligen individuellen Krankheitsentwicklung ggf. ersetzt oder umformuliert werden (Arends u. Unger 1997).

Tab. 10.1 Zytostatische Therapie: wichtige Faktoren für die Therapieplanung und Durchführung

Kuratives Therapieziel:
- bekanntes Tumorstadium (FIGO, TNM)
- nachweislich für den speziellen Tumor wirksame Zytostatika müssen für die Behandlung zur Verfügung stehen
- der Tumor sollte möglichst primär, makroskopisch vollständig, durch chirurgische Maßnahmen entfernt sein
- die Chemotherapie sollte postoperativ möglichst bald begonnen werden können
- die Dosierung der Zytostatika sollte möglichst in maximal tolerabler Dosierung erfolgen
- die Therapie wird in der Regel intermittierend und für eine zeitlich limitierte Phase geplant

Palliatives Therapieziel:
- die metastasierte Erkrankung oder das Rezidiv sollten zunächst möglichst histologisch gesichert sein
- bekanntes Tumorstadium (FIGO, TNM)
- wenn möglich sollte eine Indikatorläsion entweder durch Inspektion/Palpation oder durch bildgebende Verfahren definiert und unter der Therapie zu verfolgen sein

Voraussetzungen von seiten der Patientin:
- Allgemeinzustand, Ernährungszustand, biologisches Alter
- Compliance, Begleiterkrankungen (Organfunktionen, Therapieverträglichkeit)
- Venenverhältnisse, soziale Bedingungen

Voraussetzungen von seiten des Arztes:
- Kompetenz und technische Voraussetzungen

Methoden und Arbeitstechniken

Patientenauswahl

Nur selten ist allein das fortgeschrittene *Lebensalter* (> 75 Jahre) ein valider Grund, Patientinnen von einer Chemotherapie auszuschließen. Neben der in diesen Fällen besonders sorgfältigen Abwägung von Nutzen und Risiko müssen altersabhängige Einschränkungen relevanter Organfunktionen bei der Therapieplanung berücksichtigt werden, z. B.:
- reduzierte Knochenmarkreserve,
- eingeschränkte Nierenfunktion (Platinsubstanzen, Methotrexat),
- mögliche gastrointestinale Malabsorbtion (orale Zytostatika),
- veränderter Drugmetabolismus der Leber.

Der *Allgemeinzustand* von Tumorpatienten wird heute mit Hilfe allgemein akzeptierter Skalen oder Scores beurteilt (Karnofsky- oder ECOG-Skalen, s. hierzu auch Anhang). Patientinnen mit einem Karnofsky-Index von ≤ 30 oder einem ECOG-Index ≥ 3 sollten in der Regel keine Chemotherapie erhalten. Ebenso sind Patientinnen,

die oral oder in Ausnahmefällen auch parenteral nicht mindestens 1500 kal/Tag zu sich nehmen können, für eine Chemotherapie nicht geeignet. Weitere bei der Patientenauswahl und Therapieplanung zu berücksichtigende Aspekte sind:
- aktuelle Begleiterkrankungen,
- kardiale und/oder pulmonale Funktionsbeeinträchtigungen,
- Anzahl und Art onkologischer Vorbehandlungen.

Dokumentation der Therapie

Vor Beginn einer Therapie mit Zytostatika empfiehlt es sich, einen schriftlichen Behandlungsplan zu erstellen.

Dokumentationsbogen

In einem Dokumentationsbogen werden folgende Punkte berücksichtigt:
- Alter, Größe, Gewicht der Patientin,
- Erfassung wichtiger prätherapeutischer Untersuchungsergebnisse (z. B. aktuelles Blutbild),
- genaue Dosierungsangaben der Zytostatika/Hormone in mg/m² oder nach AUC,
- Angaben zur Applikation und Infusionsdauer,
- Verordnung und Zeitplan der Supportivtherapie (z. B. Emesisprophylaxe),
- Festlegung der Kontrolluntersuchungen im Intervall,
- mitbetreuende Ärzte: Hausarzt, andere Fachärzte usw.

Dokumentation der Nebenwirkungen

Bei der Beurteilung einer antineoplastischen Therapie sollte zwischen *akuter/subakuter* sowie *chronischer Toxizität* unterschieden werden. Für die Erfassung und den Vergleich meßbarer Nebenwirkungen stehen die Definitionen des „WHO-Handbook for Reporting Results of Cancer Treatment" oder die Empfehlungen der „Common Toxicity Criteria (CTC)" zur Verfügung (s. Anhang).

Graduierung bei der Dokumentation der Nebenwirkungen

- Grad 0: keine Toxizität,
- Grad 1: milde Toxizität,
- Grad 2: mäßige Toxizität,
- Grad 3: schwere Toxizität,
- Grad 4: irreversible, nicht behandelbare Toxizität.

Untersuchungen vor Therapiebeginn

- Klinischer Ganzkörperstatus,
- EKG, Herzecho (z. B. bei geplanter Anthracyclintherapie)
- Blutbild (Leukozyten, Thrombozyten, Hämoglobin, ggf. Gerinnungsstatus),
- Leber- und Nierenfunktionsstatus.

Untersuchungen bei Zwischenkontrollen

- Je nach erwarteter Toxizität der applizierten Zytostatika, z. B. Leukozyten, neutrophile Granulozyten,
- Thrombozyten, Leber- und Nierenparameter, Harnsäure,
- Verdauungsstatus, neurologischer Status,
- EKG oder Herzecho.

Dosierung/Dosismodifikation/Nomogramme

Zytostatika haben eine schmale therapeutische Breite. Wirkung und vor allem Nebenwirkungen sind in der Regel proportional zur Dosis. Bei Unterdosierung kann eine Erfolgschance verpaßt und eine Resistenzentwicklung gefördert werden. Für die meisten Zytostatika wird die Dosis in Dosis/m² berechnet. Voraussetzung hierfür ist die Berechnung der Körperoberfläche (m²) aus Länge (cm) und Gewicht (kg) mit Hilfe des Nomogramms (s. Anhang). Bei der Berechnung der Carboplatindosierung hat sich die Berechnung nach AUC durchgesetzt (s. Anhang). Bei sehr adipösen Patientinnen wird bei der Dosisberechnung das Sollgewicht und nicht das aktuelle Gewicht eingesetzt (s. Anhang). Auf diese Weise kann für diese Patientengruppe eine übermäßige Toxizität vermieden werden.

Es gibt keine routinemäßig beurteilbaren hämatologischen Meßwerte, die prospektiv die Regenerationsfähigkeit des Knochenmarks verläßlich anzeigen. Nach einer zytostatischen Chemotherapie sollte daher durch regelmäßige Überprüfung (1- bis 2mal/Woche) die maximale myelosuppressive Wirkung festgestellt werden (Nadir). Auf der Basis dieser Befunde kann ggf. eine nadiradaptierte Dosismodifikation erfolgen (Tab. 10.**2** u. 2.**25**).

Unabhängig von der Myelotoxizität empfiehlt es sich bei Eintreten einer relevanten Toxizität Grad 1–2 in der Regel, eine vorübergehende Dosisreduktion von 50% vorzunehmen. Bei einem Toxizitätsgrad 3 ist ein temporäres Aussetzen oder eine Beendigung der Therapie zu erwägen. Das gilt vor allem für Patientinnen mit Kardio-, Hepato- oder Nephrotoxizität (Tab. 2.**26** u. 2.**27**). Bei eingeschränkter Nierenleistung gilt die Empfehlung, daß für die evtl. Dosisanpassung von Zytostatika nicht der Serumkeratininspiegel, sondern die renale Clearance die Grundlage der Entscheidung ist.

Tab. 10.2 Nadiradaptierte Dosismodifikation von Zytostatika bei hämatologischer Toxizität

Minimale Zellzahl im Intervall		**% Zytostatikadosis im nächsten Zyklus (gilt nur für myelotoxische Subtanzen)**
Leukozyten/mm³	Thrombozyten/mm³	
> 2000	> 100 000	100 (evtl. Steigerung der Dosis um 20% möglich)
1000–2000	50 000–100 000	50
< 1000	< 50 000	0

Zubereitung und Entsorgung

Bei direktem Kontakt mit Haut oder Schleimhäuten können Zytostatika lokale oder auch akute toxische Reaktionen auslösen. Aufgrund der potentiellen Genotoxizität unterliegt der Umgang mit diesen Substanzen den speziellen Vorschriften der Gefahrenstoffordnung (GefStoffV). Bei der Zubereitung von Zytostatika ist grundsätzlich der zentralen Zubereitung in speziellen, abgetrennten Arbeitsräumen der Vorzug vor einer dezentralen Zubereitung zu geben.

Vorsichtsmaßnahmen im Umgang mit Zytostatika

- Zubereitung, wenn möglich, in der Apotheke unter Laminar flow,
- Einmalhandschuhe, Schutzbrille, Mundschutz und langärmelige Schutzkittel verwenden,
- Gebrauchsanweisung für die einzelnen Substanzen beachten,
- zur einfachen Entfernung möglicher Kontaminationen Zytostatikazubereitungen auf einer saugfähigen Unterlage mit flüssigkeitsdichter Unterseite,
- Sammlung und Entsorgung von Zytostatika oder kontaminierten Materialien gemäß den örtlichen Abfallbestimmungen,
- Zytostatikareste getrennt sammeln, kennzeichnen und vorzugsweise der Sonderabfallverbrennung zuführen,
- innerbetrieblicher Transport von Zytostatika in bruchsicheren, flüssigkeitsdichten und verschließbaren Behältnissen,
- arbeitsschutzrechtliche Bestimmungen beachten.

Venöser Zugang

Die starke Belastung des venösen Systems bei Tumorpatientinnen u.a. durch die wiederholte intravenöse Applikation von Zytostatika erfordert ein sehr umsichtiges Vorgehen, um unnötige Risiken zu vermeiden (s. Regeln für die intravenöse Applikation von Zytostatika [Box]).

Prämedikation/Begleittherapie

Insbesondere zur Verhinderung einer cisplatininduzierten Nephrotoxizität ist eine ausreichende Hydratation mit forcierter Diurese als Begleittherapie obligat. Eine Behandlung mit Cisplatin sollte nur dann durchgeführt werden, wenn folgende Voraussetzungen erfüllt sind:

- Serumkreatinin im Normbereich, Kreatininclearance > 60 ml/Minute,
- Normwerte für Calcium und Magnesium im Serum,
- keine manifeste Harnabflußbehinderung (evtl. Pigtail-Katheter oder Nierenfistelanlage),
- keine Begleiterkrankungen, die eine Hydratation mit 2–3 l/Tag verhindern,
- ausreichende Urinproduktion (> 100 ml/Stunde).

Für die Prähydratation ist entweder die intravenöse Applikation von ca. 1000 ml physiologischer Kochsalzlösung und/oder Ringer-Lactat-Lösung über einen Zeitraum von maximal 2 Stunden möglich, alternativ sollten bei oraler Gabe 2–3 l Mineralwasser über einen Zeitraum von 8 Stunden getrunken werden. Zur Induktion einer forcierten Diurese wird unmittelbar vor der Gabe von > 20 mg/m² Cisplatin entweder Mannit (8 g/

Regeln für die intravenöse Applikation von Zytostatika

- Bei Kurzinfusionen sollte ein Butterfly, bei Infusionen über mehrere Stunden immer eine venöse Verweilkanüle gelegt werden.
- Die Injektionsnadel muß sicher im Venenlumen plaziert sein und anschließend gut fixiert werden.
- Die Durchgängigkeit ist bei laufender Infusionslösung zu überprüfen, bevor die intravenöse Applikation des Zytostatikums erfolgt. Nach Zytostatikagabe reichlich nachinfundieren. Bei einer Kombinationschemotherapie die einzelnen Zytostatika getrennt und nacheinander verabfolgen (kleine Mischspritzen!).
- Bei Patientinnen mit Axillaoperationen sollte eine Venenpunktion auf der operierten Seite zur Vermeidung von Lymphödemen möglichst nicht erfolgen. Alternativ können Halsvenen oder Venen an den Beinen oder am Stamm punktiert werden.
- Subkutane Portsysteme haben sich bei schwierigen Venenverhältnissen bzw. bei langdauernder Behandlung bewährt. Zu berücksichtigen ist, daß bei einer palliativen Behandlung über dieses Portsystem auch die supportive Therapie erfolgen kann, ohne die Patientin unnötig zu belasten. Voraussetzung ist die Verwendung von speziellen Portnadeln und die regelmäßige Durchspülung des Systems. Bei Entfernung der Nadel muß das System mit einem Heparinblock versorgt werden (ca. 3–5 ml heparinisierte Kochsalzlösung) und bei längerem Nichtgebrauch (alle 3–6 Monate) muß das System mit physiologischer NaCl-Lösung perfundiert werden. Das Portsystem kann unmittelbar nach der Implantation erstmals genützt werden. Bei der Benutzung der Portsysteme ist eine großflächige gründliche Desinfektion der Haut unerläßlich, um eine sekundäre Infektion zu vermeiden. Der Port wird senkrecht angestochen, bis die Nadel am Boden der Kammer aufstößt (Abb. 10.1).

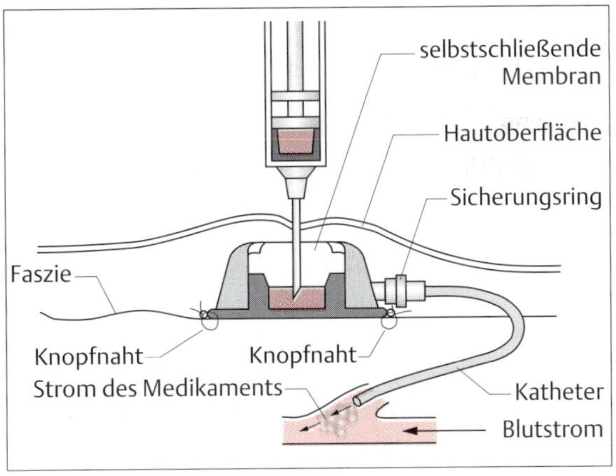

Abb. 10.1 **Darstellung des Ports während der Injektion bzw. Infusion**

m^2) oder Furosemid (20 mg) intravenös gegeben. Etwa 4 Stunden nach Ende der Cisplatintherapie wird eine zweite Mannit- oder Furosemidapplikation durchgeführt. Bei erkennbarer Flüssigkeitsretention und/oder einer Urinproduktion < 100 ml/Stunde kann die zweite Gabe des Diuretikums zeitlich vorgezogen werden. Die Posthydratation ist bei allen Patientinnen mit einer Cisplatindosis > 20 mg/m^2 erforderlich und sollte 2 Stunden (maximal 24 Stunden) nach der Therapie mit mindestens 2 l Ringer-Lösung erfolgen. Diese Flüssigkeitsmenge kann auch oral verabreicht werden (*Cave:* Erbrechen!). Bei Einzeldosen von < 20 mg/m^2 Cisplatin kann bei sorgfältiger Bilanzierung und Gewichtskontrolle auf die forcierte Diurese und die Posthydratation verzichtet werden.

Zahlreiche Zytostatika lösen *hypersensitive oder allergische Reaktionen* aus. Zu den Substanzen mit einer hohen Inzidenz von Hypersensitivitätsreaktionen zählt Paclitaxel. Aber auch bei Etoposid, Cisplatin und Carboplatin, Doxorubicin, 5-Fluorouracil und Bleomycin werden derartige Reaktionen beobachtet. Zur Prophylaxe der durch Paclitaxel (Taxol) induzierten Hypersensitivitätsreaktion muß vor Therapiebeginn eine obligate Prämedikation durchgeführt werden (Tab. 10.**3**).

Zur Prävention der toxischen Zystitis ist für eine ausreichende Hydratation zu sorgen. Bei der Gabe von Ifosfamid generell und bei Cyclophosphamiddosierungen von > 500 mg/m^2 wird eine Mesnatherapie durchgeführt. Die Halbwertszeit von Mesna intravenös ist mit ca. 35 Minuten kurz im Vergleich zu den Halbwertszeiten von Cyclophosphamid und Ifosfamid mit 4 – 6 Stunden. Hieraus leiten sich je nach Dosis des Zytostatikums und Applikationsmodus unterschiedliche Schemata zur Mesnaapplikation ab (Tab. 10.**4**).

Tab. 10.**3** Prämedikationsschema bei Paclitaxeltherapie

Substanz/Dosierung	Verabreichungsform	Zeit
Dexamethason 20 mg	per os	12 und 6 Stunden vor der Therapie
Clemastin (Tavegil 2 mg)	intravenös	30 Minuten vor Paclitaxelgabe
Ranitidine 50 mg (Zantic)	intravenös	30 Minuten vor Paclitaxelgabe

Mit Beginn der Therapie: RR-Kontrolle, Puls, Atemfrequenzüberwachung alle 30 Minuten bis Therapieende

Tab. 10.**4** Blasenschutz mit dem Uroprotektor Mesna bei Ifosfamid (IFO) und Cyclophosphamid

Dosierung	Therapie
IFO < 3 g/m^2/Tag	intravenöse Kurzinfusion
Mesna	20 % der IFO-Dosis als Bolus intravenös (Stunde 0 –, + 4, + 8)
	alternativ: 20 % Bolus intravenös und oral: 40 % der IFO-Dosis (Stunde + 2 und + 6)
IFO 3 – 5 g/m^2/Tag	kontinuierliche Infusion (24 Stunden)
Mesna	20 % der IFO-Dosis als Bolus intravenös
	50 % der IFO-Dosis (Stunde 0 und + 12 nach IFO-Gabe) als kontinuierliche Infusion

Beurteilung des Therapieerfolgs

Tumorklassifikation

Die Prognose einer Tumorerkrankung ist in hohem Maße von der Tumorausbreitung bei Diagnose- bzw. Therapiebeginn abhängig. Der Ausbreitungsgrad (Tumorstadium) wird am besten durch die Beschreibung der topographisch-anatomischen Ausdehnung der Erkrankung erfaßt. Als wichtigste Tumorklassifizierungssysteme haben sich für die Malignome in der Gynäkologie bewährt:

- Klassifikation der FIGO (Federation Internationale de Gynecologie et d'Obstetrique),
- TNM-Klassifikation der UICC (International Union Against Cancer).

Die bei Diagnose- bzw. Behandlungsbeginn festgelegte Kategorie bleibt auch in späteren Krankheitsphasen unverändert bestehen.

TNM-Klassifikation

Bei der TNM-Klassifikation wird zwischen einer *prätherapeutischen (klinischen) Klassifikation als TNM oder cTNM* und einer *postoperativen (pathohistologischen) Klassifikation als pTNM* unterschieden. Unklare Befunde werden mit einem X markiert (TxNxMx).

R-Klassifikation. Ein Residualtumor nach chirurgischer Resektion oder verbliebene Fernmetastasen können folgendermaßen beschrieben werden:

- Rx = Vorhandensein nicht beurteilbar,
- R0 = kein Residualtumor,
- R1 = mikroskopischer Residualtumor,
- R2 = makroskopischer Residualtumor.

C-Faktor. Der C-Faktor (C = certainty) drückt die von den verwendeten diagnostischen Methoden abhängige Zuverlässigkeit der Klassifikation aus. Als Definitionen der C-Klassifikation gelten folgende Kriterien:

- C1 = Ergebnisse aufgrund diagnostischer Standardmethoden (z. B. Inspektion, Palpation, Röntgenaufnahme des Thorax, Endoskopie),
- C2 = Ergebnisse aufgrund spezieller diagnostischer Maßnahmen (z. B. CT, Sonographie, MRT, Zytologie, Biopsie),
- C3 = Ergebnisse aufgrund chirurgischer Exploration einschließlich Biopsie und Zytologie,
- C4 = Ergebnisse aufgrund definierter Chirurgie und pathohistologischer Untersuchung des Tumorresektats,
- C5 = Ergebnisse aufgrund einer Autopsie.

Sonderfälle:

- Das *Präfix „r“* kann im TNM-System zur Charakterisierung eines (Lokal-)Rezidivs benutzt werden. Die primäre TNM-Klassifikation darf dabei nicht verändert werden (z. B. rT3N1M0).
- Das *Präfix „y“* ist für Patientinnen vorgesehen, deren Tumor vor dem (definitiven) chirurgischen Eingriff mit einer primären (neoadjuvanten) Radio- oder Chemotherapie behandelt worden ist (ypT2).

Beurteilung des Therapieerfolgs

Sicherstes Kriterium einer wirksamen Tumortherapie (Remission) ist die *objektivierbare Verkleinerung* bzw. das *Verschwinden meßbarer Tumorherde.* Zur Beurteilung des Therapieerfolgs werden evtl. im Verlauf, spätestens nach Abschluß einer Therapie, die Untersuchungen zur Kontrolle der Tumorausdehnung wiederholt, die vor Therapiebeginn zur Festlegung der Tumorausdehnung geführt haben. Bei nicht meßbaren Tumoren wird der Rückgang aller Tumorsymptome oder -zeichen (z. B. Lymphangiose) für mindestens 4 Wochen als Remissionskriterium herangezogen. Bei Knochenmetastasen werden spezielle Kriterien verwendet (WHO-Definitionen s. Anhang).

Komplette Remission (CR). Verschwinden aller nachweisbaren Tumorparameter, dokumentiert durch 2 Kontrolluntersuchungen, die mindestens 4 Wochen auseinanderliegen. Es dürfen keine neuen Tumormanifestationen auftreten.

> Der Unterschied zwischen einer klinischen und einer pathohistologischen kompletten Remission ist erheblich (z. B. beim Ovarialkarzinom).

Partielle Remission (PR). Rückgang der Tumorausdehnung um mindestens 50% über die Dauer von mindestens 4 Wochen. Keine neuen Tumormanifestationen, keine Tumorprogression in irgendeiner Lokalisation.

No change (NC). Keine signifikante Änderung der Tumorausdehnung, d. h. < 50% Verkleinerung der Tumordimensionen und/oder ≤ 25% Vergrößerung der Tumordimensionen über mindestens 4 Wochen.

Progression (PD). Erscheinen neuer Tumormanifestationen oder Zunahme bestehender Läsionen um > 25%.

No evidence of disease (NED). Tumorfreiheit durch zusätzliche Chirurgie nach vorangehender Chemotherapie.

Dauer des Therapieerfolgs

Für die Beurteilung der Remissionsdauer werden nur Patientinnen mit eingetretener Remission herangezogen. Unter *Remissionsdauer* versteht man die Zeitspanne einer objektivierbaren Tumorrückbildung vom Tag des Eintretens der Remission bis zur Feststellung einer eindeutigen Progression. Die *mittlere Remissionsdauer* ist die Zeitspanne, nach welcher sich noch 50% eines bestimmten, nach einheitlichen Richtlinien behandelten Patientenkollektivs in andauernder Remission befindet.

Überlebenszeit. Bei den Angaben zur Überlebenszeit gelten folgende Definitionen:

- *Rezidivfreies Überleben:* Zeitspanne vom Therapiebeginn bis zum Nachweis eines dokumentierten Rezidivs (time to progression).
- *Gesamtüberleben:* Zeitspanne ab Therapiebeginn, bei mehreren Therapieschritten ab Diagnosestellung bis zum Tod der Patientin.
- *Mittlere Überlebenszeit:* Zeitspanne, nach der noch 50% eines bestimmten Patientenkollektivs leben, ungeachtet ob mit oder ohne Rezidiv.

Lebensqualität

Objektive Beurteilungsparameter, z. B. Remissionsraten, umfassen den Erfolg einer Behandlung nur unvollständig. Bei der Gesamtbeurteilung einer Therapie sollte daher die Lebensqualität stärkere Beachtung finden. Häufig erfaßte Parameter der Lebensqualität:

- körperlicher Zustand der Patientin (Schmerzen) und Leistungsfähigkeit,
- Toxizität der Therapie mit typischen Nebenwirkungen,
- psychologische Faktoren (Angst, Depression),
- zwischenmenschliche Faktoren (Ehe, Familie, Sexualität),
- geistig/metaphysische Faktoren,
- persönliche Faktoren (Hobbys, Ambitionen),
- finanzielle Faktoren,
- soziokulturelle Faktoren.

Die Messung dieser Dimensionen kann mittels strukturierter Interviews oder häufiger mittels Selbstbewertung oder/und Bewertung durch Angehörige und medizinisches Personal erfolgen (FACT, EORTC-QLQ) (Cella u. Mitarb. 1990, Aronson u. Mitarb. 1993).

Komplikationen und Notfälle

Paravasate

Das frühzeitige Erkennen eines Paravasats ist entscheidend für die Begrenzung des Ausmaßes einer möglichen Gewebsschädigung. Schmerzen, Brennen, Stechen, Rötung bzw. Gewebsschwellung können auf eine derartige Paravasatbildung hinweisen. Die einzelnen Zytostatika haben eine unterschiedlich stark ausgeprägte lokale Toxizität. Es lassen sich ausgeprägt nekrotisierend wirkende, mäßig toxische Verbindungen und Zytostatika mit eher geringer lokaler Toxizität unterscheiden (Tab. 10.**5** u. 10.**6**).

Vorgehen bei Verdacht auf Paravasat

- Zytostatikaapplikation sofort unterbrechen, 5-ml-Spritze auf den intravenösen Zugang aufsetzen und möglichst viel Paravasat aspirieren. Nadel entfernen.
- Subkutane Unter- und Umspritzung des Paravasats mit 5000 IE Heparin in 5–20 ml physiologischer Kochsalzlösung mit 4–8 mg Dexamethason in bzw. um den Bereich des Paravasats subkutan infiltrieren.
- Hochlagern des Arms für 48 Stunden.
- Kalte Auflagen: Bei Anthracyclinderivaten zur Hemmung der Zelltoxizität mindestens 4mal täglich für 15 Minuten.
- Wärmeauflagen: Bei Vincaalkaloiden zur Förderung der Durchblutung und damit zum verbesserten Abbau des Zytostatikumdepots.
- Als mögliche Antidots sind für Paravasate folgende Substanzen bereitzuhalten:
  - Actinomycin D, Cisplatin und Mitomycin C: *4 ml 10%iges Natriumthiosulfat,*
  - Antracycline, Vinblastin und Vincristin: *5 ml 8,4%iges Natriumbicarbonat.*
- Zusätzliche Maßnahmen: Schmerztherapie, z. B. nichtsteroidale Antiphlogistika (Diclofenac, Ibuprofen, Paracetamol).
- Sorgfältige Dokumentation von Lokalisation und Ausdehnung des Paravasats (nach Möglichkeit Photodokumentation) aus Gründen einer objektiven Bewertung lokaler Hautveränderungen bzw. aus haftungsrechtlichen Gründen.
- Generalisierte Reaktionen wie Fieber, Kreislaufreaktionen oder Schocksymptome werden entsprechend symptomorientiert behandelt.
- Beobachtung der Patientin mindestens über 6 Wochen, nekrotische Wirkungen treten z. T. erst nach Wochen ein.
- Bei Gewebsnekrosen frühzeitige Vorstellung bei plastischem oder Handchirurgen zur Nekroseentfernung bzw. plastischen Deckung.

Prophylaktische Maßnahmen zur Vermeidung eines Paravasats

- Korrekte Lage des venösen Zugangs überprüfen.
- Nach Fehlpunktion einer Vene keine erneute Punktion distal des ersten Punktionsorts.
- Zytostatika immer nur in gut laufende Infusion (0,9 NaCl oder 5% Glucose) applizieren.
- Zytostatika mit starker lokaler Toxizität nur über zentralen Zugang als Infusion applizieren.

Tab. 10.5 Lokale Toxizität bei Extravasation verschiedener Zytostatika

Stark ausgeprägt (Nekrosen)	Lokales Antidot	Mäßig ausgeprägt (Dermatitis)
Adriamycin	DMSO 1–2 ml topisch	Bleomycin
Epirubicin	DMSO 1–2 ml topisch	Cisplatin
Mitomycin, Dactinomycin	DMSO 1–2 ml topisch	
Vincristin	Hyaluronidase (Kinetin 150 IE)	Etoposid
Vinblastin	Hyaluronidase (Kinetin 150 IE)	Taxol/ Cremophor
Vindesine	Hyaluronidase (Kinetin 150 IE)	
Ifosfamid, Cyclophosphamid, Methotrexat		

Tab. 10.6 Klassifikation von Zytostatika nach lokaler Toxizität

Stark nekrotisierend wirkende Verbindungen:	
➤ Dactinomycin	Lyovacosmegen
➤ Doxorubicin	Adriblastin
➤ Epirubicin	Farmorubicin
➤ Mitomycin	Mitomycin Medac
➤ Vinblastin	Velbe
➤ Vincristin	Vincristin Lilly
➤ Vindesin	Eldesine
➤ Vinorelbin	Navelbine
Mäßig toxische Verbindungen:	
➤ Bleomycin	Bleomycinum Mack
➤ Cisplatin	Platiblastin, Platinex
➤ Estramustin	Estracyt
➤ Etoposid	Vepesid
➤ Fluorouracil	Fluoroblastin
➤ Mitoxantron	Novantron
➤ Paclitaxel	Taxol
Geringe lokale Toxizität:	
➤ Gemcitabine	Gemzar
➤ Thiotepa	Thiotepa-Lederle

Antibiotikaprophylaxe

Bei konventionell dosierter Zytostatikatherapie ist eine routinemäßige Antibiotika- und/oder Antimykotikaprophylaxe aufgrund der Förderung von Resistenzentwicklungen und der Allergisierung von Patientinnen nicht zu empfehlen. Bei seropositiven Patientinnen für Herpes- oder Zytomegalieviren kann dagegen eine antivirale Prophylaxe mit Aciclovir erwogen werden.

Fieber ohne Neutropenie

Bei diesen Patientinnen ist nach folgenden Symptomen oder Manifestationen zu suchen:

- Hautmanifestationen (makulopapilläre oder noduläre Erytheme),
- zerebrale Infektionen/Abszeß (auffällige Verhaltensänderungen),
- Lungeninfiltrate/postradiogene Pneumonitis,
- gastrointestinale Infekte,
- Infekte des Urogenitaltrakts,
- Infektion über venöse Katheter.

Therapie. Bei manifestem klinischen Befund Beginn einer empirisch bewährten Antibiotikatherapie. Falls die Infektionsquelle klinisch nicht erkennbar ist, sollten zunächst Blutkulturen angelegt werden. Eventuell Entfernung venöser Katheter. Differentialdiagnostisch ist bei klinisch unauffälligem Befund auch an die Möglichkeit eines „Tumorfiebers" zu denken. Geht das Fieber während einer antibiotischen Therapie nicht innerhalb von 48 Stunden zurück, ist von einer Risikoinfektion auszugehen (z. B. septische Thrombophlebitis, Endokarditis usw.).

Neutropenische Patientin mit Fieber

Während einer Standardchemotherapie besteht bei den meisten Patientinnen nur eine kurze Phase der Immundefizienz. Risikofaktoren für die Ausbildung einer Granulozytopenie sind:

- vorangehende oder simultane Radiotherapie,
- vorangehende Steroidtherapie,
- Vorliegen einer Knochenmarkkarzinose.

Weitere infektionsbegünstigende Faktoren sind:

- hohe Tumorlast,
- Zerstörung von Abwehrbarrieren der Haut oder Schleimhäute (Tumor, chemotherapiebedingte Mukositis),
- lokale Obstruktion von Hohlorganen,
- Fehl- oder Unterernährung,
- nosokomiale Faktoren wie venöse Zugänge, Zentralvenenkatheter oder Keimübertragung durch das Klinikpersonal.

Bei neutropenischen Patientinnen in der Gynäkologie werden häufig Hautkeime (Staphylococcus epidermis, Staphylococcus aureus) oder Keime des Gastrointestinaltrakts (z. B. Escherichia coli, Klebsiella pneumoniae) gefunden. Typische Infektionsmanifestationen sind in Tab. 10.**7** zusammengestellt.

Tab. 10.**7**	Häufige Infektionslokalisationen bei neutropenischen Patientinnen mit Fieber > 38,5 °C

- Harnwegsinfektionen
- Infektionen des Gastrointestinaltrakts (Pilze)
- Infektionen des oberen Respirationstrakts
- Infektionen der anorektalen Region
- Punktionsstellen, venöse Zugänge

Diagnostik. Bei fieberhafter Neutropenie beginnt die Diagnose mit einer sorgfältigen klinischen Inspektion, wobei der Ausgangsherd der Infektion häufig nicht bemerkt wird, da klassische Entzündungszeichen fehlen. Bildgebende Untersuchungen (Thorax, Nasennebenhöhlen, evtl. Zähne), Lokalabstriche, Untersuchungen der Urin- und Blutkulturen sind zusätzliche diagnostische Maßnahmen. Wenn bei neutropenischen Patientinnen Lungeninfiltrate nachgewiesen werden, die auf eine antibiotische Behandlung nicht ansprechen, sollte eine invasive Diagnostik zum Erregernachweis angestrebt werden (bronchoalveoläre Lavage). Bei Nichtansprechen auf eine Therapie muß mit serologischer Diagnostik auch nach Candida-, Aspergilluserregern, Zytomegalievirus, Legionellen und Mycoplasma pneumoniae gefahndet werden.

Therapie. Bei einer Patientin mit oral gemessener Temperatur von > 38,5 °C und einer Neutrophilenzahl von < $1{,}0 \times 10^9$ sollte nach Diagnostik, Entnahme von Blut-, Urinkulturen usw. umgehend mit einer antibiotischen Therapie begonnen werden. Die antimikrobielle Therapie muß eine sichere Wirksamkeit gegenüber gramnegativen Aerobiern, Streptokokken und Staphylokokken gewährleisten. Die typische Kombinationstherapie kann z. B. β-Lactam-Antibiotika (Cephalosporine, Penicilline, Monolactame) und ein Aminoglykosid enthalten (*Cave:* Nierenfunktion).

Weitere therapeutische Maßnahmen:

- Falls nach 72 – 96 Stunden keine Besserung eingetreten ist, ist ein Wechsel der Antibiotika zu erwägen, insbesondere wenn Keime isoliert werden konnten, die ein anderes Resistenzspektrum aufweisen. Anlegen neuer Kulturen. Von einem Ansprechen der Antibiotika ist erst bei anhaltender Entfieberung (< 38 °C) ohne Antipyretika auszugehen.
- Bei Entfieberung Fortsetzung der antibiotischen Therapie über mindestens 3 – 5 Tage.
- Differentialdiagnostisch an eine Virusinfektion oder an eine Tuberkulose denken (wieder häufiger zu beobachten).
- Verabreichung von Wachstumsfaktoren (G-CSF, GM-CSF).
- Bei Patientinnen mit niedrigem Risiko evtl. Absetzen der Antibiotikatherapie bei Fieberabfall und gleichzeitigem Anstieg der Granulozyten auf > 1000/µl.
- Weitere Maßnahmen: sorgfältige Hygiene, Wartung von Venen- und Blasenkathetern.
- Auf mögliche Nekrosen und Ulzera achten.

Hyperkalzämie

Die tumorinduzierte Hyperkalzämie stellt eines der häufigsten paraneoplastischen Syndrome dar (Body 1992, Ralston u. Mitarb. 1990). In der gynäkologischen Onkologie tritt sie typischerweise bei Patientinnen mit einem metastasierten Mammakarzinom auf. Ist kein metastasiertes Tumorleiden bekannt, müssen zunächst nichtonkologische Krankheitsbilder ausgeschlossen werden. Eine hyperkalzämische Krise (> 3,5 mmol/l) erfordert rasches, auf die Situation und das Tumorgrundleiden hin ausgerichtetes Vorgehen.

Symptome:

- Typische Trias:
  - Schwäche,
  - Exsikkose,
  - Erbechen.
- Weitere Symptome:
  - Neuropsychiatrisch: Adynamie, Hyporeflexie, Apathie bis Koma, depressive Verstimmung bzw. Aggressivität bis Psychose,

- renale Symptome: Polyurie, Polydipsie, Exsikkose,
- gastrointestinale Symptome: Übelkeit, Erbrechen, Darmatonie, akute Pankreatitis,
- kardiovaskuläre Symptome: Hypertonie, Arrhythmie,
- Spätsymptome: Verkalkungen, z. B. Bindegewebe, Gefäße.

Diagnostik. Klinische Diagnose bei Vorliegen der typischen Trias ist möglich:

- Labordiagnostik: Serumkalzium über 2,3 mmol/l,
- Urinuntersuchung: Kalziurie über 300 mg im 24-Stunden-Urin,
- Elektrolytverschiebung.

Therapie. Sofortige Unterbrechung der medikamentösen Behandlung. Forcierte Diurese, Flüssigkeitszufuhr etwa 5 l 0,9%ige NaCl-Lösung 24 Stunden und Gabe von Furosemid bis zu 80 mg/24 Stunden. Angestrebte Urinmenge über 5 l/24 Stunden. Hemmung der Osteoklastenaktivität. Besonders effektiv sind Infusionen von Bisphosphonaten mit Clodronat (Ostac) 300 mg oder Pamidronat (z. B. Aredia) 60 mg in 500 ml NaCl-Lösung 0,9% innerhalb von 2 Stunden. Die Behandlung wird mit einer calciumfreien Kost weitergeführt. Bei bestehenden Knochenmetastasen kann die Bisphosphonattherapie im Abstand von 3 Wochen als Tumor- und Schmerztherapie fortgesetzt werden. In der hyperkalzämischen Krise sind endokrine Therapiemaßnahmen abzusetzen. Bei lebensbedrohlicher Hyperkalzämie kann zusätzlich Calcitonin appliziert werden (100 IE/Tag intramuskulär subkutan über 3 Tage).

Thrombozytopenische Blutung

Bei < 50 000/ µl Thrombozyten sind Blutungen äußerst selten. Lebensbedrohliche Blutungen treten erst bei Thrombozytenwerten < 20 000/ µl auf. Thrombozytopenische Blutungen sind während einer konventionell dosierten Chemotherapie äußerst selten. Typischerweise finden sich petechiale Hauteinblutungen. Die weiterführende Diagnostik bereitet keine Probleme. Ausmaß und Lokalisation der Blutung sind für die klinischen Symptome verantwortlich (z. B. ZNS, Magen-Darm-Trakt, Lunge). Neben der klinischen Untersuchung und dem Blutbild mit Bestimmung der Thrombozytenzahl sollte darüber hinaus immer eine Gerinnungsanalyse erfolgen. Da Thrombopoetin zur Therapie noch nicht bereit steht, ist bei den klinischen Zeichen einer Blutung die Gabe von Thrombozytenkonzentraten die Behandlungsmaßnahme der Wahl. Nach Möglichkeit sollten Thrombozyten eines HLA-kompatiblen Spenders transfundiert werden. Die stumme Thrombopenie wird auch bis zu Werten von 5000/ µl toleriert.

Enteritis/Diarrhö

Eine Diarrhö nach Chemotherapie nimmt meist einen akuten, in der Regel aber selbstlimitierenden Verlauf. Patientinnen berichten zumeist über dünnflüssig ungeformte Stühle, teils mit Blut- und Schleimabgang. Zusätzlich können Fieber, Kopfschmerzen, Übelkeit und Erbrechen, Bauchkrämpfe, Myalgien und ein allgemeines Krankheitsgefühl auftreten. Durch Nahrungskarenz wird die Symptomatik nicht wesentlich gebessert. Obwohl die Mehrzahl der Durchfallerkrankungen durch die unmittelbare Toxizität der Chemotherapie zu erklären ist, müssen differentialdiagnostisch auch andere Ursachen erwogen werden (u. a. Infektionen, Colitis ulcerosa, Divertikulitis, Colon irritabile).

Therapie. Eine kausale Therapie der Schleimhauttoxizität ist derzeit nicht möglich. Die supportiven Behandlungsmaßnahmen umfassen zunächst den Ausgleich der Elektrolyt- und Flüssigkeitsverluste (z. B. Ringer-Laktat-Lösung mit 10 – 20 mmol K^+/l). Darüber hinaus steht ein breites Spektrum an Möglichkeiten zur Verfügung:

- Adsorbenzien (Carbo medicinalis),
- Obstipanzien (Tannalbin),
- Opiate (Tinctura opii z. B. 3mal 15 Tropfen),
- Opioide (Loperamid 4mal 2,0 mg per os),
- Antidyspeptika (z. B. Perenterol Kapseln, 3mal 2 Kapseln/Tag),
- Serotoninantagonisten (z. B. Ondansetron 3mal 4 mg per os),
- Antibiotikatherapie (nur in Ausnahmefällen erforderlich, dann z. B. Ciprofloxacin oder Cotrimoxazol).

Hyperurikämie

Eine akute Harnsäurenephropathie als Folge einer effektiv wirksamen Chemotherapie tritt bei gynäkologisch-onkologischen Patientinnen nur sehr selten auf. Sie ist meist die Folge eines erhöhten Turnovers von Purinen. Risikofaktoren sind Hypovolämie, vorbestehende Niereninsuffizienz oder eine diuretische Therapie mit Thiaziden. Klinisch bleibt das Krankheitsbild lange Zeit stumm, erst spät können Symptome der Niereninsuffizienz mit Lethargie, Übelkeit und Oligo- bzw. Anurie auftreten. Im Serum werden bei der Diagnosestellung > 450 µmol/l Harnsäure gemessen. Bei mäßig erhöhten Harnsäurewerten bis 700 µmol kann die Chemotherapie fortgesetzt werden, sofern eine entsprechende Prophylaxe erfolgt, mit:

- ausreichende Diurese (mindestens 2 l/Tag),
- Alkalisierung des Urins (z. B. Uralyt-U 3mal 2,5 g per os Tag),
- Allopurinol 300 mg per os täglich.

Bei Harnsäurewerten > 700 µmol und ansteigendem Kreatininwert sollte die Chemotherapie unterbrochen und eine entsprechende Therapie eingeleitet werden (s. oben). Eventuell muß bei Niereninsuffizienz eine temporäre Hämodialyse erwogen werden.

Akute intrakranielle Drucksteigerung/Hirnödem

In den letzten Jahren werden zunehmend häufiger zerebrale Metastasen bei Patientinnen mit Mamma- bzw. Ovarialkarzinom beobachtet. Diese Zunahme ist Ausdruck einer zunächst erfolgreichen Chemotherapie, die ein verlängertes Überleben ermöglicht. Eine primäre

ZNS-Metastasierung ist selten. Die Klinik bei diesen Patientinnen manifestiert sich z. B. durch:

- Einschränkung der zerebralen Leistungsfähigkeit, Lethargie, Somnolenz, Verwirrtheit,
- Krampfzustände, fokale neurologische Ausfälle,
- Hyperreflexie,
- Erbrechen (ohne Nausea),
- Bradykardie.

Diagnostik. Für die Diagnostik stehen klinische, neurologische und bildgebende Untersuchungen (CT, MRT) zur Verfügung. Eine Lumbalpunktion sollte nur zur Abklärung einer Meningeosis carcinomatosa erwogen werden.

Therapie. Als Therapiemaßnahme steht zunächst die symptomatische Senkung des Hirndrucks durch Glucocorticoide im Vordergrund:

- Glucocorticoide: z.B. Dexamethason 12–16 mg/Tag intravenös oder per os,
- Diurese: z.B. Furosemid 40–80 mg/d intravenös,
- neurochirurgische Intervention: z.B. bei gesichertem solitären Prozeß und Fehlen weiterer Fernmetastasen,
- Strahlentherapie des Schädels,
- Chemotherapie: Nur in Ausnahmefällen aufgrund des verzögerten Wirkungseintritts und der bei der Mehrzahl der Zytostatika zu berücksichtigenden Blut-Liquor-Schranke.

Literatur

Arends, J., C. Unger: Die Bedeutung von Therapiezielen in der Onkologie. Onkologe 3, Suppl. 1 (1997) S 29

Body, J. J.: Metastatic bone disease: clinical and therapeutic aspects. Bone 13 (1992) 57–62

Cella, D. F. et al.: Functional assessment of cancer therapy (FACT). Proc. Amer. Soc. clin. Oncol. 9 (1990) 307–10

Ralston, S. H., S. H. Gallacher, E. Patel et al.: Cancer associated hypercalcaemia: morbidity and mortality. Clinical experience in 126 treated patients. Ann. intern. Med. 112 (1990) 499–504

11 Praktisches Vorgehen bei der Strahlentherapie

Notwendige Voruntersuchungen

Vor einer Strahlentherapie müssen die Untersuchungen durchgeführt werden, die
- die Tumordiagnose sichern (histologischer Befund),
- das Tumorstadium erkennen lassen,
- die genaue anatomische Ausbreitung des Tumors bestimmen,
- die relevanten Nebenerkrankungen ausschließen.

Die speziellen Erfordernisse wurden auf S. 30 dargestellt. In jedem Fall ist eine bildgebende Diagnostik der Tumor- sowie der Lymphabflußregion erforderlich. Fernmetastasen sollten ausgeschlossen oder in ihrem Ausmaß gesichert sein, da die Höhe der Strahlendosis im Falle einer palliativen Therapie niedriger gewählt wird. Relevant sind Nebenerkrankungen, wenn sie die Durchführbarkeit der Strahlentherapie beeinflussen oder in Frage stellen, z.B. postoperative Komplikationen, Lähmungen, Behinderungen oder akute Infektionserkrankungen. Die Indikation zur Strahlentherapie kann erst nach Vorliegen von Ergebnissen der notwendigen Voruntersuchungen gestellt werden.

Ablauf einer perkutanen Strahlentherapie

Eine Strahlentherapie läuft in folgenden Phasen ab:
- Indikationsstellung,
- Bestrahlungskonzept,
- Aufklärung,
- Vorsimulation,
- Planung,
- Nachsimulation,
- Ersteinstellung,
- Verifikation,
- Durchführung der Bestrahlungsserie,
- Beendigung der Strahlentherapie,
- Nachsorge.

Indikationsstellung

Bei der Indikationsstellung muß die Anwendung anderer Therapieverfahren (Operation, Chemotherapie) in einem interdisziplinären Gespräch abgestimmt werden und im Fall einer Kombinationsbehandlung Art und zeitliche Abfolge der Maßnahmen festgelegt werden. Die Indikation beinhaltet stets auch die Definition des Therapieziels, z.B. die definitive Tumorheilung oder die Palliation von Tumorfolgen. In beiden Fällen müssen Aufwand der Bestrahlung, Minderung der Lebensqualität während der Bestrahlung und Therapiefolgestörungen gegen den Gewinn (Erhaltung des Lebens, Bewahrung von Körperfunktionen oder Verhütung bzw. Linderung von Beschwerden) abgewogen werden.

Bestrahlungskonzept

Nach der Indikationsstellung erfolgt die Aufstellung eines Behandlungskonzepts: Wie kann das angestrebte Therapieziel erreicht werden? Bereits jetzt muß die Ausdehnung des Zielvolumens, die Höhe der Dosis, die Mitbelastung von Risikoorganen und die Bestrahlungsmethode in groben Zügen festgelegt werden, um im nächsten Schritt umfassend aufklären zu können.

Aufklärung

Die Aufklärung schafft die ethische und juristische Grundlage für die Durchführung der Strahlentherapie (Kap. 4). Während früher ein Aufklärungsgespräch nur die Nennung der gravierendsten und häufigsten Komplikationen beinhaltete, ist das Aufklärungsgespräch heute eine zeitaufwendige ärztliche Maßnahme, die im Fall juristischer Auseinandersetzungen von entscheidender Bedeutung ist und eine wichtige Vertrauensbasis für die mehrwöchige Behandlungsphase schafft.

Praktisches Vorgehen bei der Aufklärung über eine geplante Strahlentherapie

- Diagnoseaufklärung,
- Indikationsaufklärung,
- Risikoaufklärung,
- Vorsorgeaufklärung.

Die *Diagnoseaufklärung* ist im Rahmen der Tumordiagnose oder Voroperation im Normalfall bereits erfolgt. Bei der *Indikationsaufklärung* muß der Patientin erklärt werden, warum die Strahlentherapie durchgeführt wird, welches Ziel mit der Strahlentherapie verfolgt wird, welchen Nutzen sie durch die Strahlentherapie voraussichtlich haben wird und welche alternativen Behandlungsmöglichkeiten bestehen. Die *Risikoaufklärung* soll über mögliche Nebenwirkungen informieren. Aufgrund der neueren Rechtsprechung sind die Ansprüche der Risikoaufklärung enorm angewachsen, so daß auch sehr seltene Komplikationen erwähnt werden müssen. Die Verwendung von Vordrucken ist nur dann zulässig, wenn die individuellen Risiken speziell hervorgehoben werden. Die *Vorsorgeaufklärung* soll der Patientin erläutern, wie sie sich während der Strahlentherapie verhalten, wie sie die Bestrahlungsfelder pflegen, wie sie sich ernähren und welche Genußgifte sie meiden sollte.

Vorsimulation

Bei der Vorsimulation wird die Lagerung festgelegt und die zu bestrahlende Körperregion grob markiert. Von diesem Bereich wird dann in exakt der gleichen Lagerung eine Planungs-CT angefertigt. Die Körperquerschnitte der CT werden in den Planungsrechner eingelesen und bilden die Grundlage für die Planung. Das Ergebnis sind exakte Parameter spezieller Strahlenfelder.

Nachsimulation

Die exakten Parameter spezieller Strahlenfelder werden in einer Nachsimulation eingestellt und eingezeichnet.

Ersteinstellung

In der nächsten Phase werden die Felder mit ihren Parametern zum ersten Mal am Beschleuniger eingestellt. Dieser Vorgang der Ersteinstellung erfordert besondere Aufmerksamkeit, da der Geräterechner alle Einstellungen speichert. Mögliche Fehler würden also stets wiederholt.

Verifikation

Um sicher zu gehen, daß das Gerät exakt das bestrahlt, was geplant ist, werden sog. Verifikationsaufnahmen von den Feldern angefertigt.

Durchführung der Bestrahlungsserie

Bis zur ersten Bestrahlung vergehen bei der 3-D-Planung mit Individualabsorbern 1–2 Wochen. Die Bestrahlung wird typischerweise an 5 Tagen der Woche über einen Zeitraum von 5–7 Wochen durchgeführt. Während der Bestrahlungsserie prüft der Strahlentherapeut die Befindlichkeit der Patientin und berät sie hinsichtlich der Körperpflege. Bei der Bestrahlung klinisch erkennbarer Tumoren, wie z.B. beim inoperablen Zervixkarzinom, sollte in wöchentlichen Abständen die Reaktion des Tumors auf die Bestrahlung beurteilt werden. Veränderungen in der Tumorgeometrie wirken sich bei der Planung der Brachytherapie aus, da bei einer Tumorschrumpfung die Risikoorgane, wie Rektum und Harnblase, näher am Strahler sind.

Beendigung der Strahlentherapie und Nachsorge

Am Ende der Bestrahlungsserie werden Tumorrückbildung und akute Strahlennebenwirkungen dokumentiert. Die erste Nachsorgeuntersuchung wird meistens nach 6–8 Wochen durchgeführt. Zu diesem Zeitpunkt ist die akute Strahlenreaktion abgeklungen und die Schrumpfung des klinisch sichtbaren Tumors weitgehend abgeschlossen. Eine Tumornachsorge ist integraler Bestandteil der Strahlentherapie. Die enge Gratwanderung zwischen Tumorheilung und Nebenwirkung ist nur erfolgreich, wenn der Strahlentherapeut eine kontinuierliche Rückmeldung seiner Strahlenfolgen erfährt.

Intraoperative Bestrahlung

Eine seltene Form der Teletherapie ist die intraoperative Bestrahlung (IORT) (Garton u. Mitarb. 1996, Martinez-Monge u. Mitarb. 1993, Poleska u. Mitarb. 1995, Abe u. Mitarb. 1996). Die IORT ist nur in wenigen Zentren möglich, die über einen Bestrahlungs-Operationssaal verfügen. Ziel der IORT ist die Applikation hoher Strahlendosen ohne Belastung von Risikoorganen. Dazu wird z.B. die Bauchhöhle eröffnet und der Darm aus dem Strahlengang z.B. durch Tamponade distanziert. Dieses Vorgehen erfordert eine besonders enge Kooperation des Operationsteams mit den Strahlentherapeuten. Die Überwachung der Narkose sowie der Bestrahlung muß nach Verlassen des Operationssaals während der Bestrahlung durch Überwachungskameras gewährleistet sein.

Ablauf einer Brachytherapie

Das Vorgehen bei einer Brachytherapie hängt von der Lokalisation der Applikation ab. Bei gynäkologischen Tumoren kommen folgende Anwendungen in Frage:

- vaginale Applikation,
- intrauterine Applikation,
- interstitielle Applikation der Mamma,
- interstitielle Applikation im kleinen Becken (s. praktisches Vorgehen bei der Brachytherapie [Box, S. 356]).

Interstitielle Applikation bei Mammakarzinom

Bei der interstitiellen Afterloadingtherapie der Mamma handelt es sich um einen operativen Eingriff, der unter Allgemeinanästhesie durchgeführt wird. Vor der Applikation müssen Hohlnadeln, die die Strahlenquelle aufnehmen können, exakt parallel und horizontal (Vermeidung einer Pleuraperforation!) durch den ehemaligen Tumorbereich der Mamma gestochen werden. Diese Hohlnadeln werden nach Rechnerplanung mit einer Strahlenquelle beladen. Die Entfernung der Nadeln nach Applikation wird normalerweise ohne Analgesie toleriert.

Interstitielle Applikation im kleinen Becken

Eine interstitielle Therapie im kleinen Becken erfordert eine ausreichende Anästhesie und sollte unter stationären Bedingungen erfolgen. Da bei solchen Eingriffen große Gefäße verletzt werden können, müssen Blutkonserven bereitgestellt werden. Zur Verhütung von Infektionen muß unter sterilen Bedingungen gearbeitet werden. Eine perioperative Antibiotikaprophylaxe wird empfohlen. Nach dem Einbringen der Hohlnadeln wird die Lage z.B. mit einer CT kontrolliert. Nur in einfachen Fällen genügt die klinische Kontrolle. Vor der Applikation ist eine Rechnerplanung erforderlich. Gegenwärtig

Praktisches Vorgehen bei der Brachytherapie

Vaginale Applikation. Die vaginale Applikation erfordert keine Anästhesie und wird in der Regel ambulant durchgeführt. Vor der Applikation muß die Länge der Scheide, der Durchmesser des Applikators und die Ausdehnung des zu bestrahlenden Bereichs festgelegt werden. Eine vaginale Afterloadingapplikation wird als alleinige Therapie oder in Kombination mit einer perkutanen Strahlentherapie z. B. nach primärer Operation des Endometrium- oder Zervixkarzinoms durchgeführt. Im Fall einer Kombinationsbehandlung erfolgt die Afterloadinganwendung meistens an einem Tag der Woche, die perkutane Strahlentherapie an den 4 weiteren Wochentagen.

Intrauterine Applikation. Eine intrauterine Applikation erfordert eine Dilatation des Zervikalkanals unter entsprechender Anästhesie. Nach Möglichkeit wird eine Zervixhülse eingesetzt, die weitere Applikationen erleichtert (Smit u. Mitarb. 1989, 1993). Die Zervixhülse wird mit Nähten fixiert, um das Herausfallen zu verhindern und um sicherzustellen, daß die Zervixhülse bis zur nächsten Applikation in exakt der gleichen Position bleibt. Die Optimierung der Rechnerplanung einer Afterloadingtherapie ist zeitaufwendig. Daher erfolgt die erste Applikation nur in einfachen Situationen unmittelbar nach der Zervixdilatation. Wiederholte Applikationen sind nach ausreichender Vordilatation ohne Anästhesie möglich. Intrauterine Applikationen werden bevorzugt stationär durchgeführt, um eine ausreichende Überwachung nach dem Eingriff garantieren zu können. Eine intrauterine Afterloadingbehandlung wird fast immer mit einer perkutanen Strahlentherapie kombiniert. Dabei muß darauf geachtet werden, daß im Bereich der Afterloadingstrahlung keine Überdosierung durch die zusätzliche perkutane Bestrahlung entsteht. Letzeres wird z. B. durch den Einsatz zentraler Bleiabsorber erreicht. Die intrauterine Afterloadingtherapie wird meistens an einem Tag der Woche durchgeführt, die perkutane Behandlung an 4 weiteren Tagen. Die Gesamtbehandlungszeit beträgt etwa 8 Wochen.

verfügen nur wenige Zentren über ein erfahrenes Team zur Durchführung der genannten interstitiellen Afterloadingtherapie.

Zur Behandlung von Beckenwandrezidiven wurde eine spezielle Kombination von Operation und Afterloadingtherapie eingeführt (Höckel u. Mitarb. 1993, Kneschaurek u. Mitarb. 1995). Zunächst wird das Rezidiv möglichst vollständig entfernt. An der Beckenwand kann aus anatomischen Gründen eine R0-Resektion nicht erzielt werden. In diesem Bereich werden Afterloadingschläuche verlegt. Die Schläuche werden durch spezielle Kunststoffhalterungen positioniert und voneinander distanziert. Über diese Afterloadingschläuche erfolgt eine Brachytherapie der Beckenwand. Teflondistanzstücke (Heller u. Mitarb. 1995) können in der Bauchhöhle verbleiben. Mit diesem oder einem ähnlichen Verfahren konnten bei bisher inkurablen Fällen eine lokale Kontrolle erzielt werden (Höckel u. Mitarb. 1993, Poleska u. Mitarb. 1995).

Auch eine Kombination mit einer simultanen Chemotherapie (CORCT) befindet sich in Erprobung (Schulz-Wendtland u. Mitarb. 1995, 1998). Aufgrund der geringen Fallzahl und des hohen Maßes an Kooperation und Erfahrung sollten Patientinnen mit entsprechender Indikation nur in dafür ausgewiesenen Zentren behandelt werden.

Siehe hierzu auch Kap. 3, S. 66.

Akute Strahlenfolgen: Prophylaxe und Management

Während der Bestrahlungsserie treten typische Nebenwirkungen und Befindlichkeitsstörungen auf, die eine Beratung hinsichtlich der Körperpflege und des Verhaltens erfordern (Rotman u. Mitarb. 1997, Seegenschmiedt u. Mitarb. 1998).

Akute Strahlenfolgen betreffen:

- das Allgemeinbefinden,
- die Haut,
- die Mamma und Brustwand,
- den Gastrointestinaltrakt,
- die Harnwege,
- das Gehirn,
- das blutbildende Knochenmark.

Allgemeinbefinden. Während einer Bestrahlungsserie klagen viele Patientinnen über *Müdigkeit* und *Abgeschlagenheit.* Diese Symptome treten bereits in den ersten Bestrahlungstagen auf und sind vom Zeitpunkt der Bestrahlung völlig unabhängig. Patientinnen sollten angehalten werden, ihrem Schlafbedürfnis nachzugeben und die übrigen Beschäftigungen einzuschränken. Die Aufmerksamkeit im Straßenverkehr kann gefährlich vermindert sein. Eine Ruhepause unmittelbar nach der Bestrahlung ist nicht erforderlich. Auch die Gabe hochprozentiger Getränke (früher zur Bekämpfung des „Strahlenkaters“ üblich!) ist heute obsolet. *Übelkeit, Drehschwindel* und *Kopfschmerzen* sind bei der Verwendung moderner Hochvoltgeräte sehr selten und müssen bei Auftreten an das Vorliegen zerebraler Metastasen denken lassen.

Haut. Die Hautfelder erfahren durch die Strahleneinwirkung eine akute Strahlenreaktion, die einem Sonnenbrand ähnelt. Die Haut wird zunächst gerötet *(Strahlenerythem),* hyperämisch, warm und empfindlich. Später tritt eine *Hyperpigmentierung* auf, die je nach Hauttyp sehr unterschiedlich ausfällt. Eine zusätzliche *Hyperkeratose* und *trockene Epitheliolyse* gibt der Haut am Ende der Therapieserie ein graues Aussehen (s. praktisches Vorgehen zur Pflege der Haut während der Bestrahlung [Box, S. 357]).

Mamma/Brustwand. Bei der Bestrahlung der Mamma oder der Brustwand wird ein sichelförmiger Lungenabschnitt mitbestrahlt. Die entstehende lokal begrenzte *Strahlenpneumonitis* ist in der Regel asymptomatisch. Sie kann bei der Beurteilung von Thoraxaufnahmen

Praktisches Vorgehen zur Pflege der Haut während der Bestrahlung

Aufgrund der geringen Regenerationsleistung der Haut während einer Therapieserie muß das Bestrahlungsfeld von folgenden Faktoren verschont werden:

- Verletzungen,
- Abrieb durch enge Kleidung,
- Massagen,
- Waschen,
- Salben.

Eine lockere Kleidung vermindert mechanische Belastungen und läßt feuchte Hautgebiete abtrocknen.

> Die Stärke der Hautreaktion ist von der Höhe der Strahlendosis und von persönlichen Risikofaktoren abhängig.

Es gibt Patientinnen mit besonders ausgeprägter Hautreaktion. Bedingt durch Feuchtigkeit und Reibung tritt eine verstärkte Reaktion der Hautfalten, z. B. einer Fettschürze, auf. Alkohol- und Nikotinabusus erhöhen die Strahlenreaktion. Eine sonnengealterte Runzelhaut hat wenig Regenerationsleistung. Unsachgemäße Hautpflege, Sonnen- und Sonnenbankexposition führen zu ungewöhnlich starken Reaktionen. Die normale Strahlendermatitis kann mit antiphlogistischen Pudern (z. B. Roderm-Puder, Azulon Kamillen-Puder) behandelt werden. Eine *feuchte Epitheliolyse* tritt bevorzugt in Hautfalten (Submammär-, Inguinal-, Analfalte, Fettschürze) auf. Sie heilt erst nach Beendigung der Strahlentherapie ab. Die Pflege erfolgt mit Wundsalben (z. B. Dexpanthenol-Salbe 5%). Cortisonsalben (z. B. Hydrocortison-Salbe 1%) wirken sich günstig auf die lokalen Beschwerden aus. Häufig treten bei feuchter Epitheliolyse Superinfektionen auf, die antibakterielle ode antimykotische Salben erfordern (z. B. Decoderm tri Salbe). Auch eine Pinselung mit Gentamycinlösung (0,3%) hat sich bewährt. Die bepinselten Hautareale können mit einem Fön (Kaltstufe einstellen) getrocknet werden, um so einen guten Schutz vor einer Superinfektion zu gewährleisten. Eine Bestrahlungspause bei Auftreten einer feuchten Epitheliolyse wird nicht empfohlen, da die Gesamtbestrahlungszeit dadurch verlängert wird. Sinnvoll ist eine Änderung der Bestrahlungstechnik, um den Bezirk der Epitheliolyse vor einer weiteren Exposition zu schützen.

und bei einer CT des Thorax jedoch zu Fehldeutungen führen. In einigen Fällen führt eine Strahlenpneumonitis zu einem Beschwerdebild wie bei einer Lobärpneumonie. Bei allen auffälligen pulmonalen Befunden innerhalb des ersten halben Jahres nach einer Strahlentherapie im Thoraxbereich sollte ein erfahrener Strahlentherapeut hinzugezogen werden. Eine Strahlenpneumonitis reagiert nicht auf eine antibiotische Therapie und benötigt eine konsequente Cortisontherapie (z. B. Prednisolon) über mehrere Monate.

Die bestrahlte Mamma zeigt häufig ein *Erythem* und *Ödem*. Das Ausmaß des Ödems hängt von der Größe der Mamma, der Radikalität der Axillaoperation und vom Auftreten postoperativer Komplikationen (Wundinfektion, Hämatom, Serom) ab. Durch das Ödem schwillt die Mamma oft schmerzhaft an. Mit der Rückbildung des Ödems ist im Normalfall in 1–2 Monaten zu rechnen. Es gibt jedoch auch *chronische Mammaödeme* nach brusterhaltender Therapie. Wichtig ist die Abgrenzung einer normalen postoperativen Reaktion bzw. einer Strahlenreaktion von einer Wundinfektion oder einer Lymphangiosis carcinomatosa der Haut. Letztere kam früher praktisch nicht vor, da nur sehr kleine Mammakarzinome brusterhaltend operiert und bestrahlt wurden. Als man dazu überging, auch Tumoren über 20 mm brusterhaltend zu behandeln, gelangten immer größere Tumoren zur Strahlentherapie nach brusterhaltender Operation. Eine Rötung in Kombination mit einem Kutisödem (Orangenhautphänomen!) bei großem, High-risk-Mammakarzinom muß den Verdacht einer *Kutisinfiltration* wecken.

Neben der typischen *Wundinfektion* in der 1. postoperativen Woche gibt es späte *postoperative Mastitiden*, die besondere differentialdiagnostische Probleme bieten. Typischerweise treten sie in der Lysephase postoperativer Hämatome auf. Die zunächst in der Tiefe unsichtbaren Hämatome färben nach ihrer Verflüssigung große Teile der Mamma oder der Thoraxwand gelbgrün. Gleichzeitig bestehen Zeichen einer bakteriellen Infektion. Die Nichtbeachtung einer Mastitis während einer Bestrahlung führt zu extrem ungünstigen kosmetischen Ergebnissen mit früh einsetzender Schrumpfung und Brustfibrose.

Gastrointestinaltrakt. Bei einer Bestrahlung des Abdomens stellt der Darm die häufigste akute strahlenbedingte Morbidität dar. *Diarrhö* und *Flatulenz* treten bei großvolumigen Bestrahlungen im Abdominalbereich fast immer auf. Chronisch obstipierte Patientinnen müssen zunächst weiter Laxanzien (z. B. Agiolax, Bifiteral) anwenden, da sich eine mangelhafte Darmmotorik zunächst verstärken kann. Bei bestehender Diarrhö werden Antidiarrhoika wie Lopedium (z. B. Imodium) und Opiumtropfen sparsam angewendet. Die Kost sollte wenig Reizstoffe wie Kaffee, Zitrusfrüchte oder scharfe Gewürze enthalten. Bei älteren Patientinnen muß eine Diarrhö mit Elektrolytverlust und konsekutiven Herzrhythmusstörungen vermieden werden. Neben der Diarrhö klagen viele Bestrahlungspatientinnen über Flatulenz. Dabei ist nicht die Gasbildung verstärkt, sondern der Gastransport gestört. Die Kost sollte keine typischen Gasbildner (z. B. Kohl, Hülsenfrüchte) enthalten. Der Gastransport im Darm läßt sich durch Körperbewegungen und systematische Lageveränderungen verbessern.

Die ebenfalls sehr strahlenempfindliche Leber wird bei der Therapie gynäkologischer Malignome nicht in Mitleidenschaft gezogen.

Harnwege. Die harnableitenden Wege zeigen bei einer Unterbauchbestrahlung ebenfalls eine akute Strahlenreaktion. Viele Patientinnen klagen über *Brennen beim Wasserlassen* und *Polyurie.* Wichtig ist die Abgrenzung einer akuten Strahlenreaktion gegenüber einem zusätzlichen *Harnwegsinfekt.* Während der Bestrahlung ist die lokale Infektabwehr vermindert und das Risiko eines bakteriellen Harnwegsinfekts erhöht. Die Beschwerden einer akuten Strahlenreaktion lassen sich mit Antiphlogistika (z. B. Novaminsulfon), Spasmolytika (z. B. Buscopan) und Flüssigkeitstherapie (z. B. Bärentraubenblättertee) günstig beeinflussen. Ein Harnwegsinfekt erfordert eine gezielte antibiotische Therapie.

Gehirn. Bei der Bestrahlung des Gehirns wegen zerebraler Filiae kommt es zu einem *Hirnödem.* Zusätzlich weisen Hirnmetastasen in der Regel ein perifokales Hirnödem auf oder behindern durch ihre besondere Lage den Abfluß des Liquors. Daher sollte eine prophylaktische Cortisontherapie (z. B. 3mal 4 mg Fortecortin, Dexamethason) vorgenommen werden und auf Symptome von Hirndruck (Sehstörungen, Übelkeit, Kopfdruck) geachtet werden. Die hochdosierte Cortisontherapie erfordert die Gabe eines Magensäureblockers (z. B. Pepdul), um therapiebedingte Magenulzera zu verhüten.

Blutbildendes Knochenmark. Bei der Bestrahlung von Knochen wird das blutbildende Knochenmark in diesem Bereich zerstört. Da dies ausschließlich Knochen im direkten Strahlengang betrifft, ist die Blutbildung nur gering gestört. Bei einer Ganzkörperbestrahlung hingegen kommt es zu einer *Panzytopenie,* die nur überlebt wird, wenn nach der Bestrahlung Stammzellen zugeführt werden. Eine relevante Störung der Myelo- und Thrombopoese kann dann auftreten, wenn bereits eine Funktionsminderung durch eine vorausgehende Chemotherapie vorliegt und große Teile des Achsenskeletts und des Beckens bestrahlt werden.

Chronische Strahlenfolgen: Management

Während akute Strahlenfolgen die Lebensqualität nur vorübergehend einschränken, können chronische Therapiefolgestörungen (Bentzen, u. Mitarb. 1997, Rubin u. Mitarb. 1993) ein lebenslanges Problem darstellen. Akute Strahlenfolgen haben ihren Höhepunkt am Ende der Bestrahlungsserie und klingen innerhalb von 6–8 Wochen ab. Chronische Strahlenfolgen beginnen frühestens nach 6 Monaten, können aber auch erst Jahre nach der Therapie in Erscheinung treten. Bei manchen Patientinnen gehen akute Nebenwirkungen in chronische über (consequential late damage). Zum Beispiel können profuse Diarrhöen während einer Bestrahlung des Unterbauchs nach der Therapieserie anhalten und in eine chronische hämorrhagische Prokitis übergehen.

Chronische Strahlenfolgen betreffen folgende Organsysteme:

- Haut,
- Mamma,
- Gastrointestinaltrakt,
- Lunge,
- Herz,
- Harnwege,
- Nervensystem,
- Gonaden.

Haut. Die bestrahlte Haut zeigt nach Abklingen des Erythems eine *Hyperpigmentierung,* die längere Zeit anhalten kann. Bei einigen Frauen nimmt die *Elastizität* der bestrahlten Haut ab, sie erscheint derb und ledrig. *Schweiß* und *Talgbildung* sind vermindert. Eine Pflege mit Cremes oder Lotionen, die Feuchtigkeit und Fett substituieren, wird notwendig. Typisch für Elektronenfelder sind *dicht stehende feine dilatierte Venen.* Eine Verödung dieser Venen sollte nicht durchgeführt werden, um die Gefäßsituation nicht zu verschlechtern.

Mamma. Die bestrahlte Mamma zeigt typischerweise ein *Ödem,* welches in seltenen Fällen chronisch wird. In ungünstigen Fällen führt eine *Mammafibrose* zu einer Verminderung der Elastizität des Drüsengewebes. Chronisches Ödem und Fibrose sind oft mit einer *Druckschmerzhaftigkeit des Drüsenkörpers* verbunden. In extremen Fällen bestehen die Patientinnen auf einer sekundären *Ablatio mammae* zur Minderung ihrer Beschwerden.

Gastrointestinaltrakt. Dünn- und Dickdarm reagieren auf eine Bestrahlung zunächst mit *Diarrhö, Flatulenz, Appetitlosigkeit* und *Übelkeit.* In der chronischen Phase können,wie bei allen Hohlorganen, *Stenosen* und *Wandveränderungen* eintreten (Coia u. Mitarb. 1995, Touboul u. Mitarb. 1996). Stenosen führen in seltenen Fällen zu einem *Obstruktionsileus,* der eine operative Maßnahme erfordert. Wandveränderungen des Darms sind mit einem *Elastizitätsverlust* verbunden. Diese Patientinnen leiden weiter an Flatulenz, gelegentlichen überraschenden Durchfällen im Wechsel mit Obstipation. Im Rektumbereich können *Darmwandulzera* Anlaß für Blutungen sein, die transfusionsbedürftig sein können. Eine Rektoskopie muß klären, ob die Blutung durch ein Tumorrezidiv oder ein Strahlenulkus bedingt ist. Rektumulzera lassen sich mit cortisonhaltigen Einläufen (Betnesol Rektal Instillation) gut behandeln. Darmdesinfizierende Pharmaka (Pentasa) können die Abheilung der Rektumulzera fördern. Der Behandlungserfolg ist meist leider nicht von Dauer.

Lunge. Bestrahlte Lungenabschnitte reagieren auf eine Bestrahlung mit *Exsudation,* die später in eine *Fibrose* übergeht. Die Behandlung einer symptomatischen *Strahlenpneumonitis* mit Cortison wurde bereits auf S. 356 erwähnt.

Herz. Das Herz galt früher als unempfindlich gegen Strahlen. Langzeituntersuchungen bei Patientinnen mit Mammakarzinom haben jedoch gezeigt, daß die koronare Mortalität nach der Bestrahlung linksseitiger Mammakarzinome ansteigt (Cuzick u. Mitarb. 1994). Moderne Therapieplanungsmethoden können die Belastung des koronaren Gefäßsystems so weit senken, daß ein koronares Risiko (Gyenes u. Mitarb. 1996, 1997) nicht mehr nachweisbar ist.

Harnwege. An allen Abschnitten der Harnwege können sich bei der Bestrahlung chronische Strahlenfolgen ausbilden. Die Nieren werden bei der Bestrahlung der paraaortalen Lymphknoten teilweise mitbestrahlt. Bei fachgerechter Durchführung kommt es nicht zu relevanten Funktionseinbußen. Die ableitenden Harnwege, Ureter, Harnblase und Urethra, können nach einer Bestrahlung des kleinen Beckens chronische Strahlenfolgen aufweisen. Im Vordergrund stehen *Stenosen des Ureters* und eine *Schrumpfung der Blase.* Die größte Gefährdung geht vom *Verlust der Nierenfunktion* durch eine *chronische Abflußbehinderung* aus. Im Rahmen von Tumornachsorgekontrollen sollte nach Bestrahlung des kleinen Beckens der Harnabfluß kontrolliert und die harnpflichtigen Substanzen im Serum bestimmt werden.

Nervensystem. Nach Bestrahlung peripherer Nerven können auch nach vielen Jahren Funktionsstörungen entstehen, die meistens im Zusammenhang mit einer ungewöhnlichen *Fibrose* stehen. Die therapeutischen Möglichkeiten sind sehr begrenzt. Die progrediente Fibrose bestimmt den Krankheitsverlauf. Die Bestrahlung des Gehirns erfolgt bei gynäkologischen Tumoren aufgrund von Hirnmetastasen. Die ungünstige Prognose von Patientinnen mit Hirnmetastasen verhindert, daß späte chronische zerebrale Nebenwirkungen beobachtet werden.

Gonaden. Die weiblichen Gonaden stellen bereits nach der Bestrahlung mit wenigen Gray die Reifung von Follikeln ein. Jede Patientin, die eine Bestrahlung im kleinen Becken erhält, hat 1 – 2 Monate nach der Therapie *keine Ovarialfunktion* mehr. In Abhängigkeit vom Primärtumor muß geprüft werden, ob eine Hormonsubstitution zulässig ist. Eine Schonung der Ovarien ist nur möglich, wenn diese operativ nach kranial verlagert und fixiert werden. Diese Fixation muß kranial des 5. Lendenwirbels erfolgen, um eine Bestrahlung zu verhindern. Eine Seitenverlagerung führt nicht zu einer ausreichenden Schonung. Wegen der möglichen Verminderung der Gefäßversorgung stellt die operative Verlagerung der Ovarien keine Garantie für einen Funktionserhalt dar.

Spätkomplikationen. Zu den Spätkomplikationen nach Strahlentherapie ist auch die Entstehung *sekundärer Malignome* zu rechnen (Tucker u. Mitarb. 1993). Strahleninduzierte Malignome zeichnen sich durch eine jahrelange Latenz, ein Überwiegen mesenchymaler Tumoren (Fibro-, Angio-, Lymphangiosarkome) und eine häufige Resistenz gegenüber einer Strahlen- und Chemotherapie aus. Zu den nachgewiesenen strahleninduzierten epithelialen Neoplasien gehört das Mammakarzinom bei Überlebenden der Atombombenexplosion in Hiroshima (Land u. Mitarb. 1980) und das Endometriumkarzinom nach Strahlentherapie eines Zervixkarzinoms. An ein strahleninduziertes Malignom muß insbesondere dann gedacht werden, wenn in vorbestrahlten atrophischen Regionen nach Jahren eine lokale oder diffuse Gewebevermehrung auftritt.

Sekundäroperationen nach einer Strahlentherapie

Die Problematik von Operationen in bestrahlten Regionen beruht auf der Verminderung von Gefäßdichte und Heilungsfähigkeit (Tibbs u. Mitarb. 1997). Bestrahlte Gewebe zeigen insbesondere eine Verschlechterung der Mikrozirkulation und eine Obliteration der Lymphkapillaren. Die Heilungsfähigkeit ist durch eine Veränderung des Fibrozyten-Fibroblasten-Systems gestört. Die Fähigkeit zur Ausbildung teilungsfähiger Fibroblasten ist vermindert. Hinzu kommt eine gestörte Infektabwehr infolge der Verminderung von Lymph- und Blutgefäßen.

Vor einer Operation in vorbestrahlten Regionen muß die Dringlichkeit eindeutig festgestellt werden. Jede nicht dringlich indizierte Operation in einem vorbestrahlten Gebiet muß unterbleiben. Der Zustand des Operationsgebiets kann unterschiedlich sein. Viele Patientinnen zeigen im Bestrahlungsgebiet keine oder nur eine geringe Strahlenreaktion, so daß die Operation nicht wesentlich behindert wird.

> Der Zustand der bestrahlten Region ist wichtiger als der zeitliche Abstand zur Vorbestrahlung.

Auch nach mehreren Jahrzehnten ist die Komplikationsrate von Operationen in vorbestrahlten Regionen erhöht, wenn eine sichtbare Strahlenveränderung vorliegt.

Wird die Operation aufgrund einer chronischen Strahlenkomplikation durchgeführt, so ist mit technischen Problemen sowohl bei der Durchführung als auch im postoperativen Verlauf zu rechnen. Um bedrohliche Komplikationen zu verhindern, sind einige Grundregeln zu beachten:

Da bestrahlte Gewebe gefäßarm sind, sollte man versuchen, durch einen muskulokutanen Schwenklappen die Gefäßversorgung zu verbessern. Freie Transplantate gelingen selten in strahlenveränderten Hautarealen. Bei stark veränderter Haut sollten Nähte möglichst in nichtbestrahlten Hautgebieten liegen. Bei Operationen am strahlenveränderten Darm ist größte Vorsicht geboten. Wenn die vollständige Entfernung des veränderten Darmabschnitts nicht möglich ist, sollte die Seit-zu-Seit-Anastomose einer Exzision vorgezogen werden. Die Indikation für einen protektiven Anus praeter wird großzügig gestellt werden. Mit einer Nahtinsuffizienz muß im postoperativen Verlauf vermehrt gerechnet werden.

Literatur

Abe, M., Y. Shibamoto: The usefulness of intraoperative radiation therapy in the treatment of pelvic recurrence of cervical cancer. IJROBP 34 (1996) 513 – 514

Bentzen, S. M., J. Overgaard: Clinical manifestations of normal-tissue damage. In Steel, G. G.: Basic Clinical Radiology. Edward Arnold, London 1997 (pp. 87 – 97)

Coia, L. R., R. J. Myerson, J. E. Tepper: Late effects of radiation therapy on the gastrointestinal tract. IJROBP 31 (1995) 1213 – 1236

Cuzick, J., H. Stewart, L. Ruthqvist et al.: Cause-specific mortality in long-term survivors of breast cancer who partipated in trials of radiotherapy. J. clin. Oncol. 12 (1994) 447 – 453

Garton, F. G., L. L. Gunderson, M. J. Webb et al.: Intraoperative radiation therapy in gynecologic cancer: the Mayo Clinic experience. Gynecol. Oncol. 48 (1993) 328 – 332

Gyenes, G., T. Fornander, P. Carlens: Detection of radiation-induced myocardial damage by technetium-99m scintigraphy. Europ. J. nucl. Med. 24 (1997) 286 – 292

Gyenes, G., T. Fornander, P. Carlens: Myocardial damage in breast cancer patients treated with adjuvant radiotherapy: a prospective study. Int. J. Radiat. Oncol. Biol. Phys. 36 (1996) 899 –905

Heller, F., M. Bauer, W. Jäger et al.: PTFE-Halterung für Nachladesonden in der postoperativen interstitiellen High-dose-Brachytherapie. Radiologe 35 (1995) 146

Höckel, M., P. Knapstein, R. Hohenfellner et al.: Die kombinierte operative und radiotherapeutische Behandlung (CORT) von Beckenwandrezidiven: Erfahrungsbericht nach 3 Jahren. Geburtsh. u. Frauenheilk. 53 (1993) 169 – 176

Kneschaurek, P., R. Wehrmann, C. Hugo et al.: Die Flabmethode zur intraoperativen Bestrahlung. Strahlenther. u. Onkol. 171 (1995) 61 – 69

Land, C. E., J. D. Boice, R. E. Shore et al.: Breast cancer risk from low-dose exposures to ionisation radiation: Results of parallel analysis of three exposed populations of women. JNCI 65 (1980) 353 – 376

Martinez-Monge, R., M. Jurado, I. Azinovic et al.: Intraoperative radiotherapy in recurrent gynecologic cancer. Radiother. and Oncol. 28 (1993) 127 – 133

Poleska, W., J. Baltzer, U. Schulz: Combination of surgery with the cavitational ultrasonic surgical aspirator (CUSA) and intraoperative afterloading (IOAL) in the treatment of pelvic recurrence. 9. Int. meeting of gynecological oncology ESGO, Knocke 1995

Rotman, M., A. E. McDonald, T. H. Wasserman: Supportive care and quality of life in radiation oncology. In Perez, C. A., L. W. Brady: Principles and Practice of Radiation Oncology. Lippincott Raven, Philadelphia 1997 (pp. 2243 – 2256)

Rubin, P., I. S. Constine, D. F. Nelson et al.: Late effects of cancer treatment: radiation and drug toxicity. In Rubin, Ph.: Clinical Oncology. Saunders, Philadelphia 1993 (pp. 735 – 765)

Schulz-Wendtland, R., S. Krämer, F. Heller et al.: Behandlung von Beckenwandrezidiven mit Hilfe des CORCT-Verfahrens. Strahlenther. u. Onkol. 171 (1995) 40

Schulz-Wendtland, R., S. Krämer, M. Säbel et al.: Beckenwandrezidive des Zervixkarzinoms. Strahlenther. u. Onkol. 174 (1988) 279 – 283

Seegenschmiedt, M. H., H. Sauer, R. P. Müller: Interdisziplinäre Dokumentation von akuten Nebenwirkungen in der Onkologie: Common Toxicity Criteria (CTC). Forum Dtsch. Krebsges. 13 (1998) 178 – 188

Smit, B. J., J. P. Du Troit, W. A. Groenewald: An indwelling intrauterine tube to facilitate high dose rate intra-cavitary therapy for carcinoma of the cervix. Brit. J. Radiol. 62 (1989) 68 – 69

Smit, B. J., G. Schmitt: High-Dose-Rate-(HDR-)Afterloadingtherapie in Kombination mit perkutaner Therapie beim inoperablen Zervixkarzinom. In Roth, S. L., H. D. Böttcher: Gynäkologische Strahlentherapie. Enke, Stuttgart 1993 (S. 38 – 44)

Tibbs, M. K. et al.: Wound healing following radiation therapy: a review. Radiother. and Oncol. 42 (1997) 99 – 106

Touboul, E., J. Balosso, M. Schlienger et al.: Radiation injury of the small intestine. Radiobiological, radiopathological aspects, risk factors and prevention. Ann. Chir. 50 (1996) 58 – 71

Tucker, M. A., M. Caggana, K. Kelsey et al.: Secondary cancers. In Holland, J. F., E. Frei, R. C. Bast: Cancer Medicine, Vol. 2. Lea & Febiger, Philadelphia 1993 (pp. 402 – 2415)

12 Supportivmaßnahmen

Zytostatikainduzierte Nausea und Emesis

Nausea und Emesis stellen für Patienten die gefürchtetsten Nebenwirkungen der modernen Polychemotherapie dar. Die prophylaktische medikamentöse Therapie von Nausea und Emesis ist daher heute fester Bestandteil eines onkologischen Therapiekonzepts. Eine Therapie „nach Bedarf" kommt fast immer zu spät. Bei der Planung der Antiemesistherapie müssen die emotogene Wirkung der Substanzen ebenso wie individuelle Risikofaktoren einer Patientin Berücksichtigung finden (Tab. 12.**1** u. 12.**2**). Auch die Professionalität von Ärzten und Pflegeteam haben einen nicht unwesentlichen Einfluß auf subjektives Erleben und Ausmaß von zytostatikainduzierter Nausea und Emesis.

Neben der Chemotherapie kann auch die Strahlentherapie, insbesondere wenn sie den Bereich des Abdomens erfaßt, ausgeprägte Nausea und Emesis auslösen. Eine längere Emesis führt zu Dehydratation, Elektrolytstörungen und Gewichtsverlust. Die gleichzeitige Zytostatikabedingte Schädigung des Darmepithels sowie die Störung der Verdauungsfunktion kann den Gewichtsverlust weiter verstärken. Ziel der antiemetischen Therapie muß es sein, Nausea und Emesis bereits im ersten Therapiezyklus vollständig zu vermeiden.

Für die antiemetische Therapie stehen Medikamente verschiedener Substanzklassen zur Verfügung:

Substituierte Benzamide (Metoclopramid, Alizaprid). Die antiemetische Wirksamkeit von Benzamiden beruht neben dem Antagonismus am 5-HT_3-Rezeptor möglicherweise auch teilweise auf einen Antagonismus am Dopamin-2-Rezeptor. Beide Substanzen zeigen nach oraler Gabe eine gute Bioverfügbarkeit mit einem maximalen Plasmaspiegel nach 1 Stunde und einer Eliminationshalbwertszeit von 3–4 Stunden. An Nebenwirkungen treten neben einer geringen Sedierung, insbesondere bei jüngeren Patientinnen, extrapyramidale Symptome auf (Antidot: 2,5–5 mg, Biperidin langsam intravenös).

Corticosteroide (Dexamthason, Prednisolon). Corticosteroide zeigen in der Monotherapie eine befriedigende antiemetische Aktivität. Über den Wirkungsmechanismus gibt es noch keine gesicherten Erkenntnisse (Hemmung der Prostaglandinsynthese? Modulation des Tryptophanstoffwechsels?). Als Kombinationspartner erhöhen Corticosteroide die antiemetische Wirksamkeit sowohl von Dopamin als auch von 5-HT_3-Antagonisten. Nach oraler Applikation werden maximale Plasmaspiegel nach etwa 2 Stunden erreicht, die Elimina-

Tab. 12.**1** Medikamentenunabhängige Risikofaktoren für Nausea und Emesis (nach Riess)

Risiko erhöht	Risiko vermindert
Weibliches Geschlecht	männliches Geschlecht
Jugendliches Alter	fortgeschrittenes Alter
Vorerfahrung mit Emesis	guter Allgemeinzustand
Ängstliche Grundhaltung	hohe Patientenmotivation
Anamnestisch bekannte Reisekrankheit	regelmäßiger Alkoholkonsum

Tab. 12.**2** Emetogene Wirkung verschiedener Zytostatika

Emetogenes Potential	Substanz	Emesis Beginn	Dauer	Häufigkeit
Hoch ↑	Cisplatin > 75 mg/m²	– 6 h	24–72 h	> 90%
	Cyclophosphamid > 1 g	6–12 h	24–48 h	60–90%
	Actinomycin D	2–6 h	12–24 h	60–90%
	Ifosfamid	6–12 h	24–48 h	30–60%
	Doxorubicin < 75 mg	4–6 h	24–26 h	30–60%
	Epirubicin	4–6 h	12–24 h	30–60%
	Carboplatin	6–14 h	24–48 h	30–60%
	Mitoxantron	2–6 h	< 24 h	30–60%
	Mitomycin	1–4 h	48–72 h	30–60%
	Methotrexat < 100 mg	4–12 h	3–12 h	10–30%
	Etoposid	3–8 h	–	10–30%
	Docetaxel	4–8 h	< 24 h	10–30%
	Paclitaxel	6–12 h	< 24 h	10–30%
	Gemcitabin	6–12 h	–	10–30%
	5-Fluorouracil	3–6 h	–	10–30%
	Vinblastin	4–8 h	–	10–30%
	Bleomycin	3–6 h	–	10–30%
	Treosulfan	6–12 h	–	10%
Niedrig	Vincristin	4–8 h	–	10%

tionshalbwertszeit beträgt etwa 5 Stunden, bei Prednisolon etwa 2,5 Stunden. Als optimale Dosis für Prophylaxe und Therapie werden 12 – 20 mg Dexamethason 1- bis 2mal täglich oder 40 – 100 mg Prednisolon empfohlen. Eine klinisch relevante Immunsuppression ist durch die kurzfristige Corticosteroidtherapie nicht zu erwarten.

Serotoninantagonisten (Ondansetron, Tropisetron, Granisetron, Dolasetron). Mit der Einführung der 5-HT_3-Antagonisten konnte eine deutliche Verbesserung insbesondere bei der Therapie der mittel bis stark emetogenen Behandlungsregime erreicht werden. Dies betrifft insbesondere die Prophylaxe und die akuten Formen der Emesis. Die heute verfügbaren Substanzen binden alle peripher und zentral mit hoher Affinität an die Serotoninrezeptoren (5-HT_3), die an der Auslösung von Nausea und Emesis entscheidend beteiligt sind. Maximale Plasmaspiegel werden von allen Substanzen nach 1- bis 2 Stunden erreicht, die Eliminationshalbwertszeiten schwanken zwischen 4 Stunden (Ondansetron) und 11 Stunden (Tropisetron). Die wichtigsten Nebenwirkungen sind Obstipation und Zephalalgien. Extrapyramidale Nebenwirkungen oder eine Sedierung treten nicht auf.

Benzodiazepine (Lorazepam). Benzodiazepinderivate haben keine direkte antiemetische Wirksamkeit. Sedierung, Anxiolyse und Distanzierung führen in Verbindung mit einem Antiemetikum zur Reduktion der subjektiven Nausea und auch zur Verminderung der objektiv dokumentierbaren Emesis. Insbesondere bei der antizipatorischen Form der Emesis sind Benzodiazepine zu empfehlen. Bei einer Halbwertszeit von 5 – 12 Stunden ist die Substanz mit 1 – 2 mg 1- bis 2mal täglich optimal dosiert.

Tab. 12.3 Antiemetische Therapieregime (nach Riess)

Gering emetogene Chemotherapie	Dopaminantagonisten oder Corticosteroide
Mäßig emetogene Chemotherapie	5-HT_3-Antagonisten oder Dopaminantagonist + Corticosteroid
Stark emetogene Chemotherapie	5-HT_3-Antagonist + Corticosteroid oder 5-HT_3-Antagonist + Corticosteroid + Dopaminantagonist
Verzögerte Nausea/Emesis	Dopaminantagonist oder Dopaminantagonist + Corticosteroid oder 5-HT_3-Antagonist

In Abhängigkeit von der emetogenen Potenz der Chemotherapie sowie der individuellen Patientenanamnese und evtl. emetogener Vorerfahrung haben sich folgende antiemetischen Therapieschemata in den letzten Jahren im klinischen Einsatz bewährt (Tab. 12.**3**).

Therapieschemata:

➤ *Chemotherapie ohne emetogenes Potential (< 10 %):*

- sachgerechte Information: Patientinnen erwarten oft zuviel Nausea/Emesis (!),
- keine Antiemetikatherapie
- Reservemedikation (der Patientin für außerordentliche Notfälle mitgeben!)
- Metoclopramidkapseln 20 mg (8stündlich) oder 3mal 1 Suppositorium für 2 – 3 Tage

➤ *Bei leicht emetogener Chemotherapie (10 – 30 %):*

- Metoclopramidkapseln: 10 – 20 mg 4- bis 6stündlich; Beginn 30 Minuten vor Chemotherapie
  oder
- Dexamethason 4 – 8 mg per os 12 stündlich über 1 – 2 Tage; erste Dosis 2 Stunden vor der Chemotherapie oder alternativ i. v. direkt vor der Chemotherapie

➤ *Bei mäßig emetogener Chemotherapie (30 – 60 %):*

- 5-HT_3-Rezeptorantagonist per os oder i. v. (z. B. Ondansetron 8 mg, Tropisetron 5 mg, Granisetron 3 mg, Dolasetron 100 mg); Beginn 30 Minuten vor der Chemotherapie
  oder
- Metoclopramid 1 – 2 mg/kg alle 2 – 4 Stunden + Dexamethason 4 mg alle 6 Stunden (4mal)

➤ *Bei stark emetogener Chemotherapie (> 60 %):*

- 5-HT_3-Antagonisten i. v. oder per os (Dosierung s. oben) 12 stündlich über 1 (– 3) Tage + Dexamethason 8 – 16 mg i. v. 12 stündlich über 1 (– 3) Tage, evtl. zusätzlich Dopaminantagonisten

➤ *Antizipatorisches Erbrechen:*

Im Vordergrund steht die Sedierunr vor Chemotherapie z. B. mit
- Lorazepam 1 mg per os am Vorabend der Therapie
- organisatorische Hilfen (z. B. keine langen Wartezeiten)
- psychologische Begleitung

➤ *Verzögerte Nausea/Emesis:*

Diese tritt vor allem 24 – 72 Stunden nach der Cisplatintherapie auf, ist meist weniger stark ausgeprägt und kann über mehrere Tage anhalten. In klinischen Studien zeigt sich bisher keine eineutige Überlegenheit einer Medikamentengruppe. Im klinischen Alltag werden überwiegend *Dopaminantagonisten* und/oder *Corticosteriode* eingesetzt.

Hämatopoetische Wachstumsfaktoren nach Chemo-/ Strahlentherapie

Erstmals wurden vor ca. 10 Jahren rekombinante hämatopoetische Wachstumsfaktoren für die Behandlung der Neutropenie nach myelosuppressiver Chemotherapie zur Verfügung gestellt (G-CSF). Heute stehen für den klinischen Einsatz folgende Wachstumsfaktoren zur Verfügung:

- Granulocyte colony stimulating factor (G-CSF),
- Granulocyte macrophage colony stimulating factor (GM-CSF),
- Erythropoetin (EPO) (Tab. 12.**4**).

Thrombopoetin oder der Megacaryocyte growth and development factor (TPO, MGDF) befinden sich zur Zeit noch in der klinischen Erprobung.

Gemeinsame Grundeigenschaften der hämatopoetischen Wachstumsfaktoren

- Aktivierung vorhandener Stammzellen,
- Beschleunigung der Zellreifung,
- Steigerung der Proliferationsaktivität,
- evtl. Verbesserung der Funktion der Zielzellen.

Es kann als gesichert gelten, daß bei konventionell dosierter Chemo- oder Strahlentherapie durch den Einsatz von G-/GM-CSF die Neutropeniedauer verkürzt und die Anzahl neutropenischer Infektionsraten reduziert werden. Die Hoffnung durch Einsatz einer Standardchemotherapie + Wachstumsfaktoren oder durch Steigerung der Dosisintensität von Zytostatika + Wachstumsfaktoren höhere Heilungsraten oder eine Verlängerung der Gesamtüberlebenszeit bei Patientinnen mit Ovarial- oder Mammakarzinom zu erreichen, haben sich bis heute nicht erfüllt. Wichtigster Einsatzort der Wachstumsfaktoren ist derzeit die Gewinnung von Blutstammzellen als Voraussetzung für die Hochdosistherapie beim Mamma- und Ovarialkarzinom. Dosierung und Applikationswege bei Einsatz der verschiedenen Wachstumsfaktoren ist Tab. 12.**5** zu entnehmen. Die wichtigsten Nebenwirkungen während der Therapie mit Wachstumsfaktoren sind:

- Fieber,
- Grippegefühl,
- Müdigkeit,
- Knochenschmerzen.

Bei GM-CSF kommt es relativ häufig zu lokalen Reaktionen an der Injektionsstelle.

Indikationen

Folgende Indikationen sind für den Einsatz von Wachstumsfaktoren derzeit denkbar:

G-CSF:

- als primäre Prophylaxe bei Patientinnen mit einer zu erwartenden Neutropenieinzidenz von > 40% während der laufenden Chemotherapie,

Tab. 12.**4** Hämatopoetische Wachstumsfaktoren und ihre Zielzellen

Wachstumsfaktor	Stammzelle	Granulopoese	Thrombopoese	Erythopoese	Monozytopoese
G-CSF	–	+	–	–	–
GM-CSF	(+)	+	(+)	(+)	+
Erythropoetin	–	–	–	+	–
Thrombopoetin	–	–	+	–	–
Stammzellfaktor	+	+	+	+	+

\+ ausgeprägter Effekt
(+) nachweisbarer Effekt
– kein Effekt

Tab. 12.**5** Dosierung und Applikationswege der hämatopoetischen Wachstumsfaktoren

Substanz	Handelsname	Dosis	Applikationsweg
G-CSF/Filgrastim	Neupogen	5–10 µg/kg KG	subkutan, intravenös
Lenograstim	Granocyte	5–10 µg/kg KG	subkutan, intravenös
GM-CSF/Molgrastim	Leucomax	125–250 µg/kg KG	subkutan, intravenös
Erythropoetin	Reconorm Erypo	150–300 IE/kg KG (3mal pro Woche)	subkutan

- als sekundäre Prophylaxe bei einer Neutropeniedauer von 5–7 Tagen (< 500 Neutrophile/µl) während der Chemotherapie im nächsten Therapiekurs; bei dieser Indikation kann günstigstenfalls eine Verkürzung der Neutropenie um 2–3 Tage erreicht werden; der klinische Nutzen dieser Maßnahme ist fraglich,
- als therapeutische Maßnahme bei Patientinnen mit neutropenischem Fieber (gesicherter Nutzen nicht nachweisbar),
- bei Stammzelltransplantation zur Stammzellmobilisation.

GM-CSF:

- die lokalen und systemischen Nebenwirkungen von GM-CSF haben zu einer Zurückhaltung beim Einsatz von GM-CSF (verglichen mit G-CSF) geführt,

EPO:

- bei Patientinnen mit Erythropoetinverlust (z.B. platininduzierter Nierenschaden, Zustand nach Nephrektomie),
- bei der Behandlung der Tumor- oder Infektanämie nicht sehr erfolgreich; der prätherapeutische endogene EPO-Spiegel ist der wichtigste Prädiktor für das Ansprechen einer EPO-Therapie (> 100 EU/l = Hämoglobinanstieg während der Therapie unwahrscheinlich).

Schmerztherapie

Bei Diagnosestellung eines malignen Tumors leiden bereits ⅓, im fortgeschrittenen Stadium mindestens ⅔ aller Tumorpatientinnen unter Schmerzen. Das Überwiegen chronischer persistierender Schmerzzustände bei Tumorpatientinnen beeinträchtigt entscheidend die Lebensqualität und kann wesentlich zum physischen und psychischen Verfall beitragen.

Für das Verständnis von Schmerzentstehung und -ursachen sind folgende Aspekte von Bedeutung:

Schmerzaufnahme. Die Schmerzaufnahme erfolgt an speziellen Schmerzrezeptoren, die sich in Nervenendigungen der meisten Organe wie Haut, Muskeln, Sehnen, Periost und Endost, Hohlorganen, Organkapseln und Hirnhäuten befinden. Diese Nozizeptoren werden durch körpereigene Substanzen, die u.a. bei Gewebsschädigung freigesetzt werden, direkt stimuliert. Es handelt sich um Substanzen wie Plasmakinine, Serotonin, Histamin, Prostaglandin sowie weitere Substanzgruppen.

Schmerzvermittlung. Die Schmerzvermittlung erfolgt über afferente Nervenfasern, die an den Synapsen der Rückenmarkneuronen im Hinterhorn die Ausschüttung von Peptiden als Neurotransmitter initiieren. Diese Überträgersubstanzen wirken auf die Rückenmarkneuronen teils erregend, teils hemmend. Konkurrierend mit absteigenden Schmerzhemmsystemen des Rückenmarkhinterhorns gelangt der Schmerz über aufsteigende Rückenmarkbahnen, den Tractus spinothalamicus, als Übermittler der Schmerzinformationen zur Perzeption in verschiedene Bereiche des Gehirns. Die Schmerzwahrnehmung erfolgt infolge komplexen Zusammenwirkens verschiedener Hirnareale. Für die Schmerzentstehung spielen allerdings nicht nur die durch Stimulation der Nozizeptoren entstehenden Rezeptorschmerzen eine Rolle; von Bedeutung sind auch Schmerzen, die durch Schädigung peripherer oder zentraler neuraler Bahnen verursacht werden. Diese durch Nervenläsionen verursachten Scherzen werden als neuropathische Schmerzen klassifiziert (Hartenstein 1995) (Abb. 12.**1**).

Schmerztypen entsprechend ihrer Ursache

- Nozizeptiver Schmerz (z.B. Knochen-, Weichteil-, viszeraler Schmerz),
- neuropathischer Schmerz (z.B. Dys- und Parästhesien),
- psychoorganischer Schmerz,
- Deafferenzierungsschmerz,
- reflektorischer Schmerz (Zimmermann 1984).

Schmerzanalyse. Bei der Therapieplanung ist zu berücksichtigen, daß z.B. psychoorganische, Deafferenzierungs- und reflektorische Schmerzen nicht auf eine systemische Analgetikamedikation ansprechen. Die Schmerzformen, bei denen mit einer Wirkung von Analgetika zu rechnen ist, sind Nozizeptor- und neuropathische bzw. neuralgiforme Schmerzen. Eine Behandlung mit Analgetika setzt voraus, daß versucht wird, die Schmerzursache zu eruieren und herauszufinden, ob eine direkte Reizung von Nozizeptoren bzw. Nerven angenommen werden kann. Minimalfragen zur Schmerzanalyse:

- Schmerzlokalisation (z.B. segmental, nichtsegmental),
- Schmerzattribution (z.B. hell, heiß, dumpf),
- Schmerzintensität (z.B. verbale oder visuelle Analogskala),
- Schmerzverstärker (z.B. Bewegung, Haltung, Nahrung),
- Schmerzgeschichte (z.B. Dauer, Zunahme, zirkadianer Rhythmus, Frequenz),
- Begleitsymptome (z.B. Herzrasen, Schwitzen, Übelkeit, Diarrhö).

Diese Fragen (Kloke 1995) werden durch die eingehende *körperliche Untersuchung* ergänzt. Bei auffälligen Befunden erfolgt die zusätzliche *apparative Diagnostik*, z.B. Ultraschall bei Verdacht auf viszerale Metastasen, Skelettszintigraphie bzw. gezielte Röntgenuntersuchung bei Verdacht auf Knochenmetastasen, Schädel-CT bei Verdacht auf Hirnmetastasen u.a. (Kloke 1995). Entsprechend dieser Diagnostik ist zu entscheiden, ob eine kausale Behandlung der Schmerzen durch Operation, Bestrahlung oder Chemotherapie möglich ist, oder ob die symptomatische Therapie der chronischen Schmerzen im Vordergrund steht (Abb. 12.**2**).

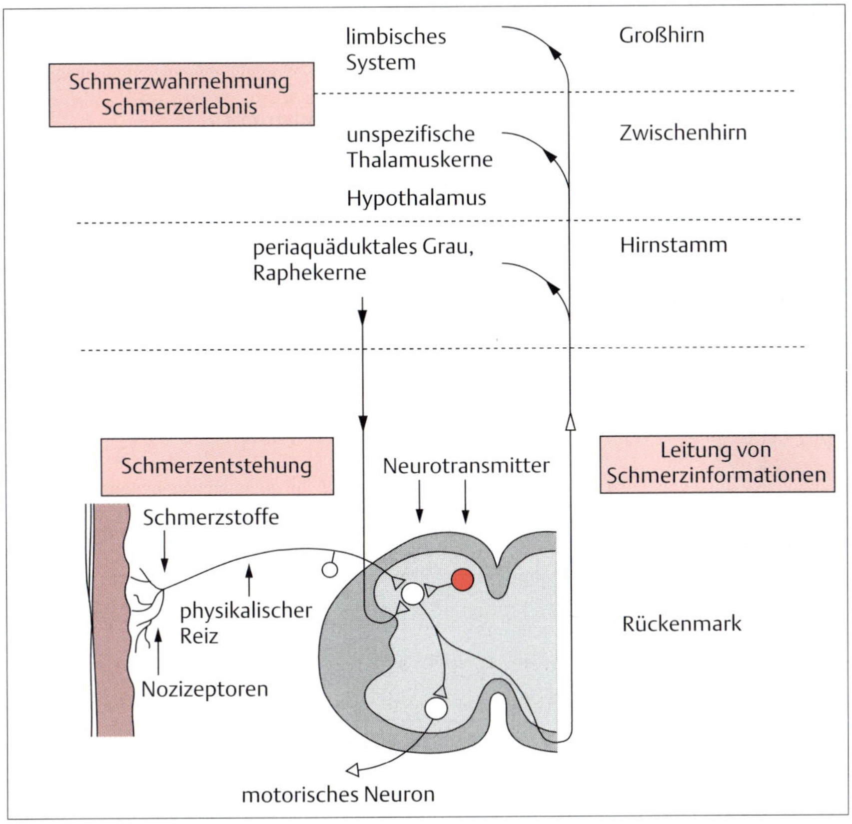

Abb. 12.**1** **Schematische Darstellung der Lokalisation der Entstehung, Übermittlung und Wahrnehmung des Schmerzes** (nach Hartenstein).

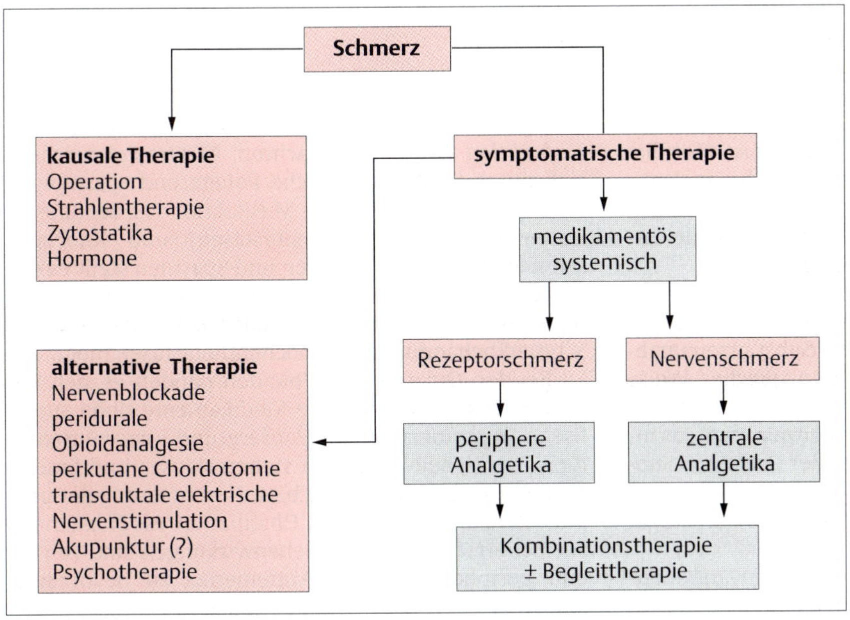

Abb. 12.**2** **Kausale und symptomatische Methoden der Schmerzbehandlung** (nach Hartenstein).

Symptomatische Behandlung von Schmerzen bei malignen Erkrankungen. 1986 wurden von der WHO Richtlinien zur pharmakologischen Tumortherapie veröffentlicht (Abb. 12.**3**). Bei *Patientinnen mit leichten Schmerzen* sind nichtopiathaltige Medikamente wie Acetylsalicylsäure, Paracetamol oder andere Wirkstoffe aus der Gruppe der nichtsteroidalen Antiphlogistika ausreichend.

Patientinnen mit mäßig starken Schmerzen sollte Codein oder ein anderes schwaches Opiat verschrieben werden, wenn die regelmäßige Gabe nichtopiathaltiger Medikamente keine ausreichende Schmerzlinderung

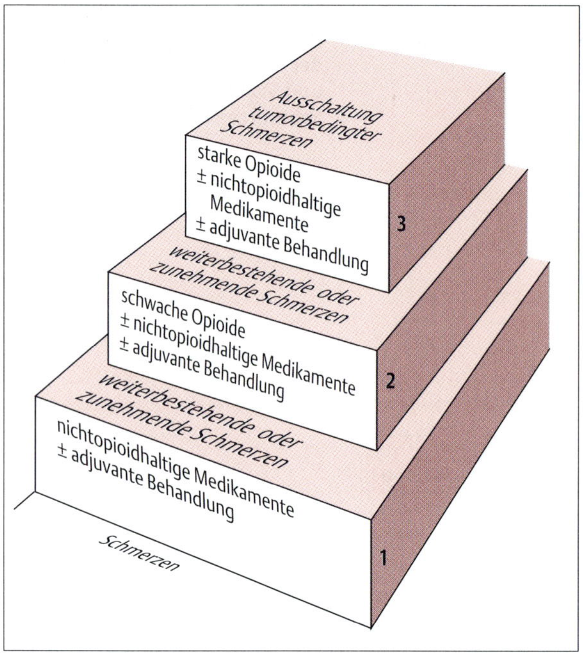

Abb. 12.**3** **Stufenplan der symptomatischen Schmerzbehandlung** (nach WHO).

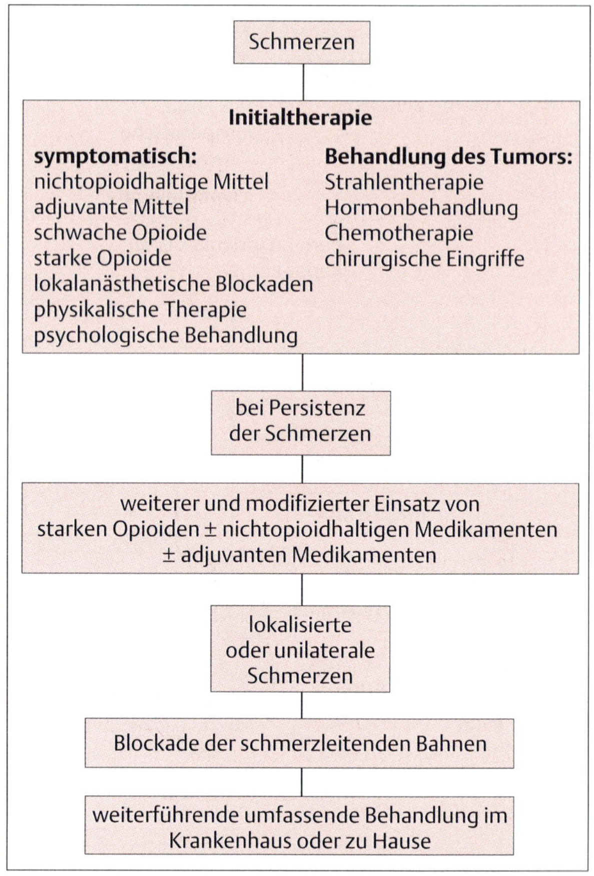

Abb. 12.**4** **Schmerzadaptierte Behandlung von Tumorpatientinnen.**

bewirkt. Nichtopiathaltige Medikamente, insbesondere die nichtsteroidalen Antiphlogistika, scheinen peripher durch Hemmung der Prostaglandinsynthese zu wirken, während die Opiate zentral durch Bindung an spezifische Opiatrezeptoren ihren Effekt vermitteln. Aufgrund dieses Unterschieds besitzen Kombinationen dieser beiden Arten von Medikamenten additive analgetische Wirkung.

Für *Patientinnen mit starken Schmerzen* ist Morphin das Medikament der Wahl. Die erforderliche analgetische Dosis ist relativ einfach zu ermitteln (Abb. 12.**4**).

Bei dieser Schmerzmedikation sind folgende Aspekte zu berücksichtigen:

- Die orale Therapie hat Priorität. Andere Therapieformen bedürfen der speziellen Indikation, zumal bei Kenntnis der Bioverfügbarkeit die Substanzen unabhängig von der Applikationsart in gleicher Weise wirksam sind.
- Die Medikation erfolgt zu festen Zeitpunkten, das Intervall entspricht der Wirkdauer der einzelnen Substanz.
- Eine Schmerzbehandlung wird stufenweise aufgebaut.
- Nicht nur Analgetika, sondern auch adjuvant anzuwendende Medikamente können entsprechend dem Schmerztyp in jeder Stufe ergänzend eingesetzt werden.
- Prophylaktische Behandlung der zu berücksichtigenden Nebenwirkungen.

Als typische *Nebenwirkungen* der Nichtopioidanalgetika sind *Nausea* und *leichte Emesis* zu berücksichtigen. Über die mögliche *Gastrotoxizität* hinaus muß eine vermehrte *Blutungsbereitschaft* bei bestehender Thrombopenie berücksichtigt werden. Auch eine *eingeschränkte Nierenfunktion* gilt es zu beachten. Metamizol zeichnet sich durch hohe analgetische Potenz und spasmolytische Wirkung auf die glatte Muskulatur aus. Bei Kapselspannungs- (z.B. Lebermetastasen) und Knochenschmerzen sowie bei Koliken und Spasmen stellt es das Medikament der ersten Wahl dar. In Kombination mit Biphosphonat (Clodronat, Pamidronat) ist eine kausale Schmerzbehandlung bei Knochenmetastasen möglich.

Bei den Opiaten und Opioiden handelt es sich um hochwirksame und sichere Medikamente ohne spezifische Organtoxizität. Im Vordergrund unerwünschter typischer Nebenwirkungen stehen Nausea und Emesis als Folge zentraler Reizung bzw. Herabsetzung der propulsiven Darmtätigkeit mit Obstipation. Als Substanzen zur Beherrschung dieser Nebenwirkungen sind zentral und peripher wirkende Antiemetika zu bevorzugen (Tab. 12.**6** u. 12.**7**).

Mit einer *Atemdepression* ist während einer oralen Behandlung so gut wie nie zu rechnen, von Bedeutung sind *Miktionsstörungen* mit *Harnverhalt* bzw. *Obstipation.* Da die Obstipation im Verlauf der Behandlung zunimmt, ist eine ständige prophylaktische Gabe von Laxanzien notwendig. Bewährt hat sich die Gabe von Osmotika (z.B. Lactulose) und Irritanzien, (Senna, Bisacodyl).

Tab. 12.6 Analgetika und Psychopharmaka zur systemischen Schmerzbehandlung

Freiname	Handelsname	Einzeldosis (mg)	Dosierungsintervall (h)
Peripher angreifende Analgetika:			
Acetylsalicylsäure	Aspirin, Colfarit Aspro, Acetylin, Aspisol	750–1250	3
Paracetamol	Ben-u-ron	600–1000	3
Metamizol	Novalgin, Novaminsulfon	750–1000	4
Mefenaminsäure	Parkemed	500	3
Flufenaminsäure	Sastridex	200	4
Indometacin	Amuno, Indomet	50–75	4
Nifluminsäure	Actol	250–500	3–4
Diclofenac	Voltaren	100–200	8
Ibuprofen	Brufen, Dolgit	200–400	3–4
Piroxicam	Felden	20	12
Zentral angreifende Analgetika:			
➤ Synthetische Opioide:			
Tramadol	Tramal	100	4–6
Tilidin + Naloxan	Valoron N	50–100	6
Buprenorphin	Temgesic	0,2–2,5	6–9
Piritramid	Dipidolor	15–30	6
Nefopam	Ajan	20–30	6
➤ Analgetika vom Morphintyp:			
Morphinsulphat	MST Mundipharma	10–100	8–12
Morphinhydrochlorid		5–100	4
Levomethadon-HCl	L-Polamidon	2,5–5	6–8
Pevorphanol	Dromoran	1,5–3	4–6
Oxycodon	Eukodal	5	4–6
Hydromorphon	Dilaudid	2–2,5	4–6
Pethidin	Dolantin	100–150	2–4
Codein		30–130	4–6
Psychopharmaka:			
➤ Neuroleptika:			
Chlorpromazin	Megaphen	50	Dosis und Dosierungsintervall müssen individuell angepaßt werden
Levomepromazin	Neurocil	25	
Thioridazin	Melleril	100	
Perazin	Taxilan	50	
Chlorprothixen	Truxal	50	
Haloperidol	Haldol	0,5–1	
Flupentixol	Fluanxol	1	
Promethazin	Atosil	25	
➤ Antidepressiva:			
Chlomipramin	Anafranil	10–25	
Amitriptylin	Laroxyl, Saroten	10–25	
Doxepin	Aponal	10–25	
Maprotilin	Ludiomil	25–50	
Imipramin	Tofranil	25	

Die häufig noch bestehende Furcht vor Opiatmißbrauch oder Sucht ist nicht begründet. Bei Tumorerkrankten liegt das Risiko der psychischen Abhängigkeit unter 1 %. Auch die Annahme einer obligaten Toleranzentwicklung bei der Behandlung mit Opioiden während einer adäquaten Schmerztherapie hat sich nicht bestätigt (Zenz 1988).

Neben der oralen Medikation steht die transdermale Anwendung (z.B. Fentanyl, TTS) als Membranpflaster unterschiedlicher Größen zur Verfügung. Als weitere Möglichkeiten einer medikamentösen Schmerztherapie kommt die rektale Verabreichung von Suppositorien (z.B. Morphinsuppositorien) sowie die subkutane Dauerinfusion von Morphin, z.B. in Form einer Infusionspumpe in Frage.

Haben die bisher genannten Therapiemaßnahmen nicht zu einer ausreichenden Schmerzfreiheit geführt,

Tab. 12.7 Beispiel eines Stufenschemas zur medikamentösen Schmerztherapie bei Tumorpatienten (nach Onkologiezentrum, Kantonsspital St. Gallen)

Medikament	Wirkdauer (h)	Dosierung/24 h
1. Stufe (Alternativen) (evtl. + Adjuvanzien)		
Metamizol	4	4–6 × 0,5–1,0 g
Ibuprufen	3–4	4–6 × 400–600 mg
Diclofenac	4–8	2–3 × 100 mg
2. Stufe (Alternativen) (evtl. + Stufe1 + Adjuvanzien)		
Tramadol	4–8	4–6 × 50–100 mg
Codein	2–3	4–6 × 20–100 mg
Tilidin-N	2–4	4–8 × 50–100 mg
3. Stufe (Alternativen) (evtl. + Stufe 1 + Adjuvanzien)		
Morphin-Sulfat (Tropfen oder Suppositorien)	2–4	4–8 × 10–30 mg
Morphin-Retard (MST-Continus)	12	2–3 × 30–80 mg
Buprenorphin	>30	2–3 × 0,2–0,4 mg
Fentanyl TTS (transdermal)	48–72	25–100 µg/h

Adjuvanzien = Zusatzmedikation mit Neuroleptika, Antidepressiva, Muskelrelaxanzien, Antiepileptika und Corticosteroide, auf jeder Stufe (Tab. 12.**6** u. 12.**8**)

wird die intravenöse Verabreichung erforderlich. Im Hinblick auf die notwendige Dauer der Schmerzbehandlung sollte eine intravenöse Therapie nach Möglichkeit über einen implantierten Venenkatheter bzw. ein Portsystem über Pumpe oder Infusion erfolgen. Das Portsystem kann problemlos in Lokalanästhesie eingelegt werden. Für eine Pflege des Portsystems und regelmäßige Durchspülung muß gesorgt sein (S. 347).

Die zumeist multifaktorielle Genese des Schmerzes macht die Kombination unterschiedlicher Medikamente erforderlich. Als Adjuvanzien der Schmerztherapie kommen die in Tab. 12.**8** aufgeführten Medikamente in Frage.

Die Schmerzlinderung ist allerdings nur ein Teil einer umfassenden Behandlung von Tumorpatientinnen. Die weiterführende Versorgung, z. B. die Behandlung von Schlaflosigkeit, Angst und Depression, schließt das Therapiekonzept mit ein, um den Patientinnen die bestmögliche Lebensqualität zu sichern. Im Rahmen der zusätzlichen Behandlung kommen die in Tab. 12.**9** aufgeführten Medikamente in Frage.

Die Kombination von rezeptorwirksamen und zentral wirkenden Analgetika wie auch von Psychopharmaka ist in den meisten Fällen erfolgreich. Bei 80% der Patientinnen kann eine befriedigende Schmerzlinderung erzielt werden. Eine Überprüfung der Initialtherapie ist gelegentlich noch innerhalb von Stunden erforderlich, üblicherweise ist diese nach 1–2 Tagen, immer aber nach der 1. Woche, notwendig, da sich während dieser Zeit möglicherweise eine veränderte Schmerzsymptomatik einstellt, die eine erneute Beurteilung und Einstellung der Schmerztherapie nach sich zieht. Eine Dosiserhöhung der bestehenden Medikation ist, obwohl dies ein wichtiger erster Schritt sein kann, nicht zwingend in jedem Fall notwendig.

➤ *Nichtsystemische Schmerztherapie:* Trotz der eingeleiteten medikamentösen Maßnahmen bleibt zu beachten, daß nicht alle Schmerzen in gleicher Weise auf Analgetika ansprechen. Bei einer kleinen Zahl von Patientinnen sind *anästhesiologische* bzw. *neurochirurgische Verfahren* angezeigt. Die rückenmarknahen Analgesieverfahren haben bei Patientinnen mit einem Tumor einen Anteil von 5–10%. Die *peridurale Opiatanalgesie* mit einem Teflonkatheter führt zur Hemmung der afferenten nozizeptiven Impulse im Bereich der Hinterwurzel und des Rückenmarks. Dieses Vorgehen hat die perkutane Chordotomie zur Ausschaltung der Schmerzbahnen mittels Hochfrequenzdiathermie in den Hintergrund gedrängt, allerdings kann auch dieses Verfahren gelegentlich zur Anwendung kommen, wenn Kontraindikationen gegen die peridurale Opiatanalgesie vorliegen.

Als rückenmarknah applizierbare Substanzen kommen die in Tab. 12.**10** aufgeführten Medikamente in Frage, wobei zu berücksichtigen ist, daß die intraventrikuläre Opioidanalgesie nur Extremfällen vorbehalten sein sollte.

Tab. 12.8 Adjuvante Maßnahmen zur Optimierung der Schmerztherapie

Indikationen	Medikament	Dosierung
Reaktive Depression bei Schmerzen Brennende Dysästhesien (Neuralgien, Neuropathien)	Antidepressiva (z. B. Clomipramin) ± Neuroleptika (z. B. Haloperidol)	1mal 25 mg, bei Bedarf steigern auf 3mal 25 mg bzw. 1mal 75 mg retard 3mal 0,5–1 mg
Nervenkompressionsschmerz, gesteigerter Hirndruck	Corticosteroide (z. B. Dexamethason)	4 mg evtl. mehrmals/d
Intermittierende, stechende Schmerzen	Antiepileptika z. B. Carbamazepin (Tegretal) oder Valproinsäure	2mal 200 mg, maximal 800 mg/d 3mal 300 mg, maximal 4mal 600 mg
Spastiken	Muskelrelaxanzien, z. B. Baclofen	3mal 5 mg, maximal 3mal 25 mg/d

Tab. 12.9 Substanzen zur Prophylaxe der opioidinduzierten Nausea

Substanz	TD (mg)	Besonderheit
Haloperidol	1,5–2	wenig sedierend, dosisabhängig nur antiemetisch
Metoclopramid	50–100	2. Wahl, da stärkere Sedierung
Dimenhydrinat	100–200	ergänzend bei Insuffizienz und/oder bei Unverträglichkeit von Neurolept-derivaten
5-HT_3-Blocker		nicht geeignet
Corticosteroide		wenig geeignet

TD Tagesdosis

Von Bedeutung zur Behandlung von Schmerzzuständen kann auch die *nichtinvasive transkutane elektrische Nervenstimulation (TENS)* sein, bei der mit einem Reizstromgerät Nervenfasern im schmerzenden Areal oder Versorgungsbereich stimuliert werden, um eine Aktivierung der segmental-spinalen Schmerzhemmung zu erzielen.

Auch die *Akupunktur* stellt möglicherweise im Rahmen der peripheren Stimulationsanalgesie eine Hilfe dar.

Fazit. Alle genannten Maßnahmen haben als Hauptziel die Linderung von Schmerzen oder von anderen quälenden Symptomen. Die multifaktorielle Genese von Schmerzen macht die Beachtung psychosozialer Faktoren erforderlich, da sie das stark subjektive Schmerzerleben in kaum zu überschätzender Weise mitbeeinflussen. Hieraus ergibt sich, daß das Ziel der Schmerzbehandlung neben der medizinischen Therapie im engeren Sinne auch die Beeinflussung von Faktoren wie Angst, Depression, Isolation, Schlaflosigkeit u.a. mit einschließen muß. Die psychosomatische Begleitung der Patientin und deren Angehörigen ist von besonderer Bedeutung und macht verständlich, daß die Behandlung tumorkranker Schmerzpatientinnen einen hohen Zeitaufwand erfordert. Nur die intensive Zuwendung und das einfühlsame Eingehen auf die Probleme der Patientin – zumeist mit einem für den Arzt nicht unbelastenden emotionalen Engagement verbunden – kann die Basis für eine ausreichende Behandlung von Tumorpatientinnen mit Schmerzen sein (Bowdler u. Mitarb. 1989).

Therapie maligner Ergüsse (Aszites, Pleura, Perikard)

Bei der Ergußbildung in Körperhöhlen (Bauchhöhle, Pleura, Perikard) muß zwischen Transsudat und Exsudat unterschieden werden. Bei einem *Transsudat* handelt es sich um eine klare, zellarme Flüssigkeit mit einem spezifischen Gewicht unter 1,015 und einem Eiweißgehalt von unter 3 g/dl. Für das *Exsudat* ist eine trübe, zellreiche Flüssigkeit mit einem spezifischen Gewicht über 1,015 und einem Eiweißgehalt über 3 g/dl typisch. Das Transsudat entsteht durch eine gesteigerte

Tab. 12.10 Rückenmarknah applizierbare Substanzen

Substanz	Dosierung (mg/h)	Wirkung
Morphin		Besonders bei Weichteil-/Knochenschmerz
	ab 0,5 epidural	Analgesie p.m. Applikationsstelle
	ab 0,05 intrathekal	Analgesie p.m. Applikationsstelle
Buprenorphin		Wie Morphin, aber größere Lipophilie, nicht mit Naloxon antagonisierbar!
	ab 0,05 epidural	„ceiling effect“ (s. oben)
	ab 0,01 intrathekal	„ceiling effect “, eingeschränkt tauglich
Bupivacain		besonders bei symphatischen unterhaltenen Schmerzen
		besonders bei phantomdeadhärenten Schmerzen
		besonders bei Ischämieschmerz
		Darmtätigkeit anregend, aber erhebliche Tachyphylaxie der Analgesie
	bis 0,5 epidural[1]	Selektive! Analgesie 1–2 Segmente proximal, 3–5 distal,
	bis 0,03 intrathekal[1]	Selektive! Analgesie distal des Applikationssegments
Clonidin		Verlangsamung einer spinalen Tachyphylaxie bei neuropathischen/ schwer einstellbaren Schmerzen
	0,02–0,04 epidural	Analgesieverstärkung und Modulation
	0,01–0,02 intrathekal	Analgesieverstärkung und Modulation
Baclofen	individuell	schmerzhafte Spastik

[1] Individuelle Titration erforderlich

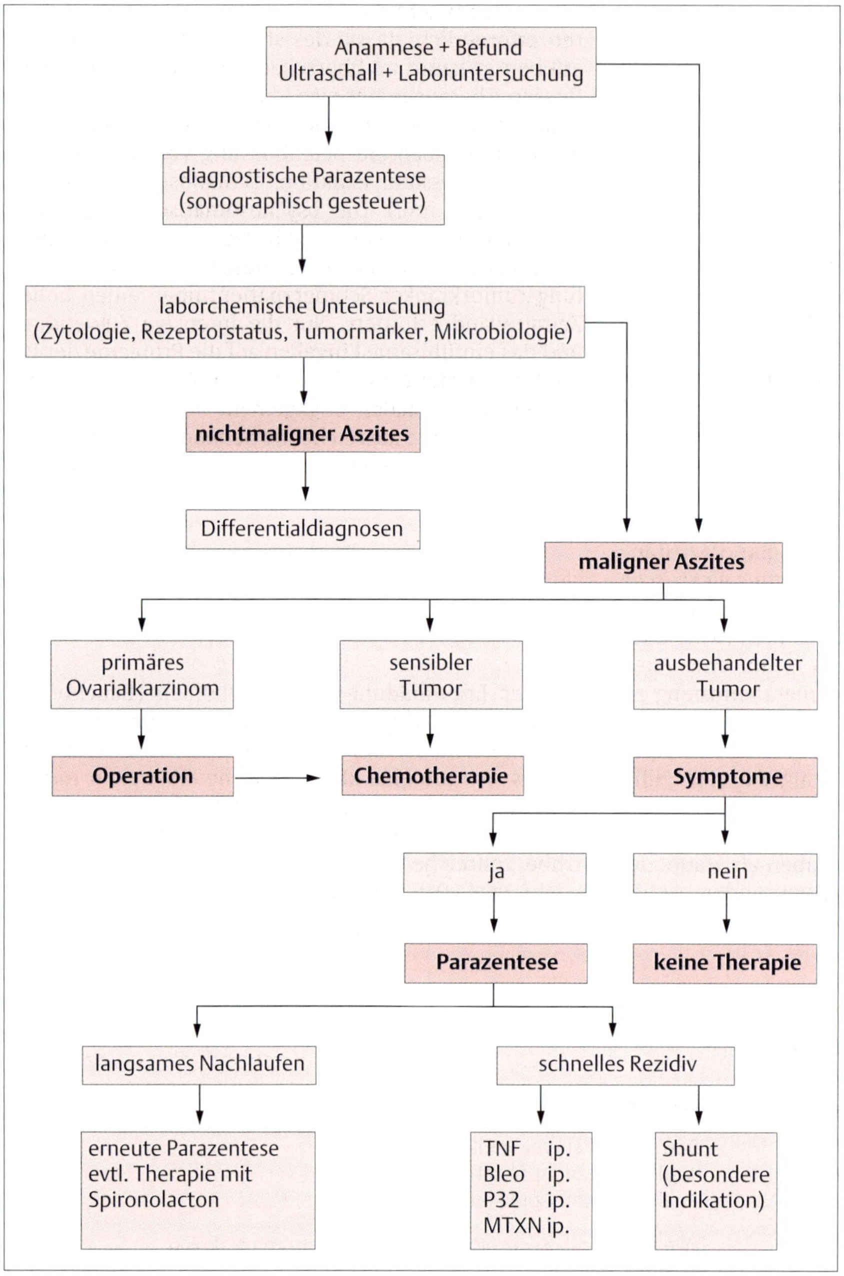

Abb. 12.**5** **Diagnostisch-therapeutischer Stufenplan bei Verdacht auf malignen Aszites** (nach Meerpohl u. Karck).
TCN Tetracylin
Bleo Bleomycin
MTXN Mitoxantron

Kapillarpermeabilität bei Erhöhung des hydrostatischen Drucks und Herabsetzung des kolloidosmotischen Drucks. Transsudate sind gewöhnlich nicht malignombedingt und resultieren z.B. bei Herzinsuffizienz (auch nach vorangegangener Behandlung mit Antracyclinen möglich!) und oberer Einflußstauung, nephrotischem Syndrom oder Leberzirrhose.

Gelegentlich kann ein Transsudat auch indirekt durch eine Tumorerkrankung entstehen, z.B. metastasenbedingter Umbau der Leber mit Leberinsuffizienz und sekundärem Aszites. Im Gegensatz zum Transsudat macht ein Exsudat immer eine weitere, zumeist invasive Diagnostik erforderlich: unterschieden wird zwischen Aszites, malignem Pleuraerguß und malignem Perikarderguß. Die Rückbildung eines Transsudats erfolgt meist durch konservative Maßnahmen bzw. durch Behandlung der Grunderkrankung.

Als diagnostisch-therapeutischer Stufenplan bei Verdacht auf malignen Aszites hat sich das in Abb. 12.**5** dargestellte Schema bewährt.

Maligner Aszites

Die häufigste Ursache für Aszitesbildung ist die Peritonealkarzinose. Als zugrundeliegende Tumorerkrankungen kommen Ovarial-, Kolon-, Magen-, Pankreas- bzw. Gallengangskarzinom sowie das metastasierte Mammakarzinom in Betracht.

Anamnestisch ist zunächst der *Blähbauch* und die sich anschließende *Flüssigkeitsansammlung* charakteristisch, die von der Patientin registriert wird. Die Diagnose wird klinisch durch die lageabhängige Flankendämpfung sowie palpable Wellen freier Flüssigkeit im Abdomen (Undulation) gestellt. Ergänzend zum klinischen Bild wird die sonographische Untersuchung des Abdomens vorgenommen. Die Bestätigung einer malignen Ergußbildung kann durch Aszitespunktion und zytologische Untersuchung der zentrifugierten Aszitesflüssigkeit erfolgen (Abb. 12.**5**).

Bei tumorbedingtem Aszites besteht in der Regel bei ausreichender Leberfunktion keine arterielle Vasodilatation, so daß eine komplette Aszitesdrainage ohne parallelen Albuminersatz gefahrlos möglich ist (Hartenstein u. Abenhardt 1995). Bei einem hepatischen Aszites muß hingegen eine parallele Albuminsubstitution (6–10 g Albumin pro Liter Aszites) aufgrund der Gefahr eines hepatorenalen Syndroms durch Aktivierung des Renin-Angiotensin-Aldosteron-Systems erfolgen.

Nach Sicherung der Diagnose stehen folgende Behandlungsmöglichkeiten zur Verfügung:

- Intraperitoneale Zytostatikaapplikation.
- Zytokine (rekombinante Tumor-Nekrose-Faktoren [TNF]).
- Die Anlage eines peritoneovenösen Shunts kommt bei progredienter Tumorerkrankung nur selten in Frage. Aus Strahlenschutzgründen ist auch die intraabdominale Instillation von ^{198}Au oder ^{90}Y weitgehend verlassen worden.

Praktisches Vorgehen bei der intraperitonealen Zytostatikaapplikation

Für eine intraperitoneale Zytostatikaapplikation wird unter Ultraschallkontrolle zur Vermeidung von Darmläsionen die Punktion mit einer Braunüle bzw. mit einem Trokarkatheter, z. B. Peritofix (Braun, Melsungen) vorgenommen. Zunächst wird der gesamte Aszites abgelassen. Bei der Gabe von Zytostatika mit hoher Eiweißbindung (z. B. Mitoxantron, Cisplatin) muß anschließend eine Spülung des Bauchraums mit angewärmter Kochsalzlösung erfolgen, um eine intraperitoneale Wirksamkeit dieser Substanzen zu gewährleisten. Bei fehlender Eiweißbindung, z. B. 5-Fluorouracil, kann auf diese Spülung verzichtet werden. Aufgrund der langen lokalen Verfügbarkeit und geringen Nebenwirkungen haben sich zur intraperitonealen Anwendung Zytostatika mit einem hohen Verteilungsquotienten zwischen Plasma und Peritonealraum bewährt. Das Konzentrationsverhältnis intraperitoneal/systemisch beträgt z. B. für Mitoxantron 620–1600, für 5-Fluorouracil 300–2500, für Carboplatin 18 und für Thiotepa 4. Die Auswahl des Zytostatikums richtet sich allerdings nicht nur nach diesem genannten Konzentrationsverhältnis intraperitoneal/systemisch, sondern auch nach der Ansprechrate des Primärtumors auf eine zytostatische Behandlung, z. B. Cisplatin oder Carboplatin bei Vorliegen eines Ovarialkarzinoms.

Die Ansprechraten verschiedener intraperitoneal angewandter Zytostatika zur Behandlung einer Peritonealkarzinose sind in Tab. 12.**11** zusammengestellt.

Tab. 12.**11** Ansprechraten bei Vorliegen einer Peritonealkarzinose auf unerschiedliche Zytostatika (nach Hartenstein u. Abenhardt)

Verfahren	**Erfolgsquote (%)**
Carboplatin (200–300 mg/m²)	40–71
Mitomycin C (10 mg/m²)	44–60
Bleomycin (30–60 mg)	36–69
Cisplatin (90–100 mg/m²)	36–69
Mitoxantron (10–30 mg/m²)	33–59
Interferon (5–50 Mio. IE, mehrfach)	23–69
5-Fluorouracil (2000–3000 mg)	ca. 35
Radioaktive Isotope (^{198}Au, ^{32}P, ^{90}Y)	30–50
Interleukin/LAK-Zellen	ca. 29

LAK-Zellen lymphoinaktivierte Killerzellen

Für den Einsatz einer *lokalen Zytostatikabehandlung* eignet sich besonders die intraperitoneale Instillation von:

- Mitoxantron (30–40 mg Novantron intraperitoneal),
- 5-Fluorouracil (2–3 g intraperitoneal),
- Bleomycin (30–60 mg intraperitoneal).

Auch die intraperitoneale Verabreichung von *Tumor-Nekrose-Faktor (TNF)* wurde mit Erfolg angewandt (Karck u. Meerpohl 1991). Die klinische Entwicklung dieser Mediaktion steht allerdings noch aus.

Zu beachten ist, daß alle genannten Substanzen neben dem lokalen zytostatischen Effekt bei relevanter Resorption auch zu systemischer Toxizität führen können, insbesondere zu anhaltender Thrombopenie.

Als typische lokale Nebenwirkungen kann es zur peritonealen Fibrose mit zytostatikabedingter, für die Patienten schmerzhafter Peritonitis kommen, so daß sich weitere Zytostatikainstillationen verbieten.

Maligner Pleuraerguß

Bei Frauen wird ein maligner Pleuraerguß am häufigsten durch eine Pleurakarzinose bei Vorliegen eines fortgeschrittenen Mammakarzinoms (30%) bzw. anderer metastasierter gynäkologischer Malignome induziert (20%). Als weitere Tumoren kommen Bronchialkarzinome, gastrointestinale Tumoren und Melanome in Frage. Im Vordergrund der Symptomatik stehen zunehmend *Dyspnoe und Husten* sowie bei Verdrängung der Herzachse auch eine ausgeprägte *Tachykardie*. Erstaunlich ist, daß über 20% der Patienten mit einem malignen Pleuraerguß asymptomatisch bleiben (Hausheer u. Yarbro 1985).

Klinisch läßt sich ein Pleuraerguß durch Auskultation und vergleichende Perkussion vermuten. Sonographie und Röntgenuntersuchung der Lunge ergänzen die Diagnostik. Die Sicherung der Diagnose erfolgt durch

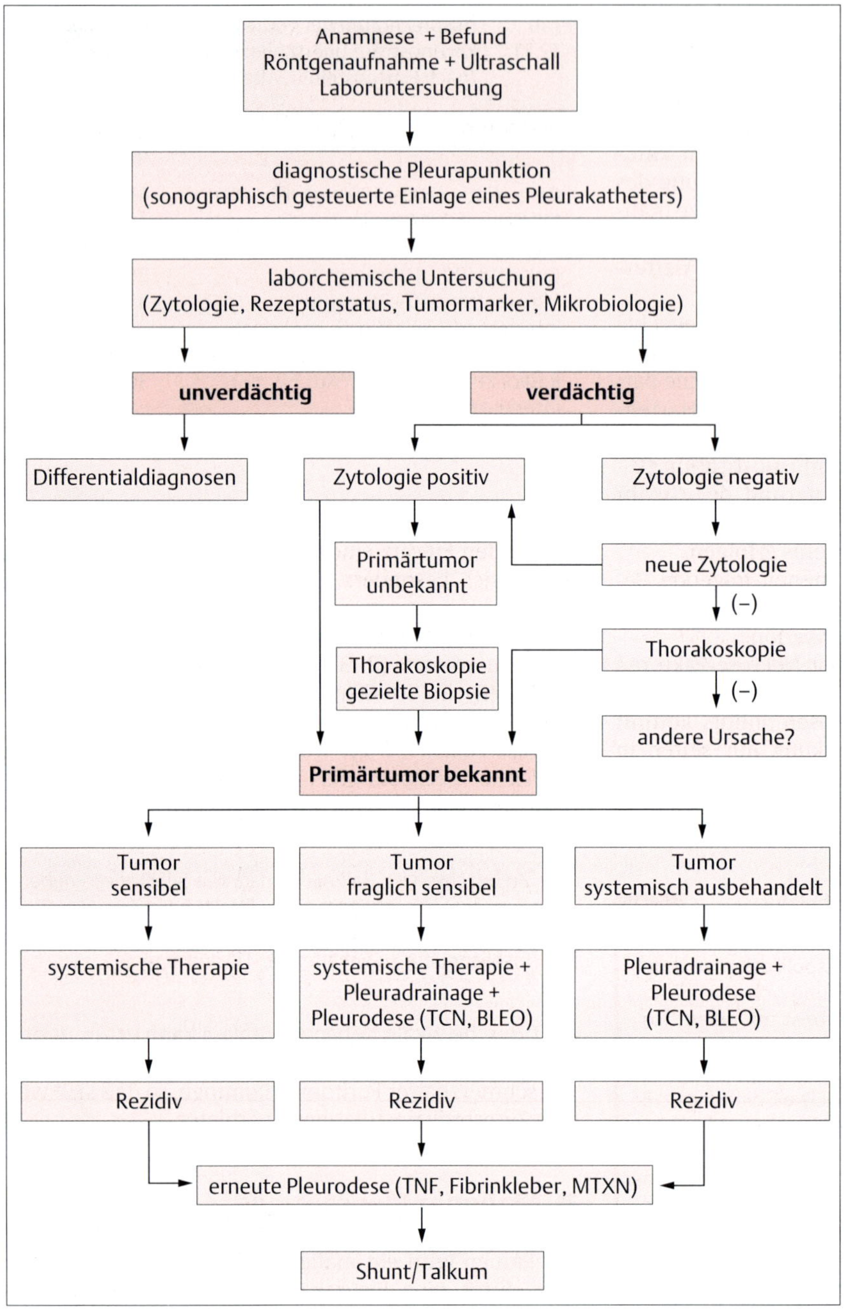

Abb. 12.**6** **Diagnostisch-therapeutischer Stufenplan bei Verdacht auf malignen Pleuraerguß** (nach Meerpohl u. Karck).
TCN Tetracyclin
BLEO Bleomycin
MTXN Mitoxantron

die Pleurapunktion und zytologische Untersuchung des Zytozentrifugats (Abb. 12.**6**).

Das therapeutische Vorgehen richtet sich nach den Möglichkeiten einer systemischen Zytostatikabehandlung der Grunderkrankung. Führt die systemische Chemotherapie nicht zu einer Verbesserung, sind lokale Therapiemaßnahmen unerläßlich. Im Vordergrund steht die Pleurodese mit Zytostatika bzw. mit *sklerosierenden* Substanzen. Wesentlich für den Therapieerfolg ist die möglichst ungehinderte Ausdehnung der Lunge nach kompletter Drainage des Ergusses. Die Punktion wird über den Onco-Pneumo-Cat (Fa. Intra) oder Pleuracat B (Fa. Braun) über eine großlumige Kanüle im 5.–6. Interkostalraum in der hinteren Axillarlinie in Lokalanästhesie vorgenommen. Nach vollständiger Entleerung des Pleuraspalts wird die Pleurodese mit Zytostatika oder sklerosierenden Substanzen vorgenommen (Tab. 12.**12**).

➤ *Zytostatika:* Im Vordergrund stehen Substanzen, die sich bei der zytostatischen Behandlung des Primärtumors bewährt haben, z. B. Mitoxantron (Novantron, 15–20 mg/m²) oder Bleomycin (Bleomycinum Mack, 60 mg). Fraglich bleibt bei diesem Vorgehen, ob der Erfolg auf der zytostatischen Wirkung dieser Substanzen oder ihrer sklerosierenden Wirkung beruht. Die intrapleurale Gabe, z.B. von Mitoxantron 30 mg, erfolgt in 20 ml Kochsalzlösung. An Nebenwirkungen können pleuritische Schmerzen, Übelkeit und Temperaturen eintreten. Selten wird eine systemische Toxizität beobachtet.

➤ *Sklerosierende Substanzen:* Als mögliche Substanzen zur Skerlosierungsbehandlung hat sich die Instillation von Tetracyclin besonders bewährt. Nach kompletter Entleerung des Pleuraergusses erfolgt die intrapleurale Gabe von Supramycin 500 mg in 20 ml, auch Doxycyclin (Vibravenös) kommt in Frage.

Praktisches Vorgehen bei Pleurodese

Bei beiden Formen der Sklerosierungsbehandlung ist zu berücksichtigen, daß im Rahmen der Pleurodese mit erheblichen Schmerzen zu rechnen ist. Zur Vermeidung dieser Beschwerden hat sich die intrapleurale Gabe eines oberflächenwirksamen Lokalanästhetikums, z.B. 10–20 ml Xylocain 1%ig zur Schmerzreduktion bewährt. Bei der Instillation zur Pleurodesebehandlung werden Supramycin oder Vibramycin in einem Volumen von 20–50 ml in 0,9%iger NaCl-Lösung über den liegenden Katheter appliziert. Die Drainage bleibt nach der Instillation für etwa 8 Stunden verschlossen. Anschließend erfolgt ein Ablassen der instillierten Flüssigkeit zusammen mit dem Resterguß für 2–4 Stunden. Dieser Vorgang kann bis zu 3mal durchgeführt werden (Meerpohl u. Karck, 1992).

In Tab. 12.**13** sind die Erfolgsquoten der unterschiedlichen Verfahren zur Behandlung des Pleuraergusses zusammengestellt.

Zur Behandlung mit INF liegen bisher nur experimentelle Ansätze vor, wobei die Gabe von INF-α_{2b} und INF-β teilweise mit deutlichen systemischen Nebenwirkungen wie Fieber, Schüttelfrost und Schmerzen verbunden war.

Auch eine Pleurodese mit Fibrinkleber (10 ml) ist nach Versagen einer Pleurodesebehandlung zu erwägen. Hierbei wird die Verklebung der Pleurablätter durch Instillation von Tissue-Coll (Immuno) herbeigeführt.

Eine operative parietale Pleurektomie kommt bei gekammerter Ergußbildung in Frage. Die früher erhöhte Morbidität dieses Eingriffs ist in der Hand eines erfahrenen Thoraxchirurgen weitgehend zu vernachlässigen, so daß diese Methode bei Versagen der genannten Pleurodesemaßnahmen zur Diskussion steht. Eine externe Bestrahlung zur Behandlung des Pleuraergusses wurde verlassen, da die Gefahr der irreversiblen Lugenfibrose bei nicht sicherer Effektivität dieser Behandlungsmaßnahme besteht.

Tab. 12.**12** Pleurodeseverfahren mit unterschiedlichen Substanzen (nach Deppermann u. Kreuser)

Substanzen	**Effektivität (%)**	**Bemerkungen**
Allgemeine Verfahren:		
➤ Pleurapunktion	0–4	Akutmaßnahme
➤ Pleuradrainage	22–67	Voraussetzung für effektive Pleurodese
➤ Radioisotope	30–59	Strahlenschutzbedingungen
➤ Strahlentherapie	70–80	bei Mediastinaltumoren
➤ Pleurektomie	98	bei Versagen konventioneller Verfahren und gutem Allgemeinzustand der Patienten
Historische Substanzen:		
➤ Quinacrin	67–90	aufgrund häufiger und starker Nebenwirkungen heute nicht mehr verwendet
➤ Stickstofflost	44–52	
➤ 5-Fluoruracil	37–66	
➤ NaOH	56	
➤ Thiotepa	37–60	
Etablierte Substanzen:		
➤ Tetracyclin	54–86	lokale Schmerzen
➤ Bleomycin	64–87	Temperaturen
➤ Fibrin	77	keine Nebenwirkungen
➤ Mitoxantron	75–90	Myelotoxizität
Experiementelle Ansätze:		
➤ INF-α	20	bisher nur in kleinen Studien überprüft
➤ INF-β	28	
➤ INF-γ	–	
➤ Markiertes ^{131}I	70	
➤ IL-2	22	
➤ Gentherapie		

Tab. 12.**13** Lokaltherapie des malignen Pleuraergusses mit Erfolgsquoten (nach Hartenstein u. Abenhardt)

Verfahren	**Erfolgsquote (%)**
Parietale Pleurektomie	87–100
Mitoxantron (10–30 mg)	75–94
Bleomycin (60 mg)	40–92
Fibrinkleber	77–90
Tetrazycline	25–100
Mitomycin C (10 mg/m^2)	44–82
Interferon	38–73
Radioaktive Isotopen 198 Au, 32 P, 90 y	30–70
Cisplatin	ca. 50
5-Fluorouracil (2000–3000 mg)	38–66
Thiotepa (30–45 mg)	37–60
Alleinige Drainage	11–86
Einfache Thorakozentese	unter 10

Maligner Perikarderguß

Als Ursache für einen malignen Perikarderguß steht bei Frauen das metastasierte Mammakarzinom im Vordergrund. Klinische Symptome wie *Halsveneneinflußstauung, Dyspnoe, Thoraxschmerzen,* können in Zusammenhang mit dem Auskultations- bzw. Perkussionsbefund des Herzens auf das Vorhandensein eines Perikardergusses hinweisen; allerdings ist die klinische Diagnostik im Vergleich zum Pleuraerguß deutlich schwieriger. Röntgenologisch findet sich die typische zeltförmige Figur der Herzvergrößerung. Im EKG sind Niedervoltage sowie Erregungsrückbildungsstörungen charakteristisch. Die Therapiebedürftigkeit des Perikardergusses wird durch die hämodynamische Beeinträchtigung des Herzens definiert. Bei zytostatikasensiblen Karzinomen führt eine systemische Chemotherapie zur Rückbildung des Ergusses und reduziert die Gefahr einer Perikardtamponade. Bleibt die Wirkung dieser systemischen Behandlung aus, ist die Perikardpunktion mit Anlage eines Katheters und konsekutiver Ergußdrainierung notwendig. Die Punktion des Perikardergusses bleibt dem Kardiologen vorbehalten. Das Vorgehen der Sklerosierungsbehandlung entspricht der der Pleurodese. auch bei einem Perikarderguß haben sich Mitoxantron (20 mg) und Tetracyclin (200 – 300 mg) bewährt. Läßt sich durch diese Maßnahmen eine Herzbeuteltamponade mit sekundären hämodynamischen Komplikationen nicht verhindern, bleibt als letzte Möglichkeit eine operative Perikardfensterung (Pass 1993).

Literatur

Bowdler, I., U. Hankemeier, D. Zech, S. A. Shug: Grundlagen der Behandlung. In Hankemeier, U., I. Bowdler, D. Zech: Tumorschmerztherapie. Springer, Berlin 1989

Deppermann, K. M., E. D. Kreuser: Therapie maligner Pleuraergüsse. In Schmoll, H. J., K. Höffken, K. Possinger: Compendium internistische Onkologie, 2. Aufl. Springer, Berlin 1997

Hartenstein, R.: Schmerzen bei malignen Erkrankungen. In Huhn, D., R. Hermann: Medikamentöse Therapie maligner Erkrankungen, 3. Aufl. Fischer, Stuttgart 1995

Hartenstein, R., W. Abenhardt: Behandlung maligner Körperhöhlenergüsse und intraperitoneale Chemotherapie. In Huhn, D., R. Hermann: Medikamentöse Therapie maligner Erkrankungen, 3. Aufl. Fischer, Stuttgart 1995

Hausheer, F. H., J. Yarbro: Diagnosis and treamtent for malignant pleuraeffusion. Semin. Oncol. 12 (1985) 54 – 75

Karck, U., H.-G. Meerpohl, A. Pfleiderer, H. P. Zahradnik: Ergebnisse nach TNF-Therapie von Patientinnen mit Aszites oder Pleuraerguß infolge von progredienten gynäkologischen Malignomen. Arch. Gynecol. Obstet. 250 (1991) 286 – 287

Kloke, M.: Therapie chronischer Tumorschmerzen. In Seeber, S., J. Schütte: Therapiekonzepte Onkologie, 2. Aufl. Springer, Berlin 1995

Meerpohl, H.-G., U. Karck: Behandlungsmöglichkeiten maligner Körperhöhlenergüsse und des Pseudomyxoma peritonei. Gynäkologe 25 (1992) 89 – 98

Pass, H. I.: Treatment of pleural and pericardial effusions. In De Vita, J. R., S. Hellman, S. A. Rosenberg: Cancer: Principals and Practice of Oncology, 4th ed. Lippincott, Philadelphia 1993

Senn, H. J,. P. Drings, A. Glaus et al.: Schmerztherapie. In Senn, H.-J., P. Drings, A. Glaus: Checkliste Onkologie, 4. Aufl. Thieme, Stuttgart 1998

WHO: Cancer pain relief, 1986. Deutsche Übersetzung AMV AV-Kommunikation- und Medizinverlag, München 1988

Zenz, M.: Opiatbehandlung des nonmalignen und malignen Schmerzes. Therapiewoche 38, Suppl. (1988) 34 – 37

Zeuner, L.: Möglichkeiten einer adäquaten Schmerzbehandlung bei Krebspatienten. Geburtsh. u. Frauenheilk. 58 (1998) M 45 – M 49

Zimmermann, N.: Basic concepts of pain and paintherapy. Arzneimittel-Forschung 34 (1984) 1053 – 1059

Anhang

Tumorklassifikationssysteme

Grundschema prätherapeutischer (klinischer) Klassifikation (TNM)

Abkürzung	Bedeutung
T	**Primärtumor**
Tis	präinvasives Karzinom (Carcinoma in situ)
T0	kein Anhalt für einen Primärtumor
T1 –T4	zunehmende Größe und/oder lokale Ausdehnung des Primärtumors
Tx	die Minimalerfordernisse zur Bestimmung des Sitzes oder Ausbreitungsgrads des Primärtumors liegen nicht vor
N	**Regionale Lymphknoten**
N0	kein Anhalt für einen Befall regionärer Lymphknoten
N1, N2, N3	zunehmender Befall regionärer Lymphknoten
N4	Befall juxtaregionärer Lymphknoten (nicht immer anwendbar)
Nx	die Minimalerfordernisse zur Beurteilung der regionären Lymphknoten liegen nicht vor
M	**Fernmetastasen**
M0	kein Anhalt für Fernmetastasen
M1	Anhalt für Fernmetastasen
Mx	die Minimalerfordernisse zur Beurteilung des Vorhandenseins von Fernmetastasen liegen nicht vor

Weitere Spezifizierung der Kategorie M1:

Haut: SKI	Lunge: PUL
Hirn: BRA	Lymphknoten: LYM
Knochen: OSS	Peritoneum: PER
Knochenmark: MAR	Pleura: PLE
Leber: HEP	Andere: OTH

Grundschema postoperativer histopathologischer Klassifikation (TNM)

pT	Primärtumor
pTis	präinvasives Karzinom (Carcinoma in situ)
pT0	kein Anhalt für einen Primärtumor bei histologischer Untersuchung des Resektats
pT1 – pT4	zunehmende Größe und/oder lokale Ausdehnung des Primärtumors bei histologischer Untersuchung
pTx	Größe und/oder lokale Ausdehnung kann histologisch nicht bestimmt werden
pN	**Regionäre Lymphknoten**
pN0	kein Anhalt für Befall regionärer Lymphknoten
pN1, pN2, pN3	zunehmender Befall regionärer Lymphknoten
pNx	regionäre Lymphknoten können histologisch nicht beurteilt werden
pM	**Fernmetastasen**
pM0	kein Anhalt für Fernmetastasen
pM1	Fernmetastasen
pMx	das Vorliegen von Fernmetastasen kann histologisch nicht bestimmt werden
G	**Histopathologisches Grading**
G1	gut differenziert
G2	mäßig differenziert
G3	schlecht differenziert/undifferenziert
Gx	Differenzierungsgrad nicht zu bestimmen

Anmerkungen:
- N: Die direkte Ausbreitung des Primärtumors in Lymphknoten wird als Lymphknotenmetastase klassifiziert
- Die Kategorie pM1 kann in gleicher Weise wie M1 weiter spezifiziert werden (s. oben)
- Lymphangiose und Hämangiose werden ebenfalls nach histopathologischer Befundung angegeben

Medikamentenübersicht

Die nachfolgenden Substanzprofile der einzelnen Zytostatika, endokrinen Substanzen und Immuntherapeutika sind *selektive* Angaben. Sie erheben keinen Anspruch auf Vollständigkeit. Vor Therapiebeginn mit einer der hier aufgeführten Substanzen ist eine Überprüfung der Informationen und Dosierungen an Hand der aktuellen Beipackzettel dringlich zu empfehlen.

Alkylierende Substanzen

Wichtige Vertreter der Alkylanzien sind:
- Cyclophosphamid,
- Ifosfamid,
- Melphalan,
- Thiotepa,
- Chlorambucil,
- Treosulfan,
- die als Alkylans wirkenden Platinanaloga Cisplatin und Carboplatin.

Alkylierende Substanzen bilden typischerweise relativ instabile Alkylgruppen mit nukleophilen Regionen verschiedener organischer Strukturen (z.B. Nukleinsäuren, Aminosäuren oder Proteinen), wodurch die zytotoxischen Effekte induziert werden. Die primäre Interaktion erfolgt häufig mit der DNA durch die Bindung an die N7-Position des Guanins (DNA-Adduktbildung). Diese Anbindung unterbricht die exakte Basenteilung der DNA. Die Folge sind Einzel- und Doppelstrangbrüche sowie Vernetzungen der DNA, außerdem wird die Synthese von DNA, RNA, und Proteinen inhibiert. Die meisten alkylierenden Substanzen haben 2 oder mehrere instabile Alkylgruppen pro Molekül und sind dadurch bi- oder multifunktional wirksam. Bi- oder multifunktionale Alkylanzien können zu einer derartigen DNA-Vernetzung führen, daß die vollständige Zellzerstörung die Folge ist. Alle Alkylanzien haben im wesentlichen den gleichen Wirkungsmechanismus. Eine Kreuzresistenz innerhalb dieser Substanzgruppe ist gegeben. (Cave: Bei Dosierungen und Nebenwirkungen nur selektive Angaben. Keine Vollständigkeit der Angaben.)

Cyclophosphamid (CTX)

Handelsname
- Endoxan, Cyclostin,
- Trockensubstanz/Dragees,
- Trägerlösung: NaCl 0,9% oder Glucose 5%,
- Stabilität der Gebrauchslösung bei Raumtemperatur: 2 Tage.

Wirkungsmechanismus
Die Alkylierung erfolgt bevorzugt an der N7-Position des Guanins (DNA-Addukte). Die Aktivierung der Substanz erfolgt intrahepatisch über das Cytochrom-p450-abhängige mikrosomale Enzymsystem zu 4-Hydroxycyclophosphamid (4-OHCP). Die Inaktivierung erfolgt hauptsächlich in der Leber und die Ausscheidung der Metaboliten über die Niere.

Gute Bioverfügbarkeit nach oraler Gabe. Substanz überschreitet die Plazentaschranke und ist im 1. Trimenon der Schwangerschaft teratogen. Fetotoxisches Risiko im 2. und 3. Trimenon möglich.

Konzentration im Liquor ca. 50% der Plasmakonzentration. Keine Dosismodifikation bei Leberfunktionsstörungen oder Niereninsuffizienz erforderlich.

Indikationen in der gynäkologischen Onkologie
- Mammakarzinom,
- Ovarialkarzinom,
- Uterussarkome,
- Hochdosistherapie.

Dosierung
Per os: 50 – 200 mg/Tag Tag 1 – 14.
Intravenös: 10 – 15 mg/kg Körpergewicht oder 400 – 600 mg/m^2 Tag 1 und 2 oder Tag 1 und 8 alle 21 – 28 Tage.
Hochdosis: 60 mg/kg Körpergewicht (3 – 6 g/m^2/24 Stunden).

Nebenwirkungen
- Myelosuppression: Leukopenie, Thrombopenie, Anämie (Nadir Tag 8 – 14),
- Nieren- und Blasentoxizität (Zystitis und Blasenfibrose)
- Gastrointestinale Toxizität: Stomatitis, Nausea, Emesis, Diarrhö,
- Alopezie, Dermatitis, Leberschäden,
- Amenorrhö, Fertilitätsstörungen.

Nach Langzeitgabe: Induktion von Blasenkarzinomen und Leiomyosarkomen (selten).

Hinweise für den klinischen Umgang
Zur Vermeidung der Urotoxizität 200 mg/m^2 Mesna (Uromitexan) unmittelbar vor und 4 – 8 Stunden nach Cyclophosphamidinfusion.

Besonderheiten
In niedriger Dosierung evtl. immunstimulierend. Als Immunsuppressivum zur Behandlung von Autoimmunkrankheiten eingesetzt.

Chlorambucil (CBL)

Handelsname
- Leukeran Tabletten.

Wirkungsmechanismus
Durch Alkylierung. Eine Aktivierung in der Leber ist nicht erforderlich. Metabolisierung der Substanz und dann renale Ausscheidung. Nicht bekannt, ob die Substanz in die Muttermilch übergeht. Gute orale Bioverfügbarkeit. Substanz überschreitet die Plazentaschranke und ist im 1. Trimester der Schwangerschaft embryotoxisch und teratogen.

Indikation in der gynäkologischen Onkologie
- Ovarialkarzinom,
- Mammakarzinom.

Dosierung
Per os: 0,03 – 0,2 mg/kg/Tag für 2 – 4 Wochen.

Nebenwirkungen
- Myelosuppression: Leukopenie, Thrombopenie (evtl. kumulativ),

- gastrointestinale Beschwerden: Nausea, Emesis, Diarrhö,
- Hepatotoxizität (SGOT, SGPT-Anstieg),
- Dermatitis, Hautallergie, Alopezie,
- fokale Krampfanfälle, periphere Neuropathie,
- Fertilitätsstörungen.

Hinweise für den klinischen Umgang

Antikonzeption während der Behandlung.

Besonderheiten

Wird auch zur Behandlung von Autoimmunerkrankungen eingesetzt.

Ifosfamid (IFO)

Handelsname

- Holoxan Trockensubstanz,
- Trägerlösung: NaCl 0,9% oder Glucose 5%,
- Stabilität der Gebrauchslösung bei Raumtemperatur: 7 – 9 Tage.

Wirkungsmechanismus

Alkylierung. Wie beim Cyclophosphamid erfolgt Aktivierung in der Leber. Inaktivierung und Metabolisierung ebenfalls in der Leber, anschließende Elimination renal. Nicht bekannt, ob Ifosfamid die Plazentaschranke überschreitet oder ob Substanz in die Muttermilch übergeht. Embryotoxisches und teratogenes Risiko wahrscheinlich, fetotoxisches Risiko nicht auszuschließen.

Indikation in der gynäkologischen Onkologie

- Ovarialkarzinom,
- Zervixkarzinom,
- Uterussarkome,
- Endometriumkarzinom.

Dosierung

Intravenös: 1,0 g– 1,5 g/m²/Tag mal 5 als 24-Stunden-Infusion alle 21 – 28 Tage.

Nebenwirkungen

- Myelosuppression: Leukopenie, Thrombozytopenie, Anämie (Nadir Tag 7 – 10),
- Nieren- und Blasentoxizität,
- neurologisch: ZNS-Dysfunktion mit Somnolenz, Konfusion, Desorientiertheit, Kopfschmerzen, komatöse Zustände,
- Gastrointestinale Toxizität: Stomatitis, Nausea, Emesis,
- Alopezie, Dermatitis,
- Amenorrhö.

Hinweise für den klinischen Umgang

Zur Vermeidung der Urotoxizität 200 mg/m² Mesna (Uromitexan) unmittelbar vor und 4 – 8 Stunden nach Ifosfamidgabe, Antiemesisprophylaxe.

Besonderheiten

Vorsicht bei Patientinnen mit vermindertem Serumalbumin und/oder eingeschränkter Nierenfunktion wegen ZNS-Neuropathie. Therapie mit Diazepam, Haloperidol, evtl. Methylenblau.

Melphalan (L-PAM)

Handelsname

- Alkeran Tabletten/Trockensubstanz.

Wirkungsmechanismus

Alkylierung. (DNA-Adduktbildung). Induktion von Apoptose. Aufnahme in die Zelle durch aktiven Transport. Spontaner Zerfall der Substanz. Ausscheidung über Fäzes und Nieren. Teratogenes Risiko im 1. Trimenon der Schwangerschaft: Über den Übergang in die Muttermilch ist nichts bekannt. Embryotoxisches, teratogenes und fetotoxisches Risiko.

Indikationen in der gynäkologischen Onkologie

- Ovarialkarzinom,
- Mammakarzinom.

Dosierung

Per os: 0,2 mg/kg/Tag mal 5 alle 4 – 6 Wochen.
Intravenös: 8 – 30 mg/m² alle 2 – 6 Wochen.
Hochdosis: 100 – 200 mg/m².
Intraperitoneale Anwendung möglich.

Bioverfügbarkeit nach oraler Gabe sehr unterschiedlich (25 – 100%).

Nebenwirkungen

- Myelosuppression (mit sehr langsamer Erholung): Leukopenie, Thrombopenie,
- gastrointestinale Toxizität: Nausea, Emesis, Durchfall, Stomatitis,
- Alopezie, Dermatitis, Pruritus,
- Störungen der Ovulation (nach Langzeitgabe),
- sekundäre Leukämien .

Hinweise für den klinischen Umgang

Dosisreduktion bei Niereninsuffizienz.

Besonderheiten

Synergismus mit Cisplatin. Hemmung der zellulären Aufnahme durch Tamoxifen.

Thiotepa

Handelsname

- Thiotepa „Lederle" Trockensubstanz,
- Trägerlösung: NaCl 0,9% oder Glucose 5%,
- Stabilität der Lösung bei Raumtemperatur: 5 Tage.

Wirkungsmechanismus

Alkylierung. Zumindest teilweise enzymatische Aktivierung in der Leber erforderlich (s. Cyclophosphamid). Inaktivierung in der Leber. Renale Elimination. Über Plazentagängigkeit und Übertritt in die Muttermilch ist nichts bekannt. Aufgrund der Wirkungsweise vermutlich embryotoxisches, teratogenes und fetotoxisches Risiko.

Indikationen in der gynäkologischen Onkologie

- Ovarialkarzinom,
- Mammakarzinom,
- intrakavitäre Therapie bei malignen Ergüssen,
- intrathekale Anwendung,

Dosierung

Intravenös: 0,8 mg/kg alle 4 – 6 Wochen.
Hochdosis: 300 – 700 mg/m² intravenös.
Intrakavitär: 15 – 60 mg pro Dosis 1mal pro Woche.
Intrathekal: 5 – 10 mg/m² 2mal/Woche.

Nebenwirkungen

- Myelosuppression: Leukopenie (Nadir Tag 10 – 14),
- gastrointestinale Toxizität: Nausea, Emesis, Diarrhö (selten),
- Kopfschmerzen, Fieber (selten), Alopezie, Hyperurikämie,
- Störung der Fertilität.

Hinweise für den klinischen Umgang

Vermutlich embryotoxisch und teratogen. Antikonzeption mindestens bis 3 Monate nach Therapieende.

Besonderheiten

Lokale Anwendbarkeit durch gute Gewebebindung.

Altretamin (Hexamethylmelamin [HMM])

Handelsname

- Hexamethylmelamin Kapseln.

Wirkungsmechanismus

Alkylierung. Mikrosomale Aktivierung und Inaktivierung in der Leber. Renale Elimination. Rasche und nahezu vollständige Resorption nach oraler Gabe. Über Plazentagängigkeit und Übertritt in die Muttermilch ist nichts bekannt. Aufgrund der Wirkungsweise vermutlich embryotoxisch, teratogen und fetotoxisch.

Indikationen in der gynäkologischen Onkologie

- Ovarialkarzinom.

Dosierung

Per os: 8 mg/kg (300 mg/m²) täglich über 7–21 Tage.

Nebenwirkungen

- Myelosuppression: Leukopenie und Thrombopenie (Nadir nach 3–4 Wochen),
- gastrointestinale Toxizität: Nausea, Emesis, Diarrhö,
- reversible Neurotoxizität (selten),
- Störungen der Ovulation.

Hinweise für den klinischen Umgang

Kapseln nicht kauen oder lutschen.

Besonderheiten

Keine Kreuzresistenz zu anderen Alkylanzien.

Treosulfan (TREO)

Handelsname

- Ovastat Kapseln und Trockensubstanz,
- Trägerlösung: Verdünnung nicht empfohlen.

Wirkungsmechanismus

Alkylierung. Aktivierung durch die nichtenzymatische Entstehung von bifunktionell alkylierenden Epoxiden. Gute Bioverfügbarkeit nach oraler Gabe. Renale Elimination der unveränderten Substanz. Über Plazentagängigkeit und Übertritt in die Muttermilch ist nichts bekannt. Vermutlich embryotoxisch, teratogen und fetotoxisch.

Indikationen in der gynäkologischen Onkologie

- Ovarialkarzinom.

Dosierung

Per os: 400–600 mg/m² täglich in 4 Einzeldosen bis zu 28 Tagen.
Intravenös: 5–7 g/m² alle 4 Wochen.

Nebenwirkungen

- Myelosuppression: Leukopenie, Thrombopenie,
- gastrointestinale Toxizität: Nausea, Emesis, Diarrhö,
- Pigmentierung der Haut,
- Kopfschmerzen, Fieber (selten), Alopezie selten.

Hinweise für den klinischen Umgang

Bei oraler Gabe vermehrte Flüssigkeitszufuhr durch Trinken.

Besonderheiten

Geeignet für Hochdosistherapie.

Cisplatin (DDP)

Handelsname

- Platinex-Lösung,
- Platiblastin-Lösung,
- Cisplatin-Lösung/Asta,
- Cisplatin Medac Trockensubstanz,
- Cisplatin R. P. Lösung
- Trägerlösung: NaCl 0,9%
- Stabilität der Gebrauchslösung bei Raumtemperatur (lichtgeschützt): 21 Tage.

Wirkungsmechanismus

Alkylierung. Intrazelluläre Aktivierung durch Abspaltung der Chlorliganden. DNA-Quervernetzung und Punktmutationen (DNA-Addukte). Hemmung der DNA-Reparatur. Renale Elimination der Metaboliten innerhalb von 5 Tagen durch glomeruläre Filtration. Substanz überschreitet die Plazentaschranke. Übertritt in die Muttermilch. Embryotoxisch, teratogen und fetotoxisch.

Indikationen in der gynäkologischen Onkologie

- Ovarialkarzinom,
- Zervixkarzinom,
- Endometriumkarzinom,
- Keimzelltumoren.

Dosierung

Intravenös: über 1 Stunde 100 mg/m² alle 21 Tage, in Kombination 75 mg/m² alle 21 Tage.
Intraperitoneal: 90–100 mg/m² in 2 l isotoner Kochsalzlösung.

Nebenwirkungen

- Myelosuppression: Leukopenie, Thrombopenie, Anämie,
- periphere Neuropathie, Ototoxizität,
- gastrointestinale Toxizität: starke Nausea, Emesis, Diarrhö,
- renale Toxizität, Elektrolytstörungen (Magnesium, Kalium),
- Alopezie.

Hinweise für den klinischen Umgang

Regelmäßige Überwachung der Nierenfunktion und forcierte Diurese. HNO-Konsil wegen Ototoxizität.

Besonderheiten

Hämolytisch-urämisches Syndrom. Dosisabhängige Oto- und Nephrotoxizität. Kreuzresistenz mit Methotrexat und 5-Fluorouracil.

Carboplatin (CBCDA)

Handelsname

- Carboplat-Lösung,
- Ribocarbo-L,
- Trägerlösung: Glucose 5%,
- Stabilität der Gebrauchslösung bei Raumtemperatur: mindestens 14 Tage.

Wirkungsmechanismus

Alkylierung. Intrazelluläre Aktivierung durch Abspaltung der Cyclobutandicarboxylgruppe. Behinderung der DNA-Synthese durch Brückenbildung. Reaktionen mit RNA, Proteinen und Zellmembranen. Renale Elimination vorwiegend in unveränderter Form durch glomeruläre Filtration. Über Plazentagängigkeit und Übertritt in die Muttermilch ist nichts bekannt. Vermutlich embryotoxisch, teratogen und fetotoxisch.

Indikationen in der gynäkologischen Onkologie

- Ovarialkarzinom,
- Zervixkarzinom.

Dosierung

Intravenös: 300–450 mg/m² alle 21–28 Tage oder nach AUC (Dosis in mg = 5–7 (25 + GFR [glomeruläre Filtrationsrate]).

Nebenwirkungen

- Myelosuppression: Thrombozytopenie, Leukopenie,
- gastrointestinale Toxizität: Nausea, Emesis (mäßig), Diarrhö,

- Neurotoxizität: periphere Neuropathie (seltener als bei Cisplatin),
- Alopezie (selten),
- Elektrolytstörungen (Magnesium).

Hinweise für den klinischen Umgang

Nicht mit 5-Fluorouracil, Natriumbicarbonat oder Mesna in Parallelinfusion.

Besonderheiten

Zirkadian unterschiedliche Toxizität. Thrombopenie nach morgendlicher Gabe verstärkt.

Antitumorantibiotika

Die Antitumorantibiotika stellen eine Gruppe antineoplastischer Substanzen dar, die zumeist aus Pilzen isoliert wurden. Sie verfügen über eine sehr komplexe chemische Struktur. Die antineoplastische Wirkung wird u.a. über eine Interaktion mit der DNA erreicht. Das wichtigste Prinzip ist eine Interkalation der Substanz zwischen 2 Basenpaare. Hierdurch wird sowohl die Replikation als auch die Transkription der DNA gestört. Als zweiter Wirkmechanismus kommt die Bildung freier Radikale zum Tragen, die eine Schädigung der DNA, der RNA und von Proteinen bewirken. Weitere Mechanismen der Antitumorantibiotika sind Alterationen der Zellmembranen sowie die Metallionenchelation. Die wichtigste Substanzgruppe sind die Anthracycline. Sie werden aus Streptomyzeten isoliert. Diese pigmentierten Substanzen haben einen Antrachinonring, der an ein Aminozucker gekoppelt ist. Anthracycline führen zu DNA-Einzelstrangbrüchen, hemmen die DNA-Repair und generieren aktiv freie Radikale, die ihrerseits zur DNA-Schädigung in der Lage sind. Zellmembranen werden durch Anthracycline ebenfalls direkt geschädigt.

Adriamycin/Doxorubicin (ADM, ADR)

Handelsname

- Adriblastin-Lösung,
- Adriblastin-Trockensubstanz,
- Doxorubicin R. P. Trockensubstanz,
- Trägerlösung: Glucose 5%,
- Stabilität bei Raumtemperatur: 28 Tage.

Wirkungsmechanismus

Interkalation. Aktivierung durch enzymische Reduktion in der Leber. Hemmung der Topoisomerase-II-Hemmung der Tyrosinkinase. Induktion von Apoptose. Ausscheidung der Muttersubstanz und ihrer Metaboliten hauptsächlich über die Galle. Keine Liquorgängigkeit. Substanz überschreitet die Plazentaschranke und geht in die Muttermilch über. Embryotoxisches und teratogenes sowie fetotoxisches Risiko.

Indikationen in der gynäkologischen Onkologie

- Mammakarzinom,
- Endometriumkarzinom,
- Ovarialkarzinom,
- Sarkome.

Dosierung

Intravenös: 40 – 75 mg/m² alle 21 – 28 Tage oder fraktioniert 10 – 20 mg/m² 1mal wöchentlich.
Kumulative Höchstdosis: 450 – 550 mg/m².

Nebenwirkungen

- Myelosuppression: Leukopenie, Thrombopenie, Anämie (Nadir Tag 7 – 14),
- Alopezie, Erythem, Hyperpigmentierung, Hautnekrosen (Paravasat),
- Kardiomyopathie (*Höchstdosis* beachten!),
- gastrointestinale Toxizität: Nausea, Emesis, Diarrhö, Mukositis,
- verstärkte Reaktionen nach Strahlentherapie (Ösophagitis).
- Entzündung der Venenwand (*Cave:* Paravasat).

Hinweise für den klinischen Umgang

Vorsicht bei eingeschränkter Leberfunktion und Gallenabflußbehinderung.

Besonderheiten

Kardiotoxizität und Kardiomyopathie (spät). Kontraindikation Herzinfarkt.

Epirubicin (EPI)

Handelsname

- Farmorubicin-Lösung und Trockensubstanz,
- Trägerlösung: Glucose 5%,
- Stabilität bei Raumtemperatur: 28 Tage.

Wirkungsmechanismus

Interkalation. Raschere Elimination über die Galle als Doxorubicin. Substanz überschreitet die Plazentaschranke und geht in die Muttermilch über. Embryotoxisches und teratogenes sowie fetotoxisches Risiko.

Indiaktionen in der gynäkologischen Onkologie

- Mammakarzinom,
- Endometriumkarzinom,
- Ovarialkarzinom,
- Sarkome.

Dosierung

Intravenös: 75 – 90 mg/m² alle 21 – 28 Tage oder fraktioniert 20 – 30 mg/m²/Woche. Kumulative Gesamtdosis: 1000 mg/m².

Nebenwirkungen

- Myelosuppression: Leukopenie, Thrombopenie, Anämie (Nadir Tag 7 – 14),
- gastrointestinale Toxizität: Nausea, Emesis, Diarrhö, Alopezie,
- Kardiomyopathie,
- Amenorrhö,
- Entzündung der Venenwand (*Cave:* Paravasat).

Hinweise für den klinischen Umgang

Dosisreduktion bei Leberfunktionsstörungen. Kumulative Toxizität. Kumulative Gesamtdosis 1000 mg/m².

Besonderheiten

Kontraindikation bei Patientinnen mit kardialer Vorschädigung (Herzinfarkt).

Bleomycin (BLEO)

Handelsname

- Bleomycinum Mack, Trockensubstanz,
- Trägerlösung: NaCl 0,9%,
- Stabilität der Gebrauchslösung bei Raumtemperatur: 14 Tage.

Wirkungsmechanismen

Hemmung von DNA-Polymerase und der DNA-Reparatur; DNA-Einzel-und Doppelstrangbrüche, Ionenbindung. Nicht bekannt, ob Substanz die Plazentaschranke überschreitet. Substanz geht nicht in die Muttermilch über. Es besteht ein embryotoxisches und teratogenes Risiko.

Indikationen in der gynäkologischen Onkologie

- Keimzelltumoren,
- Plattenepithelkarzinome der Zervix bzw. der Vulva,
- intrakavitäre Therapie (Pleura).

Dosierung

Intravenös: (auch intramuskulär oder subkutan): 0,25 – 0,5 mg/kg oder 15 – 20 mg/m^2 1- bis 2mal pro Woche bis zu einer Gesamtdosis von 300 – 350 mg.
Intrakavitär: 60 – 120 mg.

Nebenwirkungen

- Dermatologische Reaktionen: Sklerodermie, Hyperkeratose, Hyperpigmentierung, Alopezie,
- gastrointestinale Toxizität: Nausea, Emesis (gering), Mukositis,
- Fieber (4 – 10 Stunden nach Applikation),
- pulmonale Toxizität: interstitielle Pneumonitis,
- Myelosuppression: Thrombozytopenie (gering),
- Parästhesien, anaphylaktische Reaktionen (1 – 8 %).

Intrakavitäre Anwendung selten mit systemischer Toxizität.

Hinweise für den klinischen Umgang

Substanz wird über die Nieren ausgeschieden, Dosisreduktion bei Niereninsuffizienz.

Besonderheiten

Bei Patientinnen mit eingeschränkter Nierenfunktion erhöhte Toxizität, Lungeninfiltrate, Lungenfibrose.

Mitomycin C (MMC)

Handelsname

- Mitomycin-Medac Trockensubstanz,
- Trägerlösung: NaCl 0,9 % (pH-Wert 6 – 7),
- Stabilität der Gebrauchslösung bei Raumtemperatur: 48 Stunden.

Wirkungsmechanismus

Alkylierung. Enzymatische Aktivierung in vivo in ein Alkylans; Bildung freier Radikale. Ausscheidung über die Galle (> 80 %). Nicht bekannt, ob Substanz die Plazentaschranke überwindet und in die Muttermilch übergeht. Vermutlich besteht ein embryotoxisches und teratogenes Risiko.

Indikationen in der gynäkologischen Onkologie

- Mammakarzinom,
- Zervixkarzinom.

Dosierung

Intravenös: 8 – 12 mg/m^2 alle 21 – 35 Tage.
Intraarteriell: 10 – 15 mg/m^2.

Nebenwirkungen

- Myelosuppression: Leukopenie, Thrombopenie (Nadir nach 4 – 5 Wochen),
- gastrointestinale Toxizität: Nausea, Emesis, Mukositis,
- Alopezie, Erytheme,
- Nieren- und Lungenschädigung (interstitielle Pneumonitis),
- Müdigkeit, Parästhesien,
- Nekrosen bei Paravasaten.

Hinweise für den klinischen Umgang

Degradierung über In-vivo-Metabolismus.

Besonderheiten

Renale Funktionseinschränkung, keine Kontraindikation. Synergismus mit Cisplatin. Wirkungsverstärkung bei Bestrahlung.

Actinomycin D (Dactinomycin, DACT)

Handelsname

- Lyovac Cosmegen, Trockensubstanz,
- Trägerlösung: NaCl 0,9 % oder Glucose 5 %,
- Stabilität bei Raumtemperatur: 72 Stunden.

Wirkungsmechanismus

Hergestellt aus Streptomyces parvus. DNA-Interkalation. Hemmung der DNA-Transkription. Ausscheidung über Galle und Nieren.

Indikationen in der gynäkologischen Onkologie

- Keimzelltumoren,
- Chorionkarzinom,
- Weichteilsarkome.

Dosierung

Intravenös: 0,3 – 0,5 mg/m^2 täglich – 5 Tage alle 3 – 4 Wochen.

Nebenwirkungen

- Gastrointestinale Toxizität: Nausea, Emesis, Mukositis, Stomatitis,
- Hautnekrosen bei Paravasat,
- Myelosuppression: Leukopenie, Thrombopenie zwischen Tag 7 – 14,
- Alopezie, Erythem, Hyperpigmentierung, Strahlensensibilisierung.

Hinweise für den klinischen Umgang

Hepatotoxizität ist zu beachten.

Besonderheiten

Zumeist Anwendung nur in Kombinationsschemata beim Chorionkarzinom (EMA-CO- oder MAC-Schema).

Mitoxantron (MITX)

Handelsname

- Novantron-Lösung,
- Mitoxantron AWD-Lösung,
- Trägerlösung: NaCl 0,9 % oder Glucose 5 %,
- Stabilität der Gebrauchslösung bei Raumtemperatur: 28 Tage.

Wirkungsmechanismus

Interkalation mit Hemmung der DNA- und RNA-Synthese. Hemmung der Topoisomerase II. Synthetisches Anthracyclinanalogon. Induktion von Apoptose. Radikalbildung. Hemmung der Angiogenese. Substanz wird z. T. in der Leber metabolisiert und bilär sowie renal ausgeschieden. Lange Verweildauer intraperitoneal. Nicht bekannt, ob Substanz die Plazentaschranke überwindet. Substanz geht in die Muttermilch über. Embryotoxisches und teratogenes Risiko.

Indikationen in der gynäkologischen Onkologie

- Mammakarzinom,
- Ovarialkarzinom,
- intrakavitäre Therapie.

Dosierung

Intravenös: 10 – 14 mg/m^2 alle 21 – 28 Tage.
Intrapleural: 20 – 30 mg/m^2.
Intraperitoneal: 20 – 30 mg/m^2.
Kumulative Gesamtdosis: 160 mg/m^2.

Nebenwirkungen

- Myelosuppression: Leukopenie, Thrombopenie,
- gastrointestinale Toxizität: Nausea, Emesis, Diarrhö, abdominale Schmerzen nach intraperitonealer Applikation,
- Alopezie (gering), Photosensibilisierung, geringe Gewebstoxizität (Paravasat-Anstieg),

- Lebertoxizität (SGOT, SGPT), Dosisreduktion bei erhöhtem Serumbilirubin,
- Kardiomyopathie bei Hochdosis, nach herznaher Bestrahlung, in Kombination mit Cyclophosphamid,
- Amenorrhö.

■ Hinweise für den klinischen Umgang

Kumulative Höchstdosis 200 mg/m².

■ Besonderheiten

Kardiotoxisches Risiko geringer im Vergleich zu Adriamycin.

Antimetaboliten

Die Antimetaboliten bilden eine Gruppe von Substanzen, die mit intrazellulären Enzymen interagieren, sie inaktivieren oder zur Bildung von Substanzen führen, die die Aufrechterhaltung normaler Zellfunktionen nicht mehr erlaubt. Chemisch sind die Antimetaboliten zumeist Analoga von Purinen oder Pyrimidinen oder sie ähneln Substanzen, die für die Zellfunktion vitale Bedeutung haben. Einige Substanzen sind als intakte Substanzen wirksam, andere benötigen eine Biotransformation in eine aktive Substanz. Antineoplastische Wirkung wird von den meisten Antimetaboliten über eine Unterbrechung vitaler Funktionsabläufe in der Zelle erreicht, wobei die größte Wirksamkeit bei proliferierenden Zellen zu beobachten ist. Die wichtigsten Vertreter dieser Substanzgruppe sind:

- 5-Fluorouracil,
- Methotrexat,
- Hydroxyurea.

5-Fluorouracil (5-FU)

■ Handelsnahme

- Fluoro uracil „Roche" Lösung,
- Fluoroblastin Lösung,
- Fluorouracil R. P. Lösung,
- 5-FU „Lederle" Lösung,
- Trägerlösungen: NaCl 0,9% oder Glucose 5%,
- Stabilität der Gebrauchslösung bei Raumtemperatur: 28 Tage.

■ Wirkungsmechanismus

Antimetabolit. Die Substanz ist inaktiv und wird intrazellulär durch Phosphorylasen und Kinasen (Thymidinkinase) zu 5-FdUMP aktiviert, Einbau als „falsche Base" in RNA und DNA. Induktion von Apoptose. Sehr kurze Halbwertszeit der Substanz. Hepatische Katabolisierung und renale Ausscheidung. Substanz überschreitet Plazentaschranke und geht in die Muttermilch über. Vermutlich embryotoxisches und teratogenes Risiko.

■ Indikationen in der gynäkologischen Onkologie

- Ovarialkarzinom,
- Zervixkarzinom,
- Mammakarzinom.

■ Dosierung

Intravenös: 10 – 15 mg/kg Woche oder 450 – 550 mg/m² wöchentlich oder 500 mg/m² täglich als kontinuierliche Langzeitinfusion (96 Stunden). Intervall 28 Tage.

■ Nebenwirkungen

- Myelosuppression (Nadir Tag 9 – 14),
- gastrointestinale Toxizität: Nausea, Emesis, Diarrhö,
- dermatologische Reaktionen, Photosensibilität, Alopezie,
- neurologische Symptome: Kopfschmerzen, Ataxie.

■ Hinweise für den klinischen Umgang

Bei nächtlicher Anwendung weniger Toxizität bei gleicher Antitumorwirkung.

■ Besonderheiten

Wirkungsverstärkung durch Folinsäure (Leukovorin).

Methotrexat (MTX)

■ Handelsname

- Methotrexat „Lederle" Lösung, Tabletten,
- Methotrexat medac Lösung, Tabletten,
- Methotrexat R. P. Lösung, Tabletten,
- Farmitrexat,
- Trägerlösung: NaCl 0,9% oder Glucose 5%,
- Stabilität bei Raumtemperatur (lichtgeschützt): 7 Tage.

■ Wirkungsmechanismen

Antimetabolit, Folsäureantagonist. Intrazelluläre Akkumulation, spezifische Hemmung der Dihydrofolatreduktase. Nicht bekannt, ob Substanz die Plazentaschranke überschreitet. Substanz geht in die Muttermilch über. Wahrscheinlich nur geringes embryotoxisches und teratogenes Risiko. Unterschiedliche Bioverfügbarkeit nach oraler Gabe. Ausscheidung über die Galle mit fast vollständiger enterohepatischer Rückresorbtion. Endgültige Elimination über die Nieren.

■ Indikationen in der gynäkologischen Onkologie

- Chorionkarzinom,
- Mammakarzinom,
- maligne Trophoblastzelltumoren.

■ Dosierung

Per os: 0,1 – 0,15 mg/kg Körpergewicht täglich über 3 – 5 Tage.
Intravenös: 20 – 40 mg² alle 21 – 28 Tage; hochdosiert 1000 – 1500 mg/m² mit Leucoverin Rescue alle 1 – 4 Wochen.
Hochdosis: 8 – 12 g/m².
Intrathekal: 12 – 15 mg/m²/Woche.

■ Nebenwirkungen

- Myelosuppression: Leukopenie (Nadir Tag 5 – 14),
- gastrointestinale Toxizität: Nausea, Emesis, Diarrhö, Stomatitis,
- toxische Hautreaktionen: Exanthem und Pruritus, Alopezie,
- Hepatotoxizität: Transaminasenanstieg innerhalb von 10 Tagen nach Applikation,
- allergische Pneumonitis,
- bei intrathekaler Applikation: meningeale Irritation.

■ Hinweise für den klinischen Umgang

Vorsicht bei Patientinnen nach zerebraler Bestrahlung und bei Ascites bzw. Pleuraerguß.

■ Besonderheiten

Folinsäure = Leucoverin steht als Antidot zur Verfügung.

Hydroxyurea (HU)

■ Handelsname

- Syrea Kapseln,
- Litalir Kapseln.

■ Wirkungsmechanismus

Spezifische Hemmung der Nucleosiddiphosphatreduktase. Störung der DNA-Synthese. Reversible Hemmung der DNA-Reparatur. Inaktivierung in der Leber und Ausscheidung über die Nieren. Nicht bekannt, ob Substanz die Plazentaschranke überschreitet. Substanz geht in die Muttermilch über. Embryotoxisches und teratogenes Risiko vermutlich gering.

■ Indikation in der gyänkologischen Onkologie

- Zervixkarzinom in Kombination mit Strahlentherapie.

■ **Dosierung**

Per os: 20 – 30 mg/kg täglich für 4 – 6 Wochen.

■ **Nebenwirkungen**

- Myelosuppression,
- gastrointestinale Toxizität: Nausea, Emesis, Mukositis, Anorexie,
- Alopezie (selten), Müdigkeit,
- Fieber, Erhöhung der Leberenzyme.

■ **Hinweise für den klinischen Umgang**

Vorsicht bei ausgeprägten Nierenfunktionsstörungen.

■ **Besonderheiten**

Synergismus mit Cisplatin und Carboplatin.

Gemcitabin

■ **Handelsname**

- Gemzar Lösung,
- Trägerlösung: NaCl 0,9% oder Glucose 5%,
- Stabilität bei Raumtemperatur: 28 Tage.

■ **Wirkungsmechanismus**

Antimetabolit. Intrazelluläre Aktivierung durch Umwandlung zu 5'Diphospat und 5'Triphosphat mit Hilfe von Nucleotidkinasen. Einbau als „falsche Base" und dadurch Störung der DNA-Synthese. Renale Elimination der inaktivierten Metaboliten. Spezifische Hemmung der Nucleosiddiphosphatreduktase. Störung der DNA-Synthese. Reversible Hemmung der DNA-Reparatur. Inaktivierung in der Leber und Ausscheidung über die Nieren. Keine Anwendung in der Schwangerschaft oder der Stillzeit.

■ **Indikationen in der gynäkologischen Onkologie**

- Ovarialkarzinom.

■ **Dosierung**

Intravenös: als 30-Minuten-Infusion 1000 mg/m² als Monotherapie (Tag 1 – 8 – 15) Wiederholung alle 28 Tage, 800 – 1000 mg/m² in Kombinationen .

■ **Nebenwirkungen**

- Myelosuppression besonders der neutrophilen Granulozyten,
- Flu-like-Syndrom mit Gliederschmerzen, Kopfschmerzen, Ödemneigung und Lethargie,
- gastrointestinale Toxizität: Nausea, Emesis, Anorexie.

■ **Hinweise für den klinischen Umgang**

Nichtsteroidale Antirheumatika gegen das Flu-like-Syndrom.

■ **Besonderheiten**

Verminderung der Aktivität der natürlichen Killerzellen.

Miltefosin

■ **Handelsname**

- Miltex Lösung zur lokalen Hautbehandlung,
- Stabilität der Lösung nach Anbruch: ca. 4 Wochen.

■ **Wirkungsmechanismus**

Etherlipid mit Strukturähnlichkeit zu physiologischen Membranphospholipiden. Durch Einbau als „falscher" Membranbaustein kommt es zu Störung der Membranfunktion und zu Desintegration der Membranstabilität vermehrt bei Tumorzellen. Auch tumorzelldifferenzierende Mechanismen werden diskutiert. Nicht bekannt, ob Substanz die Plazentaschranke überwindet und in die Muttermilch übertritt.

■ **Indikationen in der gynäkologischen Onkologie**

- Lokale Anwendung bei kleinknotigen, kutanen Metastasen des Mammakarzinoms.

■ **Dosierung**

Lösung wird 2mal täglich auf die befallenen Hautareale aufgetragen (maximal 5 ml pro Tag).

■ **Nebenwirkungen**

- Hautreizungen mit Juckreiz, Rötung, Schuppung und Spannungsgefühl.

■ **Hinweise für den klinischen Umgang**

Eine Kombination mit einer Hormon- oder Zytostatikatherapie ist möglich. Kontrazeptive Maßnahmen sind während der Therapie zu empfehlen.

■ **Besonderheiten**

Schutzhandschuhe zum Auftragen der Substanz.

■ Mitosehemmstoffe (Alkaloide)

Vinblastin (VBL)

■ **Handelsname**

- Velbe,
- Vinblastin R. P.,
- Trägerlösung: NaCl 0,9% oder Glucose 5%,
- Stabilität der Gebrauchslösung (lichtgeschützt): 21 Tage.

■ **Wirkungsmechanismus**

Mitosehemmer, Hemmung der intrazellulären Tubulinsynthese. Arretierung der Zellen in der Metaphase der Mitose. Störung der DNA- und RNA-Synthese. Induktion der Apoptose. Überwiegend biliäre und weniger renale Elimination. Nicht bekannt, ob Substanz die Plazentaschranke überschreitet und ob sie in die Muttermilch übergeht. Vermutlich embryotoxisch und teratogen.

■ **Indikationen für die gynäkologische Onkologie**

- Chorionkarzinom,
- Mammakarzinom.

■ **Dosierung**

Intravenös: als Monotherapie 3,7 mg/m² bis maximal 18,5 mg/m² wöchentlich oder alle 2 Wochen. In der Kombination 6 – 8 mg/m² alle 21 – 28 Tage.

■ **Nebenwirkungen**

- Myelosuppression: Leukopenie, Alopezie,
- gastrointestinale Toxizität (selten): Nausea, Emesis, Obstipation,
- Dermatitis, Alopezie, Hautnekrosen bei Extravasaten,
- Neurotoxizität mit peripherer Neuropathie, Kopfschmerzen,
- Amenorrhö.

■ **Hinweise für den klinischen Umgang**

- Dosisanpassung bei Leberfunktionsstörungen. Vorsicht bei simultaner Strahlentherapie.

■ **Besonderheiten**

Wiederauftreten von strahlenbedingten Veränderungen.

Vincristin (VCR)

■ **Handelsname**

- Vincristin Liquid Lilly Lösung,
- Vincristin Bristol Lösung,
- Vincristinsulfat R. P. Lösung,
- Trägerlösung: NaCl 0,9% oder Glucose 5%,

- Stabilität der Gebrauchslösung bei Raumtemperatur (lichtgeschützt): 21 Tage.

Wirkungsmechanismus

Mitosehemmer. Hemmung der intrazellulären Tubulinsynthese. Arretierung der Zellen in der Metaphase der Mitose. Störung der DNA- und RNA-Synthese. Induktion von Apoptose. Überwiegend biliäre und weniger renale Elimination. Nicht bekannt, ob Substanz die Plazentaschranke überschreitet und ob sie in die Muttermilch übergeht. Vermutlich embryotoxisch und teratogen.

Indikationen in der gynäkologischen Onkologie

- Keimzelltumoren.

Dosierung

Intravenös: 1,4 mg/m² wöchentlich oder alle 2 Wochen. Maximale Einzeldosis 2,0 mg.

Nebenwirkungen

- Myelosuppression: dosislimitierende Leukopenie,
- gastrointestinale Toxizität: Nausea, Emesis ist selten, Stomatitis,
- Dermatitis, Alopezie,
- neuromuskuläre Störungen (dosislimitierend): Areflexie, periphere Neuritis, Kopfschmerzen,
- Obstipation, Fieber.

Hinweise für den klinischen Umgang

Dosisanpassung bei Leberfunktionsstörungen. Obstipationsprophylaxe. (*Cave:* Paravasat).

Besonderheiten

Wiederauftreten von strahlenbedingten Veränderungen.

Vindesin (VDS)

Handelsname

- Eldesine, Trockensubstanz,
- Trägerlösung: NaCl 0,9% oder Glucose 5%,
- Stabilität der Gebrauchslösung bei Raumtemperatur (lichtgeschützt): 21 Tage.

Wirkungsmechanismus

Mitosehemmer. Hemmung der intrazellulären Tubulinsynthese. Arretierung der Zellen in der Metaphase der Mitose. Störung der DNA- und RNA-Synthese. Induktion der Apoptose. Überwiegend biliäre und weniger renale Elimination. Nicht bekannt, ob Substanz die Plazentaschranke überschreitet und ob sie in die Muttermilch übergeht. Vermutlich embryotoxisch und teratogen.

Indikationen in der gynäkologischen Onkologie

- Mammakarzinom.

Dosierung

Intravenös: als Monotherapie 3 mg/m² 1mal wöchentlich.

Nebenwirkungen

- Myelosuppression.
- gastrointestinale Toxizität: Nausea, Emesis, Obstipation, Stomatitis,
- Neurotoxizität, Glieder- Muskelschmerzen,
- Dermatitis, Alopezie,
- Polyurie,
- Amenorrhö.

Hinweise für den klinischen Umgang

Cave: Paravasat. Dosisanpassung bei Leberfunktionsstörungen. Vorsicht bei simultaner Strahlentherapie. Obstipationsprophylaxe.

Besonderheiten

Wirkungsverstärkung durch Verapamil. Keine kumulative Toxizität bekannt.

Vinorelbin

Handelsnamen

- Navelbine,
- Trägerlösung: NaCl 0,9% oder Glucose 5%,
- Stabilität der Gebrauchslösung bei Raumtemperatur: 28 Tage.

Wirkungsmechanismus

Mitosehemmer. Hemmung der intrazellulären Tubulinsynthese. Arretierung der Zellen in der Metaphase der Mitose. Störung der DNA- und RNA-Synthese. Induktion der Apoptose. Überwiegend biliäre und weniger renale Elimination. Nicht bekannt, ob Substanz Plazentaschranke überschreitet und ob sie in die Muttermilch übergeht. Vermutlich embryotoxisch und teratogen.

Indikationen in der gynäkologischen Onkologie

- Mammakarzinom.

Dosierung

- *Intravenös:* als Monotherapie 30 mg/m² wöchentlich (Tag 1+8). Wiederholung alle 21 Tage.

Nebenwirkungen

- Myelosuppression: Neutropenie, Anämie,
- geringe Alopezie,
- mäßige Neurotoxizität,
- Mukositis,
- Entzündung der Venenwand (*Cave:* Paravasat).

Hinweise für den klinischen Umgang

Dosisanpassung bei Leberfunktionsstörung Obstipationsprophylaxe.

Paclitaxel

Handelsname

- Taxol Lösung,
- Trägerlösung: NaCl 0,9% oder Glucose 5% (in Polyprophylen oder Glas),
- Stabilität der Gebrauchslösung bei Raumtemperatur: 72 Stunden.

Wirkungsmechanismus

Wirkstoff aus Taxus brevifolia. Heute halbsynthetische Herstellung. Störung der strukturellen Reorganisation der intrazellulären Mikrotubuli. Es kommt zur intrazellulären Akkumulation sehr stabiler, funktionsgestörter Tubuli. Überwiegend biliäre Ausscheidung. Nicht bekannt, ob Substanz Plazentaschranke überschreitet oder ob sie in die Muttermilch übergeht. Paclitaxel ist embryotoxisch und teratogen.

Indikationen in der gynäkologischen Onkologie

- Ovarialkarzinom,
- Mammakarzinom.

Dosierung

Intravenös: 135–175 mg/m² alle 21 Tage. 80–100 mg/m² wöchentlich.

Nebenwirkungen

- Myelosuppression: Suppression der neutrophilen Granulozyten (Nadir Tag 8–11),
- gastrointestinale Toxizität selten,
- Neurotoxizität (dosislimitierend),

- Alopezie,
- Hypersensitivitätsreaktionen (Prämedikation),
- Bradykardie,
- Mukositis, Obstipation.

Hinweise für den klinischen Umgang

Keine PVC-Materialien im Infusionssystem. Prämedikation mit Dexamethason, Clemastin und Ranitidin.

Besonderheiten

Infusionsschemata 3 – 96 Stunden.

Docetaxel

Handelsname

- Taxotere,
- Trägerlösung: NaCl 0,9% oder Glucose 5%,
- Stabilität der Gebrauchslösung bei Raumtemperatur (lichtgeschützt): 28 Tage.

Wirkungsmechanismus

Semisynthetisches Analogon von Paclitaxel. Extrakt aus den Nadeln der europäischen Eibe. Störung der strukturellen Reorganisation der intrazellulären Mikrotubuli. Es kommt zur intrazellulären Akkumulation sehr stabiler, funktionsgestörter Tubuli. Überwiegend biliäre Ausscheidung. Nicht bekannt, ob Substanz Plazentaschranke überschreitet und ob sie in die Muttermilch übergeht. Paclitaxel ist vermutlich embryotoxisch und teratogen.

Indikationen in der gynäkologischen Onkologie

- Mammakarzinom,
- evtl. Ovarialkarzinom.

Dosierung

Intravenös: 75 – 100 mg/m² als 1-Stunden-Infusion alle 21 Tage.

Nebenwirkungen

- Myelosuppression, überwiegend Neutropenie,
- gastrointestinale Toxizität selten, Mukositis,
- Hypersensitivitätsreaktionen,
- Flüssigkeitsretention,
- Alopezie,
- mäßige periphere Neuropathie,
- Serositis.

Hinweise für den klinischen Umgang

Prämedikation mit Dexamethason.

Besonderheiten

Apoptoseinduktion.

Andere Substanzen

Topotecan

Handelsname

- Hycamtin,
- Trägerlösung: NaCl 0,9% oder Glucose 5%,
- Stabilität der Gebrauchslösung bei Raumtemperatur: 28 Tage.

Wirkungsmechanismus

Semisynthetisches Derivat des Camptothecins. Topoisomerase-I-Hemmer. Hemmung der DNA- und RNA-Synthese in Folge von Einzelstrangbrüchen. Die Elimination erfolgt weitgehend über die Nieren.

Indikation

- Ovarialkarzinom.

Dosierung

Intravenös: 1,25 – 1,5 mg/m² Körperoberfläche an 5 aufeinanderfolgenden Tagen als 30-Minuten-Infusion alle 3 Wochen.

Nebenwirkungen

- Myelosuppression: Neutropenie, weniger Thrombopenie,
- gastrointestinale Toxizität: Nausea, Emesis, Diarrhö (selten),
- Hautausschlag, Alopezie,
- Lebertoxizität (SGOT-, SGPT-Anstieg).

Hinweise für den klinischen Umgang

Zur Herstellung der Gebrauchslösung saure Lösungen mit einem pH-Wert von 4,5 verwenden (z. B. Glucose 5%).

Besonderheiten

Im Vordergrund stehende Neutropeniephase durch Gabe von G-CSF verkürzen.

Etoposid (VP16)

Handelsname

- Vepesid J Infusionslösung,
- Vepesid K (Kapseln),
- Trägerlösung: NaCl 0,9% oder Glucose 5%,
- Stabilität der Gebrauchslösung bei Raumtemperatur (lichtgeschützt): 4 –7 Tage.

Wirkungsmechanismus

Mitoseblockierung durch noch unklare Mechanismen. Eventuell Stabilisierung des Topoisomerase-II-DNA-Komplexes. Bildung freier Radikaler. Induktion der Apoptose. Weniger biliäre Ausscheidung bei etwa 40% renaler Elimination. Bioverfügbarkeit nach oraler Gabe etwa 50%. Nicht bekannt, ob Substanz Plazentaschranke überschreitet oder ob sie in die Muttermilch übergeht. Vermutlich embryotoxisch und teratogen.

Indikationen in der gynäkologischen Onkologie

- Ovarialkarzinom,
- Keimzelltumoren,
- Trophoblasttumoren,
- Uterussarkome.

Dosierung

Intravenös: 100 – 150 mg/m² täglich für 3 – 5 Tage; Monotherapie alle 28 Tage. Oral 50 – 100 mg Tagesdosis für 14 – 21 Tage.
Hochdosis: maximal 330 mg/m² für 3 – 5 Tage.

Nebenwirkungen

- Myelosuppression (Nadir Tag 7 –14),
- Alopezie,
- gastrointestinale Toxizität: Nausea, Emesis (nach Mukositis, orale Therapie),
- Hyperbilirubinämie,
- mäßige periphere Neuropathie,
- Amenorrhö.

Hinweise für den klinischen Umgang

Dosisreduktion bei Nieren- und fraglich bei Leberfunktionsstörungen.

Besonderheiten

Synergismus mit Cisplatin, Carboplatin und Doxorubicin. Erhöhtes Leukämierisiko nach hoher kumulativer Dosis (> 2000 mg/m²).

Hormone

Endokrine Therapien sind insbesondere bei Tumoren wirksam, die sich aus hormonsensiblen Geweben entwickeln, dabei aber einen Grad der Zelldifferenzierung beibehalten, der die Tumorzellen zumindest unter einer partiellen Wachstumskontrolle durch Hormone beläßt (Mamma-, Endometrium-, evtl. Ovarialkarzinom).

Tamoxifen (TAM)

Handelsname

- Nolvadex,
- Jenoxifen,
- Kessar,
- Nourytam,
- Tamofen,
- Tamoxasta,
- Tamoxifen-medac u. a. Tabletten oder Filmtabletten.

Wirkungsmechanismus

Nichtsteroidales synthetisches Antiöstrogen. Wirkung durch kompetitive Hemmung der Östrogenbindung am ER-Rezeptor. Blockierung des östrogenabhängigen Tumorwachstums. Induktion wachstumshemmender Faktoren (z. B. TGF-β, IGF-I). Anreicherung in Uterus, Leber und Nieren. Keine Liquorgängigkeit. Überwiegend biliäre Ausscheidung.

Indikationen in der gynäkologischen Onkologie

- Mammakarzinom (palliative und adjuvante Therapie bei postmenopausalen Patientinnen mit ER^+-Tumor). Eventuell auch als präventive Therapie bei Hochrisikopatientinnen.
- Ovarialkarzinom (palliativ).

Dosierung

Per os: 20 – 30 mg täglich.

Nebenwirkungen

- Hautreaktionen mit Erythem, Exanthem und Juckreiz,
- Vaginalbeschwerden mit Brennen/Pruritus,
- Endometriumveränderungen mit/ohne vaginale Blutungen,
- Endometriumkarzinomrisiko erhöht (3- bis 7fach),
- Hitzewallungen (prämenopausal > postmenopausal),
- Sehstörungen mit Katarakt, Retinopathie,
- Übelkeit (leicht),
- selten: passagere Thrombozytopenie, Hyperkalzämie.

Hinweise für den klinischen Umgang

Keine Dosisreduktion bei Nieren- oder Leberfunktionsstörungen erforderlich.

Besonderheiten

Senkung des Cholesterinspiegels, Erhaltung der Knochenmasse, Verminderung der postmenopausalen Osteoporosegefährdung. Ultraschallkontrolle Endometrium. In hoher Dosierung 60 – 80 mg bei austherapiertem Ovarialkarzinom wirkungsvoll.

Torimefen (TOR)

Handelsname

- Fareston.

Wirkungsmechanismus

Nichtstereoidales Antiöstrogen. Geringere Östrogenreaktivität. Ähnliches Wirkungs- und Nebenwirkungsspektrum wie Tamoxifen. Induktion der Apoptose. Keine Induktion von Leberzellkarzinomen bei Ratten und keine DNA-Adduktbildung in der Leber in vitro.

Indikationen in der gynäkologischen Onkologie

- Hormonrezeptorpositives, metastasiertes Mammakarzinom.

Dosierung

Per os: 60 mg täglich.

Nebenwirkungen

- Selten und insgesamt wenig ausgeprägt (WHO-Grad 1 und 2),
- Hitzewallungen, Schwitzen, Nausea, fehlende Wirkung am Endometrium.

Hinweise für den klinischen Umgang

Keine Korrelation zwischen ER-Rezeptorgehalt und Remissionsrate. Positive Korrelation zwischen Remissionsdauer und ER-Rezeptorgehalt. Kreuzresistenz zu Tamoxifen.

Besonderheiten

Vermehrte Bildung von TGF-β (tumorwachstumsinhibierender Wachstumsfaktor) und verminderte Bildung von IGF-1 (tumorwachstumsstimulierender Insulin-like-growth-Faktor-1).

Medroxyprogesteronacetat (MPA)

Handelsname

- Clinovir Tabletten-Oralsuspension-Injektionssuspension (intramuskulär),
- Farlutal Tabletten und Injektionssuspension,
- MPA-Hexal-Tabletten.

Wirkungsmechanismus

Synthetisches Gestagen mit antiöstrogenen und antiandrogenen Effekten. Wirkungsmechanismus über Blockade von Progesteronrezeptoren. Höchste Gewebekonzentration in Leber, Ovarien, Fettgewebe. Vorwiegend hepatischer Metabolismus mit biliärer und renaler (25 – 40 %) Ausscheidung. MPA überwindet die Blut-Hirn-Schranke. Plazentagängig, Übergang in die Muttermilch.

Indikationen in der gynäkologischen Onkologie

- Metastasiertes Mammakarzinom,
- Endometriumkarzinom.

Dosierung

Per os: bei Mammakarzinom 400 – 1000 mg täglich, bei Endometriumkarzinom 200 – 600 mg täglich.
Intramuskulär: 5mal 500 mg pro Woche über insgesamt 4 Wochen, dann 2mal pro Woche 500 mg (Mammakarzinom).

Nebenwirkungen

- Appetit- und Gewichtszunahme,
- Kopfschmerzen (migräneartig), Muskelkrämpfe, Ödeme,
- Nausea, Emesis, Diarrhö (selten),
- Obstipation,
- depressive Verstimmung,
- Cholesterinanstieg.

Hinweise für den klinischen Umgang

Kontraindiziert bei Thromboembolien, schweren Leberfunktionsstörungen, plötzlich auftretender Migräne.

Besonderheiten

„Anaboler" Effekt kann bei der Behandlung der Tumorkachexie genutzt werden.

Megestrolacetat

Handelsname

- Megestat.

Wirkungsmechanismus

Synthetisches Gestagen. Hochspezifische Bindung an Progesteronrezeptor. Downregulation der Progesteron- und ER-Rezeptoren (weitere Einzelheiten s. unter MPA). Nahezu vollständige

Resorption nach oraler Gabe, Metabolisierung in der Leber, Ausscheidung über Fäzes.

■ **Indikationen in der gynäkologischen Onkologie**

- Metastasiertes Mammakarzinom,
- Endometriumkarzinom,

■ **Dosierung**

Per os: 160 mg täglich fortlaufend.

■ **Nebenwirkungen**

- Gewichtszunahme (ca. 40%),
- selten: Müdigkeit, Kopfschmerzen,
- Nausea, Ödeme, Muskelkrämpfe,
- Blutdruckanstieg, Thrombophlebitiden (s. auch andere Gestagene),
- Verschlechterung des Diabetes mellitus.

■ **Hinweise für den klinischen Umgang**

Kontraindiziert bei schweren Leberfunktionsstörungen. Relative Kontraindikationen bei anamnestisch bekannter Thrombophlebitis.

■ **Besonderheiten**

Ausnutzung eines günstigen anabolen Effekts.

Aromatasehemmer

Aminogluthethimid

■ **Handelsname**

- Orimeten.

■ **Wirkungsmechanismus**

Hemmung der Biosynthese (Aromatisierung) der Östrogene aus ihren androgenen Vorstufen in Nebennierenrinde und Fettgewebe. Diese Hemmung der Aromatisierung durch Orimeten ist nicht spezifisch, sondern betrifft auch die Synthese von Gluco- und Mineralkortikoiden. Bioverfügbarkeit nach oraler Gabe etwa 75%, Metabolisierung in der Leber, Ausscheidung über die Nieren.

■ **Indikationen in der gynäkologischen Onkologie**

- Metastasiertes hormonrezeptor-positives Mammakarzinom in der Postmenopause.

■ **Dosierung**

Per os: 500 mg pro Tag (einschleichende Dosierung 125/250/375 mg jeweils über 3 Tage). Glucocorticoidsubstitution evtl. erforderlich (10–20 mg Hydrocortison täglich über 4–6 Wochen).

■ **Nebenwirkungen**

- Müdigkeit, Benommenheit, Lethargie,
- selten: Nausea, Emesis, Obstipation,
- Exanthem, Dermatitis.

■ **Hinweise für den klinischen Umgang**

Wirkungsabschwächung verschiedener Pharmaka (z.B. orale Antidiabetika. Digitoxin) möglich.

■ **Besonderheiten**

Selten Leberfunktionsstörungen, Thrombozytopenie.

Anastrozol

■ **Handelsname**

- Arimidex.

■ **Wirkungsmechanismus**

Nichtsteroidaler, selektiver Aromatasehemmer, Hemmung der enzymatischen Umwandlung von adrenal gebildetem Androgen zu Östrogen (ca. 80% Reduktion des Östrogenspiegels in der Postmenopause).

■ **Indikationen in der gynäkologischen Onkologie**

- Metastasiertes, hormonsensitives Mammakarzinom in der Postmenopause.

■ **Dosierung**

Per os: 1 mg Tablette per os täglich als Dauertherapie.

■ **Nebenwirkungen**

- Flushsymptomatik,
- Ödeme,
- selten Thromboembolien.

■ **Hinweise für den klinischen Umgang**

Bei den selektiven Aromatosehemmern ist keine Substitution von Cortison erforderlich.

Letrozol

■ **Handelsname**

- Femara.

■ **Wirkungsmechanismus**

Nichtsteroidaler, selektiver Aromatasehemmer. Hemmung der enzymatischen Umwandlung von adrenal gebildetem Androgen zu Östrogen (ca. 80% Reduktion des Östrogenspiegels in der Postmenopause).

■ **Indikationen in der gynäkologischen Onkologie**

- Metastasiertes, hormonsensitives Mammakarzinom in der Postmenopause.

■ **Dosierung**

Per os: 1 Tablette 2,5 mg per os täglich als Dauertherapie.

■ **Nebenwirkungen**

- Kopfschmerzen,
- Flushsymptomatik,
- Ödeme,
- selten Thromboembolien.

■ **Hinweise für den klinischen Umgang**

Bei den selektiven Aromatosehemmern ist keine Substitution von Cortison erforderlich.

Formestan

■ **Handelsname**

- Lentaron i.m.

■ **Wirkungsmechanismus**

Steroidaler selektiver Aromatasehemmer. Wirkung kompetitiv an der Cytochrom-P450-haltigen Aromatase. Nach einmaliger Gabe fallen die zirkulierenden Spiegel von Estradiol und Estron rasch ab. Dieser Effekt ist nur bei Patientinnen in der Postmenopause zu erwarten. Langsame Freisetzung der Substanz nach Metabolisierung in der Leber und renale Elimination.

■ **Indikationen in der gynäkologischen Onkologie**

- Metastasiertes hormonrezeptorpositives Mammakarzinom, postmenopausal.

■ **Dosierung**

Intramuskulär: 250 mg einmal alle 2 Wochen.

■ **Nebenwirkungen**

- Lokale Unverträglichkeit an der Injektionsstelle (Knoten, Schmerzen),
- Schäfrigkeit,
- Schwindel,
- Kopfschmerzen.

Hinweise für den klinischen Umgang

Bei den selektiven Aromatasehemmern ist keine Substitution von Cortison erforderlich.

Exemestane

Handelsname

Noch nicht zugelassen.

Wirkungsmechanismus

Nichtsteroidaler Aromatasehemmer Typ I. Wirkung erfolgt über die kovalente irreversible Bindung an die Cytochrom-P450-haltige Aromatase. Bei prämenopausalen Frauen wird eine Suppression des Serumöstrogens auf etwa 30% des Ausgangsspiegels mit einer Dosierung von 25 mg erreicht. Klinisch scheint eine dosisabhängige Wirksamkeit zu bestehen (2,5–5 mg < 10–25 mg < 50–600 mg).

Indikationen in der gynäkologischen Onkologie

- Metastasiertes hormonrezeptorpositives Mammakarzinom postmenopausal (noch keine Zulassung!).

Dosierung

Per os: 25 mg/Tag.

Nebenwirkungen

- Müdigkeit,
- Übelkeit,
- Erbrechen.

Androgene Effekte bei einer Dosierung von > 100 mg/Tag per os.

Hinweise für den klinischen Umgang

Keine Angaben.

Besonderheiten

Keine Angaben.

GnRH-Analoga

Goserelin

Handelsname

- Zoladex.

Wirkungsmechanismus

Analogon der gonadotropinfreisetzenden Hypophysenhormone. Durch verstärkte Dauerwirkung entsteht eine Desensibilisierung der Hypophyse mit Verminderung der Ausschüttung von LH und FSH und damit eine Verminderung der Östrogen-Testosteron-Synthese (medikamentöse Kastration).

Indikation

- Metastasiertes hormonrezeptorpositives Mammakarzinom in der Prämenopause.

Dosierung

Subkutan: Depot 3,6 mg alle 4 Wochen oder 10,8 mg alle 12 Wochen.

Nebenwirkungen

- Libidoverlust,
- Hitzewallungen,
- Schwitzen,
- Hyperkalzämie.

Bei Therapiebeginn kurzfristiger Anstieg von Östrogen (= Tumorstimulation). Die Gabe von Antiöstrogenen über 3–4 Wochen parallel zur GnRH-Therapie kann erwogen werden.

Besonderheiten

Bei Langzeitbehandlung Osteoporosegefährdung beachten.

Leuprorelinacetat

Handelsname

- Enantone Monats-Depot.

Wirkungsmechanismus

GnRH-Agonist (s. auch Goserelin). Modifikationen an den Aminosäuren 6 und 10. Andere hypophysäre Regelkreise bleiben während der Therapie intakt (ACTH [adrenokortikotropes Hormon], TSH [thyroidea-stimulierendes Hormon], Prolaktin). Abbau der Substanz in der Leber, den Nieren und anderen Geweben.

Indikationen in der gynäkologischen Onkologie

- Metastasiertes hormonrezeptorpositives Mammakarzinom in der Prämenopause,
- weitere gynäkologische Indikation (evtl.) platinresistentes Ovarialkarzinom und metastasiertes Endometriumkarzinom.

Dosierung

Subkutan: Depot 3,75 mg.

Nebenwirkungen

- Libidoverlust,
- Hitzewallungen,
- Schwitzen,
- Hyperkalzämie (s. auch Goserelin).

Hinweise für den klinischen Umgang

Bei Therapiebeginn kurzfristiger Anstieg von Östrogen, daher parallel Antiöstrogentherapie über 3–4 Wochen (s. auch Goserelin).

Besonderheiten

Direkter Antitumoreffekt wird diskutiert (s. auch Goserelin).

Buserelin

Handelsname

- Profact.

Wirkungsmechanismus

GnRH-Agonist (s. Goserelin). Modifikationen an den Aminosäuren 6 und 10. Andere hypophysäre Regelkreise bleiben während der Therapie intakt (ACTH, TSH, Prolaktin). Abbau der Substanz in Leber, Nieren und anderen Geweben.

Indikationen in der gynäkologischen Onkologie

- Metastasiertes hormonrezeptorpositives Mammakarzinom in der Prämenopause.

Dosierung

Depotimplantat (6,8 mg) mit Wirksamkeit über ca. 8–10 Wochen.

Nebenwirkungen

- Libidoverlust,
- Hitzewallungen,
- Schwitzen,
- Hyperkalzämie.

Hinweise für den klinischen Umgang

Bei Therapiebeginn kurzfristiger Anstieg von Östrogen, daher parallel Antiöstrogentherapie über 3–4 Wochen.

Besonderheiten

Ein direkter Antitumoreffekt wird diskutiert.

Zytokine

Filgrastim

Handelsname

- Neupogen.

Wirkungsmechanismus

G-CSF. Verstärkung der Proliferation, Differenzierung und Aktivierung von Progenitorzellen der Granulopoese.

Indikationen in der gynäkologischen Onkologie

- Therapiebedürftige Granulozytopenie,
- Stammzellstimulation für die Separation vor Chemotherapie.

Dosierung

Subkutan: 5 mg/kg täglich bis zum Anstieg der neutrophilen Granulozyten.

Nebenwirkungen

- Fieber,
- Leukozytose,
- Knochenschmerzen,
- selten LDH-Erhöhung.

Hinweise für den klinischen Umgang

Beginn bei Abfall der absoluten Neutrophilenzahl auf 1000/µl, zu jedem Zyklus absetzen, wenn Neutrophilenzahl normalisiert ist.

Lenograstim

Handelsname

- Granocyte.

Wirkungsmechanismus

Rekombinanter, humaner, glykolisierender G-CSF. Verstärkung der Proliferation, Differenzierung und Aktivierung von Progenitorzellen der Granulopoese.

Indikationen in der gynäkologischen Onkologie

- Therapiebedürftige Granulozytopenie,
- Stammzellstimulation für die Separation vor Hochdosischemotherapie.

Dosierung

Subkutan: 150 µg/m^2 täglich.

Nebenwirkungen

- Fieber,
- Leukozytose,
- Knochenschmerzen,
- selten LDH-Erhöhung.

Hinweise für den klinischen Umgang

Siehe bei Filgrastim.

Molgramostin

Handelsname

- Leukomax 150, 300, 400.

Wirkungsmechanismus

Rekombinanter humaner GM-CSF. Verstärkung der Proliferation, Differenzierung und Aktivierung von Progenitorzellen der granulozytären und monozytären Zellreihe.

Indikationen in der gynäkologischen Onkologie

- Therapiebedürftige Granulozytopenie,
- Stammzellstimulation zur Separation.

Dosierung

Subkutan: 5 – 10 µg/kg täglich bis zum Anstieg der neutrophilen Granulozyten.

Nebenwirkungen

- Fieber,
- Übelkeit,
- lokale Reaktion an der Einstichstelle,
- Knochenschmerzen,
- Leukozytose.

Hinweise für den klinischen Umgang

Siehe bei Filgrastim.

Erythropoetin

Handelsname

- Reconorm,
- Erypro.

Wirkungsmechanismus

Natürliches Wachstumshormon der Erythropoese. Induktion der Proliferation. Differenzierung und Ausreifung der erythroiden Vorläuferzellen. Verzögerung der Apoptose erythroider Stammzellen.

Indikationen in der gynäkologischen Onkologie

- Behandlung und Vorbeugung einer durch Zytostatikatherapie bedingten Anämie (Cisplatin, Carboplatin).

Dosierung

Subkutan: 3mal 10 000 IE/Woche für ca. 8 Wochen.

Nebenwirkungen

- Lokale Rötung,
- allergische Reaktionen,
- Kopfschmerzen,
- Blutdruckanstieg.

Hinweise für den klinischen Umgang

Erythropoetin sollte aufgrund der günstigeren pharmakokinetischen Verhältnisse subkutan und nicht intravenös appliziert werden. Die Erfolgschancen bei Therapie einer chronischen Tumoranämie liegen bei Patientinnen mit Ovarial- und Mammakarzinom etwa bei 40 %.

Besonderheiten

Bei Tumorprogression oder Infektionen kommt es meist zu einem raschen Verlust der Erythropoetinempfindlichkeit.

Interferon-α (INF-α)

Handelsname

- Intron A,
- Roferon,
- Cytoferon.

Wirkungsmechanismus

In allen Einzelheiten bis heute nicht geklärt. Aktivierung von Makrophagen und natürlichen Killerzellen. Induktion weiterer Zytokine. Bei ca. 20 % der Patientinnen bilden sich neutralisierende Antikörper gegen INF.

Indikationen in der gynäkologischen Onkologie

- Experimentell bei fortgeschrittenem und metastasiertem Zervixkarzinom (zusammen mit Retinoiden und Strahlentherapie).

Dosierung

Subkutan: 3 – 5 Mio. IE 5mal Woche.

Nebenwirkungen

- Grippeartige Symptome (Fieber, Gliederschmerzen, Appetitlosigkeit),
- Hyper- und Hypotonie.

Hinweise für den klinischen Umgang

Einschleichende Dosierung ist zu empfehlen.

Besonderheiten

Substanz ist für die genannte Indikation nicht zugelassen. Aufgrund der hohen Kosten muß vor Therapiebeginn mit dem Kostenträger eine Absprache erfolgen.

Supportiva

Ondansetron

Handelsname

- Zofran.

Wirkungsmechanismus

5-HT_3-Rezeptorantagonist. Halbwertszeit ca. 3 Stunden.

Indikationen in der gynäkologischen Onkologie

- Prophylaxe von Emesis und Nausea bei Chemo- und Strahlentherapie.

Dosierung

Per os: 2 – 3mal 8 mg möglich.
Intravenös: 2 – 3mal 8 mg möglich.
Ampullen vor Licht schützen.

Nebenwirkungen

- Kopfschmerzen,
- Obstipation,
- Hypotension,
- Benommenheit.

Hinweise für den klinischen Umgang

Kombination mit Dexamethason.

Besonderheiten

Schlechte Kontrolle der verzögerten Emesis.

Granisetron

Handelsname

- Kevatril.

Wirkungsmechanismus

5-HT_3-Rezeptorantagonist. Halbwertszeit 4 – 5 Stunden.

Indikation

- Propyhlaxe von Emesis und Nausea bei Chemo- und Strahlentherapie.

Dosierung

Intravenös: 1 + 3 mg.

Nebenwirkungen

- Kopfschmerzen,
- Obstipation,
- Hypotension,
- Benommenheit,
- Überempfindlichkeitsreaktionen.

Hinweise für den klinischen Umgang

Kombination mit Dexamethason.

Besonderheiten

Schlechte Kontrolle der verzögerten Emesis.

Tropisetron

Handelsname

- Navoban.

Wirkungsmechanismus

5-HT_3-Rezeptorantagonist. Halbwertszeit 8 – 15 Stunden.

Indikationen in der gynäkologischen Onkologie

- Prophylaxe von Emesis und Nausea bei Chemo- und Strahlentherapie.

Dosierung

Per os: 1mal 5 mg.
Intravenös: 1mal 5 mg.

Nebenwirkungen

- Kopfschmerzen,
- Obstipation,
- Hypotension,
- Benommenheit,
- Überempfindlichkeitsreaktionen,
- Synkopen,
- Herzstillstand.

Hinweise für den klinischen Umgang

Kombination mit Dexamethason.

Besonderheiten

Schlechte Kontrolle der verzögerten Emesis.

Dolasetron

Handelsname

- Anemet.

Wirkungsmechanismus

5-HT_3-Rezeptorantagonist. Halbwertszeit 7 – 9 Stunden.

Indikation

- Prophylaxe von Emesis und Nausea bei Chemo- und Strahlentherapie.

Dosierung

Per os: 200 mg.
Intravenös: 100 mg.

Nebenwirkungen

- Kopfschmerzen,
- Diarrhö,
- Obstipation
- Schwindel,
- Herzrhythmusstörungen,
- EKG-Veränderungen.

Hinweise für den klinischen Umgang

Die antiemetische Wirkung wird durch Corticoide verstärkt.

Besonderheiten

Schlechte Kontrolle der verzögerten Emesis.

Biphosphonate

Clodronsäure

Handelsname

- Ostac,
- Bonefos.

Wirkungsmechanismus

Hemmung der Osteoklastenaktivität.

Indikationen in der gynäkologischen Onkologie

- Osteolytische Skelettmetastasen oder dadurch bedingte Hyperkalzämie.

Dosierung

Intravenös: Ostac 520/Bonefos 800: 1500 mg alle 3 Wochen (Infusionsdauer >4 Stunden!). Bei oraler Gabe individuell stark schwankende Resorption (<5%).

Nebenwirkungen

- Magen-Darm-Störungen,
- allergische Hautreaktionen,
- Hypokalzämie,
- Hypophosphatämie.

Cave: Niereninsuffizienz.

Hinweise für den klinischen Umgang

Wechselwirkung mit Aminogykosiden.

Besonderheiten

Verminderung von Knochenschmerzen, Senkung der Häufigkeit von Frakturen bzw. Skelettkomplikationen. Orale Gabe möglich.

Ibandronsäure

Handelsname

- Bondronat.

Wirkungsmechanismus

Hemmung der Osteoklastenaktivität.

Indikationen in der gynäkologischen Onkologie

- Tumorinduzierte Hyperkalzämie,
- osteolytische Skelettmetastasen.

Dosierung

Intravenös: bei Hyperkalzämie 2–4 mg (2 Stunden). Prophylaxe: 2 mg alle 4 Wochen.

Nebenwirkungen

- Magen-Darm-Störungen,
- allergische Hautreaktionen,
- Hypokalzämie,
- Hypophosphatämie. *Cave:* Niereninsuffizienz.

Hinweise für den klinischen Umgang

Fertig zubereitete Infusionslösung. *Cave:* Wechselwirkung mit Aminoglykosiden.

Besonderheiten

Verminderung von Knochenschmerzen, Senkung der Häufigkeit vertebraler Frakturen bzw. Skelettkomplikationen. Rekalzifizierender Effekt möglich. Nur intravenöse Gabe möglich.

Pamidronsäure

Handelsname

- Aredia.

Wirkungsmechanismus

- Hemmung der Osteoklastenaktivität.

Indikationen in der gynäkologischen Onkologie

- Osteolytische Metastasen oder dadurch bedingte Hyperkalzämie.

Dosierung

Intravenös: Hyperkalzämie: 90–120 mg je nach Calciumwert (Infusionsgeschwindigkeit: 30 mg/2 Stunden). Prophylaxe: 60 mg alle 3 Wochen.

Nebenwirkungen

- Magen-Darm-Störungen,
- allergische Hautreaktionen,
- Hypokalzämie,
- Thrombozytopenie,
- Knochenschmerzen,
- grippeartige Beschwerden.

Hinweise für den klinischen Umgang

Wechselwirkung mit Aminoglykosiden.

Besonderheiten

Verminderung von Knochenschmerzen, Senkung der Häufigkeit vertebraler Frakturen bzw. Skelettkomplikationen. Rekalzifizierender Effekt möglich. Nur intravenöse Gabe.

Berechnung der Carboplatindosis

Calvert-Formel:

$$\text{Carboplatindosis (mg)} = \text{Ziel-AUC} \cdot (\text{GFR} + 25)$$

AUC Area under the curve
GFR glomeruläre Filtrationsrate

Berechnung der glomerulären Filtrationsrate

Schätzmethode

Jeliffe-Formel:

$$\text{GFR (ml/min)} = \frac{98 - (0,8 \cdot [\text{Alter} - 20])}{\text{Serumkreatinin (ml/dl)}} \cdot \frac{\text{KO (m}^2)}{1,73} \cdot 0,9$$

Alter (Jahre)
GFR glomeruläre Filtrationsrate
KO Körperoberfläche (m^2)
0,9 für Frauen (Männer = 1)

Cockroft-Gault-Formel:

$$\text{GFR (ml/min)} = \frac{140 - (\text{Alter [J]} \cdot \text{Gewicht [kg]})}{72 \cdot \text{Serumkreatinin (ml/dl)}} \cdot 0,85$$

GFR glomeruläre Filtrationsrate
0,85 für Frauen (Männer = 1)

Carboplatintherapie: empfohlene AUC-Werte

Carboplatintherapie	AUC-Werte
Carboplatinmonotherapie (keine myelosuppressive Vorbehandlung)	5–7
Carboplatinmonotherapie (myelosuppressiv vorbehandelt)	4–5
Kombinationstherapie mit anderen Substanzen	4–6
Phase-I- bis -III-Studien mit HD-Carboplatin und PBSC	18–20

AUC Area under the curve
HD Hochdosis
PBSC periphere Blutstammzellen, periphere blood stem cells

Ideales Körpergewicht: Frauen

Größe[1] (cm)	Gewicht (kg)	Größe (cm)	Gewicht (kg)	Größe (cm)	Gewicht (kg)
140	44,9	**150**	50,4	**160**	56,2
141	45,4	**151**	51,0	**161**	56,9
142	45,9	**152**	51,5	**162**	57,6
143	46,4	**153**	52,0	**163**	58,3
144	47,0	**154**	52,5	**164**	58,9
145	47,5	**155**	53,1	**165**	59,5
146	48,0	**156**	53,7	**166**	60,1
147	48,6	**157**	54,3	**167**	60,7
148	49,2	**158**	54,9	**168**	61,4
149	49,8	**159**	55,5	**169**	62,1

[1] Ohne Kleidung und Schuhe

Gebräuchliche Chemotherapieschemata

Auf den nachfolgenden Seiten ist eine Auswahl gebräuchlicher Behandlungsschemata zusammengestellt. Weitere Einzelheiten oder Hinweise auf Therapiealternativen finden sich bei den entsprechenden Organkapiteln.

> Alle Angaben zur Dosis, zum Applikationsmodus usw. müssen vor der klinischen Anwendung unbedingt nochmals überprüft werden.

Zervixkarzinom

Neoadjuvant/adjuvant

BIP				*(Buxton 1989)*
Bleomycin	30 mg	i.v.	Bolus	Tag 1
Ifosfamid (+ Mesna)	1,6 g/m²/ Tag	i.v.	DI 24 Stunden	Tag 2–4
Cisplatin	50 mg/m²	i.v.	2-Stunden-Infusion	Tag 1

➤ Wiederholung Tag 22, 2–3 Behandlungskurse

PVB				*(Tattersall 1992)*
Cisplatin	50 mg/m²	i.v.	Infusion	Tag 1
Vinblastin	4 mg/m²	i.v.	Infusion	Tag 1
Bleomycin	15 mg	i.v./ i.m.	Bolus	Tag 1 (i.v.) Tag 8 (i.m.) Tag 15 (i.m.)

➤ Wiederholung Tag 22, 3 Behandlungskurse

Carboplatin/Ifosfamid				*(Meerpohl 1990)*
Carboplatin	AUC 5	i.v.	1-Stunden-Infusion	Tag 1
Ifosfamid (+ Mesna)	1,6 g/m² Tag	i.v.	DI 24 Stunden	Tag 1–3

➤ Wiederholung Tag 22, maximal 3 Behandlungskurse

DI Dauerinfusion

Simultane Radiochemotherapie

				(Meerpohl 1990)
Carboplatin	70 mg/m²	i.v.	Infusion	Tag 1, 8, 15, 22, 29
5-Fluorouracil	400 mg/m²	i.v.	Infusion	Tag 1, 8, 15, 22, 29
Folinsäure	400 mg/m²	i.v.	Infusion	Tag 1, 8, 15, 22, 29

➤ Wiederholung der Chemotherapie wöchentlich (5mal) während laufender Strahlentherapie (1,8 Gy 5mal/Woche bis zu einer Gesamtdosis von 54 Gy), anschließend 3 Behandlungskurse als Konsolidierungstherapie (gleiche Dosierung 5-Fluorouracil + Folinsäure, Carboplatin 100 mg/m² Tag 1–3)

Palliative Indikation

Cisplatin				*DDP (Bonomi 1985)*
Cisplatin	50–75 mg/m²	i.v.	2-Stunden-Infusion	Tag 1

➤ Wiederholung Tag 22, maximal 6 Behandlungskurse

Cisplatin/5-Fluorouracil				*DDP/5-Fluorouracil (Bonomi 1989)*
Cisplatin	50 mg/m²	i.v.	Infusion	Tag 1
5-Fluorouracil	1000 mg/m²/ Tag	i.v.	DI 24 Stunden	Tag 1–5

➤ Wiederholung Tag 22, maximal 6 Behandlungskurse

DI Dauerinfusion

Endometriumkarzinom

Adjuvante Therapie, „high risk", Primärtherapie metastasiertes Karzinom/Rezidiv

Cisplatin/Adriamycin/Cyclophosphamid				*PAC (Levenback 1992)*
Cisplatin	50 mg/m²		1-Stunden-Infusion	Tag 1
Adriamycin	50 mg/m²	i.v.	Bolus	Tag 1
Cyclophosphamid	500 mg/m²	i.v.	Bolus	Tag 1

➤ Wiederholung Tag 22, maximal 6 Behandlungskurse; bei vorbestrahlten Patientinnen ist eine Dosisreduktion von 20–25% zu empfehlen

Adriamycin/Cisplatin				*AP (Seltzer 1984)*
Adriamycin	50 mg/m²	i.v.	Bolus	Tag 1
Cisplatin	50 mg/m²		2-Stunden-Infusion	Tag 1

➤ Wiederholung Tag 22, bei Ansprechen maximal 8 Behandlungskurse; bei vorbestrahlten Patientinnen ist eine Dosisreduktion von 20–25% zu empfehlen

Adriamycin A				*(GOG 48)*
Adriamycin	60 mg/m²	i.v.	Bolus	Tag 1

➤ Wiederholung Tag 22, bei Ansprechen maximal 8 Behandlungskurse; bei vorbestrahlten Patientinnen ist eine Dosisreduktion von 20–25% zu empfehlen

Endokrine Therapieschemata

Medroxyprogesteronacetat (MPA)			*(Thigpen 1991)*
Medroxy-progesteron-acetat (MPA)	200 – 500 mg	per os	täglich
➤ Therapiedauer bis zur Progression			

Megestrolacetat			*(Muss 1990)*
Megestrol-acetat	80 – 160 mg	per os	täglich
➤ Therapiedauer bis zur Progression			

Tamoxifen			*TAM (Kauppila 1984)*
Tamoxifen	20 – 40 mg	per os	täglich
➤ Therapiedauer bis zur Progression			

Epitheliale Ovarialkarzinome

Adjuvante Therapie

Carboplatin				*C (Mangioni 1989)*
Carboplatin	400 mg/m² (alternativ: AUC 6)		Infusion	Tag 1
➤ Wiederholung Tag 29, für 5 Behandlungszyklen				

Cyclophosphamid/Cisplatin				*CP (Neijt 1987)*
Cyclophos-phamid	750 mg/m²	i. v.	Infusion	Tag 1
Cisplatin	75 mg/m²	i. v.	Infusion	Tag 1
➤ Wiederholung Tag 22, für 6 Behandlungszyklen				

Primärtherapie Stadium II b – IV (FIGO)

Cisplatin/Paclitaxel				*PT (McGuire u. Mitarb. 1996)*
Cisplatin	75 mg/m²	i. v.	Infusion	Tag 1
Paclitaxel	135 mg/m²	i. v.	24-Stunden-Infusion	Tag 1
➤ Wiederholung Tag 22, für 6 Behandlungszyklen				

Cisplatin/Paclitaxel				*PT (Piccart u. Mitarb. 1997)*
Cisplatin	75 mg/m²	i. v.	Infusion	Tag 1
Paclitaxel	175 mg/m²	i. v.	3-Stunden-Infusion	Tag 1
➤ Wiederholung Tag 22, für 6 Behandlungszyklen				

Carboplatin/Paclitaxel				*Carbo/T (Meerpohl u. Mitarb. 1995, Neijt 1997)*
Carboplatin	AUC 6	i. v.	Infusion	Tag 1
Paclitaxel	175 – 185 mg/m²	i. v.	3-Stunden-Infusion	Tag 1
➤ Wiederholung Tag 22, für 6 Behandlungszyklen				

Second-line-Therapie/Rezidiv

Rezidiv-/Salvagetherapie (Reinduktion s. Primärtherapie)

Paclitaxel				*T (Eisenhauer 1994)*
Paclitaxel	135 – 175 mg/m²		3-Stunden-Infusion	Tag 1
➤ Wiederholung Tag 22, 6 – 10 Behandlungskurse				

Topotecan				*(ten Bokkel Huinink 1997)*
Topotecan	1,25 – 1,5 mg/m²	i. v.		Tag 1 – 5
➤ Wiederholung Tag 22, für 6 Zyklen				

Treosulfan				*Treo (Meier 1995)*
Treosulfan	5 – 7 g/m²		Infusion	Tag 1
➤ Wiederholung Tag 29, für 6 Zyklen oder bis zur Progression				

Etoposid				*E (Hoskins 1994)*
Etoposid	100 mg/m²		per os	Tag 1 – 14
➤ Wiederholung Tag 22, bis zur Progression				

Epirubicin				*Ep (Vermorken 1995)*
Epirubicin	150 mg/m²	i. v.	Infusion	Tag 1
➤ Wiederholung Tag 22, für 5 – 6 Zyklen				

Gemcitabin				
Gemcitabin	1000 mg/m²	i. v.	Infusion	Tag 1, 8, 15
➤ Wiederholung Tag 29, für 6 Zyklen				

Tamoxifen				*TAM (Hatch 1991)*
Tamoxifen	20 – 40 mg		per os	täglich
➤ Dauertherapie bis zur Progression				

Keimzell-/Stromazelltumoren des Ovars

Primärtherapie/Rezidiv

Vincristin/Actinomycin D/ Cyclophosphamid				*VAC (Slayton u. Mitarb. 1985)*
Vincristin	1,5 mg/m² (maximal 2 mg)	i. v.	Infusion	Tag 1 (alle 2 Wochen)
Actino-mycin D	350 µg/m²	i. v.	Infusion	Tag 1 – 5
Cyclophos-phamid	150 mg/m²	i. v.	Infusion	Tag 1 – 5
➤ Wiederholung Tag 29, 6 Behandlungskurse				

Cisplatin/Vinblastin/Bleomycin				*PVB (Colombo u. Mitarb. 1986)*
Cisplatin	20 mg/m²	i.v.	Infusion	Tag 1–5
Vinblastin	2,0 mg/m²	i.v.	Infusion	Tag 1–2
Bleomycin	30 Units	i.v.	Infusion	wöchentlich (× 10)

➤ Wiederholung Tag 22, 4 Zyklen

Cisplatin/Etoposid/Bleomycin				*BEP (Williams 1991)*
Cisplatin	20 mg/m²	i.v.	Infusion	Tag 1–5
Etoposid	100 mg/m²	i.v.	Infusion	Tag 1–5
Bleomycin	30 E	i.v.	Infusion	wöchentlich (× 9)

➤ Wiederholung Tag 22, 3–4 Behandlungskurse

Cisplatin/Etoposid				*PE*
Cisplatin	20 mg/m²	i.v.	Infusion	Tag 1–5
Etoposid	100 mg/m²	i.v.	Infusion	Tag 1–5

➤ Wiederholung Tag 22, 3–6 Behandlungskurse

Trophoblasttumoren

Low-Risk-Schema

Methotrexatmonotherapie				*MTX (Hammond u. Mitarb. 1967)*
Methotrexat	0,4–0,6 mg/kg	i.m./i.v.	Bolus	Tag 1, 2, 3, 4, 5

➤ Wiederholung alle 12–14 Tage. Die Therapie erfolgt zunächst bis zur Normalisierung des hCG-Titers. Danach sind 2 weitere Therapiekurse zur Sicherung des Therapieerfolgs angezeigt

Methotrexat plus Folinsäure				*MTX + Folinsäure (Bagshawe 1993)*
Methotrexat	50 mg/Tag	i.v.	Bolus	Tag 1, 3, 5, 7
Folinsäure	6 mg	i.v.	Bolus	jeweils 30 Stunden nach MTX

➤ Wiederholung alle 12–14 Tage. Die Therapie erfolgt bis zur Normalisierung des β-hCG-Titers. Danach sind 2 weitere Therapiekurse zur Sicherung des Therapieerfolgs angezeigt.

High-risk-Schema

Methotrexat/Actinomycin D/Cyclophosphamid			*MAC (Lurain 1985)*
Methotrexat	7 mg/m²	i.v. oder i.m.	Tag 1, 2, 3, 4, 5
Actinomycin D	0,5 mg	i.v.	Tag 1, 2, 3, 4, 5
Cyclophosphamid oder	3 mg/kg	i.v.	Tag 1, 2, 3, 4, 5
Chlorambucil	10 mg	per os	Tag 1, 2, 3, 4, 5

➤ Wiederholung Tag 22

Etoposid/Methotrexat/Actinomycin D-Cyclophosphamid/Vincristin				*EMA-CO (Bagshawe 1984)*
Etoposid	100 mg/m²	i.v.	1-Stunden-Infusion	Tag 1, 2
Methotrexat gefolgt von	100 mg/m²	i.v.	Bolus	
Methotrexat	200 mg/m²	i.v.	12-Stunden-Infusion	Tag 1
Actinomycin D	0,5 mg	i.v.	Bolus	Tag 1, 2
Folinsäure	15 mg	i.m.		beginnend 24 Stunden nach MTX-Beginn. 4mal alle 6 Stunden
Vincristin	1 mg/m²	i.v.	Bolus	Tag 8
Cyclophosphamid	600 mg/m²	i.v.		Tag 8

➤ Wiederholung Tag 21, falls keine gravierende Toxizität, bis zur Normalisierung von hCG-Titer, danach 2–4 weitere Kurse

Weitere Therapieschemata

Tubenkarzinom

Cisplatin/Adriamycin/Cyclophosphamid				*CAP (Jacobs u. Mitarb. 1986)*
Cisplatin	50 mg/m²	i.v.	Infusion	Tag 1
Adriamycin	50 mg/m²	i.v.	Infusion	Tag 1
Cyclophosphamid	500 mg/m²	i.v.	Infusion	Tag 1

➤ Wiederholung Tag 22, für 6 Behandlungszyklen

Karzinosarkome des Uterus

Ifosfamid				*(Sutton u. Mitarb. 1989)*
Ifosfamid	1,5 g/m²	i.v.	DI 24 Stunden	Tag 1, 2, 3
Mesna	je 0,3 g/m²	i.v.		0, 4, 8 Stunden nach Ifosfamid

➤ Wiederholung Tag 29

DI Dauerinfusion

Cisplatin				*(Gernshenson u. Mitarb. 1987)*
Cisplatin	75–100 mg/m²	i.v.	1-Stunden-Infusion	Tag 1

➤ Wiederholung Tag 22

Leiomyosarkom

Doxorubicin (Adriamycin)				*ADM (Gershenson u. Mitarb. 1987)*
Doxorubicin	50–90 mg/m²	i.v.	Kurzinfusion	Tag 1
➤ Wiederholung Tag 22				

Cisplatin/Adriamycin				*CA (Peters 1989)*
Cisplatin	100 mg/m²	i.v.	1-Stunden-Infusion	Tag 1
Adriamycin	40–60 mg/m²	i.v.	Kurzinfusion	Tag 1
➤ Wiederholung Tag 22–29, maximal 5 Behandlungskurse				

ADM Adriamycin
CA Cisplatin (C)
Adriamycin (A)

Mammakarzinom

Adjuvante Chemotherapie

➤ *Kombinationsschemata zur adjuvanten Therapie*

Cyclophosphamid/Methotrexat/5-Fluorouracil			*CMF*
Cyclophosphamid	100 mg/m²	per os	Tag 1–14
Methotrexat	40 mg/m²	i.v.	Tag 1 + 8
5-Fluorouracil	600 mg/m²	i.v.	Tag 1 + 8
➤ Wiederholung Tag 29, 6 Behandlungskurse			

Cyclophosphamid/Methotrexat/5-Fluorouracil			*CMF*
Cyclophosphamid	500 mg/m²	i.v.	Tag 1 + 8
Methotrexat	40 mg/m²	i.v.	Tag 1 + 8
5-Fluorouracil	600 mg/m²	i.v.	Tag 1 + 8
➤ Wiederholung Tag 29, 6 Behandlungskurse			

Epirubicin/Cyclophosphamid			*EC*
Epirubicin	60 mg/m²	i.v.	Tag 1
Cyclophosphamid	600 mg/m²	i.v.	Tag 1
➤ Wiederholung Tag 22–29, 4 Behandlungskurse			
Cave: Epirubicingrenzdosis!			

Hohes Metastasierungsrisiko/metastasiertes Karzinom

5-Fluorouracil/Epirubicin/Cyclophosphamid			*FEC*
5-Fluorouracil	500 mg/m²	i.v.	Tag 1
Epirubicin	50–60 mg/m²	i.v.	Tag 1
Cyclophosphamid	500 mg/m²	i.v.	Tag 1
➤ Wiederholung Tag 22			
Cave: Epirubingrenzdosis!			

Epirubicin/Cyclophosphamid			*HD-EC*
Epirubicin	90–120 mg/m²	i.v.	Tag 1
Cyclophosphamid	600 mg/m²	i.v.	Tag 1
➤ Wiederholung Tag 22–29			
Cave: Epirubingrenzdosis!			

Epirubicin/Paclitaxel			*ET*
Epirubicin	60 (–90) mg/m²	i.v.	Tag 1
Paclitaxel	135 mg/m²	i.v. (3 Stunden)	Tag 1
➤ Wiederholung Tag 22			
Cave: Epirubicingrenzdosis!			

Adriamycin/Docetaxel			*AT*
Adriamycin	50–60 mg/m²	i.v.	Tag 1
Taxotere	75 mg/m²	i.v. (1 Stunde)	Tag 1
➤ Wiederholung Tag 22			
Cave: Adriamycingrenzdosis!			

Palliative Therapie

Epirubicin „Mono"				*4-Epi*
Epirubicin	20 (–25) mg/m²	i.v.		Tag 1, 8, 15 usw.
➤ Wiederholung wöchentlich, mindestens 4mal, Dosissteigerung auf 25 mg/m² möglich				
Cave: Epirubicingrenzdosis!				

Vinorelbin				
Vinorelbin	30 mg/m²	i.v.		Tag 1, 8
➤ Wiederholung Tag 22–28				

Gemcitabin				
Gemcitabin	1 000 mg/m²	i.v.		Tag 1, 8, 15
➤ Fortlaufend wöchentlich, Wiederholung Tag 29				

Paclitaxel				*T*
Paclitaxel	60–75 mg/m²	i.v.	3-Stunden-Infusion	wöchentlich
➤ Fortlaufend wöchentlich				

Endokrine Therapieschemata für die adjuvante und palliative Indikation

Tamoxifen			*TAM*
Tamoxifen	20 (–40) mg	per os	täglich

➤ Therapiedauer mindestens 8–12 Wochen, bei Ansprechen weiter bis zur Progression

Goserilin			
Goserilinacetat	3,6 mg	s. c.	Tag 1

4-Hydroxyandrostendion (Lentaron)			*4-OHA*
Formestan	250 mg	i. m.	alle 14 Tage

➤ Therapiedauer mindestens 8–12 Wochen, bei Ansprechen weiter bis Progression

Anastrozol (Arimidex)			
Anastrozol	1 mg	per os	täglich
Letrozol (Femara)	2,5 mg	per os	täglich

➤ Therapiedauer mindestens 8–12 Wochen, evtl. bis zur Progression

Megestrolacetat			*MA*
Megestrolacetat	160 mg	per os	täglich fortlaufend

➤ Therapiedauer mindestens 8–12 Wochen, bei Ansprechen weiter bis zur Progression

➤ *Chemotherapie ohne emetogenes Potential (< 10 %):*

- sachgerechte Information: Patientinnen erwarten oft zuviel Nausea/Emesis (!),
- keine Antiemetikatherapie
- Reservemedikation (Der Patientin für außerordentliche Notfälle mitgeben!)
- Metoclopramidkapseln 20 mg (8stündlich) oder 3mal 1 Suppositorium für 2–3 Tage

➤ *Bei leicht emetogener Chemotherapie (10–30 %):*

- Metoclopramidkapseln: 10–20 mg 4- bis 6 stündlich; Beginn 30 Minuten vor Chemotherapie
  oder
- Dexamethason 4–8 mg per os 12 stündlich über 1–2 Tage; erste Dosis 2 Stunden vor der Chemotherapie oder alternativ i. v. direkt vor der Chemotherapie

➤ *Bei mäßig emetogener Chemotherapie (30–60 %):*

- 5-HT_3-Rezeptorantagonist per os oder i. v. (z. B. Ondansetron 8 mg, Tropisetron 5 mg, Granisetron 3 mg, Dolasetron 100 mg); Beginn 30 Minuten vor der Chemotherapie
  oder
- Metoclopramid 1–2 mg/kg alle 2–4 Stunden + Dexamethason 4 mg alle 6 Stunden (4mal)

➤ *Bei stark emetogener Chemotherapie (> 60 %):*

- 5-HT_3-Antagonisten i. v. oder per os (Dosierung s. oben) 12 stündlich über 1 (–3) Tage + Dexamethason 8–16 mg i. v. 12 stündlich über 1 (–3) Tage, evtl. zusätzlich Dopaminantagonisten

➤ *Antizipatorisches Erbrechen:*

Im Vordergrund steht die Sedierung vor Chemotherapie z. B. mit
- Lorazepam 1 mg per os am Vorabend der Therapie
- organisatorische Hilfen (z. B. keine langen Wartezeiten)
- psychologische Begleitung

➤ *Verzögerte Nausea/Emesis:*

Diese tritt vor allem 24–72 Stunden nach der Cisplatintherapie auf, ist meist weniger stark ausgeprägt und kann über mehrere Tage anhalten. In klinischen Studien zeigt sich bisher keine eineutige Überlegenheit einer Medikamentengruppe. Im klinischen Alltag werden überwiegend *Dopaminantagonisten* und/oder *Corticosteriode* eingesetzt.

Häufige im Vordergrund stehende Nebenwirkungen der wichtigsten Zytostatika (neben Myelosuppression)

Chemo-therapie	Alopezie	Emesis	Neuro-toxizität	Lokale Toxizität/ Paravasat	Mukositis	Seltene Organ-toxizität
Carbo-Tax	+		+			
ET-Carbo	+		+	+	+	1
Carbo-C		+				
Paclitaxel	+		+			
Lip. Doxo.						2
Etoposid	+	(+)		+		
CMF					(+)	
E-T-C	+	(+)	+	+	+	1
AT	+		(+)	+	+	1, 3
EC	+			+	+	1
ET	+		(+)	+	(+)	1
Docetaxel	+		(+)			3
Mito-Vin			(+)	+	(+)	4
Vinorelbin			+	+		
5-FU					+	2
Carbo-Ifo	+	+	+			5
PEC/PEB	+	+	(+)	+	(+)	1, 4, 5
EMA-CO	+	+		+	(+)	

1 selten Kardiotoxizität
2 Hand-foot-Syndrom
3 Fluid retention
4 Lungentoxizität
5 Nephrotoxizität
+ ausgeprägt
(+) weniger ausgeprägt

Klassifikation von akuten Nebenwirkungen (common toxicity criteria [CTC])

(nach Seegenschmiedt u. Mitarb., Arbeitsgruppe „Qualitätssicherung in der Radioonkologie“ [Stand: Juli 1995])

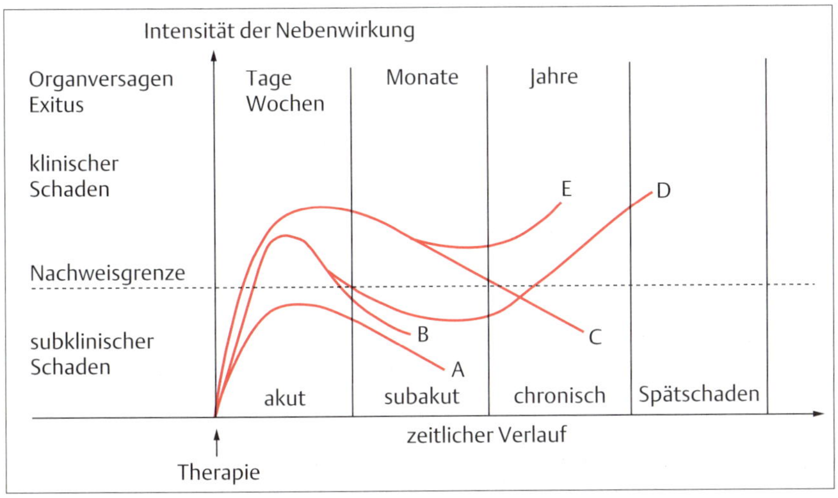

Abb. I **Darstellung des zeitlichen Ablaufs von Nebenwirkungen** (nach Rubin u. Casarett).
A keine Nebenwirkungen
B akute Nebenwirkungen
C akute und subakute Nebenwirkungen
D akute und chronische Nebenwirkungen
E akute, subakute und chronische Nebenwirkungen.

Toxizität/Grad	**0**	**1 = „gering“/ „leicht“**	**2 = „mäßig“/ „deutlich“**	**3 = „stark“/ „ausgeprägt“**	**4 = „lebens-bedrohlich“**
Laborwerte					
➤ *Blut/Knochenmark:*					
Leukozyten (· 10^9/l)	≥ 4,0	< 4,0 – 3,0	< 3,0 – 2,0	< 2,0 – 1,0	> 1,0
Thrombozyten (· 10^9/l)	≥ 100,0	normal – 75,0	< 75,0 – 50,0	< 50,0 – 25,0	< 25,0
Hämoglobin (g/100 ml)	≥ 11,0	normal – 10,0	< 10,0 – 8,0	< 8,0 – 6,5-	< 6,5
Granulozyten (· 10^9/l)	≥ 2,0	< 2,0 – 1,5	< 1,5 – 1,0	< 1,0 – 0,5	< 0,5
Lymphozyten (· 10^9/l)	≥ 2,0	< 2,0 – 1,5	< 1,5 – 1,0	< 1,0 – 0,5	< 0,5
➤ *Blutgerinnung:*					
Fibrinogen	normal	normal – 0,75 · N	0,74 · N – 0,50 · N	0,49 · N – 0,25 · N	≤ 0,24 · N
Prothrombinzeit	normal	> 1,00 · N – 1,25 · N	1,26 · N – 1,50 · N	1,51 · N – 2,00 · N	< 2,00 · N
Partielle Thrombo-blastinzeit	normal	> 1,00 · N – 1,66 · N	1,67 · N – 2,33 · N	2,34 · N – 3,00 · N	> 3,00 · N
➤ *Niere/Blase:*					
Kreatinin	normal	N – 1,5 · N	1,5 · N – 0,50 · N	3,1 · N – 6,0 · N	> 6,0 · N
Proteinurie (g/l)	keine	< 3	3 – 10	> 10	nephrotisches Syndrom
Harnstoff (mg %)	< 20/7,5	< 30 oder: < 11 mmol/l	31 – 50 oder: 11 – 18 nmol/l	> 50 oder: 18 nmol/l	–
➤ *Leber:*					
Bilirubin	normal	–	N – 1,5 · N	1,5 · N – 3,0 · N	> 3,0 · N
Transaminasen	normal	N – 2,5 · N	2,6 · N – 5,0 · N	5,1 · N – 20,0 · N	> 20,0 · N
Alkalische Phosphatase	normal	N – 2,5 · N	2,6 · N – 5,0 · N	5,1 · N – 20,0 · N	> 20,0 · N

Toxizität/Grad	0	1 = „gering"/ „leicht"	2 = „mäßig"/ „deutlich"	3 = „stark"/ „ausgeprägt"	4 = „lebens-bedrohlich"
Laborwerte (Fortsetzung)					
➤ *Stoffwechsel:*					
Hyperglykämie (mg/dl)	< 116	116 – 160	161 – 250	241 – 500	> 500/Keto-azidose
Hypoglykämie (mg/dl)	> 64	55 – 64	40 – 54	30 – 39	< 30/hyper-glykämischer Schock
Amylase	normal	N – 1,5 · N	1,5 · N – 2,0 · N	2,1 · N – 5,0 · N	> 5,1 · N
– Sonstige (in nmol/l):					
Hyperkalzämie	> 2,65	2,65 – 287	2,88 – 3,12	3,13 – 3,17	> 3,37
Hypokalzämie	> 2,10	2,10 – 1,95	1,94 – 1,75	1,74 – 1,51	≤ 1,50
Hypomagnesiämie	> 1,40	1,40 – 1,20	1,10 – 0,90	0,80 – 0,60	≤ 0,50
Hyponatriämie	> 135	131 – 135	126 – 130	121 – 125	≤ 120
Hypokaliämie	> 3,50	3,10 – 3,00	2,60 – 3,00	2,10 – 2,50	≤ 2,00

Toxizität/Grad	0	1 = „gering"/ „leicht"	2 = „mäßig"/ „deutlich"	3 = „stark"/ „ausgeprägt"	4 = „lebens-bedrohlich"
Gastrointestinaltrakt					
➤ Übelkeit	keine	gering, normale Nahrungsaufnahme	mäßig, Nahrungsaufnahme vermindert	stark, keine Nahrungsaufnahme möglich	–
➤ Erbrechen	kein	gering (1mal/Tag)	mäßig (2- bis 5mal/Tag)	stark (6- bis 10mal/Tag)	bedrohlich (> 10mal/Tag oder PEG/parenterale Ernährung)
➤ Diarrhö	keine	gering vermehrt (2 – 3 Stühle/Tag)	mäßig vermehrt (4 – 6 Stühle/Tag) oder nächtliche Stühle oder mäßige Krämpfe	stark vermehrt (7 – 9 Stühle/Tag) oder Inkontinenz oder schwere Krämpfe	> 10 Stühle/Tag, oder blutige Diarrhö
➤ Stomatitis	keine	geringes Wundsein, Erythem oder schmerzlose Erosionen	mäßig schmerzhaftes Erythem, Ödem oder Erosionen; feste/breiige Nahrung	stark schmerzhaftes Erythem, Ödem oder Ulzera; flüssige Nahrung	keine orale Nahrungsaufnahme; parenterale Ernährung
➤ Ösophagitis Dysphagie	keine	geringes Wundsein, Erythem, schmerzlose Erosionen	schmerzhafte Erytheme, Ödem oder Erosionen, mäßige Dysphagie	starke Dysphagie; Ulzera, flüssige Nahrung oder Analgetika nötig	Verschluß oder Perforation; parenterale Ernährung
➤ Gastritis/Ulkus	keine	gering, mit Antazida gebessert	mäßig, forcierte Therapie nötig	stark; therapierefraktär, Operation nötig	Perforation oder Blutung
➤ Darmobstruktion	keine	–	intermittierend, keine Therapie	konservative Therapie nötig	operative Therapie nötig
➤ Intestinale Fistel	keine	–	vorhanden, keine Therapie	konservative Therapie nötig	operative Therapie nötig
➤ Obstipation	keine	geringe Obstipation	mäßige Obstipation	ausgeprägte Obstipation; Subileus	kompletter Ileus
➤ Schleimhäute Mukositis	normal	geringes Erythem, Beläge oder geringe Schmerzen	schmerzhafte fleckige Mukositis, blutige Beläge, milde Analgetika	konfluierende fibrinöse Mukositis, starke Schmerzen; starke Analgetika	tiefe Ulzera, Hämorrhagie; parenterale Ernährung
➤ Speicheldrüsen	normal	geringe Mundtrockenheit, zäher Speichel, Geschmacksstörung; normale Kost	mäßige Mundtrockenheit, sehr zäher Speichel, mäßige Geschmacksstörung, feste/breiige Nahrung	komplette Mundtrockenheit; kompletter Geschmacksverlust; flüssige Nahrung	akute Nekrose, tiefe Ulzera; parenterale Ernährung

Toxizität/Grad	0	1 = „gering"/ „leicht"	2 = „mäßig"/ „deutlich"	3 = „stark"/ „ausgeprägt"	4 = „lebens-bedrohlich"
Herz/Kreislauf					
➤ Arrhythmie	keine	flüchtig, keine Therapie	wiederkehrend oder persistierend, keine Therapie	persistierend und therapiebedürftig	ventrikuläre Tachykardie oder Fibrillation oder Monitoring
➤ Funktion	normal	Abfall der linksventrikulären Ejektionsfraktion um < 20%	Abfall der linksventrikulären Ejektionsfraktion um ≥ 20%	geringe kongestive Herzinsuffizienz, auf Therapie ansprechend	massive, therapierefraktäre kongestive Herzinsuffizienz
➤ Ischämie	keine	asymptomatisch; unspezifische T-Wellen-Abflachung	asymptomatisch; deutlich ST- und T-Wellen-Veränderung (s. Ischämie)	geringe Symptomatik: Angina pectoris ohne Infarktzeichen	ausgeprägte Symptomatik: akuter Herzinfarkt
➤ Perikard	normal	asymptomatischer Erguß, keine Therapie	Perikardiditissymptomatik: Reiben, Brustschmerz, EKG-Veränderungen	symptomatischer Perikarderguß: Drainage bzw. spezielle Therapie	ausgeprägte Symptomatik: Tamponade; Drainage sofort nötig
➤ Hypertonie	keine	kurzfristiger Anstieg: RR > 20 (D) oder RR > 150/100	wiederholter oder persistierender Anstieg: RR > 20 (D), RR > 150/100	starker oder persistierender Anstieg: antihypertensive Therapie	hypertensive Krise
➤ Hypotonie	keine	geringe orthostatische Dysregulation, keine Therapie	mäßige Hypotension, Flüssigkeitssubstitution oder andere Therapie	stationäre Therapie nötig, damit Normalisierung innerhalb 48 Stunden	stationäre Therapie, aber nicht nach 48 Stunden normalisiert
➤ Phlebitis/ Thrombose	keine	–	oberflächliche Thrombophlebitis	tiefe Phlebothrombose	venöser Infarkt, Lungenembolie
➤ Ödeme	keine	nur abends	ganztags, keine Therapie nötig	ganztags, Therapie nötig	generalisierte Anasarka
Lunge/Kehlkopf					
➤ Dyspnoe/ARDS Akute respiratorische Insuffizienz	keine	gering, asymptomatisch; aber pathologische Lungenfunktion	mäßige Dyspnoe oder respiratorische Insuffizienz bei starker Belastung	starke Dyspnoe oder respiratorische Insuffizienz bei normaler Belastung	lebensbedrohliche Ruhedyspnoe oder respiratorische Insuffizienz
➤ Blutgase (in mmHg)	$pO_2 > 85$ $pCO_2 \leq 40$	pO_2 71 – 85 oder PCO_2 41 – 50	pO_2 61 – 70 oder pCO_2 51 – 60	pO_2 51 – 60 oder pCO_2 61 – 70	$pO_2 \leq 50$ oder $pCO_2 \leq 70$
➤ Lungenfunktion (Lufu)	normal	> 75% – 90% des Ausgangswerts	> 50% – 75% des Ausgangswerts	> 25% – 50% des Ausgangswerts	≤ 25% des Ausgangswerts
➤ Pneumonitis	keine	asymptomatisch	geringe Symptomatik, Steroide nötig	starke Symptomatik, Sauerstoff nötig	assistierte Beatmung nötig
➤ Lungenfibrose		geringe radiologische Zeichen	mäßige radiologische Zeichen	ausgeprägte radiologische Zeichen	–
➤ Lungenödem	kein	asymptomatisch; geringe radiologische Zeichen		stark symptomatisch, ausgeprägte radiologische Zeichen; Diuretika nötig	lebensbedrohlich; rasche Intubation nötig
➤ Pleuraerguß	kein	vorhanden	–	–	–
➤ Husten	kein	gering; leichte Antitussiva	mäßig; starke Antitussiva nötig	stark; nicht kontrollierbarer Husten	–
➤ Kehlkopf	normal	geringe oder intermittierende Heiserkeit, Reizhusten; geringes Schleimhauterythem; keine Therapie	permanent Heiserkeit, Reizhusten, Hals-, Mund- und Ohrenschmerzen, fibrinöses Exsudat, mäßiges Stimmbandödem; leichte Antitussiva	„Flüstersprache", starke Schmerzen, konfluierend fibrinöses Exsudat, ausgeprägtes Stimmbandödem; starke Analgetika und Antitussiva	massive Dyspnoe, Stridor oder Hämoptysen Intubation oder Tracheostomie

Toxizität/Grad	0	1 = „gering"/ „leicht"	2 = „mäßig"/ „deutlich"	3 = „stark"/ „ausgeprägt"	4 = „lebens-bedrohlich"
Niere/Blase					
➤ Hämaturie und hämorrhagische Zystitis	keine	Mikrohämaturie	Makrohämaturie, keine Gerinnsel	Makrohämaturie mit Gerinnseln; Blasenspülung nötig	transfusionsbedürftige Blutung oder Zystektomie nötig
➤ Inkontinenz	keine	Streßinkontinenz (z. B. Niesen)	spontane Kontrolle möglich	unkontrolliert	–
➤ Dysurie	keine	geringer Schmerz oder Brennen; keine Therapie	mäßige Schmerzen oder Brennen; durch Medikamente kontrollierbar	starke Schmerzen oder Brennen, durch Medikamente nicht kontrollierbar	–
➤ Harnverhalt	kein	Restharn > 100 cm³; kurzfristig Katheter nötig	Katheter immer zur Entleerung nötig	Operation (TUR, Dilatation) nötig	–
➤ Harndrang	normal	vermehrt: < 2mal Ausgangswert; oder nächtlicher Harndrang	mäßig vermehrt: < 2mal Ausgangswert; oder auch < 1mal/Stunde	stark vermehrt: > 1mal/Stunde oder Katheterisierung nötig	–
➤ Blasenkrämpfe	keine	–	vorhanden	–	–
➤ Ureter-obstruktion	keine	unilateral, keine Therapie	bilateral, keine Therapie nötig	inkomplett bilateral, Operation (Shunt, Harnleiterschiene, Nephrotomie) nötig	komplette bilaterale Obstruktion
➤ Fistelbildung	keine	–	–	vorhanden	–
Nervensystem					
➤ Sensorium	normal	Verlust tiefer Sehnenreflexe; geringe Parästhesien	objektivierbare sensible Störungen, mäßiggradige Parästhesien	ausgeprägte objektive sensible Störungen oder Parästhesien/Funktionseinbußen	–
➤ Motorik	normal	geringe, subjektive Schwäche, keine Funktionseinbußen	mäßige, objektive Schwäche, ohne signifikante Funktionseinbußen	ausgeprägte objektive Schwäche mit schweren Funktionseinbußen	Paralyse
➤ Bewußtsein	klar, wach	geringe Somnolenz oder agitierte Stimmungslage	mäßige Somnolenz oder agitierte Stimmungslage	starke Somnolenz oder Agitiertheit, Halluzinationen oder Desorientierung	Koma, Anfälle oder toxische Psychose
➤ Koordination	normal	geringe Dyskoordination oder Dysdiadochokinese	mäßige Dysmetrie, Intentionstremor, undeutliche Sprache oder Nystagmus	ausgeprägte lokomotorische Ataxie	zerebellare Nekrose
➤ Gemütslage	normal	geringe Angst/ Depression	mäßige Angstzustände/Depression	starke Angstzustände oder Depression	suizidale Absichten
➤ Kopfschmerzen	keine	geringe, kurzfristig	mäßige bis starke, intermittierend	sehr stark und langfristig anhaltend	–
➤ Verhaltens-änderung	keine	Änderung ohne negative Konsequenzen für sich oder Familie	negativer Einfluß auf sich oder auf die Familie oder Umwelt	Gefährdung für sich und andere	psychotisches Verhalten
➤ Schwindel/ Vertigo	keine	gering, kontrollierbar	mäßig, schwer kontrollierbar	stark, unkontrollierbar, arbeitsunfähig	–
➤ Schlafstörungen	keine	gering, selten Medikamente	mäßig, häufig Medikamente	Schlafstörung trotz Medikamente	–

Toxizität/Grad	0	1 = „gering"/ „leicht"	2 = „mäßig"/ „deutlich"	3 = „stark"/ „ausgeprägt"	4 = „lebens-bedrohlich"
Sinnesorgane					
➤ Ohr/ Hörvermögen	normal	asymptomatisch, Hörverlust nur audiometrisch faßbar	Tinnitus; mäßige Symptomatik: geringe Hypakusis bei Audiometrie	starke Symptomatik: Hörverlust mit Funktionseinbuße, Hörgerät nötig	nicht korrigierbare Ertaubung
➤ Otitis		geringes Erythem, Otitis externa; Pruritus	mäßige (seröse) Otitis externa et media; lokale Therapie	starke serosanguinöse Otitis externa et media; intensive Therapie nötig	–
➤ Auge/ Sehvermögen	normal	gering vermindert	mäßig vermindert	stark vermindert; subtotaler Sehverlust	uni- oder bilaterale Erblindung
➤ Konjunktivitis/ Keratitis		geringe Konjunktivitis mit oder ohne Sklerainjektion; starkes „Augentränen"; keine Therapie	mäßige Konjunktivitis mit oder ohne Keratitis, Iritis mit Photophobie; Steroide oder Antibiotika	starke Keratitis mit Korneaulzeration, objektiver Visusverlust; akutes Glaukom, Panophtalmitis	–
➤ „Trockenes Auge"	nein	–	artifizielle Tränenflüssigkeit nötig	–	Enukleation nötig
➤ Glaukom	nein	–	–	ja, vorhanden	–
➤ Zunge/ Geschmack	normal	gering verändert, z. B. metallisch	deutlich verändert	–	–
➤ Nase/Geruch	normal	gering verändert	deutlich verändert	–	–
Endokrines System					
➤ Libido	normal	gering herabgesetzt	mäßig gestört	stark gestört	–
➤ Amenorrhö	keine	ja	–	–	–
➤ Gynäkomastie	keine	gering	deutliche und schmerzhafte	–	–
➤ Hitzewallungen	keine	gering, oder < 1mal/Tag	mäßiggradig ≥ 1mal/Tag	stark oder häufig, sehr beeinträchtigend	–
➤ Cushing-Syndrom	kein	gering	ausgeprägt	–	–
Haut/Allergie					
➤ Lokal (z. B. nach Injektion)	normal	geringe Schmerzen und Schwellung	mäßige Schmerzen und Schwellung mit Inflammation oder Phlebitis	starke Schmerzen und Schwellung, Ulzerationen	plastisch chirurgische Maßnahmen nötig
➤ Haut/Unterhaut lokal	normal	geringes Erythem, Epilation trockene Desquamation, reduzierte Schweißsekretion	mäßiges Erythem, vereinzelt feuchte Epitheliolyse (< 50 %), starkes Ödem, lokale Therapie	ausgeprägtes Erythem, konfluierende feuchte Epitheliolyse (> 50 %), starkes Ödem, intensive Therapie	tiefe Ulzera, Hämorrhagie oder Nekrose, operative Therapie
➤ Epidermis systemisch	normal	asymptomatische, locker gestreute makuläre, papulöse Effloreszenzen	dicht gestreute makuläre, papulöse Effloreszenzen, mäßiges Erythem, Pruritus oder assoziierte Symptome	generalisierte makuläre, papulöse oder vesikuläre Effloreszenzen, starker Pruritus oder assoziierte Symptome	generalisierte exfoliative oder ulzerierende Dermatitis
➤ Alopezie	keine	minimal, nicht auffallend	mäßig, fleckig; deutlich erkennbar	komplett, jedoch reversibel	komplett, irreversibel
➤ Allergie	keine	intermittierend Schüttelfrost und Temperaturen < 38,0 °C	Urtikaria, Schüttelfrost, Fieber von ≥ 38,0 °C, leichter Bronchospasmus	Serumkrankheit, Bronchospasmus, parenterale Medikation	Anaphylaxie

Toxizität/Grad	0	1 = „gering"/ „leicht"	2 = „mäßig"/ „deutlich"	3 = „stark"/ „ausgeprägt"	4 = „lebens-bedrohlich"
Fieber/Infektion					
➤ Körpertemperatur (axillär)	normal	37,1 – 38,0 °C	38,1 – 40,0 °C	> 40 °C für < 24 Stunden	> 40 °C für > 24 Stunden oder verbunden mit Hypotension
➤ Infektion	keine	gering, nicht therapiebedürftig	mäßig, orale Antibiotika nötig	stark, intravenös Antibiotika/Antimykotika	lebensbedrohliche Sepsis
➤ Schüttelfrost	kein	gering oder kurzfristig	ausgeprägt und langanhaltend	–	–
➤ Myalgie/ Arthralgie	keine	gering, keine Beeinträchtigung	mäßig, Bewegungseinschränkungen	arbeitsunfähig	–
➤ Schweißausbruch	normal	gering und gelegentlich	häufig und naßgeschwitzt	–	–
Allgemeinsymptome					
➤ Appetit	normal	gering vermindert	kurzfristig (< 1 Woche) vermindert	langfristig (> 1 Woche) vermindert	völlige Appetitlosigkeit
➤ Gewichtszunahme	< 5 %	5 – < 10 %	10 – < 20 %	≥ 20 %	–
➤ Gewichtsabnahme	< 5 %	5 – < 10 %	10 – < 20 %	≥ 20 %	–
➤ Blutung (klinisch)	keine	gering; keine Transfusion	mäßig; 1 – 2 Transfusionen/Episode	stark; 3 – 4 Transfusionen/Episode	massiv; > 4 Transfusionen/Episode
Allgemeinzustand					
➤ AJCC-/ECOG-Skala ➤ Karnofsky-Index	normal 90 – 100 %	voll ambulant, noch zu leichter Arbeit fähig	tagsüber > 50 % ambulant, meist Selbstversorgung, arbeitsunfähig; 50 – 60 %	tagsüber > 50 % bettlägerig, begrenzte Selbstversorgung, pflegebedürftig; 30 – 40 %	ständig bettlägerig und voll auf fremde Hilfe angewiesen; ≥ 30 %
Weitere Befunde					
➤ Bei klinischer Relevanz	normal	„gering"/„leicht"	„mäßig"/„deutlich"	„stark"/„ausgeprägt"	„lebensbedrohlich"

ARDS adult respiratory distress syndrome
AJCC American Joint Cancer Comittee
D diastolischer Druck
ECOG Eastern Cooperative Oncology Group
N laborspezifischer Normalwert
PEG perkutane Gastrostomie
RR Blutdruck
RTOG Radiotherapy Oncology Group
TUR transurethrale Resektion

Internet-Adressen

In den letzten Jahren ist zunehmend die Möglichkeit geschaffen worden, medizinische Informationen per Datenkommunikation abzurufen. Die Verbindung zu den Leistungsanbietern kann über eine direkte Telefonwahl oder über das Internet erfolgen. Das Internet-System hat sich als einfach zu bedienendes Medium für die nationale und internationale Abfrage und Übermittlung von Daten jeglicher Art entwickelt. Große Fachgesellschaften und Organisationen unterhalten fast alle eine eigene Internet-Homepage, auf der aktuelle Informationen für jeden Interessenten zugänglich sind. Auch die großen Literaturdatenbanken bieten ihre Informationen zur Literatursuche im Internet an. Über das amerikanische Gesundheitsministerium (NIH) lassen sich z.B. kostenlose Literatursuchen über das Internet durchführen. So können mehr als die letzten 20 Jahre der Literatur Online über Suchbegriffe abgefragt werden. Eine Übermittlung der Abstracts setzt allerdings eine kostenpflichtige Zugangsberechtigung voraus. Im folgenden wird eine Übersicht über relevante Informationsanbieter mit ihren Internet-Adressen angegeben, die für onkologische Aspekte relevant sind.

„CancerNet" (in Deutschland: http://imsdd.meb.uni-bonn.de/cancernet/):
Aktuelle Informationen des International Cancer Information Center (ICIC) des National Cancer Institute (NCI), Washington, USA:

- Epidemiologie, Diagnostik und Therapie hämatologischer und onkologischer Erkrankungen,
- monatliche Überarbeitung und Aktualisierung der erkrankungsorientierten Datenbanken,
- Datenbank weltweit durchgeführter Therapiestudien,
- Informationen zu neuen Therapieansätzen und Zytostatika,
- Informationen zur supportiven Therapie,
- separate Informationsangebote für Ärzte und Patienten.

PUbMed (http://www4.ncbi.nim.nih.gov/PubMed/medline.html):
Umfangreiche Literaturdatenbank des National Center for Biotechnology Information (NCBI) der National Library of Medicine (NLM). Zugriff auf über 8 Mio. Manuskripte mit Kurzfassungen, schließt Medline und verschiedene andere Datenbestände ein. Suchfunktionen mit hervorragendem Zugriff auf relevante Literaturinformationen.

„Oncolink" (http://cancer.med.upenn.edu/):
Umfangreiches Informationsangebot des University of Pennsylvania Cancer Center. Erkrankungsspezifische Informationen für Ärzte und Patienten, regelmäßig aktualisiert. Viele Verweise („links") zu anderen Informationsquellen zur Hämatologie/Onkologie im Internet.

Anbieter/Inhalt	Internet-Adresse
Deutsche Organisationen:	
➤ Deutsches Krebsforschungszentrum DKFZ	http://www.dkfz-heidelberg de/
➤ Krebsinformationsdienst (DKFZ)	http://www.dkfz-heidelberg de/kid/kid.htm
➤ Tumorzentrum München	http://www.krebsinfo.de
➤ Tumorzentrum Freiburg	http://www.ukl.uni-freiburg.de/zentral/tumorzen/
➤ Westdeutsches Tumorzentrum Essen	http://www.uni-essen.de/tumorforschung/
Internationale Organisationen:	
➤ ACS, American Cancer Society	http://www.cancer.org
➤ ASCO, American Society of Clinical	http://www.asco.org/
➤ EORTC, European Organization for Research and Treatment of Cancer	http://www.eortc.be
➤ NCI, National Cancer Institute, USA	http://www.nci.nih.gov/
➤ „CancerNet" des NCI	http://wwwicic.nci.nih.gov/
➤ „CancerNet" gespiegelt in Deutschland	http://imsdd.meb.uni-bonn.de/cancernet/
➤ MD Anderson Cancer Center	http://www.mdanderson.org
➤ „Oncolink", Univ. Pennsylvania Cancer Center	http://cancer.med.upenn.edu/
➤ Netherlands Cancer Institute	http://telescan.nki.nl/
➤ UICC, Union Internationale Contre le Cancer	http://www.uicc.ch/
➤ Memorial Sloan-Kettering Cancer Center	http://www.mskcc.org/
➤ WHO, World Health Organization	http://www.who.ch/
Erkrankungsorientierte Informationen:	
➤ Breast Cancer Information	http://nysernet.org/bcic/
➤ Breast Cancer Network	http://www.cancer.org/bcn.html
➤ Gynecologic Oncologic Server	http://gynoncology.obgyn.washington.edu/
Literatur und Fachzeitschriften:	
➤ Cancer	http://journals.wiley.com/cancer/
➤ Journal of the National Cancer Institute	http://wwwicic.nci.nih.gov/jnci/jncihome.htm
➤ The Lancet	http://www.thelancet.com/
➤ The New England Journal of Medicine	http://www.neim.org/

Wichtige Adressen

(geordnet nach Postleitzahlen)

Tumorzentrum Dresden e.V.
Geschäftsstelle
Fetscherstraße 74
01307 Dresden
Tel. 0351/458-4470
Fax 0351/458-4355

Brandenburgisches Tumorzentrum e.V.
Thiemstraße 111
03048 Cottbus
Tel. 0355/46-2046
Fax 0355/46-2047

Tumorzentrum Leipzig e.V.
Bereich Medizin der Universität Leipzig
Liebigstraße 27
04103 Leipzig
Tel. 0341/9718140
Fax 0341/97161-4971 6733

Tumorzentrum Halle Wittenberg e.V.
an der Medizinischen Fakultät der
Martin-Luther-Universität
Klinikum Kröllwitz
Ernst-Grube-Straße 40
06097 Halle
Tel. 0345/557-2457
Fax 0345/557-2457

Tumorzentrum Jena e.V.
Klinikum der
Friedrich-Schiller-Universität
Ziegelmühlenweg 1
07740 Jena
Tel. 03641/633-120
Fax 03641/633-111

Südwestsächsisches Tumorzentrum
Zwickau e.V.
Karl-Keil-Straße 35
08060 Zwickau
Tel. 0375/52-3323
Fax 0375/51-1505

Tumorzentrum Chemnitz e.V.
Geschäftsstelle
Bürgerstraße 2
09113 Chemnitz
Tel. 0371/3334-2709
Fax 0371/3334-2723

Psychosoziale Beratungsstelle
für Krebskranke und Angehörige
Selbsthilfe Krebs e.V.
Albrecht-Achilles-Straße 65
10709 Berlin
Tel. 030/8914049
Tel. für Angehörige 030/8935429

Tumorzentrum Greifswald e.V.
Klinikum der
Ernst-Moritz-Arndt-Universität
Fleischmannstraße
17489 Greifswald
Tel. 03834/86-5890
Fax 03834/86-5897

Tumorzentrum Rostock e.V.
Geschäftsstelle
Südring 75
18059 Rostock
Tel. 0381/4405-629
Fax 0381/4405-629

Tumorzentrum
Schwerin-Westmecklenburg
Kinikum Schwerin
Wismarsche Straße 298
19055 Schwerin
Tel. 0385/520-2300
Fax 0385/520-2318

Deutsche Schmerzhilfe e.V.
Bundesverband
Woldsenweg 3
20249 Hamburg
Tel. 040/465646
Fax 040/4601719

Tumorzentrum Hamburg e.V.
Geschäftsstelle
Martinistraße 40
20251 Hamburg
Tel. 040/460-4222
Fax 040/460-4232

Deutsche Hospizhilfe e.V.
Reit 25
21244 Buchholz
Tel. 04181/38855

Tumorzentrum Kiel
Klinikum der
Christian-Albrechts-Universität
Niemannsweg 4
24105 Kiel
Tel. 0431/597-2913
Fax 0431/597-1945

Nachsorgeleitstelle und Tumorregister
Weser-Ems
Dr.-Eden-Straße 10
26135 Oldenburg
Tel. 0441/44-215

Tumorzentrum Bremen e.V.
Zentralkrankenhaus
St. Jürgen-Straße 1
28205 Bremen
Tel. 0421/497-5335
Fax 0421/497-3318

Tumorzentrum Hannover
Medizinische Hochschule
Geschäftsstelle
Carl-Neuburg-Straße 1
30623 Hannover
Tel. 0511/532-5060
Fax 0511/532-4461

Deutsche Arbeitsgemeinschaft
Selbsthilfegruppen e.V.
Friedrichstraße 28
35392 Gießen
Tel. 0641/7022478

Tumorzentrum Göttingen
Geschäftsstelle
Robert-Koch-Straße 40
37075 Göttingen
Tel. 0551/39-8166
Fax 0551/39-8887

Tumorzentrum Magdeburg
Sachsen-Anhalt e.V.
Medizinische Fakultät der
Otto-von-Guericke-Universität
Leipziger Straße 44
39120 Magdeburg
Tel. 0391/6713-955
Fax 0391/6713-931

Arbeitsgemeinschaft für
Gynäkologische Onkologie (AGO)
Sprecher Prof. Dr. med. H. G. Bender
Universitätsfrauenklinik Düsseldorf
Moorenstraße 5
40225 Düsseldorf

Westdeutsches Tumorzentrum Essen
Geschäftsstelle
Hufelandstraße 55
45122 Essen
Tel. 0201/723-200, -010
Fax 0201/723-5928

Landessportbund Nordrhein-Westfalen
Friedrich-Alfred-Straße 25
47055 Duisburg
Tel. 0203/7381223

Tumorzentrum Münsterland e. V.
Zentralklinikum
Albert-Schweitzer-Straße 33
48129 Münster
Tel. 02 51/83-76 00
Fax 02 51/83-75 95

Deutsche Gesellschaft für
Palliativmedizin e. V.
Dr.-Mildred-Scheel-Haus
der Universität zu Köln
Joseph-Stelzmann-Straße 9
50931 Köln
Tel. 02 21/478-33 54

Tumorzentrum Köln
Geschäftsstelle
Joseph-Stelzmann-Straße 9
50924 Köln
Tel. 02 21/478-44 00
Fax 02 21/478-54 55

Tumorzentrum Aachen e. V.
Institut für Pathologie
Pauwelsstraße 30
52074 Aachen
Tel. 02 41/80 89-0 60

Deutsche Krebshilfe e. V.
Thomas-Mann-Straße 40
53111 Bonn
Tel. 02 28/72 99 00

Tumorzentrum Bonn e. V.
Sigmund-Freud-Straße 25
53127 Bonn
Tel. 02 28/2 87-54 89
Fax 02 28/2 87-68 49

Tumorzentrum Rheinland-Pfalz e. V.
Geschäftsstelle
Am Pulverturm 13
55101 Mainz
Tel. 0 61 31/17-30 01
Fax 0 61 31/17-66 07

Deutsche Schmerzliga e. V.
Postfach 100834
60008 Frankfurt/M.
Tel. 0 69/29 98 80-75
Fax 0 69/29 98 80-33

Deutscher Sportbund
Haus des deutschen Sports
Otto-Fleck-Schneise
60528 Frankfurt
Tel. 0 69/67 00-0
Fax 0 69/67 49-6
(Adressen von Sportgruppen
für Patientinnen nach einer
Krebserkrankung)

Tumorzentrum Rhein-Main e. V.
Klinikum der Universität, Haus II
Theodor-Stern-Kai 7
60590 Frankfurt
Tel. 0 69/6 30-1 54 77
Fax 0 69/6 30-1 73 73

Deutsche Krebsgesellschaft e. V.
Paul-Ehrlich-Straße 41
60596 Frankfurt
Tel. 0 69/63 00-9 60
Fax 0 69/63 91 30

Tumorzentrum Homburg/Saar e. V.
an den Universitäts-Kliniken
des Saarlandes
Oscar-Orth-Straße
66421 Homburg
Tel. 0 68 41/1 67-4 31
Fax 0 68 41/1 67-4 96

Frauenselbsthilfe nach Krebs e. V.
Bundesverband
B6, 10/11
68159 Mannheim
Tel. 06 21/2 44 34
Fax 06 21/15 48 77

Deutsche Gesellschaft zum Studium
des Schmerzes e. V.
Im Neuenheimer Feld 326
69120 Heidelberg
Tel. 0 62 21/56 40 50

Tumorzentrum Heidelberg/Mannheim
Koordinations- und Geschäftsstelle
Im Neunheimer Feld
69120 Heidelberg
Tel. 0 62 21/47 26 45, 56 65 58, 56 65 59
Fax 0 62 21/56 30 94

Interdisziplinäres Tumorzentrum
Tübingen
Eberhard-Karls-Universität Tübingen
Herrenberger Straße 23
72070 Tübingen
Tel. 0 70 71/2 98-5 23 57
Fax 0 70 71/2 98-52 25

Zentralverband der Ärzte
für Naturheilverfahren
Bismarckstraße 3
72250 Freudenstadt
Tel. 0 74 41/21 51

Deutsche Gesellschaft für Lymphologie
(Lymphdrainage)
Hasslachstraße 37
79862 Höchenschwand
Tel. 0 76 55/17 83

Tumorzentrum München
Geschäftsstelle
Maistraße 11
80337 München
Tel. 0 89/51 60-22 38
Fax 0 89/51 60-47 87

Tumorzentrum
Zentralklinikum Augsburg
Steglinstraße 2
86156 Augsburg
Tel. 08 21/4 00-20 80
Fax 08 21/4 00-33 11

Deutsche Arbeitsgemeinschaft
für Psychoonkologie (PSO)
Geschäftsstelle Klinik Schwabenland
Waldburgallee 5
88316 Isny
Tel. 0 75 62/7 11-3 03

Tumorzentrum der Universität Ulm
Robert-Koch-Straße 8
89070 Ulm
Tel. 07 31/5 02-33 33
Fax 07 31/5 02-46 26

Tumorzentrum Erlangen-Nürnberg
Geschäftsstelle
Bohlenplatz 6
91054 Erlangen
Tel. 0 91 31/85-40 15
Fax 0 91 31/85-40 01

Interdisziplinäres Tumorzentrum
Würzburg
Medizinische Poliklinik
Klinikstraße 6–8
97070 Würzburg
Tel. 09 31/2 01-70 22
Fax 09 31/2 01-70 73

Tumorzentrum Suhl e. V.
Geschäftsstelle
Albert-Schweitzer-Straße
98527 Suhl
Tel. 0 36 81/3 56-1 24
Fax 0 36 81/3 68-1 22

Tumorzentrum Erfurt e. V.
Geschäftsstelle
Klinium Erfurt
Nordhäuser Straße 74
99012 Erfurt
Tel. 03 61/7 81-48 02
Fax 03 61/7 81-48 03

Anforderung von Zytostatika

(Formular)

Anforderung von Zytostatika	Therapiedatum: Zeit:
	Letzte Therapie:
	Station: Tel:
An: Zentrale Zytostatika-Zubereitung Apotheke	Patient/in: (Adressette)
	Körpergewicht:
	Körpergröße:
	Körperoberfläche:
	Diagnose:
	Bemerkungen:
	(bei Abweichungen vom Standardschema)

Labor: Datum						
Hämoglobin C:						
Leukozyten:						
Neutrophile:						
Thrombozyten:						
Serumkreatinin:						
Clearance:						

Therapieschema			**Zyklus Nr.**	
Medikament: Wirkstoff	**Dosierung:** mg/m^2; mg/kg bzw. absolut	**Applikation:** Bolus/Infusion, Infusionsdauer Trägerlösung	**Tage:** Applikationstage z.B. Tag 1, 3, 5	**Zeit:** Applikationszeit, z.B. 10.00 Uhr
Begleitmedikation:				

Unterschrift Arzt Unterschrift CA/OA Unterschrift Apotheker

Abb. **II**

Paravasatdokumentationsbogen

(Formular)

Paravasatdokumentationsbogen

Patient

Patientendaten: Alter: Geschlecht:

Diagnose(n):

Vortherapie (Chemotherapie): Zyklus:
Therapieschema aktuell:
Begleitmedikation:

Paravasat:

mutmaßliche(s) Zytostatika(um): wann:
Paravasatvolumen:
Art i.v. Zugang:
Ort i.v. Zugang: Arm rechts/links andere:

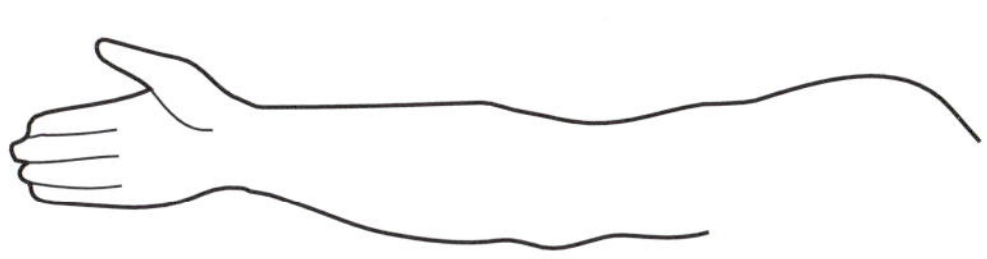

innen

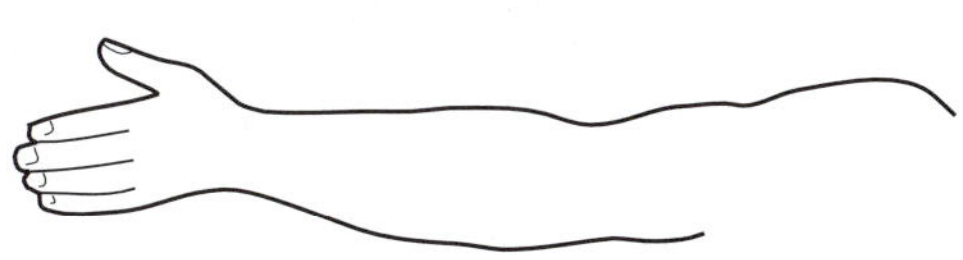

außen

Symtome:

☐ Brennen
☐ Schwellung
☐ Induration

☐ Schmerz
☐ Erythem
☐ Blasenbildung

☐ Sonstige
☐ Verfärbung
☐ Nekrose

Therapie

☐ Aspiration/Punktion ml
☐ Eis
☐ steriles Abdecken

☐ Wärme (Alkaloide)
☐ Lagerung

☐ Sonstige

☐ Corticoide

☐ über liegenden i.v. Zugang
☐ periläsional s.c.
☐ Creme lokal

☐ Dimethylsulfoxid (DMSO) lokal
☐ Hyaluronidase periläsional s.c.
☐ Natriumthiosulfat periläsional s.c.

☐ Photodokumentation:
☐ chirurgische Intervention:
☐ Information Krankenhausapotheke:

Verlauf

☐ Restitutio ad integrum
☐ Narbenbildung
☐ neurologische Ausfälle
☐ motorische Ausfälle
☐ Hautverfärbung

Stempel

Unterschrift

Abb. **III**

„Paravasatnotfallset“

Inhalt	Anzahl
Insulinspritze 1 ml	3mal
Einmalspritze 2 ml	2mal
Einmalspritze 5 ml	2mal
Einmalspritze 10 ml	1mal
Einmalkanülen 20 G (gelb)	10mal
Einmalkanülen 26 G (braun)	10mal
Kombiverschlüsse (rot)	10mal
Watteträger	3mal
Sterile Handschuhe (klein/mittel/groß)	je 1mal
Sterile Kompressen 10mal 10 cm	5mal
Pflaster (Leucosilk)	1mal
Kälte- bzw. Wärmepack (deponiert z. B. Kühlschrank Station: Tauschanwendung)	1mal
Dexamethason (Fortecortin Mono 4 mg) (Ampulle zu 1 ml)	2mal
Hyaluronidase 150 IE (Hylase Dessau) (Ampulle zu 1 ml mit 1 ml Lösungsmittel)	1mal
Dimethylsulfoxid 100% (DMSO) (F1 mit 50 ml)	1mal
Hydrocortisoncreme 1% (Wolff) (Tube mit 30 mg)	1mal
Natriumthiosulfat 10% (Ampulle zu 10 ml)	1mal
Aqua ad injectabile (Ampulle zu 10 ml)	2mal
Ampullensäge	2mal
Paravasatdokumentationsbogen (an Apotheke [zentrale Dokumentation] schicken)	1mal
Paravasatinformationsbogen	1mal

Sachverzeichnis

A

B

C

D

E

F

G

H

I

J

K

N

Q

R

S

T

U

V

W

Y

Z